妇产科重症与常见病诊疗学

（上）

潘耀平等◎主编

吉林科学技术出版社

图书在版编目（CIP）数据

妇产科重症与常见病诊疗学 / 潘耀平等主编. -- 长春：吉林科学技术出版社，2017.9
ISBN 978-7-5578-3263-6

Ⅰ. ①妇… Ⅱ. ①潘… Ⅲ. ①妇产科病－急性病－诊疗②妇产科病－险症－诊疗③妇产科病－常见病－诊疗
Ⅳ. ①R71

中国版本图书馆CIP数据核字(2017)第232165号

妇产科重症与常见病诊疗学
FUCHANKE ZHONGZHENG YU CHANGJIANBNING ZHENLIAO XUE

主　　编	潘耀平等
出版人	李　梁
责任编辑	许晶刚　陈绘新
封面设计	长春创意广告图文制作有限责任公司
制　　版	长春创意广告图文制作有限责任公司
开　　本	787mm×1092mm　1/16
字　　数	450千字
印　　张	34.5
印　　数	1—1000册
版　　次	2017年9月第1版
印　　次	2018年3月第1版第2次印刷

出　　版　吉林科学技术出版社
发　　行　吉林科学技术出版社
地　　址　长春市人民大街4646号
邮　　编　130021
发行部电话/传真　0431-85635177　85651759　85651628
　　　　　　　　　　85652585　85635176
储运部电话　0431-86059116
编辑部电话　0431-86037565
网　　址　www.jlstp.net
印　　刷　永清县晔盛亚胶印有限公司

书　　号　ISBN 978-7-5578-3263-6
定　　价　136.00元（全二册）

编 委 会

主　编：潘耀平　吴淑凤　战鸿雁
　　　　秦　利　许凤莲　张莉莉
副主编：初大鹏　刘　瑞　遇　红
　　　　杜　晶　韩　英　韩瑞芬
　　　　张清华　徐　艳　梁静雅
编　委：（按照姓氏笔画）

　　　　刘丹娜　中国人民解放军第 202 医院
　　　　刘　瑞　宁夏医科大学总医院心脑血管病医院
　　　　许凤莲　青岛市市立医院
　　　　杜　晶　宁夏医科大学总医院
　　　　李利娟　济宁医学院附属医院
　　　　吴淑凤　龙口市人民医院
　　　　初大鹏　泰安市妇幼保健院
　　　　张莉莉　陕西省人民医院
　　　　张清华　新疆医科大学第二附属医院
　　　　战鸿雁　济南市第四人民医院
　　　　秦　利　陕西省人民医院
　　　　徐　艳　中国人民解放军第 202 医院
　　　　梁静雅　威海市中医院
　　　　韩　英　青岛市市北区妇幼保健计划生育服务中心
　　　　韩瑞芬　内蒙古包头市中心医院
　　　　遇　红　山东烟台解放军第一 0 七医院
　　　　潘耀平　济宁医学院附属医院

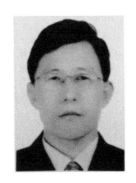

　　潘耀平,主任医师,山东省重点学科产科学科带头人,济宁医学院附属医院产科主任,任山东省妇幼保健协会母胎医学分会常务委员,山东省医师协会围产医学医师分会常务委员,省级孕产妇死亡评审专家,济宁医学会围产医学分会副主任委员,济宁医学会妇产科分会副主任委员,从事临床工作30余年,具有丰富的临床经验和娴熟的技术操作,擅长于妇产科疾病的综合治疗,对产科难产的识别处理及各种疑难病症有较深的造诣,具有各种产科危、急、重病人的抢救技术,擅长高危妊娠筛查和处理孕期合并症或并发症的治疗,如羊水栓塞、DIC、多胎妊娠、凶险性前置胎盘、产前产后出血等方面,熟练掌握阴道助产手术、各类剖宫产术及妇科手术,在困难剖宫产及术中术后异常情况的处理方面积累了成功经验。撰写核心杂志论文等15篇,获得国家级专利4项,参编著作5部,科研2项,其中一项获得省教育厅科技成果奖三等奖。

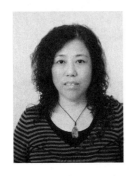

　　吴淑凤,女,1965年4月出生,单位:龙口市人民医院妇科,职称:副主任医师,于1987年7月毕业于临沂医专。2010年1月毕业于滨州医学院,从事妇产科专业30年,专业擅长:妇科各种恶性肿瘤的手术治疗、及术后治疗。在本地率先掌握各种妇科腹腔镜手术,对于宫腔镜各种高难度手术如Ⅰ型、Ⅱ型、Ⅲ型黏膜下肌瘤,各种纵隔子宫,子宫内膜电切,各种宫腔粘连手术有独到之处。

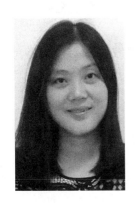

　　战鸿雁,女,1977年9月25日,济南市第四人民医院,主治医师,山东大学医学院,硕士学位,2年,影像医学与核医学,从事的专业研究:超声学,专长及擅长:腹部超声及妇产科超声,中国超声工程学会腹部及妇产科超声专业委员会,青年委员,山东省超声工程学会副秘书长,理事,济南市超声工程学会围产学副主任委员,理事等,2014年,济南市科技局科技明星计划立项1项,经费6万,发表文章3篇,参编4部余等。

前　言

随着医学模式的转变和传统医学模式的更新,促使妇产科诊疗技术与手段也取得长足进步。发展日新月异的妇产科学,无论是在理论基础、诊断技术方法还是治疗手段,都在不断与时俱进。这就促使我们妇产科临床医务人员必须不断丰富临床经验,学习并掌握妇产科最新诊疗技术,以更好地帮助患者摆脱病困,提高妇产科的诊治水平。出于以上目的,本编委会特召集具有丰富的妇产科临床经验的医护人员在繁忙的一线临床工作之余认真编写了本书,为广大妇产科临床医护人员提供微薄帮助,以起到共同提高妇产科诊疗水平的目的。

本书共分为十八章,内容涉及临床妇科及产科常见疾病的诊治及护理,包括:妇科超声诊断、产科超声诊断、生殖系统炎症、妇科内分泌疾病、子宫内膜异位症及子宫腺肌病、妇科肿瘤、妊娠滋养细胞疾病、女性盆腔功能障碍及损伤性疾病、生殖器官发育异常、正常分娩、异常分娩、异常妊娠、产褥期疾病、妊娠合并症、胎儿附属器异常、胎儿异常与多胎妊娠、产科急症以及妇产科护理。

本书中,临床疾病均给予了细致叙述,包括:病因、病理、临床表现、相关检查及结果、鉴别诊断、治疗、预防以及该病相关进展等。强调本书临床实用性,为广大临床妇产科医护人员起到一定的参考借鉴用途。

为了进一步提高妇产科医务人员诊疗水平,本编委会人员在多年临床经验基础上,参考诸多书籍资料,认真编写了此书,望谨以此书为广大妇产科临床医护人员提供微薄帮助。

本书在编写过程中,借鉴了诸多妇产科相关临床书籍与资料文献,在此表示衷心的感谢。由于本编委会人员均身负妇产科一线临床工作,故编写时间仓促,难免有错误及不足之处,恳请广大读者见谅,并给予批评指正,以更好地总结经验,以起到共同进步、提高妇产科临床诊治水平的目的。

《妇产科重症与常见病诊疗学》编委会

2017 年 9 月

目　　录

第一章　妇科超声诊断

第一节　正常内生殖器官的声像图

经阴道超声检查是将特殊的阴道探头放入阴道内进行检测。其探头具较高之频率,且直接放入阴道内紧贴阴道穹隆及宫颈,使盆腔器官能显示清晰的声像图。而且不需通过腹壁、不需膀胱(作为声窗)充盈,对肥胖患者亦更为适宜。

一、子宫声像图

检查时取膀胱截石位或用枕头垫高臀部,以有利于显示盆腔前方结构。先将消毒胶料套或阴道探头套内置适量的无菌耦合剂,套入阴道探头前端,然后在其表面涂以无菌耦合剂。操作者右手持阴道探头柄,左手轻轻分开外阴,将探头放入阴道内直至宫颈表面或阴道穹隆部,转动探头柄做纵向、横向及多方向扫查,观察子宫、卵巢等盆腔情况(图1-1)。

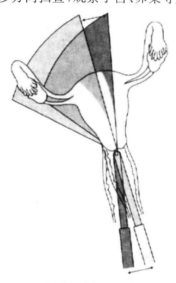

图1-1　经阴道超声扫查子宫卵巢示意图

子宫声像图:前倾或中位子宫,纵切时呈梨形,前方与膀胱、后方与直肠相邻。经阴道超声检测时,先显示宫颈,继之为宫体,子宫体外层为浆膜层,呈现为高回声、光滑,轮廓线清晰。中间为肌层,为子宫壁最厚的一层,为实质均质结构,超声图像显示均匀的低、等强度回声(图1-2)。内层为内膜层。正常情况下宫腔为潜在的、闭合的腔隙,呈线状高回声,是前后壁子宫内膜的交界。在月经周期中子宫内膜的回声强度及厚度会周期性改变。宫颈回声较子宫体回声稍高且致密,其中央回声更高,呈线状,为宫颈管黏膜之回声。通过子宫纵切观,观察宫体与宫颈的夹角(图1-2和图1-3),或其位置关系,可以了解子宫是否过度前倾屈或后倾屈。彩色多普勒检测时,在宫体内可见散在、稀疏的彩色血流信号点,在子宫体两侧纵切面或横切面观时,可显示子宫动脉的彩色长轴或短轴图像(图1-4～图1-7)。

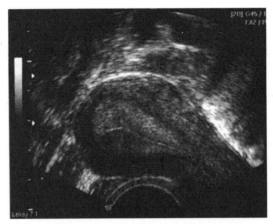

图1－2 正常前位子宫(纵切)

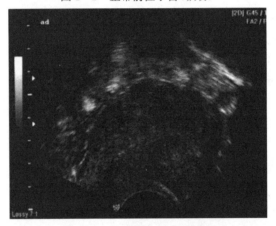

图1－3 正常后位子宫(纵切)

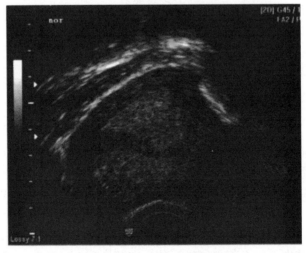

图1－4 正常子宫(横切)

显示子宫内膜呈三角形

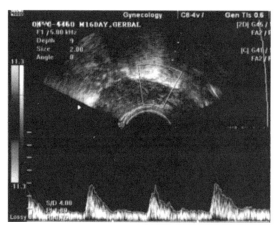

图1-5　纵切显示右侧子宫动脉及频谱

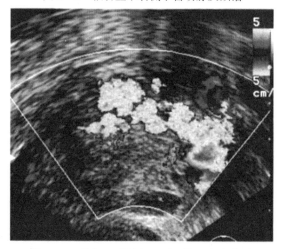

图1-6　纵切显示子宫肌层血管及宫旁静脉

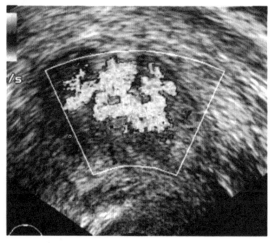

图1-7　横切面显示子宫肌层及宫旁血管分布

　　自纵切观转动探头90°,显示子宫横切图,宫底部呈三角形,其左右突出处为宫角部位,该处为子宫横轴最宽处,测量子宫横径应自该处向下移,在子宫侧壁清晰显示处测量(见图1-4)。测量子宫纵径为自宫底至子宫内口的长度。与之相垂直处测定子宫前后径,自宫颈内口至宫颈外口的距离为宫颈长度。

生育年龄妇女正常子宫体超声测值为纵径 5.5～7.5cm,前后径 3.0～4.0cm,横径 4.5～5.5cm。宫颈长度 2.5～3.0cm。

二、输卵管及卵巢声像图

经阴道探测,做横向扫查或纵向扫查侧向左或右一侧时,可显示子宫角延伸处的部分输卵管(图 1-8)及卵巢。输卵管由于子宫角处蜿蜒伸展,呈高回声边缘的细管状结构,其内径小于 5mm(图 1-9),正常情况下由于受周围组织回声的干扰,输卵管难以显示或仅仅显示近宫角部分。卵巢位于子宫体部两侧的外侧偏下方,但卵巢位置可发生很多变异。正常位置的卵巢,其外侧可显示同侧的髂内血管,常可依此作为卵巢的定位标志。

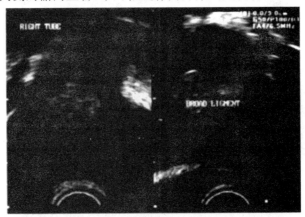

图 1-8　右侧输卵管及阔韧带

左图所示为输卵管全程,可见输卵管伞端,右图显示阔韧带的因宫旁积液断面回声,使得正常结构显示

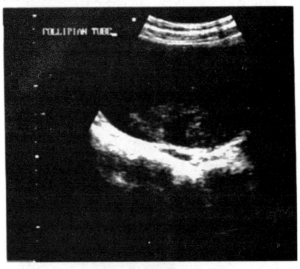

图 1-9　右侧输卵管

呈细长条状弯曲,管腔显示不清

正常卵巢切面声像图呈扁圆形,其内部回声强度高于子宫回声,大小约 4cm×3cm×2cm(图 1-10)。生育年龄妇女,其大小随月经周期而有变化。声像图并可观察到卵泡的生理变化过程。

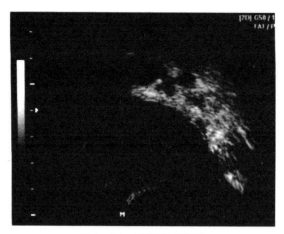

图 1—10　正常形态卵巢

内部见多个卵泡存在

三、月经周期中子宫、卵巢声像图变化

（一）子宫内膜周期性变化

子宫内膜的周期性变化一般分为三期，从月经出血第 1d 算起，月经期（第 1～4d）、增殖期（又称卵泡期，第 5～14d）、分泌期（第 15～28d）。月经期，内膜不断脱离和出血，内膜层变薄，和宫腔内脱离的组织、血块混合，形成不均匀回声的内膜类型；增殖期卵巢以分泌雌激素为主，使子宫内膜发生增殖变化，表现为内膜层的部分增厚，回声类型为"三线征"，即宫腔线和前后内膜与内膜下组织的分界呈现为高回声线状，内膜层的回声为低回声。排卵后期，黄体分泌的孕激素和雌激素，使子宫内膜发生分泌性变化，回声上子宫内膜层呈现为相对均匀一致的高回声，宫腔线显示不清，与周围组织的分界清晰。月经期，由于子宫内膜水肿，腺体分泌，血管增殖，在超声图像上显示内膜回声逐渐偏低，内膜厚度增宽（图 1—11）。

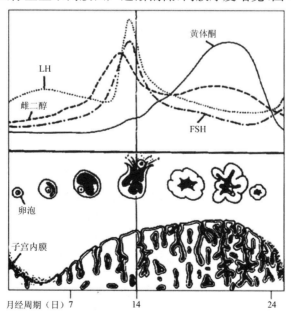

图 1—11　正常月经周期中下丘脑－垂体－卵巢轴激素变化，以及子宫内膜随性激素周期变化示意

（二）卵巢周期性变化

在排卵期卵巢体积可逐渐增大,其内显示有圆形无回声,乃卵泡之回声;每一自然月经周期中,在一侧卵巢内可有多个卵泡,但仅有一个主卵泡发育,最大可达 17~24mm,卵巢之外形饱满,呈圆形或椭圆形,并逐渐显示主卵泡移至卵巢表面(图 1—1)。排卵后,卵泡边缘皱缩不规则,内有细弱点状回声,此乃进入黄体期,提示黄体形成。此外在排卵期,子宫直肠隐窝可显示少量液性无回声区,可能系继发于卵泡的崩溃,排出的卵泡液或卵巢表面渗出聚集形成少量的腹腔积液。

四、主要的盆腔血管声像图

经阴道彩色多普勒超声可方便地观察盆腔内的血管结构。动脉和静脉依其各自的特点,前者扑动性、后者连续性,并可用脉冲多普勒分别检出其流速曲线。彩色多普勒依其血流走向与探头之间血流方向,而显示红迎蓝离色彩。

髂血管位于卵巢的外侧,显示为搏动性血流色彩;髂内动脉、静脉显示在盆腔壁内侧,紧靠卵巢的深处可显示其长轴,转动探头可追踪其走行,并可显示到髂内、髂外的分叉处,甚至显示离探头较远的髂总动脉。动脉内充填彩色血流信号,收缩期色彩明亮,舒张期转为暗淡,呈闪烁状彩色血流图。髂总动脉和髂外动脉以脉冲多普勒采样显示收缩期高速血流速度、舒张期反向的血流频谱,而髂内动脉舒张期不显示反向的血流频谱,髂内静脉位于卵巢旁,与髂内动脉并行,彩色血流色彩正好与髂内动脉相反,多以离向探头的蓝色血流色彩为主,呈持续性色彩显示,按压探头,其管腔可缩小。脉冲多普勒检测,取样容积置髂内静脉呈低速血流,无收缩期至舒张期的明显改变流速,呈连续性血流频谱。

子宫动脉是髂内动脉的主要分支,自髂内动脉发出后,向内向下走行,在子宫峡部外侧大约 2cm 处和输尿管交叉后到达子宫侧壁,分为上行支(子宫卵巢支)和下行支(阴道宫颈支),其中上行支为主要分支,沿子宫体侧壁卷曲地分布,并发出不断发出弓状动脉穿入宫体内。经阴道彩色多普勒检测横切时,在子宫二侧偏前部位,可显示子宫动脉的血流信号,纵稍斜切时可显示子宫动脉和静脉,分别呈红和蓝两种相反的色彩,显示其血流走行之方向相反(图 1—12a)。以脉冲多普勒在子宫动脉处取样,正常子宫动脉之血流曲线为高、中等收缩期流速,舒张期低流速的高阻力型血流频谱(图 1—12b)。在月经期其阻力指数可增高(图 1—12a 和图 1—13)。妊娠期子宫动脉舒张期血流速度增高,阻力指数降低。

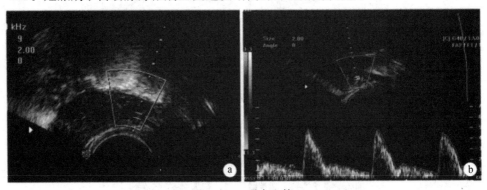

图 1—12 子宫血管

　　a.纵切子宫左侧,显示位于子宫一侧的子宫血管分布,子宫动脉与静脉伴行;b.显示左侧子宫动脉多普勒频谱图。月经初期,舒张期血流较慢

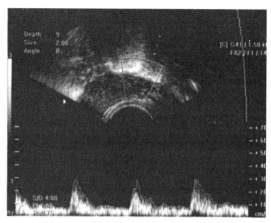

图 1—13　月经中期,随卵泡的生长(卵泡 19mm×18mm×19mm),子宫动脉舒张期血流明显增加,提示子宫血供增多

　　卵巢具有双重动脉供应,卵巢动脉起源于腹主动脉(左侧可起源于左肾动脉),是卵巢的主要血液提供血管,子宫动脉的输卵管卵巢支也为卵巢提供血液供应,卵巢血管供应取决于卵巢的内分泌功能状态。经阴道彩色多普勒超声可显示其血管网,尤其在排卵前更易显示。脉冲多普勒取样于其中,呈低流速血流类型(图 1—14)。

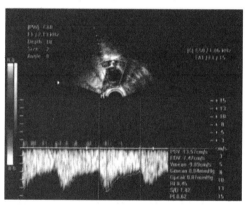

图 1—14　左卵巢动脉及其多普勒频谱图

　　静脉系统,两侧弓形静脉联合成为子宫静脉,然后流入髂内静脉,再汇入髂总静脉。卵巢和阔韧带上部的血液,由几条静脉所收集,在阔韧带内形成大的蔓状丛,彩色多普勒图显示交流纵横、丰富血流色彩。

　　子宫内膜血管的结构对解释月经和妊娠的某些现象极为重要。子宫动脉由髂内动脉(腹下动脉)的前干分支,在腹膜后沿骨盆侧壁向下前行,于颈管内口水平 2cm 处与输尿管交叉达子宫侧缘分为上下两支,下支供应子宫颈及阴道上部。上行支(又称子宫体支)沿子宫侧缘上行达子宫角并分出输卵管支,子宫体支沿子宫上升的同时沿两侧分出弓形动脉,并在肌层外 1/3 层内形成血管网,由此网垂直分出放射状动脉达到内膜与肌层交界处转为螺旋动脉供应子宫内膜,从而形成子宫内膜血管。月经周期中,随卵泡的生长、性激素的变化,子宫动脉也发生周期性变化。

　　彩色多普勒可显示子宫内膜的彩色血流图像,尤其以能量型彩色多普勒显示得更为清晰。

五、子宫和卵巢的血流

经阴道彩色多普勒不仅可以观察子宫和卵巢的解剖结构,而且可以观察到有关血流的信息。

正常育龄的妇女,子宫动脉及其分支的舒缩活动受性激素的周期性影响,卵泡期雌激素水平升高,子宫动脉及其分支逐渐扩张,舒张期流速升高,阻力指数降低(见图1-12b)和图1-13),在雌激素高峰时变化最大。排卵前雌激素水平稍降,动脉舒张期流速稍降,阻力指数稍升高。黄体期,在雌激素影响下,子宫动脉及其分支的阻力再次下降。黄体后期,阻力逐渐升高,月经期阻力最高。彩色多普勒检测,可见子宫肌层内血流色彩呈均匀的星点状分布,月经期、卵泡早期和黄体晚期,其色彩呈稀疏星点状分布。脉冲多普勒示,子宫动脉搏动指数(PI)为1.8±0.4,阻力指数(RI)为0.88±0.1。绝经后,可出现舒张期血流的缺如。

正常妇女在月经周期中,卵巢血流状态亦有周期性改变。随卵泡发育,卵巢动脉的舒张期流速增高,阻力指数降低,彩色多普勒检测,在卵巢间质内见丰富、散在的血流色彩分布,排卵前2~4d,优势卵泡壁上可显示新生血管的彩色血流(图1-15),以能量图显示更为优越,频谱图呈明显的低阻力型血流特征(图1-16)。而非排卵侧卵巢其血流色彩分布较排卵侧为少,卵巢动脉血流频谱与子宫动脉相似,其搏动指数在1.5~3.0。绝经后,卵巢动脉舒张期血流亦可缺如。

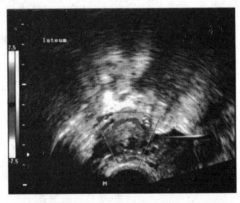

图1-15 黄体期,彩色超声显示卵巢内部血管分布(箭头所示)

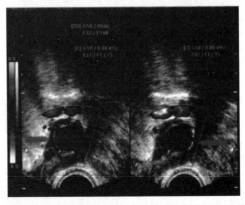

图1-16 左卵巢内囊性黄体的形成,见囊壁新生血管存在

经阴道彩色多普勒超声,对盆腔主要血管的清晰显示,为研究正常与病变时盆腔血液循

环的情况提供了诊断信息。

（刘丹娜）

第二节　子宫肌瘤

子宫肌瘤（myoma of uterus）是最常见的生殖器良性肿瘤，好发于 30～50 岁。发病率文献报道不一，大量的尸体解剖发现 35 岁以上妇女 20％～30％患有子宫肌瘤。其病因不明，普遍认为子宫肌瘤的发生与性激素有关。

一、病理学特点

子宫肌瘤是由具有平滑肌分化的细胞构成的。

（一）大体病理检查

子宫平滑肌瘤多呈球形生长，由于肿瘤呈膨胀性生长，常压迫周围组织形成假包膜，故分界明显。切面常见瘤细胞呈旋涡状结构。肌瘤的血管分布于假包膜或蒂部之中，呈放射状供应肌瘤。随着肌瘤的增大，血管相应增粗。

（二）显微镜检查

子宫肌瘤因瘤细胞增生常排列较密集并呈旋涡状。瘤细胞可肥大、胞质丰富、核深染。肌瘤细胞之间为纤维结缔组织。

（三）肌瘤分类

按生长部位的不同可以分为三类。

1.宫颈肌瘤　肌瘤细胞来自于宫颈壁平滑肌细胞。宫颈明显增大，形态不规则。占子宫肌瘤的 3％～8％。

2.宫体肌瘤　子宫体部是最常见的肌瘤生长部位，90％～95％的子宫肌瘤为宫体肌瘤。又根据肌瘤生长部位与肌层的关系分为：

（1）肌壁间肌瘤（intramural myoma）：占宫体肌瘤的 60％～70％。位于子宫肌层内，周围均被肌层包围，与正常组织间由假包膜分隔。随着肌壁间肌瘤不断增大，肌瘤可以向浆膜下或宫腔内突起，继之转化为浆膜下肌瘤或黏膜下肌瘤。

（2）浆膜下肌瘤（subserous myoma）：占 15％。肌瘤突出子宫体浆膜面，表面仅覆盖浆膜。与子宫体通过蒂部连接，肌瘤的血液供应来自于蒂部血管。随着浆膜下肌瘤部分增大，蒂部逐渐变细变长，少数肌瘤可以附着在邻近组织（腹膜或大网膜）或器官上，其血液供应来自于附着的组织器官，而与子宫的联系中断，从而形成寄生性肿瘤（parasitic tumor）。

（3）黏膜下肌瘤（submucous myoma）：占 21％。肌瘤向宫腔内生长，表面覆盖子宫内膜。多数黏膜下肌瘤是单发的。由于子宫具有排出宫腔内异物的作用，部分黏膜下肌瘤常常随着蒂部逐渐延长，可以突出在宫颈外口或阴道内。

宫体肌瘤又可以根据肌瘤生长的数量分为：①多发性肌瘤（mutiple myoma）：子宫肌层内出现 2 个以上的肌瘤称为多发性子宫肌瘤，是最常见的类型，约占 80％。常常一个子宫上可以同时具有肌壁间肌瘤、浆膜下肌瘤和黏膜下肌瘤。肌瘤大小悬殊极大，小者数毫米，甚至显微镜下方能诊断，大者可以数厘米乃至 10cm 以上。肌瘤个数常见为几个或十几个，最多可达 100 个以上。②单发性肌瘤（single myoma）：子宫上仅有一个肌瘤。

3. 阔韧带肌瘤(intrabroad ligamentous myoma) 相对最少见的一种类型,仅占 0.3%。包括原发性和继发性,原发性阔韧带肌瘤是指来源于阔韧带内的平滑肌细胞;继发性阔韧带肌瘤指子宫侧壁肌瘤向阔韧带内生长而形成。

(四)肌瘤的变性

肌瘤的血管主要分布在假包膜或蒂部,放射状向肌瘤内部供应血液,而且肌瘤血管粗大壁薄,较大的肌瘤内部可发生供血不足。随着肌瘤的生长,可造成中央部分的血液供应不足,从而使得局部肌瘤细胞变性坏死或液化。大体上肌瘤切面旋涡状结构消失,局部组织坏死或形成囊腔。程度不同的变性,可以分为:

1. 玻璃样变性或透明样变性(hyaline degeneration) 最常见的一种变性,在绝大部分肌瘤中发生。变性早期主要发生在肌瘤的结缔组织中,常常为分散的灶状;肌瘤局部缺血的早期,细胞变性,细胞器结构消失。后期肌瘤旋涡状结构消失,代之为均匀的半透明样物质,呈白色。

2. 水肿变性或囊性变(hydropic degeneration) 较透明样变性略为少见,由于血液供应不足基质分解而形成,常发生在肿瘤的间质中间,表现局部大小不等的囊腔。切面观察变性区域呈棉絮状,透亮的液体聚集在囊腔之中,随着变性的发展,囊腔逐渐扩大,使得肌瘤变软呈囊性,囊液为清亮或血性液体。肌瘤囊性变性的发生率约为 1.9%。

3. 黏液样变性(myxoid degeneration) 较为少见,常与水肿变性混淆,好发于宫颈肌瘤或黏膜下肌瘤突出阴道内,妊娠晚期肌瘤变性常为黏液变性。剖面上变性局部呈胶冻状,局部细胞结构消失,无旋涡状纹理,为黏液物质代替。

4. 钙化(calcification degeneration) 发生率为 0.9%。常发生在绝经后妇女及带有细长蒂部的浆膜下肌瘤,主要是由于慢性血液供应不足造成。钙化可发生在肌瘤的内部,钙化呈点状分散,或呈钙化片状,典型的钙化是在肌瘤的表面形成钙化层包绕肌瘤。显微镜下检查,钙化区域为深蓝色,大小不等、形态不规则。

5. 红色变性(red degeneration) 多见于妊娠早期,是一种特殊类型的变性,占 2.5%,其发生原因不明,可能与肌瘤局部血液供应障碍有关。变性肌瘤局部呈缺血、瘀血、梗死、血栓形成和溶血表现。切面呈红色,无光泽,质软,如变质的牛肉。显微镜下观察变性区域呈淡红色,肌细胞隐见。

6. 脂肪变性(fatty degeneration) 其发生原因可能是肌瘤间质化生为脂肪组织,也可能是脂肪组织浸润。一般病灶较小,主要为肌瘤细胞内脂肪颗粒增多。镜下见肌细胞内有空泡,脂肪染色阳性。

7. 肉瘤样变(sarcomatous degeneration) 肌瘤恶性变极为少见。国外文献报道发生率为 0.13%~1.0%,国内报道为 1.39%。

二、临床表现

肌瘤的临床表现与其生长部位密切相关,而与肌瘤大小、形态和数量相对关系不密切。临床症状与肌瘤对宫腔及周围器官的影响程度有关,而临床体征则与肌瘤的生长部位、数量及大小等有一定的关系。

(一)症状

大多数子宫肌瘤无明显的临床症状,可能仅在健康体检时发现。临床症状主要与肌瘤的

部位、生长速度及肌瘤是否变性有关,与肌瘤的大小、数目无关。常见的临床症状包括:

1.月经改变　月经改变是子宫肌瘤最常见的症状。肌壁间小肌瘤和浆膜下肌瘤出现症状较晚,往往较少引起月经改变。较大的肌壁间肌瘤可以使得子宫腔增大,内膜面积增加,同时肌瘤可以造成子宫收缩不良或子宫内膜增生过长,从而造成月经周期缩短、经期延长、月经量增多或阴道不规则出血。黏膜下肌瘤的临床症状往往出现较早,表现为月经过多、经期延长。随着肌瘤的增大,蒂部变细变长,黏膜下肌瘤表面血液供应不足或感染,可以造成肌瘤表面的溃烂和坏死,从而引起持续性或不规则阴道流血或脓性血水。

2.腹部肿块　较大的浆膜下肌瘤或多发性肌瘤引起子宫增大明显时,患者可以出现腹胀感,如果增大的子宫或肌瘤达到盆腔上,下腹部可扪及形态不规则、质地较硬的包块,膀胱充盈时更为明显。

3.白带增多　白带增多与宫腔面积增加、盆腔充血和肌瘤表面感染坏死有关。肌壁间肌瘤通过增加宫腔内膜面积和压迫周围血管造成静脉回流障碍、盆腔瘀血,使得宫腔分泌物增加,白带增多。黏膜下肌瘤患者由于内膜面积增加或肌瘤表面坏死,同样可以造成宫腔分泌物增多。而浆膜下肌瘤一般不引起白带量的变化。

4.压迫症状　常见于浆膜下肌瘤或较大的肌壁间肌瘤向浆膜下突起对周围器官的压迫。如向前压迫膀胱,可以造成尿频、尿急或排尿困难,向后压迫直肠可以引起便秘等症状。

5.不孕与流产　子宫肌瘤患者多数可以受孕、妊娠直到足月。文献报道25%～40%的肌瘤患者可以出现不孕。宫颈肌瘤可能影响精子进入宫腔;黏膜下肌瘤可阻碍孕卵着床;巨大肌瘤可使宫腔变形,特别是输卵管间质部被肌瘤挤压不通畅时,妨碍精子通过。有研究者认为子宫肌瘤引起的肌壁、子宫内膜静脉充血及扩张,可导致子宫内环境不利于孕卵着床或对胚胎发育供血不足而致流产。原因可能与肌瘤压迫造成输卵管变形、拉长,宫腔变形及子宫内膜增生过长等有关。

6.贫血　子宫肌瘤的主要症状为子宫出血。由于长期月经过多或不规则出血可导致失血性贫血;临床出现不同程度的出血症状。重度贫血多见于黏膜下肌瘤。

(二)体征

肌瘤的体征与肌瘤的生长部位、大小、数目等有关。妇科检查体征包括:

(1)子宫增大:由于肌瘤的生长,子宫体积增大,形态不规则,质地不均匀。

(2)黏膜下肌瘤突出宫颈外口时,阴道内可见鲜红色的、质地较硬的肿块,表面可以出现溃烂、坏死或充血、出血。

(3)宫腔变形:黏膜下肌瘤或突向宫腔的肌壁间肌瘤可以造成宫腔不规则或变形。

三、声像图特征

(一)经阴道超声检查的适应证

由于经阴道超声探头频率较高,因此扫描半径较小,在对子宫肌瘤进行诊断时应正确选用。其适应证包括:①子宫体积较小未超出盆腔者(图1-17a和图1-17b)。②黏膜下肌瘤,了解肌瘤的来源(图1-18)。③肌壁间肌瘤,判断肌瘤与宫腔的关系(图1-19)。④宫颈肌瘤(图1-20)。⑤浆膜下肌瘤(图1-21),应探查附件情况,以便与卵巢肿瘤区别。

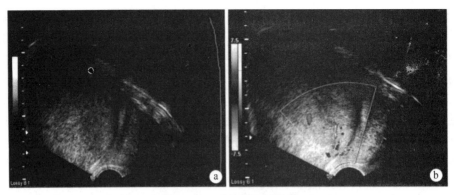

图 1—17　子宫肌壁间肌瘤

a. 巨大子宫肌壁间肌瘤,肌瘤内部回声较为均匀,形态不规则,边缘相对光整,后方见声衰减;b. 同一患者经阴道超声检查,可以显示宫腔内高回声的内膜。由于肌瘤较大,仅能显示肌瘤与子宫连接处(彩色超声显示肌瘤与子宫壁之间血管的交通)

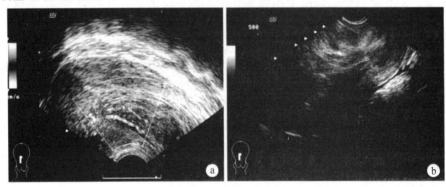

图 1—18　黏膜下肌瘤

a. 肌瘤经宫颈外口突出于阴道内,彩色超声可见肌瘤蒂部血管,显示肌瘤来自子宫底部肌层;b. 肌瘤位于宫腔内,回声不均匀,边界尚清,病理诊断肌瘤变性感染

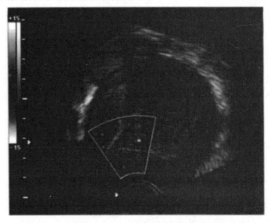

图 1—19　子宫底部肌瘤

肌瘤呈高回声结构,边界清晰,部分影响宫腔

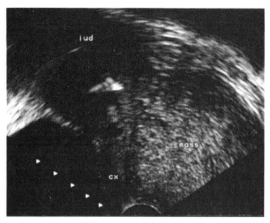

图 1-20 宫颈肌瘤

位于宫颈后壁的肌瘤,与宫颈前壁分界不清

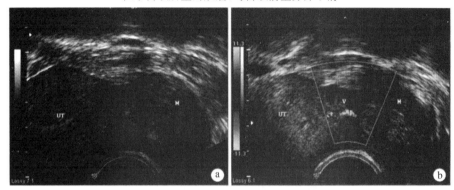

图 1-21 浆膜下肌瘤

a. 肌瘤位于子宫左侧,呈实质性结构,边界清晰。与子宫间分界欠清,超声探查时可见正常的卵巢;b. 彩色超声显示子宫和肌瘤之间有血管沟通

(二)子宫肌瘤的阴道超声特征

经阴道超声检查除诊断子宫肌瘤外,还应该了解子宫大小、形态、回声和边界,肌瘤的数目、大小、部位、形态、边界和回声,宫腔的形态和回声。

1. 子宫大小   子宫肌瘤可以造成子宫体积不规则或规则性增大(图 1-22),这与肌瘤生长部位和数目有关。黏膜下肌瘤时,由于肌瘤位于宫腔内,造成子宫体的膨胀性增大,表现为均匀性增大(图 1-23)。小的肌壁间肌瘤或主要向宫腔内突起的肌壁间肌瘤常常引起子宫体的均匀性增大,而较大的肌壁间肌瘤一般造成子宫体的不规则性增大。浆膜下肌瘤同样使得子宫体不规则性增大,但是带有细长蒂部的浆膜下肌瘤,如为单发时子宫体大小可以正常,仅表现为子宫旁的混合性结构。如果是肌壁间小肌瘤或较小的黏膜下肌瘤,子宫体积可以变化不大,此时肌瘤的诊断往往主要依靠经阴道超声(图 1-24 和图 1-25)。

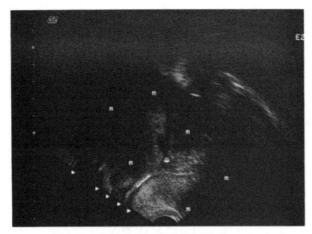

图 1—22　多发性肌瘤

子宫增大,位于宫底部肌层内和后壁峡部肌层内边界清晰的回声稍降低区域

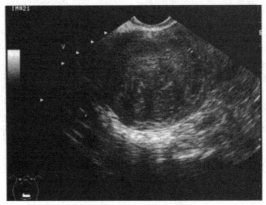

图 1—23　子宫肌瘤

子宫前壁肌瘤伴变性早期,呈高回声结构

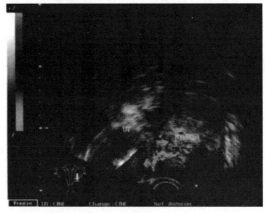

图 1—24　子宫小肌瘤 1

子宫后壁小肌瘤,呈圆形向浆膜下突起

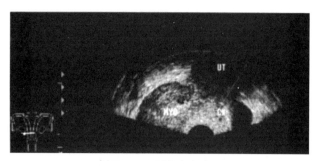

图 1－25　子宫小肌瘤 2

宫颈前壁肌瘤,边界清晰

2.子宫的形态和边界　子宫的形态和边界与肌瘤生长的部位、大小、形态及数目有关。黏膜下肌瘤子宫呈膨胀性子宫或小的肌壁间肌瘤或突向宫腔的肌壁间肌瘤,子宫形态往往呈球形或倒梨形,子宫的边界清晰。较大或数目较多的肌壁间肌瘤或浆膜下肌瘤,子宫形态不规则,由于肌瘤对声波的吸收,使得后方边界不清。

3.宫腔线(图 1－26)　宫腔线主要与肌瘤的生长部位有关。黏膜下肌瘤时宫腔内肌瘤的存在,将正常的两层子宫内膜分离,引起宫腔线分离。肌壁间肌瘤影响宫腔时,可以造成宫腔线的变形或相对移位(图 1－27 和图 1－28)。

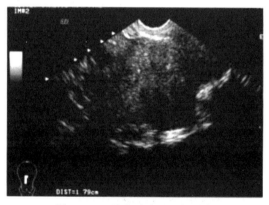

图 1－26　子宫后壁肌壁间肌瘤

子宫形态增大,后壁肌层增厚,可见边界清晰的实质性结构,与子宫肌层回声相近。周围见回声稍低的假包膜回声

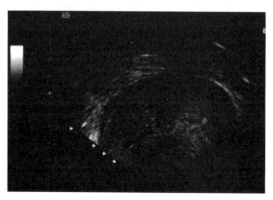

图 1－27　子宫小肌瘤

子宫前壁小肌瘤,向宫腔内突起,引起宫腔内膜线的相对移位

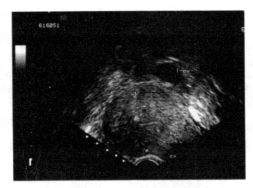

图 1-28　子宫黏膜下肌瘤

肌瘤位于宫腔内,使得内膜线分离呈 Y 形

　　4.肌瘤的回声　肌瘤的回声是超声诊断的重要参考指标。表现为回声稍减弱区,与正常肌层相比,肌瘤部位回声稍低,假包膜的存在使得肌瘤与正常肌层有较为清晰的分界线。未变性的肌瘤内部回声相对较为均匀。肌瘤较多时由于声衰减作用,肌瘤的远场回声更低。高分辨率的经阴道内超声往往可以观察肌瘤剖面上的旋涡状结构,从而构成肌瘤回声的特点。

　　5.肌瘤的形态及大小　肌瘤一般为圆形或椭圆形,边界清晰(图 1-29)。黏膜下肌瘤由于受宫腔的挤压呈舌形(图 1-30 和图 1-31)。多发性肌瘤因肌瘤之间相互挤压,可以呈不规则状。肌瘤的大小不一,经阴道超声可以发现的最小肌瘤直径仅 3～5mm,最大肌瘤可达 20cm。

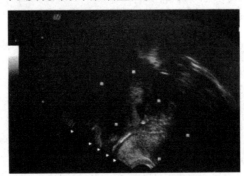

图 1-29　子宫多发性肌瘤

子宫肌层内见多个肌层,彩色超声显示位于肌瘤包膜内的血管。宫腔显示欠清

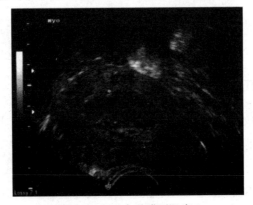

图 1-30　子宫黏膜下肌瘤 1

肌瘤位于宫腔内,周围内膜环绕

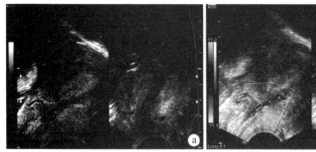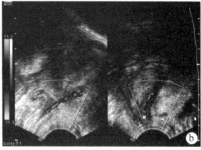

图 1-31 子宫黏膜下肌瘤 2

a. 肌瘤已突出宫颈外口,达阴道内;b. 彩色超声显示肌瘤蒂部血管,从而有利于寻找基底部

6. 肌瘤变性 变性是肌瘤最常见的变化,可以造成肌瘤内部回声的不同程度变化,主要表现为肌瘤内部回声的不均匀,不同的变性其回声变化不一样,包括:

(1)变性的早期:肌瘤的早期变性主要是黏液样变、脂肪样变或水样变。肌瘤局部缺血,造成肌瘤细胞的变性回声,局部形成大量破碎的细胞碎片和周围组织的水肿,从而构成了大量的回声界面。因此声像图特征为变性局部回声的不均匀,呈高回声、等回声及低回声的相嵌(图 1-32 和图 1-33),各种回声形态不规则,但是肌瘤的形态及边界不变。

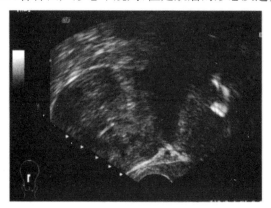

图 1-32 肌壁间肌瘤变性

子宫右侧壁肌瘤,边界不清,肌瘤内部回声不均匀,见高回声和低回声结构。宫腔内见高回声的节育器

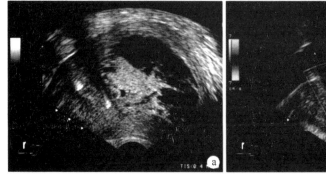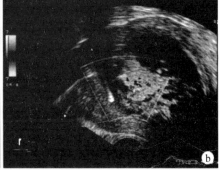

图 1-33 后壁肌瘤囊性变性

a. 肌瘤内部回声不均匀,部分为无回声囊性结构,可见正常宫腔内膜和 IUD 回声;b. 彩色超声显示未变性区域血管扩张

(2)变性的晚期:随着缺血坏死的加重,变性组织逐渐液化,形成囊腔,声像图特点呈现为

肌瘤内部无回声和极低回声区域,类似于囊肿样结构,囊腔形态往往不规则。囊腔内部因破碎组织的存在可以有散在的点或片状高回声,周围回声增强。

(3)肌瘤钙化:钙化可以发生在肌瘤的任何部位,最常出现在肌瘤的表面,形成包绕肌瘤的强回声环,由于钙化灶对声能的大量吸收,造成肌瘤内部回声结构不清,后场无法观察,从而引起漏诊或误诊。部分肌瘤的钙化可以发生在其内部(图1-34),形成点状或不规则形态的强回声结构,散在分布于肌瘤的断面上,伴明显的声影(图1-35)。

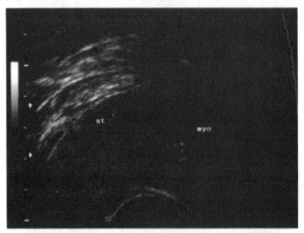

图1-34 肌瘤钙化

肌瘤内部见散在的高回声光点,局部连接成片状,伴声衰减

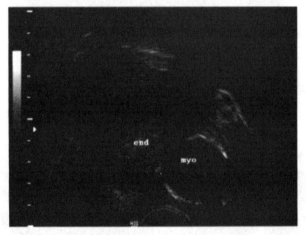

图1-35 子宫肌瘤

子宫后壁肌瘤伴表面钙化

(4)红色变性:红色变性是肌瘤变性的一种特殊类型,可以引起妇女急腹症表现,多见于妊娠期或产后。超声表现为肌瘤内部回声明显增强(图1-36),出现点状的高回声区域,不均匀地分布在肌瘤断面上。

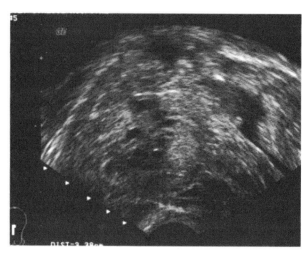

图 1-36　子宫肌瘤红色变性

(5)肉瘤变:肉瘤变时肌瘤内部回声降低、旋涡状结构消失,肿块迅速增大,正常清晰的边界消失。

7.彩色多普勒超声观察　彩色多普勒超声显示肌瘤为假包膜中血管包绕,从而形成环状或半环状结构。肌瘤内部血管分布呈点状。发生变性或肉瘤变时,肿瘤内部血管扩张、管腔增大,血管阻力降低。对黏膜下肌瘤或浆膜下肌瘤可以探及分布于蒂内的血管供应肌瘤。子宫肌瘤内部血管的阻力指标变化较大,通常阻力指数大于0.5,文献报道子宫肌瘤时肌瘤内部血管的阻力指数在 0.59±0.08。

四、鉴别诊断

子宫肌瘤是妇科最常见的良性疾病,经阴道超声诊断一般难度不大。但是由于肌瘤生长的部位不同,以及肌瘤变性,有时同样会造成诊断困难,从而引起误诊。主要需鉴别的疾病有:

(一)卵巢肿瘤

主要是与浆膜下肌瘤区别。如果浆膜下肌瘤蒂部细长,超声观察肌瘤可以与子宫体分离,子宫体形态、大小及形态正常,而肌瘤位于宫体的一侧,尤其当肌瘤发生囊性变性时,可以造成与卵巢肿瘤鉴别的困难。经阴道超声在鉴别卵巢肿瘤和浆膜下肌瘤方面具有明显的优势。浆膜下肌瘤往往形态规则,高分辨率超声可以发现肌瘤的蒂部,彩色多普勒超声可以探及肌瘤与宫体血管上的连接,并且在肌瘤的外侧能发现正常的卵巢回声,是鉴别二者的主要特征。

(二)子宫肌腺病

子宫肌腺病表现为子宫增大,月经过多,好发于中年女性。从病史到阴道检查所见与子宫肌瘤有类似之处。重要的鉴别点是子宫腺肌病的临床症状特点为进行性加重的痛经,并伴有肛门下坠感;近年来由于刮宫手术的增多,子宫肌腺病的发生率明显增加,而且子宫肌瘤常常和子宫肌腺病合并存在,因此二者较容易混淆。从病史方面子宫肌腺病一般有痛经史,而子宫肌瘤多无症状。子宫肌腺病的声像图特点为病灶多无明显的边界,回声较肌瘤稍强,肌层和病灶内部血管合并较肌瘤稀少;而肌瘤边界清晰,回声稍低,其中肌瘤周围假包膜内有血管分布的对二者的鉴别有一定的价值。但要注意二者合并存在,避免漏诊。

（三）子宫内膜息肉

黏膜下肌瘤和子宫内膜息肉均是宫腔内病变,二者的鉴别同样有一定的难度。二者的临床表现相似,而经阴道超声在鉴别方面具有较大的价值,可以清晰地显示病灶的边界和内部回声。一般情况下,子宫内膜息肉的回声较高,内部可见扩张的小腺体形成的囊腔,但囊壁较薄、清晰。黏膜下肌瘤的回声往往较低;血流多分布在边缘。

（四）子宫发育异常

主要是指双子宫、双角子宫及单角子宫合并残角子宫,有时会将其中的一个子宫或残角子宫诊断为浆膜下肌瘤引起误诊。经阴道超声可观察到双子宫和双角子宫,常可以发现子宫内膜的存在,子宫体较正常情况发育小,从而诊断子宫发育异常。如果残角子宫没有宫腔,声像图未显示内膜回声,则经阴道超声难以鉴别。

（战鸿雁）

第三节　子宫肌腺病

子宫肌腺病(adenomyosis)是由于具有功能的子宫内膜腺体细胞及间质细胞向肌层侵蚀,伴随着子宫平滑肌细胞的增生。其发生机制普遍认为是由于子宫内膜的基底层细胞向肌层内生长而形成的。发病年龄为 30～50 岁,发生于经产妇或多次刮宫术后。发生率的报道差异较大,最高者报道为 88%,普遍认为发生率在 10%～30%。50% 合并子宫肌瘤,15% 合并盆腔子宫内膜异位症。

一、病理特点

（一）大体检查特点

根据子宫肌腺病的大体特点可以分为:

1. 弥漫型　子宫体呈现为弥漫性均匀性增大,但是一般不会超过 3 个月妊娠大小,常合并子宫肌瘤存在。切面上子宫肌层明显增厚,以后壁增厚多见和明显。肌层内平滑肌增生,呈旋涡状或编织状结构,不形成结节,无包膜。肌束之间可见散在的小腔隙,小的可以只有针尖大小,大的可以形成数厘米的囊腔,内充满暗红色黏稠液体。

2. 局限型　子宫呈不规则形态,局部突起呈结节状。切面上肌层内可见单个或多个结节,类似于子宫肌瘤表现,但是无包膜存在,手术不能剥离,结节内存在大小不等的出血腔隙。

少见肌腺病可以在肌层内形成大囊腔,类似于卵巢内膜样囊肿。

（二）显微镜下特点

肌腺病的镜下特点为肌层内出现子宫内膜的腺体及间质细胞,呈小岛状分布,距离内膜基底层和肌层的交界处至少一个低倍视野的距离。小岛内膜细胞多数呈增生反应或增生过长反应,腺体扩张腺上皮增生,腺体周围见数量不等的间质细胞。大多数学者认为异物在肌层的子宫内膜对孕激素不敏感。少数学者报道肌腺病的内膜腺体或间质具有同宫腔内膜一样的功能,对雌激素和孕激素具有同样的反应性。

子宫肌腺病的恶变发生率极低,占肌腺病患者的 2.3%。病理诊断条件包括:

1. 子宫肌腺病恶变的诊断　异位的腺体癌与非癌之间可见移行区;该腺体旁有间质细

存在。当子宫内膜癌患者同时合并有肌腺病时,要注意该患者是否有肌腺病癌变的发生。没有同时合并的内膜癌及其他盆腔癌灶。

2.癌灶来自肌腺病的腺体,有移行过程,不是从其他地方转移来。

3.在腺体周围有内膜间质。

二、临床表现

(一)痛经

痛经是子宫肌腺病的最常见症状。典型的痛经为继发性、进行性加重,常为月经前或月经来潮中,部分患者可以发生在月经干净初期。痛经产生的原因为异位的病灶受周期性卵巢激素的影响出现类似月经期的变化,如增生、出血等,由于异位的内膜灶局部充血、水肿或出血,从而使得病灶局部小囊腔内压力增加,或局部的病理变化造成周围的子宫平滑肌产生痉挛性收缩。据文献报道,子宫肌腺病患者痛经的发生率为 70% 左右,其中 50% 呈进行性加重。临床上也有相当部分患者无痛经史。由此可知,痛经并非子宫内膜异位症必须具备的症状。

子宫内膜异位症引起的疼痛多位于下腹部及腰骶部,可放射至阴道、会阴、肛门或大腿。

(二)月经改变

15%～30% 的患者表现为经量增多或经期延长,少数出现经前点滴出血。子宫肌腺病患者由于子宫肌层的明显增厚,子宫体积增加,从而造成子宫腔增大,内膜面积增加。因此可以表现为月经量的增多,经期延长。同时内膜腺体及其间质在肌层的侵蚀下,造成平滑肌的收缩功能受损,以及内膜异位常合并卵巢内分泌功能的失调,也是造成月经量增加的原因之一。

(三)不孕

子宫内膜异位症患者不孕率高达 40% 左右。一部分患者是因为不孕症前来检查,才发现是患了子宫肌腺病。

(四)妇科检查

子宫增大、变硬和轻压痛,子宫体形态不规则或呈球形。

三、声像图特征

(一)子宫表现

子宫均匀性增大(图 1—37 和图 1—38)或不增大,或不均匀增大。由于异位的内膜在肌层内周期性出血,造成局部纤维组织增生、子宫壁的增厚(图 1—39),其厚度往往大于正常的 0.8cm。一般子宫的增大为均匀性。局限型可引起局部突起,或合并子宫肌瘤(图 1—40)存在,同样使得子宫不均匀性增大(图 1—40)。子宫肌腺病好发部位是子宫后壁(图 1—41),常常引起后壁明显增厚。

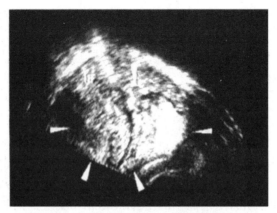

图1-37 子宫肌腺病,子宫均匀性增大

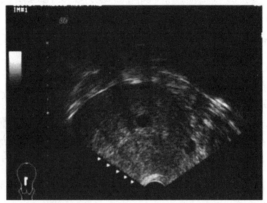

图1-38 子宫弥漫型肌腺病1

子宫均匀性增大,肌层明显增厚,内部回声不均匀。子宫内膜线仍居中

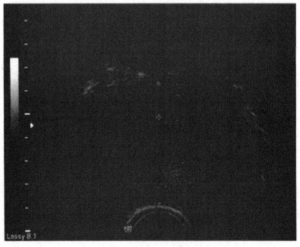

图1-39 子宫弥漫型肌腺病2

子宫均匀性增大,肌层增厚以宫底部最为明显,前壁肌层回声明显增强,病灶无明显边界

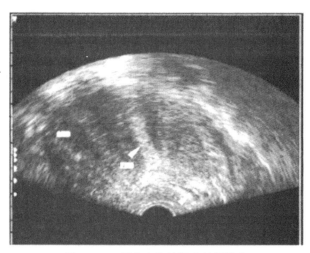

图 1—40 子宫多发性肌瘤并肌腺病

子宫不均匀性增大,后壁突起,局部肌层增厚明显,回声较子宫肌瘤稍高,边界不清,子宫内膜线相对变形

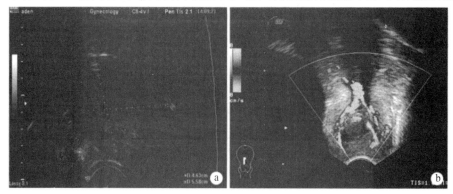

图 1—41 子宫局限性肌腺病

a. 子宫不规则增大,以后壁宫底部肌层增厚明显,病灶区域无明显边界,内部见散在高回声点。子宫内膜线因肌层局部增厚而相对移位。b. 患者 14 岁,宫颈外口处实质回声,血管扩张,病理为息肉状子宫肌腺病

(二)子宫肌层回声增强

由于内膜组织、局部的小出血灶及周围纤维组织形成,可以造成子宫肌层的回声均匀性增强(图 1—42),呈细小光点状回声增强,部分患者在高分辨率阴道超声时还可以发现病灶内的低回声小囊腔(图 1—43)。弥漫型肌腺病时子宫肌层均匀的细小点状回声增强。局限型时可见病灶局部回声增强,且与正常肌层无明显分界,从而与子宫肌瘤相鉴别。合并子宫肌瘤时阴道超声可以在肌层内同时发现回声稍低的、边界较为清晰的肌瘤回声。极少数患者肌层内小的出血灶可以相互聚集,从而形成较大的囊腔(图 1—44),类似于卵巢内膜样囊肿,边界清晰,形态欠规则,内壁有密集的细小回声。

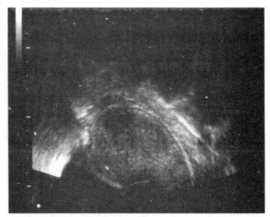

图 1-42　子宫肌腺病 1

肌层明显增厚,内部回声不均匀呈高回声

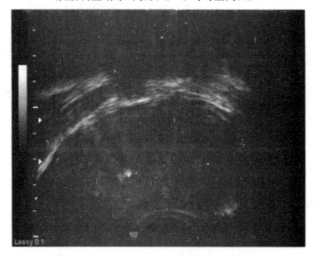

图 1-43　子宫肌腺病 2

子宫肌层内见大量小囊腔和较大的腔,肌层回声不均匀

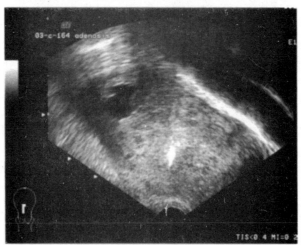

图 1-44　子宫肌腺病

可见肌层内囊肿形成

（三）内膜回声的变化

弥漫型肌腺病时,由于前后壁肌层的均匀性增厚,宫腔线回声可以仍然居中。局限型时肌层的不均匀增厚,可以引起宫腔线的相对移位(图1-45)。内膜层回声无特殊。

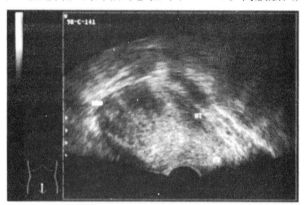

图1-45　子宫局限型肌腺病

子宫后壁及宫底部肌层明显增厚,内部见高回声点,子宫内膜呈高回声,位置相对迁移

（四）彩色多普勒超声检查

由于病灶内反复出血及纤维化,肌层内部及病灶区域血管分布较正常稀少。

四、鉴别诊断

（一）子宫肌瘤

子宫肌腺病的发病率近年来有逐渐增加趋势,在临床上其治疗方法与子宫肌瘤等完全不同,尤其对有生育要求的患者,子宫肌腺病可以通过药物治疗,手术不能进行剥出,而子宫肌瘤在了解肌瘤的位置、数目后可以行剥出术。因此二者的鉴别诊断对临床处理具有重要的意义。但是,由于二者有50%合并存在的可能性以及均表现为子宫体的增大,无论临床或超声诊断,都有较高的误诊、漏诊率。经阴道超声检查有助于二者的鉴别。通过详细的病史和仔细观察病灶区域的回声、边界及彩色多普勒超声表现可以提高诊断正确率。

（二）子宫肥大症

常为均匀性子宫增大,子宫肌层的回声较子宫肌腺病低,而且回声均匀,肌层内无细小高光点回声,肌层厚度大于2.5mm。

（刘丹娜）

第四节　子宫肥大症

子宫肥大症(hypertrophy of uterus)是指子宫均匀性增大、肌层厚度超过2.5cm,伴有子宫出血过多的一种疾病。发病年龄为24～55岁,发病率占子宫手术标本的2.3%。发病原因包括多产妇慢性子宫复旧不良,卵巢功能障碍,雌激素长期持续刺激和慢性子宫肌炎或盆腔瘀血致使子宫肌层内胶原纤维增生。

一、病理特点

本病最突出的病理变化为子宫壁增厚。主要发生在子宫肌层的平滑肌细胞和血管壁。

（一）大体病理特点

子宫均匀性增大。子宫肌层的厚度平均为 2.5～3.2cm，切面呈灰白色，硬度增加，呈编织状纤维束排列。外 1/3 肌层内血管隆突，断面呈鱼口状。一般肌层内无其他病变，25％患者可以合并子宫微小肌瘤（直径小于 1cm），9％患者合并子宫内膜息肉。

（二）显微镜下特点

根据增生的成分不同可以分为：

1.单纯子宫平滑肌细胞的肥大与增生　子宫肌层的增厚仅为子宫平滑肌细胞的增生及肥大，无纤维组织的增生和血管的变化。镜下观察与正常肌层表现相同。

2.子宫肌层内胶原纤维增生　又称子宫纤维化。正常情况下，子宫肌层内平滑肌组织与纤维组织的比例为 80：20，当子宫纤维化发生后二者的比例可以增加到 50：50，严重时纤维组织可以部分代替平滑肌组织。增生的胶原纤维有时可将平滑肌束分成网篮状排列，血管周围增生更为明显。

在慢性子宫复旧不良的患者中，新生的血管周围可以有呈团状的弹性纤维增生。

二、临床表现

（一）症状

月经量增大，这是由于子宫肌层的增厚、子宫体积增大，使得宫腔增大、内膜面积增加，以及子宫平滑肌的肥大或肌层内纤维结缔组织的增生造成平滑肌收缩功能较差而引起。一般月经周期规则，如不合并内分泌失调，月经期时间正常。大多数患者可以无任何症状，仅在体检时发现子宫增大。

（二）体征

仅表现为子宫体增大。如为平滑肌肥大者，子宫质地较软；反之，如胶原纤维增生引起的子宫增大，其质地较硬。子宫形态规则，边界清晰。

三、声像图特征

（一）子宫形态变化

子宫体积增大，肌层均匀性增厚，厚度大于 2.5cm 是超声诊断子宫肥大症的标准，一般前后壁增厚明显，宫底部肌层变化较轻。子宫形态规则，边界清晰，子宫内膜层与肌层的分界清晰，宫腔线位于子宫中央，内膜结构无改变。

（二）子宫回声

子宫肌层的回声在以平滑肌肥大增生为主的子宫肥大症中，与正常肌层回声基本相似，或由于平滑肌细胞的肥大而稍低。当以胶原纤维增生为主时，由于肌层内大量纤维结缔组织的形成，肌层回声往往较正常肌层稍增强，呈较为均匀的稍高回声结构。彩色多普勒超声检查无特异性变化，肌层内血管分布及血管阻力多无明显改变，对诊断帮助不大。

四、鉴别诊断

子宫肥大症的诊断无论在临床或超声检查方面均是较为困难的，常常与子宫小肌瘤、子宫肌腺病等相混淆。超声检查时除要与上述两种疾病鉴别外，还要与因内分泌失调，体内长时期雌激素刺激，引起的子宫平滑肌细胞反应性增生、肥大鉴别。后者在临床上往往有内分泌失调造成月经异常的病史,超声检查除发现子宫增大、肌层增厚外,常常在一侧卵巢内发现功能性卵巢囊肿或有服用雌激素的病史,一旦原因去除,增大的子宫可以恢复正常大小。因此,随访是区别二者的重要方法。

(刘丹娜)

第五节　子宫内膜息肉

子宫内膜息肉(endometrial polyp)多是因雌激素绝对或相对增多使局部子宫内膜腺体及间质增生所致,是因炎症等因素的作用而形成,由内膜腺体及间质组成的肿块,常形成有蒂的宫腔内突出物并向宫腔内突起。可发生于青春期后任何年龄,好发于 40～49 岁,近年来发现绝经后妇女发生率明显增加。

一、病理特点

(一)大体病理特点

子宫内膜息肉可以是单个或多个,呈舌形或椭圆形,形状及大小变化较大,小的 1～2mm,大者可以充满宫腔。蒂部长度不一,具有较长蒂部者,息肉可以通过扩张的宫颈管突向宫颈外口或阴道内;蒂部的粗细不等。随着息肉的生长或突出,表面常有溃烂、出血或坏死,甚至合并感染,局部肉芽组织增生。好发部位是宫底部、宫角或子宫后壁。当子宫内膜息肉同时伴有子宫内膜不典型增生过长时,要高度警惕是否有内膜息肉癌变。

(二)显微镜下特点

子宫内膜息肉分非功能性与功能性两型。前者占子宫内膜息肉的 80%,仅对雌激素有反应,无周期性变化;后者占子宫内膜息肉的 20%,对雌、孕激素均有反应并有周期性变化。子宫内膜息肉表面覆盖立方或低柱形上皮细胞。其下常为不同程度增生的子宫内膜,根部可见粗大的供养血管。中央为黏膜下层及结缔组织。大部分息肉上子宫内膜一般呈单纯的增生期或增生过长状态,对卵巢激素不敏感,无周期变化,是由未成熟子宫内膜组成,占息肉的80%。周围正常内膜可以有周期变化。约 20% 的息肉是由功能性内膜组成,其对雌激素及孕激素均有反应,有周期性变化,月经前呈分泌反应。

子宫内膜息肉的恶变率较低,约为 0.89%。表现为:

1. 可以看到整个息肉的形态。

2. 恶变仅局限于息肉。

3. 息肉周围的子宫内膜无恶变。

局限于息肉的恶变,可以通过刮宫或宫腔镜手术完全去除,预后良好

二、临床表现

1. 月经改变　月经改变是子宫内膜息肉最常见的临床表现。宫腔内息肉的形成,使得内膜面积增加,因此常见的临床表现为月经量的增多,月经期延长。由于息肉表面溃烂及出血坏死,部分患者可以出现不规则阴道出血,月经淋漓不尽或血性白带。绝经后妇女可以表现为绝经后阴道不规则出血,反复诊断性刮宫病理无明显的出血证据,有经验的刮宫医师可以感觉到宫腔内组织物的存在,而刮宫无法获得组织是绝经后子宫内膜息肉的表现之一。息肉

较小时,患者可以无任何临床症状,仅在病理检查时发现子宫内膜息肉的存在。

2.阴道分泌物增加 内膜面积的增加,可以造成月经周期中分泌物的增多。一旦息肉表面发生溃烂坏死,阴道分泌物将进一步增加,可表现为血性分泌物、脓性分泌物。

3.妇科检查 仅在息肉突出宫颈外口时才能发现,表现为舌形、鲜红色的肿块,质地较软。表面可以发生溃烂、出血或感染。如果息肉位于宫腔内,且息肉较大时,子宫体可以表现为均匀性增大。大部分患者无任何体征。

三、声像图特征

1.子宫改变 子宫增大往往不明显(图1-46),或仅稍稍增大。子宫体形态规则或呈球形。肌层回声均匀稍低、厚度均匀。

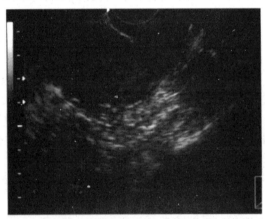

图1-46 子宫内膜息肉1

绝经后反复阴道出血。图中显示宫腔内高回声结构,分界清晰,内部回声均匀,病理提示子宫内膜息肉

2.宫腔改变 由于息肉的存在,宫腔线变形或消失(图1-47)。息肉较小时,宫腔回声和形态可以无变化。

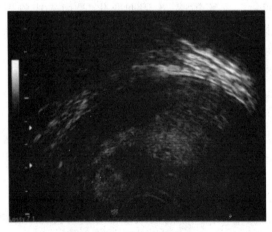

图1-47 子宫内膜息肉2

宫腔内等回声结构,与子宫壁分界清晰,呈低回声边界息肉完全突入宫腔内,患者表现为不规则阴道出血

3.息肉回声特征 表现为回声增强区(见图1-46),也可伴有小的囊腔(图1-48)。与子宫内膜的分界清晰,位置可以在宫腔内、宫颈管内及宫颈外口处(图1-49),大小变化较大

小者经阴道超声检查也无法诊断,大者可充满宫腔,息肉形态一般为长形和舌形。病灶内部可因腺体扩张而形成囊性结构,常见于绝经后妇女由于腺口的阻塞致分泌物潴留引起。病灶分界清晰。彩色多普勒超声可以探及自蒂部至息肉体部的穿入性血管(图1—50)。

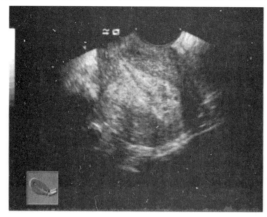

图1—48　子宫内膜息肉3
宫腔内等回声结构,与子宫壁分界清晰,内见小的囊腔

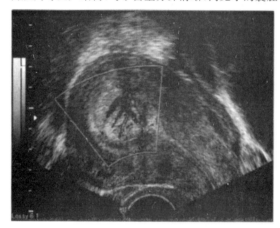

图1—49　子宫内膜息肉4
息肉位于宫腔

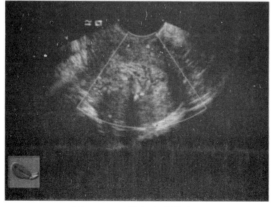

图1—50　子宫内膜息肉5
息肉内可见自蒂部至体部的穿入性血流信号

四、鉴别诊断

子宫内膜息肉主要应与子宫内膜癌及黏膜下肌瘤相鉴别,尤其是与子宫内膜癌的区别,具有较大的临床意义。从临床角度看子宫内膜息肉可发生在任何年龄的妇女,而子宫内膜癌主要发生在围绝经期和绝经后,但近年来,育龄期妇女子宫内膜癌的发生率呈上升趋势。诊断性刮宫时,子宫内膜息肉患者往往仅能感觉到宫腔内病灶的存在,但是无法获得组织物,阴道超声表现的鉴别要点是子宫内膜息肉的回声多较内膜癌的回声高,内部回声较均匀,而且边界清晰等。子宫内膜息肉与黏膜下肌瘤的鉴别常常较为困难。阴道超声在鉴别方面具有较大的价值,可以清晰地显示病灶的边界和内部回声,一般情况下子宫内膜息肉的回声较高,内部可见扩张的小腺体形成的囊腔,但囊壁较薄、清晰。黏膜下肌瘤的回声往往较低。当子宫内膜息肉发生癌变时,其声像图表现(图1−51)及血流分布(图1−52)与良性子宫内膜息肉的表现相似,即使采用经阴道超声检查,依然难以鉴别。

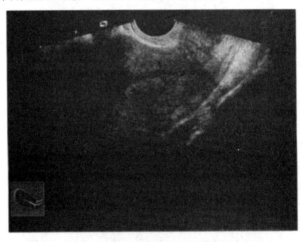

图1−51 子宫内膜息肉癌变1

宫腔内中等回声结构,与子宫壁分界清晰

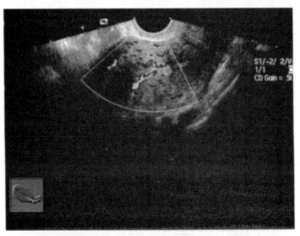

图1−52 子宫内膜息肉癌变2

病变内可见自蒂部至体部的穿入性血流信号

(初大鹏)

第六节　子宫内膜增生过长

子宫内膜增生过长是由于持续或大剂量雌激素单独作用而引起的内膜变化。

子宫内膜增生过长分为：①子宫内膜单纯性增生过长。②子宫内膜单纯性增生过长伴不典型增生。③子宫内膜复杂性增生过长。④子宫内膜复杂性增生过长伴不典型增生。

单纯与复杂是针对腺体形态与密度而言；不典型增生是针对细胞有异型性而言。

1988年国际妇产科病理协会（FIGO）提出对增生过长的新分类：①简单型增生过长。②复杂型增生过长。③不典型增生过长。

一、病理特点

1. 子宫内膜单纯性增生过长、简单型增生过长（simple hyperplasia）　又称腺囊型增生过长。子宫内膜单纯性增生过长表现为内膜容积增多，腺体及间质均有增生。内膜厚度3～12mm，严重时可达20mm，宫腔内膜表面光滑或呈息肉状，水肿或透明，有时可见扩张的腺体呈小囊状。常见于更年期月经失调。

2. 子宫内膜单纯性增生过长伴不典型增生　指内膜腺体结构在单纯增生的基础上伴腺上皮细胞的不典型增生。

3. 复杂型增生过长（complex hyperplasia）　子宫内膜腺体增生程度明显高于间质增生，表现为腺体排列密集、极性消失。

又称腺瘤型增生过长，是由于雌激素在单纯型增生过长的基础上进一步持续影响的结果。镜下观察腺体过度异常的增生，腺体腔扩张，细胞增生活跃。

4. 不典型增生过长（atypical hyperplasia）　病灶多为局部性、多发性，可与各种内膜病变合并存在。不典型增生过长的腺体在小区域可呈筛状结构，腺细胞呈假复层或复层，排列紊乱，无极性，细胞多形性，核圆而深染。一般认为不典型增生过长与子宫内膜癌有明显的相关性，是癌前病变。

5. 子宫内膜复杂性增生过长伴不典型增生　这是子宫内膜在复杂增生的基础上同时伴有细胞不典型增生。表现为细胞核大、深染、核膜增厚。该增生为癌前病变，且与子宫内膜腺癌之间没有明显的分界线，有时鉴别非常困难。

二、临床表现

（一）月经改变

月经改变是子宫内膜增生过长的常见临床表现。由于子宫内膜增生过长时内膜厚度明显增加，月经来潮时内膜脱落增多，以及子宫内膜增生过长和无分泌变化，内膜脱落面止血功能不良，出血量增加，表现为月经量的增多，经期的延长。持续的雌激素作用使得内膜结构和局部的功能紊乱或雌激素的波动，可以造成内膜的不规则脱落，阴道不规则出血。

（二）体征

子宫内膜增生过长患者妇科检查可以无任何体征。部分患者由于长期雌激素的作用可以表现为子宫肌层的反应性肥大增生，子宫体增大，质地较软。少数患者可以有原发病的体征，如多囊卵巢综合征，双卵巢的增大。

三、声像图特征

(一)子宫变化

子宫体形态规则,肌层回声均匀呈低于子宫内膜的回声,且厚度均匀,子宫体大小常常在正常范围。有的患者由于长期的雌激素作用,子宫平滑肌细胞增大或增生,从而使得子宫体稍稍增大,主要表现为子宫体前后径的明显增加。

(二)子宫内膜的变化(图1—53)

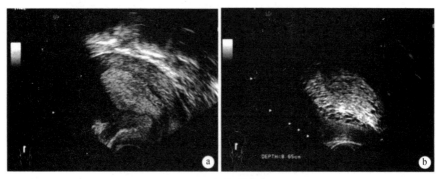

图1—53 子宫内膜增生过长

显示内膜层明显增厚,与肌层分界不清,回声紊乱且较肌层回声稍强,见腺体扩张形成的小囊性结构

子宫内膜增生过长时内膜回声无明显的特征。有文献报道内膜增生过长时子宫内膜厚度明显增加。但是也有文献报道子宫内膜厚度与子宫内膜增生期或分泌期厚度无明显差异。分析上海医科大学妇产超声室资料发现,子宫内膜增殖早期增生期子宫内膜的厚度为(7.2±2.1)mm,分泌期子宫内膜厚度为(8.1±1.7)mm,而子宫内膜增生过长时内膜厚度仅为(7.7±1.9)mm,三者间无明显的内膜厚度差异,少数患者内膜增生过长较为明显,内膜厚度可达14～16mm。在回声方面子宫内膜增生过长由于仅表现为子宫内膜的增生期反应,因此子宫内膜实质部分呈现为稍低回声,而前后层内膜之间形成的宫腔线,以及内膜层与肌层之间的界面回声呈现为高回声,故内膜层可见清晰的三条高回声线状结构,内膜层回声均匀,部分病例可见小的囊腔。如果有不规则阴道出血,内膜层回声往往变得不均匀,局部出现形态不规则的高回声区域。宫腔内的三条线结构不清(图1—54)。

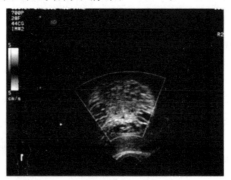

图1—54 子宫内膜不典型增生过长

显示不典型增生过长的内膜回声不均匀,呈高回声结构,与肌层回声分界不清

四、诊断及鉴别诊断

子宫内膜增生过长的诊断主要依靠诊断性刮宫病理诊断,无论腹部超声或经阴道超声对该病的诊断价值都不大。这是因为超声诊断是通过观察内膜的形态学变化而诊断其病理变化的,而子宫内膜增生过长则是内膜的功能变化。但是,如果子宫内膜增生过长伴随有内膜层的明显增厚时,经阴道超声对诊断及鉴别诊断具有一定的价值。尤其在子宫内膜增生过长和子宫内膜息肉分泌,子宫内膜增生过长时,可以在宫腔的实质性结构中探及宫腔线的回声,而子宫内膜息肉往往宫腔线分离,实质结构内部无宫腔线穿过;且子宫内膜息肉可显示较粗大的穿入性血流信号,而子宫内膜增生过长多显示为点状或短条状血流信号。

(初大鹏)

第七节 宫腔粘连和宫腔积液

宫腔粘连和宫腔积液是宫腔病变的一种,尤其是宫腔积液常随宫腔其他疾病而变化,其本身的临床意义不大,但是通过对其的诊断及认识,可以及时地发现其他疾病,具有较大的临床价值。

一、病理特点

(一)宫腔粘连

常发生于刮宫、宫腔手术、内膜炎及物理化学等对内膜的刺激后,绝大多数是由于流产或产后刮宫术造成的。病理表现为宫腔形态不规则,出现不规则粘连带,局部可出现积液或积血。粘连带的组成可以有三种类型:

1.由子宫内膜组织形成。

2.由结缔组织形成。

3.由平滑肌组织形成。

根据粘连的程度可分为部分性粘连和完全性粘连。

粘连带组织成分的不同与子宫内膜损伤的程度有关。当内膜损伤程度较轻时,仅为子宫内膜层的相互粘连。随着损伤程度的加重,内膜层破坏加深,从而造成黏膜下层的结缔组织增生或平滑肌组织增生,形成相应的粘连带。同样,粘连程度与内膜的损伤程度有关,子宫内膜部分受损伤时,可以仅受损伤部位发生粘连,形成部分粘连。如果整个宫腔内膜受损伤,则可以造成全部内膜的破坏,发生宫腔内完全的粘连,形成完全性粘连。

(二)宫腔积液

常为一种伴随症状,可以出现在正常情况下或病理状态。绝经后妇女由于子宫萎缩,内口相对狭窄,可以发生宫腔积液。正常情况下,宫腔内也可以有少量液体存在。病理状态下,宫腔积液常与子宫内膜癌、宫颈癌放疗后、子宫内膜炎及宫腔粘连等有关,表现为宫腔内液体或血液或脓液的积聚。

二、临床表现

(一)宫腔粘连

可以表现为月经周期的改变。部分由于宫腔内膜层的粘连,可造成功能性内膜面积的减少,月经量减少。粘连带的作用可以使得月经血引流不畅,在宫腔内形成不规则的残腔,随着经血的聚集、压力增加,可以与宫腔相通,从而引起阴道不规则出血或阴道淋漓出血不尽,血液呈暗红色或褐色。部分患者可以出现继发性痛经症状,如果粘连发生在宫腔下段或内口处,使得宫腔与宫颈管阻塞,临床上仅表现为周期性痛经。完全性粘连时由于子宫内膜的彻底性破坏,可以仅表现为闭经,妇科检查常常无明显特点。宫腔粘连可依据粘连部位、位置、组织成分及粘连的范围分类。

1.按部位分类 分为单纯宫颈粘连、宫颈和宫腔粘连及单纯宫腔粘连三类。

2.按粘连位置分类 分为中央型、周围型和混合型三种。

3.按组织成分分类 分为膜性粘连、肌性粘连、纤维性粘连及混合性粘连。

4.依据粘连范围分为三度 轻度粘连,粘连范围<1/4宫腔,一般为膜样粘连;中度粘连,粘连范围<1/2或>1/4宫腔,通常为纤维肌肉粘连,较厚,但仍覆盖子宫内膜,宫腔局部或全部闭锁;重度粘连,粘连范围>1/2宫腔,粘连组织仅为结缔组织构成,没有子宫内膜组织。

(二)宫腔积液

主要表现为阴道分泌物的增多。如果合并感染引起宫腔积脓可以表现为阴道流出脓性分泌物。宫腔积血时,出现阴道不规则的出血。除上述症状外还可以出现原发病的症状和体征,如宫腔部分粘连、子宫内膜息肉、子宫内膜癌等。

三、声像图特征

(一)宫腔粘连

阴道超声检查可以发现子宫体形态、大小及肌层厚度、回声均无明显的改变。其特征性变化是子宫内膜层的回声不均匀。

1.宫腔粘连合并积血或积液 可见不规则的高回声带或片状高回声区域(图1—55),其间有形态不规则的低回声区域,粘连及内膜回声与肌层的回声分界不清。宫腔线显示不清。

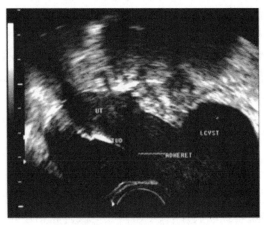

图1—55 宫腔粘连伴积液

人工流产术后,无月经来潮。子宫内膜层菲薄,局部见纤维粘连组织呈高回声,低回声结构为积液部分。经宫腔内放置节育器后治愈

2.宫腔闭合性粘连或周围型粘连 在二维声像图上仅可显示子宫腔回声薄或无异常改变(图1—56),往往不能明确诊断。

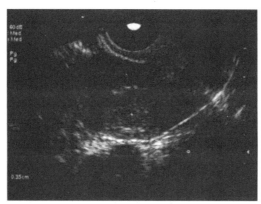

图1-56　宫腔闭合性粘连

二维声像图上仅显示子宫腔回声薄

3.膜性粘连　宫腔回声增厚,酷似子宫内膜增生过长,但内膜涌动征象消失(图1-57)。

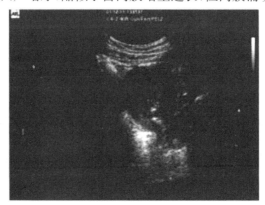

图1-57　膜性宫腔粘连

宫腔回声增厚酷似子宫内膜增生过长

4.宫颈部粘连　宫腔回声于宫颈部中断(图1-58)。

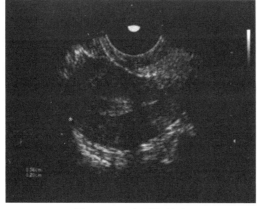

图1-58　宫颈部粘连

宫腔回声于宫颈部中断

(二)宫腔积液

宫腔内出现低回声或无回声结构(图1-59和图1-60)。除积液存在外常常可以发现原发病的超声特征存在,如宫腔粘连时内膜回声不均匀,子宫内膜息肉的高回声结构及子宫内膜癌时的不均匀回声。

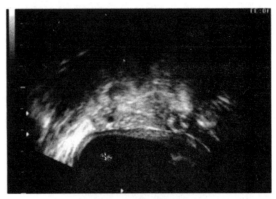

图 1—59　宫腔积液

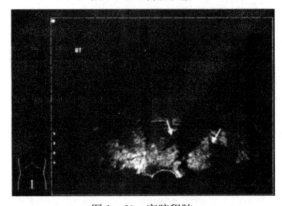

图 1—60　宫腔积脓

患者表现为绝经后阴道出血,伴流脓病理提示子宫内膜炎合并宫腔积脓

四、诊断及鉴别诊断

宫腔粘连和宫腔积液的经阴道超声诊断比较容易,尤其是宫腔积液。但是如果发现宫腔积液的存在应该仔细做经阴道超声检查,以防遗漏原发病。宫腔粘连应与子宫内膜疾病鉴别,一般根据病史及经阴道超声表现,诊断难度不大。

(初大鹏)

第二章　产科超声诊断

第一节　早孕的超声诊断

一、妊娠囊

　　妊娠囊是超声首先观察到的妊娠标志,随着诊断早孕的技术不断提高,早先经腹壁超声最早观察到妊娠囊约在末次月经后 6 周,现经阴道超声最早在末次月经的 4 周 2 天就可观察到直径 1～2mm 的妊娠囊。宫内妊娠最初的声像图表现为在增厚的子宫蜕膜内见回声减低的结构,即妊娠囊,妊娠囊的一侧为宫腔,此时的内膜回声也较强。早期妊娠囊的重要特征是双环征,与其他宫腔内囊性改变不同。其他宫腔改变如出血或宫外孕时所描述为假妊娠囊的蜕膜样反应,一般表现为单个回声增强环状囊性结构,有时可能会误诊为宫内妊娠。

　　妊娠囊双环征的起因,认为可能是迅速增长的内层细胞滋养层和外层合体滋养层。也有作者认为内环绝大多数由强回声的球形绒毛组成,包绕妊娠囊外层的那个低回声环,则可能是周围的蜕膜组织。随着妊娠周数的延长,妊娠囊的增大,内层回声较强环的厚薄变得不均匀,底蜕膜处渐渐增厚,形成最早期的胎盘,而强回声环的其余部分则渐渐变薄,以后形成胎膜的一部分(外层平滑绒毛膜)。

　　最初妊娠囊的形态都为圆形,以后可以为椭圆形、腰豆形或不规则形。早期可以看到的宫腔,随着妊娠囊的增大,包蜕膜和底蜕膜的紧贴而不能再被观察到(图 2-1～图 2-3)。

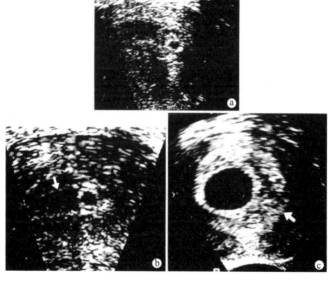

图 2-1　妊娠囊

　　a. 妊娠 4 周的妊娠囊,见极小的低回声结构位于子宫内膜层内;b. 妊娠 4 周的妊娠囊,呈圆形,周围见强回声环,妊娠囊位于增厚的子宫内膜层内,左上方线状回声为宫腔(箭头所示);c. 妊娠 5.7 周,妊娠囊周围的强回声环非常清晰,并可见回声较强的子宫内膜(箭头)

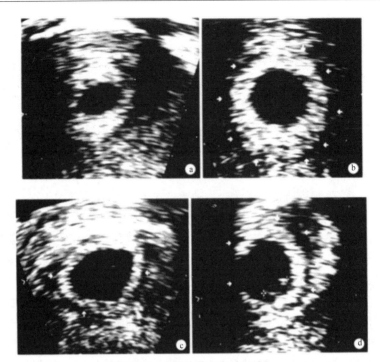

图 2—2　早期宫内妊娠双环征

围绕妊娠囊的先是强回声环(可能由绒毛组成),强回声环外是低回声环(可能为蜕膜组织)。

a.妊娠 5.7 周;b.妊娠 6 周;c.妊娠 6 周;d.妊娠 6 周余,见胚胎

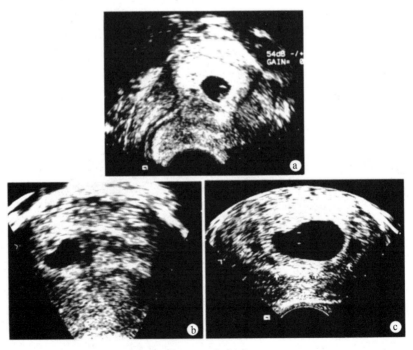

图 2—3　妊娠囊

a.妊娠 6 周,妊娠囊种植在宫腔底部。宫腔内膜一直延伸至宫颈内口、颈管;b.妊娠 5.7 周,妊娠囊种植在一侧宫壁,仍可见另一侧宫腔的内膜;c.妊娠囊渐渐长大,突向宫腔,在包蜕膜和真蜕膜紧贴之前,仍隐约可见宫腔(箭头所示)

二、卵黄囊

卵黄囊的特点是一个亮回声的环状结构,中间为无回声区(图2—4)。从末次月经算起,5～6周时经阴道可以看到,约10周时消失,12周后完全消失。卵黄囊直径为3～8mm,最大尺寸是在妊娠7周,平均5mm。最初的卵黄囊大于胚胎本身,经阴道观察时好像胚胎"贴"在卵黄囊上。以后卵黄囊以一条细带与胎儿脐部相连,而本身则游离于胚外体腔(亦称绒毛膜腔)内。如前所述,早期胚胎发育过程中,卵黄囊是属于胚胎组成复合体的一部分胚盘、羊膜囊、卵黄囊,卵黄囊位于羊膜囊外,并通过囊黄管与胎儿相连(图2—4d)。

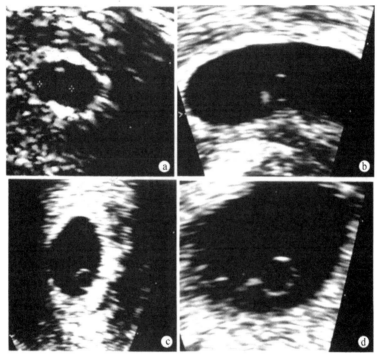

图2—4 卵黄囊

a.妊娠5周余,卵黄囊隐见,占相对较大比例(相对妊娠囊);b.妊娠6周,卵黄囊清晰可见,呈高回声的环状结构,卵黄囊的一侧已见到胚胎;c.妊娠6周余的卵黄囊;d.妊娠9周,卵黄囊的一侧见一细蒂,该蒂与胚胎腹部相连

卵黄囊是宫内妊娠的标志,它的出现可以排除宫外妊娠时宫内的假妊娠囊,宫内妊娠同时合并宫外妊娠可能性极小(发生率为1/30000)。妊娠囊直径大于20mm而未见卵黄囊或胎儿,可能是孕卵枯萎,属于难免流产,系列超声始终不见卵黄囊或胚胎,提示妊娠预后差。

总结卵黄囊的特点有:

1.首次被发现时为妊娠5周。

2.肯定为宫内妊娠。

3.直径为3～8mm,平均5mm。

4.12周前消失。

5.正常妊娠时妊娠囊直径20mm或以上时总可以见到卵黄囊。

6.卵黄囊太大(直径≥10mm)与预后不良有关。

三、胚芽及胎心搏动

胚芽长度在 2mm 时常能见到胎心搏动,而此时的胚芽在声像图上表现为卵黄囊一侧的增厚部分,就像贴在卵黄囊上(图 2-5)。差不多在见到胚芽的同时就能见到胎心搏动。

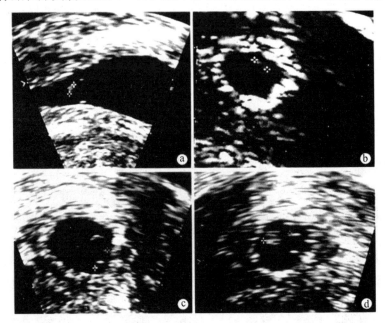

图 2-5 不同妊娠周数的胚胎 1

a、b.妊娠 4.9 周及妊娠 5.5 周的胚胎,表现为卵黄囊一侧的增厚部分,胚胎好像"贴"在卵黄囊上;c、d.妊娠 6 周及 6 周余的胚胎,胚胎已开始与卵黄囊"分离",此时胚胎的径线与卵黄囊径线相似

第 6.5 周时,胚芽头臀长(CRL)约与卵黄囊径线相同,以后胚芽 CRL 超过卵黄囊,声像图上的胚胎也越来越清晰,第 7 周多能分出头尾,矢状切面上胎体向腹侧弯曲。第 8 周时肢芽冒出。随着妊娠的延续,胚胎增长,声像图上的胚胎初具人形(图 2-6)。

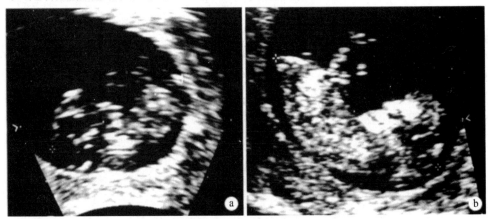

图 2-6 不同妊娠周数的胚胎 2

a.妊娠 9 周余的胚胎;b.妊娠 10 周余的胚胎

妊娠第 7~10 周,胎儿腹壁的脐带附着处可见少量肠管样结构,位于腹腔外,为生理性腹壁缺损,称中肠疝,也有报道这段时期可为妊娠第 8~12 周(图 2-7)。

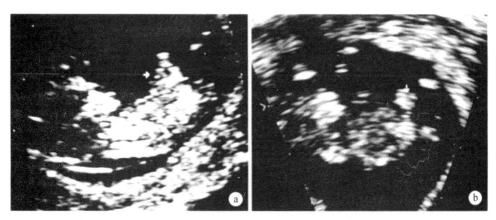

图 2－7　不同妊娠周数的胚胎 3

　　a、b. 妊娠 9 周余及 10 周余的胚胎,腹壁脐带附着处见强回声团块状结构,为生理性中肠疝

　　早在 1972 年 Robinson 就报道了超声观察胎心搏动。从末次月经算起,最早在妊娠第 6 周 2d 就能观察到。自有了阴道探头后,超声发现胎心搏动的时间又提前了一些。正常妊娠 6.5 周,胚芽头臀长 5～6mm,总能见到胎心搏动,并且常在胚芽 2～3mm 时可见到(5 周末)。有人报道经腹壁超声 95% 的妊娠在末次月经后 54d(7 周 5 天)可见胎心搏动,而经阴道超声观察胎心搏动比经腹壁超声提前 5～7 天。

　　胎心搏动率通过经阴道 M 超或多普勒超声可测得。妊娠 6 周时约 100 次/min,8～9 周时约 140 次/min(图 2－8)。

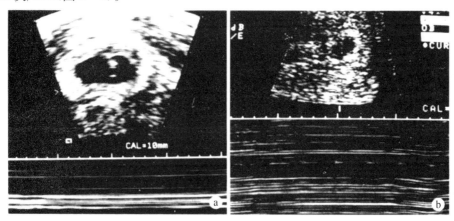

图 2－8　不同妊娠周数的胚胎 4

　　a. 妊娠 5.7 周,见胚芽紧靠卵黄囊,M 超取样线经过胚胎,即获得 M 超胎心搏动图;b. 妊娠 6 周余测得 M 超胎心搏动图

四、羊膜囊

　　羊膜囊也是妊娠囊内的一个结构,胎儿位于其中。最初羊膜囊比卵黄囊小,以后超过卵黄囊。但羊膜囊不如卵黄囊容易观察,可能是其壁薄的缘故,很少能在一个超声切面见到壁薄的羊膜,其内侧为羊膜腔,亦即胚胎所在之处,其外侧为胚外体腔,亦称绒毛膜腔,卵黄囊位于胚外体腔,羊膜囊渐渐增大,渐渐与绒毛膜靠近并融合,胚外体腔消失。这一过程一直延续到妊娠 14 周(图 2－9)。

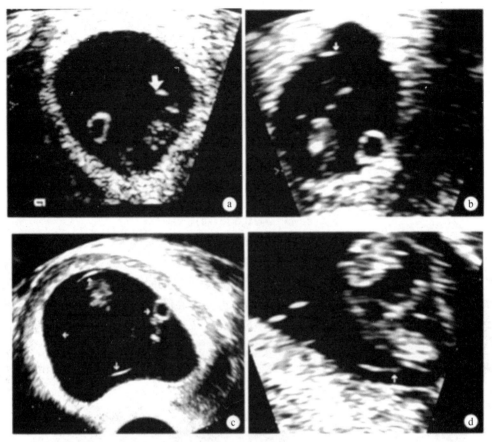

图 2-9 不同妊娠周数的羊膜囊

a.妊娠 8 周,箭头所示为羊膜腔,胚胎位于羊膜腔内,卵黄囊位于胚外体腔,此时羊膜腔已大于卵黄囊,胚外体腔也很大;b.妊娠 9 周,未能显示整个羊膜囊,但可见部分羊膜囊壁(箭头所示);c.妊娠 10 周,隐见整个羊膜囊(箭头所示),呈圆形,壁薄,卵黄囊位于羊膜囊外;d.妊娠 10 周余,妊娠囊内的羊膜囊并非在中央,常常偏于一侧,箭头所示为靠近绒毛膜壁的羊膜,左侧圆形结构为卵黄囊

五、胚盘

当胚泡植入子宫内膜后,胚泡周围的滋养层细胞侵入子宫内膜,参与这个过程的绒毛累及整个胚泡的表面,被侵蚀的内膜包括包蜕膜和底蜕膜。随后,植入底部(即底蜕膜处)的妊娠囊滋养层越来越增殖,称为叶状绒毛膜,将形成早期胚盘,而近宫腔处(包蜕膜处)的绒毛渐渐稀疏变薄,成为平滑绒毛膜。

声像图上,最早见到的是妊娠囊周围的绒毛膜环,即双环征的内环,回声较强。开始时内环四周的厚度差不多,因为绒毛膜囊四周都有绒毛。8 周后部分表面(包蜕膜处)的绒毛开始退化,强回声环变薄,剩余部分增厚,到 10~12 周,超声就能看到较明显的胚盘了,呈均匀的回声较强的新月形结构(图 2-10)。

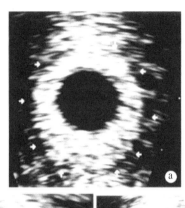

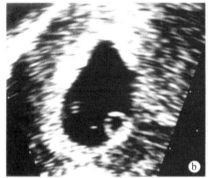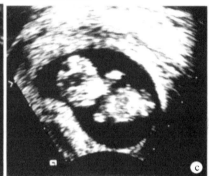

图 2—10　不同妊娠周数的胚盘

　　a 妊娠 6 周,妊娠囊四周绒毛环厚度均匀;b. 妊娠 8 周,强回声的绒毛膜环厚度已有差异,左侧渐渐增厚,形成早期胎盘,右侧变薄,形成绒毛膜;c.妊娠 10 周余,已能见到较明显的胎盘(左侧)

　　如上所述,正常妊娠早孕期声像图可以观察到妊娠囊、胚芽等结构,其意义归纳如表 2—1。

表 2—1　早期妊娠超声的意义

	声像图标志	妊娠龄	注意
妊娠囊	直径 1~2mm 时可能见到	4 周 2 天	有时可能会是假妊娠囊
双环征		第 5 周	1/3 的宫外孕,2/3 的流产也能见到双环征
卵黄囊	确定为宫内妊娠	第 5 周	
妊娠囊直径>20mm	必须见到卵黄囊	第 7 周	未见卵黄囊预后不良
胚胎	确定为宫内妊娠	第 6 周	妊娠囊直径为 25mm 未见胚胎预后不良
胎心搏动	确定为活胎	第 6 周	见胎心搏动,流产率 3%~7%

　　此外,早孕期超声还能极早发现双胎或多胎妊娠;鉴别单绒毛膜囊双胎或双绒毛膜囊双胎;观察双胎或多胎的转归(有报道不少双胎在早孕期就一胎消失最终成为单胎);诊断异位妊娠或葡萄胎;早期发现某些胎儿畸形;观察卵巢等。

(初大鹏)

第二节　超声估计妊娠龄

　　对月经周期 28 天而且很规律的妇女来说,妊娠龄是较容易计算的,即可以从末次月经的第一天算起,但偶尔也会有排卵提前或推后的情况发生。那么,对于那些月经不规则、忘记或记错末次月经及口服避孕药的妇女来说,临床上就要给予一个准确的孕龄估计,以便围生期的一系列处理。

在利用超声评估妊娠之前,判断孕龄都是靠月经史,物理检查如触摸子宫大小、测量宫底高度等,最后确定必须在产后检查新生儿。这些物理检查都是不够准确的。表2-2显示了不同方法判断孕龄的误差情况。

表2-2 不同方法判断孕龄的误差情况

临床或超声参数	误差(2s)
试管婴儿	±1 天
药物促排卵	±3 天
人工授精	±3 天
一次性交后妊娠	±3 天
基础体温	±4 天
早孕期物理检查	±2 周
中孕期物理检查	±4 周
晚孕期物理检查	±6 周
早孕期超声检查(测量头臀长)	±8%所估妊娠龄
中孕期超声检查(测量头围、股骨长)	±8%所估妊娠龄
晚孕期超声检查(测量头围、股骨长)	±8%所估妊娠龄

一些临床上认为妊娠日期非常肯定的受孕方法,如试管婴儿、人工授精,误差较小,而物理检查的误差就大。超声检查越早,测得的头臀长,估计孕龄的误差就越小。举例说明:如早孕期超声测量 CRL,估计妊娠龄为 8 周,若误差为±8%,相当于±0.64 周,即±4.5 天;中期妊娠测量胎儿径线估计妊娠 25 周,误差为±8%,为±2 周。而晚期妊娠超声估计孕龄的误差就大了,若超声测量头围估计妊娠龄为 37 周,误差±8%为±2.96 周,近±3 周,但还比晚期妊娠物理检查估计孕龄的误差(±6 周)小些。然而,试管婴儿、人工授精、促排卵的妇女在广大孕妇中只占很小的一部分,绝大多数是自然妊娠的妇女,而绝大多数自然妊娠的妇女都无法精确告诉妊娠的日期。超声估计孕龄则适合于各类妊娠妇女,可以广泛应用。

一、妊娠囊

前面已经提到,利用高分辨率的阴道探头,最早在 4 周 2 天就能看见妊娠囊。随着妊娠的继续,妊娠囊也不断增大。以前曾经利用妊娠囊的三个径线(纵径、横径和前后径)获取一个平均值,来预测相应的妊娠周数(表2-3)。正常妊娠时妊娠囊的增长率约 1.2mm/d,异常妊娠时 20%显示妊娠囊无增长,53%显示增长率小于 0.7mm/d。也曾经有过测量妊娠囊的体积判断孕周,妊娠囊体积从 6 周的 1mL 增加到 10 周的 31mL 和 13 周的 100mL。但由于妊娠囊形态不规则,测量体积就较复杂。

相比之下,测量胚芽头臀长判断孕龄的准确性要高得多。有作者注意到妊娠 12 周(妊娠龄)时妊娠囊体积估计孕龄的误差为±9 天,而头臀长估计孕龄的误差为±4 天。

表 2-3 平均妊娠囊径线与妊娠龄的关系

平均妊娠囊径线(mm)	预测妊娠周数(95%CI)
2	5.0(4.5～5.5)
3	5.1(4.6～5.6)
4	5.2(4.8～5.7)
5	5.4(4.9～5.8)
6	5.5(5.0～6.0)
7	5.6(5.1～6.1)
8	5.7(5.3～6.2)
9	5.9(5.4～6.3)
10	6.0(5.5～6.5)
11	6.1(5.6～6.6)
12	6.2(5.8～6.7)
13	6.4(5.9～6.8)
14	6.5(6.0～7.0)
15	6.6(6.2～7.1)
16	6.7(6.3～7.2)
17	6.9(6.4～7.3)
18	7.0(6.5～7.5)
19	7.1(6.6～7.6)
20	7.3(6.8～7.7)
21	7.4(6.9～7.8)
22	7.5(7.0～8.0)
23	7.6(7.2～8.1)
24	7.8(7.3～8.2)

二、胚芽头臀长(CRL)

自超声可观察到胚芽后,就可测量其头臀长。利用高分辨率阴道探头,一般在妊娠的第 7 周进行头臀长度的测量。早期妊娠时,头臀长与孕龄有很好的相关性,即使那时胚胎已发生了一些变化,如生长发育的问题,但只要是活胎,这些差异极小,还不能被超声发现。这就是为什么早孕期测量 CRL 估计孕龄相对是最准确的方法。表 2-2 也显示除了有些只适用于少数孕妇的方法之外(如试管婴儿、药物促排卵、测量基础体温等),就数早孕期测量头臀长估计孕龄最准确。

所谓头臀长,是指从胚胎的头顶部测量至骶尾部,不包括下肢及卵黄囊。7 周后肢芽长出,也还是测量头臀长,不包括肢体。声像图上取胎儿正中矢状切面,从头的顶点测量至臀部的末点(图 2-11)。头臀长与孕周的关系见表 2-4 和表 2-5。

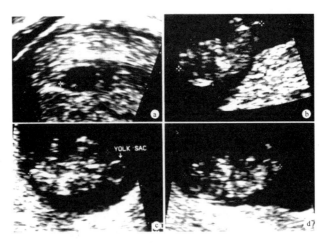

图 2—11 头臀长的测量

从胎儿的头顶测量至胎儿尾端,不包括肢体、卵黄囊。a.妊娠5.7周;b.妊娠9周;c.妊娠9周余的胚胎及卵黄囊;d.妊娠10周

表 2—4 CRL 与妊娠龄的关系

妊娠龄（周,天）	CRL(mm)		矫正回归分析（mm,平均值）	妊娠龄（周,天）	CRL(mm)		矫正回归分析（mm,平均值）
	均数($\overline{\chi}$)	2s			均数($\overline{\chi}$)	2s	
6,2	7.0	3.0	5.5	10,2	35.2	7.3	33.2
6,3	6.5	1.4	6.1	10,3	36.0	7.9	34.6
6,4	7.0	4.6	6.8	10,4	37.3	9.7	36.0
6,5	6.5	4.2	7.5	10,5	43.4	7.7	37.4
6,6	10.0	2.6	8.1	10,6	40.1	7.1	38.9
7,0	9.3	2.3	8.9	11,0	46.7	6.1	40.4
1,1	10.3	8.0	9.6	11,1	43.6	7.2	41.9
7,2	11.8	5.7	10.4	11,2	47.5	6.2	43.5
7,3	12.8	4.8	11.2	11,3	48.8	5.9	45.1
7,4	13.4	6.7	12.0	11,4	49.0	9.5	46.7
7,5	15.4	3.6	12.9	11,5	54.0	9.8	48.3
7,6	15.4	4.4	13.8	11,6	56.2	9.5	50.0
8,0	17.0	4.9	14.7	12,0	58.3	9.4	51.7
8,1	19.5	5.7	15.7	12,1	56.8	7.2	53.4
8,2	19.4	6.2	16.6	12,2	59.4	6.6	55.2
8,3	20.4	5.0	17.6	12,3	62.6	8.6	57.0
8,4	21.3	3.8	18.7	12,4	63.5	9.5	58.8
8,5	20.9	2.4	19.7	12,5	67.7	6.4	60.6
8,6	23.2	3.6	20.8	12,6	66.5	8.2	62.5
9,0	25.8	6.0	21.9	13,0	72.5	4.2	64.3
9,1	25.4	4.6	23.1	13,1	69.7	8.5	66.3
9,2	26.7	4.4	24.2	13,2	73.0	15.1	68.2
9,3	27.0	2.8	25.4	13,3	77.0	8.5	70.2
9,4	32.5	4.2	26.7	13,4			72.2
9,5	30.0	10.0	27.9	13,5			74.2
9,6	31.3	5.5	29.2	13,6	76.0	5.7	76.3
10,0	33.0	7.2	30.5	14,0	79.6	7.8	78.3
10,1	33.8	7.6	31.8				

表2-5 通过头臀长(cm)预测妊娠龄(周)

头臀长	妊娠龄	头臀长	妊娠龄	头臀长	妊娠龄	头臀长	妊娠龄
0.2	5.7	2.2	8.9	4.2	11.1	6.2	12.6
0.3	5.9	2.3	9.0	4.3	11.2	6.3	12.7
0.4	6.1	2.4	9.1	4.4	11.2	6.4	12.8
0.5	6.2	2.5	9.2	4.5	11.3	6.5	12.8
0.6	6.4	2.6	9.4	4.6	11.4	6.6	12.9
0.7	6.6	2.7	9.5	4.7	11.5	6.7	13.0
0.8	6.7	2.8	9.6	4.8	11.6	6.8	13.1
0.9	6.9	2.9	9.7	4.9	11.7	6.9	13.1
1.0	7.2	3.0	9.9	5.0	11.7	7.0	13.2
1.1	7.2	3.1	10.0	5.1	11.8	7.1	13.3
1.2	7.4	3.2	10.1	5.2	11.9	7.2	13.4
1.3	7.5	3.3	10.2	5.3	12.0	7.3	13.4
1.4	7.7	3.4	10.3	5.4	12.0	7.4	13.5
1.5	7.9	3.5	10.4	5.5	12.1	7.5	13.6
1.6	8.0	3.6	10.5	5.6	12.2	7.6	13.7
1.7	8.1	3.7	10.6	5.7	12.3	7.7	13.8
1.8	8.3	3.8	10.7	5.8	12.3	7.8	13.8
1.9	8.4	3.9	10.8	5.9	12.4	7.9	13.9
2.0	8.6	4.0	10.9	6.0	12.5	8.0	14.0
2.1	8.7	4.1	11.0	6.1	12.6	8.1	14.1

表2-4和表2-5是由两个不同作者报道的。对照两表,可发现表2-4矫正回归分析后的值与表2-5的值非常接近。

有人报道测量CRL估计孕龄的准确度为±2.7天,但也有人报道误差为±7.73天。分析CRL误差的原因可能有:①胚胎本身生物学差异。②排卵时间和受孕时间的差异。③测量技术的误差。本作者认为测量技术误差是一个相当重要的因素,切面稍有偏斜、刚能观察到胚芽时(妊娠6周)胚芽的头臀边界不甚清晰、与卵黄囊鉴别不清、胚胎较大时躯体伸展和屈曲的不同径线等,都是造成测量误差的原因,但不管怎样,CRL始终是估计孕龄的最佳方法之一,仅适用于早孕期。中期妊娠的双顶径(BPD)或头围(HC),也被认为与孕龄密切相关,但可从经腹壁超声测得,此处就不详细讨论。

有人对121例正常早孕单胎孕妇经阴道超声进行了多个形态学测量。由于都观察到胚芽和胎心搏动,妊娠龄通过测量头臀长得出,用以下公式计算妊娠龄和羊膜囊的体积(V):

$$V = \frac{4}{3}\pi \times \frac{a}{2} \times \frac{b}{2} \times \frac{c}{2}$$

其中,a、b、c分别为纵径、横径和前后径。

用彩色超声识别心脏边界以测量心脏面积;用M超测量胎心率;通过测量CRL和胎儿前后径计算胎儿长度。发现妊娠囊平均径线、羊膜囊平均径线、胎心面积和胎儿长度与胎儿头臀长呈线性增长关系(图2-12a~d);卵黄囊呈双向增长形式,在头臀3.5mm时最大(图2-12e);随着胎儿的长大,头臀长和前后径之比增加,提示较大的胎儿弯曲度减少(图2-12f);胎心率在CRL2cm(9周)前迅速增加,10周后渐渐下降。了解掌握这些早孕期的有关参数,对鉴别正常妊娠或异常妊娠、早期识别胎儿畸形有一定帮助。

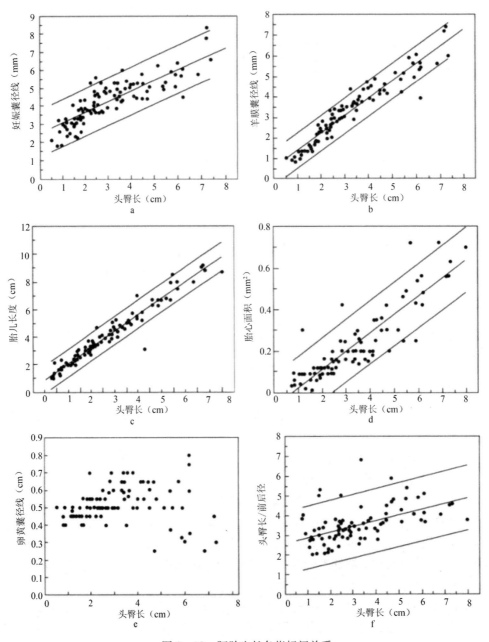

图 2-12　胚胎生长各指标间关系

三、其他

早孕期观察某些妊娠标记、胚胎结构,也可判断孕周,图 2-13 显示了不同妊娠周数超声可以见到的结构。在这组孕妇中,5 足周前所有孕妇都见到妊娠囊。若见到妊娠囊、卵黄囊而未见胚芽胎心搏动,估计孕 5～6 周;见胚芽胎心搏动、大脑镰和中肠疝,估计孕 9～11 周。当然这些不如测量 CRL 来得精确,但可以作为推测判断孕龄的辅助方法,与 CRL 结合,可能会减少一些误差。血 β-绒毛膜促性腺激素(β-HCG)定量分析也越来越多应用于早孕诊断。尤其在月经不规则病例或有早孕并发症时(如阴道流血),一次超声不能马上判断正常妊娠或异常妊娠时,就需要随访超声并动态观察血β－HCG 的变化,综合分析。表 2—6 显示了正常妊娠时孕周与血 HCG 含量的关系,血 HCG 含量随孕周的增加而增加。若从末次月经推算停经 6 周,无不规则阴道流血,超声见不到妊娠结构,血 β－HCG 又低于妊娠 6 周相应的值,则可能排卵延迟,需进一步随访超声及 HCG,若血 HCG 呈上升趋向,超声就一定要跟踪到妊娠所在部位,直至明确宫内妊娠或宫外妊娠、正常妊娠或异常妊娠为止。

妊娠周数	4	5	6	7	8	9	10	11	12	
妊娠囊	100									□可观察到
卵黄囊	0	91	100							▨不可观察到
胚芽与胎心	0	0	86	100						单位%
单脑泡	0	0	6	82	70	25	0	0	0	
大脑镰	0	0	0	0	30	75	100	100	100	
中肠疝	0	0	0	0	100	100	100	50	0	
总计病例	6	11	15	17	10	13	15	11	6	

图 2—13 不同孕周妊娠标记和胚胎结构

表 2—6 妊娠周数和血 HCG 的关系

妊娠龄(周)	血 HCG(mIU/mL)	95%CI
5.0	1164	(629～2188)
5.1	1377	(771～2589)
5.2	1629	(863～3036)
5.4	1932	(1026～3636)
5.5	2165	(1226～4256)
5.6	2704	(1465～4990)
5.7	3119	(1749～5852)
5.9	3785	(2085～6870)
6.0	4478	(2483～8075)
6.1	5297	(2952～9508)
6.2	6267	(3502～11218)
6.4	7415	(4145～13266)
6.5	8773	(4894～15726)
6.6	10379	(5766～18682)
6.7	12270	(6776～22235)
6.9	14528	(7964～26501)
7.0	17188	(9343～31621)
7.1	20337	(10951～37761)
7.3	24060	(12820～45130)
7.4	28464	(15020～53970)
7.5	33675	(17560～64570)
7.6	39846	(20573～77164)
7.8	47138	(24067～93325)

(战鸿雁)

第三节　胚胎(胎儿)生长发育的观察

在这一节内,将详细介绍胚胎本身的生长发育过程,以及不同孕周超声所能观察到的结构。

由于很多解剖结构在妊娠 7 周以后才可以开始观察,故从第 8 周开始介绍。

一、第 8 周(7 周 0 天至 7 周 6 天)

1.肢体　多数胎儿的下肢肢芽刚能见到,但还很短,超声刚能分辨。上肢肢芽总是与胸部靠得较近,声像图上不如下肢肢芽那么明显,在足 8 周时相对较为明显。取胎体斜冠状切面(冠状面与矢状面结合)较易观察肢芽。

2.心脏　心跳更加明显,位于胚胎中央。用 M 超可测量心率和观察心律。心脏大小约 2mm。

3.胎体矢状切前后轮廓　指胎体中线矢状切面上观察前后轮廓"剪影"的形态,后轮廓主要是观察枕部、颈项部直至背部的形态;前轮廓主要是观察面部、胸腹壁形态。妊娠第 8 周时尚观察不清。

4.中枢神经形态　此时整个头部向腹侧弯曲,经阴道超声仍不能分辨。尚未分裂的端脑和中脑脑泡可以见到,通常称单脑泡。不管是纵切还是横切胎头,颅内一个较大的无回声区略偏枕部,即单脑泡(图 2—14)。第 8 周末在较满意的冠状切面上有时能见到脑室系统通往椎管的线状结构。

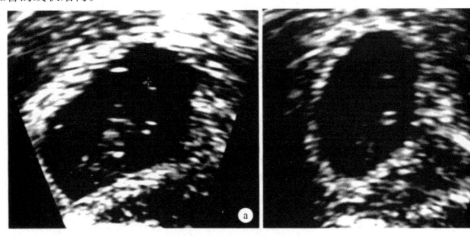

图 2—14　妊娠 7 周

a.矢状切胎头,见一较大的无回声结构略偏枕部,即单脑泡;b.冠状切面的单脑泡(尚未分化的端脑和中脑脑泡)

5.生殖器　第 8 周末冠状切胎头下部,最尾端处可见一小小的突起,是脊柱的尾端部分,往往长于肢芽。有时会误认为生殖结节。其实生殖结节位于此处腹侧上方 1～2mm。

二、第 9 周(8 周 0 天至 8 周 6 天)

胚胎结构已能区别出头、躯干和肢体,胎头的径线已超过卵黄囊。

1.肢体　上肢增长迅速,超过了下肢增长。声像图上见手臂(图2-15),因为手臂本身长度的增加和开始了手臂的运动,横切面上较易观察,双手臂往往向腹侧屈曲。此时手指也开始形成,但完全形成要到10周。下肢也有运动,但与脐带相邻,声像图的观察有时会受到一些影响。

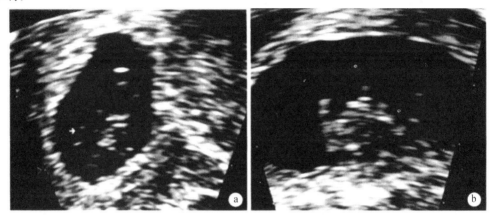

图2-15　妊娠8周

a.妊娠8周,胎体斜冠状切面(冠状切面与横切面结合),见胎儿上肢芽(箭头);b.妊娠8周末,胎体斜冠状切面,见胎儿下肢

2.心脏　与第8周时差不多。

3.胎体矢状切前后轮廓　胎体从以前的卷曲状态开始伸展,中线矢状切面上脊柱背部的轮廓变得清晰。这一变化是很有意义的,因为可以诊断颈项部囊性结构或颈项部水肿样变化。

4.腹前壁的生理性中肠疝　几乎所有关于胚胎研究的文章都提到此结构,是胚胎发育过程中的一个阶段,出现在妊娠第9~12周(图2-16)。在这段时期,肠管旋转270°,最后这部分肠管在第12周时回入腹腔内。早先关于中肠疝的超声描述是经腹壁扫查。经阴道超声观察到的生理性中肠疝为增厚的强回声脐带,仅仅位于脐孔外的那一小部分脐带,矢状切面、横切面和冠状切面上都能看见(图2-17)。这部分的脐带包括中肠疝在内,径线约为其他部分脐带宽度的1.5倍。

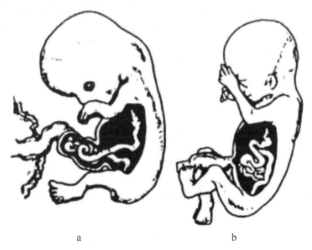

a b

图2-16　生理性中肠疝示意图

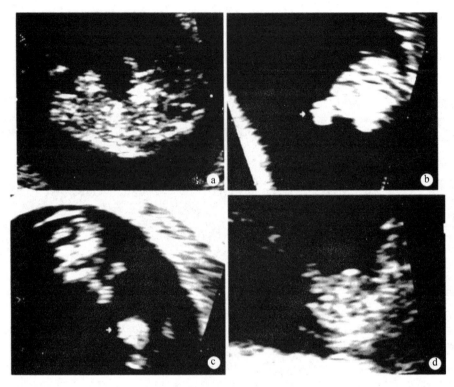

图2—17 生理性中肠疝

a.胎体前轮廓矢状切面,见腹壁中部脐带附着处强回声团(生理性中肠疝);b.横切面胎体清晰显示突出于腹壁的生理性中肠疝;c.冠状切面也可见位于腹前壁的生理性中肠疝(箭头所示);d.生理性中肠疝远端为脐带

5.中枢神经系统 中枢神经系统还未分化出左右半球,故仍未见大脑镰和脉络丛经阴道超声的矢状切面上,前脑泡(端脑、间脑和后脑)可以成功地扫查到。冠状切面上,未来的中脑导水管、第四脑室和其通向椎管的漏斗部(中脑、后室和脊髓突出)也能扫查到。这些脑的结构在声像图上表现为较大的腔隙,称为中脑、后脑和末脑(图2—18)。

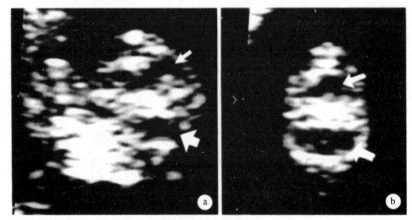

图2—18 早期脑部结构

a 妊娠8周余,胎头矢状切面;b.横切面。近面部的无回声区为间脑(小箭头),近枕部的无回声区为后脑(大箭头)

6.生殖器 尾部的结构还是很明显,超过了下肢和生殖结(图2—19)。

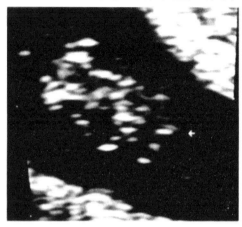

图2—19 妊娠8周余,胎体冠状切面最低部位见到的仍是尾部(箭头所示)

三、第10周(9周0天至9周6天)

随着羊膜囊的进一步增大,卵黄囊被推向一边。羊水量的增加使胚胎轮廓更加清晰,并可进行早期生物学测量,如双顶径、头围、腹围。

从解剖学的观点来看,第10周阴道超声显像是个转折点,相对比较多的结构能通过高频率探头观察和描述。从此,"胚胎"换名为"胎儿"。

1.肢体 相对胎儿纵轴来说,上肢和下肢都"旋转"了90°,即原来上臂与躯体纵轴成90°,现上臂可与躯体纵轴平行,手指向尾端;原来大腿亦与躯体纵轴成90°,现大腿也能与躯体纵轴平行,膝关节肘关节也活动自如,声像图上可以看到上肢和下肢的全长(图2—20)。第8、9周开始形成脚趾,约在第10周完成。

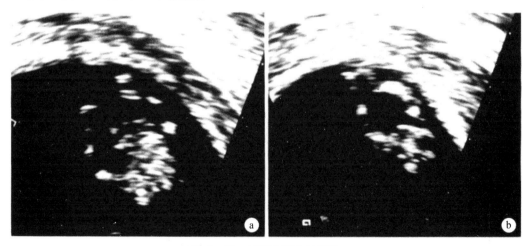

图2—20 妊娠9周余的胎儿

a.上肢;b.下肢

上肢的观察相对早些,上肢离躯干稍远,容易看得清。第10周时前臂和手指的发现率超过25%,但并非所有胎儿都能看见。偶尔(<25%)可观察到胎手。胎儿肢体的活动是相当活跃的。表2—7显示了妊娠第9~14周经阴道超声可判断的胎儿结构。

表2－7　9～14周经阴道超声可判断的胎儿结构

妊娠周数	例数	前后轮廓	长骨	手指	面部、腭	足、趾	四腔心
9	17	+	F§H± T§R-	±	-	-	-
10	16	+	F§H± T§R-	±	±	-	-
11	17	+	+	±	±	±	-
12	15	+	+	+	±	±	±
13	14	+	+	+	+	+	±
14	18	+	+	+	+	+	+

注:F.股骨;H.肱骨;T.胫骨;R.桡骨。－.位于表格的右上方区域,表示≤25%的胎儿能看到此结构。±.位于表格的中间区域,表示>25%但并非所有胎儿都能看到此结构,＋.位于表格的左下方区域,表示所有的胎儿都能看到此结构。

2.心脏　有些胎儿在第10周末可见到心膈。

3.胎体矢状切前后轮廓　颈背部轮廓表现为透明的不规则的突起。这也是第一次在该部位见到囊性结构,腹前壁处仍有中肠疝。

4.中枢神经系统　可观察到大部分结构。正中矢状切面上看见卷曲又清晰的无回声结构是充满了液体的弯曲的脑室系统,正在发育形成中。从前向后依次为中脑、后脑和末脑(图2－21),但在冠状切面上,仍未见到向两侧的突起(即后来的侧脑室),直至9周末及9周后,端脑泡(大脑半球)开始发育。中线矢状切面上见到弯曲的脑室系统,前侧的端脑首先跟着头曲进入宽大的间脑,并差不多旋转了180°。头曲是一明显的强回声结构,从下往上突向脑室系统,而本身位于间脑和后脑之间。桥曲则从后方突向脑室系统。在枕部方向,后脑形成了第四脑室的顶,菱脑进入了最后那一部分,即末脑(将来的延髓)。从该处往下,脑室系统开始变窄,形成脊椎管。这些结构变化在声像图上表现非常明显,即使频率不很高的阴道探头也能观察到(图2－21)。

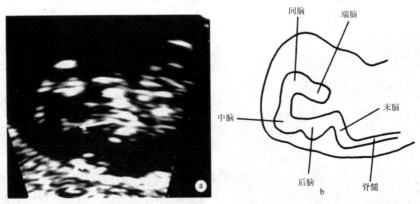

图2－21　妊娠9周余胎儿胎头矢状切面

a.歪歪曲曲的脑室系统包括端脑、间脑、后脑和末脑,可见头曲(长箭头)和脑桥(短箭头);b.示意图

侧脑室形成后,侧脑室占了大脑半球的大部分空间,脑内的主要结构是大脑镰和强回声的脉络丛,大脑镰和脉络丛并行。如果出现大脑镰和脉络丛,妊娠至少有9周(第10周)。随着胎儿的长大、胎头的成长,不同方位的切面上都有超过一个平面的扫查。

系列冠状切从前到后可观察到的结构有面骨(眼眶、上颌骨、下颌骨)、大脑镰和脉络丛。

无回声的脑室系统和脊柱上段也能在冠状切面移向胎儿背侧部时看见。

四、第11周(10周0天至10周6天)

1.肢体　上肢和下肢可分段扫查或显示全长,有时可测量长骨(图2—22),也可数手指数。手的横切面可观察手指的排列,以及与拇指相对应的关系。

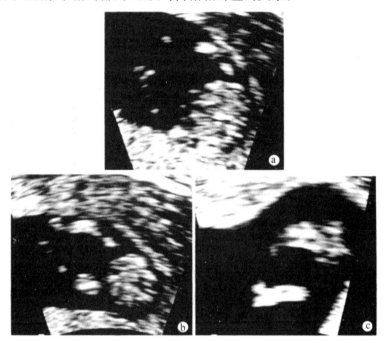

图2—22　妊娠10周余经阴道超声观察胎儿肢体
a.上肢;b.下肢;c.胫腓骨

2.心脏　还不能看见四腔心。

3.胎体矢状切前后轮廓　胎体清晰可见,颈背部处已能区分皮肤及皮下软组织层。由于胎体的伸展,生理中肠疝更加明显,可能初学超声者会以为是病理性变化。横切胎儿腹部脐孔(中肠疝)略向上,为腹围平面(图2—23)。

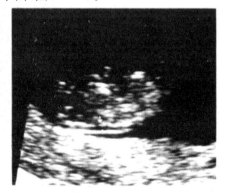

图2—23　妊娠10周胎儿矢状切面前后轮廓
颈背部皮下透明层清晰可见(箭头所示),并能测量其厚度,腹壁处仍有生理性中肠疝

4.中枢神经系统　中枢神经系统更加清晰,脑室系统的边界在各个平面都能看见。第四脑室和通往脊柱的漏斗部也能显示。第三脑室位于第四脑室上方,呈无回声结构(图2—24)。

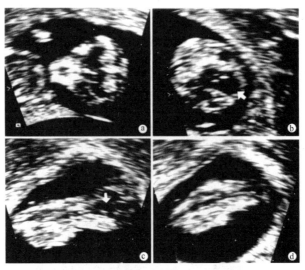

图 2—24 妊娠 10 周余的中枢神经系统

a. 冠状切显示双侧脑室和强回声的脉络膜，中央为大脑镰；b. 横切略偏枕部，见双侧脑室后角及枕骨大孔（箭头）；c. 枕部冠状切面上的第四脑室（箭头）；d 枕部冠状切面显示第四脑室、第四脑室漏斗部并通往椎管

5. 面部　此时超声显示的面部仍是面骨。从 10～11 周起上腭开始融合，13 周完成未完全融合时冠状切面见腭骨中有缝隙。第 11 周能见到下颌骨。

6. 生殖器　生殖器还看不见。

五、第 12 周(11 周 0 天至 11 周 6 天)和第 13 周(12 周 0 天至 12 周 6 天)

第 12 周和第 13 周可放在一起分析，因为它们之间没有太大的差异。

1. 肢体　所有长骨都能分辨，也都能测量长度，小腿近中线侧为胫骨；前臂拇指侧为桡骨，小指侧为尺骨。手部也已完全形成，掌骨和指骨的回声也足够强。扫查胎足，能观察足与小腿的关系(除外马蹄内翻足)、跖平面的形态(除外 rocker—bottom 足)(图 2—25)。

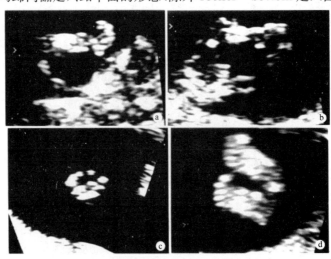

图 2—25 妊娠 11 周、12 周胎儿肢体

a. 妊娠 11 周胎儿的手臂和手。前臂内见尺、桡骨；b. 妊娠 11 周胎儿的腿和足，小腿内见胫腓骨；c. 妊娠 11 周余的胎儿，拇指与另外四指可以鉴别；d. 妊娠 12 周的胎足

有作者将放射学、经阴道超声和经腹壁超声观察胎儿骨骼形态进行了比较,发现经阴道超声观察到胎骨骨化中心几乎与放射学同步,有些还略早于放射学;经阴道超声也比经腹壁超声早观察到约1周(表2—8),认为可能对早期产前诊断骨骼形态异常有帮助。

表2—8　妊娠9～15周经阴道超声、经腹壁超声和放射学观察胎儿骨骼结构

骨骼系统	首次超声观察到骨骼结构的胚胎/胎儿数及妊娠周数															首次放射学观察到骨骼结构的妊娠周数
	经阴道超声							经腹部超声								
	9	10	11	12	13	14	15	9	10	11	12	13	14	15	
下颌骨	8							8								9
锁骨	8									1	4	3				9
上颌骨		8								4	4					10
肱骨		8								4	4					10
尺骨/桡骨		8								4	4					10
股骨		8								4	4					10～11
胫骨/腓骨		8								4	4					10～11
枕骨		6	2							4	4					10
末节指骨			8								7	1				11
盆骨			8							2	6					11
肩胛骨			8								3	5				10～11
肋骨		2	6									3	5			10～12
椎骨			2	6								6	2			11～14
指骨(手)			1	6	1							6	2			11～14
掌骨				8								4	4			12～14
跖骨	2				8								6			13～14
头颅骨	2			4	8								6			11～15

2.心脏　有一项实验注意到超过25%的胎儿能看见四腔心,但并非全部,也能评估心脏的位置、心脏轴向及心脏大小,有些大血管也能看见(图2—26)。

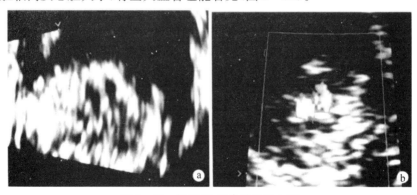

图2—26　妊娠11周余胎儿的心脏

a.妊娠11周余胎儿四腔心,心尖向上,室间隔和左右心室清晰可见;b.妊娠11周胎儿四腔心平面彩超。心尖向上,左右房室瓣血流由心房流向心室

3.胎体矢状切前后轮廓　从第12周开始至第14周末,即孕11周至13周6天,在胎儿矢

状切面的颈背部皮下,可观察到一层无回声带,称颈项透明层(图2—27a、b)。颈项透明层厚度的增加,与胎儿染色体异常、先天性心脏病及其他许多异常有关。

在这两周内,胎儿前轮廓发生了较大的变化。生理性中肠疝缩小,第12周肠管回缩进了腹腔,有时肠管的回缩可发生得稍早(图2—27b~d)。

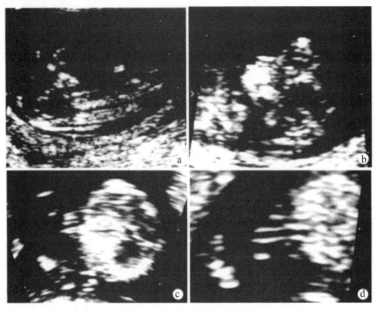

图2—27　妊娠11周、12周余胎体矢状切后轮廓

a.要鉴别清晰羊膜及胎儿颈背部皮肤(箭头所示为羊膜,"＋"为皮下透明层);b.妊娠11周,胎儿面部轮廓;c.妊娠11周余,肠管已回缩进腹腔;d妊娠12周余,中肠疝消失

4.中枢神经系统　此时的中枢神经系统在每种平面上都有几个切面,即矢状切面、横切面和冠状切面。但并非总一定能获得标准的"纯"的切面,这有很多具体原因,多数胎儿所得到的切面往往是两种平面的混合。

(1)矢状切面:中线矢状切面仍可显示弯曲的脑室系统(图2—28a),但此时还不能识别胼胝体。正中旁矢状切面显示侧脑室,内有强回声的脉络丛,脉络丛充满了整个侧脑室。丘脑也能在此平面上见到。

(2)横切面:在较高的横切面上,主要见到的是较大的侧脑室。大脑镰位于正中,侧脑室分左右两个。强回声的脉络丛几乎充满了侧脑室前角,呈"蝴蝶征"(图2—28b)。中部横切面显示了丘脑和大脑脚(图2—28c),有时也能见到第三脑室。较低的横切面上有颅后窝,包括小脑和颅后窝池,再往下就是枕骨大孔(图2—28d)。

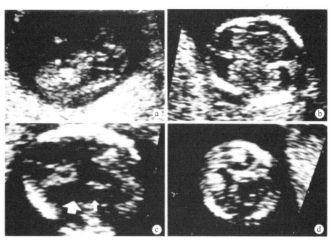

图 2—28　妊娠 11 周、12 周余胎儿的中枢神经系统

　　a.妊娠 11 周,胎儿矢状切面见弯曲的脑室系统最后通过第四脑室漏斗部达到脊髓;b.妊娠 12 周余胎头横切面,大脑镰居中,侧脑室相对比例较大,脉络膜几乎充满侧脑室前角;c.妊娠 12 周余胎头中部横切面,中央为大脑镰,紧靠大脑镰左右两侧为丘脑(大箭头),略近枕部处为大脑脚(小箭头);d.妊娠 11 周余,胎头横切面略斜冠状切,左上方为额顶部,见脑中线(大脑镰)及双侧脑室、脉络膜,右下方无回声结构为枕骨大孔,并隐见小脑(枕骨大孔右下方)

　　(3)冠状切面:最靠近面部的冠状切面包括强回声的脉络丛和侧脑室前角。面部的结构有眼眶和上颌骨(图 2—29)。稍向枕部移动探头,就能"切"到丘脑(图 2—30a),丘脑下方为第三脑室。靠近枕部的冠状切面上见颅后窝池。几乎在枕部切线平面上,显示脊柱的颈段和胸段(图 2—30b、c)。这个切面有时还能观察椎弓的排列,观察其完整与否。

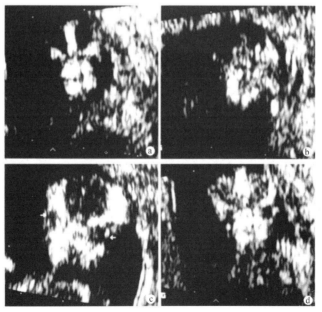

图 2—29　妊娠 11 周、12 周余胎儿冠状切面

　　a.妊娠 11 周余,面部冠状切见颅骨中缝,上颌骨及下颌骨;b.妊娠 11 周,双侧下颌骨;c.妊娠 12 周余,面部冠状切显示双眼眶(箭头);d.妊娠 11 周,冠状切(近面部),隐见眼眶、颅内见双侧脑室前角和强回声的脉络丛

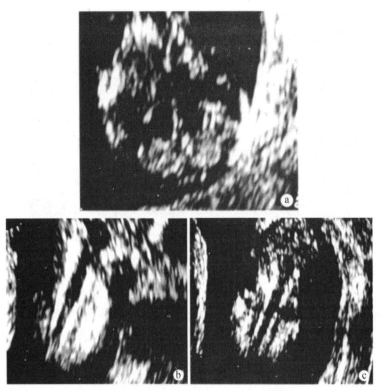

图 2-30 妊娠 11 周、12 周余胎儿冠状切面

a. 妊娠 12 周余,胎头中部冠状切,中央为大脑镰,近顶部为双侧脑室,内充满了高回声的脉络丛,侧脑室下方低回声椭圆形结构为丘脑;b、c. 枕部冠状切显示第四脑室和脊髓,脊柱椎管、椎体亦清晰可见,脊柱切面呈两条平行强回声结构;c. 妊娠 11 周余;b. 妊娠 12 周余

5. 生殖器 此时,生殖结节已长成了初阴。在胎儿正中矢状切面上,躯体下部偏前方见一小突起,即初阴。但较难根据初阴的长短来鉴别性别。有报道小突起向前向上可能为男性胎儿,向下方可能为女性胎儿(图 2-31)。

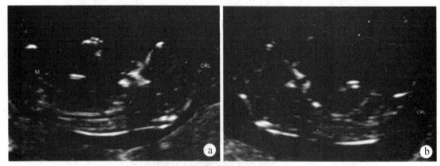

图 2-31 妊娠 12 周余胎儿生殖器

a. 胎儿躯体下部正中矢状切,偏前方的小突起角度向前向上(M),为男性胎儿;b. 小突起角度向下(F),为女性胎儿

6. 肾脏 此时可扫查到多数胎儿的肾脏和膀胱。胎儿肾脏在妊娠 10~12 周时到达肾窝。以前经腹壁超声往往较迟才能见到肾脏。有作者经阴道超声测量了 537 例单胎低危妊娠胎儿的肾脏,从妊娠 11 周至 16 周。发现肾脏的三条径线(纵、横、前后径)均随孕周增加而增长。13 周时,胎儿肾脏和膀胱的可见率为 92%(图 2-32)。11~16 周的肾脏三条径线正

常值见表 2—9。

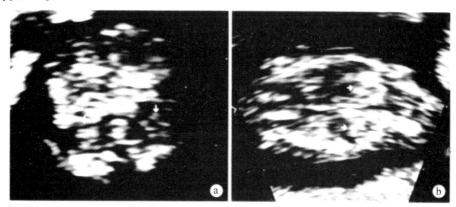

图 2—32　妊娠 11 周、12 周余胎儿肾脏及肾上腺

a.妊娠 12 周余,胎体横切面显示双侧肾脏(箭头);b.妊娠 11 周余,胎体近背侧部冠状切,见双肾脏(箭头)及肾脏上方低回声的肾上腺

表 2—9　胎儿肾脏三条径线的均数($\bar{\chi}$)、标准差(s)和标准误(σ)

		周数(例数)					
		11(21)	12(40)	13(119)	14(144)	15(93)	16(72)
前后径	$\bar{\chi}$	3.810	4.661	6.179	7.299	8.340	9.594
	s	0.535	0.970	0.980	1.121	0.916	0.893
	σ	0.117	0.153	0.090	0.093	0.095	0.105
横径	$\bar{\chi}$	3.784	5.044	6.363	7.419	8.461	9.602
	s	0.606	0.970	0.934	0.995	0.988	0.851
	σ	0.132	0.153	0.086	0.083	0.102	0.100
纵径	$\bar{\chi}$	4.234	5.455	8.265	10.312	11.931	14.196
	s	0.500	0.850	1.481	1.352	1.260	1.350
	σ	0.109	0.134	0.136	0.113	0.131	0.159
周长	$\bar{\chi}$	10.986	15.436	21.877	27.722	32.512	37.420
	s	1.208	1.741	3.041	3.143	3.535	2.796
	σ	0.264	0.275	0.279	0.261	0.367	0.330
肾围与	$\bar{\chi}$	0.260	0.284	0.308	0.336	0.340	0.362
	s	0.038	0.068	0.067	0.045	0.043	0.049
腹围比	σ	0.008	0.010	0.006	0.004	0.004	0.005
	最小	0.196	0.194	0.244	0.198	0.269	0.267
	最大	0.399	0.467	0.499	0.476	0.487	0.494

也有人经阴道超声测量了 100 例妊娠 11～17 周正常胎儿的肾上腺长度、肾上腺和肾脏的比值,发现肾上腺长度随孕周的增加而增加,而肾上腺与肾脏之比则随孕周增加而下降(表 2—10)。

表2-10 妊娠13~17周肾上腺长度的正常值

妊娠周数	肾上腺长度(mm,$\bar{\chi} \pm s$)	
	左	右
13	2.4±1.4	2.5±1.4
14	2.8±1.4	3.0±1.4
15	3.2±1.4	3.5±1.4
16	3.5±1.4	4.0±1.4
17	4.0±1.4	4.5±1.4

六、第14周(13周0天至13周6天)

随着早孕期胎儿超声的进展、胎儿颈项透明层测量及早孕期严重结构畸形筛查的开展，早孕期的结束已由原来的12周6天延迟至13周6天。

1.肢体 观察肢体的形态和测量长度已没什么太大困难。有作者报道了妊娠10~16周长骨的测量(图2-33)。胎动非常活跃，常常需要通过录像慢慢回放，仔细观察。手指有时不在一个平面，需观察几个平面才能看完全，而脚趾总在一个平面(图2-34)。

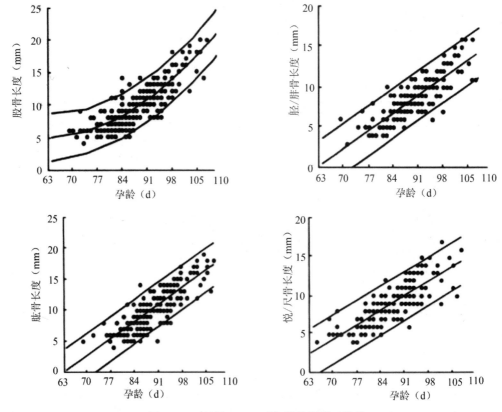

图2-33 妊娠10~16周,长骨测量正常值

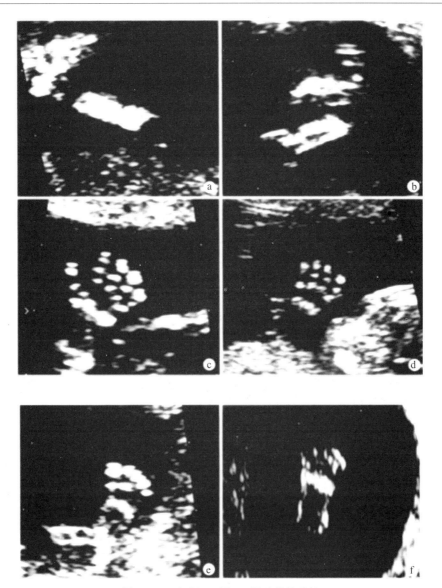

图 2—34　妊娠 13 周、14 周胎儿的肢体

a. 妊娠 14 周胎儿前臂,见尺桡骨;b. 妊娠 14 周胎儿小腿,见胫腓骨;c. 妊娠 13 周余胎手,各个指骨可见;d 妊娠 14 周胎手;e. 妊娠 13 周余胎足,见五趾;f. 妊娠 14 周胎足

2. 心脏　四腔心已看得较清楚,在胎儿体位合适的情况下左右心室流出道也能看见(图 2—35 和图 2—36)。

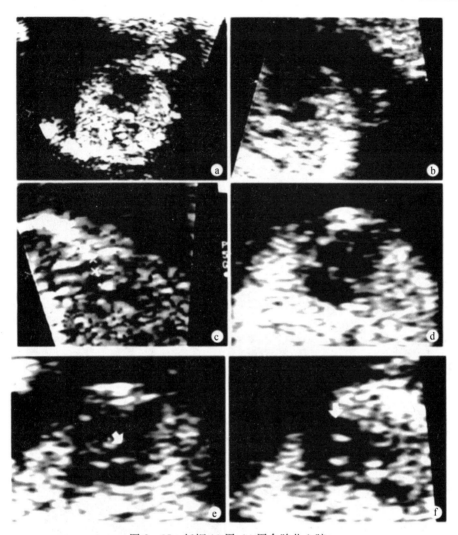

图 2—35 妊娠 13 周、14 周余胎儿心脏

a 妊娠 13 周余胎儿四腔心,心尖向上,右侧为左心室;b. 妊娠 14 周余胎儿四腔心,心尖向上,左侧为右心室;c. 妊娠 13 周余胎心右室流出道,大"+"所示为肺动脉,小"+"所示为主动脉;d. 妊娠 13 周余胎儿四腔心平面,心尖向上,右侧为左心室;e. 妊娠 13 周余胎心左室流出道(箭头);f. 妊娠 13 周余胎心右室流出道,箭头所示为肺动脉

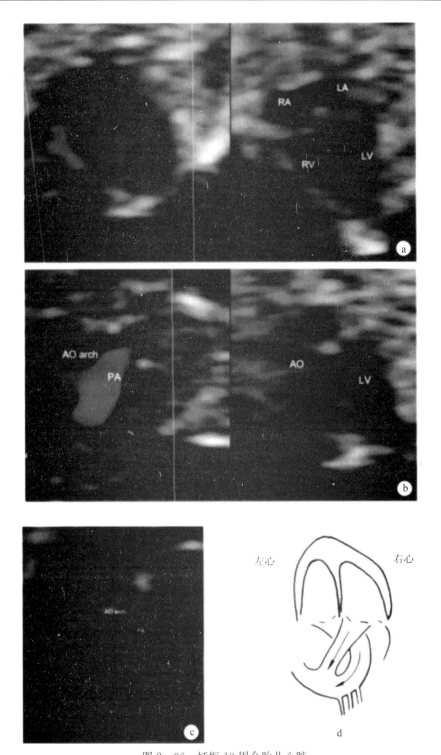

图 2—36 妊娠 13 周余胎儿心脏

　　a. 心尖四腔心及房室瓣血流；b. 左图为左室流出道；右图为右室流出道彩色血流；c. 三血管平面，左右流出道共同流向降主动脉，在降主动脉汇合口处成 30°夹角；d. 示意图。LV. 左心室；RV. 右心室；LA. 左心房；IU. 右心房；PA. 肺动脉；AOarch. 主动脉弓

3.胎体矢状切前后轮廓　此时观察后轮廓,即颈项透明层;前轮廓,即头面部轮廓的剪影,也都非常清晰(图2—37)。

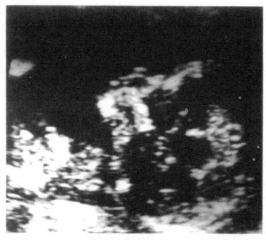

图2—37　妊娠13周余胎儿面部轮廓剪影

4.面部　第14周时可考虑检查面骨,如眼眶、上颌骨(上腭)、下颌骨。上颌骨可在矢状切面、冠状切面上观察,下颌骨可在横切面上观察(图2—38)。

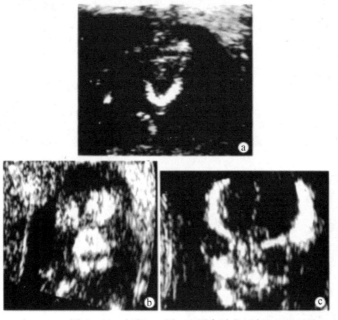

图2—38　妊娠13周、14周余胎儿面部

a.妊娠13周余胎儿下颌骨;b.妊娠13周余胎儿上颌骨和下颌骨;c.妊娠14周余胎儿面部冠状切面

5.中枢神经系统

(1)冠状切面:所有重要的脑内结构都能显示,如大脑镰、丘脑、透明隔、侧脑室、脉络丛、大脑脚、颅后窝池和小脑(图2—39)。

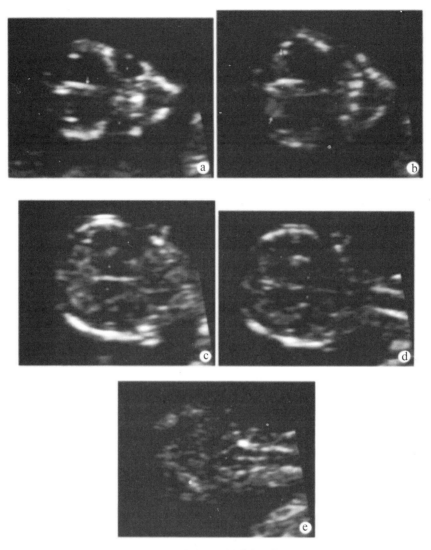

图 2—39 妊娠 13 周胎头冠状切面

a.胎头近面部冠状切面,见眼眶(＊)、大脑镰(箭头)、双侧脑室及脉络丛前端;b.探平行后移,脉络丛更加清晰(箭头);c.出现丘脑(＊);d.大脑脚(＊);e.颅后窝(＊)

（2）横切面:较高的横切面上脉络丛相对退化,不像第 12 周时脉络丛充满了整个侧脑室,尤其是侧脑室前角处的脉络丛退化更明显些。中部横切面看见丘脑和枕部方向的大脑脚。较低的横切面枕部处见第四脑室、颅后窝池和小脑(图 2—40)。

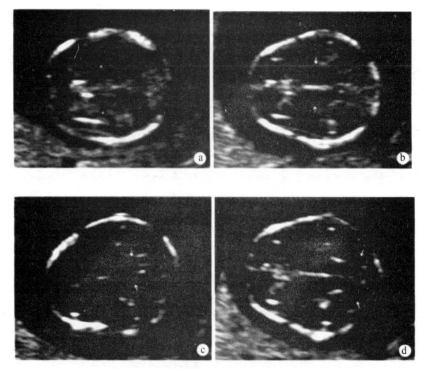

图 2－40　妊娠 13 周余胎头横切面

　　a.脑中线(大脑镰)和侧脑室,侧脑室内的强回声脉络丛(﹡);b.下移探头,中央出现丘脑(箭头),侧脑室后角和大脑镰的距离加大;c.继续下移探头,出现大脑脚(箭头);d.最低横切面,小脑位于颅后窝内(箭头),小脑后方无回声区为颅后窝池

　　6.生殖器　与第 12 周及第 13 周的生殖器相似。

　　7.其他器官　对超声专业人员和超声学家来说,识别正常的胎肺、胃、肠、肝和肾都没什么困难。此时脊柱也较清晰(图 2－41)。

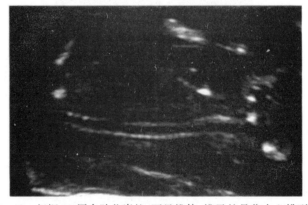

图 2－41　妊娠 13 周余胎儿脊柱,可见椎体、椎弓的骨化中心排列整齐

　　以上对妊娠 14 周之前的正常胚胎/胎儿经阴道超声所能观察的结构已经作了介绍,但有些注意事项仍需阐明:

　　(1)经阴道超声检查所花的时间比经腹部超声长,若测量胎儿颈项透明层,加上观察解剖结构、组织器官,每个患者所花时间由经腹部超声的平均 20min 增加至 30min。因此孕妇的体位一定要舒适,否则孕妇配合不好。

（2）阴道探头的移动范围和幅度不如腹壁探头来得大，很多时候不是移动探头而是靠胎儿运动来观察各个部分的结构，胎儿浮得较高离探头较远相对不易观察，因此操作者一定要有耐心。观察的脏器也无法按先后顺序进行，能看什么就先看什么，也需要配合经腹壁超声。

（3）由于胎儿体位及阴道探头方向的缘故，有时较难获得很标准的切面，往往是两个切面的混合，操纵者一定要有立体概念，明白自己扫查的是什么平面。早孕期胎动极多，很难安静下来让检查者仔细观察，最好能有录像予以记录，以后慢慢回放，仔细观看。

（4）尽管随孕周的增加可观察到的结构也越来越多、越来越清晰明显，但不同的胎儿仍有个体差异，不同的仪器、不同的阴道探头分辨率有所不同，不同操作者的经验也有所不同。看不见某个器官切忌过早作出先天性缺陷的结论。

（5）并非所有妊娠14周前的孕妇都适合进行阴道超声观察胎儿。如子宫下段较大肌瘤，占据了下盆腔，位于声像图的近场，胎儿位于远场，加上肌瘤的声影，无法看清胎儿。中央性前置胎盘也不建议进行阴道超声，探头反复接触压迫宫颈及子宫下段，可能刺激子宫收缩引起出血；若探头置于阴道中段不接触宫颈，这样子宫位置就相对较高，胎儿位于声像图的远场，高频阴道探头观察不清。有剖宫产史的孕妇，子宫下段与腹壁切口粘连，子宫位置较高，与腹壁紧贴，阴道探头无法紧靠子宫前壁或后壁的下段，胎儿亦位于声像图的远场。

妊娠9周前经阴道超声主要是判断妊娠是否按正常规律发育，识别胚胎及胚胎以外的结构如妊娠囊或绒毛膜囊、卵黄囊，测量胚芽长度观察胎心搏动，确定孕龄，有无出现单脑泡（前脑分裂前）；妊娠9周后观察有无出现大脑镰、蝴蝶征，看看中肠疝有无消失，再"确定"一下妊娠龄；妊娠11周后主要观察颈项透明层及解剖结构。一般认为，经阴道超声观察到的胎儿结构比经腹壁超声早1～4周，这对早期妊娠及中期妊娠初步的诊断很有用，可以了解更多有关早期胎儿的解剖和生理，对早期发现胎儿畸形也很有价值。

（初大鹏）

第四节　11周至13周6天胎儿染色体异常筛查

近20年来的研究显示，妊娠11周至13周6天为产前筛查的重要时期。在这个时期，通过测量胎儿的多个参数，可预测胎儿染色体异常、先天性心脏病及其他一些胎儿畸形的风险。英国胎儿医学基金会（fetal medicine foundation，FMF）对这些早孕期的检查项目进行了严格的评估，制定了规范，统一了标准。目前，国际上各大医院均采用该规范进行早孕期的胎儿检查。

在多数胎儿，早孕期的这些检查项目可以经腹壁超声完成，但是也有少部分病例，因子宫位置及胎儿体位等因素，需要经阴道超声检查。

一、颈项透明层

孕11周至13周6天，在胎儿矢状切面的颈背部皮下，可观察到一层无回声带，为皮下组织内液体的积聚，称颈项透明层（nuchal translucency，NT）。

英国胎儿医学基金会（FMF）已经严格规定了在妊娠11周至13周6天测量NT的方法，具体规范为：①胎儿头臀长范围在45～84mm，该范围的头臀长相应的孕周为11周至13周6天。②胎儿面部正中矢状切面，要求胎儿面向探头，背向探头也可以，但仍必须获取正中矢状切面。③胎体呈自然俯屈位,即头臀长平面,不过度俯屈或仰伸。④放大图像使胎儿面积占屏幕的 3/4,使测量键移动的最小测距为 0.1mm。目的是尽量减小测量误差。⑤识别胎儿皮肤层及羊膜层,勿将羊膜当颈背部皮肤进行测量。胎动时能清楚识别两者。⑥测量透明层最厚处的厚度,不管是在枕部、颈后部或背部。⑦脐带绕颈时测量脐带上方及下方的透明层厚度,获取平均值(图 2—42)。

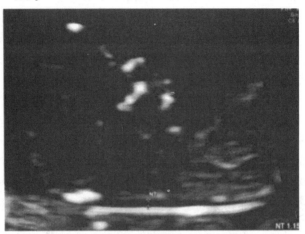

图 2—42 妊娠 13 周余胎儿颈项透明层测量

正常妊娠 11 周至 13 周 6 天颈项透明层厚度随孕周略微上升,11 周时 NT 的第 95 百分位数约为 2.0mm,13 周 6 天时 NT 的第 95 百分位数约为 2.7mm。透明层增厚表现为颈背部均匀的无回声区增厚(图 2—43),在有些极度增厚的病例也可以表现为颈部水囊瘤(cystic hygroma),声像图上显示内有分隔带(图 2—44)。妊娠 11 周至 13 周 6 天颈项透明层增厚的发生率约 5%,透明层≥3.5mm 的发生率约 1%,其中半数最终发现或是染色体异常或是发生宫内死亡。妊娠能维持到 18 周后的多数是透明层<3.5mm 及染色体正常者。75%~80% 的 21—三体综合征胎儿表现为透明层增厚,其他染色体异常如 18—三体、13—三体综合征的透明层也可增厚,并且透明层越厚,染色体异常的风险率越高。NT 位于正常范围时染色体异常的发生率为 0.2%,NT≥6.5mm 时染色体异常的发生率为 65%。

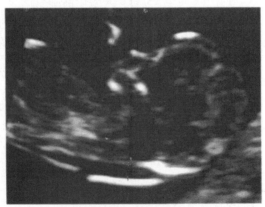

图 2—43 妊娠 12 周余胎儿颈项透明层增厚(2.9mm)

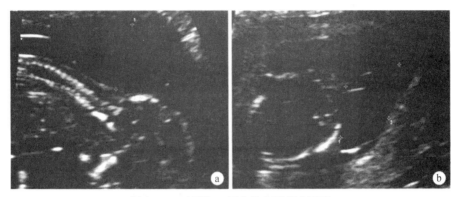

图 2—44　妊娠 13 周余胎儿颈部水囊瘤

a. 颈背部矢状平面,见大型水囊瘤(测量键);b. 同一病例,颈部横切面示一侧的水囊瘤(测量键)

除了染色体异常的风险率增加,透明层增厚及颈部水囊瘤还与以下多种胎儿病理情况有关:①心脏畸形或心功能失调,早孕期轻微心衰。②胸腔占位胸腔内压力增高静脉回流障碍。③淋巴系统发育异常。④细胞外基质成分改变。⑤骨骼肌肉系统畸形胸腔狭小及肢体运动减少,静脉及淋巴回流障碍。⑥胎儿贫血。⑦宫内感染或胎儿低蛋白血症。⑧双胎输血综合征受血儿。⑨羊水过少胎体受束。⑩部分遗传综合征。

孕 14 周后,颈项透明层通常消失,但小部分病例可能不消退,甚至发展为颈部水囊瘤或胎儿水肿。在颈项透明层增厚的病例中,大部分妊娠结局仍然良好。

二、鼻骨

相对 NT 而言,鼻骨(nasal bone,NB)的应用较迟,属于新的标记物。观察鼻骨的孕周也是 11 周至 13 周 6 天,要求也很严格,与 NT 一样,需获取标准的胎儿面部正中矢状切面并放大图像。在这个平面上,能显示胎儿面部轮廓,鼻尖清晰,颅脑中部见低回声的间脑,后方显示颈项透明层。正常胎儿的鼻部可显示三条强回声短线,上方近额骨强回声线为鼻梁皮肤回声;下方表面为鼻尖回声;在鼻梁皮肤深部略偏高处见另一强回声线即鼻骨回声(图 2—45)。通常鼻骨回声强于鼻梁皮肤回声,如果不见鼻骨回声或鼻骨回声低于鼻梁回声,可认为鼻骨缺失或发育不良(图 2—46)。

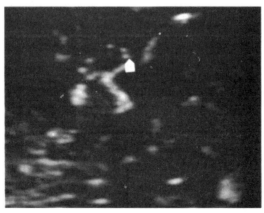

图 2—45　妊娠 12 周余胎儿鼻骨(箭头)

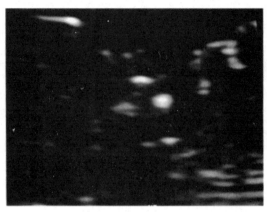

图 2—46 妊娠 13 周胎儿鼻骨缺失

鼻骨缺失见于 60% 的 21—三体、50% 的 18—三体及 40% 的 13—三体综合征胎儿,但也有 1%～3% 的正常染色体胎儿早孕期表现为鼻骨缺失。

三、静脉导管

静脉导管(ductus venosns,DV)为肝内脐静脉的一个分支,直接连接下腔静脉。静脉导管血流的测量方法为:取胎儿腹部正中矢状切面,彩超发现肝内脐静脉后向上跟踪,近膈肌处可见一较短较细的血管,色彩鲜亮,连接下腔静脉,即静脉导管。放大图像,在胎儿安静状态时,将多普勒取样容积置于静脉导管中段,即可获得多普勒频谱。取样容积不要开得太大,约为 0.5mm,否则会出现邻近静脉波形的干扰。由于静脉导管的走向与胎体纵轴一致,故取样时尽量使胎儿呈头低臀高位,血管与声束夹角<30°,能使彩色血流及多普勒频谱更清晰。正常早孕期静脉导管血流波形有两峰一谷,称 S 波、D 波和 a 谷(图 2—47)。正常胎儿 S 波高于D 波,a 谷或正向血流或无血流,异常 a 谷血流表现为反流(图 2—48)。

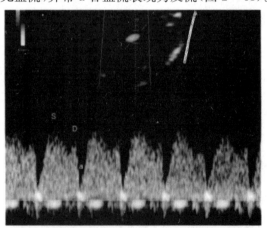

图 2—47 妊娠 13 周余胎儿静脉导管血流频谱

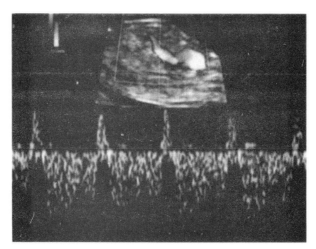

图2—48 妊娠12周余胎儿静脉导管血流a波反流(基线上方)

65%的21—三体、55%的18—三体及55%的13—三体综合征胎儿静脉导管a谷反流,但也有3%的正常染色体胎儿静脉导管a谷反流。另外,胎儿心脏畸形或以后发生宫内死亡的病例,早孕期也可能出现a谷反流。

四、三尖瓣血流

获取心脏三尖瓣血流时,先做胎儿胸腔横向扫查,于心尖或心底四腔心平面放大图像至胸腔占满整个屏幕,清晰显示三尖瓣,置多普勒取样容积于三尖瓣瓣口。取样窗口开大至2～3mm,骑跨心房与心室。心室舒张期,血液经三尖瓣流入心室,正常三尖瓣多普勒波形呈M形,第一个峰称E波,第二个峰称A波(图2—49),A波高于E波。若心室收缩期出现血液反流入心房,并且反流时相达到收缩期的一半,流速超过60cm/s,称三尖瓣反流(tricuspid regurgitation,TR)(图2—50)。

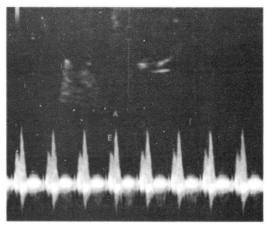

图2—49 妊娠13周余胎儿三尖瓣血流

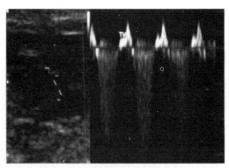

图2-50 妊娠13周余胎儿三尖瓣反流基线以下高大波形为三尖瓣反流波

约55%的21-三体、30%的18-三体及30%的13-三体综合征胎儿存在三尖瓣反流，但也有近1%的正常染色体胎儿存在三尖瓣反流。另外，严重胎儿心脏畸形也可能出现三尖瓣反流。

（战鸿雁）

第五节　11周至13周6天胎儿结构畸形筛查

在11周至13周6天超声筛查染色体异常的同时，也可观察胎儿大体结构，发现部分严重的畸形。其中，相当一部分的结构畸形胎儿合并染色体异常。

检查平面除了观察颅后窝采用正中矢状切面，其余均采用横切面。在观察颈项透明层、鼻骨及颅后窝等结构后，探头旋转90°，获得头部的横切面，从头部向下肢方向移动探头逐个平面观察。

一、早孕期胎儿结构的观察顺序及项目

1. 颅后窝　胎头正中矢状平面，与颈项透明层及鼻骨相同平面。此时颅脑中央回声偏低的结构为中脑，向后向下为脑干及菱脑。脑干后方低回声带是第四脑室，外侧条状强回声结构为第四脑室的脉络丛，脉络丛外侧的无回声区即为将来形成颅后窝池的部位，最后才是强回声的枕骨（图2-51）。第四脑室的前后径称颅内透明层（intracranial translucency，IT），11周至13周6天正常IT厚度为1.5~2.5mm。

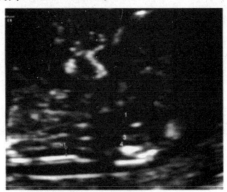

图2-51 颅内透明层

妊娠12周余，面部正中矢状平面，横向箭头从上至下依次为：脑干（1）、第四脑室（2）、第四脑室脉络丛（3）、颅后窝池（4）

— 74 —

2.颅脑横切平面 探头旋转90°，横切胎头，显示胎头呈椭圆形，大脑镰居中，双侧较大的侧脑室内几乎被强回声的脉络丛充满。双侧脉络丛在近第三脑室处略靠拢，呈现"蝴蝶征"（图2—52）。

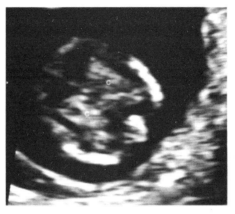

图2—52 早孕期颅脑

妊娠12周余，横切胎头，大脑镰居中，双侧脉络丛呈"蝴蝶征"（C）

3.双侧眼眶 双侧眼眶清晰可见，有时晶状体也能显示（图2—53）。

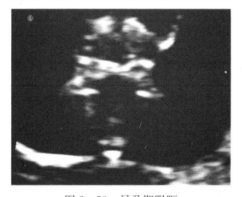

图2—53 早孕期眼眶

妊娠12周余，箭头指示双侧眼眶，内隐约见晶状体

4.胸腔及心脏 胸腔横切面上见心脏位于胸腔左侧，心尖指向左侧（图2—54）。

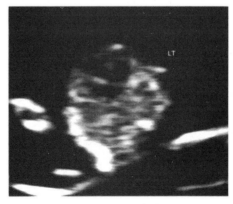

图2—54 早孕期胸腔

妊娠12周余，胸腔横切面上见心脏位于胸腔左侧，心尖指向左前方（LT.左侧）

5.四腔心　在相当一部分胎儿已能显示四腔心,甚至流出道(图2—55,图2—36)。

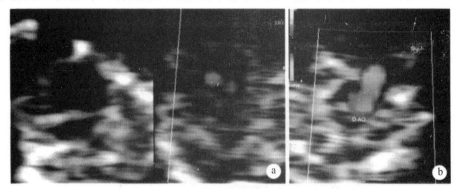

图2—55　早孕期心脏

a.妊娠12周余,左图四腔心隐约可见,右图彩超示房室瓣血流;b.三血管平面显示主动脉及肺动脉均流向降主动脉(D—AO),呈蓝色血流

6.胃泡　胃泡位于腹腔左侧(图2—56)。

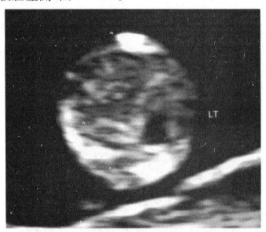

图2—56　早孕期胃泡

妊娠12周余,胃泡位于腹腔左侧(LT)

7.腹壁　腹前壁完整,脐带入口位于腹前壁正中,生理性中肠疝已经消失(图2—57)。

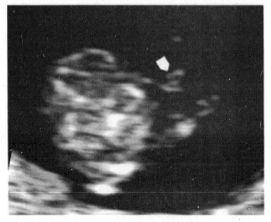

图2—57　早孕期腹壁

妊娠12周余,腹前壁完整,脐带入口位于腹前壁正中

8.膀胱及脐血管　下腹部盆腔内见膀胱,开启彩超,见膀胱两侧脐动脉的彩色回声(图2—58)。

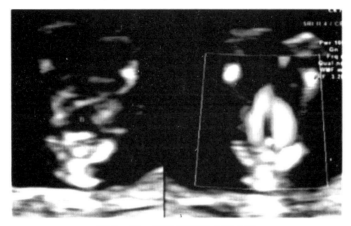

图2—58　早孕期膀胱及脐动脉

妊娠12周余,左图盆腔内无回声区为膀胱(B),右图示膀胱双侧见脐动脉彩色血流回声

9.四肢　从胸腔水平向左右移动旋转胎头显示双侧上臂、前壁、腕及手;从膀胱水平向下移动及旋转探头观察双侧大腿、小腿、踝及足。

并非每个11周至13周6天的胎儿超声都能观察到上述结构,孕周越接近14周,超声观察到的结构越多、越清晰。

二、早孕期胎儿严重结构畸形的诊断

1.露脑畸形　露脑畸形也称颅盖缺失,是无脑儿的前期。病理上,眼眶以上全颅盖骨或大部分颅盖骨缺失,虽然具有完整的脑组织,但存在脑组织发育异常。颅盖的缺失使大脑长期浸泡在羊水中,化学作用和机械作用的因素导致脑组织破碎脱落,最后只剩下颅底。

早孕期大部分露脑畸形胎儿的脑组织还存在,但无颅骨覆盖,双侧大脑半球膨胀隆起,呈"米老鼠征",而不见正常的"蝴蝶征"(图2—59)。如果大脑半球已经破碎,则可见不规则的脑袢漂浮于羊水中(图2—60)。

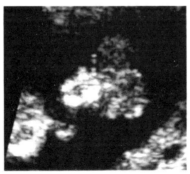

图2—59　露脑畸形

妊娠11周余,面部冠状切面,未见正常头颅光环,见膨隆的汉侧大脑半球,呈"米老鼠"征

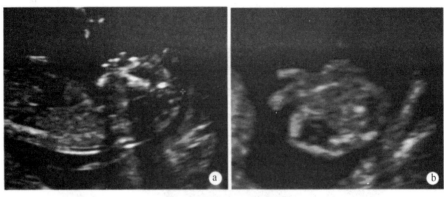

图 2—60　露脑畸形 2

a.妊娠 13 周余,矢状平固显示"小头",未见正常头颅光环;b.横切胎头,未见头颅光环,见破碎不规则脑祥漂浮于羊水中

2.全前脑　全前脑是由于前脑完全或部分未分裂,未形成完全分开的两个大脑半球。往往与染色体异常有关,如 13—三体综合征或 18—三体综合征。病理上,无叶全前脑的胎头往往呈圆头形,仅有单个贯穿左右的原始脑泡,丘脑融合,无脉络丛(图 2—61),有时还能看到典型的面部改变如眶间距过窄、独眼、喙鼻等。

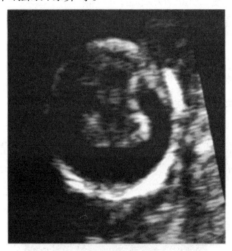

图 2—61　无叶全前脑

妊娠 12 周余,胎头横切未见大脑镰及脉络丛,见单个扩张的原始脑泡,丘脑融合

3.脊柱裂　脊柱裂是由于神经管未正常闭合,可发生在脊柱的任何一段,最多见于骶椎。

早孕期超声常常不易清楚显示脊柱裂,尤其是较小的、无明显脊膜膨出的脊柱裂,这是因为早孕期脊柱骶尾椎骨化中心还没有钙化,以及表面覆盖的皮肤菲薄。但开放性脊柱裂合并 Arnold—Chiari Ⅱ型者在早孕期颅内结构就已发生了变化,主要位于后颅窝。在胎头正中矢状平面上,中脑及脑干后移下移,第四脑室及后颅窝受压,与正常声像图相比,第四脑室(IT)变窄或消失(图 2—62)。

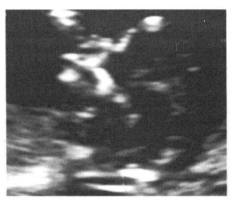

图 2—62　早孕期

Aroold—Chiari II 妊娠 12 周余,颅脑正中矢状切面,第四脑室变窄消失。该病例中孕期超声发现腰骶尾部脊柱裂伴颅内结构改变

4. 颈部水囊瘤　颈部水囊瘤是指颈部皮下存在数个或多个囊泡样结构,也与染色体异常有关,尤其是特纳综合征。

与颈项透明层增厚不同的是,颈部水囊瘤往往造成颈项部皮肤及软组织明显增厚,有些水囊瘤甚至大过胎头。水囊瘤间的分隔可呈放射状,水囊瘤也可累及双侧颈部(图 2—63)。

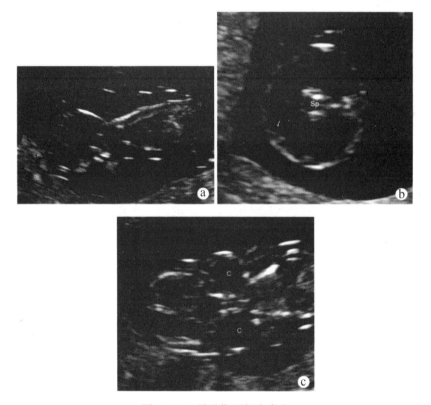

图 2—63　早孕期颈部水囊瘤

a. 妊娠 13 周余,矢状切面显示胎儿水肿,颈部囊性结构;b. 颈部横切面,见多个无回声水囊瘤,环绕颈椎(Sp);c. 颈部冠状切面,显示双侧的水囊瘤(c)

5. 心脏畸形　早孕期的心脏往往不如中孕期显示清晰,但如果胎位合适、孕妇腹壁透声

条件好,部分严重的心脏畸形还是有可能发现的。

心脏移位、四腔心显示不全或四腔心不对称、房室瓣血流呈单条或不对称、三血管平面血流异常等都是发现心脏畸形的信号(图2—64和图2—65)。通常情况下,早孕期怀疑心脏畸形,总要到中孕期再复查确诊一次,中孕期复查的孕周可以在15～22周。

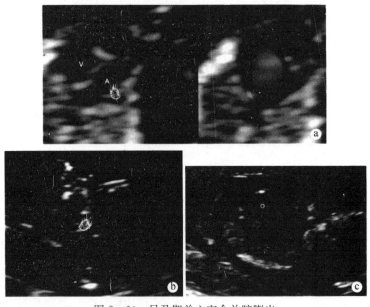

图2—64 早孕期单心室合并脐膨出

a.妊娠13周余,左图为四腔心观,仅见单个心房(A)及单个心室(V),右图彩色血流显示单条房室血流;b.面部正中矢状平面,鼻骨缺失;c.腹前壁包块隆起,为脐膨出

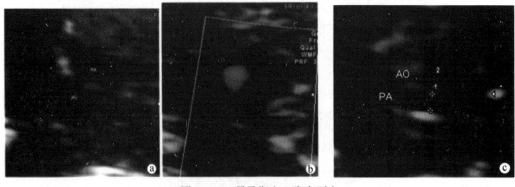

图2—65 早孕期左心发育不良

a.心底四腔心观,仅见右侧的心房与心室,左侧心腔呈关闭状态;b.四腔心彩色血流,仅见右心房室瓣血流;c.三血管平面显示主动脉明显狭小(测量键2)

6.胸腔异常 常见的胸腔异常有肺囊性腺瘤样病变、肺分离、膈疝。在早孕期,发现胸腔异常的最早信号是心脏移位,或是心脏位于胸腔右侧,或是心脏极度左移。大部分肺囊性腺瘤样病变和肺分离在声像图上表现为均匀一致的高回声结构,唯有彩超根据有无主动脉来源的血供可加以鉴别。而膈疝则多位于左侧胸腔,多为胃泡及肠管疝入胸腔(图2—66)。

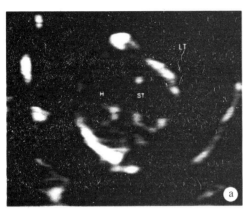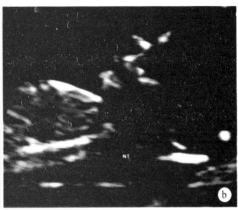

图 2—66 早孕期膈疝

a. 妊娠 13 周余,胸腔横切面见心脏(H)位于胸腔右侧,心尖指向左前方,左侧胸腔内无回声区为胃泡(ST);b. NT 增厚。LT. 左侧

7. 腹壁缺损 在胚胎 8~11 周腹前壁存在生理性中肠疝,过了 11 周,中肠疝就应该完全退缩回腹腔,腹壁脐孔处的脐带内只有脐血管的出入。如果到了 12 周还发现肠管在外,即为腹壁缺损。常见的腹壁缺损有脐膨出、腹裂及体蒂异常,脐膨出与染色体异常有关。

声像图上,脐膨出表现为腹前壁中央膨出包块,包块可大可小,表面有膜覆盖。内容物可以是单纯肠管,也可以是肠管、肝脏、胃泡等(图 2—67 和图 2—68)。腹裂形成的肠管外露表面无膜覆盖,肠襻游离在羊水中。体蒂异常为极其严重的腹壁缺损,内脏外露且与胎盘紧贴,无正常脐带(图 2—69)。

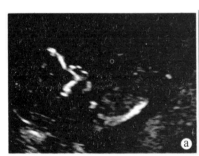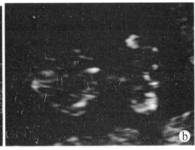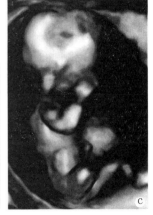

图 2—67 早孕期脐膨出

a. 妊娠 13 周,胎儿腹前壁大型包块隆起,内含肝脏及肠管;b. 腹部横切面,包块略大于腹围,内见胃泡无回声区(ST);c. 三维表面成像显示脐膨出

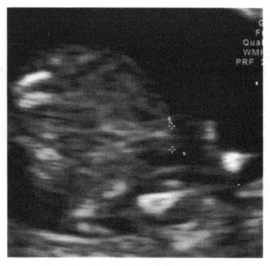

图 2—68　早孕期小型脐膨出

妊娠 13 周余,腹壁脐带入口处见少量肠管突入脐带(测量键)

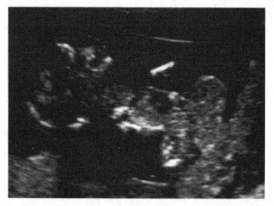

图 2—69　体蒂异常

妊娠 13 周余,胎体扭曲脊柱侧弯,矢状切面难以获得标准头臀长平面,大型腹壁缺损内脏外翻,内脏与胎盘相贴,无正常脐带

8.泌尿道扩张　早孕期最易观察到的泌尿系统异常是膀胱扩张,这是一种声像图表现,可以是尿道梗阻如尿道闭锁或尿道后瓣膜,也可以是功能性扩张并不存在梗阻。

早孕期诊断膀胱扩张的标准是膀胱上下径≥7mm。有时,尿道梗阻引起的膀胱扩张还会累及肾脏,表现为肾脏皮质回声增强(图 2—70)。发现膀胱径线介于 7～15mm,染色体异常占 20%,如果染色体正常,则 90%膀胱扩张消退;膀胱径线>15mm,染色体异常占 10%,如果染色体正常,泌尿道畸形的概率极高。

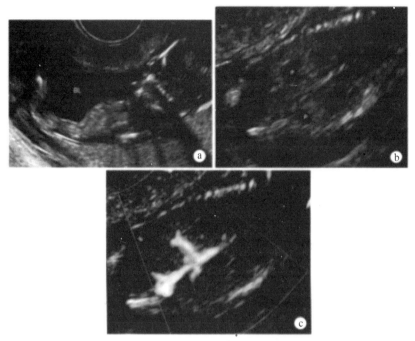

图 2—70　早孕期膀胱扩张伴双肾皮质回声增强

　　a.妊娠 13 周余,腹部矢状切面显示膀胱明显增大(BL);b.双肾冠状切面见肾脏皮质回声增强,肾盂清晰(P);c.彩色血流双侧肾动脉仍然可见

　　9.单脐动脉　单脐动脉是一较为常见的现象,大部分为正常变异,少数合并其他异常,如18－三体综合征等。

　　早孕期发现单脐动脉并不困难,在膀胱横切面上开启彩超,就能发现膀胱的一侧有脐动脉而另一侧没有(图 2—71)。对于单脐动脉者,应仔细检查其他各个部位,除外 18－三体综合征。

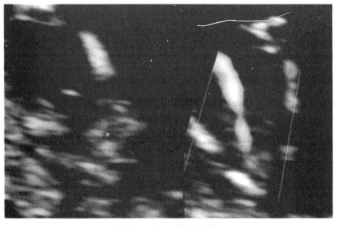

图 2—71　单脐动脉

　　妊娠 13 周,左图为胎儿膀胱水平横切面,右图彩超仅见膀胱一侧的脐动脉,另一侧脐动脉缺失

　　10.肢体畸形　骨骼系统畸形的种类繁多,且相当一部分与染色体畸形有关,或是遗传综合征。

　　致死型骨骼系统畸形往往存在胎儿长骨极度短小、肋骨短小胸腔狭窄;马蹄内翻足和腕内翻均为肢体远端大关节的畸形,这些现象在早孕期就有可能通过超声发现(图2－72和图2－73)。

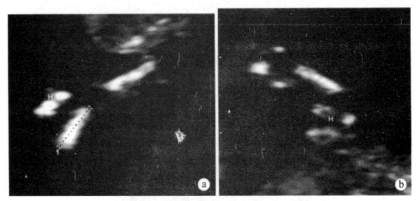

图2－72 上肢畸形

a.妊娠12周余,左上肢桡骨缺失,测量键显示短小的尺骨,畸形手位于尺骨内侧(H);b.右上肢手腕内翻(H)

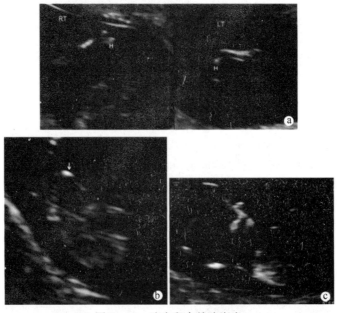

图2－73 腕内翻合并脐膨出

a.妊娠12周余,双腕内翻(H);b.腹部横切面示脐膨出(箭头);c.NT增厚,6.6mm

11.胎儿水肿 胎儿水肿是指胎儿全身皮肤水肿,常可伴有胸腔积液及腹腔积液(图2－74)。水肿的原因很多,有染色体异常、遗传综合征、严重心脏畸形心衰、致死型骨骼系统畸形、宫内感染等。皮肤水肿与颈部水囊瘤不完全一样,严重水肿不一定存在颈部水囊瘤,但多发性大型颈部水囊瘤常常伴发水肿、胸腔积液及腹腔积液。

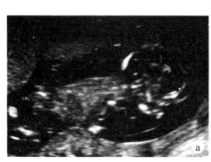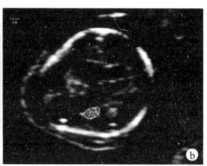

图 2—74 胎儿水肿

a. 妊娠 13 周余,胎儿全身水肿;b. 小脑平面横切面,颈部皮肤明显增厚(测量键),但无水囊瘤

有报道早孕期筛查对严重畸形的敏感性高达 70% 以上,早期检出可早期处理,最大程度地减轻对孕妇的创伤。然而,早孕期畸形筛查仍不能代替中孕期筛查,因为有些畸形早孕期只是怀疑,确诊还需要到中孕期,如大部分的先天性心脏病;有些畸形早孕期还不能发现,如胼胝体缺失;有很多畸形在早孕期筛查敏感性不很高,如唇裂等。

(战鸿雁)

第六节 先兆流产和难免流产

所有妊娠中,约 1/4 的妊娠可发生阴道流血,约 50% 的流血病例将发展为自然流产。有一组报道 466 例妊娠合并阴道流血,仅 48.7% 为正常妊娠(随访到 20 周),其余有宫外孕(12.8%)、葡萄胎(0.2%)及流产(32.7%),选择性中止妊娠为 5.6%。另一组报道的情况稍好,244 例阴道流血病例,61% 见胎心搏动。但若超声检查太早,看不见胚芽和胎心搏动,不能定论难免流产。

一、妊娠囊及卵黄囊

妊娠囊的增长率约为 1.2mm/d。先兆流产时,妊娠囊的增长仍然正常,但难免流产则显示妊娠囊无增长(20%)或增长率小于 0.7mm/d(53%)。妊娠囊无增长或增长缓慢提示预后不良。但仍有一部分(1/4~1/2)难免流产的妊娠囊增长正常。有人发现孕卵枯萎中一半病例照样表现为正常的妊娠囊增长。

卵黄囊在正常妊娠的第 5 周出现。卵黄囊的出现虽不像胎心出现那样预示良好的妊娠结果,但也有 60% 为正常妊娠。太大或异常的卵黄囊也与不良结果有关,卵黄囊径线大于 10mm 中 92% 预后不良。妊娠囊直径大于 20mm 而未见卵黄囊或胎儿可能是孕卵枯萎,属于难免流产,约有 40% 的流产为孕卵枯萎。

另外,妊娠囊的形态、边缘、环的回声、所在宫腔的部位、宫腔声像图表现也都能用来参考判断,妊娠囊塌陷、萎缩、边缘模糊不清、位置下移至宫颈内口甚至颈管内、宫腔内无回声区(出血)或绒毛膜下血肿均为流产的声像图表现。不全流产时宫腔内见不规则回声团块(图 2—75~图 2—77)。

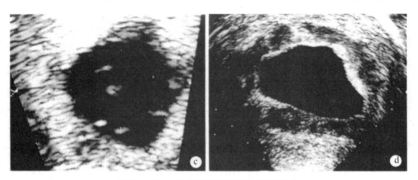

图 2—75　不同妊娠周数的妊娠囊 1

a.妊娠 4 周余,先兆流产,箭头所示为早期妊娠囊,宫腔内少量积血("＋"所示);b.同一病例妊娠 5 周,妊娠囊增大,宫腔内仍见少量积血,最后发展为正常妊娠(随访至妊娠 14 周);c.妊娠 8 周余难免流产,妊娠囊形态欠规则,内未见胚芽,卵黄囊大而不规则,测量为 11.4mm;d.妊娠 9 周余孕囊枯萎,妊娠囊内无胚胎,早期胎盘内充满低回声结构,为母体血窦

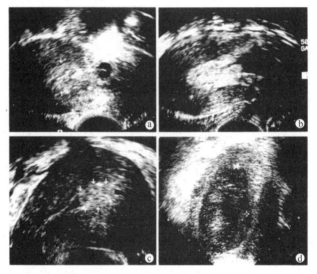

图 2—76　不同妊娠周数的妊娠囊 2

a.妊娠 9 周余难免流产,妊娠囊位于宫颈内口处;b.妊娠 10 周余难免流产,宫颈内口扩张,妊娠囊及胎盘下移,未见胚芽;c.不完全流产,宫腔内见强回声团块状结构(箭头所示)及周围无回声区(血液);d.感染性流产,宫腔内大量脓液

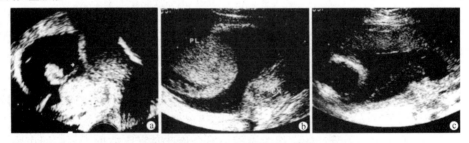

图 2—77　不同妊娠周数的妊娠囊 3

a.妊娠 11 周余合并阴道流血,箭头所示为绒毛膜,绒毛膜外宫颈内口处见低回声区,为绒毛膜下积血;b.妊娠 14 周余经腹壁超声,巨大胎盘后血肿,胎盘(PL)及宫颈(CX)间无回声区为血肿;c.经腹壁超声,绒毛膜下血肿(箭头所示),胎盘位于子宫前壁,绒毛膜下血肿位于子宫后壁

二、胚芽及胎心搏动

阴道流血的病例若超声见胎心搏动,提示预后良好。见到胎心者,自然流产的发生率从40%～50%下降达 1.3%～2.6%。有一组报道 148 例阴道流血见胎心搏动病例,19 例(1.3%)最后流产。还有人认为,第一次超声观察到胎心搏动界于妊娠 8～12 周,20 周前流产率为 2%。

早孕期胎心搏动缓慢也与预后不良有关。有人注意到胎心率从妊娠 5～6 周的 100 次/min 增加到妊娠 8～9 周的 140 次/min。65 例妊娠 5～8 周孕妇中 5 例胎心率低于 85 次/min,最终流产。声像图清晰显示胚胎而无胎心搏动,提示胚胎死亡及难免流产(图 2—78)。

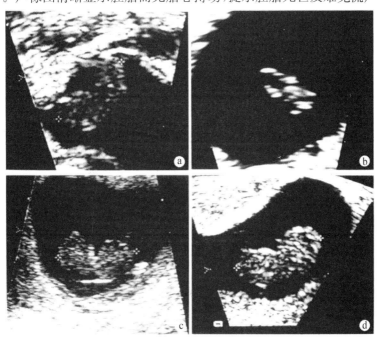

图 2—78　早期妊娠胚胎死亡之胎心消失,难免流产

a. 妊娠 9 周余;b. 妊娠 10 周余;c. 妊娠 11 周余;d. 妊娠 13 周

先兆流产伴活胎阴道流血的原因,有以下几种:一组 406 例妊娠伴阴道流血病例,189 例见活胎。可见到两种异常声像图,第二个空妊娠囊及绒毛膜下血肿。16 例见第二个空妊娠囊,占全部病例的 3.9%,占活胎伴阴道流血病例的 8.5%。这些病例表现为不同程度的双胎之一消失,即双胎妊娠中的一胎为孕卵枯萎。绒毛膜下血肿或胎盘后血块的大小在 22 个病例中为 0.7～16mL(占全部病例的 5.4%,占活胎伴阴道流血病例的 8.6%),其中无一例发生流产。另一组报道有 244 例先兆流产病例,6 例见宫内血肿(2.5%),6 例中的 2 例血肿大于50mL,其中 1 例发生了流产,另 1 例早产了 1650g 的婴儿。所有血肿小于 50mL 的病例最后都成为正常妊娠。因此,现有资料提示宫内血肿或绒毛膜下血肿并不一定意味着预后不良,但必须是血肿小于 50mL 的活胎妊娠。

其他早孕活胎合并阴道流血的原因包括胎盘覆盖宫颈内口,宫内节育环,妊娠合并子宫肌瘤等。

三、难免流产时的 β—HCG 和妊娠囊大小的关系

有学者报道了 70 例异常妊娠和 56 例正常妊娠,39 例异常妊娠超声看不见妊娠囊,所有正常妊娠在 HCG 大于 1800mIU/mL(2IS)时都能见到妊娠囊。在 31 例见到妊娠囊的异常妊娠中,20 例(65%)的 HCG 水平低于相应妊娠囊大小该有的水平。1 例 HCG 水平高于相应妊娠囊大小该有的水平,结果为葡萄胎。在这组病例中,未发现正常妊娠 HCG 水平与妊娠囊大小不符的现象。

从开始妊娠至妊娠 8 周,血 β—HCG 随妊娠囊的增长而上升,但 8 周后(平均妊娠囊径线 25mm),妊娠囊继续增长而 HCG 到达平坦期。因此,HCG 与妊娠囊之比就不能用于 8 周后(妊娠囊直径>25mm)。

然而,有时难免流产的鉴别诊断仍是临床上一个较棘手的问题,尤其在那些末次月经不明确,又有阴道流血的病例。还是需要系列超声并结合系列生化指标如 β—HCG 观察动态变化来做出鉴别诊断。血孕酮的测量可能对鉴别诊断也有帮助,小于 15~20ng/mL 提示预后不良。

表 2—11 结了一些难免流产的迹象和标志。

表 2—11　难免流产

标志	备注
LMP>6 周(可靠日期)	未见妊娠囊
双环征	形成很差或围绕妊娠囊不完全
妊娠囊	未见(HCG≥750mIU/mL)
卵黄囊	未见(妊娠囊>20mm)
胚芽	未见(妊娠囊>25mm)
妊娠囊增长	≤0.6mm/d
卵黄囊直径>10mm	流产(92%)

注:LMP. 末次月经。

(战鸿雁)

第七节　双胎妊娠及合并异常

由于超声的广泛应用,尤其经阴道超声,诊断双胎妊娠或多胎妊娠率较从前明显增加,而且诊断时间明显提前。早孕期的超声可显示单绒毛膜囊双胎或双绒毛膜囊双胎,对临床具有重要意义。同时,也发现了很多双胎妊娠都不能维持至足月,最终变为单胎妊娠,这一现象称双胎之一消失综合征。

一、双胎或多胎妊娠的发生学

(一)双卵双胎

由两个卵子分别受精形成的双胎妊娠称双卵双胎(dizygotic twins)。两个卵子可从同一个成熟卵泡排出,或来自同一卵巢不同的成熟卵泡,或来自双侧卵巢的成熟卵泡。由于两个胎儿的基因不尽相同,故性别可以不同。双卵双胎的两个受精卵分别种植在子宫的不同部位,形成两个独立的胎盘和胎体。有时两个胎盘紧靠在一起,以至相互融合,但两者间的血液

循环并不互相沟通。两个胎囊之间的中隔仍有两层羊膜和一层绒毛膜组成。促排卵药物的应用及试管婴儿的开展,以致双胎妊娠或多胎妊娠绝大部分是各自独立的胎盘和胎囊。

（二）单卵双胎

由单一受精卵分裂而成的双胎称单卵双胎(monozygotic twins)。根据受精卵复制的时间不同,单卵双胎又有以下几种:①在桑葚期前复制成两个独立的胚体,每个胎儿具有自己的胎盘、绒毛膜囊和羊膜囊。②在囊胚期内细胞团复制为两个发育中心,两个胎儿具有共同的胎盘及绒毛膜,但有各自的羊膜囊。③在羊膜囊形成后胚盘才复制,则两个胎共有一个胎盘、一个绒毛膜囊和一个羊膜囊。④在原始胚盘形成后又复制,将导致不同程度不同形式的联体双胎(见图2-79)。

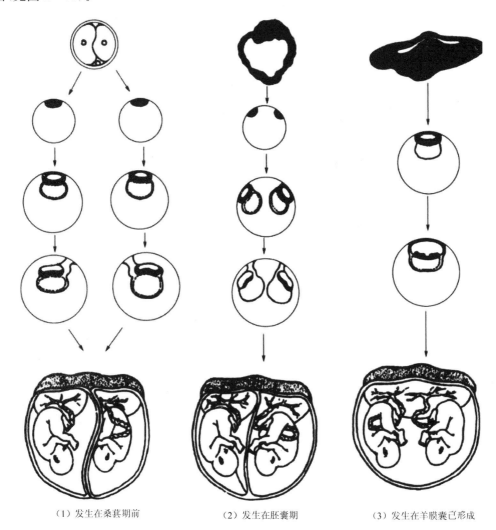

（1）发生在桑葚期前　　　　　（2）发生在胚囊期　　　　　（3）发生在羊膜囊已形成

图2-79　受精卵在发育不同阶段形成单卵双胎的类型

二、声像图表现

（一）双绒毛膜囊、双羊膜囊双胎

早孕期经阴道超声可清晰见到两个妊娠囊,可以位于宫腔的不同部位,也可以相互紧靠。

这一现象妊娠越早观察越清晰。妊娠7~8周后,两个妊娠囊都已成长并互相靠拢,但通过某些声像图表现仍能识别:①两个分开的胎盘,或两个胎盘紧靠并融合,但在融合处,胎盘呈"楔"形向羊膜腔方向突起,有人称"人"字缝尖或"双胎峰"(twin peak)。②两个胎儿之间的羊膜隔较厚。③可以是不同性别但也可相同(图2—80和图2—81)。

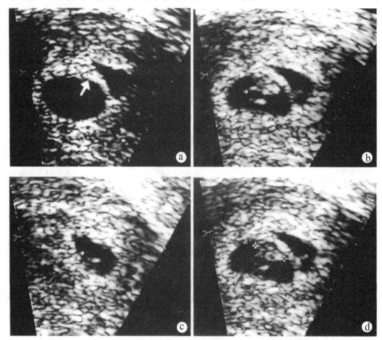

图2—80　妊娠7周,双绒毛膜囊、双羊膜囊双胎

　　a.两个绒毛膜囊互相紧靠,两个胎盘的融合处见"双胎峰"(箭头所示);b.左侧绒毛膜囊内的卵黄囊(箭头);c.右侧绒毛膜囊内的卵黄囊(箭头);d.测量CRL,左侧胚芽明显长于右侧胚芽

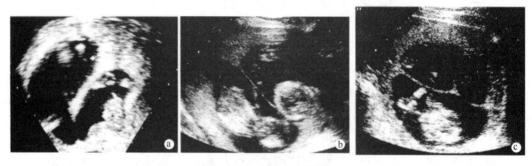

图2—81　双胎或多胎妊娠

　　a.妊娠11周余,双绒毛膜囊、双羊膜囊双胎,两个胎盘融合处的"双胎峰"(箭头);b.妊娠12周余,双绒毛膜囊、双羊膜囊双胎的"双胎峰";c.妊娠12周余,三绒毛膜囊、三羊膜囊三胎妊娠,亦可见"双胎峰"(试管婴儿后妊娠)

　　14周后,双胎峰开始消失。虽然部分病例仍可见到双胎峰,但未见双胎峰者,不能肯定为单绒毛膜囊,除非性别不同,才可以确诊为双绒毛膜囊(见图2—82)。

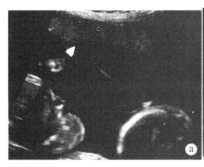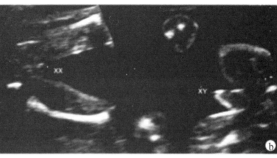

图 2—82　双绒毛膜囊、双羊膜囊双胎

a.妊娠 21 周余,经腹壁超声观察羊膜间隔顶端无"双胎峰"(箭头);b.同一病例,两胎性别不同,可确诊为双绒毛膜囊双胎

（二）单绒毛膜囊、双羊膜囊双胎

早期超声仅见一个妊娠囊,以后在一个妊娠囊中出现两个羊膜囊、两个胎体。11～14 周声像图上仅见一个绒毛膜囊,两羊膜囊相交处的胎盘无"楔"形突起,即无双胎峰(图 2—83)。14 周之后双绒毛膜囊双胎的双胎峰可能消失,因此,14 周后未见到双胎峰,不能确诊为单绒毛膜囊双胎(见图 2—82)。

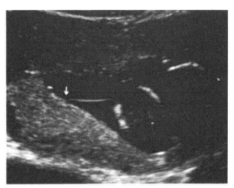

图 2—83　单绒毛膜囊、双羊膜囊双胎 1

妊娠 13 周余,羊膜间隔与胎盘相交处无"双胎峰"(箭头所示)

（三）单绒毛膜囊、单羊膜囊双胎

一个胚盘、一个绒毛膜腔和一个羊膜腔,看不见两胎儿之间的羊膜隔(图 2—84)。

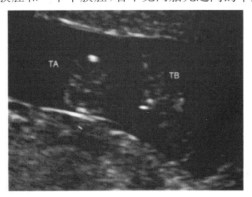

图 2—84　单绒毛膜囊、单羊膜囊双胎 2

妊娠 10 周余,宫腔内一个妊娠囊内两个胎儿,两胎间无羊膜分隔

　　鉴别不同类型的双胎妊娠很重要,不同类型的双胎妊娠并发症不同,涉及产科临床处理,涉及围产儿发病率及死亡率。双绒毛膜囊、双羊膜囊双胎妊娠的并发症相对较少,因为两个胎盘之间的血管互不沟通。

　　表 2-12 总结了不同类型双胎的声像图要点,也适用于中晚期妊娠。

表 2-12　不同类型双胎的超声鉴别

声像图表现	双绒毛膜囊、双羊膜囊、双卵	双绒毛膜囊、双羊膜囊、单卵	单绒毛膜囊、双羊膜囊、单卵	单绒毛膜囊、单羊膜囊、单卵
胎盘数目				
或1或2个	√	√		
仅1个			√	√
两胎儿之间的隔膜				
厚	√	√		
薄			√	
无				√
胎儿性别				
相同		√	√	√
相同或不同	√			
其他				
双胎之一"黏附"于胎盘		少	√	
双胎输血综合征	少		√	√
无心双胎				√
脐带缠绕				√
联体双胎				

三、双胎之一消失

　　早孕期超声所显示的双胎或多胎妊娠比以前多得多,然而很多双胎妊娠都不能妊娠至足月。有人总结了 9 批试验,发现 53%～78% 的双胎最终消失了一个,都是在早孕期作出的诊断。双胎之一消失率随超声诊断时的孕周不同而不同。一组 6690 例孕妇,发现 118 例多胎妊娠。当在妊娠 10 周之前作出双胎妊娠诊断时,双胎之一消失率为 71.4%;当做出诊断的时间在 10～15 周时,双胎之一消失率为 62.5%。妊娠 15 周后,79 例中未发生双胎之一消失。早孕期双胎之一消失临床可有阴道流血,消失的一胎往往是孕卵枯萎。

　　声像图上,可以见到两个妊娠囊,一个较大,内见胚芽及胎心搏动;另一个较小,形态欠规则,不见胚芽。以后随访小的一个妊娠囊渐渐消失,或初期见两个妊娠囊相等大小甚至均见胚芽及胎心搏动,以后一个胎心消失妊娠囊塌陷变小。有时超声会误认为正在消失中的一个妊娠囊是宫腔内出血或绒毛膜下出血(图 2-85)。

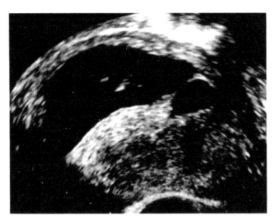

图 2—85　妊娠 11 周余,双胎之一消失

左侧大的妊娠囊为双胎中正常生长发育的一个,见胚胎及胎心搏动。右侧小的妊娠囊为双胎中消失的一个内无胚胎。两个妊娠囊之间见"双胎峰"

四、多胎妊娠病理

多胎妊娠属于高危妊娠。除了上面所述的双胎之一消失外,还有宫内发育迟缓、羊水过多、双胎输血综合征、胎儿畸形和前置胎盘等。本文重点讨论双胎输血综合征的早期诊断。

单绒毛膜囊双胎的胎盘间往往有血液循环相通,包括动脉-动脉、静脉-静脉、动脉-静脉吻合。动脉-静脉吻合可能引起严重的双胎输血综合征,即一个胎儿(受血儿)接受了另一个胎儿(供血儿)的大量血液,以致受血儿血量增多、心脏肥大、肝肾增大、体重增长快,并由于尿多而导致羊水过多;另一供血儿则出现贫血、脱水、心脏小、体重轻、羊水过少。若情况严重,两个胎儿都有可能死亡,受血儿死于心衰,供血儿死于严重营养缺乏。单羊膜囊双胎妊娠,两个胎儿的脐带偶尔可互相缠绕或受压,发生血液循环障碍而死亡,单羊膜囊双胎妊娠还可能发生联体双胎等一些异常情况。

(一)双胎输血综合征

双胎输血综合征占单绒毛膜囊双胎妊娠的 5%～30%,发生越早预后越差。轻型通常发生在妊娠末期,胎儿多半可以存活。中期妊娠初就表现出症状及体征的,往往两个胎儿均死亡。

极严重的双胎输血综合征,早孕期声像图上就有所表现,两个胎儿的大小测量差异增加,或是 CRL 或是 HC(头围)。两个羊膜囊大小不均等,羊水量也有多有少。有时胎儿径线及羊膜囊大小尚正常,但受血儿颈项透明厚度已明显增厚,胎心率加快,认为是由于受血儿血容量增加、心脏负荷增加,为早期心衰的表现(图 2—86)。

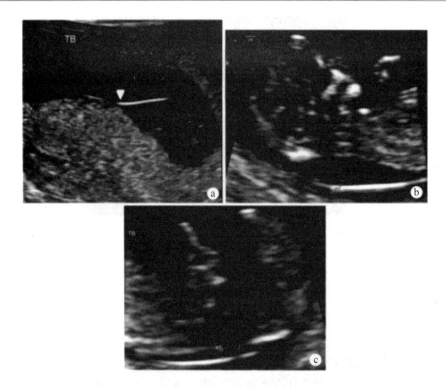

图2-86　妊娠12周余,双胎输血综合征早期

a.羊膜分隔无双胎峰(箭头);b.胎儿A之NT6.8mm(测量键);c.胎儿B之NT1.6mm(测量键)

　　1例早孕期经阴道超声诊断双胎输血综合征的报道,妊娠13周超声发现单绒毛膜囊双羊膜囊双胎妊娠,各径线测量胎B小于胎A,腹围尤其明显,羊膜囊B小于羊膜囊A,至妊娠18周,两个胎儿的生物学测量差距明显增大,胎B相当于孕16周的径线而胎A正常。胎A羊水过多,胎B严重羊水过少,"黏"在子宫壁胎盘上。多普勒超声显示胎B脐动脉无舒张末期血流,胎A正常。19周自然流产。另一组132例单绒毛膜囊双胎超声研究,妊娠10~14周时进行头臀长、颈项透明层厚度和胎心率测量。132例中16例在妊娠15~22周时发生了双胎输血综合征。对照正常双胎和双胎输血综合征,两组在孕10~14周超声结果,CRL无明显差异,双胎输血综合征组颈项透明层厚度和胎心率都在正常单胎妊娠第95百分位数以上,两个胎儿间的颈项透明层厚度和胎心率差异,输血综合征组也比正常双胎组明显增加。

　　(二)联体双胎

　　联体双胎也可在早孕期检出。超声诊断要点是两个胎儿互相紧贴不能分开,中间没有羊膜隔。但特别要注意的是太早诊断联体双胎较为困难,尤其是在妊娠8周前,胚胎较小,肢芽刚刚冒出,可能会误以为一个胎体。还要注意的是发现两个胎儿紧靠别轻易下联体双胎的诊断,可以通过连续观察,了解胎动时两个胎儿的相对运动情况,以判断胎儿是否联体,或隔1~2d复查超声,看两个胎儿是否还保持原来的体位关系(图2-87)。早期诊断联体双胎非常重要,涉及临床处理及围生儿死亡率。若诊断太迟,分娩的途径只有剖宫产。根据相连部位的不同,手术分离的成功率也很不一样。有人报道妊娠10周诊断联体双胎合并一正常胎儿,成功地进行了选择性减胎术。另也有1例报道试管婴儿后三胎妊娠其中两胎联体,孕12周经阴道超声做出诊断,也进行选择性联体双胎减胎术,最后变成正常单胎妊娠。无心双胎是指双胎之一无心脏,靠另一正常胎儿供血,往往合并严重畸形如无头、无上肢、极度水肿(图2－88),在此不作详细介绍。

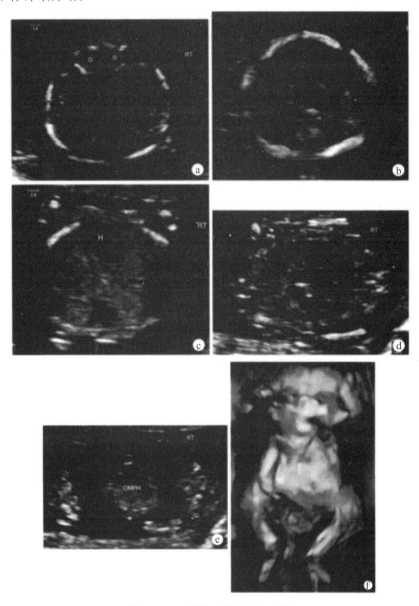

图2－87 联体双胎(妊娠17周)

a.两个胎头融合成一个,枕部向外,眼眶相近(O);b.颅内见三条脉络丛;c.一个融合的心脏;d.宽大的腹部;e.脐部以下胎体分开,中央圆形结构为脐膨出(OMPH);f.三维表面成像

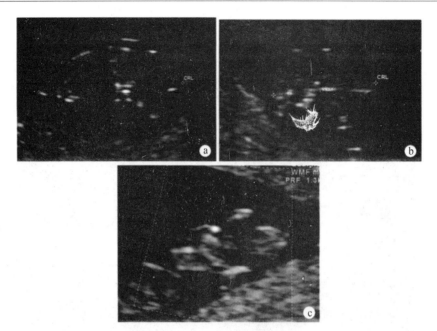

图 2—88 双胎之一无心畸形

a.妊娠 10 周余,正常胎儿 CKL38mm;b.无心畸胎呈一不规则软组织包块,长 21mm,难以分辨头臀,无胎心搏动,但可见胎动;c.无心畸胎胎体内见少量彩色血流

(战鸿雁)

第八节　异位妊娠

异位妊娠亦称宫外孕,发生率为 0.5%～1%,其中 97.5% 的异位妊娠发生在输卵管内,0.7%在卵巢内,其余 1.8%发生在其他部位如腹腔。早期诊断异位妊娠相当重要,因为 10% 的病例可发生母体死亡。这儿虽然讲的是超声,但重要的是如何适当地应用超声,结合其他检验手段如 HCG、综合分析,从而作出异位妊娠的诊断。

一、易感因素

1.不同程度的输卵管功能受影响,如慢性输卵管炎、慢性盆腔炎、先天性输卵管发育异常、输卵管手术后、子宫内膜异位症等,造成输卵管通而不畅,孕卵行走缓慢。

2.宫内节育器放置后,可能引起输卵管炎症及输卵管蠕动异常。

3.孕卵游走　一侧卵巢卵受精后,受精卵向对侧移行进入对侧输卵管。如移行时间过长、孕卵发育长大,不能通过输卵管,就在该处着床。在 13%～23% 的异位妊娠病例中,发现黄体在对侧卵巢,提示孕卵游走。有人研究 24 例异位妊娠的声像图,发现 1/3 排卵发生在异位妊娠的对侧,即黄体在对侧;1/3 在同侧;另 1/3 见不到黄体。因此,超声检查黄体对异位妊娠定位无帮助。

4.既往剖宫产史,剖宫产瘢痕表面毛糙,再次妊娠后孕卵黏附种植于瘢痕内或瘢痕上,形成瘢痕妊娠。如果孕卵完全植入于瘢痕内,随着妊娠的进展,瘢痕裂开,胎儿破入腹腔,发生急腹症及内出血,危及孕妇生命;如果孕卵植入于瘢痕上,妊娠囊向宫腔内生长,可能不发生瘢痕破裂,但日后形成植入性胎盘。

二、症状和体征

1.停经　有时患者会将阴道流血误认为是月经而认为没有停经史。

2.不规则阴道流血　阴道流血一般少于月经量,但淋漓不净,系胚胎死亡子宫蜕膜剥离所致。

3.腹痛　由输卵管膨大、破裂及血液刺激腹膜等多种因素引起。破裂时疼痛,常伴恶心呕吐。宫颈举痛、附件触痛并扪及包块。

4.晕厥与休克　腹腔内急性出血引起血容量减少,出现心率加快、面色苍白、血压下降、呼吸短促。

三、诊断

有四种基本辅助诊断手段用来肯定或排除异位妊娠:超声、血β—HCG、后穹隆穿刺和腹腔镜。血孕酮测定有时也用来评价是否存在异位妊娠。

自有了敏感的尿妊娠试验、精确的血 HCG 分析和高频阴道超声后,宫外孕的早期诊断有了很大突破。在这以前,仅 50% 的异位妊娠患者尿妊娠试验阳性,经腹壁超声诊断率也相对较低,阴性结果并不可靠。现在利用敏感的妊娠试验、高频率高分辨率的阴道超声已成为异位妊娠诊断的第一步,腹腔镜则用来证实诊断及治疗。

当患者尿妊娠试验阳性,并有宫外孕症状或体征,或有宫外孕的易感因素时,应该进行超声检查,以确定妊娠部位。

如果超声显示存活的宫内妊娠,通常就可排除宫外妊娠的潜在危险。妊娠试验阳性并有宫外孕症状如不规则阴道流血、腹痛等的患者,半数超声显示宫内妊娠。宫内妊娠和宫外妊娠并存的发生率有报道为 1/30000。然而随着促排卵药物的应用、试管婴儿的开展,多个受精卵植入或多个卵泡发育排卵,宫内宫外同时妊娠的机会有增加。有一组 204 例孕妇,均用氯米芬或人类绝经期促性腺激素促排卵,2 例发生了宫内宫外同时妊娠(1/100)。这两个患者都表现为腹痛但无异常阴道流血。多数异位妊娠患者都有腹痛和异常阴道流血,宫内妊娠合并宫外妊娠患者无阴道流血是因为宫内有正常的活胎。这两例都通过手术切除了宫外妊娠,正常的宫内妊娠一直维持到足月。

(一)超声

经阴道超声通常在末次月经后 5 周就能见到宫内妊娠囊。尽管此时还不能见到妊娠囊中的胚芽和胎心搏动,但若见到卵黄囊也是宫内妊娠的证据,可以排除宫外孕的可能性(除非为宫内宫外同时妊娠)。

然而,有时超声见到的宫腔内回声结构会被误认为宫内妊娠。有报道异位妊娠患者出现宫腔内假妊娠囊的机会高达 10%～12%。假妊娠囊也表现为宫腔内无回声结构,可能是血块。还有报道异位妊娠患者中假妊娠囊所见率为 13%～48%。另一组 21 例异位妊娠患者 3 例见到假妊娠囊(14%)。这种假妊娠囊与真妊娠囊声像图上有所不同,假囊位于宫腔中央,周围是子宫内膜,真囊位于子宫内膜内,一侧另有宫腔;假囊周围没有发育很好的妊娠囊环反应,即双环征,真囊见强回声环外还有低回声环;假囊的形态可以沿着宫腔的形态,在宫颈内口处有时能见到延续至颈管,真囊为独立的囊,与颈管不通(表 2—13)。尽管真假妊娠囊有这么多的不同点,但有时鉴别仍较困难,尤其是较小的假妊娠囊。

表 2—13　真假妊娠囊的鉴别

	真妊娠囊	假妊娠囊
位置	内膜层,一侧见宫腔	宫腔正中
形态	圆形或椭圆形	与宫腔形态一致,有时见延续至颈管
囊壁回声	双环征,内环强回声,外环低回声	缺乏典型的双环征

　　其余鉴别宫内妊娠或宫外妊娠的要点有:识别卵黄囊或胎儿。若宫内妊娠见卵黄囊或胎儿,就可肯定宫内妊娠。反之,附件处囊性结构内见卵黄囊、胚芽或胎心搏动,就可作出异位妊娠的诊断。

　　很多情况下,宫内未见妊娠囊,附件处见混合性包块,就应怀疑宫外孕。异位妊娠的附件包块经阴道超声比经腹壁超声更容易观察。有作者报道了一组 22 例异位妊娠,经腹部超声 50% 的患者见到附件包块,而经阴道超声 91% 的患者见到附件包块。声像图上,附件处的异位妊娠可有四种表现:①妊娠囊伴胎儿或有胎心搏动或辨不清胎心搏动。②空妊娠囊。③Donut 征:厚的强回声环围绕着一个小的无回声区。④输卵管内弥漫性强回声团。

　　经阴道超声测得的异位妊娠包块,平均大小在(3.5±0.57)cm。另有作者报道了 21 例异位妊娠,19 例(90%)见附件包块,15 例(71%)附件包块表现为 Donut 征,Donut 壁厚 2～8mm,有时周围可见不均质的低回声包块,为血块或游离血液,包块中常有液性区。约 1/4 的患者附件包块内见胚芽和胎心搏动,少数情况(20%)附件包块呈囊实性混合性包块,由血块或胚囊环状物构成。10% 的患者最初超声未见附件包块,2/3 的患者见卵巢囊肿(黄体囊肿)。注意不应将黄体囊肿和异位妊娠相混淆,黄体囊肿也可在 2/3 的最初宫内妊娠者中见到(图 2—89～图 2—95)。

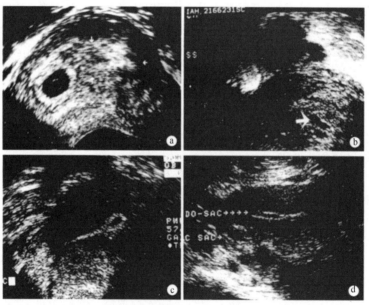

图 2—89　宫内妊娠和宫外妊娠

　　a.宫内妊娠 6 周,妊娠囊位于宫腔内膜层内(偏左),右侧见宫腔其余部分的子宫内膜(箭头),妊娠囊强回声环明显,囊内见卵黄囊;b.宫外妊娠时宫腔内的假妊娠囊(箭头),位于宫腔中央,形态欠规则,周围无强回声环;c.停经 6 周异位妊娠,假妊娠囊清晰可见,似有强回声环,但位于宫腔中央,形态与宫腔一致,内膜线延续至颈管内;d.经腹壁超声亦见宫腔内假妊娠囊(4 个箭头),子宫后方为输卵管妊娠囊(1 个箭头)

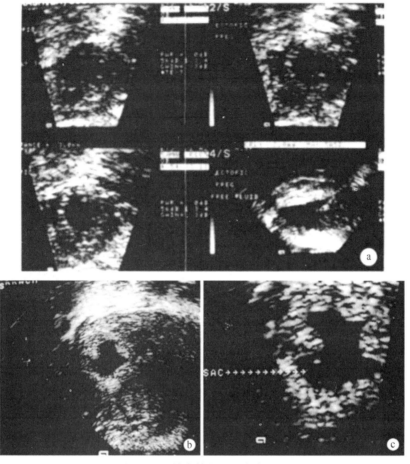

图 2—90　输卵管妊娠和宫角妊娠

a. 停经 6 周输卵管妊娠,妊娠囊位于输卵管内,见卵黄囊、胚芽(2mm)及胎心搏动,子宫直肠陷凹见游离液体;b、c. 宫角妊娠,妊娠囊极度偏于子宫一角,强回声的妊娠囊环似已侵入肌层,近浆膜面,妊娠囊形态不规则(b),妊娠囊内见卵黄囊(1 个箭头)

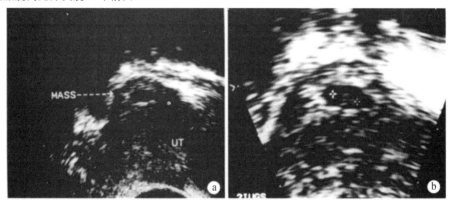

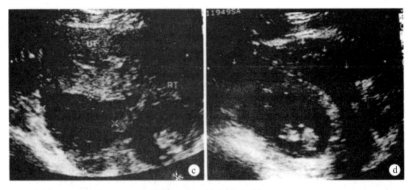

图 2—91　输卵管妊娠

a、b. 停经 6 周余输卵管妊娠，输卵管内见妊娠囊、胚芽及胎心搏动；c、d. 停经 9 周输卵管妊娠（壶腹部），子宫腔空虚，妊娠囊位于子宫后方，胚胎、胎心搏动均见，妊娠囊周围见低回声不规则结构（血块）及游离液体（血液）

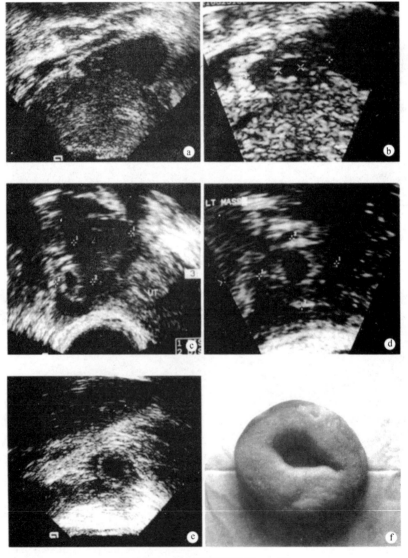

图 2—92　输卵管妊娠的 Donut 征

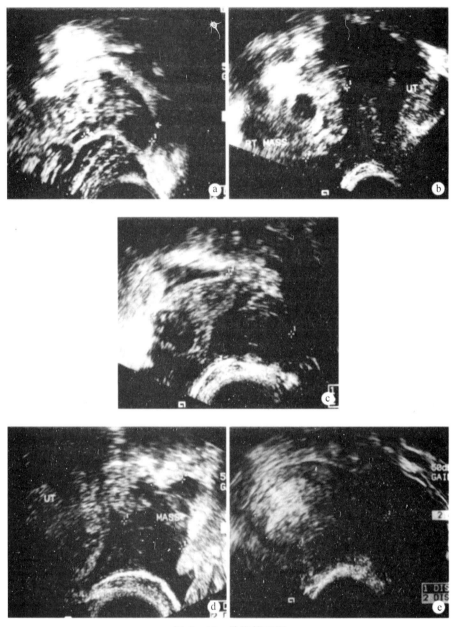

图 2—93　输卵管妊娠

a. 输卵管妊娠附件混合性包块,形态不规则,边界不清,内隐见小囊性结构;b. 停经 5.7 周输卵管妊娠,较大的附件混合性包块由血块及妊娠囊样结构(中央低回声区)组成;c、d、e. 较大的附件混合性包块分不清输卵管、卵巢或血块(c、d),包块周围及子宫复肠陷凹见游离液体(d、e),子宫内膜增厚但宫腔内无妊娠囊(e)

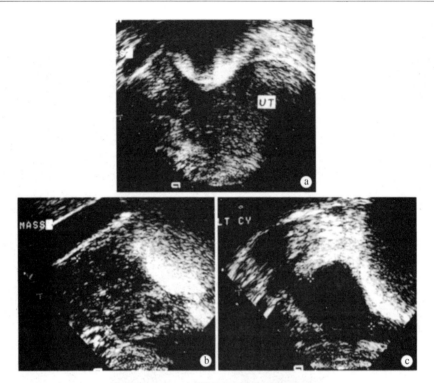

图 2—94　右侧异位妊娠附件包块

　　a. 左侧为右附件包块，右侧为子宫(UT)；b. 右附件包块呈混合性包块；c. 左卵巢内见妊娠黄体（黄体囊肿），可能为孕卵游走所致的异位妊娠

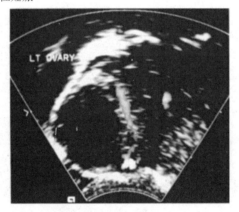

图 2—95　正常妊娠的妊娠黄体，亦呈囊性结构，有时易与异位妊娠混淆

　　剖宫产瘢痕妊娠时，超声显示妊娠囊位置低，位于宫颈内口水平；仔细观察，可见妊娠囊不在下段宫腔内，而是在前壁下段肌层内或妊娠囊绒毛明显累及瘢痕肌层。越是妊娠早期越容易观察妊娠囊的位置，越容易诊断瘢痕妊娠；反之，妊娠囊增大，向宫腔发展，有时就不易显示真正的着床部位(图 2—96～图 2—98)，就可能漏诊。完全种植于瘢痕内的妊娠往往在中孕期就发生子宫破裂，而绒毛累及瘢痕肌层妊娠囊向宫腔发展的妊娠，日后形成植入性胎盘(图 2—98)。

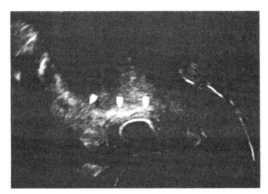

图 2-96　瘢痕妊娠

妊娠 6 周余,妊娠囊完全位于剖宫产瘢痕内,箭头所示为宫腔内膜

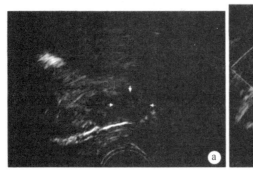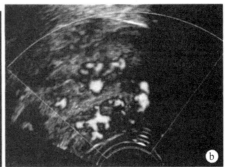

图 2-97　瘢痕妊娠

　a.停经 6 周余,子宫前壁下段剖宫产切口瘢痕内见不均匀中等回声结构(箭头所示),胚胎已经死亡;b.该部位彩色血流丰富

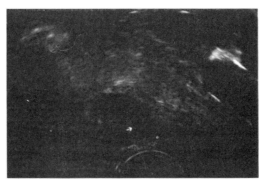

图 2-98　妊娠囊累及剖宫产瘢痕

妊娠 6 周,妊娠囊位于宫腔下段,妊娠囊前壁种植于剖宫产瘢痕上(箭头)

　　有文章报道 86% 的宫外孕患者第一次超声就作出了正确的诊断,95% 的患者都能通过超声检出(一次或数次)。383 例宫内妊娠中仅 1 例作出了宫外孕的误诊(假阳性异位妊娠诊断),这样超声诊断异位妊娠的特异性为 99.7%。

　　另一篇文章报道了 145 例临床上怀疑宫外孕的患者,38 例经腹壁超声明确宫外孕诊断,其余 107 人需进行阴道超声检查。98 例一次超声作出诊断,另 9 例 3d 内复查作出诊断。56 例经阴道超声排除了宫外孕,39 例作出宫外孕诊断,另 1 例假阳性宫外孕诊断,发现高频率阴道探头诊断宫外孕敏感性 100%,特异性 98.2%,阳性预测值 98%,阴性预测值 100%。未破裂宫外孕占 66%,见胎心搏动宫外孕占 23%。

（二）HCG

虽然大多数病例经阴道超声可清楚识别宫内妊娠或宫外妊娠,但还有一小部分患者既不能肯定宫内妊娠也不能排除宫外妊娠。这些患者中多数孕周界于 4～6 周,有人称这段时期为"妊娠盲区",因为这段时期有时超声不能识别妊娠。随着经阴道超声的应用,"妊娠盲区"的范围有所缩小,缩小至 4～5 周(末次月经的第 28～35d)。然而,由于生理性排卵时间的差异、个体差异等其他因素,从末次月经至反映在声像图上的解剖学标志间的距离不完全一致,"妊娠盲区"偶可延长。HCG 定量分析可用来确定真正的孕龄。停经 4～6 周超声未见宫内妊娠囊、妊娠试验阳性、血 HCG>750mIU/mL(2IS)、腹痛、阴道流血,须高度怀疑异位妊娠,尤其可疑有附件肿块时。但早期宫内妊娠流产,妊娠囊变形塌陷时声像图也难以识别。24～48h 后重复 HCG 定量测定,如果呈上升趋势并超过 750mIU/mL,不管超声是否见到异位妊娠,也应进行腹腔镜检查。很多即将流产的宫内妊娠 HCG 呈下降趋势,要注意的是少数异位妊娠 HCG 也呈下降趋势,可能是种植在输卵管内的妊娠囊绒毛发育不良,或是输卵管妊娠流产型(胚胎死亡)。

（三）其他

血孕酮有时也用来判断异常妊娠。与正常妊娠相比,宫外孕患者和异常妊娠患者的血孕酮水平明显降低。正常妊娠者以孕酮值 20ng/mL(63nmol/l)或以上作标准,敏感性为 92%,特异性为 84%。血孕酮测定对正常妊娠和有并发症的妊娠阳性预测值为 90%,阴性预测值为 87%。用血孕酮值低于 15ng/mL 作为界限,所有异位妊娠患者(28 例)血孕酮都低于 15ng/mL,所有正常宫内妊娠者都高于 15ng/mL。异常宫内妊娠者,94%血孕酮含量界于 15～20ng。

子宫直肠陷凹游离液体也是诊断宫外孕的一个标志,尤其在宫外孕破裂大量出血时,盆腔内大量游离液性暗区,子宫漂浮其中。若未见游离液体或仅少量液体,但见异位妊娠,那就是异位妊娠还未破裂,少量液体可能来自输卵管伞端(输卵管妊娠胚胎死亡)。有人注意到异位妊娠患者中 81%见子宫直肠陷凹积液,正常宫内妊娠者中,也有 22%见子宫直肠陷凹积液。阴道后穹隆穿刺可以证实游离液体是否为不凝血液,用以帮助异位妊娠的诊断。

在偶然情况下,较先进的超声技术和精确的 HCG 定量测定仍然下不了明确诊断,仍需要进行诊断性腹腔镜检查。事实上,目前的腹腔镜技术已不仅仅局限于诊断,很多确诊的异位妊娠也在腹腔镜下进行手术治疗,如腹腔镜下输卵管切开去除妊娠物,或输卵管切除术。

（战鸿雁）

第三章　生殖系统炎症

第一节　外阴炎

一、外阴炎

各种病原体侵犯外阴均可引起外阴炎,以非特异性外阴炎多见。宫颈、阴道的炎性分泌物刺激,尿、粪瘘患者的尿液浸渍或粪便刺激,糖尿病患者的含糖尿液刺激,穿紧身化纤内裤导致局部通透性差,局部潮湿以及经期使用卫生巾的刺激,均可引起非特异性外阴炎,通常为混合性化脓性细菌感染。由真菌、衣原体、支原体、淋菌等感染所致的外阴炎为特异性外阴炎。

(一)病史

根据病因重点询问相关病史。

1.现病史

(1)外阴皮肤有瘙痒、疼痛、烧灼感,于活动、性交、排尿、排便时加重。

(2)检查见局部充血、肿胀、糜烂,常有抓痕,严重者形成溃疡或湿疹。慢性炎症可使皮肤增厚、粗糙、皲裂,甚至苔藓样变。

2.过去史　了解有无慢性病如糖尿病史;有无相关手术史,如直肠手术、膀胱手术后反复出现阴道分泌物的增多等。

3.个人史　了解是否注意个人卫生,经常换内裤,穿纯棉内裤;是否穿过分紧身的裤子,有无保持外阴清洁、干燥。

(二)体格检查

检查见外阴局部充血、肿胀、糜烂,常有抓痕,严重者形成溃疡或湿疹。急性炎症时外阴皮肤、黏膜充血、肿胀、糜烂,常有抓痕,有时呈一片湿疹样,严重时可见脓疱形成或浅小溃疡。慢性炎症时外阴皮肤增厚、粗糙,有时出现皲裂,甚至苔藓样变。阴道口黏膜充血,分泌物增多呈泡沫状或凝乳块状或呈脓性。

(三)辅助检查

外阴炎症的致病原因或病原体仅仅局限于外阴的机会比较少,多数是来自于阴道,因此在检查时除了要进行外阴分泌物的检查以外,还要重点对阴道和宫颈进行检查。

1.对阴道分泌物检查,了解是否有滴虫、真菌等病原体的存在。

2.对阴道和宫颈部分泌物进行检查,了解是否有衣原体、支原体、淋球菌。

3.如果外阴部溃疡长期不愈合,或是怀疑有恶变的可能时,应做活体组织病理检查。

4.对于炎症反复发作的患者,要考虑糖尿病的可能,要检查尿糖及血糖。

5.如果怀疑是直肠阴道瘘或膀胱阴道瘘,可以进行亚甲蓝试验:在阴道内塞入干净的纱布后向直肠或膀胱注入亚甲蓝稀释液,过数分钟后取出纱布观察是否有亚甲蓝的颜色,如果纱布上有相应颜色则证明存在直肠阴道瘘或膀胱阴道瘘。

（四）诊断

1.诊断要点

（1）病史：外阴瘙痒、疼痛、烧灼感，于活动、性交、排尿、排便时加重。

（2）临床表现：检查见外阴局部充血、肿胀、糜烂，常有抓痕，严重者形成溃疡或湿疹。阴道口黏膜充血，分泌物增多，呈泡沫状或凝乳块状或呈脓性。

（3）辅助检查：阴道或外阴分泌物培养可以发现细菌、衣原体、支原体、淋球菌等病原体；对于反复发生的外阴阴道念珠菌病必须检查血糖和尿糖。

2.鉴别诊断 本病应与慢性湿疹和相关皮肤疾病相鉴别：外阴皮肤的慢性湿疹往往与阴道炎的外阴充血混淆，一般阴道炎时可以发现大量的分泌物从阴道内流出，反复刺激外阴，且扩阴器检查可发现阴道壁充血，大量分泌物存在于阴道内；而外阴湿疹时一般无阴道分泌物增多，外阴相对比较干燥。

（五）治疗

1.一般治疗

（1）病因治疗：积极寻找病因，若发现糖尿病应治疗糖尿病，若有尿瘘、粪瘘应及时行修补术。

（2）局部治疗：可用1∶15000高锰酸钾液坐浴，2次/d，每次15～30min，若有破溃应涂抗生素软膏或紫草油。此外可选用中药苦参、蛇床子、白鲜皮、土茯苓、黄柏各15g，川椒6g，水煎熏洗外阴部，1～2次/d。

2.药物治疗

（1）细菌性外阴炎：一般情况下，对细菌感染引起的非特异性外阴炎可用抗生素软膏涂擦，如复方新霉素软膏、红霉素软膏等。如果感染严重，有全身发热出现，可选择培养敏感的药物口服或肌内注射3～5d。

（2）念珠菌性外阴炎：用2％～4％碳酸氢钠溶液冲洗外阴，局部用3％克霉唑软膏或达克宁霜涂擦，口服伊曲康唑200mg/次，1次/d，共3～5d，夫妇须同时治疗。

（3）淋球菌或衣原体性外阴炎：一般是淋球菌或衣原体感染在外阴的表现，治疗以全身治疗为主，青霉素为首选：青霉素480万单位，分两侧臀部一次肌内注射（皮试阴性后用），注射前1h口服丙磺舒1g，以延长青霉素作用并增强疗效。

（六）注意事项

1.外阴炎反复发作的患者往往有基础疾病存在，应积极寻找病因，发现糖尿病应治疗糖尿病，若有尿瘘、粪瘘，应及时行修补术。

2.有部分患者外阴瘙痒严重，但找不到明显全身或局部原因，反复的实验室检查都不能发现感染的存在，这可能与精神与心理方面因素有关。

3.对久治不愈的外阴炎，尤其外阴有溃疡者，应警惕有无外阴上皮肉瘤样病变甚至恶性肿瘤，对可疑病变应做多点活组织检查并送病理检查。

4.反复发作的外阴炎可能是患者长期局部乱用药，破坏了阴道正常菌群的生长而造成的。对于这种情况医生应当建议患者停止阴道用药，停止使用刺激性药物，改用无刺激的清水局部冲洗。

二、前庭大腺炎

前庭大腺位于两侧大阴唇后 1/3 深部,腺管开口于处女膜与小阴唇之间。因解剖部位的特点,在性交、分娩等情况污染外阴部时,病原体容易侵入而引起前庭大腺炎。主要病原体为葡萄球菌、大肠杆菌、链球菌、肠球菌,随着性传播疾病发病率的增加,淋病奈瑟菌及沙眼衣原体已成为常见的病原体。急性炎症发作时,病原体首先侵犯腺管,腺管呈急性化脓性炎症,腺管开口往往因肿胀或渗出物凝聚而阻塞,致脓液不能外流、积存而形成前庭大腺脓肿。

(一)病因

1.现病史

(1)炎症多发生于一侧。初起时局部肿胀、疼痛、灼热感,行走不便,有时会致大小便困难。

(2)检查见局部皮肤红肿、发热、压痛明显。若为淋病奈瑟菌感染,挤压局部可流出稀薄、淡黄色脓汁。

(3)当脓肿形成时,可触及波动感,脓肿直径可达 5～60mm,患者常出现发热等全身症状。当脓肿内压力增大时,表面皮肤变薄,脓肿可自行破溃。若破孔大,可自行引流,炎症较快消退而痊愈;若破孔小,引流不畅,则炎症持续不消退,并可反复急性发作。

(4)严重时同侧腹股沟淋巴结可肿大。

2.过去史　由于前庭大腺位置特殊,一般与其他疾病无明显关系,因此通常无慢性病史以及相关手术史。

3.个人史　本病的发生与个人卫生有密切关系,需要了解患者是否经常换内裤、穿纯棉内裤,是否注意保持外阴清洁、干燥。

(二)体格检查

发病常为单侧性,大阴唇下 1/3 处有硬块,表面红肿,压痛明显。当脓肿形成时,肿块迅速增大、有波动感、触痛明显。当脓肿增大,表皮变薄时可自行破溃,流出脓液。同侧腹股沟淋巴结肿大。若为双侧脓肿,淋球菌感染可能性大。

(三)辅助检查

1.脓液涂片检查白细胞内找到革兰阴性双球菌,即可诊断淋球菌性前庭大腺炎。

2.脓液细菌培养根据培养所得细菌及药敏,决定下一步治疗。

(四)诊断

1.诊断要点

(1)病史:一侧大阴唇局部肿胀、疼痛、灼热感,行走不便;有时会因疼痛而导致大小便困难。

(2)临床表现:检查见局部皮肤红肿、发热、压痛明显,脓肿形成时有明显的波动感。前庭大腺开口处充血,可有脓性分泌物。

(3)辅助检查:本病主要依靠临床症状和体征来做出诊断。在前庭大腺开口处或破溃处取脓液进行涂片检查及细菌培养和药敏试验,可便于指导临床用药。

2.鉴别诊断

(1)尿道旁腺炎:尿道旁腺炎位置比较高,很少位于小阴唇的下方。

(2)腹股沟疝:嘱患者咳嗽,会感觉到肿块冲动;挤压局部时,肿块可消失,有时候肿块可以突然增大,叩之呈鼓音。

(3)外阴疖:一般在皮肤的表面且较小,质硬,无脓液形成。

(4)外阴血肿:一般有明确的创伤史,血肿在短时间内迅速形成,疼痛不如脓肿明显,也无腹股沟淋巴结的肿大。

(五)治疗

1.一般治疗　急性炎症发作时须卧床休息。注意外阴部清洁,可用 1∶5000 高锰酸钾坐浴,其他溶液如肤阴洁、肤阴泰、皮肤康洗剂等也可选用。

2.药物治疗　对前庭大腺炎可以使用全身性抗生素,治疗时应根据病原体选用抗生素。常用青霉素 80 万单位/次肌内注射(皮试阴性后用),2 次/d,连用 3～5d。或青霉素 800 万单位、甲硝唑 1g 静脉滴注,1 次/d,连用 3～5d。对青霉素过敏者,可选用林可霉素、克林霉素等其他抗生素。

3.手术治疗　脓肿形成后,在应用抗生素同时,进行外科手术治疗。

(1)脓肿切开引流术:选择大阴唇内侧波动感明显部位,切口要够大,使脓液能全部彻底排出。为防止粘连,局部填塞碘附纱条。3d 后高锰酸钾液坐浴。

(2)囊肿剥除术:此法适用于炎症反复发作,治疗效果不好及较大年龄患者。单纯使用抗生素是无效的,此类患者须切开引流并做造瘘术。

(六)注意事项

1.有时急性外阴炎表现为大小阴唇充血、肿胀、易与前庭大腺炎混淆。诊断时应注意病史及分泌物培养结果,根据肿块的部位、外形加以分辨。

2.少数肛门周围疾病由于位置比较高,也可以表现为类似前庭大腺炎的症状,因此要注意检查以除外肛周疾病。

3.术后保持外阴清洁,每日以 1∶5000 高锰酸钾坐浴,也可用肤阴洁、肤阴泰等洗液坐浴。每周随访 1 次,共 4～6 次,每次都应用血管钳探查囊腔,以保持通畅。

4.对于多次反复感染的病例,最好取脓液做细菌培养加药敏试验,在切开排脓的同时应用抗生素,可以选用甲硝唑口服,0.2g/次,3 次/d,不要局部使用抗生素,以免发生耐药性。

5.前庭大腺脓肿在形成过程中疼痛非常剧烈,患者往往难以行走,坐卧不宁,在脓肿未形成时,应以消炎治疗为主,医生应当注意告知患者疾病的情况,使其配合治疗。

三、前庭大腺囊肿

前庭大腺囊肿可因前庭大腺导管有炎症或非特异性炎症阻塞,腺腔内分泌液积存而形成,也可因前庭大腺脓肿脓液吸收而形成。

(一)病因

前庭大腺炎在炎症消失后脓液吸收,可为黏液所代替,而成为前庭大腺囊肿。病因是前庭大腺导管因非特异性炎症时阻塞;也有少数病例因分娩作会阴侧切术时将腺管切断;或分娩时阴道、会阴外侧部裂伤,形成严重的瘢痕组织所致。有的前庭大腺囊肿在长时期内毫无症状,生长较慢,以后突然发现,很难了解起因。

(二)诊断要点

1.无明显自觉症状,或仅外阴一侧略有不适感。

2.外阴一侧或两侧可触及圆形囊性肿物,位于前庭大腺部位,单发多见,无压痛,可持续数年不变。

3.继发性感染时,再次形成脓肿,有急性期症状。

4.反复感染可使囊肿增大。

(三)鉴别要点

前庭大腺囊肿应注意与大阴唇腹股沟疝相鉴别。大阴唇腹股沟疝与腹股沟块有冲动感,向下进气肿块稍胀大,叩诊呈鼓音,一般都在过度用力后突然出现。根据这些特点,鉴别一般无困难。

(四)规范化治疗

1.一般治疗 囊肿小,无症状者可不予处理,但应密切观察。前庭大腺囊肿可继发感染形成脓肿反复发作,遇此情况时应先行抗感染,而后手术治疗。

2.手术治疗 囊肿较大或反复发作增大者,行前庭大腺造口术或挖除前庭大腺囊肿。该手术方法简单,损伤小,术后可保留腺体功能。近年采用激光作囊肿造口术,效果良好,术中出血少,无须缝合。

(五)预后评估

由于囊肿可继发感染,故应争取手术治疗,经过囊肿造口术后复发率低,且可保持腺体功能。

四、外阴溃疡

外阴溃疡是以患者外阴皮肤溃烂、脓水淋漓为主要表现的妇科常见病,多见于外阴炎、结核、癌症早期的患者,约有 1/3 的外阴癌患者早期表现为外阴溃疡。临床分为急性的和慢性的两大类。急性外阴溃疡多为非接触传染性的良性溃疡,发病急,常发生于青中年妇女,溃疡发展迅速,可伴有全身症状。慢性外阴溃疡可见于结核及癌症患者,发病缓慢,经久不愈。

(一)病因病理

1.急性外阴溃疡可见于非特异性外阴炎、外阴脓疱病及化脓性汗腺炎的患者。由于外阴部皮肤黏膜充血水肿,加上外阴部易受大小便刺激和行动摩擦,致使局部黏膜发生糜烂和溃疡。此外,疱疹病毒感染和腹股沟淋巴结肉芽肿、梅毒等患者均可发生外阴溃疡。同时还可见于慢性节段性回肠炎并发外阴溃疡及脓窦形成者。

2.慢性外阴溃疡见于外阴结核和恶性肿瘤的患者。外阴结核罕见,偶可继发于严重的肺结核、胃肠道结核、内生殖器官结核、腹膜结核和胃结核,初起为局限的小结节,溃破后可形成浅溃疡。外阴肿瘤的早期患者可在大小阴唇、阴蒂和阴唇后联合处形成结节和溃疡,经久不愈。

(二)临床表现

1.症状与体征

(1)急性外阴溃疡:非特异性感染者,外阴灼热疼痛,排尿时症状加重,溃疡数目少且表浅,周围有明显的炎症浸润,伴有全身发热、不适等症状。疱疹病毒感染者,发病急,外阴疼痛明显,甚至剧烈,外阴黏膜充血水肿,溃疡大小不等,疱壁迅速破裂形成溃疡,伴有发热和腹股沟淋巴结肿大。性病性淋巴结肉芽肿者,一般无自觉症状,初起在阴唇系带或靠近尿道口处出现小疱疹,继之形成浅溃疡,短期内即消失,不留瘢痕。一至数周后伴有腹股沟淋巴结肿大的症状。少数患者可自愈,但多数患者形成淋巴结脓肿,破溃后形成瘘管。

(2)慢性外阴溃疡:结核性溃疡病变发展缓慢,初起常为一局限的小结节,不久即破溃成边缘软薄、不规则的浅溃疡,基底凹凸不平,表面覆盖以干酪样红苔。受尿液刺激和摩擦后,局部疼痛剧烈,溃疡经久不愈并向周围扩散。外阴癌的早期患者亦可表现外阴溃疡,病灶多位于大小阴唇、阴蒂和阴唇后联合处。可取活组织检查,以明确诊断。

2.辅助检查 查血常规和血沉。取分泌物进行镜检或培养,查找致病菌。必要时可取活组织检查,以助诊断。

(三)诊断与鉴别诊断

1.诊断 应根据病史及溃疡的特点进行诊断,必要时做分泌物涂片、培养、血清学检查等,以明确诊断。对急性外阴溃疡的患者,应注意检查全身皮肤、眼及口腔黏膜等处有无病变。对久治不愈的患者应取病灶组织做活检,除外结核及癌症。

2.鉴别诊断 本病应与外阴癌、外阴结核、软下疳、性病性淋巴肉芽肿、疱疹病毒感染等相鉴别。

(1)软下疳:潜伏期较短,一般3~5d。多处溃疡,不硬,易出血,剧痛,有脓性分泌物,渗出液培养可发现杜克氏嗜血杆菌。

(2)性病性淋巴肉芽肿:初起多为小丘疹、小溃疡,大多可自愈。数周后可有腹股沟淋巴结肿大、疼痛。形成脓肿、溃破和瘘管,赖氏试验和补体结合试验均呈阳性结果。

(3)疱疹病毒:感染病损部位红肿刺疼。继而出现多个大小不等的水泡,破溃后形成溃疡,小溃疡可相互融合成大溃疡,愈后不留瘢痕。伴全身不适、低热、头痛等。在水泡底部做细胞刮片,用直接免疫荧光技术和常规染色法可找到病毒抗原和嗜酸性包涵体。

(4)外阴结核:病灶开始多为局限性小结节,破溃后形成浅溃疡,基面高低不平,内含黄色干酪样分泌物,局部淋巴结肿大。伴有低热盗汗、全身乏力、消瘦等症状。取溃疡渗出液进行抗酸染色可找到结核杆菌,厌氧培养和动物接种均可找到结核杆菌。

(5)外阴癌溃疡:多为菜花状或乳头状,经久不愈。病理检查可发现癌细胞。

(四)治疗

1.保持外阴清洁 避免摩擦,注意休息和饮食。

2.局部治疗 对非特异性外阴炎引起者,局部用抗生素软膏涂搽患处。白塞氏病引起者,局部应用新霉素软膏或1%硝酸银软膏。

3.抗生素 全身应用抗生素,可选用青霉素肌注。对白塞氏病急性期患者可用皮肤类固醇激素,以缓解症状。

(五)预防

保持外阴清洁,积极治疗原发病。急性期患者应卧床休息,多饮水,减少摩擦,注意隔离消毒,并及早明确诊断。

(许凤莲)

第二节 阴道炎

一、滴虫性阴道炎

(一)病因

滴虫性阴道炎是常见的阴道炎,由阴道毛滴虫所引起。滴虫呈梨形,后端尖,约为多核白细胞的 2～3 倍大小。虫体顶端有鞭毛 4 根,体部有波动膜,后端有轴柱凸出。活的滴虫透明无色,呈水滴状,诸鞭毛随波动膜的波动而摆动。滴虫的生活史简单,只有滋养体而无包囊期,滋养体生活力较强,能在 3～5℃生存两日;在 46℃ 时生存 20～60min;在半干燥环境中约生存 10d 时;在普通肥皂水中也能生存 45～120min。在 pH 值 5 以下或 7.5 以上的环境中则不生长,滴虫性阴道炎患者的阴道 pH 值一般为 5.1～5.4。隐藏在腺体及阴道皱裂中的滴虫于月经前后,常得以繁殖,引起炎症的发作。它能消耗或吞噬阴道上皮细胞内的糖原,阻碍乳酸生成。滴虫不仅寄生于阴道,还常侵入尿道或尿道旁腺,甚至膀胱、肾盂以及男方的包皮褶、尿道或前列腺中。

（二）传染方式

有两种传染途径:①直接传染:由性交传播。滴虫常寄生于男性生殖道,可无症状,或引起尿道炎、前列腺炎或附睾炎。多数滴虫性阴道炎患者的丈夫有生殖器的滴虫病,滴虫常见于精液内。②间接传染:通过各种浴具如浴池、浴盆、游泳池、衣物、污染的器械等。

（三）临床表现

主要症状为白带增多。分泌物呈灰黄色、乳白色或黄白色稀薄液体,或为黄绿色脓性分泌物,常呈泡沫状,有腥臭。严重时,白带可混有血液。多数患者有外阴瘙痒、灼热、性交痛等。有尿道感染时,可有尿频、尿痛甚至血尿。约有半数带虫者无症状。

检查可见阴道及宫颈黏膜红肿,常有散在红色斑点或草莓状突起。后穹隆有多量液性或脓性泡沫状分泌物。带虫而无症状者,阴道黏膜可无异常,但由于滴虫能消耗阴道内的糖原,改变阴道酸碱度,破坏防御机制而引起继发性细菌感染。妊娠期、月经期前后或产后,阴道 pH 值增高,滴虫繁殖快,炎症易发作。

（四）诊断

根据患者的病史、体征中特有的泡沫状分泌物,可以做出临床诊断。

（五）辅助检查

阴道分泌物镜下检查找到滴虫,诊断可肯定。常用的检查方法是悬滴法:加一小滴生理盐水于玻片上,取阴道后穹隆处的分泌物少许,混于温盐水中,即可在低倍镜下找滴虫。滴虫离体过久,或标本已冷却,则滴虫活动差或不动,将影响对滴虫的识别。或用棉签蘸取阴道分泌物置于装有 2mL 温生理盐水的小瓶中混匀,再取一小滴涂在玻片上检验。此项检查应在双合诊前进行,检查前不作阴道灌洗或局部用药,24～48h 前避免性生活。临床疑有滴虫性阴道炎而多次悬滴法未发现滴虫时,可作滴虫培养。

（六）预防

加强卫生宣传,消灭传染源,开展普查普治。发现滴虫性阴道炎患者或无症状的带虫者均应积极治疗。患者的配偶也应同时治疗。

杜绝传播途径:严格管理制度,禁止患者及带虫者进入游泳池。应废除公共浴池,提倡淋浴,废除出租游泳裤及浴巾。改坐式便所为蹲式。医疗单位要作好器械的消毒及隔离,防止交叉感染。

（七）治疗

1. 全身用药　滴虫性阴道炎患者常伴发泌尿系统及肠道内滴虫感染,又因滴虫不仅寄存于阴道黏膜的皱折内,还可深藏于宫颈腺体中以及泌尿道下段,单纯局部用药不易彻底消灭滴虫,应结合全身用药获得根治。灭滴灵为高效口服杀滴虫药物,口服每次 200mg,每日 3

次,共 7d。治疗后查滴虫转阴时,应于下次月经后继续治疗一疗程,以巩固疗效。男方应同时治疗。近年来,有人主张用大剂量灭滴灵,2g 一次口服,与 7d 法有相同疗效,较 7d 法方便、价廉。一次大剂量治疗无效者,可改用 0.5~1g,每日 2 次共 7d。未婚妇女阴道用药困难,口服灭滴灵即可。服灭滴灵,特别是大剂量一次用药后,个别病例可发生恶心、呕吐、眩晕及头痛等。早孕期服用,有导致胎儿畸形的可能,故在妊娠 20 周以前,应以局部治疗为主,不口服灭滴灵。

2.局部治疗

(1)1:5000 高锰酸钾溶液冲洗阴道或坐浴,每日 1 次。

(2)甲硝唑栓 500mg,每晚 1 次塞阴道深部,10d 为一疗程;或甲硝唑阴道泡腾片 200mg,每晚 1 次塞阴道深部,7~10d 为一疗程。

(八)预防与随访

(1)治疗结束后,于下次月经干净后复查,如阴性,再巩固 1~2 疗程,方法同前。经 3 次月经后复查滴虫均为阴性者方为治愈。

(2)滴虫可通过性交直接传染,故夫妇双方应同时服药,治疗期间应避免性生活或采用阴茎套。

(3)注意防止厕所、盆具、浴室、衣物等交叉感染。

二、念珠菌性阴道炎

(一)病因

念珠菌阴道炎是一种常见的阴道炎,习称霉菌性阴道炎,发病率仅次于滴虫性阴道炎。约 80%~90%是由白色念珠菌感染引起的,10%~20%为其他念珠菌及球拟酵母属感染,在治疗无效或经常复发的患者中,常可分离出这一类霉菌。最适于霉菌繁殖的阴道 pH 值为 5.5。在 10%~20%的正常妇女阴道中可能有少量白色念珠菌,但不引起症状,仅在机体抵抗力降低,念珠菌达到相当量时才致病。因此,机体细胞免疫力低下,如应用免疫制剂药物的患者易患霉菌性阴道炎。阴道上皮细胞糖原增多,酸性增强时,霉菌繁殖迅速引起炎症,故多见于孕妇、糖尿病及接受雌激素治疗的患者。孕妇肾脏的糖阈降低,尿糖含量增高,也使霉菌加速繁殖。广谱抗生素及肾上腺皮质激素的长期应用,可使机体的菌种菌群发生紊乱,导致霉菌生长。严重的传染性疾病、其他消耗性以及复合维生素 B 的缺乏,均为念珠菌生长繁殖的有利条件。

念珠菌可存在于人的口腔、肠道及阴道黏膜上。这三个部位的念珠菌可互相感染。当局部环境条件适合时易发病。

(二)临床表现

主要表现为外阴、阴道炎。常见症状有白带增多及外阴、阴道瘙痒。可伴有外阴、阴道灼痛,排尿时尤为明显。还可有尿频、尿痛及性交痛。

典型的霉菌性阴道炎,白带黏稠,呈白色豆渣样或凝乳样。有时白带稀薄,含有白色片状物或表现正常。

检查见小阴唇内侧及阴道黏膜附有白色片状薄膜。擦除后,可见整个阴道黏膜红肿。急性期还见受损的糜烂面或表浅溃疡。

(三)诊断

典型的霉菌性阴道炎诊断并不困难,作阴道分泌物检查可证实诊断。一般采用悬滴法,直接取分泌物置于玻片上,加一小滴等渗氯化钠或 10％氧化钾溶液,或涂片后革兰氏染色,显微镜下检查可找到芽孢和假菌丝。疑为霉菌性阴道炎,而多次检查阴性时,可作霉菌培养。对年老肥胖或顽固的病例,应查尿糖、血糖及糖耐量试验。详细询问有无应用大量雌激素或长期应用抗生素的病史,以寻找病因。

（四）治疗

1.一般处理

（1）2％～3％碳酸氢钠溶液冲洗外阴及阴道或坐浴,每日一次。

（2）有外阴瘙痒者,可选用达克宁霜、3％克霉唑软膏或复方康纳乐霜涂外阴。

（3）如有糖尿病应积极治疗。

2.抗真菌治疗　可酌情选用下列方案。

（1）患者每晚临睡前用 4％苏打水洗净外阴,用一次性推注器将顺峰妇康安（克霉唑软膏）推入阴道深处（用药量 5g）,连续用药 7d 为一疗程。

（2）制霉菌素阴道栓剂或片剂 10 万 U/栓或片,每晚 1 次塞入阴道深部,12 次为一疗程。

（3）硝酸咪康唑栓 0.2g,每晚 1 次塞阴道深部,10d 为一疗程。

（4）米可啶阴道泡腾片 10 万 U,每晚 1 次塞阴道深部,10 次为一疗程。

（5）0.5％～1％甲紫液涂阴道及宫颈,隔日一次,5 次为一疗程。

（6）氟康唑片 150mg 单剂量口服。孕妇及哺乳期慎用。

（7）伊曲康唑（斯皮仁诺）片 200mg 口服,每日 2 次,一日治疗。重症者 200mg,口服,每日一次,7d 为一疗程。孕妇及哺乳期不宜服用。

（五）预防及随访

1.治疗结束后,于下次月经干净后复查,如阴性再巩固 1～2 疗程,经 3 次月经后查真菌均为阴性者方为治愈。

2.真菌性阴道炎可通过性交传染,治疗期间应避免性生活或采用阴茎套,夫妇双方应同时治疗。

3.避免厕所、盆具、毛巾、浴室交叉感染。

4.孕妇患真菌性阴道炎以局部用药为宜。

5.长期用抗生素、皮质激素治疗者,需防真菌性阴道炎,

三、老年性阴道炎

（一）病因

妇女绝经后、手术切除卵巢或盆腔放射治疗后,由于雌激素缺乏,阴道黏膜萎缩、变薄,上皮细胞糖原减少,局部抵抗力减弱,易受细菌感染引起炎症。如有阴道创伤,子宫内膜炎或盆腔炎,更易诱发老年性阴道炎。

由于老年性阴道炎不但常见于老年妇女,也发生于卵巢功能衰退、雌激素缺乏的中年妇女,不少人认为"萎缩性阴道炎"之称更为恰当。

（二）临床表现

主要症状为白带增多,多为黄水状。感染严重时,白带可呈脓性,有臭味。黏膜有表浅溃疡时,分泌物可为血性,有的患者可有点滴出血。患者常伴有外阴瘙痒,灼热感,或盆腔坠胀不适。炎症常波及前庭及尿道口周围黏膜,引起尿频、尿痛或尿失禁症状。

检查见阴道黏膜呈老年性改变,皱襞消失,上皮菲薄。黏膜充血,易伴出血,表面常有散在小出血点或片状出血斑,严重时,上皮脱落,形成表浅溃疡。宫颈也常充血,并有散在小出血点。老年性阴道炎如经久不愈,黏膜下结缔组织纤维化后,阴道弹性消失,更为狭窄,慢性炎症或溃疡面还可引起阴道粘连,严重时导致阴道闭锁。炎症分泌物引流不畅可形成闭锁段以上阴道积脓。

（三）诊断

根据患者年龄及临床表现,不难诊断。由于滴虫性或霉菌性阴道炎可发生于老年妇女,且老年性阴道炎可与这两种炎症并存,因此有时有必要取分泌物作镜下检查,以明确诊断。对有血性白带或少量不规则阴道出血的患者,应除外宫颈、子宫的恶性肿瘤。妇科检查时须注意宫颈的形态和质地,子宫的大小,出血的来源以及阴道细胞学检查结果,必要时作宫颈活检及自供内膜活组织检查。

（四）治疗

治疗原则是增加阴道的抵抗力及抑制细菌的生长。

1.局部用药 1％乳酸或醋酸或1∶5000 高锰酸钾溶液冲洗阴道,每日一次,提高阴道酸度。冲洗后或每晚塞入阴道内乙蔗酚片剂或栓剂 0.25～0.5mg,共 7～10d。严重时患者可用磺胺粉或抗生素(金霉素、氯霉素等)粉剂或软膏局部撒布或涂擦。

2.全身用药 可口服乙蔗酚 0.25～0.5mg,每日一次,共 7～10d,代替局部应用乙蔗酚。过久或大剂量服用可引起撤退性出血。顽固病例可口服尼尔雌醇,首次 4mg,以后每 2～4 周一次,每次 2mg 维持 2～3 个月。尼尔雌醇是雌三醇的衍生物,剂量小,较安全。对乳腺癌或子宫内膜癌患者禁用雌激素。

四、细菌性阴道病

细菌性阴道病为阴道内正常菌群失调所致的一种混合感染,其临床及病理特征为阴道内有大量不同细菌,而阴道黏膜无炎症改变。

（一）病因

细菌性阴道病是生育年龄妇女最常见的阴道感染,是以厌氧菌为主的混合感染,阴道内厌氧菌的浓度可达正常妇女的 100～1000 倍,主要有加德纳菌、动弯杆菌、脆弱类杆菌和消化链球菌,而乳杆菌明显减少。厌氧菌繁殖的同时可产生胺类物质,碱化阴道,使阴道分泌物增多并有臭味。促使阴道菌群发生变化的原因不清楚,可能与多个性伴侣和频繁性交有关。

（二）临床表现

10％～40％患者无症状。有症状者表现为阴道分泌物增多,有鱼腥味,伴有轻度外阴瘙痒或烧灼感。分泌物呈灰白色,稀薄而均质,有时有泡沫。阴道黏膜无充血的炎症表现。常与盆腔炎、滴虫性阴道炎、宫颈炎合并存在。

（三）诊断

下列 4 条中有 3 条阳性即可诊断为细菌性阴道病:①均质、稀薄的阴道分泌物。②阴道PH>4.5(多为 5.0～5.5)。③胺试验阳性:在阴道分泌物的湿涂片上加数滴 10％氢氧化钾,可产生鱼腥臭味。④检出线索细胞:即阴道脱落的表层细胞,边缘贴附大量的颗粒状物(即细菌),使其边缘呈锯齿状。严重者线索细胞可达 20％以上,但背景中白细胞较少。线索细胞是诊断细菌性阴道病的重要证据。

（四）治疗

本病可经性交传染，也是性传播疾病之一，故夫妻双方应同治。主要选用抗厌氧菌药物。

1.全身用药　首选甲硝唑 400mg，每日 2～3 次口服，共 7d；或 2g 顿服，必要时 24～48h 重复给药 1 次。也可用克林霉素 300mg，每日 2 次，连服 7d。

2.阴道用药　甲硝唑 400mg，每日 1 次，共 7d。2％克林霉素软膏涂布，每晚 1 次，共 7d。同时过氧化氢阴道冲洗，每日 1 次，共 7d；或用 1％乳酸液或 0.5％醋酸液冲洗阴道，改善阴道内环境以提高疗效。

五、阿米巴性阴道炎

阿米巴性阴道炎临床较少见，多由阿米巴病原体引起，常继发于阴道感染后，临床表现主要为阴道分泌物增多，呈血性浆液或黄色黏液脓性，有腥味，检查发现阴道有典型的不规则浅表溃疡，边缘隆起为特征，患者常有腹泻或痢疾病史。

（一）病因

本病由阿米巴原虫引起。阿米巴滋养体随大便排出后直接感染外阴及阴道，当机体全身情况差、健康水平下降或生殖器有损伤时，阿米巴滋养体易侵入损伤部位，分泌溶组织酶造成黏膜组织破坏，导致生殖道溃疡。

（二）临床表现

主要表现为阴道分泌物多，呈血性浆液或黄色黏稠脓性分泌物，有腥味，常伴有外阴、阴道痒感或疼痛。检查发现，阴道黏膜充血，形成溃疡时，其周边隆起，呈虫蚀状，溃疡可散在或融合成片。基底部呈现黄色坏死碎片，触之易出血、质脆，有触痛。有的患者由于阴道和（或）宫颈结缔组织反应明显，可似肿瘤样增生，应与恶性肿瘤或结核相鉴别。

（三）辅助治疗

1.阴道分泌物涂片　查找阿米巴滋养体。

2.活检　阴道溃疡处做活体组织病理检查，可找到阿米巴原虫。

3.培养　取阴道分泌物做特殊培养，阳性率较前两者高。

（四）诊断

详细询问病史，如有腹泻或痢疾病史以及典型的虫蚀状的阴道浅表溃疡，常可做出诊断。确诊时需做分泌物涂片或在溃疡处刮片找到阿米巴滋养体即可确诊，必要时做分泌物培养。溃疡处应做活检与生殖道恶性肿瘤、结核等鉴别。

（五）治疗

1.局部治疗　注意外阴清洁，防止粪便污染外阴、阴道。治疗期间禁止性生活。局部每日用质量浓度为 10g/L（1％）的乳酸或 1∶5000 的高锰酸钾冲洗阴道，每日 1 次。冲洗后上甲硝唑 0.2g，每日 1 次，7～10d 为 1 个疗程。

2.药物治疗

（1）甲硝唑：0.2～0.4g，每日 3 次，10～14d。此药对阿米巴原虫有杀伤作用，对包囊也有效，毒性小，疗效高。

（2）双碘喹啉：一次 400～600mg，每日 3 次，连用 2～3 周，重复治疗间隔为 2～3 周。

（3）盐酸依米丁：对阿米巴滋养体有杀灭作用，但对包囊无作用。口服胃肠反应大，多用深部肌内注射，1mg/（kg·d），最多不超过 60mg/d，连用 6 天为 1 个疗程。因此药毒性大、排泄缓慢,临床使用较少。

(4)奥硝唑(氯醇硝唑):0.5g,每日 4 次,连用 3d,对肠内外阿米巴疾病均有效。孕妇禁用。

(吴淑凤)

第三节　宫颈炎

子宫颈炎是妇科常见的疾病之一,包括宫颈阴道部及宫颈管黏膜炎症,有急性和慢性两种。

一、急性宫颈炎

(一)病因

急性宫颈炎是指从子宫颈外口直到子宫颈内口的子宫颈黏膜、黏膜下组织发生的急性感染。病原体为淋球菌或普通的化脓菌,如葡萄球菌、链球菌、大肠埃希菌及厌氧菌等。普通细菌感染多见于产后、流产后。

(二)临床表现

主要症状是白带增多,脓性,有臭味;患者有盆腔坠胀不适,腰背痛以及尿频、尿急、性交痛。检查可见宫颈充血、水肿,有脓性分泌物从宫口流出,量多。若为淋球菌感染,症状更明显,白带呈黄色脓性,同时伴发急性尿道炎、阴道炎、子宫内膜炎,有不同程度的发热及白细胞增多。根据病史、临床表现及分泌物涂片病原体检查可诊断。

(三)治疗

局部治疗和全身治疗。用 1:5000 高锰酸钾溶液坐浴,子宫颈可涂呋喃西林粉剂或磺胺粉剂,如果合并子宫内膜炎,暂不做阴道冲洗,应积极治疗子宫内膜炎。全身治疗主要针对病原体。常用的药物有第三代头孢菌素(如头孢曲松钠、头孢克肟)、喹诺酮(环丙沙星、氧氟沙星)。

二、慢性宫颈炎

慢性宫颈炎是妇科最常见的疾病之一。慢性宫颈炎不仅影响妇女的健康和受孕,还与子宫颈癌的发病有一定的关系。因此,积极有效地预防和治疗慢性子宫颈炎,对维护妇女的健康和预防子宫颈癌有重要意义。

(一)病因

慢性宫颈炎是一个多病因的慢性病理过程,长期慢性炎症刺激和损伤是慢性子宫颈炎的主要诱因。由于分娩、流产和手术损伤以及不洁性生活损伤宫颈之后,病原体入侵而引起。常见的病原体是葡萄球菌、链球菌、大肠埃希菌及厌氧菌。子宫颈长期浸于阴道炎的白带中,致使鳞状上皮脱落,为病原体的侵入创造条件。另外,用高浓度的酸性或碱性溶液冲洗阴道或放置腐蚀性较强的药物片剂或栓剂,亦可造成炎症。

(二)病理

1.宫颈糜烂　宫颈外口处的宫颈阴道部外观呈红色区域称宫颈糜烂。由于炎症刺激,宫颈阴道部的正常复层鳞状上皮细胞逐渐脱落,由柱状上皮所代替,因柱状上皮抵抗力低,病原体易于侵入引起炎症。柱状上皮薄,皮下毛细血管显露,使炎症区呈鲜红色,并非真糜烂。

(1)分型:由于柱状上皮及间质增生程度不同,宫颈糜烂可分为 3 型。单纯型糜烂是指炎症初期,糜烂面仅为单层柱状上皮覆盖,表面平坦;颗粒型是指糜烂面凹凸不平,呈颗粒状,此因宫颈上皮和间质增生所致;乳头型是指间质进一步增生,表面凹凸不平更显著,形成乳头状突起。

(2)分度:根据糜烂面积的大小分 3 度(图 3—1)。轻度(Ⅰ度)糜烂指糜烂面积小于整个宫颈面积的 1/3;中度(Ⅱ度)糜烂是指糜烂面积占整个宫颈面积的 1/3~2/3;重度(Ⅲ度)糜烂是指糜烂面积占整个宫颈面积的 2/3 以上。

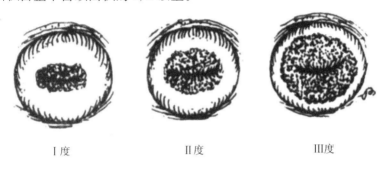

Ⅰ度　　　　　　　Ⅱ度　　　　　　　Ⅲ度

图 3—1　宫颈糜烂分度

子宫颈糜烂有其特殊的愈合过程,在炎症消退的情况下,病变周围的鳞状上皮向覆盖糜烂面的柱状上皮下方生长,逐渐将柱状上皮推开,由鳞状上皮重新覆盖。或宫颈黏膜的储备细胞增生,化生为鳞状上皮细胞,顶替柱状上皮而愈合,称为鳞状上皮化生。鳞状上皮化生是炎症愈合过程的一个阶段,与非典型增生不同,不是癌前病变。

2.宫颈肥大　慢性炎症的长期刺激可使子宫颈组织充血、水肿、炎细胞浸润,腺体、间质组织增生,宫颈呈不同程度的肥大,表面光滑、质硬,宫颈可比正常大 2~4 倍。

3.宫颈息肉　炎症使宫颈管黏膜增生,因子宫有排除异物的倾向,使增生的黏膜逐渐自基底部向子宫外口突出,形成息肉(图 3—2)。直径一般 1cm 以下,单个或多个,色红,舌形,质软而脆,易出血,蒂细长,除去后常复发。组织学检查可见息肉中心为结缔组织充血、水肿、炎细胞浸润,表面覆盖一层高柱状上皮。

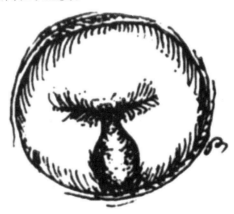

图 3—2　宫颈息肉

4.宫颈腺囊肿　在宫颈糜烂愈合的过程中,新的鳞状上皮覆盖宫颈腺口或深入腺管,使管腔变窄甚至阻塞,腺体分泌引流受阻,潴留而形成潴留囊肿(图3—3)。表现大小不一,小到米粒,大至黄豆,呈青白色内含无色黏液,表面光滑,呈半透明状,囊肿突出宫颈表面。

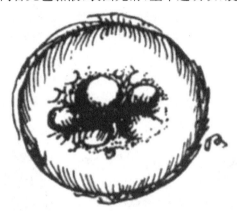

图3—3 宫颈腺体囊肿

5.宫颈黏膜炎 病变局限于宫颈管内的黏膜及黏膜下组织,黏膜增生向外口突出,可见宫颈口充血、子宫颈外观光滑,仅见宫颈外口有脓性分泌物。由于宫颈管黏膜及黏膜下组织充血、水肿、炎细胞浸润和结缔组织增生,可使宫颈肥大。

(三)临床表现

主要症状是阴道分泌物增多,呈乳白色黏液状,有时为淡黄色脓性,伴息肉形成时可有血性白带或接触性出血。若炎症沿子宫骶骨韧带扩散至盆腔,可有腰骶部疼痛,性交痛,下坠感。黏稠白带不利于精子穿过,可引起不孕。检查可见宫颈有不同程度的糜烂、肥大、充血、水肿,有时质较硬,息肉、裂伤、外翻及宫颈腺体囊肿等不同程度炎性病理类型。

(四)诊断

根据病理类型及临床表现诊断。由于宫颈糜烂与宫颈上皮内瘤样变或早期宫颈癌外观上难以鉴别,需常规做宫颈刮片查癌细胞,排除子宫颈癌,必要时行阴道镜及宫颈活体组织检查。

(五)预防

加强卫生宣传,定期妇科检查。避免分娩裂伤或器械损伤宫颈,一旦裂伤应及时缝合,继续推广"治炎—普查—防癌"的措施。

(六)治疗

慢性炎症以局部治疗为主,可采用药物治疗、物理疗法、手术疗法,以物理疗法最常用。

1.宫颈糜烂

(1)物理疗法:物理疗法的原理是以各种方法破坏糜烂面的柱状上皮,使之坏死脱落,为新生的鳞状上皮所覆盖。常用的方法有激光、冷冻、红外线凝结及微波疗法等。创面愈合需3～4周,病变较深者需6～8周。

物理治疗注意事项:①治疗前,应常规做宫颈刮片行细胞学检查。②有急性炎症者列为禁忌。③物理疗法的治疗时间应在月经过后3～7d内进行。④物理疗法术后均有阴道分泌物增多,甚至有大量水样排液,在术后1～2周脱痂时可有少许出血。⑤各种物理治疗术后均要求患者5周复查,创面愈合期间(4～8周),禁止性生活、盆浴、阴道冲洗。⑥对未生育过的女性慎用物理疗法,以免影响受孕机会。

（2）药物治疗：适用于糜烂面积小和炎症浸润较浅的病例。过去用局部涂硝酸银等腐蚀剂的方法，现已少用。有些药物有一定疗效，如爱宝疗，用法是用无菌棉球局部涂药，一次压2～3min，每周2次，4次为1个疗程。

（3）手术治疗：因一般通过物理治疗和药物治疗可以痊愈，手术治疗已很少采用。久治不愈的、糜烂面较深较广的或累及宫颈管者，可考虑行宫颈锥形切除术。

2.宫颈息肉　行息肉摘除术，送病理排除恶变，反复发作者，可用激光或微波对息肉根部照射。

3.宫颈腺体囊肿　用无菌针头刺破，或延长激光照射时间。

4.宫颈黏膜炎　可以全身用药，取宫颈管分泌物进行细菌培养及药物敏感试验，选择敏感的抗生素治疗。

（吴淑凤）

第四节　盆腔炎

女性内生殖器及其周围的结缔组织、盆腔腹膜发生炎症时，称为盆腔炎（pelvic inflammatory disease，PID），主要包括子宫内膜炎（endometritis）、输卵管炎（salpingitis）、输卵管卵巢脓肿（tubo ovarian abscess，TOA）、盆腔腹膜炎（peritonitis）。炎症可局限于一个部位，也可同时累及几个部位。性传播感染（sexually transmitted infection，STI）的病原体如淋病奈瑟菌、沙眼衣原体是主要的致病原。一些需氧菌、厌氧菌、病毒和支原体等也参与PID的发生。多数引起PID的致病微生物是由阴道上行发生的，且多为混合感染。延误对PID的诊断和有效治疗都可能导致上生殖道感染后遗症（输卵管因素不育和异位妊娠等）。

一、女性生殖道的自然防御功能

女性生殖道的解剖、生理、生化及免疫学特点具有比较完善的自然防御功能，增强了对感染的防御能力，在健康妇女阴道内虽有某些病原体存在，但并不引起炎症。

1.两侧大阴唇自然合拢，遮掩阴道口、尿道口。

2.由于盆底肌的作用，阴道口闭合，阴道前后壁紧贴，可防止外界污染。

3.阴道正常菌群尤其是乳杆菌可抑制其他细菌生长。此外，阴道分泌物可维持巨噬细胞的活性，防止细菌侵入阴道黏膜。

4.宫颈内口紧闭，宫颈管黏膜为分泌黏液的高柱状上皮所覆盖，黏膜形成皱褶、嵴突或陷窝，从而增加黏膜表面积；宫颈管分泌大量黏液形成胶冻状黏液栓，为上生殖道感染的机械屏障；黏液栓内含乳铁蛋白、溶菌酶，可抑制细菌侵入子宫内膜。

5.育龄妇女子宫内膜周期性剥脱，也是消除宫腔感染的有利条件。此外，子宫内膜分泌液含有乳铁蛋白、溶菌酶，可清除少量进入宫腔的病原体。

6.输卵管黏膜上皮细胞的纤毛向宫腔方向摆动以及输卵管的蠕动，均有利于阻止病原体的侵入。输卵管液与子宫内膜分泌液一样，含有乳铁蛋白、溶菌酶，可清除偶然进入上生殖道的病原体。

7.生殖道的免疫系统　生殖道黏膜如宫颈和子宫含有不同数量的聚集淋巴组织及散在的淋巴细胞，包括T细胞、B细胞。此外，中性粒细胞、巨噬细胞、补体以及一些细胞因子均在局部有重要的免疫功能,发挥抗感染作用。

当自然防御功能遭到破坏,或机体免疫功能下降、内分泌发生变化或外源性致病菌侵入,均可导致炎症发生。

二、病原微生物

几乎所有致病原都是通过阴道而感染宫颈并上行,主要由三类微生物引起:①性传播感染(sexually transmitted infection,STI)致病微生物。②需氧菌。③厌氧菌。

目前国外比较一致的观点认为,PID的主要致病菌是STI致病微生物,最值得一提的是淋菌和沙眼衣原体。美国1991年有研究显示淋球菌和沙眼衣原体分别占PID病原体的53%和现在美国的一些资料显示40%～50%的PID是由淋病奈瑟菌引起,10%～40%的PID分离出沙眼衣原体,对下生殖道淋病奈瑟菌及衣原体的筛查及治疗,已使美国盆腔炎发病率有所下降。在我国,STI近年来发病率迅速增加,由此引起的PID及其并发症、后遗症当应予以重视。2001年安徽省对PID的致病微生物研究显示,STI病原占42.3%;2003年天津医药杂志报道淋病奈瑟菌、沙眼衣原体、人型支原体和厌氧菌感染分别占PID病原体的10%、26%、47.5%和3%。2003年青岛市对325例PID病原体分布的研究显示淋菌占11.1%,而沙眼衣原体占15.6%,解脲支原体占41.2%。国内报道淋球菌的阳性率为6.19%～10.10%,衣原体的阳性率为4.16%～26.10%。最新的一项全国多中心的前瞻性研究报告了中国PID的致病菌情况:在477例PID微生物测定的检查中细菌培养阳性占18.8%、衣原体检查阳性占19.9%、支原体阳性占32.4%、淋菌阳性占10.1%、厌氧菌阳性25.0%。而细菌培养中以大肠埃希菌最多,其次为金黄色葡萄球菌、链球菌和表皮葡萄球菌。

性传播感染可同时伴有需氧菌及厌氧菌感染,可能是衣原体或淋病奈瑟菌感染造成输卵管损伤后,容易继发需氧菌及厌氧菌感染。

三、感染途径

(一)沿生殖道黏膜上行蔓延

病原体侵入外阴、阴道后,沿黏膜面经宫颈、子宫内膜、输卵管黏膜至卵巢及腹腔,是非妊娠期、非产褥期盆腔炎的主要感染途径。淋病奈瑟菌、衣原体及葡萄球菌等常沿此途径扩散。

(二)经淋巴系统蔓延

病原体经外阴、阴道、宫颈及宫体创伤处的淋巴管侵入盆腔结缔组织及内生殖器其他部分,是产褥感染、流产后感染及放置宫内节育器后感染的主要感染途径。链球菌、大肠埃希菌、厌氧菌多沿此途径蔓延。

(三)经血循环传播

病原体先侵入人体的其他系统,再经血循环感染生殖器,为结核菌感染的主要途径。

(四)直接蔓延

腹腔其他脏器感染后,直接蔓延到内生殖器,如阑尾炎可引起右侧输卵管炎。

四、高危因素

(一)宫腔内手术操作后感染

如刮宫术、输卵管通液术、子宫输卵管造影术、宫腔镜检查、人工流产、放置宫内节育器等,由于手术消毒不严格或术前适应证选择不当,导致下生殖道内源性菌群的病原体上行感染。

（二）下生殖道感染

淋病奈瑟菌性宫颈炎、衣原体性宫颈炎以及细菌性阴道病与 PID 密切相关。10％～17％的淋病可发生上生殖道的感染。

（三）性活动

盆腔炎多发生在性活跃期妇女,尤其是过早性交、有多个性伴侣、性伴侣有性传播感染者。

（四）经期卫生不良

使用不洁的月经垫、经期性交等,均可使病原体侵入而引起炎症。

（五）年龄

据美国资料,盆腔炎的高发年龄在 15～25 岁。年轻者容易发生盆腔炎可能与频繁的性活动、宫颈柱状上皮生理性移位(高雌激素影响)、宫颈黏液的机械防御功能较差有关。

（六）邻近器官炎症直接蔓延

如阑尾炎、腹膜炎等蔓延至盆腔,病原体以大肠埃希菌为主。

五、病理及发病机制

（一）子宫内膜炎及急性子宫肌炎

多见于流产、分娩后。

（二）输卵管炎、输卵管积脓、输印管卵巢脓肿

急性输卵管炎主要由化脓菌引起,轻者输卵管仅有轻度充血、肿胀、略增粗;重者输卵管明显增粗、弯曲,纤维素性脓性渗出物增多,造成与周围组织粘连。急性输卵管炎因传播途径不同而有不同的病变特点。

1.炎症 经子宫内膜向上蔓延,首先引起输卵管黏膜炎,输卵管黏膜肿胀、间质水肿、充血及大量中性粒细胞浸润,重者输卵管上皮发生退行性变或成片脱落,引起输卵管黏膜粘连,导致输卵管管腔及伞端闭锁,若有脓液积聚于管腔内则形成输卵管积脓。淋病奈瑟菌及大肠埃希菌、类杆菌以及普雷沃菌除直接引起输卵管上皮损伤外,其细胞壁脂多糖等内毒素引起输卵管纤毛大量脱落,最后输卵管运输功能减退、丧失。因衣原体的热休克蛋白与输卵管热休克蛋白有相似性,感染后引起的交叉免疫反应可损伤输卵管,导致严重输卵管黏膜结构及功能破坏,并引起盆腔广泛粘连。

2.病原菌 通过宫颈的淋巴管播散到宫旁结缔组织,首先侵及浆膜层,发生输卵管周围炎,然后累及肌层,而输卵管黏膜层可不受累或受累极轻。病变以输卵管间质炎为主,其管腔常可因肌壁增厚受压变窄,但仍能保持通畅。卵巢很少单独发炎,白膜是良好的防御屏障,卵巢常与发炎的输卵管伞端粘连而发生卵巢周围炎,称输卵管卵巢炎,习称附件炎。炎症可通过卵巢排卵的破孔侵入卵巢实质形成卵巢脓肿,脓肿壁与输卵管积脓粘连并穿通,形成输卵管卵巢脓肿(TOA)。TOA 可为一侧或两侧病变,约半数是在可识别的急性盆腔炎初次发病后形成,另一部分是在慢性盆腔炎屡次急性发作或重复感染而形成。脓肿多位于子宫后方或子宫、阔韧带后叶及肠管间粘连处,可破入直肠或阴道,若破入腹腔则引起弥漫性腹膜炎。

（三）盆腔腹膜炎

盆腔内器官发生严重感染时,往往蔓延到盆腔腹膜,发炎的腹膜充血、水肿,并有少量含

纤维素的渗出液,形成盆腔脏器粘连。当有大量脓性渗出液积聚于粘连的间隙内,可形成散在小脓肿;若积聚于直肠子宫陷凹处则形成盆腔脓肿,较多见。脓肿的前面为子宫,后方为直肠,顶部为粘连的肠管及大网膜,脓肿可破入直肠而使症状突然减轻,也可破入腹腔引起弥漫性腹膜炎。

(四)盆腔结缔组织炎

内生殖器急性炎症时,或阴道、宫颈有创伤时,病原体经淋巴管进入盆腔结缔组织而引起结缔组织充血、水肿及中性粒细胞浸润。以宫旁结缔组织炎最常见,开始局部增厚,质地较软,边界不清,以后向两侧盆壁呈扇形浸润,若组织化脓则形成盆腔腹膜外脓肿,可自发破入直肠或阴道。

(五)败血症及脓毒血症

当病原体毒性强、数量多、患者抵抗力降低时,常发生败血症。多见于严重的产褥感染、感染性流产及播散性淋病。近年有报道放置宫内节育器、人工流产及输卵管绝育术损伤脏器引起败血症,若不及时控制,往往很快出现感染性休克,甚至死亡。发生感染后,若身体其他部位发现多处炎症病灶或脓肿者,应考虑有脓毒血症存在,但需经血培养证实。

(六)Fitz—Hugh—Curtis 综合征

是指肝包膜炎症而无肝实质损害的肝周围炎。淋病奈瑟菌及衣原体感染均可引起。由于肝包膜水肿,吸气时右上腹疼痛。肝包膜上有脓性或纤维渗出物,早期在肝包膜与前腹壁腹膜之间形成松软粘连,晚期形成琴弦样粘连。5%~10%的输卵管炎可出现此综合征,临床表现为继下腹痛后出现右上腹痛,或下腹疼痛与右上腹疼痛同时出现。

六、临床表现

可因炎症轻重及范围大小而有不同的临床表现。轻者无症状或症状轻微。常见症状为下腹痛、发热、阴道分泌物增多。腹痛为持续性、活动或性交后加重。若病情严重可有寒战、高热、头痛、食欲缺乏。若有腹膜炎,则出现消化系统症状如恶心、呕吐、腹胀、腹泻等。月经期发病可出现经量增多、经期延长。若有脓肿形成,可有下腹包块及局部压迫刺激症状;包块位于子宫前方可出现膀胱刺激症状,如排尿困难、尿频,若引起膀胱肌炎还可有尿痛等。包块位于子宫后方可有直肠刺激症状;若在腹膜外可致腹泻、里急后重感和排便困难。若有输卵管炎的症状及体征并同时有右上腹疼痛者,应怀疑有肝周围炎。由于感染的病原体不同,临床表现也有差异。淋病奈瑟菌感染以年轻妇女多见,多于月经期或经后 7d 内发病,起病急,可有高热,体温在 38℃以上,常引起输卵管积脓,出现腹膜刺激征及阴道脓性分泌物。非淋病奈瑟菌性盆腔炎起病较缓慢,高热及腹膜刺激征不如淋病奈瑟菌感染明显。若为厌氧菌感染,患者的年龄偏大,容易有多次复发,常伴有脓肿形成。衣原体感染病程较长,高热不明显,长期持续低热,主要表现为轻微下腹痛,并久治不愈。患者体征差异较大,轻者无明显异常发现。典型体征呈急性病容,体温升高,心率加快,下腹部有压痛、反跳痛及肌紧张,若病情严重可出现腹胀、肠鸣音减弱或消失。

盆腔检查:阴道可有充血,并有大量脓性臭味分泌物;宫颈充血、水肿,将宫颈表面分泌物拭净,若见脓性分泌物从宫颈口流出,说明宫颈管黏膜或宫腔有急性炎症。穹隆触痛明显,须注意是否饱满;宫颈举痛;宫体稍大,有压痛,活动受限;子宫两侧压痛明显,若为单纯输卵管炎,可触及增粗的输卵管,压痛明显;若为输卵管积脓或输卵管卵巢脓肿,则可触及包块且压痛明显,不活动;宫旁结缔组织炎时,可扪及宫旁一侧或两侧片状增厚,或两侧宫骶韧带高度水肿、增粗,压痛明显;若有盆腔脓肿形成且位置较低时,可扪及后穹隆或侧穹隆有肿块且有波动感,三合诊常能协助进一步了解盆腔情况。

七、诊断及鉴别诊断

根据病史、症状和体征可做出初步诊断。由于急性盆腔炎的临床表现变异较大,临床诊断准确性不高,尚需作必要的辅助检查,如血常规、尿常规、宫颈管分泌物检查等。

1.最低诊断标准 ①子宫压痛。②附件压痛。③宫颈举痛。

下腹压痛同时伴有下生殖道感染征象的患者,诊断 PID 的可能性大大增加。生育期妇女或 STI 门诊人群,可按最低诊断标准。

2.支持 PID 诊断的附加条件 ①口腔温度≥38.3℃。②宫颈或阴道黏液脓性分泌物。③阴道分泌物显微镜检查有白细胞增多。④血沉加快。⑤C 反应蛋白水平升高。⑥实验室检查证实有宫颈淋病奈瑟菌或沙眼衣原体感染。

大多数 PID 患者都有宫颈黏液脓性分泌物或阴道分泌物镜检有白细胞增多。如果宫颈分泌物外观正常并且阴道分泌物镜检无白细胞,则 PID 诊断成立的可能性不大,需要考虑其他可能引起下腹痛的病因。

如有条件应积极寻找致病微生物。

3.PID 的最特异标准包括 ①子宫内膜活检显示有子宫内膜炎的病理组织学证据。②经阴道超声检查或磁共振显像技术显示输卵管管壁增厚、管腔积液,可伴有盆腔游离液体或输卵管卵巢包块。③腹腔镜检查结果符合 PID 表现。

盆腔炎应与急性阑尾炎、输卵管妊娠流产或破裂、卵巢囊肿蒂扭转或破裂等急症相鉴别。

八、治疗

(一)治疗原则

盆腔炎主要为抗生素药物治疗,必要时手术治疗。抗生素治疗可清除病原体,改善症状及体征,减少后遗症。经恰当的抗生素积极治疗,绝大多数急性盆腔炎能彻底治愈。由于急性盆腔炎的病原体多为需氧菌、厌氧菌及衣原体的混合感染,需氧菌及厌氧菌又有革兰阴性及革兰阳性之分,故抗生素多采用联合用药,并覆盖到所有可能的病原微生物。

(二)具体方案

1.静脉给药 对于症状较重者给予静脉治疗。

(1)头孢替坦 2g,静滴,每 12h 1 次;或头孢西丁 2g,静滴,每 6h 1 次。加用:多西环素 100mg,口服,每 12h 1 次(或米诺环素 100mg,口服,每 12h 1 次);或阿奇霉素 0.5g,静滴或口服,每日 1 次。

注意:①其他第二代或第三代头孢菌素(如头孢唑肟、头孢噻肟和头孢曲松)也可能对 PID 有效并有可能代替头孢替坦和头孢西丁,而后两者的抗厌氧菌效果更强。②对输卵管卵巢脓肿的患者,通常在多西环素(或米诺环素或阿奇霉素)的基础上加用克林霉素或甲硝唑,从而更有效的对抗厌氧菌。③临床症状改善后继续静脉给药至少24h,然后转为口服药物治疗,共持续 14d。

(2)克林霉素 900mg,静滴,每 8h 1 次,加用庆大霉素负荷剂量(2mg/kg),静滴或肌注,维持剂量(1.5mg/kg),每8h1次;也可采用每日一次给药。

注意:①临床症状改善后继续静脉给药至少24h,继续口服克林霉素450mg,每日1次,共14d。②对输卵管卵巢脓肿的患者,应用多西环素(或米诺环素或阿奇霉素)加甲硝唑或多西环素(或米诺环素或阿奇霉素)加克林霉素比单纯应用多西环素(或米诺环素或阿奇霉素)对治疗厌氧菌感染更优越。③注意庆大霉素的毒副作用。

(3)喹诺酮类药物:氧氟沙星400mg,静滴,每12h1次,加用甲硝唑500mg,静滴,每8h1次;或左氧氟沙星500mg,静滴,每日1次,加用甲硝唑500mg,静滴,每8h1次;或莫西沙星400mg,静滴,每日1次。

(4)氨苄西林/舒巴坦3g,静滴,每6h1次,加用:多西环素100mg,口服,每12h1次,或米诺环素100mg,口服,每12h1次;或阿奇霉素0.5,静脉滴注或口服,每日1次。

2.非静脉药物治疗 症状较轻者可采用以下方案。

(1)氧氟沙星400mg,口服,每日2次/d,加用甲硝唑500mg,口服,每日2次,共14d;或左氧氟沙星500mg,口服,每日1次,加用甲硝唑500mg,口服,每日2次,共14d;或莫西沙星400mg,口服,每日1次,共14d。

(2)头孢曲松250mg肌注,单次给药;或头孢西丁2g,肌内注射,加丙磺舒1g,口服,均单次给药;或其他第三代头孢类药物,例如头孢唑肟、头孢噻肟等非静脉外给药。加用:多西环素100mg,口服,每12h1次;或米诺环素100mg,口服,每12h1次;或阿奇霉素0.5,口服,每日1次,共14d。可加用甲硝唑500mg,口服,每日2次,共14d。

(3)阿莫西林/克拉维酸加用多西环素可以获得短期的临床效果,但胃肠道不良反应可能会影响该方案的依从性。

(三)手术治疗

1.适应证

(1)药物治疗无效:输卵管卵巢脓肿或盆腔脓肿经药物治疗48~72h,体温持续不降,患者中毒症状加重或包块增大者,应及时手术,以免发生脓肿破裂。

(2)脓肿持续存在:经药物治疗病情有好转,继续控制炎症数日(2~3周),包块仍未消失但已局限化,应手术切除,以免日后再次急性发作,或形成慢性盆腔炎。

(3)脓肿破裂:突然腹痛加剧,寒战、高热、恶心、呕吐、腹胀,检查腹部拒按或有中毒性休克表现,应怀疑脓肿破裂。若脓肿破裂未及时诊治,死亡率高。因此,一旦怀疑脓肿破裂,需立即在抗生素治疗的同时行剖腹探查。

2.手术方式和范围 可根据情况选择经腹手术或腹腔镜手术。手术范围应根据病变范围、患者年龄、一般状态等全面考虑。原则以切除病灶为主。年轻妇女应尽量保留卵巢功能,以采用保守性手术为主。年龄大、双侧附件受累或附件脓肿屡次发作者,行全子宫及双附件切除术;对极度衰弱危重患者的手术范围须按具体情况决定。若盆腔脓肿位置低、突向阴道后穹隆时,可经阴道切开排脓,同时注入抗生素。

(四)随访

患者应在开始治疗3d内出现临床情况的改善,如退热、腹部压痛或反跳痛减轻、子宫及附件压痛减轻、宫颈举痛减轻等。在此期间病情无好转的患者需住院治疗,进一步检查以及手术治疗。

对于药物治疗的患者,应在72h内随诊,明确有无临床情况的改善(具体标准如前所述)。

如果未见好转则建议住院接受静脉给药治疗以及进一步检查。建议对于沙眼衣原体和淋病奈瑟菌感染的 PID 患者,还应在治疗结束后 4～6 周时重新筛查上述病原体。

（五）性伴侣的治疗

对 PID 患者出现症状前 60d 内接触过的性伴侣进行检查和治疗。这种检查和评价是必要的,因为患者有再感染的危险,而且其性伴侣很可能感染淋病及沙眼衣原体。由淋病或沙眼衣原体感染引起 PID 患者的男性性伴侣常无症状。无论 PID 患者分离的病原体如何,均应建议患者的性伴侣进行 STI 的检测和治疗。在女性 PID 患者治疗期间应避免无保护屏障(避孕套)的性交。

（六）中药治疗

主要为活血化瘀、清热解毒药物,例如:银翘解毒汤、安宫牛黄丸或紫血丹等。

九、预防

1. 做好经期、孕期及产褥期的卫生宣传。

2. 严格掌握产科、妇科手术指征,做好术前准备;术时注意无菌操作;术后做好护理,预防感染。

3. 治疗急性盆腔炎时,应做到及时治疗、彻底治愈,防止转为慢性盆腔炎。

4. 注意性生活卫生,减少性传播感染,经期禁止性交。

十、并发症

（一）复发性盆腔炎

有 25% 的急性盆腔炎可于以后重复发作,年轻患者的重复感染是一般年龄组的 2 倍。由于输卵管在上次感染时的损害,对细菌的侵犯敏感性增加。

（二）输卵管积水

慢性输卵管炎双侧居多,输卵管呈轻度或中度肿大,伞端可部分或完全闭锁,并与周围组织粘连。若输卵管伞端及峡部因炎症粘连闭锁,浆液性渗出物积聚形成输卵管积水;有时输卵管积脓中的脓液渐被吸收,浆液性液体继续自管壁渗出充满管腔,亦可形成输卵管积水。积水输卵管表面光滑,管壁甚薄,由于输卵管系膜不能随积水输卵管囊壁的增长扩大而相应延长,故积水输卵管向系膜侧弯曲,形似腊肠或呈曲颈的蒸馏瓶状,卷曲向后,可游离或与周围组织有膜样粘连。应行手术治疗。

（三）输卵管卵巢囊肿

输卵管发炎时波及卵巢,输卵管与卵巢相互粘连形成炎性肿块,或输卵管伞端与卵巢粘连并贯通,液体渗出形成输卵管卵巢囊肿,也可由输卵管卵巢脓肿的脓液被吸收后由渗出物替代而形成。常无病原体,抗生素治疗无效,应行手术治疗。

（四）慢性腹痛

盆腔炎后遗留慢性腹痛(超过 6 个月),可达 18%。相比较,没有 PID 历史的,罹患慢性腹痛者只有 5%。疼痛常常是周期性的,主要和输卵管、卵巢及其周围组织粘连有关。

（五）不孕

盆腔炎是造成输卵管梗阻及不孕的重要原因,增加不孕的机会与 PID 发作的次数和严重性有关。盆腔炎后不孕发生率为 20%～30%。有文献报道 1 次盆腔炎发作,不孕危险为

13%,2 次为 36%,3 次为 60%~75%。

（六）宫外孕

输卵管由于炎症的损害,其攫取受精卵及转送受精卵的功能受到影响。因而,PID 后宫外孕的发生率明显上升,比未发生过 PID 者高 7~10 倍。

（七）骶髂关节炎

PID 后可有 68% 发生骶髂关节炎,而对照组只有 3%。虽然以骶髂关节炎形式出现的脊椎的慢性关节炎在女性比在男性少,但有 PID 历史的,却是一个重要的易患因素。

十一、健康教育

1. 卧床休息及半卧位的重要性　有利于脓液聚积于直肠子宫陷窝,使炎症局限。修养环境要安静舒适,温湿度适宜。注意通风,使室内空气新鲜。注意休息,以防疾病复发。

2. 饮食的重要性　高营养饮食可提高机体抵抗力,促进康复。选择高蛋白、高维生素饮食,如瘦肉、鸡蛋、牛奶、鱼类,还应注意粗细粮搭配。

3. 有关疾病常见病因　产后感染、不洁性生活、体质虚弱等。人工流产、放置子宫内节育器、诊断性刮宫等治疗 1 个月内避免性生活。性生活要适度,避免不洁性生活,性伴侣也应接受治疗。

4. 应及时彻底治疗急性盆腔炎　保持良好的心境,增强自信心,愉快的心情有利于疾病康复。

5. 保持外阴清洁的重要性　防止感染,做好经期、孕期及产褥期卫生。经期:注意适当休息,用消毒月经垫,经期避免性生活;孕期:妊娠 32 周后适当减轻工作量,不值夜班及避免重体力劳动,保证足够的睡眠时间,勤洗澡,勤换内裤,不宜盆浴,可选用淋浴或擦浴,以防污水进入阴道,引起感染。每日用温水清洗外阴部,妊娠 12 周以内及 32 周以后均应避免性生活;产褥期:勤换内衣及床单,温水擦浴,保持外阴部清洁,禁止盆浴及性生活。

（吴淑凤）

第五节　生殖器结核

由结核分枝杆菌（简称结核杆菌）引起的女性生殖器炎症称为生殖器结核,又称结核性盆腔炎。多见于 20~40 岁的妇女,也可见于绝经后的老年妇女。

一、传染途径

生殖器结核常继发于身体其他部位结核如肺结核、肠结核、腹膜结核等,约 10% 肺结核患者伴有生殖器结核。多数患者在日后发现生殖器结核时,其原发病灶多已痊愈。生殖器结核常见的传染途径有以下几种。

（一）血行传播

血行传播为最主要的传播途径。青春期时生殖器发育,血供丰富,结核菌易借血行传播。由于输卵管黏膜有利于结核菌的潜伏感染,结核杆菌首先侵犯输卵管,然后依次扩散到子宫内膜、卵巢,侵犯宫颈、阴道、外阴者较少。

（二）直接蔓延

腹膜结核、肠结核可直接蔓延到内生殖器。

（三）淋巴传播

较少见。消化道结核可通过淋巴管传播感染内生殖器。

（四）性交传播

极罕见。

二、病理

（一）输卵管结核

输卵管结核占女性生殖器结核的 $90\%\sim100\%$，双侧性居多。输卵管结核的特有表现是输卵管增粗肥大，其伞端外翻如烟斗嘴状；也可表现为伞端封闭，管腔内充满干酪样物质；有的输卵管增粗，管壁内有结核结节；有的输卵管僵直变粗，峡部有多个结节隆起。输卵管浆膜面可见多个粟粒结节，有时盆腔腹膜、肠管表面及卵巢表面也布满类似结节，或并发腹水型结核性腹膜炎。输卵管常与其邻近器官广泛粘连。

（二）子宫内膜结核

常由输卵管结核蔓延而来，占生殖器结核的 $50\%\sim80\%$。早期病变出现在宫腔两侧角，子宫大小、形状无明显变化。随着病情进展，子宫内膜受到破坏，最后形成瘢痕，可使宫腔粘连变形、缩小。

（三）卵巢结核

主要由输卵管结核蔓延而来，占生殖器结核的 $20\%\sim30\%$，通常表现为卵巢周围炎，侵犯卵巢深层较少。少数卵巢结核由血液循环传播而致，可在卵巢深部形成结节及干酪样坏死性脓肿。

（四）宫颈结核

常由子宫内膜结核蔓延而来或经淋巴或血液循环传播，较少见。

（五）盆腔腹膜结核

多合并输卵管结核。根据病变特征分渗出型及粘连型。渗出型以渗出为主，特点为腹膜及盆腔脏器浆膜面布满无数大小不等的散在灰黄色结节，渗出物为浆液性草黄色澄清液体，积聚于盆腔，有时因粘连形成多个包裹性囊肿；粘连型以粘连为主，特点为腹膜增厚，与邻近脏器紧密粘连，粘连的组织常发生干酪样坏死，易形成瘘管。

三、临床表现

依病情轻重、病程长短而异。有的患者无任何症状，有的患者则症状较重。

（一）不孕

在原发性不孕患者中生殖器结核为常见原因之一。由于输卵管黏膜破坏与粘连，常使管腔堵塞；或因输卵管周围粘连，虽管腔保持部分通畅，但黏膜纤毛被破坏，输卵管僵硬、蠕动受限，丧失运输功能。另外，子宫内膜结核妨碍受精卵的着床与发育，也可致不孕。

（二）月经失调

早期因子宫内膜充血及溃疡，可有经量过多或经期延长；晚期因子宫内膜遭不同程度破坏而表现为月经稀少或闭经。

（三）下腹坠痛

由于盆腔炎症和粘连，可有不同程度的下腹坠痛，经期加重。

(四)全身症状轻者

全身症状不明显,若为活动期,可有结核病的一般症状,如发热、盗汗、乏力、食欲不振、体重减轻等。

(五)全身及妇科检查

由于病变程度与范围不同而有较大差异,多数患者因无明显症状和体征,常因不孕行诊断性刮宫、子宫输卵管碘油造影及腹腔镜检查才发现患者有盆腔结核。严重盆腔结核常合并腹膜结核,检查腹部时有柔韧感或腹水征,形成包裹性积液时,可触及囊性肿块,边界不清、活动差,表面因有肠管粘连,叩诊空响。子宫一般发育较差,活动受限。若附件受累,在子宫两侧可触及条索状的输卵管。若输卵管与卵巢等粘连则形成大小不等及形状不规则的肿块,质硬、表面不平、呈结节状突起。

四、诊断

多数患者无明显症状与体征,易漏诊、误诊。为提高确诊率,应详细询问病史,特别是当患者有原发不孕、月经稀少或闭经时,未婚女青年有低热、盗汗、盆腔炎或腹水时,慢性盆腔炎久治不愈时,既往有结核病接触史或本人曾患肺结核、胸膜炎时,均应考虑有生殖器结核的可能。下列辅助诊断方法可协助诊断。

(一)子宫内膜病理检查

子宫内膜病理检查是最可靠的诊断依据。于经前1周或月经来潮6h内行刮宫术。术前3d及术后4d内应每日肌注链霉素0.75g及口服异烟肼0.3g,以防刮宫引起结核病灶扩散。刮宫时注意刮取子宫角部内膜,并将刮出物送病检,若找到典型结核结节即可确诊。

(二)X线检查

1. X线拍片 肺、盆腔、胃肠道和泌尿系统拍片检查有助于发现原发病灶。

2. 子宫输卵管碘油造影可见到下列征象

(1)宫腔狭窄或变形,边缘呈锯齿状。

(2)输卵管管腔有多个狭窄部分,呈典型串珠状或显示管腔细小而僵直。

(3)在相当于盆腔淋巴结、输卵管、卵巢部位有钙化灶。

(4)若碘油进入子宫一侧或两侧静脉丛,应考虑有子宫内膜结核的可能。

(三)腹腔镜检查

腹腔镜检查能直接观察子宫、输卵管浆膜面有无粟粒结节,并可取腹腔液行结核菌培养,或在病变处作活检。

(四)结核菌检查

取月经血或宫腔刮出物或腹腔液作结核菌检查,常用方法:①涂片抗酸染色查找结核菌。②结核菌培养,虽准确,但需1~2个月才能得到结果。③分子生物学方法,如聚合酶链法(PCR),方法快速、简便,但可能出现假阳性。④动物接种,方法复杂,需时较长,难以推广。

(五)结核菌素试验

阳性说明体内曾有结核分枝杆菌感染,强阳性说明目前仍有活动性病灶,阴性一般表示未有过结核杆菌感染。

(六)其他

活动期红细胞沉降率增快,但正常不能除外结核病变;白细胞计数不高,分类中淋巴细胞增多。这些化验检查均非特异性,只能作为诊断参考。

五、鉴别诊断

与慢性盆腔炎、子宫内膜异位症、卵巢肿瘤,尤其是卵巢癌鉴别。

六、治疗

采用抗结核药物治疗为主,休息营养为辅的治疗原则。

（一）抗结核药物治疗

抗结核药物治疗对 90％女性生殖器结核有效。遵循早期、联合、规律、适量、全程的用药原则。常用的抗结核药物有:①异烟肼 300mg,每日 1 次顿服,或每周 2～3 次,每次 600～800mg。②利福平每日 450～600mg(体重小于 50kg,用 450mg),早饭前顿服,便于吸收,间歇疗法为每周 2～3 次,每次 600～900mg。③链霉素每日肌注 0.75g。④乙胺丁醇每日口服 0.75～1g,间歇疗法为每周 2～3 次,每次 1.5～2g。⑤吡嗪酰胺每日 1.5～2g,分 3 次口服。近年采用异烟肼、利福平、乙胺丁醇、链霉素及吡嗪酰胺等抗结核药物联合治疗,疗程为 6～9 个月(前 2～3 个月为强化期,后 4～6 个月为巩固期或继续期)。

1. 对初次治疗的患者采用以下治疗方案　强化期 2 个月,每日链霉素、异烟肼、利福平、吡嗪酰胺四种药物联合应用,后 4 个月巩固期每日连续应用异烟肼、利福平。或巩固期每周 3 次间歇应用异烟肼、利福平。

2. 对治疗失败或复发的患者可采用下列方案　强化期每日链霉素、异烟肼、利福平、吡嗪酰胺四种药物联合应用 2 个月,巩固期每日应用异烟肼、利福平、乙胺丁醇连续 6 个月。或巩固期每周 3 次应用异烟肼、利福平、乙胺丁醇连续 6 个月。也可采用全程间歇疗法,强化期 2 个月,每周 3 次联合应用链霉素、异烟肼、利福平、吡嗪酰胺,巩固期 6 个月,每周 3 次应用异烟肼、利福平、乙胺丁醇。若对以上方案中的链霉素耐药,可用乙胺丁醇代替。

（二）支持疗法

急性患者至少应休息 3 个月,慢性患者可以从事部分工作和学习;但要注意加强营养,劳逸结合,增强体质。

（三）手术治疗

手术指征:①盆腔结核形成较大的包块或较大的包裹性积液。另外,盆腔包块经药物治疗后缩小,但不能完全消退。②治疗无效或治疗后又反复发作者。③子宫内膜结核严重,内膜破坏广泛,药物治疗无效者。为避免手术时感染扩散,提高手术后治疗效果,手术前后需应用抗结核药物治疗。手术以全子宫及双侧附件切除术为宜,对年轻妇女应尽量保留卵巢功能。术时应注意解剖关系,避免损伤。

七、预防

做好卡介苗接种,积极防治肺结核、淋巴结核和肠结核等。

（吴淑凤）

第六节　性传播疾病

一、淋病

淋病是指由淋病奈瑟菌引起的泌尿、生殖器黏膜的化脓性感染为主要表现的性传播疾病。该病也可侵犯眼、咽喉、直肠甚至全身各脏器,引起相应的损害。淋病是我国最常见的性传播疾病,淋病患者数占性病总数的 70%～85%。

（一）病因

1.淋病通常经性接触传播　妇女常在数周或数月内为无症状带菌者,常在追踪其性接触者时被发现。男性同性恋者无症状的口咽或直肠感染也很常见。偶尔在异性恋男子的尿道也可发现感染。

2.青春期儿童的阴道或直肠淋病　常被成年人性施虐所致,也可罕见于通过污物感染。

（二）诊断

1.病史　有不正常性生活史。潜伏期男性 2～5d,女性 10d 以内。

2.症状　尿频、尿急、尿痛,外阴红肿热痛。脓性白带,有时有阴道出血。尿道旁腺或前庭大腺红肿,流出脓液。可有发热及下腹痛。上行感染时有子宫或下腹触痛,附件区肿胀或有包块。

3.妇科检查　可见宫颈脓性分泌物,充血、糜烂、触痛。

4.宫颈棉拭子涂片检查　可见革兰阴性双球菌。取宫颈管或尿道口脓性分泌物淋病奈瑟菌培养,为阳性。

（三）鉴别

1.非淋菌性尿道炎　由沙眼衣原体和解脲支原体引起,分泌物涂片或培养检查有多核白细胞;无革兰阴性双球菌。

2.念球菌性阴道炎　白带呈豆渣样或凝乳状,分泌物检查可找到真菌的微菌丝或芽胞。

3.滴虫性阴道炎　白带呈黄绿色、稀薄、泡沫状,有臭味,分泌物涂片悬滴检查可见滴虫。

4.非特异性阴道炎　分泌物涂片或培养可找到一般病原菌,但无淋球菌及滴虫、真菌。

（四）治疗

1.治疗原则　淋病一旦确诊,应及早治疗,药量要足,治疗要彻底,性伴侣应同查同治,用物注意隔离、消毒、注意保护眼睛以防并发淋菌性眼炎。

2.急性无并发症的淋病治疗　酌情选用下列一种药物,也可联合用药。

（1）普鲁卡因青霉素:480 万 U,分两侧臀部肌内注射,加服丙磺舒 1g,口服。

（2）氨苄西林:3.5g,口服,加服丙磺舒 1g,口服。

（3）阿莫西林:3.0g,口服,加服丙磺舒 1g,口服。

（4）大观霉素:2.0g,每日 2 次,肌内注射。常用于产生青霉素酶的淋球菌。

（5）头孢曲松:250mg,每日 1 次,肌内注射。常用于产生青霉素酶的淋球菌。

（6）氧氟沙星:400～600mg,每日 1 次,口服,或诺氟沙星 800mg,每日 1 次,口服。孕妇禁用。

（7）四环素:0.5g,每日 4 次,口服,连服 7d。孕妇及哺乳期妇女禁用。

(8)红霉素:0.5g,每日 4 次,口服,连服 7d。用于对青霉素过敏者。

3.有并发症的淋病治疗　酌情选用下列药物治疗。

(1)青霉素:960 万 U,每日 1 次,静脉滴注,至症状缓解后改用氨苄西林或阿莫西林0.5g,每日 4 次,口服,连服 10d。

(2)头孢曲松:250mg,每日 1 次,肌内注射,共 10d。播散性淋病则给予头孢曲松 1g,每12h 1 次,静脉滴注,连用 5d,后改为头孢曲松 250mg,每日 1 次,肌内注射,共 7d。

(3)大观霉素 g,每日 2 次,肌内注射,连用 10d。

(4)四环素:2g,每日 1 次,静脉滴注,至症状缓解后改为四环素 0.5g,每日 4 次,口服,连用 10d。用于对青霉素过敏者。

(5)盆腔脓肿形成者可采用手术治疗,脓肿切开引流、附件切除或子宫加附件切除。前庭大腺已形成脓肿,在应用抗生素的同时,应切开引流。

4.慢性淋病　单纯药物治疗效果差,应采用综合治疗措施,具体方法同慢性盆腔炎。

(五)转院标准

当淋病有合并症时,治疗有一定的难度,应及时转院治疗。

二、梅毒

梅毒(syphilis)是由梅毒螺旋体引起的一种性传播疾病。早期主要侵犯皮肤、黏膜,晚期侵犯心血管系统和中枢神经系统。梅毒螺旋体只感染人类,人是梅毒的唯一传染源。梅毒螺旋体只有通过紧密的直接接触,经由皮肤黏膜处的破损或微小损伤,才能进入人体,造成感染,其中性接触感染占 95%以上,通过间接途径如患者的污物、毛巾、食具、医疗器械等传播者,相当罕见。输入含有梅毒螺旋体的血液,可引起二期梅毒病变。梅毒螺旋体可通过胎盘传给胎儿,引起胎儿先天性梅毒或死胎,对胎儿危害极大,为此应当引起妇产科医师的高度重视。

(一)病史采集

1.现病史

(1)一期梅毒:初期表现为在外阴、阴道处出现无痛性红色炎性硬结,称为硬下疳。经过 1个月左右时间,可不治而愈,留下表浅瘢痕。在硬下疳出现 1~2 周后,局部淋巴结(多为腹股沟)肿大,多为单侧,较硬,表面无炎症,不化脓。

(2)二期梅毒:硬下疳消失至二期梅毒疹出现前无明显症状,在感染后 7~10 周或硬下疳出现后 4~12 周,出现流感样综合征以及全身无痛性淋巴结肿大,皮肤出现斑疹、丘疹、脓疱疹等。二期梅毒疹经 2~3 个月后可自行消退。

(3)三期梅毒(晚期梅毒):在感染后 3~4 年,出现结节性梅毒疹、树胶肿,累及骨、眼、心血管和神经系统时,出现相应的症状。

(4)先天梅毒(胎传梅毒):指经胎盘传染的梅毒,孩子出生后在早期(2 岁以内)出现类似于成人二期梅毒的症状,晚期(2 岁以上)出现类似成人三期梅毒的症状。

2.过去史　有婚外性行为,不洁性交史,配偶感染史,新生儿母亲感染史。

(二)体格检查

1.一期梅毒　硬下疳 90%发生在外阴、阴唇、阴道、宫颈或肛周,也可以出现在口腔、乳房、眼等处。呈圆形或椭圆形,直径 1~2cm,边界清楚,周围堤状隆起,基底平整,呈肉红色。

上有少量浆液渗出物,内含大量梅毒螺旋体,传染性强。边缘毛细血管扩张成红晕,与周围表皮分界明显。

2. 二期梅毒　皮疹形态多样,表现多种多样如斑疹、丘疹、斑丘疹或脓疱疹,常出现在躯干前面和侧面、四肢屈侧、手掌等处,也可出现在面部与前额部。在肛门、外阴等皮肤摩擦和潮湿部位,可见丘疹性梅毒疹的特殊类型即扁平湿疣,其形态为扁平或分叶的疣状损害,基底宽而无蒂,直径 1～3cm,周围有暗红色浸润。颜面部毛发或阴毛受到螺旋体浸润性损伤后,发生梅毒性秃发,表现为 0.5cm 左右大小的虫蛀状秃发斑。此外,在 50%～85% 的患者,有全身淋巴结肿大,但不痛、不化脓、不破溃。

3. 三期梅毒　皮肤黏膜损害有结节性梅毒疹和树胶肿,前者多发生于感染后 3～4 年内,好发于头、面、肩、背及四肢伸侧,表现为直径 0.3～1.0cm 大小的结节,质硬,有浸润,结节可吸收,留下小的萎缩斑,愈后可留下表浅瘢痕。后者多在感染后 3～5 年内发生,多发生在皮肤黏膜,开始为无痛性皮下结节,暗红色,逐渐增大,而后中心破溃,形成特异性马蹄形溃疡,边界清楚,基底紫红,无疼痛,分泌黏稠脓汁似树胶,故为树胶肿。

4. 先天梅毒　早期先天梅毒相当于后天二期梅毒,但病情较重,出生后 1～3 周才出现临床症状,新生儿发育营养差,老人貌,梅毒疹与成人二期梅毒疹相似。晚期先天梅毒一般在 5～8 岁才开始发病,13～14 岁才表现出多种症状,如间质性角膜炎、神经性耳聋、畸形牙、梅毒疹、鼻中隔穿孔、马鞍鼻等。早期先天性梅毒的特点是没有硬下疳,有传染性,病变较后天梅毒为重,晚期先天性梅毒病变较轻,无传染性,心血管受累少,骨骼、感官系统如耳、眼、鼻受累多见。

（三）辅助检查

1. 梅毒螺旋体检查　梅毒螺旋体检查包括暗视野显微镜检查、免疫荧光染色检查、活体组织检查,均可以见到梅毒螺旋体。

2. 梅毒血清学检查　梅毒血清学检查主要包括非螺旋体抗原血清试验和梅毒螺旋体抗原血清试验。非螺旋体试验有快速血浆反应素试验(RPR),螺旋体试验有苍白螺旋体颗粒凝集试验(TPPA)。RPR 操作简便,但特异性低,适用于普查。TPPA 可以作为确诊试验,适用于 RPR 阳性患者。

（四）诊断

1. 病史　有婚外性行为,不洁性交史,梅毒感染史,配偶感染史,生母患梅毒等,梅毒患者临床表现比较复杂,早期梅毒的表现不典型,可以出现各种各样的皮疹,晚期可有结节性梅毒疹和树胶肿的出现。

2. 临床表现

(1)一期梅毒:主要在外阴、阴唇、阴道、宫颈或肛周出现硬下疳。

(2)二期梅毒:全身出现斑疹、丘疹、斑丘疹或脓疱疹,有全身淋巴结肿大,但不痛、不化脓、不破溃。

(3)三期梅毒:皮肤黏膜损害有结节性梅毒疹和树胶肿。

(4)先天梅毒:早期先天梅毒的症状相当于后天二期梅毒,晚期先天梅毒的症状相当于后天三期梅毒。

3. 辅助检查

(1)暗视野显微镜检查见梅毒螺旋体。

（2）梅毒血清学检查呈阳性。

（五）鉴别诊断

1.一期梅毒应与软下疳、生殖器疱疹、急性女阴溃疡等鉴别。

2.二期梅毒应与银屑病、玫瑰糠疹、病毒疹、药疹、脂溢性皮炎、扁平苔藓、汗斑、伤寒玫瑰疹等鉴别。

3.三期梅毒应与寻常性狼疮、慢性下肢溃疡、麻风、结节病、孢了丝菌病、着色真菌病等鉴别。

不同期别的梅毒与其他疾病的鉴别诊断，除了在临床表现方面有一定不同以外，最主要的鉴别手段还是实验室检查。看到梅毒螺旋体，或者是梅毒血清学检查呈阳性是鉴别的最重要标准。

（六）治疗

梅毒治疗最有效的方法是药物治疗，以青霉素为首选，要早期、足量、正规使用，妊娠期梅毒与非妊娠期梅毒治法基本相同。

1.对于一期、二期梅毒患者及早期潜伏梅毒患者，治疗上使用：①苄星青霉素 240 万 U（皮试阴性后），分两侧臀部肌内注射，一期患者一次性肌内注射即可。对于二期及早期潜伏梅毒患者，则每周 1 次，连续 2～3 周。②或普鲁卡因青霉素 80 万 U，肌内注射，每日一次，连续 10～15d。对青霉素过敏者选用四环素或红霉素，0.5g，每日 4 次，连用 15d。③或口服多西环素 100mg，每日 2 次，连续 15d。

2.晚期患者使用　①苄星青霉素 240 万 U（皮试阴性后），分两侧臀部肌内注射，每周 1 次，连续 3 周。②或普鲁卡因青霉素 80 万 U，肌内注射，每日一次，连续 20d。对青霉素过敏者选用四环素或红霉素，0.5g，每日 4 次，连用 30d；或口服多西环素 100mg，每日 2 次，连续 30d。

3.妊娠期梅毒或潜伏梅毒患者，治疗上以青霉素为主，剂量和疗程与非妊娠期相同。青霉素治疗可有效阻止和治疗胎儿感染，常规应用青霉素治疗后，婴儿先天性梅毒发生率极低。相反，70%～100%未治疗患者的胎儿发生宫内感染，其中 1/3 发生死产。首选苄星青霉素治疗，推荐对早期梅毒在治疗后 1 周再予苄星青霉素 G240 万 U 肌内注射 1 次。对青霉素过敏孕妇，应在有抢救条件下脱敏处理（如重复青霉素皮试或口服青霉素）后应用青霉素治疗。多西环素和四环素对胎儿发育有影响，不能用于孕妇。

4.对于先天梅毒，可采取水溶性青霉素 G 每日 10～15 万 U/kg（皮试阴性后），最初 7d，每次 5 万 U/kg，静脉注射，每 12h 1 次，以后每 8h 1 次，总疗程 10d。或苄星青霉素 G5 万 U/kg，肌内注射 1 次。对青霉素过敏者，可用红霉素治疗。8 岁以下儿童禁用四环素。

青霉素是高效抗梅毒螺旋体的药物，血清浓度高于 0.03U/mL 时，即可杀灭梅毒螺旋体。由于青霉素注射后引起大量的螺旋体死亡放出异性蛋白，可引起 Herxheimer 反应，在早期患者这种反应常在注射后 3～12h 出现发热、乏力及皮肤损害或骨膜炎疼痛等症状加重，一般可于 24h 左右缓解。但在晚期梅毒偶可引起病灶性反应，如注射后心血管梅毒患者出现心绞痛、心律不齐，甚至发生主动脉瘤破裂等；亦可使神经梅毒症状加重，如耳聋加重或出现头痛症状。有人主张在用青霉素治疗心血管或神经梅毒前 2～3d 开始用强的松，可减轻 Herxheimer 反应。具体用法为，每日 20～30mg 口服，治疗开始 2～3d 后，如无反应或反应较轻即逐渐减量，然后停药。

三、生殖器疱疹

生殖器疱疹是由单纯疱疹病毒引起的性传播疾病。单纯疱疹病毒有两型：单纯疱疹病毒Ⅰ型和单纯疱疹病毒Ⅱ型。生殖器疱疹的病原体90％为单纯疱疹病毒Ⅱ型。

（一）病因

1.单纯疱疹病毒Ⅰ型　通过呼吸道、皮肤和黏膜密切接触传染，主要引起口唇、咽、眼及皮肤感染，少数（约10％）亦可引起生殖器感染。

2.单纯疱疹病毒Ⅱ型　则是生殖器疱疹的主要病原体（90％），存在于皮肤和黏膜损害的渗出液、精液、前列腺分泌液、宫颈及阴道分泌液中，主要通过性传播，引起原发性生殖器疱疹。

3.原发性生殖器疱疹　消退后，残存的病毒经周围神经沿神经轴长期潜存于骶神经节，当机体抵抗力降低或某些激发因素如发热、受凉、感染、月经、胃肠功能紊乱、创伤等作用下，可使体内潜伏的病毒激活而复发。人类是疱疹病毒的唯一宿主，离开人体则病毒不能生存，紫外线、乙醚及一般消毒剂均可使之灭活。

（二）诊断

1.临床特点

（1）症状：在阴道、宫颈及大小阴唇等处的黏膜上出现孤立性小水疱，破溃后形成糜烂或浅溃疡，然后结痂愈合，遗留暂时性色素沉着。自觉症状轻微，微痒或灼热，无明显全身症状。

（2）有自限性，一般1～2周可自愈。

（3）易复发。

2.刮片检查　在水疱底部作细胞刮片，用直接免疫荧光技术或常规染色，可找到病毒抗原或嗜酸性包涵体。

3.病原体培养　取阴道分泌物培养，在24～48h即可分离病毒，做出诊断。

4.血清学检查　HSV急性期和康复期的血清抗体滴度较高，在潜伏感染中或大批普查均是有用的诊断方法。

（三）鉴别

1.硬下疳　呈圆形或椭圆形的红斑或硬结，直径为1～2cm，边界清楚，周围堤状隆起，基底平整，呈肉红色。上有少量浆液渗出物，内含大量梅毒螺旋体。梅毒血清学试验阳性。

2.软下疳　溃疡较深，边缘不整齐，溃疡表面分泌物多，周围可有卫星状病变。

3.白塞综合征　白塞病无传染性，大部分患者可有口腔、生殖器溃疡，这种溃疡较大而深，且溃疡大小不一，数量较多，持续时间长，常同时或相继发生眼睛、口腔黏膜皮损。且常伴头痛、头晕、意识障碍、精神异常等中枢神经系统症状。

（四）规范化治疗

1.局部治疗　保持外阴清洁干燥，防止感染。

（1）1∶5000高锰酸钾溶液：坐浴，每日2次，每次15～20min。

（2）过氧化氢：抹洗患处，每日2～3次。

（3）1％甲紫液：外涂患处，每日1次。

（4）0.1％疱疹净：湿敷患处，每日1次。

（5）5％无环鸟苷软膏：外涂患处，每日1次。

(6)40％氧化锌油 20g 加氯霉素注射液 0.25g 混合；外涂患处，2～3g/d。

2.全身用药

(1)阿昔洛韦：每次 200mg，每日 5 次，口服，连用 7～10d。

(2)阿糖胞苷：0.3～2mg/kg 体重，静脉滴注，连用 5d。

(3)聚肌苷聚胞苷酸：每次 1～2mg，肌内注射，每周 2～3 次。

(4)转移因子：每 3 日注射 2mg，连续 4～6 周。

(5)左旋咪唑：每次 50mg，每日 3 次，口服。连服 3～7d。

四、尖锐湿疣

尖锐湿疣(condyloma acuminata)是由人乳头瘤病毒(HPV)在两性生殖器、会阴或肛门周围等皮肤黏膜所致的病毒感染，主要经性接触传染，或与污染的物品如内裤、浴盆、浴巾等密切接触传染，胎儿经感染的产道传染。我国尖锐湿疣的发病逐年上升，已居性传播疾病的第三位，并仍有扩大蔓延的趋势。此外，研究表明，尖锐湿疣的慢性感染直接导致了宫颈癌的发病，对此应引起重视。

(一)病史采集

1.现病史 在阴道口、肛周、会阴和阴阜出现单个或多个散在或密集成片的小丘疹，逐渐发展为指头或粟子大小。皮损可孤立存在，也可互相融合形成大片肿块，皮损间的裂隙内可溢出有臭味的分泌物。患者多无不适，如合并感染，可有痒痛感。

2.过去史 有不洁性交史，配偶有感染史。

(二)体格检查

对于大多数典型的尖锐湿疣，肉眼就可以诊断。表现为在生殖器、会阴、肛门等经常发生尖锐湿疣部位出现乳头状、蒂状、指状、鸡冠状、半球状、菜花状或鸡冠状增生物，表面为灰白色密集颗粒。

(三)辅助检查

对于肉眼不能确诊的病变，可以采用醋酸白试验或阴道镜检查。

1.醋酸白试验的具体做法是，在病变部皮肤处涂上 5％醋酸，3～5min 后，可疑部位的皮肤若变白，表明该处可能有 HPV 感染。醋酸白试验的敏感性很高，特异性较低，故仅对病变区域有提示作用，没有确诊作用。

2.对于阴道、宫颈上的病变，可以在阴道镜指引下进行活检。也可以先涂上醋酸后，再在阴道镜指导下进行活检，阳性率较高。

3.病理组织学检查有较大的诊断价值，目前是诊断尖锐湿疣的基本方法和标准。在显微镜下，尖锐湿疣部位的上皮呈假性上皮瘤样增生。表皮角化不全，角化不全细胞核增大，浓染，有不典型增生倾向。棘层肥厚，皮突延长。基底细胞也增生，层次增多。表皮各层内可见特征性挖空细胞。挖空细胞体积大，核大深染或双核，核固缩或不规则，核周有空晕，呈环状，核周胞浆淡、空化或有少许细丝状结构。真皮层有血管周围炎性细胞浸润。绝大多数病变经组织学检查都可以确诊。

4.由于 HPV 感染和宫颈癌的发生密切相关，因此对于尖锐湿疣患者应当常规进行宫颈刮片检查，以期早期发现宫颈癌变。

(四)诊断

1.病史 患者可能有不洁性交史或配偶感染史，在阴道口、肛周、会阴和阴阜可有小丘疹、瘙痒、分泌物增多等。

2.临床表现　在阴道口、肛周、会阴和阴阜发现形状为蒂状、指状、鸡冠状、半球状，表面为灰白色密集颗粒的增生物，状如菜花。

3.辅助检查

(1)阴道脱落细胞涂片呈特征性变化。

(2)阴道镜检查见泡状、山峰状、结节状指样隆起。

(3)病理组织学检查可见典型表现。

(五)鉴别诊断

1.外阴肛周恶性肿瘤　皮损体积大，呈肿块状，多态性浸润，病理检查有核异形变。

2.扁平湿疣　好发于肛周及会阴等皱摺潮湿部位，其丘疹密集成片，表面潮湿，刮取液镜检查到大量梅毒螺旋体，梅毒血清试验阳性。

3.绒毛状小阴唇　又称假性湿疣，皮损多发于小阴唇内侧，对称分布，大量密集，如针头大小，醋酸白试验阴性。

4.其他疣　也有扁平疣、寻常疣、传染性软疣等发生于外阴部，但多伴有身体其他部位的皮损。

(六)治疗

1.一般治疗　现在主要使用干扰素或其类似物对尖锐湿疣进行治疗。干扰素具有调节免疫功能、抗增殖和抗病毒作用，可在皮损内、肌内及皮下注射，每次100万～300万U，一周3次，10次为一疗程。在局部治疗的基础上，加用干扰素全身治疗，可以提高疗效、降低复发率。

2.药物治疗

(1)三氯醋酸：传统的方法是使用三氯醋酸对局部病变进行腐蚀。其作用机制是通过使蛋白质沉淀而杀死细胞，使疣体脱落，临床常用50％三氯醋酸溶液外擦，每周一次，3次为一疗程，可重复用药2～3个疗程。对微小的病变效果非常好。

(2)鬼臼毒素：传统的治疗药物，其作用机制是抑制受HPV感染细胞的有丝分裂，有致畸作用，所以禁止用于孕妇。也只能治疗病变较小的疣，对于大的、融合成片的病变无效。临床用0.5％酊剂，每日2次外用，连续3d，停用4d，为一疗程，可用1～3个疗程。

(3)5-氟尿嘧啶(5-FU)：在治疗HPV感染方面被广泛的认同接受，最大的优点就是可以用于阴道内，或者外用。也能用于较大面积的病变，减少亚临床复发。在药理机制上，它是抑制HPV病毒的DNA合成酶，选择性地抑制病毒DNA的合成。有5％霜剂和2.5％溶液两种剂型，每日2次外用，7d为一疗程。但是也不能用于孕妇。

3.手术治疗　对于体积大、孤立的尖锐湿疣病变，可以手术切除病变。但是当病变广泛或妊娠时，也有困难。因为病变广泛或孕期时，血管增加，血液供应丰富，手术会引起失血过多、术后水肿。由于激光气化在治疗尖锐湿疣方面更加优越，所以有条件时，最好选用激光气化。

4.其他治疗

(1)激光气化：在治疗生殖道HPV病变方面，二氧化碳激光是一个有利的工具。其优点是准确性高，可以去除面积较大的病灶，治疗阴道上部和宫颈病变。激光治疗具有痛苦小、瘢痕少、愈合时间短等优点。

（2）冷冻治疗：冷冻治疗的优点就在于它不会使母婴双方产生任何并发症，并且不需要麻醉，但复发率高。

（3）电凝与微波治疗：电凝与微波治疗属于局部治疗方法，前者主要用于治疗病灶比较小的尖锐湿疣，其原理与外科手术刀切除、气化病灶的原理一样；后者的适用范围与前者基本相同，但是主要是利用微波产生的高热凝固局部的病变组织，使病变部位的组织产生蛋白质凝固、变性和坏死。这两种方法与激光治疗一样，对肉眼看不到的亚临床感染病灶都无法进行治疗。在妊娠合并尖锐湿疣的患者，比较小的病灶也可以使用电凝或微波进行治疗。

五、生殖道衣原体感染

生殖道衣原体感染是指由沙眼衣原体引起的泌尿生殖道的炎症，如宫颈炎、盆腔炎、尿道炎、附睾炎和前列腺炎等，以及由 L 型血清型引起的性病性淋巴肉芽肿（第四性病）。就目前所知，沙眼衣原体共有 15 个血清型，其中 A、B、Ba 和 C 型引起沙眼，D、E、F、G、H、I、J、K 8 个型引起泌尿生殖道的炎症、肝周炎和 Reiter 综合征等，而 L_1、L_2 和 L_3 引起性病性淋巴肉芽肿。可见，虽然在分类学上同属于沙眼衣原体属，但由于血清型不同，所引起的疾病在症状和体征上也有很大差别。

（一）病因

衣原体感染是由衣原体引起的。早期人们曾将衣原体视为细菌，后来发现它的某些性状和细菌有显著不同。现在的分类方法是 20 世纪 70 年代建立的，衣原体被列为独立的目即衣原体目，它含一个科即衣原体科，一个属即衣原体属。同处于衣原体属的微生物，除沙眼衣原体外，还有鹦鹉热衣原体和肺炎衣原体。在沙眼衣原体中又可分为 3 个生物变种，即沙眼变种（含 A、B、Ba、C 和 D～K 12 个血型）、LGV 变种（L_1、L_2 和 L_3 3 个血清型）和鼠肺炎变种。引起泌尿生殖道感染的为 D～K 血清型和 L 型，其中 D、E 和 F 型最为常见。新近由于单克隆技术的发展，除上述 15 个型以外，还鉴定出 Ia、Da、L_{2a}、D－和 I－等血清型。

沙眼衣原体由于缺少某些酶系统，需由宿主细胞提供能量，因而它是严格的细胞内寄生物。它的生命周期可分为原体和始体（网状体）两个阶段。原体呈球形，直径为 $0.2～0.4\mu m$，代谢缓慢。它具有一层保护性细胞壁，使其能在细胞外存活。它具有感染性，能吸附于敏感细胞表面的受体蛋白，进而侵入敏感细胞。进入细胞后原体体积增大，胞浆变松成为始体（网状体）。网状体体积稍大，直径为 $0.6～1.5\mu m$，代谢活跃，能在细胞内行二分裂增殖，但它无细胞壁。多个原体进入同一细胞后，它们可相互融合，形成一个含多个原体的吞噬体。随着增殖复制，吞噬体体积越长越大，填充了整个胞浆，将细胞核挤在一边。吞噬体内原体和始体可同时存在，因而又称为包涵体。包涵体有糖原产生，因而在碘染色时呈红棕色。通常在吸附后的 18～24h，网状体开始转化为原体，原体释放出来再去感染新的细胞。从原体到始体再到原体整个生长周期需 48～72h 才得以完成。

衣原体的细胞壁缺乏胞壁酸，但含有青霉素结合蛋白。在体外试验中青霉素可抑制衣原体的增殖，但不能将它杀死。衣原体能通过细菌滤器，且为多途径感染。因而操作时应该小心谨慎，把一切未知标本都当成阳性标本对待。衣原体对常用消毒剂敏感，加热能将其迅速杀死，这为医院和实验室的污物处理提供了方便条件。

L 型衣原体的生物学性状和 D～K 型类同，唯其侵袭力较强，能侵入多种不同类型的细胞，可在巨噬细胞中增殖，因而在细胞内培养 L 型衣原体较培养 D～K 型衣原体容易。

（二）流行病学

目的，在经典性病如梅毒和淋病的发病趋于稳定的情况下，衣原体生殖道感染却迅速上升。在某些工业化国家已超过淋病占据各种 STD 的首位。但由于检测手段的匮乏和相当数量无症状感染者的存在，衣原体感染的人数尚难精确统计，在很多情况下只能用 NGU 的年发病数来估计衣原体感染的发病情况（NGU 中近一半是由衣原体引起）。在英格兰和威尔士，1960—1986 年上报的 NGU 病例数已从 2.2 万上升到 11 万，而淋病在 1971 年达到高峰后已逐年下降。在美国，1972 年到私人诊所就医的 NGU 人数首次超过了淋病。1993 年发表的一份资料表明，衣原体感染的发病率已从 1987 年的 91.4/10 万上升到 1991 年的 197.5/10 万，36 个州报告的病例为 282810 例，但实际发病例数可能远远大于这个数字，估计 1990 年就已为 400 万例，成为最常见的 STD。也有一些国家用实验室报告系统来估计衣原体感染的发病情况。如在瑞典，1983 年检查 16.7 万份标本，阳性达 3.8 万份，但实际年发病数预计在 10 万例以上。近年来由于艾滋病流行，人们的性行为和性态度发生改变，在部分人群中多性伴和随便的性接触已减少，避孕套使用增多，医生们也比以往更加重视衣原体感染，积极治疗患 NGU 的男性及其性伴，给予积极的咨询和教育，使衣原体感染有下降的趋势。

生殖道衣原体感染率在不同人群中变化很大。在女性中，年轻和性活跃者是生殖道衣原体感染的好发人群。妓女对衣原体的传播起着核心人群的作用。做人流的孕妇中感染率也相当高。男性中除年轻者感染率较高外，其他因素对衣原体感染率的影响常不易确定，原因是沙眼衣原体不是法定传染病，医生尚不够重视，或不易做微生物学检查，以及无症状者较多等。

泌尿生殖道衣原体感染在我国呈逐年上升趋势。当然，病例构成比的上升也与医务工作者和患者对该病的重视和诊断手段的逐步改进有关。

国内不同人群中衣原体感染率有所差别，各地报告结果也迥异，但总起来说要低于国外。广州报告男性 NGU 患者中衣原体感染率为 16.1%；女性中，婚外性行为者为 12.2%，宫颈炎者为 14.8%，有尿道炎者为 8.3%，阴道炎者为 7.9%，早孕人流者为 5.7%。从性病门诊或劳教人员中分离的衣原体株以 B 组（B、D、E 型）占优势，为 54.2%，GF 型为 18%，C 组（C、LH、I 型）为 18%。血清型分布与国外报道基本一致，提示这些病原多为境外传入。南京地区的调查材料也表明，生殖道衣原体感染在 STD 门诊的男性为 8.7%，女性为 8.7%，妇科门诊患者为 3.0%，卖淫妇女为 20.8%，性活跃男性为 1.3%。感染的危险因素为年轻（<30 岁）、多性伴、有性病史和合并有其他性病。此外，在重庆、上海、南宁等地所进行的衣原体感染和 HIV 感染之间关系的调查表明，在 456 例 STD 门诊患者和卖淫嫖娼人员中，衣原体感染为 22.2%。

LGV 在东西非、印度、东南亚的部分国家和南美与加勒比地区呈地方性流行。在北美、欧洲、澳大利亚和南美与亚洲的部分地区呈散在发生。在非流行区，患者多为海员、士兵相旅游者，常因去过流行区而感染。患者多为性乱者及低经济收入阶层人员。我国自 20 世纪 80 年代以来偶有报告，但多为临床诊断，未做实验室检查，因而其真实程度有待考证。

（三）临床表现

男女性生殖道沙眼衣原体感染的表现有所不同。在男性主要引起 NGU、附睾炎、直肠炎、不育和 Reiter 综合征。NGU 最为常见，好发于 15～25 岁的年轻人。潜伏期为 2～35d，常为 7～21d。尿道炎的症状有尿急、尿频、尿痛和尿道分泌物。但症状比淋病时轻或缺如，分泌物较少且较清稀,多为黏液性、浆液性和黏液脓性。附睾炎是男性 NGU 最重要的合并症,在衣原体性尿道炎就诊者中,约 1% 同时患有附睾炎。衣原体性附睾炎常为单侧。其主要表现为附睾肿大、变硬和痛,输精管常增粗和疼痛。睾丸被累及时可有疼痛和触痛。Reiter 综合征多发生于男性,其主要临床表现为非特异性生殖道感染(主要为 NGU)、多发性关节炎和眼结膜炎,目前认为是沙眼衣原体感染激发了具有某种遗传素质(HLA-B$_{27}$)的人而发生此种综合征。

女性生殖道衣原体感染的症状不如男性典型,开始时常无症状,但可分离出衣原体,并可通过性接触传染给他们的性伴。尿道炎和宫颈炎是其主要表现。患者可有尿频、排尿困难和尿道分泌物增多等症状,但往往不明显。衣原体性宫颈炎时,宫颈常有肥大和滤泡样外观,有水肿、红斑、黏膜易碎,宫颈内有黏液脓性分泌物流出。因感染只发生在宫颈柱状上皮,不感染阴道的复层鳞状上皮,故不引起阴道炎。衣原体的上行感染可引起子宫内膜炎、输卵管炎和盆腔炎。输卵管炎是女性最常见的合并症,约有 10% 衣原体感染的女性发生上行性感染,可出现输卵管炎。输卵管炎如不积极控制,可导致盆腔炎,这是下生殖道感染中最严重的并发症,包括子宫内膜炎、卵巢炎、卵巢输卵管脓肿和盆腔腹膜炎等。近 10 年来的研究还证实,衣原体可引起肝脏表面和邻近腹膜的局限性纤维性炎症,可导致肝和隔肌粘连,引起右上腹疼痛,临床上表现为发热、盆腔痛和肝区痛。此外,衣原体感染尚可引起流产和不孕症。

LGV 时主要侵犯的是淋巴组织。初疮为阴茎上或阴道内的一过性无症状溃疡,也可为尿道炎或宫颈炎。第二期表现为发热、急性淋巴腺炎,腹股沟横痃形成。横痃多为单侧,有疼痛或触痛,可形成"沟槽征"和喷水壶状瘘管,并可伴急性出血性肠炎。部分患者进而发展成慢性炎症、瘘管、直肠狭窄和生殖器橡皮肿。

(四)诊断

1.有婚外性行为或配偶感染史,潜伏期常为 1~3 周。

2.典型的临床表现为尿道刺痛、刺痒,伴有或轻或重的尿急、尿痛和排尿困难。女性有白带增多,宫颈水肿和下腹疼痛等。而 LGV 主要是淋巴结肿大、淋巴结炎,及由此而产生的横痃形成、瘘管和生殖器橡皮肿。

3.实验室检查 男性尿道分泌物涂片,平均每油镜视野(1000 倍)中脓细胞数≥5 个,女性宫颈分泌物涂片中≥30 个有诊断意义;尿道或宫颈取材作衣原体培养或衣原体抗原检查阳性。国外目前用连接酶联试验(LCR)检查患者的尿沉淀,避免了侵袭性取材方法,试验的敏感性和特异性均好。但由于试剂和仪器较贵,还不可能作常规使用。

(五)治疗

衣原体对四环素敏感,目前仍为治疗沙眼衣原体感染的首选药物。红霉素为次选药物,且可用于孕妇及儿童。此外,多西环素、米诺环素、环丙沙星及复方新诺明等均有良好效果。

治疗方案主要有以下几种。

1.四环素 口服,每次 0.5g,每日 4 次,共 7~10d。

2.红霉素 口服,每次 250~500mg,每日 4 次,共 5~7d。

3.多西环素 口服,每次 100mg,每日 2 次,共 7~10d。

4.米诺环素 口服,每次 100mg,每日 2 次,共 10d。

5.环丙沙星 口服,每次 500mg,每日 1~2 次,共 7d。

6.交沙霉素 口服,每次 400mg,每日 4 次,共 10d。

7. 阿齐霉素　1次口服1g。

8. 罗红霉素　口服,300mg,每日1次,或150mg,每日2次,共7d。

如有合并症,可适当加大剂量或延长疗程。治疗结束1周后应复查,如症状、体征消失,衣原体检查转阴,即可判为治愈。

(六)预防和控制

生殖道沙眼衣原体感染及其产生的合并症给人们的健康造成很大危害,尤其是隐性感染和不典型症状患者的存在更加重了预防工作的难度。归纳起来,预防和控制措施大致有以下几点。

1. 提倡行为改变以降低获得和传播感染的危险性。包括推迟首次性交的年龄,减少性伴数,慎重选择性伴及使用避孕套。这种行为学的改变不仅对衣原体感染有效,也对控制其他性病起着重要作用。

2. 对已受感染者应预防合并症的发生。主要措施是筛选和治疗无症状感染者;治疗感染的性伴;对可疑的临床征象进行确诊和治疗。工作重点应放在易发生盆腔炎的年轻妇女。

此外,还应考虑预防衣原体感染的某些特殊策略。如在社区开展有效的宣传,使公众知道衣原体及其合并症和及时诊疗的重要性;父母、教师和卫生工作者需要知道年轻的性活跃者中衣原体的高发病率和不良后果;在制订和实施HIV和STD预防方案时应特别强调衣原体感染的高度危险性,达到有效改变行为;HIV和STD的宣教材料中应包括衣原体感染;在体检项目中应增加衣原体检查并进行治疗;卫生保健人员应该了解衣原体的流行情况和疾病表现,参与筛查无症状者、治疗患者和性伴;医生应经培训,以掌握生殖道衣原体感染的诊断和治疗。

六、生殖道支原体感染

支原体是一群大小和结构的复杂程度介于细菌与病毒之间,能在人工培养基上生长繁殖的最小原核微生物。无细胞壁,可以通过一般的除菌滤器,形态上有可塑性,故呈多形性。对培养基营养要求较高,除基础营养物质外,尚需10%～20%人或动物血清,以此提供支原体本身不能自行合成的胆固醇和长链脂肪酸。支原体主要存在于人和动物的腔道黏膜上。在人类泌尿生殖道中能分离出8种支原体,即尿素分解支原体(解脲支原体、解脲脲原体)、人型支原体、生殖支原体、肺炎脲原体、灵长类支原体、嗜精原支原体、发酵支原体和唾液支原体。性传播疾病中的生殖道支原体感染以解脲脲原体(Uu)、生殖支原体(Mg)和人型支原体(Mh)为主要病原体。

支原体在细胞外寄生,也可进入细胞内,白细胞表面嵌入。具有致病性的支原体通过其特殊结构,紧紧地黏附于易感宿主细胞膜受体上,这种黏附细胞的特性成为感染的先决条件。支原体通过与宿主细胞膜间相互作用,释放有毒的代谢产物,如 H_2O_2、NH_3 等,使宿主细胞受损,同时自宿主细胞吸取自身需要的营养成分。但是,支原体也可正常寄居于人体腔道内的黏膜上,在机体免疫力低下或黏膜受损的情况下发展成致病原,而且容易分离到。

(一)病因

支原体的外层结构无细胞壁,仅有三层膜组成。膜包绕胞浆,内含数量颇多的核糖体。环状双股DNA分散于胞浆内。支原体繁殖以二分裂为主,繁殖速度比细菌慢。形态多样,基本为球形和丝形。DNA的G+C含量低。其个体大小为 $0.2～0.3\mu m$,很少超过 $1.0\mu m$。普通染色不易着色,用姬姆萨染色很浅,革兰染色为阴性。支原体在固体培养基上能生长成具特征性煎蛋状菌落,用 Dienes 法染色后,菌落呈特异的蓝色。Uu 菌落最小,煎蛋状不典型,直径仅 $15\sim50\mu m$,粗颗粒状或具极窄的边。Mh 菌落较大,直径为 $50\sim200\mu m$,往往被称为大菌落支原体,其煎蛋状菌落常十分典型,菌落中央深埋入琼脂,边缘宽,透明度较高。

解脲脲原体的营养要求除胆固醇外,主要是尿素。生长的最适 pH 为 $5.5\sim6.5$。它含有脲酶,这是区别于其他支原体的重要特征。在培养最适条件下,$12\sim18h$ 内可生长达 5×10^7 菌落形成单位(CFU/mL)。Mh 含精氨酸脱氢酶,能分解精氨酸,产生 ATP,以提供其能量。在液体培养基中 $2\sim3d$,固体培养基中 $4\sim5d$ 即可生长。对数生长期可达 10^9 CFU/mL。生长最适 pH 为 $6.8\sim7.0$。Mg 在电镜下呈烧瓶状,有特殊的尖端结构,具吸附人和动物的红细胞、玻璃、塑料器皿及上皮细胞的能力。能发酵葡萄糖和其他碳水化合物,但不能分解精氨酸及尿素。Mg 在普通支原体培养基上不能生长,必须培养在特殊的 SP-4 培养基中。生长速度缓慢,最适 pH7.8,最适温度为 37℃。在固体培养基上,在含 5%CO_2 和 95%N_2 环境中,可形成煎蛋状菌落。菌落大小极不一致,直径为 $20\sim200\mu m$。基因组是在支原体中最小的,仅600kb,其黏附结构为 140kD 膜蛋白质,是起免疫作用的蛋白。

支原体不耐干燥,对热抵抗力较差,45℃15$\sim$30min 或 55℃5$\sim$15min 即可死亡。低温及冷冻干燥可长期保存。支原体因无细胞壁,对低渗透压作用敏感。易被脂溶剂、去垢剂、酒精、特异性抗体和补体等溶解。对重金属盐、石炭酸、来苏儿等化学消毒剂及表面活性物质均很敏感。支原体对影响细胞壁合成的抗生素,如青霉素不敏感,但对作用于核蛋白体的抗生素,如多西环素、红霉素、四环素、卡那霉素、链霉素和氯霉素等敏感,具有抑制或杀灭作用。

(二)流行病学

婴儿通过产道可受到支原体感染,Uu 占多数。青春期前男性生殖道很少有支原体寄居,但 8%$\sim$22% 的女性携带支原体。青春期后生殖道出现支原体,与性活动呈强相关,在性乱者、同性恋、妓女和淋病患者中检出率较高。据报道,我国 7 个地区健康人携带率为 Uu10.59%,Mh5.34%。Uu 在性乱者中检出率为 25.47%,Mh 为 8.8%。另有资料报道,性病患者检出 Uu 占 29.3%,Mh 占 4.9%。咽部也是 Uu 的寄居和感染部位,健康成人中,5%$\sim$10% 可从其咽部分离到 Uu,1.5%$\sim$3% 分离到 Mh。据调查证明,咽部携带 Uu 分离率与性活动、多性伴、性乱交和口交等不洁性行为以及 Uu 尿道炎呈明显相关。

在性传播疾病中的支原体感染,据统计,Uu 感染显著高于 Mh 感染,女性明显高于男性。阳性病例主要集中于 21$\sim$40 岁年龄组,尤以 21$\sim$30 岁年龄组为最多,且夫妇常同患同种支原体,表明支原体感染与性活跃程度明显相关,并具性传播性。支原体感染可与衣原体、淋菌或其他 STD 病原体混合感染,也能同时感染 Mh 和 Uu。有报道,混合感染率可达 30.5%。Uu 有 14 个血清型,型与致病性可能有关。Mh 至少有 7 个血清型,但尚无资料证实血清型与疾病的关系。

生殖支原体是第 12 个被发现的支原体,1981 年由 Tully 等从 2 例男性非淋菌性尿道炎(NGU)尿道标本中分离出。资料表明,泌尿生殖道可能是 Mg 寄居和感染的主要部位。它与肺炎支原体可共存于人的呼吸道。

(三)临床表现

1.NGU　支原体感染所致 NGU 的临床表现,与衣原体性 NGU 类同。尿道炎症状较轻,具有持续性和复发性特点。也有患者不经治疗可在 1$\sim$3 个月内自愈,但是有些患者常伴有并发症,使病情迁延。许多研究者认为,Uu 和 Mh 是非衣原性 NGU 的主要病原体。据国外报告,在 NGU 患者中,Uu 阳性率占 NGU 患者数的 66.9%～67.6%。在淋病后的尿道炎中,所占比例高达 74.6%。美国疾病控制中心 1991 年的资料中也指出,30%～40%NGU 病例主要由 Uu 和 Mh 引起。国内调查证明,在 NGU 患者中,由尿道(或宫颈)取材作支原体培养,其中 Uu 阳性率为 12%～74%,Mh 的阳性率及 Uu 和 Mh 混合感染阳性率较低,大多数报告为低于 10%。

2.附睾炎和前列腺炎　附睾炎是 NGU 的主要并发症。典型的症状为尿道炎与附睾炎并存。较常见者为急性附睾炎,多为单侧阴囊肿胀及疼痛,部分患者的抗体滴度升高。支原体感染引起的慢性前列腺炎可无症状或有尿频、尿痛、尿不尽感,以及会阴钝痛、阴茎痛或会阴直肠部位坠胀不适、性功能障碍等。研究证明,Uu 和 Mh 引起的慢性前列腺炎是由尿道上行感染所致。据报告,在 597 例慢性前列腺炎患者中,在排除其他感染因素后,确定 Uu 感染率为 13.7%,Mh 感染率为 10%,在前列腺按摩液或按摩后的首次尿中查到。也可从前列腺穿刺活检标本中分离出来。国内报道,在 159 例前列腺炎患者中,Uu 检出率为 20.7%。

3.不育症　在不育者的精液中,Uu 检出率高达 40%～58%,明显高于生育者的 10%～31%。Uu 感染可使精子活动能力降低、数目减少以及畸形精子增多。并发现 Uu 能吸附于精子。使穿透能力降低,或由于 Uu 产生的神经氨酸酶样物质干扰了精子和卵子结合而致不育。

4.其他　Uu 感染可引起子宫内膜炎、绒毛膜羊膜炎、宫颈炎、输卵管炎和早产等。临床及动物实验证明,Mh 可引起盆腔炎或由于生殖道上行达子宫引起感染,并可侵及羊膜。Mh 尚可致产后热或流产后发热,5%～10%妇女可从血中分离到 Mh。

(四)实验室检查

1.分离培养　标本的采集对病原体的检测十分重要。一般男性患者由前尿道 2～4cm,女性患者在宫颈口内 1～2cm 处,用无菌棉拭子采集标本。在取宫颈标本时,应先用一个试子将宫颈口揩干净,再用另一个拭子取材。少数患者需取前列腺按摩液、精液,或取感染部位的活检物作成匀浆后再接种培养基。用尿液作支原体培养以清晨首次中段尿最有价值,需离心沉淀后取沉淀物作培养。

支原体可在人工培养基中生长。传统的方法是用支原体液体和固体培养基作二步培养。即先将棉拭子标本涮洗于液体培养基中,经培养后若发现含酚红指示剂的液体培养基由黄色变为红色,pH 上升而液体仍澄清时(Mg 能使 SP－4 培养基 pH 下降,由红色变为黄色),则可以初步诊断有支原体生长。再将此培养液转种到支原体固体培养基上,置 37℃,培养 3～5d(Mg 需要长时间),在低倍显微镜下可见到支原体所具特征性煎蛋状菌落。

2.血清学诊断试验　酶联免疫吸附试验(ELISA)敏感性低;微量免疫荧光法(MIF)具有快速的特点。间接血凝试验(IHA)和代谢抑制试验(MIT)常用于支原体抗体检测,特异性和敏感性都较高,可作为辅助诊断及流行病学检查。

3.分子生物学诊断方法检测　目前主要应用聚合酶链反应(PCR)及 DNA 探针技术诊断。前者具有高度特异性和敏感性,又快速、简便,但操作要求极为严格。

(五)诊断

支原体性 NGU,临床症状类似衣原体性 NGU。患者有婚外性交史,尿道、阴道有分泌物,刺痒、烧灼感,少数患者有尿频及排尿困难。其症状应注意与淋菌性尿道炎相鉴别。实验室检出支原体或血清抗体滴度有 4 倍以上增长,有诊断价值。其他因支原体感染而引起的疾病可根据临床表现及实验室检查结果而做出相应诊断。

(六)治疗

1.多西环素 100mg,口服,每日 2 次,连服 7～14d。

2.盐酸四环素 500mg,口服,每日 4 次,至少连服 7d,一般为 2～3 周,也可在 7d 后改为 250mg,每日 4 次,直至 21d。

3.米诺环素 100mg,口服,每日 2 次,连服 10d。

4.土霉素 250mg,口服,每日 4 次,连服 7d。

5.红霉素 0.5g,口服,每日 4 次,连服 7d。

孕妇和哺乳期妇女可服土霉素或红霉素。应注意红霉素对解脲脲原体有效,但对人型脲原体无效。如果不能耐受大剂量红霉素,则采用红霉素琥珀酸乙酯 800mg,每日 4 次,连服 7～14d。

6.其他新的抗菌药物如阿奇霉素(1g,单剂量口服,可维持有效浓度 5d);罗昔霉素(roxithromycin,罗力得,罗红霉素,0.3g,口服,每天 1 次,共 7d);氧氟沙星(0.2g,口服,每日 2 次,连续 7～14d)等,可根据病情需要采用。

新生儿患眼结膜炎时,可用红霉素干糖浆剂 30～50mg/(kg·d),1d 分 4 次口服,至少 3 周,直至治愈为止。

值得提出的是,米诺环素能穿过前列腺屏障,在前列腺内有很高浓度(2.27μg/g),适合治疗前列腺炎。其高脂肪亲和力亦有利于透过支原体的胞膜,对 Uu 的最低抑菌浓度仅为 0.03mg/mL,在泌尿生殖道内的浓度远高于有效治疗浓度。据报告,新型喹诺酮药物治疗 Uu 感染引起的 NGU 或宫颈炎的治愈率在 61%～98%。支原体对抗菌药物耐药性问题已引起注意。据报道,Uu 对四环素的耐药株占 10%～20.6%,耐多西环素株占 8%～27.5%,耐红霉素株占 10%～52.4%,Uu 和 Mh 对氧氟沙垦耐药株低于 20%。总之,Uu 及 Mh 对抗生素的耐药株有日渐增加的趋势,值得临床用药时注意。另外,Uu 与 Mh 对有些抗生素的敏感性不同,如红霉素对 Uu 有效,但对 Mh 无效;林可霉素、洁霉素对 Uu 无效,而对 Mh 却有效。因此,查清患者是何种支原体感染,或是混合感染,也是有必要的。

(七)预防

对因性接触而感染支原体的预防应注意以下事项。

1.开展性健康教育。

2.遵守性道德,避免婚外性行为。

3.对性伴应进行检查并及时治疗。

4.完成治疗后,应复查是否真正治愈。

5.如果症状持续存在或复发,应早去医院作全面检查,以明确病因,采取相应防治对策。

七、艾滋病

(一)病因及传播

艾滋病亦称获得性免疫缺陷综合征(Aquired Immuno－Deficiency Syndrome,AIDS)是由人类免疫缺陷病毒(Human Immuno Deficiency Virus,HIV)引起的一种以人体免疫功能严重损害为临床特征的高度传染性疾病,患者机体完全丧失抵御各种微生物侵袭的能力,极易遭受各种机会性感染及多种罕见肿瘤,死亡率极高,确诊后 1 年病死率为 50%。HIV 是一种逆转录病毒,即一种含 RNA 的病毒,它能将遗传物质转移到宿主细胞的 DNA 中去。HIV 结构简单,有一个被内部的基质蛋白(18P)包裹的核,其外再被一层糖蛋白膜所包裹,其中被称作信封蛋白的 gp120 负责封闭辅助淋巴细胞(CD_4^+)受体,促使 HIV 感染淋巴细胞。这一蛋白具有高度的可变性,因此可逃避免疫监视。

HIV 主要存在于人类的血液、体液、精液、眼泪、唾液、阴道分泌物、胎盘和乳汁中,故其主要传播途径为:①通过性关系直接传播(异性恋、同性恋)。②感染 HIV 的注射器和血制品的血行传播。③母婴通过胎盘垂直传播,分娩时经阴道传播和出生后经母乳传播等途径。

(二)流行病学

HIV 感染是目前世界范围内流行最严重的性传播疾病(STD),在美国自 1981 年 6 月正式报告第 1 例艾滋病患者以来,10 年间,异性接触感染率由 1.9% 上升至 9.0%,AIDS 妇女上升了近 3 倍,每年有 7000 例 HIV 阳性孕妇分娩,其中 1000～2000 名新生儿因垂直传播而感染 HIV。

在非洲,东非和中非是最大的流行区域,有 20%～30% 的孕妇感染,在亚洲以泰国 HIV 感染率最高,泰国孕妇感染率为 8%,有 25.7% 的垂直传播率。世界卫生组织预测分析至 2000 年,全世界将有 4000 万人携带 HIV,其中大部分在发展中国家。非洲的绝对感染数最高,亚洲的感染率上升最快。今后亚洲将是继非洲之后又一艾滋病严重流行地区。

(三)临床表现

最初感染 HIV 后,超过半数的人有类似普通感冒的症状出现,多易被忽视而成为 HIV 携带者。艾滋病潜伏期不等,儿童最短,妇女最长。小于 5 岁儿童潜伏期为 1.97 年,大于 5 岁者平均为 6.23 年。男性潜伏期为 5.5 年,女性可长达 8 年以上。

艾滋病早期常无明显异常,部分患者早期有原因不明的淋巴结肿大,以颈、腋窝最明显,而成为 AIDS 先兆。

AIDS 发病后,由于 HIV 对宿主免疫系统,特别是细胞免疫系统的进行性破坏,造成宿主的免疫缺陷而致病。多为全身性、进行性病变,主要表现在以下几个方面。

1.机会性感染　本病突出的特征是感染的范围广,发生频率高,引起感染的病原体多是正常宿主中罕见的、对生命有威胁的、与患者有限的免疫反应及无能力控制感染相符合,主要类型有四种。

(1)肺型:卡氏肺囊虫性肺炎占 51%,是致死性感染,最常见,其他感染源为巨细胞病毒、真菌、隐球菌及分支杆菌,主要表现为发烧、咳嗽、胸痛、呼吸困难、排痰。

(2)中枢神经型:脑脓肿、脑炎、脑膜炎等由鼠弓形体、隐球菌、白色念珠菌等引起,表现为头痛、人格改变、意识障碍、局限性感觉障碍及运动神经障碍。

(3)胃肠型:常由隐球菌、鞭毛虫、阿米巴、分支杆菌引起,主要表现为慢性腹泻,每日大便由数次至数十次,排粪量大于 3000mL,伴有腹痛,吸收不良,体重下降,严重者因腹泻电解质紊乱,酸中毒死亡。

(4)发热型:为原因不明的发烧、乏力、不适、消瘦。骨髓、淋巴结、肝活检证实为鸟型结核分枝杆菌的细胞内感染。

AIDS 患者的条件性感染可能是一种致病菌接着另一种致病菌的连续感染,也可能是多种病原体的重复混合感染。

2.恶性肿瘤 在欧美30%以上患者为卡波氏（kaposi）肉瘤，表现为广泛的红褐色或蓝色的斑疹，结节或斑块，半数胃肠黏膜受累，全身淋巴结肿大，多于20月内死亡，患者往往伴有机会性感染。恶性肿瘤中还包括未分化非何杰金氏B细胞淋巴瘤，原发性中枢神经系统淋巴瘤，口或直肠的鳞癌等。

3.皮肤表现

（1）真菌感染：口腔、咽、食管、腹股沟及肛周念珠菌及真菌感染。

（2）病毒感染：多核巨细胞病毒所致的慢性、溃疡性肛门周围疱疹及人乳头瘤病毒引起的肛门周围巨大尖锐湿疣。

（3）细菌感染：AIDS患者皮肤对葡萄球菌及链球菌极易感染，也可引起隐球菌性播散性感染。

（4）非感染性皮肤表现：为多发性瘢痕及溃疡，脂溢性皮炎，紫癜等。

上述各种临床表现中，以卡氏肺囊虫性肺炎、卡波氏肉瘤、中枢神经并发症、慢性腹泻最易危及生命，在欧美以Kaposi肉瘤及卡氏肺囊虫性肺炎最多见。在非洲以腹泻、消瘦、真菌感染、播散性结核、中枢神经系统弓形体病较多。

（四）HIV与妇产科的关系

1.HIV与STD、妇科病 在感染HIV的妇女中，无症状的HIV感染常被一般的妇科症状所掩盖，而被临床医师所忽视。当HIV感染加重时，淋巴细胞亚群中CD_4^+细胞明显下降至低于$50/mm^3$，患者可有无法解释的大量阴道分泌物，严重的阴道疼痛和阴道溃疡；性传播性疾病与AIDS的关系已引起人们的关注，其原因是STD有利于HIV传播，而HIV又易增加STD的发生，文献报道淋菌与HIV感染有明显相关性。HIV阳性妇女易反复发生生殖道真菌和病毒感染。HIV感染加速了宫颈上皮内瘤样病变（CIN）的发展，文献报道HIV阳性妇女宫颈癌发病率明显高于普通人群。患宫颈癌的HIV阳性者中，肿瘤的发展速度也明显增加。为此，1992年美国疾病控制中心将浸润性宫颈癌包括在AIDS监测范围之内。

2.HIV与妊娠 HIV对妊娠的影响十分不利，可引起流产、早产、低体重儿，死胎，但关于胚胎病（Embryopathy）和先天畸形尚未见报道（Tenwerman，1994年）。HIV感染可增加自然流产率（Miotti，1992年），可能是由于HIV感染者的蜕膜免疫细胞发生变化，进而影响胚胎着床和滋养细胞层生长发育而致流产。HIV感染及不正常的胎盘功能引起的胎儿宫内发育迟缓可致低体重儿。感染进程的发展可引起绒毛膜羊膜炎导致早破水及宫内死胎。

3.HIV的垂直传播 与HIV病毒的量和母亲的免疫功能状况有关，垂直传播率为15%～35%，妊娠期以下列三阶段易引起垂直传播：①妊娠20周至孕40周。②分娩过程中。③母乳喂养期。

（1）分娩前后血清中HIV RNA水平与垂直传播明显相关，当病毒RNA>50000拷贝/mL时，常可导致垂直传播的发生，而病毒RNA<20000拷贝/mL时，其传播率减少。也与母体免疫状况有关，当CD_4^+计数小于$200/mm^3$易发生垂直传播，CD_4^+计数大于$500/mm^3$时，传播几率明显减少。此外孕期损伤性检查，如经腹羊膜腔穿刺或羊膜镜检查均与HIV传播有关。

（2）约2/3的HIV垂直传播发生在分娩时，此时产道出血，胎儿暴露于母血中。此外胎盘剥离，使HIV通过胎盘导致感染，胎膜破裂时间与HIV垂直传播呈正相关、剖宫产是否降低HIV感染率，目前尚有争论。但分娩时大出血、羊膜破裂持续时间及早产与HIV在分娩时传播有关，多数人已达共识。传播与分娩状态关系的研究还表明，分娩时HIV的垂直传播不仅通过胎盘而且可经上行途径感染。

（3）产后 HIV 传播主要通过母乳喂养，HIV 阳性母亲的母乳喂养可使 HIV 的感染率增加 7%～22%。

（五）诊断

1.早期患者可有外周血白细胞计数降低，中性粒细胞降低及淋巴细胞升高，结核菌素试验呈无反应状态。

2.AIDS 的免疫缺陷主要表现在细胞免疫系统中，T 细胞的两种主要亚群，辅助侦导淋巴细胞（CD_4^+）减少及抑制/细胞毒性淋巴细胞（CD_8^+）的升高，以及 CD_4^+/CD_8^+ 比值的降低。正常人的 CD_4^+ 细胞总数应大于 $1000/mm^3$。在临床前期无症状患者，由于每天要有上百万的病毒被复制和消灭，大量淋巴细胞被破坏和消耗，当 $CD_4^+<500/mL$ 便逐渐出现 AIDS 症状。B 细胞系统被激活，表现为 IgA、IgM 及 IgG 升高。

3.在感染初期 P24 抗原试验和聚合酶链反应（PCR）检测 HIVRNA 可阳性，但因抗体尚未产生，酶联免疫吸附试验（EILSA）和蛋白印迹法检测结果呈阴性。

4.抗体检测要在感染后 2～6 个月才出现阳性，EILSA 常为筛选试验，当结果阳性时，需用蛋白印迹法判定 HIV 抗原和抗体结合带，来确定诊断。

5.对 HIV 血清学（+）或病毒学（+）患者定为 HIV 携带者，当确诊有下列疾病之一时可诊为 AIDS：①播散性组织胞浆菌病。②隐孢子虫病引起的腹泻。③支气管或肺念珠菌感染。④弥漫性或未分化的非何杰金氏淋巴瘤。⑤年龄小于 60 岁，组织学证实为淋巴肉瘤。⑥＜13 岁组织学上证实有慢性淋巴样间质肺炎。⑦在诊断 AIDS 为标志的条件性感染后 3 个月，发生淋巴网状恶性肿瘤。

（六）治疗

无特效药，多为对症治疗，主要治疗目标是攻击破坏 HIV 及纠正改善宿主免疫缺陷。

1.抗病毒药物　苏拉明及三氮唑核苷。

2.α—干扰素　治疗 Kaposi 肉瘤效果是暂时的。

3.免疫刺激剂　白细胞介素－2，γ—干扰素，免疫球蛋白。

4.对感染的特异性治疗。

5.HIV 疫苗及免疫球蛋白正在研制中。

八、性病淋巴性肉芽肿

（一）病原与传播

性病性淋巴肉芽肿（Lymphogranuloma Venereum LGV）早在 1913 年已被确定为独立性疾病，又名腹股沟淋巴肉芽肿、第四性病、热带或气候性横痃。常见于热带及亚热带地区。美国 1977 年报道发病率为 0.2/10 万，发病年龄多在 30 岁左右，男女性之比为 5∶1。引起 LGV 的病原体是沙眼衣原体。1970 年经显微免疫荧光法测定检出沙眼衣原体，L_1、L_2、L_3 血清型主要引起淋巴结病变，由于本病女性的淋巴结病变多在腹膜后，因而后果比男性严重，人是本病的唯一自然宿主，主要通过性交传染，也可因接触患者分泌物而间接传染。

（二）临床表现

潜伏期为 3～35d，一般为 7～12d。

1.早期症状　女性初疹好发于前庭部、小阴唇、阴道口、尿道周围、宫颈及后穹隆，少数也可发生于生殖器以外部位,如手指、扁桃体、舌部或腭部,初发疹为单个丘疹或疱疹,可呈水疱或脓疱,也可是一个稍隆起的皮下小结节,不疼痛,无浸润,一般在数天内消退,不留瘢痕,重者可形成糜烂面或溃疡,直径小于 1cm,形状规则。

2.中期症状　为腹股沟淋巴结炎,初疹出现后 1～4 周有 1/2 患者出现双侧腹股沟淋巴结肿大,开始为孤立、散在、质硬,有疼痛及压痛,以后淋巴结互相粘连成块状。由于腹股沟韧带将肿大淋巴结上下分开,呈槽形特征,且与皮肤粘连在一起,使皮肤呈紫红色,同时伴有全身症状,如发烧、寒战、头痛、倦怠、食欲不振、关节疼痛及肝脾肿大等。约 1～2 周后肿大淋巴结出现波动,并破溃形成许多瘘孔,排出浆液性黄色或血性脓液,全身症状也随之减轻或消失,经数周或数月,瘘孔愈合,留有坚硬肥厚瘢痕。女性很少发生腹股沟淋巴结炎,因女性初发疹多在宫颈及阴道下部,易向髂组及肛门直肠淋巴结引流,这些淋巴结发炎时,常会使患者腹痛、腰背痛。在会阴、肛门、直肠下段发生慢性进行性溃疡,肛周常有瘘管,病程可持续数月至 1 年以上。

3.晚期症状　由于盆腔内髂组淋巴结及直肠周围淋巴结炎及直肠炎,而有瘢痕挛缩,导致直肠狭窄,狭窄部位在肛门上方 5～10cm 处,引起大便变细及排便困难,肛门周围常有瘘管形成。由于淋巴管慢性炎症及瘢痕形成导致淋巴管阻塞形成女阴的橡皮肿。表现为大小阴唇肿大、坚硬,阴蒂可呈球形肿大,皮肤表面呈疣状增生或息肉样生长,甚至形成阴道直肠瘘或阴道尿道瘘。局部组织破坏可形成溃疡或瘢痕,甚至尿道狭窄。文献有报道生殖器橡皮肿及肛门直肠综合征,继发癌变者,本病不彻底治疗可迁延至 1～2 年。

(三)诊断

有不洁性交史、初期生殖器局部的表浅溃疡及 1～4 周后的周身症状及体征均有助于诊断,晚期体征则更明显。

(四)实验室检查

1.外周血白细胞总数增多,淋巴细胞或单核细胞相对增多,血沉增快,早期免疫球蛋白升高,特别是 IgA 升高,病程久者清蛋白与球蛋白倒置,梅毒血清试验呈弱阳性。

2.补体结合试验　取患者血清与本病衣原体感染的鸡胚卵黄囊膜或鼠脑制成的抗原做补体结合试验。在感染 4 周后,80％出现阳性,滴度在 1∶16 或更高。

3.病理学改变　主要为淋巴结的卫星状脓肿损害,中央是淋巴细胞、上皮样细胞及嗜中性粒细胞崩裂所构成的坏死的核心,外周有上皮样细胞及多形核白细胞,陈旧的损害内可见到浆细胞,在上皮样细胞间可见中等量的郎罕氏细胞。

(五)鉴别诊断

1.硬下疳　其腹股沟淋巴结发炎,坚硬,无疼痛,不破溃,梅毒血清反应阳性。

2.软下疳　其淋巴结破溃后排出黏稠脓性分泌物,但不形成瘘管,在病灶中可找到杜克雷氏嗜血杆菌。

3.腹股沟肉芽肿　皮肤损害较大,持久,病变处可查到杜诺凡氏小体,腹股沟淋巴结炎的病变不明显。

4.淋病　感染反应严重者,双腹股沟淋巴结肿大、有压痛,重者可破溃流脓,同时伴有化脓性淋菌性尿道炎。

(六)治疗

1.药物治疗　LGV 需早期治疗,用药时间要长,四环素已成为各期 LGV 的首选药物,孕期患者用红霉素代替,几种常用药如下。

(1)四环素,500mg,每6h 1次,持续3周。

(2)红霉素:500mg,每日4次,持续3周。

(3)强力霉素:100mg,每日2次,持续2周。

(4)磺胺甲基异噁唑(SMZCO):首剂2g,以后1g,每日2次,持续3周。

(5)庆大霉素:8万U,每日2次,肌注,持续2周。

(6)利福平:600mg,每日1次,持续15d。

2.其他 有波动感的淋巴结可从病变上部正常皮肤进针穿刺抽脓,并可注入抗生素溶液。

九、软下疳

本病占性病发病率第三位,由链锁状杆菌所致,在外阴部所表现的症状与第一期梅毒硬下疳类似,但质软故称软下疳。由性交直接感染,间接传染少见。本病可治愈,无遗传性,不影响生育,亦不影响后代。

(一)临床特点

1.潜伏期短,1~6天,平均2~3d即发病。

2.女性好发部位为大小阴唇、阴蒂、阴道口、宫颈、会阴及肛门等处。

3.生殖器痛性溃疡 初起在接触部位发生炎性红斑或丘疹,1~2d后形成脓疱,破溃后形成溃疡,0.5~2cm直径大小,疼痛明显,边缘不整呈潜行性,溃疡基底部柔软。其周边可有成簇的溃疡。

4.痛性腹股沟淋巴结肿大 患者可出现单侧腹股沟淋巴结肿大,疼痛明显,可形成脓肿,破溃后形成溃疡呈"鱼口状"。愈后留有瘢痕。

(二)诊断

1.病前有与性病患者性交接触史。

2.外阴部多发性丘疹好发于阴唇、阴道口、肛门周围及大腿内侧。呈红色小丘疹,中心软化形成脓疱,并迅速溃烂成为浸润性溃疡,边缘呈锯齿状,周围有红晕,底部附着猪油样苔膜,并分泌出脓性有恶臭的分泌物,疼痛剧烈,触之柔软,易出血。

3.腹股沟淋巴结肿大多在软下疳发生后2~3周出现,多个淋巴结被感染后融合成团,中央软化、破溃、排脓,留有脓腔状如鱼口,故称为"鱼口"。

4.溃疡分泌物涂片可查到革兰阴性链锁状排列的小杆菌。

5.淋巴结穿刺涂片或细菌培养可发现链锁状杆菌。

6.免疫学检查 伊东试验阳性。

(三)鉴别诊断

1.梅毒性硬下疳 潜伏期较长,硬下疳数目多为单个,为硬结,而非柔软性溃疡,底部清洁,极少有脓液,无痛,可查出梅毒螺旋体。

2.生殖器疱疹 生殖器疱疹为群集小水疱,破裂后成浅表性糜烂,多为复发性。

3.急性外阴溃疡 外阴部出现多发性小溃疡,疼痛,与性交感染无直接关系,可查到粗大杆菌。

(四)治疗

1.全身治疗 磺胺药为首选药物,有良效。

(1)磺胺嘧啶(SD)或磺胺异噁唑(SMZ):1g/次,4 次/d,口服,连用 10～15d,首次加倍。

(2)四环素或红霉素:0.5g/次,4 次/日,口服,连用 10～15d,首次加倍。

(3)链霉素,0.5g/次,2 次/d,肌注。

(4)卡那霉素:0.5g/次,2 次/d,肌注,连用 10～14d。

2.局部治疗

(1)1∶5000 高锰酸钾液:坐浴,2 次/d。

(2)0.1%雷夫奴尔液:2 次/d,湿敷或坐浴。

(3)0.1%呋喃西林液:2 次/d,湿敷或坐浴。

(4)四环素软膏:涂溃疡面,2 次/d。

(5)磺胺软膏:涂溃疡面,2 次/d。

3.其他　腹股沟淋巴结化脓时,可用粗针自正常皮肤穿入抽脓,不可切开,以免继发感染,影响破口愈合。

（吴淑凤）

第四章 妇科内分泌疾病

第一节 性早熟

性早熟(precocious puberty)是指性成熟的开始年龄显著提前。其确切定义为任何一个性征出现的年龄较正常人群相应性征出现的平均年龄提前2.5个标准差以上即为性早熟。临床上将女孩8岁以前出现第二性征(乳房发育)或10周岁前月经来潮诊断为性早熟。

一、分类及病因

性早熟分为促性腺激素释放激素依赖性性早熟和非促性腺激素释放激素依赖性性早熟两大类。前者是由下丘脑－垂体－性腺轴功能提前激活所致,故也称为中枢性性早熟或真性性早熟;而后者为不依赖生殖轴而发生的性早熟,也称为外周性性早熟或假性性早熟。此外,还有一类性早熟为部分性性早熟,又称不完全性性早熟,也称为青春期变异形式,其病因尚不清楚。

1.真性性早熟(中枢性性早熟) 是青春期发育的真正提前,下丘脑－垂体－性腺轴功能提早激活。GnRH的脉冲分泌提前出现,LH对GnRH的反应及其脉冲分泌形式已达青春期水平。真性性早熟的发生可以是特发性的,亦可以是器质性病理原因引起。

(1)特发性性早熟(idol－central precocious puberty,ICPP):又称体质性性早熟。是指对性早熟患儿全面检查未能发现任何导致青春期发育提前的器质性病因。

(2)中枢神经系统疾病所引起的中枢性性早熟:

1)下丘脑部位的肿瘤:常见于6岁以下的患儿。如间脑错构瘤、神经胶质病、颅咽管瘤等。这些肿瘤可能因破坏了抑制GnRH分泌的神经通道,使GnRH分泌增加;此外,这些肿瘤本身也有释放GnRH的分泌细胞。性早熟可能是这些肿瘤患儿的首发症状,之后再出现相应的脑瘤症状。

2)脑部的其他病变:脑炎、头部损伤或先天性脑发育不全、小脑畸形、脑积水等,均可破坏下丘脑与垂体间通道或下丘脑失去更高中枢的控制而活性增加,从而诱发性早熟。

2.假性性早熟(外周性性早熟) 促使性征提前发育的雌激素并非由于下丘脑－垂体－性腺轴的活动而产生,常见的原因有:

(1)卵巢滤泡囊肿:青春期前的女孩,卵巢内可有一些自发发育的滤泡囊肿,这些滤泡长大并能分泌一定量的雌激素,导致女性性征发育。这些滤泡时有时无,直径<5mm。但这种变化多不是持久性的,故引起的性早熟也是一过性的。

(2)颗粒－卵泡膜细胞瘤:是一种来自卵巢的能分泌雌激素的肿瘤,由于肿瘤分泌雌激素,血中激素浓度明显增加,致使乳房发育甚至阴道流血。青少年颗粒细胞瘤预后较成人好,仅不到5%为双侧或恶性。

(3)原发性绒毛膜上皮癌:可分泌大量绒毛膜促性腺素(hCG),该激素有类似LH的效应,能刺激卵泡发育并分泌雌激素。

(4)外源性雌激素:儿童误服含雌激素的药品、营养品或接触含雌激素的化妆品;妊娠妇女继续哺乳,母乳中过多的雌激素可能导致小儿发生性早熟。

(5)原发性甲状腺功能减退:部分患儿亦可发生性早熟,其原因可能与促甲状腺激素和促性腺激素之间有交叉反馈作用有关,当血中甲状腺激素过少时,垂体的促甲状腺激素和促性腺激素分泌增加;或是由于甲状腺功能减退使神经系统功能发生障碍,下丘脑控制促性腺激素分泌功能受损,抑制被解除,故促性腺激素分泌增加而导致性早熟。

(6)McCune－Albright综合征(MAS):是一种少见的散发性先天性疾病,临床表现有以下典型三联症:①躯干可见边缘不规则、边界清楚的皮肤咖啡色斑,常在出生时即可发现。②多发性骨纤维异常增殖,多累及颅面骨、股骨近端和骨盆,不对称分布。表现为局部疼痛和骨骼囊性变,易发生病理性骨折,或因隆起造成局部压迫的神经症状,如失明、失聪、内分泌功能障碍。③一个或多个内分泌腺体增生或腺瘤引起的自主性功能亢进。常见的是卵巢自主性的功能性滤泡囊肿,导致假性性早熟。血雌激素水平增高而促性腺激素水平低下、无排卵。其次还可有甲状腺及肾上腺功能亢进及腺体增生。

3.部分性性早熟(不完全性性早熟)

(1)单纯乳房过早发育、单纯阴毛过早发育而不伴有其他性早熟现象。

(2)孤立性月经过早出现:原因尚不清楚,表现为1～9岁之间的一段时间内周期性阴道出血,可自行消失,无其他性早熟表现。激素分泌亦为青春前水平,达青春期年龄后开始正常的青春发育。此种性征应注意与女孩的生殖道肿瘤、炎症、损伤及阴道异物相鉴别。

二、诊断要点

1.病史 性早熟患者需详细询问以下情况:

(1)了解性征出现的年龄、进展速度、有无阴道分泌物及流血、身高增长速度等。

(2)出生情况,有无产伤及窒息。

(3)幼年有无发热、抽搐及癫痫病史。

(4)有无头部外伤史及手术史。

(5)发病前后有无重大疾患。

(6)了解服药及服用营养品情况。

(7)有无类似家族史。

2.体格检查

(1)一般情况:注意营养、健康状况、智力及反应等。

(2)身高及体重:身高及体重对性早熟的诊断有重要价值。

1)真性性早熟女孩其生长高峰提前,身高体重常超出同龄儿童2.5个标准差以上。

2)而假性性早熟儿童因并非发育真正提前,其身高体重基本与年龄相等。

(3)第二性征发育情况:

1)真性性早熟乳房发育较成熟,内外生殖器发育并有黏液分泌,还可有月经。

2)单纯乳房提早发育者乳房体积较小,乳头、乳晕发育不明显,内外生殖器发育不明显,外生殖器亦有着色,小阴唇色深,阴道口有分泌物,部分患儿有阴道出血。

(4)盆腔检查:除了了解子宫发育情况以外,重点应排除卵巢肿瘤、阴道异物、炎症的可能。

3.影像学检查 盆腔及肾上腺B超可初步判断是否有肿瘤或滤泡囊肿存在,还可通过测量子宫和卵巢的体积是否比同龄儿童增大,以间接估计体内雌激素的状态。此外,头部鞍区CT 或 MRI 可排除中枢神经系统的肿瘤及其他异常。

4. 骨龄检查 当骨龄比实际年龄提前 2 岁以上时,很可能就是中枢性性早熟。

5. 内分泌检查

(1)雌激素水平测定:真性性早熟、分泌雌激素肿瘤、外源性假性性早熟雌激素水平明显增高。单纯乳房提前发育雌激素水平不高。

(2)FSH、LH 水平测定:可鉴别真性和假性性早熟。真性性早熟两者达正常成人水平,而假性性早熟则低。

(3)GnRH 刺激试验:可检查 LH、FSH 对 GnRH 反应的敏感性,若为 LH 优势反应型则为中枢性性早熟。进行该检查,传统方法需多次取血,儿童不易配合,在临床诊断中很少应用。现有一种简化 GnRH 刺激试验,即给予 GnRH $60\mu g/m^2$ 后 $30\sim60min$ 内测定某一时间点单一血样 LH 水平即可对中枢性性早熟进行确诊,临床上是一种简便实用的方法。

(4)甲状腺激素和促甲状腺激素的测定:可协助诊断与原发性甲减有关的性早熟。

(5)雄激素水平及肾上腺功能检查:有助于诊断肾上腺功能提早出现或有分泌雄激素的卵巢肿瘤或肾上腺肿瘤。

三、治疗要点

1. 治疗目的

(1)查出并治疗器质性病因。

(2)阻止性成熟的进展。

(3)使已发育的第二性征消退。

(4)抑制骨骺的过早闭合,以改善其成年人的身高。

(5)避免或预防因性早熟带来的心理障碍。

(6)防止与性早熟有关的社会问题,如性侵害、少儿妊娠等。

(7)减少与初潮早有关的乳腺癌发病危险。

2. 治疗内容

(1)去除病因:

1)如患儿发育是因为接触了含激素的药品或食物,应立即切断这种接触,性征发育会自然消退。

2)切除分泌性激素的肿瘤,术后性早熟特征会消失。

3)甲状腺功能减退所致的应治疗甲减。

4)中枢神经系统肿瘤所致的性早熟,很难通过切除肿瘤来治疗,因为这种肿瘤的位置常致手术困难或不宜手术,但这种肿瘤多为良性,生长缓慢,多不需手术治疗,可通过服药控制。

(2)药物治疗:主要用于真性性早熟,其目的是抑制卵巢分泌过多的雌激素,使第二性征发育中止,抑制排卵和行经,延缓骨骺闭合。药物主要有两大类:GnRH 激动剂及孕激素。

1)GnRH 激动剂(GnRH-a):是治疗中枢性性早熟(特别是特发性性早熟)的首选药物。

作用机制及特点:本制剂与 GnRH 的作用类同,开始应用时可激发促性腺素释放,较长期应用,因负调节作用而使垂体处于去敏感状态,抑制 LH 和 FSH 的分泌,从而抑制卵巢雌激素的分泌。GnRH-a 能有效地抑制 LH 和 E_2 水平,治疗 GnRH 依赖性的性早熟,效果明显,获效快,一般治疗一年可获稳定的良好效果。在用药开始的1～2个月会出现性征的进一步发育,骨生长加速,甚至月经来潮,继而乳房、子宫、卵巢缩小,性征发育及月经得以控制,骨成熟及生长减缓,最终身高取决于开始用药时性征发育的阶段、药物剂量是否足够和停经时的骨龄。

常用药物及用法:临床多用缓释剂型,即长效GnRH激动剂,如:亮丙瑞林(抑那通)、曲普瑞林(达必佳或达菲林)等,每次1.875～3.75mg,肌内注射,每4周注射1次,实用方便,且未发现明显不良反应。一般应连续治疗数月至数年,直至接近正常青春发育年龄时为止。

注意事项:用药期间必须监测疗效,包括临床性征、生长速度;B超检查子宫、卵巢、卵泡的大小,X线骨龄情况,确认垂体性腺轴是否被抑制的最有效的方法是GnRH刺激实验。

2)孕激素:是治疗性早熟应用最常用的药物,大剂量的孕激素通过负反馈机制抑制垂体分泌LH和FSH,进而抑制卵巢分泌的雌激素,可使发育的乳房缩小,甚至退化到未发育状态,白带减少或消失,月经停止。但对骨骼的生长无明显抑制作用,往往骨龄继续增加,骨骺提早接合。尽管如此,也因药源广泛,价格低廉,为临床治疗性早熟最常用的药物,常用药物有:

A. 醋酸甲羟孕酮片(MPA)

常用量:醋酸甲羟孕酮片10～30mg/d,口服;长效醋酸甲羟孕酮每周或每2周肌注100～200mg/m²。

用药期间需根据定期检测的雌激素水平变化和症状抑制情况调至小剂量维持,直至青春期发育年龄,长期用药还应注意监测肝功能。

B. 醋酸氯地孕酮片

作用特点:具有拮抗促性腺激素分泌和拮抗雄性激素的作用,副作用较用羟孕酮少。

常用量:2～4mg/d,口服。

C. 醋酸环丙氯地孕酮片

作用特点:是有抗雄激素、抗促性腺素和黄体酮类作用的特性。但可抑制ACTH分泌,使皮质醇降低,用药后出现疲劳、乏力等不良反应。

常用量:每天70～100mg/m²,分2次口服。

总之,孕激素治疗对停止月经及第二性征发育有较好的疗效,但对生长速度延缓、骨髓闭合的效果不肯定。而GnRH不仅能降低血中性激素水平,还可降低血中生长激素(GH)和胰岛生长因子-I(IGF-I)的浓度,减慢生长速度,延缓骨骺闭合,从而改善最终身高。

3)McCune-Albright综合征的药物治疗:以抑制性甾体合成为原则,可采用药物有酮康唑、达那唑、环丙孕酮和睾酮,国内以前两个制剂为主,最近也有采用雌激素拮抗剂他莫昔芬。严重反复出血者需卵巢切除。

(3)心理治疗:性早熟患儿的智力和心理发育并不提前,对过早出现的性成熟现象没有心理和能力上的适应,常感到困惑、害羞或自卑,有的还会发展为心理障碍,家长常常也会为此焦急不安。因此,在对性早熟患儿进行诊断与治疗的同时,应对患儿及家属进行心理治疗,家长应与医生配合,不要用自己的紧张情绪给孩子造成心理压力,应帮助孩子了解这些表现只是正常生理过程的提前,不会影响将来的健康与生活。同时还应加强对患儿的帮助和管理,如经期的处理、按时服药等,使这些孩子与其他儿童一样有一个轻松、快乐、健康的童年。

(李利娟)

第二节　青春期延迟

青春期延迟是指青春期延迟来到，当青春期发育比正常人群性征出现的平均年龄晚 2.5 个标准差时称青春期延迟(delayed puberty)，通常指女孩 13 岁以后仍未出现乳房发育或 15 岁时仍无月经初潮或乳房发育后 5 年内仍无月经初潮。青春期性发育并非生殖系统的独立事件，而是机体的全身性变化，且受全身健康状况的影响，如营养不良、过瘦、过胖等。

一、病因及分类

1. 体质性(特发性)青春期发育延迟　对于特发性青春期发育延迟，是指正常健康女孩 13 岁后仍未进入青春发育期，经各种检查均未发现病理性原因，性征发育迟缓是由于下丘脑 GnRH 脉冲分泌功能延迟发动，使下丘脑－垂体－性腺轴功能较晚激活所致。表现为 13 岁仍无第二性征发育，身材较同龄儿童矮 2 个标准差，骨龄小于实际年龄，身高及生长进度与骨龄相符。血 FSH、LH 和 E_2 浓度及 LH 对 GnRH 的反应均为青春期前水平。

2. 低促性腺激素性青春期发育延迟

(1)中枢神经系统疾病：主要是中枢神经系统的肿瘤、感染、损伤或先天性缺陷。

(2)孤立促性腺激素缺乏：此类患者仅促性腺激素缺乏而不伴有生长激素或其他垂体激素的异常，男性比女性多见。因激素水平低下，骨骼闭合减慢，使长骨得以生长。患者常表现为四肢长，指骨髁大，上身与下身的比例减小。Kallmann 综合征是一种较常见的孤立性促性腺激♯缺乏疾病，该病患者达到青春期年龄而无性征发育，血 FSH、LH 和 E_2 均低下，常伴有嗅觉障碍和其他畸形，为一种非均一性遗传性疾病。

(3)特发性垂体功能低下矮小症：通常由于下丘脑释放因子缺乏引起，表现为矮小且性幼稚。

(4)功能性促性腺激素减低：严重的全身及慢性消耗性疾病及营养不良等均可能发生青春期延迟。如，慢性病、营养不良、甲状腺功能减退、肾上腺皮质功能亢进如库欣综合征、糖尿病、高泌乳素血症、神经性厌食、精神性闭经、运动性闭经等。

3. 高促性腺激素性性腺功能低下　该病的特征为性征不发育，是由于原发性卵巢发育不全或功能障碍所致。如遗传因素所致的 Turner 综合征及 46,XX 和 46,XY 单纯性性腺发育不全、放射治疗、化学治疗及免疫因素等所致的卵巢功能减退等。

二、诊断要点

1. 病史　本症少见。首先应注意遗传因素或下丘脑垂体因素所致，继而注意全身疾患、营养、精神状况、运动体能消耗状况和饮食习惯。

2. 体格检查　身高、体重、体型和特征的分期为首查内容，但面容异常往往提示染色体异常的可能性。

(1)缺乏性毛、面色苍白提示可能是甲状腺功能减退。

(2)全身皮肤有片状棕黄色斑提示神经纤维瘤的存在。

(3)身材矮小可能是生长激素缺乏或染色体异常。

(4)体重过低往往影响青春期的发育，有人报道体重低于正常 5%～10%时可引起功能性促性腺素缺乏,青春期延迟。

3.实验室检查

(1)常规检验:血、尿常规、血沉、肝肾功能检测可了解全身情况。

(2)FSH、LH、E_2、PRL 的测定:是鉴别病因在于性腺还是垂体及下丘脑不可缺少的检查。

(3)甲状腺激素测定:了解甲状腺功能。

(4)肾上腺功能:了解肾上腺功能情况。

(5)生长激素:全垂体功能低下时生长激素水平低下,但生长激素稍低于正常水平时,不能排除体质性青春期延迟,因体质性青春期延迟生长激素水平往往低于正常。

(6)影像学检查:包括手腕平片测骨龄、头部 CT 或 MRI、盆腔 B 超了解子宫及卵巢发育情况等。

常见性发育延迟的特征见表 4-1。

表 4-1 常见性发育延迟特征

病种	身材	血 Gn 水平	GnRH 水平	女性激素	血 DHAS	核型	嗅觉及其他
体质性青春期延迟	矮,与骨龄相符	青春前期	青春前期	低	低于年龄与骨龄相符	正常	正常
下丘脑垂体肿瘤	生长缓慢	低	无反应或青春前期	低	正常或低于年龄	正常	正常
孤立促性腺激素缺乏	正常,无青春生长高峰	低	无反应或青春前期	低	与年龄相符	正常	正常
Kallmann 综合征	正常,无青春生长高峰	低	无反应或青春前期	低	与年龄相符	正常	缺乏或低下
特发性多种垂体激素缺乏	矮小,自幼生长慢	低	无反应或青春前期	低	低	正常	正常
Turner 综合征	自幼矮小	高	高反应型	低	与年龄相符	XO 或其他异常	正常
46,XX 和 46,XY 单纯性腺发育不全	正常	高	高反应型	低	与实际年龄相符	XX 或 XY	正常

注:Gn 为促性腺激素

三、治疗要点

1.期待治疗 体质性青春期迟缓,原则上不需特殊处理,经过一段时间后,特别是当骨龄达到相应的年龄后,自然会开始正常的青春期发育过程。

2.去除病因 对中枢神经系统肿瘤或疾患,需根据情况决定手术或非手术治疗。对功能性促性腺激素减低下者,予以纠正和调整,如营养不良者改善营养状况、神经性厌食者鼓励其进食、体重过低者增加体重等。甲状腺功能减退者应纠正甲减、治疗高泌乳素血症等。

3.人绝经后促性腺激素(human menopausal gonadotropin,HMG) 用于垂体本身有功能障碍的低促性腺激素所致的性腺功能低下,只能用于有生育要求的患者。

4.雌激素 对于无生育要求患者可应用雌激素替代治疗,雌激素可促使第二性征发育,与孕激素配合应用可产生子宫周期性出血,但雌激素也能促进骨成熟加速。一般主张骨龄13岁起开始应用,从小剂量开始。常用药物有:

(1)戊酸雌二醇片(补佳乐)0.5mg/d,口服,以每3个月增加0.5mg/d的速度逐渐增加至2mg/d,直到出现生长迹象。有子宫者2~3个月后需加用孕激素撤退出血,如黄体酮针20mg/d,肌内注射,连续3~5d。

(2)结合雌激素片(倍美力)0.3mg/d,口服。

(3)替勃龙片(利维爱):每天或隔天1.25mg,口服,对促进身高有一定的作用。

患儿生长突增后如能出现自然月经,需定期随访;如无月经出现,骨龄像显示骨骺闭合后,需用人工周期维持月经。

长期服药者需定期检查乳腺、肝功能、血脂及盆腔彩超、骨密度测定等。

(吴淑凤)

第三节 无排卵型功血

青春期功血与绝经过渡期功血多属无排卵型功血,虽发病机制不尽相同,但子宫内膜均缺乏限制其生长的黄体酮作用,仅受单一雌激素刺激而出现雌激素撤退性或突破性出血,子宫内膜可因血中雌激素水平的高低、雌激素作用时间的长短以及内膜对雌激素反应的敏感性而呈不同程度的增生状态,少数可呈萎缩性改变,可表现为子宫内膜增生症(单纯型增生、复杂型增生及不典型增生)、增生期内膜、萎缩型子宫内膜。值得注意的是,不典型增生已不属功血的范畴,是子宫内膜的癌前癌变。

一、诊断要点

1.排除其他疾病 无排卵型功血的诊断必须首先排除全身及生殖系统器质性病变,如可引起月经失调的内分泌疾病或凝血功能障碍性疾病等;排除医源性因素,如滥用性激素导致的异常子宫出血等。

2.详细询问病史

(1)患者的年龄、月经史(包括初潮、周期、经期、经量及月经改变等)、婚育史、避孕措施等。

(2)临床上最常见的症状是月经紊乱或不规则阴道流血:前者月经周期长短不一、经期长短不一、血量多少不定;后者出血失去规律性(周期性)、间隔时长时短,出血量时多时少,一般出血时间长,不易自止。

(3)由于出血多或持续时间长可继发贫血的症状:如头晕、乏力、食欲缺乏等不适。

(4)了解可能引起发病的诱因:职业、精神紧张、环境、气候改变、劳累过度、营养改变等,近期有无服用干扰排卵的药物或抗凝药物等。

(5)既往诊治经过、治疗效果,特别是使用内分泌治疗情况如用药种类、用量及末次用药时间与出血的关系。

3.全面体格检查

(1)全身检查应注意精神、营养、发育状况及贫血程度,注意有无甲状腺功能减退或亢进、PCOS及出血性疾病的阳性体征。

(2)盆腔检查,子宫正常大小,也可稍大或稍小,其他无异常发现。应排除阴道、宫颈、宫体病变。

4.实验室检查

(1)血象检查:包括血红蛋白、血小板、出血及凝血时间,必要时应做有关血液方面的特殊检查,以排除血液病引起的子宫出血。

(2)尿妊娠试验或血 β—hCG 检测:有性生活者应常规检查以排除妊娠。

(3)盆腔 B 型超声检查:了解子宫内膜厚度及回声,以明确有无宫腔占位性病变及其他生殖道器质性病变等。

(4)诊断性刮宫或宫腔镜下定位活检及刮宫:可了解子宫内膜病变和卵巢功能状态,并能直接有效地止血。诊断性刮宫时应注意宫腔的大小、形态、宫壁是否平滑,刮出物的量和性质。对围绝经期功血及有内膜癌高危因素者,应行分段诊刮术,排除恶性病变。有条件者采用宫腔镜检,有助于发现宫颈管及宫腔内病变,并可在直视下定位活检,减少误差。对青春期患者,出血过多而药物治疗无效或可疑宫内病变者可采用无损伤处女膜宫腔镜检及无损伤处女膜诊断性刮宫术。经过术前软化宫颈的预处理,在静脉麻醉状态下,将外径 4.5mm 的宫腔镜通过处女膜口先检查阴道及宫颈,再经宫颈外口置入宫颈管,检查宫颈管后,继续将宫腔镜经宫颈内口置入宫腔,检查宫腔情况。对宫腔内病变如宫内膜息肉、宫内膜增厚等,可换用外径 6.5mm 的宫腔治疗镜或外径 8mm 的宫腔电切镜行宫腔镜下治疗。可用宫腔电切镜的环状电极(电极不通电)机械性刮除增厚的内膜,以达到彻底止血的目的,并可取得标本进行病理学检查。这项技术可避免医源性的处女膜损伤。

(5)卵巢功能状态测定:

1)基础体温(BBT)测定:根据 BBT 相,结合其他监测指标,作为功血分型、观察疗效以及指导治疗的最简单易行的手段。

2)性激素测定:反映体内生殖内分泌状态和卵巢功能最确切的指标,一般在激素治疗前采血,测定 E_2、P、T 加上 FSH、LH、PRL 的水平,可协助区别功血类型、鉴别 PCOS 和高催乳素血症,从而指导临床制订治疗方案,使治疗更具有针对性。

(6)甲状腺激素测定:对可疑患者行甲状腺激素测定可确诊有无甲状腺功能减退或亢进。

二、治疗要点

无排卵型功血的治疗首选应用性激素。应根据患者病情、病程、不同年龄采用不同治疗方案。青春期功血应止血,调整周期并促进转化为正常排卵周期为目标。绝经过渡期功血因已进入卵巢功能衰退期,治疗则以调整周期、减少出血量、防止内膜癌变,使平稳过渡至绝经期为目的。

1.止血

(1)性激素止血:要求用药后 8h 内见效,24～48h 内出血基本停止。

1)孕激素:也称"子宫内膜脱落法"或"药物刮宫",停药后短期即有撤退性出血,适用于血色素＞80g/L、生命体征稳定的患者。因孕激素可使内膜转化为分泌期,并有维持雌激素水平趋于稳定的作用,进而对下丘脑和垂体具有强大的抑制作用;孕激素还能通过控制溶酶体而影响 PGS 的前体花生四烯酸的浓度,并可增加 $PGF_{2\alpha}/PGE_2$ 比率而减少出血。用法如下:①黄体酮针:20～40mg,肌内注射,每天 1 次,连用 3～5d。②地屈孕酮片(达芙通):10mg,口服,每天 2 次,连用 10d。③黄体酮胶丸(琪宁):每天 200～300mg,口服,连用 10d。④醋酸甲羟孕酮片(MPA):每天 6～10mg,口服,连用 10d。

2)雌激素:也称"子宫内膜修复法",适用于出血时间长、量多致血色素<80g/L 的青春期患者。雌激素可促进内膜修复达到止血目的,雌激素还可通过增加纤维蛋白原水平,增加凝血因子,促进血小板聚集及降低毛细血管通透性,减少出血量。

雌激素的用法应根据出血量多少决定其用量,目前常用的有:①苯甲酸雌二醇:初剂量 3～4mg/d,分 2～3 次肌注。若出血明显减少,则维持;若出血量未见减少,则加量。也可从 6～8mg/d 开始。出血停止 3d 后开始减量,通常每三天以 1/3 递减。每天最大量一般不超过 12mg。②结合雌激素(针剂)25mg,静脉注射,可 4～6h 重复一次,一般用药 2～3 次,次日应给予口服结合雌激素(倍美力)3.75～7.5mg/d,并按每 3d 减量 1/3 逐渐减量。亦可在 24～48h 内开始服用口服避孕药。③结合雌激素片(倍美力)每次 1.25mg,或戊酸雌二醇片(补佳乐)每次 2mg,口服,4～6h1 次,血止 3d 后按每 3d 减量 1/3。

所有雌激素疗法在血色素增加至 90g/L 以上后均必须加用孕激素撤退。

3)复方短效口服避孕药:适用于长期而严重的无排卵功血。目前使用的是第三代短效口服避孕药,如去氧孕烯炔雌醇片(妈富隆)、复方孕二烯酮片(敏定偶)或炔雌醇环丙孕酮片(达英-35),用法为每次 1～2 片,口服,每 8～12h 一次,血止 3d 后逐渐减量至 1d 1 片,维持至 21d 周期结束。

4)孕激素内膜萎缩法:高效合成孕激素可使内膜萎缩,从而达到止血目的,此法不适用于青春期患者。①炔诺酮片(妇康片 0.625mg/片)治疗出血量较多的功血时,首剂量 5mg,口服,每 8h 一次,出血停止 2～3d 后每隔 3d 递减 1/3 量,直至维持量每天 2.5～5.0mg,持续用至出血停止后 21d 停药,停药后 3～7d 发生撤药性出血。②左炔诺孕酮片 1.5～2.25mg/d,口服,血止后按同样原则减量。

5)雄激素:适用于围绝经期功血患者,雄激素具有对抗雌激素的作用,可增强子宫平滑肌及子宫血管张力减轻盆腔充血,与雌、孕激素合用可减少出血量。丙酸睾酮注射液 50mg,肌内注射,每天一次,服用 5d。

(2)刮宫术:为快速有效的止血方法,并具有诊断价值,可了解内膜病理,排除恶性病变。对于绝经过渡期及病程长的育龄期患者应首先考虑使用刮宫术;对于 B 超提示宫腔内异常者或有条件者最好在宫腔镜下刮宫,以提高诊断率。对未婚无性生活史青少年除非要除外内膜病变,不轻易做刮宫术,仅适于大量出血且药物治疗无效需立即止血或检查子宫内膜组织学者,可采用无损伤处女膜宫腔镜下诊断性刮宫术。

(3)止血药:

1)6-氨基己酸:6-氨基己酸注射液 4～6g 加入 5%～10%葡萄糖液中静滴,或 6-氨基己酸片 2g,口服,每 6h 一次,能抑制纤维蛋白溶酶原的激活因子,从而抑制纤维蛋白的溶解,达到止血作用。

2)氨甲环酸:不良反应较 6-氨基己酸为少。氨甲环酸片 1g,每天 2～3 次或氨甲环酸注射液 1g 加入 5%葡萄糖液中静滴,每天 1～2 次。

3)酚磺乙胺注射液(止血敏):0.5g,肌内注射或静脉滴注,每天 2 次,可减少出血量 20%。

2.调整月经周期　使用激素人为地控制流血量并形成周期是治疗中一项过渡性措施,一方面可暂时抑制患者本身的下丘脑-垂体-卵巢轴,停药后使正常的月经调节轴得以恢复,并可能出现反跳性排卵。另一方面直接作用于生殖器官,使子宫内膜发生周期性变化,并按期脱落,此时所伴的出血量不致太多,有利于纠正贫血,改善体质。

(1)孕激素:可于撤退性出血第15d起,使用地屈孕酮片10~20mg/d,口服10d,或黄体酮胶丸200~300mg/d,口服10d,或甲羟孕酮片4~12mg/d,每天分2~3次,口服,连用10~14d。酌情应用3~6个周期。

(2)口服避孕药:可很好地控制周期,尤其适用于有避孕需求的患者。一般在止血用药撤退性出血后,周期性使用口服避孕药3个周期,病情反复者酌情延至6个周期。应用口服避孕药的潜在风险应予注意,有血栓性疾病、心脑血管疾病高危因素及40岁以上吸烟的女性不宜应用。

(3)雌、孕激素序贯法:如孕激素治疗后不出现撤退性出血,考虑是否为内源性雌激素水平不足,可用雌、孕激素序贯法。绝经过渡期患者伴有绝经症状且单纯孕激素定期撤退不能缓解者,可根据患者雌激素缺乏症状的严重程度和补充雌激素后的反应,在补充孕激素的基础上酌情个体化添加最低有效剂量的雌激素,一般用雌、孕激素周期序贯法。多用结合雌激素片0.3~0.625mg/d或戊酸雌二醇片1~1.5mg/d,口服,连用21~28d,后10~14d加用醋酸甲羟孕酮4~6mg/d或地屈孕酮10mg或黄体酮胶丸100~300mg/d,口服,停药2~7d再开始新一周期。对绝经过渡期月经紊乱,特别是单用孕激素不能很好地控制周期的妇女,要注意子宫内膜病变可能。

(4)左炔诺孕酮宫内缓释系统(LNG-IUS):可有效治疗功血。原理为在宫腔内局部释放左炔诺孕酮,抑制内膜生长。

3. 促排卵治疗　调整周期治疗完成后,多数患者可自行出现排卵,但少数患者仍不能建立正常排卵机制,对有生育要求的无排卵不孕患者,应积极处理,以促进生育并预防功血复发,其中重要的措施便是促排卵治疗。但青春期一般不提倡促排卵治疗。

4. 子宫内膜去除术(endometrial ablation)　将光、电、热等能源引入宫腔,气化、消融或切除子宫内膜的功能层、基底层,直至其下2~3mm的肌肉层,引起局部纤维反应,使子宫内膜不能再生,从而达到减少月经量、减轻痛经及人为闭经的目的。与子宫切除术相比,具有不开腹、创伤小、手术时间短、出血少、康复快及合并症少等优点,其疗效达95%~95.6%。主要适用于40岁以上绝经过渡期功血,性激素治疗不满意又不愿切除子宫或有严重合并症不能耐受子宫切除术者。包括宫腔镜下子宫内膜电切术、热球子宫内膜去除术、阻抗控制子宫内膜去除术等。

5. 子宫切除术　对反复发作的顽固性功血,患者经各种治疗效果不佳,并了解了所有治疗功血的可行方法后,可由患者和家属知情选择接受子宫切除。若内膜病检示非典型增生的绝经过渡期患者应行子宫切除。

总之,对无排卵型功血应注意精神心理因素在功血发病中的作用,重视心理咨询及心理治疗,用最低有效量的性激素达到迅速止血的目的,调整周期,酌情促排卵是防止复发的关键,必要时行子宫内膜切除术或子宫切除术。另外,对无排卵型功血的随诊是十分重要的。

(李利娟)

第四节　有排卵型功血

一、月经过多

此类患者排卵功能正常,但由于有雌激素偏高现象使内膜过度反应,因而月经期出血较多。

(一)诊断要点

1.月经周期正常,但月经量多,血量>80mL。

2.阴道脱落细胞有排卵型的周期变化,但伊红指数或成熟值比正常周期高,细胞较肥大。

3.经前内膜呈分泌反应,少数是高度分泌反应。

(二)治疗要点

1.药物治疗

(1)止血药:氨甲环酸(妥塞敏)1g,静脉滴注,2~3 次/d,可减少经量 54%。经血量<200mL 者,应用后92%患者经血量小于 80mL,无栓塞增加报道。不良反应:轻度恶心、头晕、头痛等。也可应用酚磺乙胺、维生素 K 等。

(2)宫内孕激素释放系统(LNG-IUS):宫腔释放左炔诺孕酮 20μg/d,有效期 5 年。可使经量明显减少,20%~30%患者闭经。副作用少,最初 6 个月可能突破出血。

(3)孕激素内膜萎缩法:详见无排卵型功血治疗。

2.手术治疗　阻抗控制子宫内膜去除术、子宫切除术。

二、月经周期间出血

又分黄体功能异常(黄体功能不全和子宫内膜不规则脱落)和围排卵期出血。

(一)黄体功能不足

月经周期中有卵泡发育和排卵,但黄体发育不良或过早衰退,导致子宫内膜分泌反应不良。

1.诊断要点

(1)月经周期规则但缩短,有早期流产或不孕史。

(2)BBT 为双相,高温相≤11d,或体温上升幅度<0.5℃。

(3)血清孕酮测定发现黄体中期孕酮<31.8nmol/L(10pg/mL)。

(4)经前内膜诊断性刮宫诊断为腺体分泌不良,或腺体与间质发育相差 2d 以上。

2.治疗要点

(1)孕激素:以补足黄体功能为主,孕激素是首选药,即于排卵后(根据 BBT 或月经期估算)给予:醋酸甲羟孕酮片 10mg 口服,每天一次,共 10d;有生育要求者给予口服黄体酮胶丸(琪宁)100mg,每天 2 次,共 10d 或黄体酮针 10mg 肌内注射,每天一次,共 10d。

(2)氯米芬(CC):50~150mg 口服,每天一次,共 5d,月经第 3~5d 用,可以使黄体功能好转,对黄体功能不良及月经中期点滴出血者可以收效,应用 3~4 个周期停药后观察其恢复情况。

(3)绒毛膜促性腺激素(hCG):于排卵后 2~3d hCG 1000~2000U 每隔一天肌内注射,共

5 次。

(4)雌激素:结合雌激素片(倍美力)0.625mg/次或戊酸雌二醇片(补佳乐)1mg,口服,每天一次,共 5～7d,月经第 5d 开始服用。适用于卵泡发育缓慢、雌激素不足患者,因低剂量雌激素能协同 FSH 促进优势卵泡的发育。

(5)寻找黄体功能不足的病因

1)如催乳素升高:溴隐亭片 2.5～5.0mg,口服,每天一次。

2)如雄激素升高:以口服避孕药炔雌醇环丙孕酮片(达英-35),因其内醋酸环丙孕酮可抑制血清 LH 和卵巢雄激素并在靶器官水平阻断雄激素作用,与雌激素合用可成功抑制高雄激素。达英-35 治疗 6 个月后雄激素下降 58%～67%。

3)如甲减或甲亢时,分别以甲状腺素或甲巯咪唑治疗以纠正甲状腺功能。

(二)子宫内膜不规则脱落

此类患者黄体发育良好,但萎缩过程延长,使子宫内膜呈不规则脱落,使出血期延长。

1.诊断要点

(1)月经周期正常,但经期延长可达 10 余天,淋漓不尽。

(2)BBT 高温相下降缓慢。

(3)月经第 5d 子宫内膜活检:若仍有残留的分泌期内膜与新生增殖期子宫内膜混合存在,可确诊。

2.治疗要点

(1)孕激素:加用孕激素使内膜及时全部脱落。醋酸甲羟孕酮片(MPA)8～10mg,口服,每天一次,共 7d,有生育要求者给予口服天然黄体酮胶丸(琪宁)100mg,口服,每天一次,共 10d 或黄体酮针 20mg 肌内注射,每天一次,共 5d。

(2)口服避孕药:无生育要求者可口服避孕药如去氧孕烯炔雌醇片(妈富隆)等,自月经周期第 5d 始,每天 1 片,口服,连续 21d 为一周期。可连用 3～6 个周期。

(三)围排卵期出血

排卵期雌激素短暂下降致子宫内膜部分脱落出血,当排卵后黄体形成,雌、孕激素分泌足够时,内膜又被修复而止血。

1.诊断要点 排卵期出血发生在月经中期,一般为少量或少于月经量,持续半天或几天,有时伴有轻微腹痛,可在一个或数个周期中不定期发生,根据基础体温和出血特定的时间关系,一般可确诊。

2.治疗要点

(1)一般不需治疗血可自行停止或对症止血。

(2)也可在排卵前几天加用小量雌激素:炔雌醇片 0.005～0.01mg 口服,每天一次,共 10d,自月经周期第 10d 开始。但效果不肯定。

(3)避孕药调整周期治疗。

(李利娟)

第五节　闭经

一、闭经的病因及诊断

闭经(amenorrhea)是妇科疾病中的常见症状,表现为无月经及月经停止。根据发生的原因分为两大类:生理性闭经与病理性闭经。按既往有无月经来潮又分为原发性及继发性两类。前者指年龄超过 14 岁,第二性征未发育或者年龄超过 16 岁,第二性征已发育,月经还未来潮。后者指正常月经建立后月经停止 6 个月,或按自身原有月经周期计算停止 3 个周期以上者。按生殖轴病变和功能失调的部位,又分为下丘脑性闭经、垂体性闭经、卵巢性闭经及子宫性闭经等。世界卫生组织(WHO)将闭经归纳为三型:Ⅰ 型为无内源性雌激素产生,促卵泡激素(FSH)水平正常或低下,催乳素(PRL)正常水平,无下丘脑－垂体器质性病变的证据;Ⅱ型为有内源性雌激素产生、FSH 及 PRL 水平正常;Ⅲ 型为 FSH 升高,提示卵巢功能衰竭。

(一)病因诊断

1.原发性闭经　多为遗传学原因或先天性发育缺陷引起。约 30％患者伴有生殖道异常。根据第二性征的发育情况,分为第二性征存在和第二性征缺乏两类。

(1)第二性征存在的原发性闭经:

1)米勒管发育不全综合征(mullerian agenesis syndrome):约占青春期原发性闭经的20％。由副中肾管发育障碍引起的先天畸形,染色体核型正常,为 46,XX。促性腺激素正常,有排卵,外生殖器、输卵管、卵巢及女性第二性征正常。但为始基子宫或无子宫、无阴道。约15％伴肾异常(肾缺如、盆腔肾、马蹄肾),40％有双套尿液集合系统,约 5％～12％伴骨骼畸形。

2)雄激素不敏感综合征(androgen insensitivity syndrome):又称睾丸女性化完全型。为男性假两性畸形,染色体核型为 46,XY,性腺为睾丸,位于腹腔内或腹股沟。睾酮水平在男性范围,但睾酮受体缺陷,睾酮不发挥生物学效应,睾酮能通过芳香化酶转化为雌激素,故表型为女性,导致青春期乳房隆起丰满,但乳头发育不良,乳晕苍白,阴毛、腋毛稀少,阴道为盲端,较短浅,子宫及输卵管缺如。

3)对抗性卵巢综合征(savage syndrome):或称卵巢不敏感综合征。其特征有:①卵巢内多数为始基卵泡及初级卵泡。②内源性促性腺激素,特别是 FSH 升高。③卵巢对外源性促性腺激素不敏感。④临床表现为原发性闭经,女性第二性征存在。

4)生殖道闭锁:任何生殖道闭锁引起的横向阻断均可导致闭经,如阴道横隔、无孔处女膜等。

5)真两性畸形:非常少见,同时存在男性和女性性腺,染色体核型可为 XX,XY 或嵌合体。女性第二性征存在。

(2)第二性征缺乏的原发性闭经:

1)低促性腺激素性腺功能减退(hypogonadotropic hypogonadism):多因下丘脑分泌 Gn-RH 不足或垂体分泌促性腺激素不足而致原发性闭经。最常见为体质性青春期发育延迟。其次为嗅觉缺失综合征(Kallmann's syndrome),为下丘脑 GnRH 先天性分泌缺乏同时伴嗅觉丧失或减退。

2)高促性腺激素性腺功能减退(hypergonadotropic hypogonadism):原发于性腺衰竭所致的性激素分泌减少,可引起反馈性 LH 和 FSH 升高,常与生殖道异常同时出现。

A. 特纳综合征(Turner's syndrome):属于性腺先天性发育不全。性染色体异常,核型为 45,XO 或 45,XO/46,XX 或 45,XO/47,XXX。表现为原发性闭经,卵巢不发育,身材矮小,第二性征发育不良,常有蹼颈、盾胸、后发际低、腭高耳低、鱼样嘴、肘外翻等临床特征,可伴主动脉缩窄及肾、骨骼畸形、自身免疫性甲状腺炎、听力下降及高血压等。

B. 46,XX 单纯型生殖腺发育不全(pure gonadal dysgenesis):体格发育无异常,卵巢呈条索状无功能实体,子宫发育不良,女性第二性征发育差,但外生殖器为女型。

C. 46,XY 单纯型生殖腺发育不全:又称 Swyer-James 综合征。主要表现为条索状性腺及原发性闭经。具有女性生殖系统,但无青春期性发育,女性第二性征发育不良。

2. 继发性闭经 发生率明显高于原发性闭经。病因复杂。

(1)子宫性闭经:闭经的原因在子宫,而丘脑下部、垂体、卵巢功能正常,第二性征发育正常。子宫内膜被破坏或子宫内膜对卵巢激素不能产生正常的反应。引起子宫性闭经的常见疾病有:

1)宫腔粘连:常发生在人工流产后、产后出血或流产出血刮宫以后,多由于刮宫过度,损伤子宫内膜,造成宫腔粘连而出现闭经。

2)子宫内膜炎:最常见的导致闭经的子宫内膜炎是结核性子宫内膜炎,其他流产后或产后严重的子宫内膜炎以及子宫恶性肿瘤腔内放射治疗破坏子宫内膜后也可发生闭经。

(2)卵巢性闭经:闭经的原因在于卵巢,卵巢所分泌的性激素水平低落,子宫内膜不发生周期性变化而致闭经。这类闭经促性激素升高,属高促性腺素性闭经。常见疾病有:

1)卵巢早衰:女性 40 岁前由于卵巢内卵泡耗竭或医源性损伤导致卵巢功能衰竭,称为卵巢早衰。患者表现为继发性闭经,并伴围绝经期综合征的有关症状如潮热、出汗、烦躁、失眠、情绪波动等,内外生殖器官以及第二性征逐渐萎缩及退化,雌激素水平低下,而促性腺激素水平升高。

2)卵巢切除或组织被破坏:手术切除双侧卵巢或放射治疗后,双侧卵巢组织被破坏以致功能丧失,表现为原发或继发性闭经。严重的卵巢炎症也可破坏卵巢组织而致闭经。

3)卵巢功能性肿瘤:产生雄激素的卵巢肿瘤如睾丸母细胞瘤、卵巢门细胞瘤等。由于过量的雄激素抑制了下丘脑-垂体-卵巢轴的功能而致闭经。颗粒细胞瘤、卵胞膜细胞瘤持续分泌雌激素抑制了排卵而出现闭经,但多为期短暂,随之出血。

4)多囊卵巢综合征:以长期无排卵及高雄激素血症为特征。临床表现为闭经、不孕、多毛和肥胖。

(3)垂体性闭经:主要病变在垂体。垂体前叶的器质性疾病或功能失调可能影响促性腺激素的分泌,从而影响卵巢功能而出现闭经,主要的疾病有:

1)垂体前叶功能减退:希恩综合征(Sheehan syndrome)是由于产后大出血、休克等引起垂体前叶组织缺血坏死,垂体功能减退所出现的一系列症状如闭经、消瘦、怕冷、毛发脱落、第二性征及内外生殖器逐渐萎缩等。患者还伴低血糖、低血压、低基础代谢、性欲减退等。

2)垂体肿瘤:垂体前叶肿瘤种类很多,可分为生长激素腺瘤、催乳素腺瘤、促性腺激素腺瘤的混合瘤。不同性质的肿瘤出现不同的相关症状,但多有闭经表现。这是因为肿瘤压迫分泌细胞,使促性腺激素分泌减少所致。

3)空蝶鞍综合征(empty sella syndrome):蝶鞍隔因先天性发育不全、肿瘤或手术破坏,使脑脊液流入蝶鞍的垂体窝,是蝶鞍扩大,垂体受压缩小,称空蝶鞍。当垂体柄受脑脊液压迫而使下丘脑与垂体间的门脉循环受阻时,出现闭经和高催乳激素血症。X线检查仅见蝶鞍稍增大,CT或MRI检查精确显示在扩大垂体窝中见萎缩的垂体和低密度的脑脊液。

(4)下丘脑性闭经:最常见,由于中枢神经系统及下丘脑功能失调和器质性疾病影响垂体,进而影响卵巢功能而引起闭经,属于低促性腺激素性闭经。

1)特发性因素:是闭经中最常见原因之一,确切机制不清楚,但表现为GnRH的脉冲式分泌模式异常,包括幅度、频率及量的变化,这种改变与中枢神经系统的神经传递物或下丘脑功能障碍有关。

2)精神神经因素:环境改变、过度紧张、恐惧、忧虑以及外界各种刺激因素如寒冷等可导致中枢神经与下丘脑之间功能失调,并通过丘脑下部-垂体-卵巢轴,使排卵功能发生障碍而致闭经。因盼子心切或恐惧妊娠等精神因素而致假孕也属这种范畴。

3)营养不良症:某些消耗性疾病如肠胃功能紊乱、严重肺结核、严重贫血、血吸虫病等引起全身性营养不良,严重消瘦、神经性厌食引起体重下降均可影响丘脑下部的促性腺激素释放激素与生长激素的合成与分泌,从而抑制促性腺激素而导致原发或继发闭经。

4)运动引起闭经:剧烈运动如长跑易致闭经,原因是多方面的。初潮的发生和月经的维持有赖于一定比例的机体脂肪(20%),若肌肉与脂肪的比例增加或总体脂肪减少可使月经异常。运动剧增后GnRH释放受抑制也是闭经原因之一。

5)药物抑制综合征有些妇女注射长效避孕针或口服避孕药后,由于药物抑制了下丘脑或垂体功能而导致闭经。一般停药3~6个月可自然恢复。

6)闭经溢乳综合征:患者既有闭经,还有乳汁分泌、内生殖器官萎缩等。下丘脑生乳素抑制因子或多巴胺减低可致异常泌乳,促性腺激素分泌不足而导致闭经。导致溢乳的原因很多,除垂体肿瘤外,口服避孕药、长期服用氨苯蝶啶、氯丙嗪、甲丙氨酯等也都可引起闭经溢乳综合征。

7)颅咽管瘤:瘤体增大可压迫下丘脑和垂体柄引起闭经、生殖器萎缩、肥胖、颅内压增高、视力障碍等症状,也称肥胖性生殖无能营养不良症。

8)其他内分泌功能异常:甲亢、甲减、肾上腺皮质功能亢进,肾上腺皮质肿瘤可引起闭经。

(二)辅助诊断方法

1.子宫功能检查　主要了解子宫、子宫内膜状态及功能。

(1)诊断性刮宫:适用于已婚妇女,用以了解宫腔深度和宽度,宫颈管或宫腔有无粘连。刮取子宫内膜作病理学检查,可了解子宫内膜对卵巢激素的反应,还可确定子宫内膜结核的诊断。

(2)子宫输卵管碘油造影:了解子宫腔形态、大小及输卵管情况,用以诊断生殖系统发育不良、畸形、结核及宫腔粘连等病变。

(3)宫腔镜检查:在直视下观察宫腔及内膜、诊断有无宫腔粘连,可疑病变应常规取材送病理学检查。

(4)药物撤退试验:

1)孕激素试验:

A.方法:黄体酮注射液20mg肌内注射,每天一次,连用5d或黄体酮胶丸200mg口服,每天一次,连用 5d。

B. 结果分析:①停药后 3～7d 出现撤药出血为阳性反应,提示子宫内膜已受一定水平的雌激素影响,外源性孕激素使其发生分泌期变化,停药后内膜剥脱而出血,为Ⅰ度闭经。②孕激素试验无撤药出血为阴性反应,说明患者体内雌激素水平低下,以致对孕激素无反应,应进一步作雌、孕激素序贯试验。

2)雌、孕激素序贯试验(人工周期):

A. 方法:结合雌激素片(倍美力)1.25mg 或戊酸雌二醇片(补佳乐)2mg 每晚睡前口服,连续 21d,最后 10d 加用醋酸甲羟孕酮片(MPA)10mg 口服,每天一次或黄体酮胶丸(琪宁)100mg 口服,每天一次,适用于孕激素试验阴性患者。

B. 结果分析:①停药 3～7d 发生撤药性出血为阳性,提示子宫内膜功能正常,对甾体激素有反应,闭经是由于患者体内雌激素水平低落所致,为Ⅱ度闭经。②无撤药出血为阴性,应重复一次雌、孕激素序贯试验,若仍无出血,提示子宫内膜有缺陷或被破坏可诊断为子宫性闭经。

2. 卵巢功能检查

(1)基础体温测定:黄体酮通过体温调节中枢使体温轻度升高,致使基础体温在正常月经周期中显示为双相型,即月经周期后半期的基础体温较前半期上升 0.3～0.6℃,这提示卵巢有排卵和黄体形成。

(2)血甾体激素测定:若雌、孕激素浓度低,提示卵巢功能不正常或衰竭,若睾酮值高,提示有可能有多囊卵巢综合征、卵巢男性化肿瘤。但需排除肾上腺疾病。

3. 垂体功能检查 雌、孕激素序贯试验阳性提示患者体内雌激素水平低落,为确定原发病因在卵巢、垂体、下丘脑哪个部位,需作以下检查:

(1)血 FSH、LH、PRL 放射免疫测定:

1)PRL 正常值为 0～20μg/L。PRL>25μg/L 时,称为高催乳素血症,如 PRL>100μg/L 时,应进一步做头颅 CT 检查,排除垂体肿瘤。

2)月经周期中 FSH 正常值为 5～20U/L,LH 为 5～25U/L。若 FSH>40U/L,提示卵巢功能衰竭;若 LH/FSH≥3,LH>25U/L,高度怀疑多囊卵巢;若 FSH、LH<5U/L,提示垂体功能减退,病变可能在垂体或下丘脑。

(2)垂体兴奋试验:

1)典型方法:将 LHRH 100μg 溶于生理盐水 5mL 中,30s 内静脉注射完毕。注射前及注射后 15、30、60、120min 抽取 2mL 静脉血,用放射免疫法测定 LH 含量。

结果分析:①注射后 15～60min LH 值较注射前高 2～4 倍以上,说明垂体功能正常,对 LHRH 反应良好,病变在下丘脑。②若经多次重复试验,LH 值仍无升高或升高不显著,.提示病变在垂体。

2)Combes 方法:将 LHRH 100μg 静脉滴注 4h,观察 LH 水平的变化。

(3)蝶鞍 X 线检查:疑有垂体肿瘤时应作蝶鞍 X 线摄片或 CT 扫描。肿瘤较大者头颅侧位片即可辨认,阴性时需作 CT 或 MRI 检查,以早期发现直径<1cm 的垂体微腺瘤及空泡蝶鞍。

4. 其他检查

(1)盆腔超声检查:了解有无子宫、子宫形态和大小,内膜情况,宫壁宫腔有无占位性病变,卵巢形态和大小、卵泡情况数目,附件有无肿块,有无腹腔积液等。

(2)腹腔镜检查:可直视下观察卵巢形态外观,对诊断多囊卵巢综合征有价值,以帮助明确闭经的病因及估计预后。腹腔镜检查还可观察子宫形态、卵巢肿块、输卵管及盆腔腹膜病变等。

(3)电子计算机断层扫描(CT)或磁共振成像(MRI):用于盆腔及头部蝶鞍区检查,有助于分析盆腔肿块的性质,诊断空泡蝶鞍、垂体微小腺瘤。

(4)染色体检查:原发闭经患者应常规检查外周血染色体,这样对了解先天性卵巢发育不全的病因、先天性畸形的病因及指导临床处理皆有重要意义。

(三)诊断步骤

首先需详细询问病史及体格检查,生育期妇女,同时必须排除妊娠引起的闭经,如为原发性闭经,先检查乳房及第二性征、子宫发育情况,然后按图4-1诊断步骤进行;如为继发性闭经,按图4-2的诊断步骤进行。

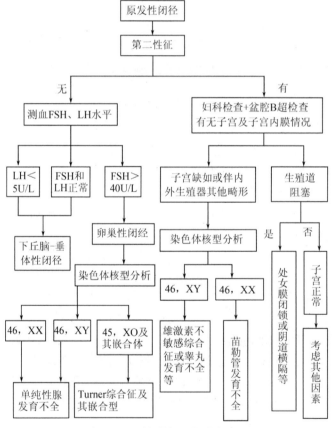

图4-1 原发性闭经的诊断步骤

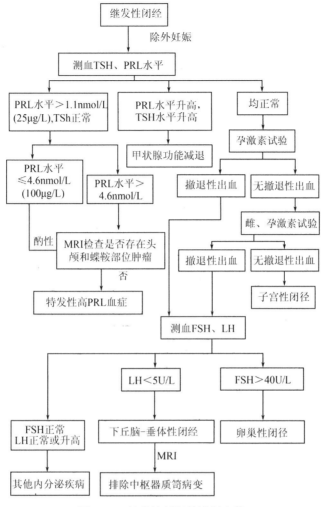

图 4-2　继发性闭经的诊断步骤

二、下丘脑性闭经

下丘脑闭经(hypothalamic amenorrhea,HA)是指垂体水平以上的中枢神经及下丘脑多种功能和器质性疾病导致的闭经,以功能性原因为主。此类闭经的特点是下丘脑合成和分泌GnRH缺陷或下降导致垂体促性腺激素(Gn),即促卵泡激素(FSH)及黄体生成素(LH),特别是后者的分泌功能低下,故属低促性腺激素性闭经,治疗及时尚可逆。

(一)功能性下丘脑性闭经

1. 精神性闭经

(1)临床征象:精神创伤、环境变化等因素均可使机体处于紧张的应激状态,扰乱中枢神经与下丘脑间的功能,从而影响下丘脑—垂体—卵巢轴的内分泌调节,使排卵功能障碍,卵泡发育受阻而闭经。此类闭经患者没有明显的体征,仅有月经稀发与闭经。常有精神刺激史,可伴有不孕、体重下降。促性腺激素释放激素刺激试验显示垂体有正常反应或因长期缺乏GnRH作用而对外源性 GnRH 刺激的反应迟钝,血皮质醇分泌升高,但临床无皮质醇亢进表现。

（2）治疗要点：对病情轻、时间短者，采用合适的心理治疗和指导，通过调整生活、消除疑虑、去除各种抑制因素，有时月经可自然恢复，若 6 个月后仍无效者可选用下列药物治疗。

1）雌、孕激素周期疗法即人工周期：该治疗是模拟自然月经周期中卵巢的内分泌变化，将雌激素、孕激素序贯应用，使子宫内膜发生相应变化引起周期性脱落出血。使患者树立对疾病有可能治愈的信心，同时对不同程度抑制的下丘脑－垂体轴起着正常反馈调节作用，增强垂体的反应性，协助卵巢功能的恢复以及维持子宫内膜的正常发育，雌、孕激素的周期疗法一般以 3 个周期为一个疗程，停药后观察丘脑－垂体－卵巢轴功能恢复的程度。轻者 1～2 疗程的月经自动来潮，亦可能恢复排卵功能。

卵巢功能被严重抑制者，其 FSH、LH、E_2 皆极度低落，故须首先单用雌激素 1～2 个月，随后间隔使用雌孕激素周期疗法，使卵巢恢复对垂体促性腺激素的正常感应性，然后按病情加用或使用其他药物，以求达到月经自动来潮和排卵。

2）氯酚胺（氯米芬）

①作用特点：氯酚胺是一种抗雌激素弱雌激素制剂。通过诱发 FSH 水平上升从而促卵泡发育、成熟和排卵。适用于具有一定雌激素水平的无排卵患者。

②用法：于月经或撤药性出血的第 5d 开始，每天口服 50～150mg，共 5d。

③注意事项：

A. 一般在停药后 7d 出现排卵前的 LH、FSH 峰。如垂体卵巢轴功能过于低落者，首先给予性激素，先单用雌激素随后人工周期，以激活卵巢功能，然后再使用氯酚胺，效果更好。

B. 如伴有雄激素过高者，单服氯酚胺无效时，可试加地塞米松 0.25～0.375mg 口服，每晚一次，以抑制肾上腺雄激素分泌，提高氯酚胺疗效。

精神型功能性下丘脑闭经鉴于其临床征象的多样型，在处理方面必须个别化。根据其具体诱因的影响途径，神经内分泌的变化和不同体质的缺陷，拟定从心理上、药物的选择上、体质和生活方式的改善上多方面综合治疗方案，才能获得较好的疗效。

2. 神经性厌食症　神经性厌食症是一种很严重的甚至可以致死的进食行为障碍。常见于少女，病因尚不清楚。现被认为与社会、精神因素有关。如有的是为了减肥而节食，导致体重明显下降，有的是失恋或受到性骚扰，在身体、精神上刺激后而发生本症，最后导致下丘脑功能失调，GnRH 浓度降至青春期前水平，促性腺激素和雌激素水平低下而发生闭经。

（1）临床征象

1）常见于青春期的女孩，以 13～20 岁多见。均有良好的社会、经济和文化方面的家庭背景。

2）为了防止肥胖而失去理想体态，往往过分限制饮食，甚至几乎不进食。

3）闭经为最主要表现（原发或继发）可发生在明显消瘦前、后或与消瘦同时发生，伴不同程度的性征消退，子宫和卵巢缩小。

4）常伴有畏寒、便秘和呕吐。

5）全身明显消瘦，至少比原来体重下降 25%，严重者体重下降 40%，皮下脂肪消失呈恶病质状。

6）低血压、低体温和心动过缓。

7）皮肤干燥、发黄、毛发脱落，但有时全身毛发增加。

8）性格内向、忧虑、内疚、压抑、少言寡语。

(2)治疗要点

1)精神鼓励:家庭人员尤其是父母的关怀更为重要,适当给予更换环境,慢慢改变旧习惯,必要时应取得心理医师的帮助。

2)恢复正常体重:恢复正常体重是本症治愈的关键之一。在劝说、鼓励患者进食和营养指导时应使患者理解到这是恢复正常体重的办法,而不会肥胖。开始进食不宜过多,以免发生消化不良,甚至胃扩张,故应以高能量易消化的饮食为佳,使每周体重增加 $1\sim2kg$。

3)人工周期治疗:人工周期治疗后每月按时有类似月经样的撤药性出血,可给患者及家属心理上的安慰,提高治疗的信心,同时对调整下丘脑-垂体-卵巢轴的功能也是有益的。当一般情况逐渐好转,体重逐渐增加时,如要求生育,再给予诱发卵泡发育与排卵的治疗。

4)适当地应用抗忧郁药

3.运动性闭经

(1)发病特点:剧烈运动和应激后,引起下丘脑、垂体功能异常,抑制了 GnRH 释放,可致闭经。运动性闭经的真正原因不是运动本身,而是运动引起的营养不良。月经功能与体重,特别是与肌肉/脂肪比值相关,当机体脂肪含量$\leqslant22\%$,或脂肪减少 30% 时可出现闭经,因脂肪组织是雄激素经芳香化酶转化成雌激素的重要场所。

(2)治疗要点

1)首先要解除思想顾虑,消除因月经未来而产生的担忧与恐惧的心理。

2)遵照个体化原则,制订科学合理的训练计划和运动负荷,调节运动的程度及持续时间,给予足够的营养补充。

3)闭经大于 3 个月,可用雌、孕激素人工周期疗法,模拟卵巢激素的生理性变化,激发下丘脑恢复正常功能并避免子宫萎缩及骨量丢失过度。

4.假孕性闭经　假孕是一种典型的神经性闭经,是人类精神和意念调控生殖内分泌功能的典型例证。患者迫切希望妊娠引起的假孕实际上是机体的保护性反应和意念的转移。假孕时,中枢神经系统和下丘脑中修饰精神、意念、行为和神经内分泌功能的活性氨基酸和神经肽,如 β-内啡肽、γ-氨基丁酸分泌上调,儿茶酚胺活性降低,而 GnRH、PRL、LH 分泌增加,引起高泌乳素血症。高 LH 促使受体持续分泌雌二醇和黄体酮,引起假孕和溢乳症。

(1)临床征象

1)多见于婚变期盼妊娠,近期流产、婴儿死亡后的妇女。

2)类似妊娠征象闭经,可出现食欲缺乏、恶心呕吐等早孕样反应,胎动(实为肠蠕动),并有乳房胀痛、溢乳。

3)常伴有焦虑和抑郁症。

4)PRL 升高,E_2、P 维持在黄体期水平。

(2)治疗要点

1)心理疏导治疗。

2)性激素周期治疗可改善反馈功能。

3)调节月经周期后,促排卵治疗。

(二)下丘脑器质性疾病闭经

1.Kallmann 综合征　该综合征系单一性促性腺激素释放激素缺乏,而继发的性腺功能减退,同时伴有嗅觉丧失或减退的一种疾病,病变在下丘脑。胚胎期分泌 GnRH 的神经元与嗅觉神经元系同一来源,两者移行途径也相同,嗅神经元的轴突正常情况下向前脑移行,经过筛板和脑膜到嗅球,GnRH神经元沿嗅神经穿过嗅球到下丘脑,本病的发生是嗅神经元向前脑移行却终止于筛板和前脑之间,未达嗅球,GnRH神经元也移行至此,故先天性促性腺激素释放激素不足与嗅脑发育不全。该病具有遗传性,可有X连锁隐性遗传、常染色体显性遗传或常染色体隐性遗传。

(1)临床征象

1)身材正常或较高,四肢长,有类无睾体型。自幼丧失嗅觉或嗅觉减退,对有刺激的酸辣味均难辨认。

2)卵巢发育不全,青春期延迟,常表现为原发性闭经,卵巢内含早期发育阶段的卵泡。轻症可以有稀发的月经,但常不能生育。

3)第二性征不发育或发育差,内外生殖器均为幼稚型,肾上腺功能一般正常,故有阴毛。

4)智力正常或稍差。染色体检查为46,XX,可与Turner综合征鉴别(45,X)。

5)垂体促性腺激素、E_2水平明显降低,GnRH兴奋试验反应往往低下或无反应,GnRH脉冲分泌可无脉冲型及低频低幅型等,其他垂体激素正常。

(2)治疗要点

1)雌孕激素序贯周期治疗:促使性征发育和月经来潮,因中枢异常无法纠正,故需终身替代。

2)希望生育者可用人类绝经期促性腺激素(HMG)和绒毛膜促性腺激素(hCG)或GnRH脉冲法诱发排卵,少数可妊娠。氯米芬治疗无效。

3)嗅觉减退无特殊治疗。

2.颅咽管瘤　颅咽管瘤(craniopharyngioma)为一先天生长缓慢、多为囊性的肿瘤,它最常见的生长部位是蝶鞍之上,少数位蝶鞍内,肿瘤增大可向上压迫第三脑室底部,向前挤压视神经交叉,向下压迫下丘脑和垂体而出现相应的压迫症状。

(1)临床征象

1)肿瘤压迫引起颅高压及视力障碍、神经症状。

2)下丘脑垂体功能异常、口渴、厌食、闭经、尿崩症。

3)可伴有溢乳及高PRL血症,其原因是由于下丘脑垂体柄受压,催乳素抑制因子(PIF)减少所致。发病在青春期前表现为原发性闭经、性幼稚、生长障碍,发病在青春期后表现为继发闭经。20%患者生殖器官萎缩,伴向心性肥胖,构成肥胖性生殖无能综合征。

4)X线侧位片检查中蝶鞍扩大扁平,床突骨质损害,并可见鞍上钙化阴影。颅部断层、CT、MRI可确诊定位。

(2)治疗要点:颅咽管瘤虽生长缓慢,但压迫垂体柄若时间过长,即使完全切除肿瘤也难以恢复门脉系统的传递功能,故一经确诊,应考虑行手术或放射治疗。

(三)下丘脑药物性闭经

1.抗精神病药物　服用抗精神病药物(如氯丙嗪、奋乃静、舒必利、氯普噻吨等)后会出现闭经与溢乳。因抗精神病的药物中多为多巴胺受体阻滞剂,所以服药后引起血中催乳素升高,从而使促性腺激素释放激素分泌减少。但停药后溢乳可停止,月经可恢复。由于治疗精神病的需要不能停药者可用人工周期造成撤药性出血。溴隐亭为多巴胺激动剂,是有效的治疗药物,但它同样也可影响抗精神病的疗效。

2.口服避孕药　常用口服避孕药是雌、孕激素复合剂,其机制是抑制下丘脑－垂体－卵巢轴的功能,抑制卵泡发育与排卵,周期性服用,可造成撤药性子宫出血。但如长期使用避孕药后可出现闭经,这种症状反映了避孕药对下丘脑－垂体－卵巢轴抑制过度。第三代口服短效避孕药(如妈富隆、达英－35、屈螺酮炔雌醇等)以更低剂量的雌激素和高选择性的孕激素配伍,副作用大大降低,闭经发生率约1%。其处理方案是停服避孕药,年轻者可采用雌孕激素序贯疗法或用氯米芬,诱导卵泡发育,使之恢复排卵功能。若年龄已近绝经期可仅作随访即可。

三、垂体性闭经

垂体性闭经是指腺垂体发生器质性病变或功能失调,影响促性腺激素分泌,继而影响卵巢功能而引起的闭经。

(一)脑垂体肿瘤

垂体肿瘤多为有分泌功能的腺瘤。其中直径≤10mm属微腺瘤,直径>10mm为大腺瘤。垂体最常见的肿瘤为催乳素瘤,约占70%,其次为颅咽管瘤、生长激素瘤、促肾上腺皮质激素瘤和促甲状腺激素瘤。本文主要讨论垂体催乳素瘤。

垂体催乳素腺瘤发病可能与患者多巴胺D_2受体基因(PRL调节基因)表达缺陷,或垂体PRL分泌细胞的基因突变和生长激素(GH)的参与等有关。致使细胞复制机制异常,或PRL分泌细胞增殖加速而发生突变,最终导致腺瘤生长和PRL异常升高。该腺瘤分泌的催乳素,通过催乳素－多巴胺短反馈途径,促进结节漏斗神经元分泌多巴胺,后者与GnRH神经元D_1受体结合,促进内啡肽的分泌,抑制GnRH－Gn脉冲式释放,导致排卵障碍和闭经。

1.诊断要点

(1)临床表现:垂体催乳素瘤可引起血清催乳素明显升高,引起以下症状:

1)月经改变和溢乳:高催乳素患者可能出现月经不规则如月经稀发、月经量少甚至闭经,血清催乳素水平的升高可以导致溢乳。

2)排卵障碍、不孕、黄体功能不良、复发性流产等。

3)病程较长者可出现低雌激素表现,如内外生殖器萎缩、血管舒缩障碍症状等。

4)PRL升高促进骨吸收,可引起骨密度降低和骨质疏松症。

5)巨腺瘤可压迫视神经交叉和海绵窦,引起视野缺损、视神经麻痹、复视甚至失明。

(2)实验室检查

1)PRL异常升高:药物和甲减可使PRL轻度升高,但当血PRL≥100μg/L时,多为肿瘤性高PRL血症。

2)蝶鞍X线检查:正侧位片可见蝶鞍扩大、骨质吸收,蝶鞍下降呈双边。

3)垂体CT或MRI:CT能清楚显示垂体局部直径3mm以上的微腺瘤。MRI可发现更小(直径1~2mm)的肿瘤,并能了解肿瘤与海绵窦和蝶窦的关系,而且因不接触放射线,妊娠期可采用。

4)视野检查:较大垂体肿瘤可压迫视神经交叉而致视野改变或视力减退。

5)内分泌功能检查:FSH、LH、E_2、P降低。合并甲减时TSH升高,T_3、T_4降低。

2.治疗要点

(1)药物治疗

1)溴隐亭:为多巴胺受体激动剂,可使垂体催乳素腺瘤可逆性缩小,抑制肿瘤细胞生长,能有效抑制催乳素的合成,但不能消灭肿瘤细胞,长期治疗后肿瘤出现纤维化,停止治疗后垂体催乳素腺瘤恢复生长,又出现复发现象,但再用药仍有效。

①作用机制:在受体部位模仿多巴胺(DA)的作用,从而兴奋垂体 PRL 细胞膜上的 D_2 受体,抑制 PRL 分泌而不损害垂体的其他功能。

②用法与用量:每片 2.5mg,开始口服 1/2 片,一天一次,每 4d 增加 1/2 片后,如反应不大,可在几天之内增加到所需剂量。常用剂量 2.5~10mg/d,分 2~3 次服用,最大剂量为10mg/d,最小维持量为 1.25mg/d。通常依靠血清中 PRL 水平来调节用药剂量。微腺瘤患者 PRL 正常、月经恢复正常后维持 3~6 个月开始减量,而大腺瘤 MRI 确认 PRL 肿瘤明显减小、PRL 正常后开始减量,1~2 个月缓慢分次减量,每年随诊 2 次。当肿瘤基本消失时可以小剂量维持保持 PRL 正常状态。

③副作用:由于同时发生多巴胺 D_1 受体兴奋,可引起恶心、呕吐、头痛、便秘、体位性低血压等,大多数出现在治疗早期,多在一周内消失,故强调从小剂量开始、随餐服用以减少副作用。

2)卡麦角林:是多巴胺受体激动剂、泌乳素抑制剂、抗帕金森综合征药物,还是高度选择性的多巴胺 D_2 受体激动剂,为溴隐亭的换代药物,抑制 PRL 的作用更强大,而副作用相对更少、作用时间更长。对于有溴隐亭抵抗(口服 15mg/d 效果仍不满意)或不能耐受溴隐亭的患者,改用此药仍有 50% 以上有效率。使用剂量为每周 0.25~3mg,口服,起始 0.5mg,每周 2次,每 4 周调整剂量 1 次,增加幅度为每次 0.25~3mg。

(2)手术治疗:手术不作为垂体腺瘤的首选治疗,但以下情况可考虑手术:①药物治疗无效或效果欠佳,药物治疗反应较大不能耐受。②巨大垂体腺瘤伴有明显视力视野障碍,药物治疗无明显疗效。③侵袭性垂体腺瘤伴有脑脊液鼻漏。④拒绝长期服用药物者。⑤复发性垂体腺瘤。

手术并发症:垂体功能低下、卵巢功能低下、甲状腺和肾上腺皮质功能低下、尿崩症、术后肿瘤复发(术后 1~2 年内约 30% 患者可复发)。

(二)空蝶鞍综合征

空蝶鞍综合征是蝶鞍先天发育不全或后天破坏、垂体窝部分或全部充满脑脊液,垂体被压扁平,蝶鞍扩大呈空泡样变性。

1.诊断要点

(1)57%~61% 患者伴垂体功能异常,4%~16% 患者出现闭经、溢乳。

(2)部分患者有头痛、视力障碍、颅内高压和鼻腔溢液,有时与垂体瘤共存。

(3)实验室检查由于 GnRH 减少,FSH、LH 降低,PRL 轻度升高,激素测定可发现单一或多种激素缺乏。

(4)X 线检查蝶鞍对称性增大,底部下陷呈特有的气体影。

(5)CT 或 MRI 检查可精确显示扩大的垂体瘤、萎缩的垂体和充满垂体窝的低密度脑脊液。

2.治疗要点

(1)一般不行外科修补手术,头痛及视力障碍术后无明显改善。

(2)压迫症状明显或脑脊液漏时才考虑行鞍内填塞术。

(3)合并 PRL 升高,给予溴隐亭治疗可使 75%~90% 患者 PRL 恢复正常。

(三)希恩综合征

希恩综合征是在 1939 年由 Sheehan 命名的一种垂体功能有低下的疾病,主要是由于产后大出血,特别是伴有较长时间低血容量性休克,引起的垂体前叶缺血性坏死,继发垂体前叶多种激素分泌减退缺乏而引起一系列临床症状的疾病。其垂体前叶各种激素分泌障碍出现的时间和频率顺序依次为促性腺激素(FSH、LH)、生长激素(GH)、促甲状腺激素(TSH)、促肾上腺皮质激素(ACTH),受其调节的靶腺——性腺、甲状腺、肾上腺皮质也随之呈萎缩性变化,功能低下,其他脏器组织也可随之呈萎缩性变化,功能低下,从而使本征表现为多系统多脏器的变化。

1. 诊断要点

(1)病史:有产后大流血及休克病史,而没有及时补充血容量。

(2)临床表现:其临床表现与垂体坏死的面积、程度及其代偿再生能力有关。

1)性腺功能减退:最早出现的是由于催乳素(PRL)、促性腺激素缺乏所致的产后无乳汁与闭经。因产后出血导致无乳汁为本征发生的信号,继而性腺功能减退,阴毛、腋毛脱落,性欲减退至消失,不育,第二性征衰退,生殖器及乳房萎缩。

2)甲状腺功能减退:怕冷、乏力、少汗、记忆力衰退、皮肤干且粗糙,甚至出现黏液性水肿、面色苍白、眉毛脱落、表情淡漠、反应迟钝、食欲缺乏、精神抑郁、心率缓慢。

3)肾上腺皮质功能减退:患者虚弱、疲倦、全身软弱无力、恶心、厌食、消瘦、抵抗力低、易感染、贫血貌、低血压、低体温、皮肤色素变淡。

4)其他:说话声音低、嗜睡、低血糖。

5)希恩综合征危象:是指希恩综合征患者在各种应激因素如感染、过度疲劳、饥饿、创伤、手术、吐泻、精神刺激或应用过多的镇静剂、突然停药等促发后,病情急剧恶化,以致发生高热(40℃以上)、谵妄或低温(28~30℃)、精神失常、恶心、呕吐、脱水、血压降低、休克、昏迷。

(3)实验室检查

1)FSH<5U/L(5~20U/L),LH<5U/L(5~25U/L),E_2<100pmol/L,P<3.2μmol/L且无周期性变化,表示促性腺功能与性腺功能均不足,黄体酮试验阴性,说明体内雌激素水平低下,因子宫内膜正常,雌、孕激素序贯试验阳性。

2)血常规检查红细脾、血红蛋白值降低,呈不同程度贫血。

3)TSH、T_3、T_4 值低,甲状腺功能不足,基础代谢率低于正常。

4)尿 17－羟、17－酮低,肾上腺功能不足。

5)心电图示窦性心动过缓,低电压、T 波低平,双相或倒置。

6)空腹血糖测定值偏低,糖耐量试验呈低平曲线。

7)对于亚临床不典型的病例,实验室检查有时也可在正常范围,如疑有希恩综合征者,需进一步作垂体前叶储备功能试验,常用的方法有促性腺激素释放激素(GnRH)兴奋试验和促甲状腺素释放激素(TRH)兴奋试验,两种试验均表现为无反应型。

2. 治疗要点　主要采用激素替代治疗,剂量应根据各腺体功能状况而定,剂量宜小,以降低其副作用和刺激残存垂体的分泌功能。

(1)激素替代治疗

1)氢化可的松 12.5~25mg/d,或泼尼松 2.5mg/d,氢化可的松为生理性糖皮质激素,故为首选,清晨和午后 2 次口服。

2)甲状腺素片：可从口服 20～40mg/d 开始，每 2 周加量 1 次，每次可增加 20mg，直至 60～120mg/d。以后一直维持。用药量可根据季节调节，冬季气候寒冷，剂量要稍大，夏季可略小。

3)甲睾酮 5～10mg，一天一次或丙酸睾酮 25mg 肌内注射 3～5d 一次，可增进精神和体力，促进蛋白质合成，以维持正氮平衡。

4)雌、孕激素周期序贯治疗：用法同前。

(2)激素治疗注意事项：甲状腺激素替代治疗应在糖皮质激素替代治疗的基础上进行，如单用甲状腺激素，可因代谢增加而加重糖皮质激素缺乏，甚至诱发危象，但如单用糖皮质激素，也可加重甲状腺激素缺乏，故应联合补充 2 种激素，且糖皮质激素替代应先于甲状腺激素替代。

(3)危象治疗

1)抗炎、输液、保暖。

2)氢化可的松：口服 100mg/d，重者首日可用氢化可的松 200～300mg/d，以后逐渐减至维持量。

3)如果甲状腺功能严重减退，应在使用可的松后，以小剂量开始补充甲状腺素。

轻型希恩综合征如治疗积极仍有恢复垂体功能的可能，重型只能终身依靠激素替代治疗，否则将出现长期低雌激素而产生骨质疏松，心血管与脂代谢异常，如果垂体后叶功能丧失将有尿崩症出现。

四、卵巢性闭经

卵巢由于腺体发育不全或后天各种原因发生结构破坏，均可造成其功能障碍，不能对促性腺激素(Gn)发生反应及产生性激素，表现为高 Gn 低性激素，不能使子宫内膜发生周期性变化而闭经。主要包括以下几种疾病：

(一)Turner 综合征

Turner 综合征为染色体缺陷性疾病，属先天性性腺发育不全，核型为 45,XO 或 45,XO/46,XX 或 45,XO/47,XXX，临床表现为卵巢不发育所致的一系列异常现象，而且与其细胞中异常染色体所占的比例相关。如正常染色体占多数，则异常体征较少，反之则典型的异常体征较多。核型为 45,XO/46,XX 者比 45,XO 者身材高，前者约 10%～20% 有青春期发育，约 2%～5% 有残留卵泡而有月经来潮，数年后继发闭经。后者原发闭经发生率(80%～97%)明显高于前者，原发不孕高达 99%。

1.临床征象

(1)幼年往往发育缓慢，智能稍迟钝。青年和成年后身材矮小。

(2)眼距宽、眼裂下斜、内眦赘皮、蹼状颈、盾状胸、肘外翻等。

(3)第二性征发育不良，外阴幼稚型，阴毛、腋毛少或无，乳头间距宽，乳房、乳头发育不良。子宫发育小，卵巢体积小呈条索状。

(4)常伴有先天性心脏病、泌尿系统异常及自身免疫性疾病。

(5)激素测定呈高 GnRH、低雌激素水平。

2.治疗要点

(1)应用生长激素(GH)治疗，可改善患者最终身高，确诊后尽早用药，皮下注射 GH 针剂

(0.2±0.06)mg/kg,最好每天应用,连续(5±2.2)年。

(2)13~15岁开始加用雌、孕激素行人工周期治疗。

(二)单纯性性腺发育不全

单纯性性腺发育不全患者的染色体核型为正常46,XX或46,XY,也称单纯性XX或XY性腺发育不全。两者的表型均为女性,性腺均呈条索样发育不全、原发闭经,无身材矮小和先天性躯体发育异常。

1.46,XX单纯性性腺发育不全　46,XX单纯性性腺发育不全是一种常染色体隐性遗传病,可由于染色体基因突变或一条X染色体失活或外界不良因素使胚胎早期的性腺受到损害而发育停滞。卵巢呈条索状,由纤维结缔组织构成,功能低下,其内无卵细胞或无发育的卵泡存在。

临床征象:

(1)青春期第二性征不发育或发育不良,子宫发育呈幼稚型,外生殖器有一定程度发育不良。

(2)原发性闭经。

(3)躯体正常发育、智能正常。

(4)垂体分泌FSH、LH明显升高,雌激素水平低下。

(5)孕激素试验阴性。

2.46,XY单纯性性腺发育不全(Swyer－James综合征)

46,XY单纯性性腺发育不全原因不清,可能为病毒感染或酶异常、SRY基因、H－Y抗原及常染色体上多种基因突变、含SRY基因的Yp末端部分缺失,或X染色体、Y染色体基因长臂末端异位等,影响胚胎早期睾丸的发育而表现为女性。

(1)临床征象

1)由于睾丸发育不良或不发育,无正常雄激素分泌,所有没有男性生殖器的发育;同时也无苗勒管抑制因子分泌,故副中肾管发育不受抑制,所以有一套女性内外生殖器,但发育不良。

2)表型为女性,乳房有不同程度的发育,可能与脂肪合成少量雌激素有关。阴毛稀少、子宫和输卵管发育不良。

3)原发性闭经,孕激素试验阴性。

4)性腺呈条索状位于腹腔,无生殖细胞,主要成分为纤维性间质。

5)血清FSH、LH升高,雌激素水平低下。

6)性腺肿瘤发生率为20%~30%。

(2)治疗要点

1)Swyer－James综合征患者一旦确诊,应及时切除性腺,以免恶变。

2)激素替代治疗:46,XX单纯性性腺发育不全及Swyer－James综合征切除发育异常的性腺后予雌孕激素周期替代治疗以促使第二性征发育,预防骨质疏松,有子宫者可发生周期性出血。

(三)卵巢抵抗综合征(resistant ovarian syndrome,ROS)

卵巢抵抗综合征也称卵巢不敏感综合征,可能因卵巢本身缺乏促性腺激素(Gn)受体或受体变异、受体后信号缺陷,或自身产生Gn受体的抗体等,导致卵巢对内源性和外源性Gn

不敏感或敏感性降低,使内源性 Gn 升高。卵巢内的卵泡处于休止状态,E_2 分泌减少,卵泡不能发育和排卵。95％的 ROS 患者可测出卵巢封闭性抗体,可能封闭了 FSH 受体位点。也有人认为,ROS 可能是 POF 自然病程的早期阶段,最终将发展为 POF。

1.临床征象

(1)其特征是卵巢内有众多始基卵泡,但对高水平 Gn 缺乏反应,仅极少数发育到窦状卵泡期前后即透明性变,几乎不能达到成熟。

(2)临床表现为原发性闭经或 30 岁前继发性闭经。

(3)生长发育正常,也可有青春期延迟,第二性征及内生殖器发育正常。

(4)可有潮热、多汗、烦躁等低雌激素症状。

(5)测 FSH 明显升高达绝经期水平,LH 升高或在正常值上限,E_2 呈低水平或正常低值。

(6)B 超探测卵巢形态及大小正常或略小于正常。

(7)腹腔镜下见卵巢大小形态正常,深部活检可发现众多形态正常的始基卵泡和极小窦状卵泡,无淋巴细胞和浆细胞浸润。

2.治疗要点

(1)雌孕激素序贯替代治疗:该治疗模仿自然月经周期用药,如卵巢内有卵泡,少数患者停药后可能使垂体和卵巢功能改善,或可恢复自然月经及排卵,必要时促排卵治疗有望获得足月妊娠。其机制:①雌激素可能通过负反馈降低循环中升高的 FSH,从而解除高 Gn 对卵泡自身受体的降调节。②外源性雌激素可协同体内 FSH 诱导卵泡颗粒细胞上的自身受体,使卵泡恢复对 Gn 的敏感性。③同时刺激子宫内膜正常发育。

(2)对有生育要求者行促排卵治疗,有望获得妊娠。

(四)卵巢早衰

卵巢早衰(premature ovarian failure,POF)是指妇女在 40 岁以前发生卵巢功能衰竭,表现为闭经、不育、雌激素缺乏,以及促性腺激素水平升高(FSH>40U/L)为特征的一种疾病。可由于先天染色体异常、基因突变或其受体变异、代谢紊乱等,或因后天卵巢肿瘤、手术创伤、放射治疗、化学治疗损伤等伤害所致。

1.诊断要点　卵巢早衰的诊断标准是 40 岁以前出现至少 6 个月以上闭经,并有 2 次或以上血清 FSH>40U/L(两次检查间隔 1 个月以上),E_2<73.2pmol/L。

(1)临床表现

1)月经改变:继发性闭经是 POF 的主要临床表现。多数 POF 患者卵巢功能衰退发生的过程是突然的且不可逆的,少数患者这一过程会持续一段时间,相当于自然绝经的过渡期。

2)雌激素缺乏的表现:由于卵巢功能衰退,POF 患者除不育外,还会出现因雌激素低下所致的围绝经期综合征,如潮热、出汗等血管舒缩症状,抑郁、焦虑、失眠、记忆力减退等神经精神症状,以及外阴瘙痒、阴道烧灼感、阴道干涩、性交疼痛和尿痛、尿急、尿频、排尿困难等泌尿生殖道症状。

3)伴发自身免疫性疾病的临床表现,如桥本甲状腺炎、重症肌无力、系统性红斑狼疮等相应症状与体征。

(2)辅助检查

1)性激素水平测定:血清激素水平测定显示 FSH 水平升高,雌激素水平下降是 POF 患者的最主要特征和诊断依据,一般 FSH>40U/L,E_2<73.2pmol/L。

2）超声检查：多数 POF 患者盆腔超声显示卵巢和子宫缩小，卵巢中无卵泡。但染色体核型正常的 POF 患者有 1/3 以上盆腔超声检查可有卵泡存在。

3）基础体温单相，阴道脱落细胞学检查示雌激素水平低落。

4）人工周期有撤药性出血，腹腔镜下或剖腹探查见卵巢萎缩。

5）骨密度测定：POF 患者可有低骨量和骨质疏松症表现。年轻妇女如果在骨峰值形成以前出现 POF，其雌激素缺乏状态要比正常绝经妇女长得多，且雌激素过早缺乏引起骨吸收速度加快，骨丢失增加，因此更容易引起骨质疏松症。

6）自身免疫指标和内分泌指标测定：检测抗卵巢抗体的临床意义目前尚不肯定。抗卵巢抗体与卵巢炎的严重程度并无相关性，而且并不能预示是否会发生以及何时会发生卵巢功能衰退。

2. 治疗要点

（1）雌激素替代治疗（HRT）：目前对 POF 的治疗临床上多用人工周期。

1）雌、孕激素序贯周期性补充可促进乳房和子宫发育，缓解或治疗绝经期症状，改善性功能及因雌激素缺乏引起的机体退行性变化。

2）根据患者自身内分泌情况，稍大剂量应用雌激素，还可以通过负反馈机制抑制 FSH 释放，从而调整高促性腺激素水平状态，使卵泡恢复对促性腺激素的敏感性。

3）雌激素的补充可以降低骨质疏松症和心血管疾病的发生率。

4）应用时间一般从确诊开始至自然闭经年龄（50 岁左右）。

（2）保存卵巢功能的方法：保存卵巢功能包括冷冻胚胎、冷冻卵母细胞及冷冻卵巢皮质 3 种方法。对于那些家族中有卵巢早衰史、现有卵巢早衰可能的患者，为解决将来的生育问题，可先将卵子作冷冻保存以备日后使用。

（3）中药治疗：中药有多系统、多环节的整体调节作用，中药本身虽不是激素，但具有明显的内分泌调节能力，特别是能提高卵巢对性腺激素的反应性，进而恢复和改善卵巢功能。

五、子宫性闭经

子宫性闭经是指病变在子宫，闭经原因为子宫内膜不能对性激素发生反应，原发性子宫性闭经是先天发育异常导致无正常子宫所致，如米勒管发育不全综合征、雄激素不敏感综合征等，继发性子宫性闭经主要是由宫腔粘连所致。

（一）米勒管发育不全综合征

米勒管发育不全综合征是因胚胎早期双侧副中肾管中段及尾段未发育或中段融合后即发育停滞，尾段未继续向下延伸与尿生殖窦衍化来的窦阴道球衔接并腔化障碍，以至未能形成阴道管腔。

1. 临床征象

（1）染色体核型正常，46，XX。

（2）促性腺激素正常，有排卵，外生殖器、输卵管、卵巢及第二性征正常。

（3）先天性无阴道、无子宫或始基子宫，原发性闭经。

（4）15％伴有肾发育异常（肾缺如、异位肾、马蹄肾），40％有双套尿液集合系统，5％～18％伴有骨骼畸形。

（5）激素测定：FSH、LH、E_2 正常。

2.治疗要点　手术治疗：可行植入羊膜、皮瓣代阴道手术，或腹膜代阴道、乙状结肠代阴道，以解决性生活问题。除乙状结肠代阴道外，多数手术后需佩戴模具。而行腹腔镜下腹膜代阴道术效果好，创伤小，故目前应用较广。

（二）雄激素不敏感综合征（AIS）

雄激素不敏感综合征亦称睾丸女性化综合征，为 X 性染色体隐性遗传病，有家族发病倾向。患者染色体核型为 XY，但 X 染色体上的雄激素受体基因缺陷，导致靶细胞睾酮受体缺陷，对自身体内正常的雄激素没有相应的生物学效应，睾酮通过芳香化酶转化为雌激素而发挥作用。该病分为完全型与不完全型。

1.临床征象

（1）完全型雄激素不敏感综合征（CAIS）

1）表型为女性。

2）乳房隆起丰满，但乳头发育不良。

3）外阴发育幼稚，无阴毛、腋毛，阴道呈短浅的盲穴。子宫及输卵管缺如，为原发性闭经。

4）性腺为发育不良的睾丸，常位于腹腔内或腹股沟内，在腹股沟内发育不全的睾丸多发生恶性病变。

5）B 超盆腔内不能探及子宫和卵巢。

6）激素测定：LH 升高，FSH 正常或偏高，E_2 明显低于正常，睾酮低。

（2）不完全型雄激素不敏感综合征（IAIS）：此类患者可表现出不同程度的男性表型，如阴蒂增大甚至类似男性外阴，阴唇部分融合，青春期有阴毛、腋毛生长，还可有喉结出现。

2.治疗要点

（1）按女性生活的不完全型雄激素不敏感综合征需切除双侧性腺，行外阴整形及阴道成形术。

（2）按男性生活的不完全型雄激素不敏感综合征需行隐睾纠正和外生殖器整形。

（3）完全型雄激素不敏感综合征需切除双侧性腺，必要时行阴道成形术，按女性生活。

（三）子宫腔粘连综合征

子宫腔粘连综合征，又称阿谢曼综合征（Asherman syndrome）又称创伤性宫腔粘连。本病系因人工流产、药物流产、中孕引产或足月分娩后刮宫过度，引起子宫内膜基底层损伤及宫颈损伤或术后感染造成宫腔内瘢痕粘连和纤维化，最终导致月经过少、闭经、流产或不孕。

1.诊断要点

（1）病史

1）有宫腔内手术操作史，尤其是在产后一周子宫内膜再生时刮宫或人工流产手术后易于损伤内膜，或葡萄胎患者连续多次清宫术后。

2）术后闭经或月经量明显减少，周期性腹痛及肛门坠胀，宫颈内口粘连时月经血无法排出或排出不畅，可出现周期性腹痛，宫腔内潴留经血逆流腹腔内，腹痛加重，同时有肛门坠胀，类似宫外孕症状，腹痛持续 2～3d 后逐渐减轻。

3）不孕或自然流产常继发于月经过少或闭经之后。产科并发症主要是重复性自然流产、早产、前置胎盘、一胎盘粘连或植入等。

（2）检查

1）双合诊：可扪及子宫稍大或正常大，有轻压痛。双附件区压痛或附件包块。时间较久，可继发盆腔子宫内膜异位症,于子宫后方触及痛性结节或包块。

2)宫颈内口阻塞或狭窄,探针沿子宫屈曲方向及子宫腔轴向前进时,粘连轻者可在受阻后有突破感,同时,可能有少量暗红色很稠的血液流出。严重粘连者则探针不能进入内口。宫腔粘连时探针进入宫腔后感到活动受限。

3)子宫输卵管碘油造影(HSG):显示宫腔变形、扭曲、各种充盈缺损,子宫腔边沿不整齐如毛刷状,或粘连成盲腔。

4)宫腔镜检:可直视观察粘连部位和程度。轻度粘连范围累及宫腔的面积<1/4,宫角及输卵管口正常。中度粘连范围在1/4~1/2之间。重度粘连范围>1/2。内膜性粘连外观与周围内膜相似,粘连组织软、易分离。肌性粘连带其表面有薄层内膜覆盖,分离时需稍加用力,断端粗糙色红。结缔组织粘连带表面呈灰白色、富有光泽、表面无内膜覆盖、断端粗糙色苍白、无出血。

5)卵巢功能检查:多正常,基础体温双相型,但粘连若累积全部宫腔则表现为Ⅱ度闭经,孕激素试验和人工周期后无撤退性出血。

2. 治疗要点

(1)B超监护下行宫腔粘连分离术:根据粘连程度、性质,在宫腔镜直视下分离,膜性粘连及轻度粘连可用微型剪刀锐性分离。中、重度粘连及肌性结缔组织粘连,需用电切镜分离粘连。操作沿宫腔方向进行,避免穿孔。

(2)预防宫腔再次粘连

1)物理屏障:术毕宫腔内放置球囊,并注射透明质酸钠,5~7d后取出球囊。

2)节育环:轻度粘连术后宫腔内立即放置节育环,中重度粘连先放置球囊,待球囊取出后立即上环。不仅可形成屏障阻止前后壁粘连,还可刺激子宫产生前列腺素增加,使月经量增多。

3)预防性应用抗生素。

4)术后用激素促进子宫内膜生长:轻度粘连可采用雌、孕激素周期治疗;中重度粘连,内膜破坏严重,用大剂量雌激素连续1~2个月治疗,如结合雌激素片(倍美力)4片(2.5mg)口服,每天2次,服用2个月或戊酸雌二醇片(补佳乐)4片(4mg)口服,每天2次,服用2个月。

雌激素除补佳乐等口服剂型外,目前尚有雌二醇贴片(康美华)及雌二醇凝胶(爱斯妥)等经皮肤吸收的药物,与口服雌激素药物的疗效相当或更优,经皮给药途径可避免口服雌激素的肝脏首过效应,剂量一般较口服剂量低,减少了肝脏代谢负荷。与口服途径相比,其静脉血栓与心血管事件、胆囊疾病的发病风险较低。

例如,康美华25、50、100的贴片(相当于口服补佳乐1mg、2mg、4mg)可供选用,每个贴片可以使用7d,7d后再换用另一个新的贴片。爱斯妥为管装凝胶,需药物涂抹于较大面积的皮肤上,涂抹后无需揉搓,平均剂量为每天一计量尺,即2.5g凝胶(以雌二醇计11.50mg),每支规格30g,可根据个体情况调整用量。

(3)服药后2~3个月后复查宫腔镜,了解治疗效果,必要时再分离。

(四)子宫内膜骨化

子宫内膜骨化(endometrial ossification)很罕见,其病因学与发病机制的无定论,最可能的病因是中孕引产后或大月份妊娠钳夹术后残留的胚胎组织发生营养障碍性钙化和骨化。也可能为子宫内膜基底层细胞对慢性炎症(内膜炎)的刺激而向软骨或骨组织转化。其表现主要为月经改变及不孕。临床上需与子宫内膜结核、胎骨残留鉴别,确诊有赖于病理检查。

1.诊断要点

(1)病史多有流产,引产或(和)慢性宫内膜炎病史。

(2)临床表现不孕,月经减少,部分表现为月经过多。

(3)辅助检查

1)B超可发现宫内膜强回声光团。

2)诊断性刮宫时手感宫腔不规则或探到质硬异物。

3)宫腔镜可发现宫腔内骨化物图像。

4)组织学检查:取骨化的内膜送病理检查可明确诊断。

2.处理要点

(1)无症状的宫内膜骨化可随访,无需特殊处理。

(2)B超监测下刮取内膜骨化组织。

(3)宫腔镜下去除骨化组织。宫腔镜不仅是诊断,而且也是理想的治疗方法。对骨化组织多者,可分次在宫腔镜下取出。

(4)术后抗感染治疗。

(张莉莉)

第六节　高催乳素血症

高催乳素血症(hyperprolactinemia)是指各种原因导致的外周血催乳素(PRL)水平升高 $>25\mu g/L(1.14nmol/L)$ 的一种临床状态,可由多种疾病及生理状态造成,如甲状腺功能减退和精神疾病的药物治疗等,最常见于下丘脑－垂体－性腺轴功能失调。过高的 PRL 作用于乳腺细胞的 PRL 受体,刺激乳汁分泌;同时反馈作用于丘脑,抑制垂体促性腺激素的分泌,引起不排卵及闭经。出现闭经伴溢乳者为闭经溢乳综合征。但临床上有的患者血中 PRL 含量很高,却没有乳汁分泌,相反另一些患者血中 PRL 略有升高,却有明显溢乳现象,这与血中 PRL 分子结构有关。现已知血中 PRL 分子结构有 4 种形态:①"小"PRL,分子量为 22000,具有高亲和性与高生物活性。②异型 PRL,分子量为 25000,比"小"PRL 的免疫反应差。③"大"PRL,分子量为 50000,属低亲和性、低生物活性。④"大大"PRL,分子量为 100000,属低亲和性。因此,高催乳素血症的临床症状主要取决于"小"PRL 的量而非总 PRL 的量。

一、病因

1.下丘脑疾患　如下丘脑或邻近部位的肿瘤、下丘脑炎症、功能失调或外伤等。

2.垂体疾病　如垂体肿瘤,该因素被认为是高催乳素血症最常见的原因。

3.原发性甲状腺功能减退。

4.肾功能不全。

5.异位的 PRL 分泌。

6.特发性高催乳素血症。

7.其他　如 PCOS、药物所致等。

二、诊断要点

1.临床症状

(1)异常泌乳:发生率约70%~98%,为非妊娠与非哺乳期出现溢乳或停止哺乳后6个月仍持续溢乳。通常是浓的乳汁或稀乳水,泌乳量多少不等。很多患者自己并未察觉,仅在就诊时挤压乳房后才发现。且泌乳量的多少与血清中 PRL 水平不一定成比例。

(2)月经紊乱:85%以上患者有月经紊乱,可为原发性或继发性闭经,也可表现为月经量少、稀发或无排卵性月经。高催乳素血症伴有正常月经时应考虑为"大大"分子 PRL 引起。

(3)不孕:血清泌乳素水平升高100~150μg/L(4.55~6.82nmol/L)时仍有排卵,但往往黄体功能不足,黄体酮水平低下,因此不易怀孕,即使受精后也不容易着床,常出现流产。重度高催乳血症患者可使卵巢不排卵,最终导致不孕。

(4)低雌激素状态:由于卵巢等功能受抑制而出现生殖器官萎缩,性欲减低,性生活困难。

(5)多毛:约40%患者可有多毛。有研究认为由于 PRL 刺激肾上腺去氢表雄酮及其硫酸盐分泌增多所致。

(6)肿瘤压迫症状:

1)头痛头胀:部分高催乳素血症是由脑垂体肿瘤引起,当肿瘤直径小于 10mm 时称微腺瘤,一般无头痛头胀的症状,如肿瘤直径大于 10mm(巨腺瘤)时,能表现出头痛头胀。

2)视野缺损:肿瘤压迫视交叉神经所致。视野检查对确定垂体瘤的大小及扩展部位是简单、低廉、有价值的检查,对大腺瘤患者可作为常规筛查。

2.实验室检查

(1)血 PRL 水平测定:取血时间应在上午10时至下午2时,并应在禁食及安静状态下进行。因夜间睡眠时血中 PRL 值最高,每天上午10时至下午2时的血中 PRL 最低。高蛋白饮食、运动、精神应激时 PRL 会升高。确定高催乳素血症的标准为 PRL>25μg/L 或>880mIU/L。

(2)血 FSH、LH 水平测定:可正常或偏低。

(3)其他内分泌腺功能检查:测定甲状腺功能(TSH、T_3、T_4)以了解有无功能减退。肾上腺功能检查了解有无皮质醇增多症(测 24h 尿中 17-酮与 17-羟的水平)。

3.影像学检查

(1)侧位颅平片:通过 X 线摄侧位颅平片,了解蝶鞍部有无异常,从而对垂体是否有肿瘤提供初步线索。但微腺瘤往往不能在片中加以显示。

(2)CT 扫描:可确定肿瘤是否已向鞍上扩展以及扩展的程度。并可判断局部有无坏死、囊变和出血以及有否蝶鞍空虚,通常当外周血 PRL>100μg/L 时,需行 CT 检查。

(3)MRI(磁共振):MRI 能了解视交叉与垂体瘤的关系,以及病变是否侵犯海绵窦,并且不需造影剂,不接触放射线,妊娠期可采用。

4.视野检查　较大垂体肿瘤可压迫视神经、视交叉和视束而产生视野缩小偏盲。

三、治疗要点

1.药物治疗

(1)溴隐亭:该药是一种半合成的麦角胺碱衍生物,为多巴胺激动剂,能有效抑制催乳素的合成。

1)用法:每片 2.5mg,从小剂量开始,每次 1/2 片,每天 2～3 次,3d 后无不适改为每次 1 片,每天 2 次;如仍无反应,3～5d 后改为常用剂量。具体用药方案应根据临床疗效及副作用而定。

2)用量:常用剂量 2.5mg 每天 3 次,最大剂量为 10mg/d,最小维持量为 1.25mg/d。

3)用药途径:多为口服,部分消化道症状严重时可考虑阴道给药。

4)用药注意事项:①服药 2 周后无乳汁挤出,服药 4 周后闭经者可出现月经与排卵,当溢乳与闭经症状消失后可酌情减量。②如有生育要求,服药同时测基础体温,如仍为单相,可加用氯酚胺促排卵,效果更好。③服药期间,一旦发现妊娠,须停药。孕期中出现头痛、视力模糊等症状可再服药,长期服用溴隐停是否致畸有待进一步研究。④对垂体肿瘤所致的高催乳素血症,不论是微腺瘤还是大腺瘤,只要无视野缺损者,都应首选溴隐亭,因溴隐亭治疗与经蝶手术相比,具有并发症少,催乳素下降满意,垂体功能恢复较好的优点。⑤高催乳素血症由甲减引起者,用溴隐停效果不佳,加用甲状腺素后,血中 PRL 自然下降。

5)副作用:有胃部不适、头晕、体位性低血压、便秘、鼻塞等。尤以初服药者为甚,为减少这些不良反应,强调从小剂量开始试服或餐中服,与食物相混后可减少胃肠刺激。

(2)诺果宁(norprolac)或 CV205－502

1)作用特点:是选择性特异多巴胺 D_2 促效剂。与麦角制剂溴隐亭相比,作用较强,效果维持时间较长,副作用较小。

2)用法:每天 0.075mg,睡前顿服。

3)适应证:用于 PRL 大腺瘤,对溴隐亭耐药或不能耐受其副作用的高催乳素血症的患者。

(3)卡麦角林

1)作用特点:该药是一种新的麦角生物衍生物,具有长效多巴胺受体激动剂作用。

2)用法:1～2 周服用 1 次,每次 0.25～0.5mg 口服。一旦控制 PRL 的分泌,可减少卡麦角林的用量。

(4)维生素 B_6:

1)作用特点:维生素 B_6 在下丘脑多巴胺合成过程中起辅酶作用,对多巴胺促效剂的治疗有协同作用。

2)用法:每天 200～600mg 口服,可长期应用。

(5)左旋多巴

1)作用特点:在体内可代谢为多巴胺,作用于下丘脑,同时亦可直接作用于垂体。服药后血中 PRL 水平不断下降,溢乳减少或停止,此药适用于特发性高催乳素血症,对垂体肿瘤无效。

2)用法:0.5mg 口服,每天 3 次,连服 6 个月。

(6)中药治疗:主要与肝、脾、肾三脏功能失调有关。故在治疗本病时当抓住肝郁这个主要病机,以调肝为主,兼以补肾、健脾、滋阴,辅以祛湿、化痰、活血之法。

2.手术治疗 主要针对垂体大腺瘤而言,对生长迅速,药物控制不理想,出现明显压迫症状如视野异常、头痛、呕吐等神经系统症状者,考虑手术治疗,经蝶窦或开颅手术。

3.放射治疗 催乳素瘤能有效控制肿瘤,降低催乳素浓度,肿瘤控制率为 93%,70% 高催乳素血症患者血浆 PRL 达到正常。

（1）适应证：①药物治疗不能坚持或耐受者。②不愿手术或因年老体弱及伴有其他疾病不宜手术者。

（2）方法：有常规超高压照射，重粒子照射和核素植入性照射三种。放射总剂量为 45～55Gy,4～5 周内完成,分次剂量不超过 2Gy。

（3）缺点：显效慢,还能引起一定的并发症,如垂体功能低下、视神经损伤、诱发肿瘤等。因此,对催乳素瘤不主张单纯放射治疗。

4.促进卵巢功能恢复 经治疗后,血 PRL 降至正常水平,但卵巢功能仍未恢复,则应选促进卵巢功能恢复的治疗。氯米芬 50～150mg/d,服药 5～7d,从月经或撤退出血的第 3～5d 开始。

5.高泌乳素血症患者的随访 对高泌乳素血症的患者,应长期随访,6 个月到一年复查一次血 PRL,必要时头颅 CT 或 MRI 检查,以确定有无垂体泌乳素瘤的发生;对已患有垂体微腺瘤的患者,观察其是否缩小或增大;对无症状患者可暂不治疗,但长期不治疗时要注意骨质疏松的防治。

高催乳素血症引起的低雌激素状态及闭经,可在血催乳素水平正常后得以纠正,不必另外采用雌、孕激素替代疗法。高催乳素血症绝经后是否应用雌孕激素替代疗法,以纠正及防止生殖器官萎缩,保持骨量,须全面衡量利弊后在严密监测下小心使用。

（梁静雅）

第七节 多囊卵巢综合征

多囊卵巢综合征(polycystic ovarian syndrome,PCOS)是以持续性无排卵、高雄激素或胰岛素抵抗为特征的内分泌紊乱的综合征。是生育期妇女月经紊乱最常见的原因。PCOS 常始于青春期,生育期以无排卵、不孕、肥胖、多毛等典型临床表现为主。到中老年则出现长期代谢障碍导致糖尿病、高血压等。

一、诊断要点

1.危险因素 多囊卵巢综合征患者常有 2 型糖尿病、高血压、肥胖、早发冠心病、性毛过多及 P-COS 阳性家族史等危险因素。

2.临床特征

（1）长期无排卵：表现为月经失调和不育,月经稀发或闭经,偶见功能性出血。多发生在青春期,为初潮后不规则月经的继续。有时可偶发排卵。

（2）高雄激素征象：表现为多毛、痤疮,极少数有男性化征象。多毛以性毛为主,如阴毛的分布常延及肛周、腹股沟或上伸至腹中线。尚有上唇细须或乳晕周围有长毛出现等。

（3）代谢失调：表现为肥胖,40%～60% 的患者体重指数(BMI)≥25,肥胖的发生与 PCOS 的发生发展存在相关促进作用,肥胖患者的胰岛素抵抗及高胰岛素血症促进 PCOS 的发展。

（4）远期并发症：

1）肿瘤：持续的、无周期的、相对偏高的雌激素水平和升高的 E_1 与 E_1/E_2 比值对子宫内膜的刺激,又无孕激素的抵抗,使子宫内膜癌和乳腺癌发病率增加。

2)心血管疾病:血脂代谢紊乱,易引起动脉粥样硬化,导致冠心病、高血压等。

3)糖尿病:胰岛素抵抗状态和高胰岛素血症、肥胖,易发展为隐性糖尿病或糖尿病。

3.实验室检查

(1)雄激素升高:血睾酮(T)和雄烯二酮(A_2)水平增高。尿17-酮类固醇正常或增高,正常时提示雄激素来源于卵巢,升高时提示肾上腺功能亢进。

(2)LH与FSH失常:PCOS患者FSH正常或低水平,LH则偏高,形成LH/FSH>2,多见于无肥胖的PCOS患者。

(3)雌二醇(E_2)水平衡定不变,往往相当于中卵泡期水平,无排卵前后升高现象。

(4)催乳素(PRL)升高:约10%~30%PCOS患者有轻度高催乳素血症。

(5)代谢并发症筛查:

1)胰岛素水平升高及胰岛素抵抗(IR):IR指外周靶组织对胰岛素敏感性和生物利用率降低,使正常水平胰岛素不能发挥正常生化效应的状态。IR反馈性促进胰腺β细胞胰岛素分泌增加,引起代偿性高胰岛素血症。特别是肥胖患者,行葡萄糖耐量试验时,血胰岛素反应高亢。如代偿失败则引起2型糖尿病。空腹血糖/空腹胰岛素比值≤4.5为IR。

2)血脂异常:PCOS患者常合并血脂异常,需进行空腹血脂(甘油三酯、高密度脂蛋白胆固醇、低密度脂蛋白胆固醇)测定。

4.卵巢形态异常

(1)妇科检查:有时可扪及双侧卵巢比正常大1~3倍,包膜厚,较坚韧。

(2)B型超声:多囊卵巢(PCO)诊断标准:一侧或双侧卵巢中直径2~9mm的卵泡≥12个和(或)卵巢体积≥10mL,主要分布在卵巢皮质的周边,间质增多,使卵巢声像呈"轮辐状"该类卵巢可称为多囊卵巢(PCO)。但PCO并非多囊卵巢综合征所特有。

超声检查前应停用口服避孕药至少1个月,在月经规则患者中应选择在月经周期第3~5d检查。稀发排卵患者若有卵泡直径>10mm或有黄体出现,应在下个周期进行复查。无性生活者,可选择经直肠超声检查,其他患者选择经阴道超声检查。

(3)腹腔镜:见卵巢形态饱满,包膜厚,有时可见其下有毛细血管网,表面可见多个凸出的囊状卵泡,无成熟卵泡、血体、黄体。28%~40%患者卵巢大小正常。

5.辅助检查

(1)基础体温测定:表现为单相,月经后半周期体温无升高。

(2)诊断性刮宫:于月经前3d或月经来潮6h内行诊断性刮宫,子宫内膜为增生期或增生过长,无分泌期改变。有的表现为非典型增生或子宫内膜腺癌。

6.诊断标准 由于PCOS是具有高度多态性、发病原因不明、病理生理复杂的内分泌、代谢紊乱的综合征,不同的患者有不同的临床表现,因而对其诊断标准仍有不同意见。2003年欧洲人类生殖协会和美国生殖医学协会共同推荐的诊断标准(即常用的"鹿特丹标准")为:①临床出现持续无排卵或偶发排卵。②临床和(或)生化指标提示存在高雄激素血症,并排除其他可能导致高雄激素的因素。③卵巢呈多囊样改变。④符合上述3项中的2项排除其他疾病者可诊断PCOS。

在临床实践中,因为"鹿特丹标准"的局限性,2011年我国原卫生部提出了针对中国人群的PCOS的"中国诊断标准",该标准第一次提出"疑似PCOS"的概念。标准提出,月经稀发、闭经或不规则子宫出血是诊断的必需条件。另外,再符合下列2项中的1项,即可诊断为疑似 PCOS:①高雄激素的临床表现或高雄激素血症。②超声表现为 PCO。具备上述疑似 P-COS 诊断条件后还必须逐一排除其他可能引起高雄激素的疾病和引起排卵异常的疾病,如甲状腺功能异常、高泌乳素血症、肾上腺功能异常或肿瘤相关疾病及卵巢功能减退等,才能确定 PCOS。

7. PCOS 分型　中国诊断标准还提出了 PCOS 分型,包括:①要注意患者是否为肥胖及中心性肥胖。②要判断患者有无糖耐量受损、糖尿病、代谢综合征。③根据患者的表型特点,PCOS 可分为经典型(月经异常和高雄激素,有或无 PCO)及无高雄激素 PCOS(只有月经异常和 PCO)。经典 PCOS 患者代谢障碍表现较重,无高雄激素 PCOS 则表现较轻。

8. 青春期 PCOS　青春期女孩,因下丘脑-垂体-卵巢轴不完善,处于发育和建立状态,月经异常多见;且在青春期发育过程中常出现多卵泡卵巢(MFO)征及一过性胰岛素抵抗,生理性特征与某些 PCOS 临床和生化表现难以区分,造成青春期 PCOS 诊断的困难,且目前尚无明确的诊断标准。

一般认为,对于青春期 PCOS 的诊断,应至少在初潮 2～3 年后,对有 PCOS 家族史、胎儿生长受限、出生后快速生长或出生体重过高、月经初潮提前、超重或肥胖、持续无排卵、高雄激素血症、代谢综合征等高危因素者进行相关筛查。

二、治疗要点

PCOS 的治疗,近期目的包括调整月经、改善雄激素过多导致的体征、降体重及生育问题;远期目的包括降低糖尿病、心血管疾病风险及阻止子宫内膜癌的发生。

1. 一般治疗　对肥胖型多囊卵巢综合征患者,应控制饮食和适量运动以降低体重和缩小腰围,并可增加胰岛素敏感性,降低胰岛素、睾酮水平,从而恢复排卵及生育功能。

2. 药物治疗

(1)调节月经周期:定期合理应用药物,对抗雄激素作用并控制月经周期。

1)口服避孕药:为雌、孕激素联合周期治疗,孕激素通过负反馈抑制垂体 LH 异常高分泌,减少卵巢产生雄激素,并可直接作用于子宫内膜,抑制子宫内膜过度增生和调节月经周期;雌激素可促进肝脏产生性激素结合球蛋白(SHBG),导致游离睾酮减少。常用药如炔雌醇环丙孕酮片(达英-35)。常规用法是在月经第 1～5d 口服,每天 1 片,连续服用 21d。停药约 5d 开始撤退性出血,撤退出血第 5d 重新开始用药。或停药 7d 后重复启用。至少用药 3～6 个月,可重复使用。

2)孕激素后半周期疗法:对无明显雄激素水平升高的临床和实验室表现,且无明显胰岛素抵抗的无排卵患者,可单独采用定期孕激素治疗。常用药物有黄体酮胶丸(琪宁)、地屈孕酮(达芙通)等。常规用法是在月经周期后半期黄体酮胶丸 200mg/d 口服,或地屈孕酮 10～20mg/d 口服,每月 10d,至少每 2 个月撤退出血 1 次。

(2)降低血雄激素水平:

1)环丙孕酮(cyproterone):为 17-羟孕酮类衍生物,具有很强的抗雄激素作用,能抑制垂体促性腺激素的分泌,使体内睾酮水平降低。与炔雌醇组成口服避孕药(达英-35),为高雄激素血症首选,通常痤疮需治疗 3 个月,多毛需治疗 6 个月。

2)糖皮质类固醇:适应于多囊卵巢综合征的雄激素过多为肾上腺来源或肾上腺和卵巢混合来源者。常用药物为地塞米松,每晚 0.25mg 口服,能有效抑制脱氢表雄酮硫酸盐浓度。剂量不宜超过每天 0.5mg,以免过度抑制垂体—肾上腺轴功能。

3)螺内酯(spironolactone):是醛固酮受体的竞争性抑制剂,抗雄激素机制是抑制卵巢和肾上腺合成雄激素,增强雄激素分解,并有在毛囊竞争雄激素受体作用。抗雄激素剂量为每天 40~200mg,治疗多毛需要用药 6~9 个月。出现月经不规则,可与口服避孕药联合应用。

(3)改善胰岛素抵抗:对肥胖或有胰岛素抵抗患者常用胰岛素增敏剂。二甲双胍(metformin)可抑制肝脏合成葡萄糖,增加外周组织对胰岛素的敏感性。通过降低血胰岛素纠正患者高雄激素状态,改善卵巢排卵功能,提高促排卵治疗效果。常用剂量为每次口服 500mg,每天 2~3 次。治疗时每 3~6 个月复诊,了解月经和排卵恢复情况,有无不良反应,复查血清胰岛素。

(4)诱发排卵:对有生育要求的患者在生活方式调整、抗雄激素和改善胰岛素抵抗等基础治疗后,进行促排卵治疗。氯米芬为一线促排卵药物,用法为:从月经第 5d 开始,50mg/d 口服,共 5d,如无排卵则每周期增加 50mg/d 直至 150mg/d。氯米芬抵抗患者可给予二线促排卵药物如促性腺激素等。诱发排卵时易发生卵巢过度刺激综合征,需严密监测,加强预防措施。

3.手术治疗

(1)腹腔镜下卵巢打孔术:建议选择 BMI≤34kg/m²,LH>10U/L,游离水平睾酮水平高的患者。在腹腔镜下对多囊卵巢应用电针或激光打孔,每侧卵巢打孔 4~6 个为宜,可获得 50%~90%排卵率和 40%~70%妊娠率。

(2)卵巢楔形切除术:将双侧卵巢楔形各切除 1/3 可降低雄激素水平,减轻多毛症状,提高妊娠率。术后卵巢周围粘连发生率高,临床已不常用。

(梁静雅)

第八节　经前期综合征

经前期综合征(premenstrual syndrome,PMS)也称经前紧张症,是指在经前反复发生的涉及躯体和精神(情感、行为)两方面的综合征。它的特征是:①首先该特殊的、暂时的、与月经有关的症状发生在黄体期,而消失于卵泡期。②该症状重复出现,每月发作,症状的严重程度影响日常生活。只有以上两种情况均出现,才能作出诊断。

一、诊断要点

经前期综合征(PMS)既没有能供诊断的特定症状,也没有特殊的实验室诊断指标。诊断的基本要素是确定症状的严重性以及月经来潮后缓解的情况,不在经前发生的症状不属于PMS。多见于 30~40 岁妇女。

目前统一采用美国精神病协会(American Psychiatric Association,APA)和美国国家精神健康协会(National Institute of Mental Health,NIMH)的诊断标准:在黄体期的最后一个星期存在 5 个(或更多个)下述症状,并在经后消失,其中必须至少有 1、2、3 或 4 症状中的一种。

1.明显的抑郁情绪,自我否定意识,感到失望。

2.明显焦急、紧张、感到激动或不安。

3. 情绪不稳定,比如突然伤感、哭泣或对拒绝增加敏感性。

4. 持续和明显易怒或发怒或与他人争吵增加。

5. 对平时活动(如工作、学习、友谊、嗜好)的兴趣降低。

6. 主观感觉注意力集中困难。

7. 嗜睡、易疲劳或能量明显缺乏。

8. 食欲明显改变,有过度摄食或产生特殊的嗜食渴望。

9. 失眠。

10. 主观感觉不安或失控。

11. 其他身体症状,如乳房触痛或肿胀、头痛、关节或肌肉痛、肿胀感、体重增加。

这些失调务必是明显干扰工作或学习或日常的社会活动及与他人的关系(如逃避社会活动,生产力和工作学习效率低)。

这些失调确实不是另一种疾病加重的表现(如重型抑郁症、恐慌症、恶劣心境或人格障碍)。

二、治疗要点

由于 PMS 的临床表现多样化,严重性不一,因此不可能一种治疗方法解决所有的症状。临床医师必须根据其病理、生理和精神社会学特点,设计个体治疗方案,以达到最大疗效。

1. 心理治疗　是 PMS 治疗的重要环节。使患者认识到 PMS 是育龄妇女的普遍现象,消除患者对本病的顾虑和不必要的精神负担,帮助患者调整心理状态,给予心理安慰与疏导。

2. 调整生活状态　症状短于 1 周者应强调体育锻炼、调整饮食结构、补充维生素及矿物质等自助疗法。宜高碳水化合物低蛋白饮食,限制钠盐和咖啡的摄入,戒烟。

3. 药物治疗　适合于一般治疗无效的患者,应分析引起症状的病理生理,选择合适的药物。

(1)抗抑郁剂:①选择性 5－羟色胺再摄入抑制剂:治疗 PMS 的一线药物,如氟西丁胶囊 20mg/d,整个月经周期服用,无明显副作用。②三环类抗抑郁剂:氯米帕明片 25～75mg/d,仅在有症状的黄体期服用即可有明显的治疗效果。

(2)抗焦虑剂:适用于明显焦虑及易怒的患者。阿普唑仑片于月经前 6～14d 服用,起始剂量每次 0.25mg,每天 2～3 次,逐渐增加,最大剂量 4mg/d,一直用至月经来潮的第 2～3d。用药开始可能有嗜睡的副作用,通常在短期内消失;该药限于黄体期治疗 PMS,一般不产生依赖性。

(3)前列腺素抑制剂:甲芬那酸(mefenamic acid),主要用于有明显经前和经期疼痛不适者,于经前 12d 服用 250mg,每天 3 次,餐中服用,有胃溃疡者禁用。

(4)达那唑:有报道达那唑治疗 PMS,可使 19 种症状好转,每天口服 200mg 能有效减轻乳房疼痛;排卵后用达那唑能降低经前症状,包括嗜睡、易怒及焦虑症。严重的 PMS 可采用达那唑 200mg,每天 2 次,通过抑制排卵和卵巢性激素分泌达到治疗作用。但由于达那唑具有雄激素活性和致肝功能损害作用,限制了达那唑在治疗 PMS 的临床应用,因此仅在其他治疗失败,症状又十分严重时,才考虑达那唑治疗。

(5)性激素

1)黄体酮:虽然并未明确 PMS 发病伴有孕酮缺乏,但在黄体期应用孕酮治疗普遍受到临床学家的支持。

口服:醋酸甲羟孕酮片 4～8mg,或甲地孕酮片 4～6mg,或氯地孕酮片 2mg,或黄体酮胶丸 200mg,每天一次。

阴道塞药:黄体酮栓,200～400mg/d。

以上药物于经前 14d 起用,连用 10d。

注射用药:黄体酮针 10～20mg,于经前 8d 开始,每天肌内注射一次,共 5 次。或己酸孕酮针 125mg,于经前 12d 肌内注射一次。

2)口服避孕药:通过抑制排卵缓解症状,并可减轻水钠潴留症状,抑制循环和内源性激素波动的方法。屈螺酮炔雌醇片(优思明),每天 1 片,于月经期第一天开始服用,连用 21d,持续 4～6 周期。

(6)促性腺激素释放激素类似剂(GnRH－a):GnRH－a 在垂体水平通过调节、抑制垂体促性腺激素分泌,造成低促性腺素、低雌激素状态,可达到药物切除卵巢的效果。值得注意的是,长期大剂量用药将造成长期低雌激素状态,表现出副作用,包括:阵发性潮热、阴道干燥、骨质疏松等。因此建议单独应用 GnRH－a 不应超过 6 个月,且费用较高,用药时注意反向添加雌激素。

(7)溴隐亭:主要对缓解经前乳房疼痛有效,但有恶心、呕吐、头痛、头晕、疲乏和阵发性心动过速等副作用,黄体期每天 2.5～12.5mg,从小剂量开始,每天 1 次,餐中服用可减少副作用。

(8)利尿剂:由水钠潴留所产生的症状,可采用低钠饮食和利尿药。螺内酯片或胶囊 20mg 口服,每天 2～3 次。黄体期给药,连续 4 个月,可使症状减轻。

(9)维生素类:包括维生素 E 和维生素 B_6。

1)维生素 E:维生素 E 能明显改善 PMS 患者经前的焦急和抑郁症状,口服高剂量维生素 E(每天 400mg)可减轻 PMS 的精神症状,低剂量(每天 150～300mg)无效。

2)维生素 B_6:维生素 B_6 是合成多巴胺和 5－羟色胺的辅酶,后两者已证明是影响行为和精神的神经递质。有报道称饮食中每天添加 80mg 的维生素 B_6 可以减轻 PMS 经前抑郁及疲劳等症状,但应注意长期或大剂量服用维生素 B_6 对感觉神经有毒性作用。

4.手术或放射措施　有人建议采用手术切除卵巢或放射破坏卵巢功能治疗严重的 PMS。虽然已确定这种根治性治疗方法在顽固 PMS 能获成功,但卵巢切除的手术疗法应为在其他方法均无效的严重的 PMS,特别是采用药物消除卵巢功能也无效时最后选用的一种手段,对中年及年轻妇女施用不妥。

(梁静雅)

第九节　痛经

痛经(dysmenorrhea)是指行经前后或月经期下腹部疼痛,其他症状包括头痛、乏力、头昏、恶心、呕吐、腹泻、腹胀、腰部胀痛等不适,影响正常工作及生活。它并不是一种疾病,而是一种症状。痛经分为原发性、继发性两种,原发性痛经(primary dysmenorrhea,PD)又称功能性痛经,是指痛经不伴明显的生殖器官器质性病变,占痛经 90% 以上。继发性痛经(secondary dysmenorrhea,SD),又称器质性痛经,则是由盆腔器质性病变所致的,如子宫内膜异位症、子宫腺肌症、盆腔感染、子宫内膜息肉、黏膜下子宫肌瘤、宫腔粘连或安放宫内节育器等,一般在行经规律一段时间后才开始发生。

一、病因

1.原发性痛经 关于原发性痛经的确切病因至今尚不明确,没有一个理论能全面解释这组症状,不同患者对不同治疗也有不同的反应,因此可能是多因素造成。

(1)精神因素:妇女在经期可出现下腹坠胀不适,偶尔也有痉挛性疼痛,这是正常现象。由于疼痛仅是主观感觉,每人的痛阈不同,对于一个精神紧张、感觉过敏的人,月经期的不适,可能忍受不了。临床上可看到某些患者,由于缺乏对月经生理的认识,表现为过度的焦急、紧张和恐惧,但经过适当解释,能获得满意的疗效,可见在原发痛经中精神因素起一定作用。

(2)体质因素:有些平时无痛经的妇女,在健康情况减退时,可发生痛经,例如一些贫血或其他慢性疾病患者常常伴有痛经。而某些痛经的妇女,增强体质后,疼痛可以缓解或消失。故有人提出体质因素与原发性痛经有关。

(3)子宫收缩异常:原发性痛经的疼痛与子宫肌肉活动增强所导致的子宫张力增加和过度痉挛性收缩有关。正常月经期,子宫腔内的基础张力$<1.33kPa$,宫缩时压力不超过$16.0kPa$,收缩协调频率为$3\sim4$次/$10min$,痛经时子宫腔内基础张力升高,宫缩时压力超过$16\sim20kPa$,收缩频率增加,且变为不协调或无节律性的收缩。由于子宫异常收缩增强,使子宫血流量减少,造成子宫缺血,导致痛经发生。凡是可以引起子宫痉挛性收缩的都可发生痛经。

1)子宫颈口或子宫颈管狭窄,子宫过度倾屈,都可使经血流通而不畅,造成经血潴留,从而刺激子宫收缩而引起痛经。

2)子宫发育不良时,子宫肌肉与纤维组织比例失调,产生不协调收缩引起痛经。

3)子宫内膜整块脱落,因而排出不畅,使子宫收缩增强或痉挛性收缩引起痛经,这就是膜样痛经。

(4)前列腺素或白三烯合成与释放过度:痛经多发生在有排卵周期的子宫出血,而无排卵周期的子宫出血多无疼痛,这是由于排卵后在孕激素作用下,分泌期内膜能合成较多的前列腺素$F_{2\alpha}(PGF_{2\alpha})$,$PGF_{2\alpha}$刺激子宫肌肉收缩。在痛经的病例中,子宫内膜$PGF_{2\alpha}$含量增多,因此认为原发痛经患者,在月经期子宫内膜碎片能释放过多的$PGF_{2\alpha}$,作用于子宫肌层和血管。引起强烈收缩产生疼痛,当$PGF_{2\alpha}$进入血液循环后,还可引起胃肠道平滑肌收缩,产生恶心、呕吐和腹泻等症状。随着子宫内膜脱落,部分$PGF_{2\alpha}$被排出体外,部分进入血液循环的$PGF_{2\alpha}$也被靶器官吸收和破坏,因此痛经常在维持数小时后,逐渐减轻或消失。

2.继发性痛经 经常与盆腔器质性疾病有关。

(1)子宫内膜异位症与子宫腺肌症:

1)子宫内膜异位症:继发性痛经的最常见的原因,也是子宫内膜异位症主要症状之一;产生的原因是由于异位的病灶受周期性卵巢激素的影响,而出现月经的周期性变化,如增生、出血,而引起疼痛。如为内在性子宫内膜异位症,受卵巢激素影响出血,刺激局部子宫肌肉挛缩则痛经更明显。

2)子宫腺肌症:月经时子宫肌层内的异位子宫内膜在卵巢激素的影响下,发生充血、肿胀以及出血的同时还增加了子宫肌层血管的血量,使子宫肌层扩张引起严重痛经。

（2）盆腔感染：由于慢性炎症形成的瘢痕粘连以及盆腔充血，引起的下腹坠胀、疼痛及腰骶部酸痛，常在经期及性交时加重。

（3）子宫肌瘤或子宫内膜息肉：因经期子宫充血及经期子宫收缩肌瘤或息肉缺血，均可引起痛经，尤其是黏膜下子宫肌瘤。

（4）宫腔粘连及宫颈狭窄：由于手术的损伤及子宫先天性发育异常引起的宫颈狭窄及宫腔粘连，因经血排出不畅，引起子宫收缩，而致痛经。

（5）盆腔淤血综合征：盆腔静脉淤血由于扩张弯曲的静脉压迫了伴随的淋巴管和神经纤维产生盆腔坠痛、骶尾疼痛、性交疼痛、经期盆腔充血，上述症状加重，而致痛经。

（6）宫内节育器：与宫内节育所致的损伤、继发感染、IUD 与宫腔不匹配有关。

（7）子宫生殖道畸形：如处女膜闭锁、阴道闭锁等，可导致经血排出受阻，子宫收缩，子宫内膜异位症产生，导致痛经发生。

二、诊断要点

诊断原发性痛经，主要需排除盆腔器质性病变，但排除盆腔器质性病变与检查者的水平及所采取的检查手段有密切的关系。

1. 详细询问病史

（1）发病年龄：原发性痛经常发生在青春期，初潮后 1～2 年开始，30 岁以后发生率开始下降。多发生在未婚未产的妇女，但常在婚后或一次足月分娩后显著好转。

（2）诱因：发生可有一些诱因。如精神创伤、情绪波动、生活环境改变、经期受凉等。

（3）疼痛：多在月经来潮后开始，最早出现在经前 12h，以行经第 1d 疼痛最为剧烈，持续 2～3d 后缓解。疼痛多为痉挛性，出现阵发性下腹部绞痛、胀痛或坠痛，可放射至腰骶部、腹内侧及阴道、肛门；膜样痛经患者当排出大量脱落的子宫内膜时疼痛剧烈，一旦排出后疼痛迅速减轻。疼痛剧烈者可有面色苍白、四肢厥冷，甚至虚脱。除腹痛外，还可伴有其他消化道症状，如恶心、呕吐、腹泻，也可有膀胱、直肠刺激症状，如尿频、尿急、肛门坠胀感等。也可有头痛、眩晕、乏力、感觉过敏等不适。

2. 全面的体格检查 包括患者神经类型、发育及营养状况，注意周身及局部的器质性病变。

3. 辅助检查 如 B 超、腹腔镜、宫腔镜、子宫输卵管碘油造影，排除盆腔器质性病变，以区别继发性痛经。

4. 痛经程度的测定 一般根据疼痛程度及对日常活动的影响，全身症状，止痛药应用情况而综合测定。

（1）轻度：有疼痛，但不影响日常活动，工作很少受影响，无全身症状，很少用止痛药。

（2）中度：疼痛使日常活动受影响，工作能力亦有一定影响，很少有全身症状，需用止痛药，且有效。

（3）重度：疼痛使日常活动及工作明显受影响，全身症状明显，止痛药效果不好。

三、治疗要点

1. 一般治疗

（1）做好月经生理的宣传教育工作，消除焦虑、紧张和恐惧，及时治疗全身慢性疾病，加强锻炼,增强体质,经期避免剧烈运动和过度疲劳、防止受寒,注意经期保护和经期卫生。

(2)痛经时可卧床休息和热敷下腹部。

(3)还可服用一般非特异性止痛药,如水杨酸盐类、索密痛等。

2.前列腺素合成酶抑制剂

(1)作用特点:对于不需要寻求避孕措施或对口服避孕药效果不好的原发性痛经患者,可用非甾体抗炎药。前列腺素合成酶抑制剂因能抑制组织内前列腺素合成酶活性,抑制 PG 合成,使子宫张力和收缩性下降,达到治疗效果,有效率达 60%～90%。此外其还可以减轻相关症状,如:恶心、呕吐、头痛、腹泻等,而且副作用一般较轻,不常见。偶可见消化不良、恶心、厌食、胃灼热、腹泻、便秘、头昏、头痛、烦躁、嗜睡;较为严重的副作用有:皮肤反应、支气管痉挛、暂时性肾功能损害。

(2)服药方法:月经来潮即开始服药,连服 2～3d,因为前列腺素在经期的前 48h 释放最多,连续服药是为了纠正月经血中 PG 过度合成和释放。如果不是连续服药,而是痛经时临时间断给药,疼痛难以控制。如果开始服药后最后几小时内仍有一定程度疼痛,说明下个周期服药的首剂量要加倍,但维持量不变。

常用药物有:

1)消炎痛(吲哚美辛肠溶片,indomethacin)25mg,每天 3 次,口服。

2)甲芬那酸(mefenamic acid)片或胶囊首剂 500mg,250mg 每 6h 一次,口服。

3)布洛芬(ibuprofen)片或胶囊 400mg,每天 3 次,口服。

4)酮洛芬(ketoprofen)胶囊 50mg,每天 3～4 次,口服。

5)萘普生(naproxen)片或胶囊首次 500mg,250mg 每 8h 一次,口服。

禁忌证:胃肠道溃疡,对阿司匹林或相似药品过敏者。

3.钙离子通道阻滞剂

(1)作用特点:硝苯地平(nifedipine)可以明显抑制催产素引起的子宫收缩。子宫肌纤维的收缩与舒张受 ATP 及血中游离钙浓度的影响,任何能使 ATP 消耗或降低血中游离钙浓度的药物,均可治疗痛经。硝苯地平是钙通道阻滞剂,可降低血中游离钙浓度,使子宫收缩减弱。

(2)用法:经前预先服用 5～10mg,口服,一天 3 次,3～7d。或痛时用 10mg,舌下含服。

4.口服避孕药

(1)作用特点:口服避孕药是治疗痛经的二线治疗药物,对有避孕要求或者对 NSAIDs 无反应的患者可作为首选治疗,由于可以抑制排卵,减少子宫内膜前列腺素合成,又降低了子宫肌壁对前列腺素的敏感性,从而使痛经缓解。并可限制螺旋动脉发育,使经血量减少。

(2)用法:口服避孕药如去氧孕烯炔雌醇片(妈富隆)、屈螺酮炔雌醇片(优思明)等,从月经周期第 1d 开始每晚服药一片,连服 21d,不能间断。连服 3～6 个周期。

5.中医中药 中医认为痛经主要是由于气血运行不畅造成,治疗原发性痛经则以通调气血为主,应用当归、芍药、川芎、茯苓、白术、泽泻组成的当归芍药散治疗原发性痛经效果明显。

6.手术治疗 包括子宫神经部分切除术或骶前神经切除术。两者均通过切除盆腔神经通路而达到止痛的目的。仅适用于顽固性痛经药物治疗无效的患者,疗效因人而异。

7.经皮电神经刺激(transcutaneous electrical nerve stimulation,TENS)用于药物治疗无效,副作用不能耐受或不愿意药物治疗的患者。研究发现,其能够有效治疗痛经,副作用小。

8. 高强度聚焦超声技术(high intensity focused ultrasound, HIFU)主要用于子宫腺肌症所致痛经且药物治疗疗效不佳的患者,由于其具有安全有效、创伤小、痛苦少及保留器官的特点,具有广大的临床应用前景。同时可以结合曼月乐环或 GnRH-a 的使用,增加治疗痛经的疗效。

(张莉莉)

第五章 子宫内膜异位症及子宫腺肌病

第一节 子宫内膜异位症

传统的子宫内膜异位定义是：具有生长功能的子宫内膜组织出现在子宫腔被覆黏膜以外的身体其他部位而引起疾病。这个定义包含了两个概念，一是子宫内膜可异位于子宫以外的组织器官（曾称外在性子宫内膜异位症），另一个是子宫内膜也可异位于子宫肌壁间（曾称内在性子宫内膜异位症）。目前发现，位于子宫以外的异位症与位于子宫肌壁间的异位症（现称为子宫腺肌病），其组织学发生、治疗、预后均不相同，应分别为两个概念。目前的定义应该为：具有生长功能的子宫内膜出现在子宫腔被覆黏膜以及子宫肌层以外的身体其他部位所致的疾病，称为子宫内膜异位症（endometriosis，EMT，简称内异症）。异位子宫内膜可侵犯全身任何部位，但以盆腔最为常见（图5—1），依次顺序为：卵巢、直肠子宫陷窝、阔韧带后叶、宫骶韧带，其次为子宫浆膜面、乙状结肠、腹膜脏层、阴道直肠膈。

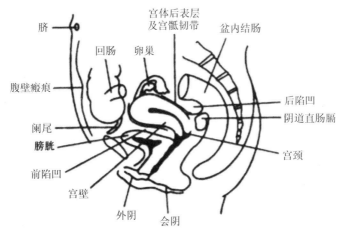

图5—1 子宫内膜异位症的发生部位

一、发病率及高危因素

近年来内异症的发病率明显增高。由于子宫内膜异位症的诊断需要开腹或腹腔镜检查确诊，而后者由于不能在人群中普查，故内异症在人群中发生率不清。文献报道子宫内膜异位症的发病率为行妇科手术住院患者的相对发病率，由于行妇科手术的疾病不同，报道的发病率也不相同，一般认为，5%～15%经历妇科手术的患者术中发现合并子宫内膜异位症。内异症多见于育龄妇女。高危因素包括①职业因素：干部、教师、技术员较多，而农民、无职业者较少见。②月经因素：初潮早，月经周期短（≤27d），行经时间长（≥8d）或月经过多者，子宫内膜异位症发病率高。其他高危因素有遗传因素及免疫功能紊乱，将在病因及发病机制中介绍。

二、病因及发病机制

不同部位的子宫内膜异位症其病因及发病机制可能不同。

（一）子宫内膜种植学说

1921 年 Sampson 提出子宫内膜随月经血经输卵管逆流进入盆腔，种植于卵巢和邻近的盆腔腹膜并生长、蔓延，形成盆腔异位症。种植学说可以解释腹膜、盆腔脏器浆膜面及卵巢异位症。临床和实验室研究结果均支持这一学说：①70％～90％女性有经血逆流。据报道，59％～79％女性在经期的腹腔中找到存活的子宫内膜细胞，猕猴实验也证实其经血直接流入腹腔可在盆腔内形成典型的子宫内膜异位症。②经血排出受阻者，如处女膜闭锁、宫颈粘连，异位症发病率高。③医源性子宫内膜种植：临床上典型病例是剖宫产后腹壁瘢痕异位症，会阴侧切口子宫内膜异位症。

（二）淋巴及静脉播散学说

1952 年 Javert 提出子宫内膜组织像恶性肿瘤一样，通过血管和淋巴管向远处转移。人们在光镜检查时发现淋巴结和盆腔静脉中有子宫内膜组织，临床上所见远离盆腔的器官如肺、四肢的皮肤、肌肉的异位症可能是子宫内膜通过血行和淋巴播散的结果。

（三）体腔上皮化生学说

目前认为阴道直肠膈的异位结节可能与体腔上皮化生有关。

（四）免疫学说

虽然多数妇女月经期有经血逆流至腹腔，但仅少数妇女发生盆腔异位症，说明内异症的发生可能与免疫系统异常有关。内异症时，脱落的子宫内膜要在腹膜等部位生长必须经过黏附、种植及血管生成几个环节，而免疫系统的变化可能与以上各个环节有关。①免疫监视作用减弱：正常免疫状态下，NK 细胞以及巨噬细胞能吞噬和清除逆流经血中的内膜细胞，而异位症患者的血液、腹腔液中 NK 细胞活性降低，免疫监视作用减弱，不能有效清除异位的内膜，为内膜的黏附提供了先决条件。此外，异位内膜细胞含有的黏附分子，如免疫球蛋白超家族、整合素家族、选择素家族、钙黏附素家族，也参与内膜的异位黏附过程。②内异症腹腔液微环境发生明显变化：腹腔液中巨噬细胞明显升高，巨噬细胞可分泌释放白细胞介素(IL)，如 IL-1、IL-6、IL-8、IL-13 及肿瘤坏死因子(TNF-α)、转化生长因子(TGF-β)、血管生长因子(VEGF)等，这些因子通过促进血管生成，促进细胞的分化或增殖，使异位的子宫内膜进一步种植和发展。其中 VEGF、IL-6、IL-8、TGF、TNF 等均可促进血管生成，从而有利于病变进一步生长，而有些细胞因子，如 IL-6、IL-8 则可直接刺激间质细胞的生长。此外，多种白细胞介素可激活 T 和 B 淋巴细胞，介导免疫和炎性反应，导致粘连形成。

异位内膜的种植生长除与以上免疫因素有关外，还与子宫内膜的一些酶类异常有关，如异位内膜的基质金属蛋白酶(MMPs)、细胞色素 P450 酶活性增强。MMPs 可以降解细胞外基质，促使异位内膜植入。细胞色素 P450 酶可使子宫内膜局部合成雌二醇(E2)的能力增强，E2 可刺激异位内膜逐渐生长，最后发展为典型的子宫内膜异位症。

（五）遗传因素

除以上内异症形成的机制外，遗传因素目前受到重视。文献报道内异症患者，其姐妹中异位症的发生率为 5.9％，母亲异位症的发生率为 8.1％，而患者丈夫的一级家属中内异症的发生率仅为 1％。内异症患者的一级亲属中，其内异症发生率与对照组相比高 3～9 倍。有关内异症的遗传基础研究发现 GSTM1 与 NAT2，可能为内异症的易感基因。GSTM1 0/0 纯

合子基因型,在内异症中的发生率为 81%,明显高于对照组人群的 39%,

目前尚无一种学说可以解释所有异位症的发生,各学说的互相补充可以解释不同部位内膜异位灶的发病机制。

三、病理

子宫内膜异位症的基本病理变化为异位子宫内膜随卵巢激素变化而发生周期性出血,进而导致周围纤维组织增生、粘连、囊肿形成。因病变部位、病变程度不同,其局部表现有所差异。

(一)巨检

由于腹腔镜有放大作用,腹腔镜下的肉眼直视检查将明显优于开腹探查时的发现。

1. 卵巢异位症　卵巢是最容易被异位内膜侵犯的器官,80%患者病变累及一侧,50%累及双侧。卵巢的异位内膜分为微小病变型及典型病变型两种。前者为位于卵巢浅表层的红色、蓝色或棕色斑点、小囊。后者为异位内膜侵犯间质并在其内生长,随卵巢内分泌变化而周期性出血,以至形成单个或多个囊肿,称为卵巢子宫内膜异位囊肿,由于囊肿内含暗褐色陈旧性血液,状似巧克力液体,故又称为卵巢巧克力囊肿。囊肿张力大、囊肿近卵巢表面时易破裂,也易反复破裂,破裂后囊内容物刺激局部腹膜及卵巢呈炎性反应,导致卵巢破裂处与周围组织粘连,这种粘连多发生在子宫后方、阔韧带后叶及盆侧壁,致使卵巢固定在盆腔内,活动度差。若双侧卵巢子宫内膜异位囊肿在子宫后方互相粘连,可形成"对吻"卵巢。这种粘连是卵巢子宫内膜异位症囊肿的临床特征之一。有关卵巢子宫内膜异位囊肿的形成机制不明,有学者报道卵巢子宫内膜异位囊肿可分为两种类型。

(1)Ⅰ型:即原发子宫内膜异位囊肿,较少见,直径 1~2cm,含深褐色液体,囊壁均有子宫内膜组织。其是表浅子宫内膜异位灶发展的结果。手术治疗时常难剥除,而需分割切除。

(2)Ⅱ型:继发性子宫内膜异位囊肿,临床最为常见。它是卵巢功能性囊肿如黄体囊肿或滤泡囊肿与异位的子宫内膜灶共同形成的。根据内膜异位结节与囊肿的关系分为Ⅱa、Ⅱb及Ⅱc三个亚型。

(3)Ⅱa:占 1/4,出血囊肿与异位结节靠近,但不相连,囊肿直径一般在 2~6cm,手术时囊壁容易撕剥。

(4)Ⅱb:占 1/4,出血囊肿与异位结节相连,并与周围组织粘连,囊肿直径一般在 3~12cm,通常 7~8cm,除异位结节附着处,囊壁容易从卵巢剥出。

(5)Ⅱc:占 1/2,最常见,出血囊肿与异位结节粘连致密,与周围组织粘连也严重,囊肿直径一般在 3~20cm,剥离较困难。

在一个卵巢可能有不同类型的囊肿存在,特别是Ⅱb 和Ⅱc 型囊肿。Ⅱa 型常合并黄素化囊肿或滤泡囊肿,Ⅱb、Ⅱc 型则是表面内膜异位症的深部浸润,形成典型的卵巢巧克力囊肿。

2. 宫骶韧带、直肠子宫陷凹和子宫后壁下段异位症　此三种异位症最多见,这些部位因位置低与经血中子宫内膜碎片接触机会多。早期局部有散在紫色斑点状出血,骶骨韧带呈增粗或结节改变。随病变发展,子宫后壁与直肠前壁粘连,直肠子宫陷凹变浅甚至消失,重者病灶向直肠阴道隔发展,在隔内形成肿块,但穿破阴道或直肠黏膜者罕见。

3. 盆腔腹膜异位症　由于腹腔镜对病灶的放大作用,腹膜及脏器表面的早期病灶或微小病灶较肉眼直视时能呈现出各种不同的病理形态。盆腔腹膜异位症分为红色、黑色、白色三大类。红色包括红色火焰状病变、息肉样红色囊泡、区域性血管密集、紫蓝状腹膜。这些病变为临床早期病变,红色病变的特点为病灶周围充血或血管增生。黑色病变为典型病变或晚期病变,最易识别,呈黑色或紫蓝色斑块状,为色素沉着及陈旧出血所致。白色病变主要为局部病变引起的纤维腹膜失去透明和可移动性,表现为白色浑浊腹膜、黄褐色腹膜斑块粘连、腹膜缺损、腹膜袋、筛孔状腹膜。由于腹膜纤维瘢痕化,瘢痕收缩形成腹膜缺损,多个腹膜缺损及瘢痕融合在一起形成筛孔样病变。对于不典型的病变,术中进行热一色试验有助于诊断。热一色试验的原理是加热使病变内的含铁血黄素变为黑棕色,使病灶易于辨认。

4.输卵管及宫颈异位症 异位内膜累及输卵管及宫颈者少见,偶见输卵管浆膜层被累及,可见紫蓝色斑点,输卵管与其周围组织粘连、扭曲,但管腔多通畅。宫颈异位内膜病灶,浅表者在宫颈表面见暗红色或紫色颗粒,经期略增大。深部病灶在宫颈剖面见点状紫蓝色或含陈旧血液的小囊腔。

5.直肠阴道内膜异位症 有学者提出直肠阴道内膜异位症结节是一种腺肌结节,外观直肠子宫陷凹腹膜完全正常,只有在三合诊时方可摸到直肠阴道间的结节。从组织学而言,结节中可看到上皮、腺体和间质,更有内膜组织周围增生的平滑肌。

(二)镜检

典型的异位内膜组织结构在显微镜下有子宫内膜腺体、子宫内膜间质、纤维素、出血4种成分,一般认为4种成分中出现2种成分即可做出诊断。但典型的组织结构可因异位内膜反复出血被破坏而难以发现,出现临床表现典型而病理组织学特征极少的现象,因此,镜下检查有以下特点:①腹膜病变的镜下结果与病灶的类型有关。红色病变多可见到腺体及间质;黑色病变可见到腺体、间质及含铁血黄素的巨噬细胞;白色病变较少见到腺体,可有结缔组织纤维化。②临床上典型病灶而镜下检查为阴性结果,这种病理与临床不一致者占24%。由于出血来自间质内血管,在镜下找到少量内膜间质细胞即可确诊。③卵巢子宫内膜异位囊肿可见到典型的腺体及间质。但有时卵巢子宫内膜异位囊肿壁受内容物压迫,大而薄,内层上皮结构破坏,见不到典型的上皮及间质,只见到含铁血黄素细胞,囊壁周围有破碎变性的结缔组织也应诊断子宫内膜异位囊肿。④异位子宫内膜组织对卵巢激素有反应,随卵巢周期变化而有增生和分泌变化,但其多数改变与在位子宫内膜不同步,往往表现为增生期改变。异位子宫内膜组织对激素轴的调节反应程度和方式不一致,表现在即使是同一病灶的不同部位间质细胞和腺上皮细胞等对激素的调节反应有很大差异,差异取决于异位内膜组织的成熟程度。可能由于异位内膜的留体激素受体不足,激素治疗只能起暂时抑制作用而不能达到根治目的。

四、临床表现

(一)症状

1.疼痛 疼痛是内异症最主要、最常见的症状。患者中87%表现为痛经,71.3%为下腹痛,57.4%全腹痛,42.6%肛门痛,34.5%排便痛。痛经的特点为继发性、周期性、进行性加剧,常于月经来潮前1~2个月开始,月经1~2d加剧,以后逐渐减轻。部分患者有性交痛,表现为深部性交痛。多见于直肠子宫陷凹异位病灶或因病变导致子宫后倾固定的患者。疼痛与病变部位及浸润深度有关,与病灶大小关系不明显。如较大的卵巢子宫内膜异位囊肿,可能疼痛较轻。而盆腔腹膜散在小结节,可能导致剧烈疼痛。

2.不孕 内异症合并不孕者高达40%~50%,内异症导致不孕的机制非常复杂,可能与下列因素有关。

(1)粘连:重度内异症引起的盆腔广泛粘连以及输卵管阻塞。输卵管蠕动减弱,影响卵子的排出、摄取和受精卵的正常运行。

（2）黄体期功能不足：内膜异位症患者卵泡和黄体细胞上的 LH 受体数量较正常妇女较少，以致黄体期黄体分泌不足而影响受孕。

（3）未破卵泡黄素化综合征(luteinized unruptured follicle syndrome，LUFS)：LUFS 表现为卵巢中卵泡发育但无排卵，虽无排卵但卵泡细胞出现黄素化，患者体温呈双相，子宫内膜呈分泌期改变，但无受孕可能。其诊断依据是在应有的排卵期后 4～10d，腹腔镜检时，卵巢表面未见排卵孔；在 LH 高峰后 2d，B 型超声检查时卵泡仍继续生长；月经周期中，腹腔液量无增加，特别是腹腔液中雌激素和孕激素水平无突发性增高。有报道证实内膜异位症患者 LUFS 的发生率较正常妇女显著增高，故多并发不孕。

（4）腹腔液微环境变化：内异症患者腹腔液含大量活化的巨噬细胞，其除具有吞噬精子的作用，还分泌多种细胞因子，如 IL－6、IL－8 等，阻碍受精及胚胎发育。

3. 月经异常　月经过多，经期延长，经前点滴状出血或不规则子宫出血等，与卵巢功能异常或同时合并子宫腺肌瘤或子宫肌瘤有关。

（二）体征

除巨大的卵巢子宫内膜异位囊肿可在腹部触及肿块以及囊肿破裂出现腹膜刺激征外，一般腹部检查均无明显异常。由于内异症病变主要在子宫后壁及直肠子宫陷窝，在怀疑子宫内膜异位症而做妇科检查时，除做双合诊检查外，要做三合诊检查，有时双合诊不能发现阳性体征，而在三合诊时很明显。

子宫内膜异位症的体征特点：子宫后倾固定，活动差，直肠子宫陷窝、宫底韧带及子宫后壁下段可扪及触痛结节。若有卵巢巧克力囊肿存在，则可在子宫一侧或双侧附件区扪及囊性包块，多与子宫粘连、固定。直肠阴道隔病灶可在阴道后穹隆触及包块或在肛查时发现直肠阴道隔肿块。

五、诊断及鉴别诊断

凡育龄妇女出现典型继发性、进行性加重的痛经以及其他各种疼痛或不孕，妇科检查发现盆腔内典型的触痛结节或子宫一侧或双侧与子宫关系密切的囊性包块，初步考虑子宫内膜异位症。下列辅助检查有助于诊断，腹腔镜检查可确诊。

（一）辅助检查

1. 影像学检查　B 超、CT、MRI 等用于卵巢巧克力囊肿的诊断。B 超诊断卵巢子宫内膜异位囊肿的特点为肿块囊性，边界欠清，内有稀疏光点，囊液稠厚，肿块位于子宫后侧，与子宫关系密切。

2. CA125　Ⅰ、Ⅱ期 CA125 多正常，Ⅲ、Ⅳ期有卵巢子宫内膜异位囊肿、病灶浸润较深或盆腔粘连广泛者 CA125 可为阳性，多在 200U/mL 以下，CA125 诊断内异症敏感性较低，但若升高，特异性较高，有文献报道可达 90%。子宫内膜异位症治疗有效时 CA125 降低，复发时增高，因此 CA125 可用于检测疗效及有无复发。

3. 其他免疫学检查　抗子宫内膜抗体敏感性、特异性不高，与 CA125 合用，可增加特异性。

4. 腹腔镜检查　目前认为腹腔镜是诊断子宫内膜异位症的金标准。尤其对不明原因的不孕、腹痛均应积极行腹腔镜检查，明确诊断。腹腔镜检查不但有利于诊断，还有利于确定子宫内膜异位症的临床分期。

（二）鉴别诊断

1. 卵巢恶性肿瘤　卵巢恶性肿瘤除在子宫旁扪及固定的肿块外，还可在盆腔内发现散在转移结节,因而易与子宫内膜异位症混淆。卵巢恶性肿瘤早期无症状,有症状时多有持续性腹胀腹痛,病情发展快,一般情况差。妇科检查除触及包块外,多伴有腹水。B 型超声图像显示肿瘤为混合性实性包块,肿瘤标记物 CA125 值多>200U/mL。凡诊断不明确时,应及早剖腹探查。

2.慢性盆腔炎 慢性盆腔炎时子宫不活动,固定,子宫一侧或双侧扪及包块边界不清,尤其是结核性盆腔炎者,还能在宫骶韧带及直肠子宫陷窝处触及结核结节,因而与内异症容易混淆。但慢性盆腔炎患者有反复发作的盆腔感染史,平素可有下腹部隐痛,疼痛无周期性,可伴发热。妇科检查子宫活动差,一侧或双侧附件有边界不清的包块,抗生素治疗有效。

3.子宫腺肌病 痛经症状与异位症相似,但更剧烈,疼痛位于下腹正中。妇科检查子宫呈均匀性增大,质硬,经期检查子宫触痛明显。子宫腺肌病也可与盆腔子宫内膜异位症并存。

六、临床分期

子宫内膜异位症的分期方法很多。目前我国多采用美国生育协会(American Fertility Society,AFS)1985 年提出的修正分期法(revised American Fertility Society,r-AFS),见表 5-1 及表 5-2。分期需要以腹腔镜或剖腹探查手术的观察为基础,根据卵巢、腹膜病变的大小、粘连程度以及直肠子宫陷凹的封闭情况进行评分。异位症的分期有利于评估疾病的严重程度,正确选择治疗方案,比较各种治疗方法的治疗效果。但 r-AFS 的缺点是不能反映病灶颜色、未包括对疼痛及生育的描述。

表 5-1 r-AFS 子宫内膜异位症评分及分期标准

部位		子宫内膜异位病灶	<1cm	1~3cm	>3cm
腹膜		表浅	1	2	4
		深层	2	4	6
卵巢	左	表浅	1	2	4
		深层	4	16	20
	右	表浅	1	2	4
		深层	4	16	20
直肠子宫陷窝		部分		全部	
		4		40	
		粘连	<1/3包入	1/3~2/3包入	2/3包入
卵巢	左	薄膜	1	2	4
		致密	4	8	16
	右	薄膜	1	2	4
		致密	4	8	16
输卵管	左	薄膜	1	2	4
		致密	4 *	8 *	16
	右	薄膜	1	2	4
		致密	4 *	8 *	16

* 若输卵管伞完全封闭,则分数改为 16 分。

表5-2　r-AFS子宫内膜异位症分期记录图

Ⅰ期(微小病变)	1～5分	腹腔镜_____
Ⅱ期(轻度)	6～15分	剖腹手术_____
Ⅲ期(中度)	16～40分	摄影术_____
Ⅳ期(重度)	>40分	推荐治疗_____
总分	_____	预后_____
其他部位异位症	_____	相关病理_____

七、治疗

子宫内膜异位症虽为良性疾病,但其表现具有侵蚀、转移、复发的"恶性"生物学行为,治疗棘手。治疗方法的选择应根据患者年龄、有无生育要求、病变轻重、部位、范围及家庭经济状况综合考虑,对不同患者,采取个性化治疗。此外,也要考虑医院的条件及医师的经验。原则上,对以疼痛为主诉者,应减轻及控制疼痛;以不孕为主诉者,应促进生育;对有盆腔包块者,应去除及缩减病灶,预防复发。

(一)手术治疗

腹腔镜是子宫内膜异位症的首选治疗方法。腹腔镜一方面可以明确诊断,确定分期,另一方面几乎可以完成开腹手术的所有操作。如分离粘连,去除病变等。并且腹腔镜的损伤小,恢复快,术后粘连少。在发达国家,腹腔镜基本取代了开腹手术。我国多数大、中型医院也具备了开展腹腔镜的设备及技术。对有条件的单位,应推荐腹腔镜手术作为子宫内膜异位症的首选治疗。

1.保留生育功能手术　保留患者的卵巢及子宫,切除所有可见的内膜异位灶,分离粘连,尽可能恢复正常的解剖结构。主要用于年轻、需要保留生育功能的患者。

2.保留卵巢功能手术　也称半根治手术,切除盆腔病灶及子宫,但至少保留一侧卵巢或部分卵巢,以维持患者卵巢功能,手术适于年龄45岁以下,且无生育要求的重症患者。

3.根治性手术　即将子宫、双侧附件及盆腔内所有内膜异位灶予以清除。适用于病变严重或以前曾经保守性治疗无效或复发的患者,多用于45岁以上的患者。由于子宫内膜异位症为激素依赖性疾病,切除双侧卵巢后,即使体内存留部分异位内膜灶,亦将逐渐自行萎缩以至消失。

(二)药物治疗

由于妊娠和闭经可避免发生痛经和经血逆流,并能导致异位内膜萎缩退化,故采用性激素治疗导致患者较长时间闭经(假绝经疗法)及模拟妊娠(假孕疗法)已成为临床上治疗内膜异位症的常用药物疗法。但对较大的卵巢子宫内膜异位囊肿,特别是卵巢包块性质尚未十分确定者则不宜用性激素治疗。目前临床上采用的性激素疗法如下。

1.短效避孕药　避孕药为高效孕激素和小量炔雌醇的复合片,连续周期服用,不但可以抑制排卵起到避孕作用,而且可使子宫内膜和异位内膜萎缩,导致痛经缓解和经量减少,从而避免经血及脱落的子宫内膜经输卵管逆流及腹腔种植的可能。服法与一般短效口服避孕药相同。此疗法适用于有痛经症状,但暂无生育要求的轻度子宫内膜异位症患者。此法治疗效果较达那唑及促性腺激素释放激素激动药(GnRH-a)的效果差,其副作用及禁忌证同口服避孕药。

2.高效孕激素 Kistner(1956年)最早采用块雌醇和高效孕激素长期连续服用9个月,造成类似妊娠的人工闭经以治疗子宫内膜异位症,故称假孕疗法。由于大剂量块雌醇导致恶心、呕吐、乳房胀等严重不良反应,患者大多难以坚持,故目前已废弃此法而改用单纯大剂量高效孕激素连续服药进行治疗。高效孕激素抑制垂体促性腺激素的释放和直接作用于子宫内膜,导致内膜萎缩和闭经。常用的高效孕激素有甲羟孕酮20~50mg/d,连续6个月,块诺酮30mg/d,连续6个月,或醋酸块诺酮5mg/d,连续6个月,亦可采用醋酸甲经孕酮避孕针(depo-provera)150mg肌注,每个月1次连续6个月或羟孕酮250mg肌注,每2周1次共6个月。以上药物的不良反应有不规则点滴出血、乳房胀、体重增加等。若有点滴出血时,可每日加服妊马雌酮0.625mg以抑制突破性出血。一般停药数月后,月经恢复正常,痛经缓解,受孕率增加。

3.达那唑 达那唑(danazol)为合成的17α-乙炔睾酮衍生物,20世纪70年代用于治疗子宫内膜异位症。此药能阻断垂体促性腺激素FSH及LH的合成和释放,直接抑制卵巢甾体激素的合成,以及有可能与子宫内膜的雄激素受体及孕激素受体相结合,从而使子宫内膜萎缩导致患者短暂闭经,故称假绝经疗法(pseudo menopause therapy)。达那唑用法为200mg,每日2~3次,从月经第1日开始,持续用药6个月。若痛经不缓解或不出现闭经时,可加大剂量至200mg,每日4次。用药时间也可根据病灶部位及大小而改变,对仅有腹膜病灶而无卵巢异位囊肿可以应用3~4个月;卵巢异位囊肿<3cm,用药6个月;>3cm,用药6~9个月。药物不良反应有雄激素同化作用及卵巢功能受到抑制的症状,如体重增加、乳房缩小、痤疮、皮脂增加、多毛、声音改变、头痛、潮热、性欲减退、肌痛性痉挛等,但其发生率低,症状多不严重,患者一般能耐受。由于达那唑大部分在肝内代谢,已有肝功能损害者不宜服用。用药期间,肝释放的转氨酶显著升高时应停药,停药后即可迅速恢复正常。

达那唑适用于轻度或中度子宫内膜异位症但痛经明显或要求生育的患者。一般在停药后4~6周月经恢复,治疗后可提高受孕率,但此时内膜仍不健全,可待月经恢复正常2次后再考虑受孕为宜。有文献报道800mg/d时的妊娠率为50%~80%。对于肥胖或者有男性化表现的患者不适宜选用达那唑。

4.孕三烯酮(gestrinone) 孕三烯酮是19-去甲睾酮甾类药物,有抗孕激素和抗雌激素作用,用于治疗内膜异位症的疗效和不良反应与达那唑相同,但远较达那唑的不良反应为低,由于此药在血浆内半衰期长达24h,故可每周仅用药2次,每次2.5mg,于月经第1d开始服药,第4d服用第2次药,1周中服药的2d固定下来以后,在整个治疗过程中保持不变。连续用药6个月。由于此药对肝功能影响较小,故很少因转氨酶过度升高而中途停药。

5.促性腺激素释放激素激动药(GnRH-a) 天然的促性腺激素释放激素(GnRH)是由10个氨基酸组成的短肽,由下丘脑分泌和脉冲式释放至门脉循环以调节垂体LH和FSH的分泌。GnRH-a为人工合成的类十肽化合物,改变GnRH肽链上第6位或(和)第10位氨基酸的结构,形成不同效能的GnRH-a复合物。其作用与天然的GnRH相同,能促进垂体细胞释放LH和FSH,但因其与垂体GnRH受体的亲和力强,且对肽酶分解的感受性降低,故其活性较天然的GnRH高数十倍至百倍。若长期连续应用GnRH-a,垂体GnRH受体被耗尽,将对垂体产生相反的降调作用,即垂体分泌的促性腺激素减少,从而导致卵巢分泌的激素显著下降,出现暂时性绝经,故一般称此疗法为"药物性卵巢切除"。目前临床上应用的多为亮丙瑞林(leuprorelin)缓释剂或戈舍瑞林(goserelin)缓释剂。用法为月经第1d皮下注射亮丙瑞林 3.75mg 或皮下注射戈舍瑞林 3.6mg,以后每隔 28d 再注射 1 次,共 3～6 次。用药第 2 个月后一般可达到闭经,其疗效与达那唑治疗相近,均可缓解痛经症状和提高受孕率。此药的不良反应主要为雌激素过低所引起的潮热、阴道干燥、性欲减退及骨质丢失等绝经症状,但无达那唑所引起的体重增加、痤疮、转氨酶升高等不良反应。GnRH－a 特别适用于不能应用甾体类激素治疗的患者或者合并子宫肌瘤的患者,禁用于骨质疏松、精神压抑以及偏头痛患者。GnRH－a 引起的骨质丢失近年引起人们的广泛关注。为避免长期应用 GnRII－a 对骨质丢失的影响,现主张如用药达 3 个月以上,给予反向添加疗法(add－back therapy),即在应用 GnRH－a 的同时给予雌激素或孕激素,使体内雌激素达到"窗口剂量"。雌激素"窗口剂量"为既能减少 GnRH－a 的不良反应又不降低其疗效的雌激素的量。目前多数学者认为血雌二醇浓度为 30～45pg/mL 时,异位内膜可被抑制,而骨质丢失可至最小,常用的反向添加治疗方案有:①GnRH－a＋妊马雌酮 0.625mg＋甲羟孕酮 2.5mg/d。②GnRH－a＋炔诺酮 5mg/d。③GnRH－a＋利维爱 2.5mg/d。

目前有人提出反减治疗(draw－back therapy),即先用足量 GnRH－a,然后调整 GnRH－a 的剂量,如用半量或小剂量至卵巢本身产生雌激素,达到理想的血雌二醇浓度(30～45pg/mL),减少药物的副作用。

(三)药物与手术的联合治疗

病变严重者手术治疗前先用药物治疗 2～3 个月,以使病灶缩小、软化,从而有可能缩小手术范围,利于手术操作。术后给予药物治疗可使残留的病灶萎缩、退化,从而降低术后复发率。

以上叙述了子宫内膜异位症总的治疗方法,由于子宫内膜异位症主要表现为不孕及疼痛,因此,应根据患者的症状在治疗上各有侧重。

(四)不孕的治疗

轻者可采用药物治疗或保留生育功能手术治疗。重者多需要行辅助生育技术。辅助生育技术包括人工授精(IUI)、控制性超排卵(COH)、体外受精和胚胎移植(IVF－ET)、配子输卵管移植(GIFT)及合子输卵管移植(ZIFT)等(图 5－2)。

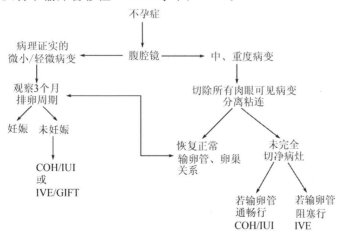

图 5－2　子宫内膜异位症伴不孕的治疗

(五)盆腔疼痛的治疗

盆腔疼痛的治疗见图 5－3

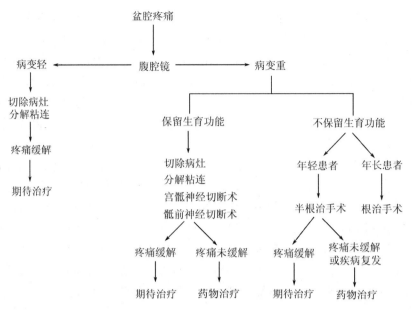

图5—3 子宫内膜异位症盆腔疼痛的治疗

1.期待疗法 对于体检发现或妇科手术中意外发现的子宫内膜异位症,若患者疼痛不重,可采用期待疗法。但也有学者对期待治疗持反对意见,认为在早期给予治疗可以预防内异症的进展。

2.药物治疗

(1)镇痛药:如前列腺素抑制药,用于疼痛明显、体征轻微或不适宜手术及激素治疗者,作为初始治疗或应急治疗,不宜长期应用。

(2)药物治疗:如孕激素、达那唑及GnRH—a等各种药物均有一定的缓解疼痛的作用。若用药达6个月以上缓解盆腔疼痛的有效率为80%左右。

3.手术治疗 对于年轻需保留生育功能者:

①病变轻者,行病灶切除,分离粘连。

②病变较重者,除行病灶切除、分离粘连外,可行宫骶韧带切断术(于距宫颈1.5~2.0cm处切断宫骶韧带)以及骶前神经切除术,骶前神经切除术较为复杂,手术技巧要求高,一般不作为常规手术。

对于不需保留生育功能者:

①年轻患者行半根治术。

②年龄较大、近绝经期、病变严重者,行根治术。

八、特殊部位子宫内膜异位症及处理

(一)宫颈、阴道、外阴的子宫内膜异位症

宫颈、阴道内异症的症状往往不典型,可表现为不规则阴道流暗红色血迹或咖啡色样物,检查宫颈可见暗紫色或紫蓝色斑点,阴道可见紫蓝色突起的硬结,多在穹隆部。治疗采取局部激光切除,病变重者配合药物治疗。外阴子宫内膜异位症多发生于会阴侧切口瘢痕,虽然会阴侧切较剖宫产常见,但会阴侧切口异位症较剖宫产腹壁切口异位症少见,可能与外阴局部微环境不适宜异位内膜种植、生长有关。外阴侧切口瘢痕异位症主要表现为与经期同步的周期性局部疼痛和硬节,硬节逐渐增大。治疗方法:若病灶较小、表浅,可行手术切除;若病灶较深、弥漫,则以药物保守治疗为主。

（二）泌尿系统子宫内膜异位症

以累及膀胱最多见,其次为输尿管,累及肾脏及尿道者极少见。膀胱内异症表现为周期性尿频、尿痛、血尿。膀胱镜检查对确诊有帮助,镜下见膀胱内黏膜下肿块,呈紫蓝色突起,活组织检查可确诊。输尿管内膜异位症多伴有严重的盆腔内异症,病变可为单侧,也可为双侧,多由于主、骶韧带病变严重导致输尿管下段受累,可表现为腰痛或腹痛。若输尿管周围组织纤维化,可引起尿路梗阻、肾积水。B型超声、输尿管造影、CT等检查将有助于诊断。泌尿系内异症首选药物治疗,病变较重者或有严重输尿管梗阻致肾盂积水者应行手术治疗,术后继续应用药物治疗。

（三）消化道内膜异位症

本病以结直肠最常见,占消化道内异症的71%,其次可累及阑尾及小肠。消化道内异症主要表现为腹痛、腹泻、里急后重、便秘,严重者可有周期性便血,或出现肠梗阻症状。查体下腹压痛,妇科检查有附件包块,宫骶韧带有触痛性结节。大便潜血试验阳性,钡灌肠显示肠黏膜下包块,肠壁变厚、变硬。内镜见肠黏膜下质地较硬的紫蓝色包块。消化道内异症的治疗首选药物治疗;对症状较重或肠道出血较多者,应行部分肠切除,术后联合药物治疗。

（四）呼吸系统内异症

本病可发生于胸膜、肺、支气管,是比较常见的盆腹腔外的内异症,表现为月经期的呼吸短促、胸痛、咯血、咳嗽,累及胸膜可发生气胸、血胸,以上这些症状多发生在月经来潮的48～72h,并且90%以上累及右侧胸膜及肺。胸部异位症的发生与盆腔异位症有密切关系,55%的胸部异位症与盆腔异位症有关。胸部异位症的诊断多根据典型的临床表现,治疗可以应用激素类药物如GnRH－a、达那唑等保守治疗3～6个月,若效果不明显行胸腔镜检查或行开胸探查确诊。

（五）皮肤内异症

皮肤内异症较多见的为腹壁瘢痕处的异位症及脐部异位症。腹壁瘢痕异位症多为剖宫产后、子宫切开术后等内膜种植所致,是支持异位症种植学说的有力证据。不同作者报道的剖宫产后异位症的发生率差异较大,从0.03%～0.8%不等,剖宫产后发生异位症的时间不一,短者2个月,长者20年,多在术后1年左右。腹壁瘢痕内异症的表现为月经期腹壁切口处疼痛,并可触到硬结。随病变加重,硬结逐渐长大,局部疼痛可转为持续性,但常在月经期加重。检查瘢痕处硬结触痛明显,B超及超声引导下的细针穿刺将有助于诊断。腹壁瘢痕异位症以手术切除为主。脐部内异症占所有异位症的0.5%～1%。表现为脐部质硬的皮下结节,紫色或紫蓝色,硬结大小不等,小者几毫米,大者可至6cm,部分患者可表现为月经期脐部血性或褐色分泌物。脐部内异症应与脐部皮肤的良性病变相鉴别,如脐息肉、黑痣,恶性疾病如黑色素瘤及鳞癌相鉴别。主要治疗方法为手术切除。

九、子宫内膜异位症并发急腹症的临床表现及处理

子宫内膜异位症导致的急腹症最常见的是卵巢子宫内膜异位囊肿破裂。国内报道卵巢子宫内膜囊肿破裂的发生率占6.4%～10%。由于卵巢异位囊肿壁糟脆,有自发破裂倾向,异位内膜随月经周期变化而发生出血,导致囊腔内出血,压力增高,容易发生破裂。

卵巢内膜异位囊肿破裂表现为月经期或近月经期突发下腹剧痛,部分患者伴恶心、呕吐、肛门憋坠感以及发热。腹部查体特点是腹膜刺激征明显,肌紧张、压痛、反跳痛,部分患者移动性浊音阳性,但患者血压、脉搏稳定,无内出血表现。其腹膜刺激征较异位妊娠破裂及卵巢囊肿蒂扭转明显,可能由于囊内巧克力样物质黏稠,对腹膜刺激性较大有关。妇科检查直肠子宫陷窝可触及触痛结节,子宫往往后位、饱满、活动差,附件区可触及活动度差的囊性包块,压痛。B超可发现盆腔包块及盆腔积液。若有子宫内膜异位症病史对诊断有帮助,后穹穿刺或腹腔穿刺抽出咖啡色样液体即可确诊。卵巢子宫内膜囊肿破裂应与异位妊娠、黄体破裂及阑尾炎相鉴别。

过去认为,卵巢子宫内膜囊肿破裂一旦诊断,立即手术治疗,手术可解除患者痛苦,并可防止内异症的进一步播散。目前认为,对内异症囊肿破裂是否手术以及手术时间应根据破裂的时间、病变程度以及急症手术能达到治疗目的综合考虑。因子宫内膜异位囊肿本身就存在小的破裂口,若破口不大,症状、体征不严重,也可以先保守治疗,然后根据内异症情况进行处理。若囊肿破口大,急腹症明显,破裂时间在 24~48h 以内,则行急症手术。若破裂时间在48h 以上,患者腹痛缓解,此时组织充血水肿,糟脆,手术困难,手术效果常不理想,可先保守治疗,待局部反应消退后手术治疗。有关手术范围根据病变程度、年龄以及有无生育要求行囊肿剥除术,附件切除术或全子宫、双附件切除术等。对年轻未生育患者应尽量保留生育能力,术后应用激素治疗 3~6 个月。

十、预后

以增加妊娠率及止痛为目的进行治疗的患者,治疗后能够妊娠或缓解疼痛为治疗满意,但并不意味着治愈。除根治性手术外,各种方法治疗后均有一定的复发率,其复发率与病情轻重、治疗方法、随访时间长短及统计方法有关,重症患者复发率高于轻症患者,病情越重越容易在短期内复发。年复发率 5%~20%,5 年累计复发率为 40%。单纯药物治疗后复发率高于手术治疗,术后应用孕激素并不减少复发率,根治手术后雌激素替代治疗不明显增加复发危险。

十一、预防

异位症病因不清,其组织学发生复杂,不能完全预防。根据可能的病因及流行病学发现,提出以下预防方法。

(一)防止经血逆流

及时发现并治疗引起经血逆流的疾病,如先天性处女膜闭锁、阴道闭锁和继发性宫颈粘连等。

(二)药物避孕

口服药物避孕者异位症发病风险降低,与避孕药抑制排卵、促使子宫内膜萎缩等有关。因此对有高发家族史者可口服药物避孕。

(三)防止医源性异位内膜种植

月经期避免性交及妇科检查。尽量避免多次的子宫腔手术操作,特别是在月经前期,手术操作要轻柔,如人工流产应避免造成宫颈损伤导致宫颈粘连。切开子宫的手术如剖宫产以及子宫黏膜下肌瘤剥除术等,特别是中期妊娠剖宫取胎手术,注意保护好腹壁切口,防止子宫内膜的异位种植。

（许凤莲）

第二节　子宫腺肌病

子宫腺肌病（adenomyosis）是指子宫内膜腺体及间质侵入子宫肌层。多发生于 30～50 岁的经产妇,约有半数患者同时合并子宫肌瘤,约 15% 的患者合并子宫内膜异位症。

一、病因

子宫腺肌病的病因至今不明,大多认为它来源于子宫内膜,由子宫内膜的基底层直接向肌层生长,并向深层侵入平滑肌肌束间。可能与下列因素有关。

(一)子宫内膜损伤

子宫腺肌病患者多有妊娠、宫腔操作或手术史,妊娠或宫腔操作(或手术)时可能损伤子宫内膜及浅肌层,促使基底层内膜侵入肌层内生长而发病。双侧输卵管结扎后,月经期可使两侧宫角部压力增加进而诱发本病。宫内膜电切术、热球滚珠内膜去除术、微波内膜去除术操作时内膜损伤、局部均需加压,子宫内膜尚有部分残留,日后再生和修复过程中也易向子宫肌层生长而发病。

(二)性激素的作用

大量研究证实,雌激素可以诱发子宫腺肌病,且年龄大者其诱发成功率增加。子宫腺肌病的发病亦与孕激素有关,在孕激素水平高的条件下,子宫腺肌病的发病率也相应增加。

(三)催乳素的作用

动物实验证明催乳素(PRL)在子宫腺肌病的发病机制中起重要作用。将小鼠腺垂体移植到子宫可诱发血 PRL 升高,子宫腺肌病的发病率明显升高。若给腺垂体移植后的小鼠立即用溴隐亭,则 PRL 下降,腺肌病的发病率下降。PRL 升高可能因其直接干扰性激素及性激素受体浓度,从而促进腺肌病的形成。PRL 升高可能同时需要高水平的孕激素才能促使腺肌病形成。有报道如给腺垂体移植后的小鼠应用抗孕激素制剂米非司酮,则腺肌病的发病率明显下降,从而证实 PRL 促进腺肌病的形成需要其他性激素参与。PRL 在雌、孕激素的作用下,可使子宫肌细胞变性从而使内膜间质侵入,最终导致腺肌病。

(四)免疫因素

子宫腺肌病患者的自身抗体阳性率升高,内膜中的 IgG、C3、C4 补体均增加,提示免疫功能可能参与了子宫腺肌病的发病过程。

二、病理

(一)大体

病变仅局限于子宫肌层,多使子宫呈一致性的球形增大,很少超过妊娠 12 周子宫大小。子宫内病灶有弥漫型和局限型 2 种,一般为弥漫性生长,且多累及后壁,故后壁常较前壁厚。少数子宫内膜在子宫肌层中呈局限性生长形成结节或团块,类似肌壁间肌瘤,称为子宫腺肌瘤(ade-nomyoma)。病变处较正常的子宫肌组织硬韧,触之有结节感,切面呈肌纤维编织状,在增生的肌束间有暗红色或紫蓝色的小裂隙;病变部位与周边组织无明确的分界,亦无包膜。

(二)镜下

可在深肌层组织间见到片状或岛状的子宫内膜腺体及间质,多为仅对雌激素影响有反应和不成熟的内膜,呈增生期改变,少数可有增殖表现,但一般很少有对孕激素有反应而出现分泌期改变,说明子宫腺肌病对孕激素治疗无效,病灶侵入的深度和广度,与痛经和月经过多密切相关。

三、诊断要点

(一)临床表现

约有 35% 的子宫腺肌病患者无临床症状,临床症状与病变的范围有关,常见的症状和体征有以下几方面。

1. 痛经 15%～30% 的患者有痛经,疼痛的程度与肌层中内膜岛的多少及浸润的深度有关,约 80% 的痛经者为子宫肌层深部病变。PGF_{2a} 合成增加刺激子宫的兴奋性也可引起痛经。

2. 月经过多 月经过多占 40%～50%,其发生可能与病变使子宫内膜面积增加、子宫肌层收缩不良、合并子宫内膜增殖症、前列腺素的作用使肌肉松弛、血管扩张、抑制血小板的聚集等有关。一般病灶深者出血较多。

3. 其他症状 性欲减退占 7%,子宫腺肌病不伴有其他不孕疾病时,一般对生育无影响,伴有子宫肌瘤时可出现肌瘤的各种症状。

4. 体征 双合诊或三合诊检查可发现子宫呈球形增大,质硬,一般为一致性增大,如孕 2～3 个月大小,个别病灶局限者可有硬性突起,易与子宫肌瘤相混淆。子宫在经前期开始充血增大,随之痛经出现,月经结束后随痛经的缓解,子宫亦有所缩小,因此对比经前及经后子宫大小及质地变化有助于诊断。

(二)辅助检查

1. B 超检查 子宫腺肌病的 B 超图像特点为子宫增大,肌层增厚,后壁更明显,致内膜线前移。与正常子宫肌层相比,病变部位常为等回声或稍强回声,有时其间可见点状低回声,病灶与周围组织无明显界限。阴道 B 超检查可提高诊断的阳性率和准确性。

2. 磁共振 正常子宫的 MRI 图像分为内带(子宫内膜及黏液)、结合带(子宫肌层的内 1/3)、外带(子宫肌层的外 2/3)。腺肌病的 MRI 图像特点:子宫增大,边缘光滑;T_2WI 显示带状解剖形态迂曲或消失;T_2WI 显示子宫前壁或后壁有一类似结合带的低信号肿物。有学者认为诊断腺肌病,结合带的变化非常重要,结合带越宽,腺肌病的可能性越大。

3. 子宫腔造影 以往行碘油造影,可见碘油进入子宫肌层,阳性率为 20%,现采用过氧化氢声学造影,可提高阳性率。

4. 内镜检查 宫腔镜检查子宫腔增大,有时可见异常腺体开口,若用电刀切除子宫内膜及其下方的可疑组织送病理学检查,有时可以明确诊断。腹腔镜检查见子宫均匀增大,前后径更明显,子宫较硬,外观灰白或暗紫色,表面可见一些浆液性小泡。有时浆膜面突出紫蓝色结节。有条件时可行多点粗针穿刺活检或腹腔镜下取活检明确诊断。

5. 血 CA125 CA125 来源于子宫内膜,体外试验发现内膜细胞可以释放 CA125,且在子宫内膜的浸出液内有高浓度的 CA125,有学者在子宫腺肌病的内膜中测出 CA125,且浓度高于正常内膜的腺上皮细胞。其诊断标准为高于 35U/mL。CA125 在监测疗效上有一定的价值。

子宫腺肌病一般通过临床表现及辅助检查可做出初步诊断,主要须与子宫肌瘤相鉴别,最后确诊有赖于组织学检查。

四、治疗

治疗方案应根据患者的症状、年龄及生育情况而定。

(一)手术治疗

1.子宫切除术　子宫切除术是主要治疗方法,可以根治痛经和(或)月经过多,适用于年龄较大、无生育要求者。

2.子宫腺肌瘤挖除术　适用于年轻、要求保留生育功能的子宫腺肌瘤的患者。弥漫性子宫腺肌病做病灶大部分切除术后妊娠率较低,但仍有一定价值。术前可使用 GnRHa 治疗 3 个月,以缩小病灶利于手术。

3.子宫内膜去除术　近年来,有学者对伴有月经过多的轻度子宫腺肌病患者于宫腔镜下行子宫内膜去除术,术后患者月经明显减少,甚至闭经,痛经好转或消失。但对浸润肌层较深的严重病例有术后子宫大出血需急症切除子宫的报道。

4.子宫动脉栓塞术　目前国内外均有报道应用子宫动脉栓塞术治疗子宫腺肌病,观察例数不多,近期效果较好,有少数复发,远期效果尚在观察。此疗法目前尚在探索阶段,有一定并发症,只用于其他疗法无效又不愿切除子宫者。

(二)药物治疗

对于症状轻,给予吲哚美辛、萘普生或布洛芬对症治疗后症状可缓解者,可采用对症保守治疗。对年轻有生育要求者或已近绝经期者可试用达那唑、内美通或促性腺激素释放激素类似物(GnRHa)等,用药剂量及注意事项同子宫内膜异位症。高效孕激素及假孕疗法对此病无效。近年来,有报道应用米非司酮治疗子宫腺肌病取得良好效果,米非司酮是一种孕激素拮抗药,对垂体促性腺激素有抑制作用,具有抑制排卵、诱发黄体溶解、干扰子宫内膜完整性的功能。用法:米非司酮 12.5～25.0mg/d,3～6 个月为一疗程,一般除轻度潮热外无明显不良反应,但要注意肝功变化。

(许凤莲)

第六章　妇科肿瘤

第一节　外阴良性肿瘤

外阴的良性肿瘤比较少见,根据肿块的来源可划分为五大类:上皮来源的肿瘤、上皮附件来源的肿瘤、中胚叶来源的肿瘤、神经源性肿瘤、瘤样病变。其中较为常见的有上皮来源的乳头瘤,上皮附件来源的汗腺瘤,中胚叶来源的纤维瘤、平滑肌瘤。其他肿瘤则少见。

一、外阴乳头瘤

外阴乳头瘤(vulvar papillomatosis):多见于围绝经期和绝经后妇女,是由局部炎症慢性刺激外阴皮肤或黏膜,逐渐形成的表面向外生长的乳头状突起,是以上皮增生为主的病变。主诉多为发现外阴肿块和瘙痒。多见于大阴唇,也可见于阴阜、阴蒂和肛门周围。检查见表面多个小乳头状突起,覆有油脂性物质,呈指状,突出于皮肤表面,可单发或多发,实性,质硬,其大小有数毫米至数厘米。表面常因反复摩擦可破溃、出血、感染。镜下见复层扁平上皮,上皮的钉脚变粗并向真皮纤维结缔组织内伸展。2%~3%的外阴乳头瘤有恶变倾向,故应手术切除,术中行冰冻切片,若证实有恶变,应作较广泛的外阴切除。该病应与疣状乳头状瘤、外阴湿疣、软纤维瘤和外阴癌鉴别。

二、外阴汗腺瘤

外阴汗腺瘤(hidradenoma):多见于青春期后,比较少见。多为良性,极少恶变。由汗腺上皮增生而成。多位于大阴唇上部的实性小结节,生长缓慢,边界清晰,突出于皮肤表面,包膜完整,与表皮不粘连,直径为1~2cm。镜下见高柱状或立方形的腺上皮交织形成绒毛状突起。病理特征为分泌型柱状细胞下衬有一层肌上皮细胞。临床上患者多无明显症状,有时因囊内的乳头状生长可破溃于壁外,伴少量出血,感染时可有瘙痒和疼痛。治疗原则为先做活组织检查,确诊后再行局部切除。

三、外阴纤维瘤

外阴纤维瘤(fibroma):最常见的外阴良性肿瘤,恶变少见。来源于外阴结缔组织,由成纤维细胞增生而成。多见于大阴唇或阴阜,常单发,质软,生长较缓慢。初起为硬的皮下结节,继而可增大,形成有蒂的硬的实性块物,大小不一,表面可有溃疡和坏死。其切面为致密、灰白色的纤维结构。临床上多无明显症状,偶尔因摩擦致表面溃疡,出现下坠及疼痛症状。病理表现为成纤维细胞增生,无异型性。治疗原则为沿肿瘤根部切除。

四、外阴平滑肌瘤

外阴平滑肌瘤(leiomyoma):来源于外阴平滑肌、毛囊立毛肌或血管平滑肌。多发生于生育年龄的妇女,主要发生在大阴唇、阴蒂及小阴唇。质地略硬,表面光滑,边界清楚,活动度好,突出于皮肤表面。体积小时一般无症状。病理表现为平滑肌细胞排列成束状,与胶原纤维束纵横交错或形成漩涡状结构,常伴退行性变。治疗原则为肌瘤切除术。

五、其他外阴良性肿瘤

外阴的其他良性肿瘤还包括上皮来源的软垂疣、痣;上皮附件来源的皮脂腺腺瘤;中胚叶来源的脂肪瘤、粒细胞成肌细胞瘤;神经源性的神经鞘瘤、神经纤维瘤;瘤样病变包括疣、巴氏腺囊肿、血管瘤、中肾管囊肿。

(许凤莲)

第二节　外阴上皮内瘤变

外阴上皮内瘤变(vulvar intraepithelial neoplasia,VIN)是指病变局限于外阴表皮内,未向周围间质浸润及转移。包括外阴鳞状细胞上皮内瘤变和外阴非鳞状细胞上皮内瘤变(Paget 病、未浸润的黑色素细胞瘤),多见于 45 岁左右的妇女。近年来,VIN 的发生率有所增加,并有年轻化趋势。年轻患者的 VIN 常自然消退,但 60 岁以上或伴有免疫抑制的年轻患者可能转变为浸润癌。

一、病因

尚不明确。普通型 VIN 常与 HPV 感染有关,尤其与 HPV16 感染关系密切。p53 基因异常可能与分化型 VIN 向鳞癌发展有关。其他危险因素有性病、肛门－生殖道瘤变、免疫抑制及吸烟。

二、病理特征及分类

上皮内瘤变的病理特征为上皮内细胞分化不良、核异常和核分裂象增加,严重时向上扩展,甚至占据上皮全层。1986 年,国际外阴疾病研究协会(ISSVD)根据该病理特征按病变程度将 VIN 分为 VIN Ⅰ、VIN Ⅱ、VIN Ⅲ。然而随着研究发现,并无证据表明 VIN 在病程中经历由 VIN Ⅰ 至 VIN Ⅲ 的发展过程,Ⅰ 至 Ⅲ 的分级标准不能反映其自然病程发展。因此,2004 年 ISSVD 对 VIN 分类定义进行了修正(表 6－1)。2004 年新定义认为,VIN Ⅰ 主要是 HPV 感染的反应性改变,VIN 仅指高级别 VIN 病变即 VIN Ⅱ、VIN Ⅲ。并将 VIN 作如下分类:

1.普通型 VIN 包括疣型 VIN、基底细胞型 VIN、混合型 VIN。多与高危型 HPV 感染相关,年轻女性多见,常合并生殖道其他部位瘤变(CIN 最常见),与外阴浸润性鳞状上皮癌及基底细胞癌有关。

2.分化型 VIN 与 HPV 感染无关,病变在苔藓性硬化基础上发生,主要为溃疡,疣状疹或过度角化斑。多发于绝经后妇女。另外,Paget 病等不能归入这两类,属于未分类型 VIN。

表6-1 外阴上皮内瘤样病变分类及特征(ISSVD,2004年)

分类	特征	
	肉眼	镜下
1.普通型 VIN(VIN,usual type)	皮肤病损界限清晰(与 HPV 感染有关)	
(1)疣型 VIN(VIN,warty type)	呈湿疣样外观	见挖空细胞、角化不全及角化过度细胞,上皮棘层肥厚,细胞异型性明显
(2)基底细胞型 VIN(VIN,basaloid type)	呈扁平样增生改变或非乳头瘤病变	上皮层增厚,表皮内见大量增殖的、呈基底细胞样的未分化细胞从基底层向上扩展,挖空细胞少于疣型 VIN
(3)混合型 VIN(VIN,mixedtype)	兼有疣型和基底细胞型 VIN 两种表现	
2.分化型 VIN(VIN,differentiated type)	与 HPV 感染无关	
	局部隆起、溃疡、疣状丘疹或过度角化斑片	细胞分化好,细胞异型性局限于上皮基底层基底细胞角化不良,表皮网脊内常有角蛋白形成
3.未分化型 VIN(VIN,unclassified type)	其他不能归入普通型或分化型 VIN,如 Paget 病	

三、临床表现

1.症状　与外阴营养不良一样,主要为瘙痒、皮肤破损、烧灼感、溃疡等。

2.体征　最常见于会阴、阴蒂周围及小阴唇。可累及肛周及尿道周围。表现为丘疹或斑点,单个或多个,融合或分散,灰白或粉红色;少数为略高出表面的色素沉着。通常多中心病灶更常见于较年轻的女性,绝经后妇女多为单发病灶。

四、诊断

活组织病理学检查可确诊,对任何可疑病变应作多点活组织检查。为排除浸润癌,取材时需根据病灶情况决定取材深度,一般不需达皮下脂肪层。为提高活检阳性率,可采用局部涂抹3%~5%的乙酸或1%的甲苯胺蓝,在阴道镜下观察外阴及肛周血管情况,在血管不典型处取材。也可行阴道内 HPV 检测协助诊断。

五、治疗

治疗原则为消除病灶,缓解临床症状,预防 VIN 向恶性转化。治疗方案的选择应考虑以下因素:①患者因素,包括年龄、一般情况、症状、心理状态、随诊情况等。②疾病相关因素,如病灶大小、数量、位置,病理类型,恶变风险等。③治疗效果,以及对外阴外观、结构、功能的影响。

1.局部治疗

(1)药物治疗:①5%的氟尿嘧啶(5-FU)软膏,外阴病灶涂抹,每日1次。②免疫反应调节剂咪喹莫特。

(2)物理治疗:主要有激光气化、激光切除、冷冻、电灼及光动力学治疗,此法治疗后能保留外阴外观,疗效较好,注意浸润癌风险高及溃疡者禁用。

2.手术治疗　对药物或物理治疗失败,病灶广泛或复发的 VIN 可予手术切除。手术治疗能完全消除病灶并进行彻底的病理学诊断。

(1)局部浅表切除术:适用于病灶局限者。切除边缘应超过肿物外缘1cm。

（2）外阴皮肤切除术：适用于年轻患者。切除部分或全部外阴的皮肤，保留皮下组织，维持外阴形态，缺损区由大腿或臀部皮肤移植。

（3）单纯外阴切除术：适用于老年人和广泛性 VIN 病变患者。切除范围包括外阴皮肤及部分皮下组织，与根治性手术的区别是单纯切除不需切除会阴筋膜。

外阴 Paget 病的治疗以手术切除为主。对单发病灶者可行局部病灶广泛切除；对多中心或较广泛病灶可行单纯外阴切除术，切除正常皮肤需距肿物边缘 2.5cm 以上。

六、预后

约 38％的 VIN 可自然消退，治疗后 VIN 的复发率为 10％～20％。VIN 治疗后需长期随访，前半年每 3 个月 1 次，此后每 6 个月 1 次，至少随访 5 年。

（许凤莲）

第三节　外阴恶性肿瘤

一、外阴鳞状细胞癌

外阴鳞状细胞癌是最常见的外阴恶性肿瘤，占外阴恶性肿瘤的 80％～90％。发病率随年龄增长而增加，多见于 60 岁以上妇女。发生部位多位于大、小阴唇和阴蒂处。

（一）病因

尚不完全清楚。可能与以下因素有关：HPV 病毒感染，其中以 HPV16、HPV18、HPV31 等感染较多见；外阴癌患者常并发外阴色素减退疾病，慢性外阴营养不良者 5％～10％可能发展为外阴癌；其他如免疫功能低下，外阴受慢性长期刺激如乳头瘤、尖锐湿疣、慢性溃疡等也可发生癌变。

（二）临床表现

1.症状　主要为久治不愈的外阴瘙痒和各种不同形态的肿物，如结节状、菜花状、溃疡状。肿物合并感染或较晚期癌可出现疼痛、渗液和出血。若癌灶位于前庭处，可能出现排尿困难。

2.体征　外阴鳞状上皮癌可发生于外阴任何部位，多发生于大、小阴唇，尤以右侧大阴唇多见。早期局部丘疹、结节或小溃疡；晚期见不规则肿块，伴或不伴破溃或呈乳头样肿瘤。若癌灶已转移至腹股沟淋巴结，可扪及一侧或双侧腹股沟淋巴结增大、质硬、固定。

（三）转移途径

中晚期外阴鳞状上皮癌多发生转移，主要转移途径有：

1.直接浸润　较常见。癌灶逐渐增大，沿皮肤、黏膜向尿道、会阴中心腱和阴道蔓延，晚期可累及耻骨、肛门和膀胱等。

2.淋巴转移　外阴鳞状细胞癌几乎都可经过淋巴道转移。其转移途径一为癌灶多向同侧淋巴结转移，先转移至腹股沟淋巴结，再至腹股深淋巴结，并经此进入盆腔内的髂内、髂外、闭孔淋巴结等，最后转移至腹主动脉旁淋巴结和左锁骨下淋巴结。转移途径二是阴蒂、前庭处癌灶可以直接转移至腹股沟深淋巴结。若癌灶累及阴道、尿道、膀胱、直肠，可直接转移至盆腔淋巴结。但总体来说，外阴鳞状细胞癌盆腔淋巴结转移并不常见，约 9％。

3. 血行播散 罕见,晚期可经血行播散,多见于肺、骨等。

(四)诊断

外阴鳞状细胞癌位于体表,结合病史、临床表现及活组织病理检查,可以确诊。

1. 病史及症状 外阴鳞状细胞癌发病年龄多在 60~80 岁,有反复外阴瘙痒、色素减退、结节、溃疡、肿块病史。

2. 妇科检查 早期可为外阴小结节或溃疡,晚期可累及整个外阴伴破溃、渗出、感染。检查时应注意癌灶大小、部位、与周围器官的关系及双侧腹股沟淋巴结有无增大。

3. 辅助检查

(1)病理组织学检查是确诊外阴癌的唯一方法。对所有外阴赘生物,包括菜花灶、溃疡灶、白色病灶等均需作活体组织检查。活检时无明显病灶者,可用阴道镜和甲苯胺蓝进行外阴染色,在镜下蓝染部位作活检,以提高活检阳性率。对有合并坏死的病灶,取材应足够深,避免误取坏死组织。

(2)B 超检查、CT、MRI 等有助于诊断。术前行腹股沟区 CT 或 MRI 可以帮助判断有无淋巴结转移。

(五)临床分期

目前采用国际妇产科联盟(FIGO)2009 年最新分期(表 6-2)。

表 6-2 外阴癌分期(FIGO,2009 年)

分期	癌肿累及范围
Ⅰ期	肿瘤局限于外阴
ⅠA 期	局限于外阴或外阴和会阴,肿瘤最大直径在≤2cm,伴间质浸润在≤1mm,无淋巴结转移
ⅠB 期	肿瘤局限于外阴或外阴和会阴,肿瘤最大直径>2cm 或伴间质浸润>1mm,无淋巴结转移
Ⅱ期	肿瘤有或无侵犯下列任何部位:下 1/3 尿道、下 1/3 阴道、肛门,但无淋巴结转移
Ⅲ期	肿瘤有或无侵犯下列任何部位:下 1/3 尿道、下 1/3 阴道、肛门,有腹股沟—股淋巴结转移
ⅢA 期	(1)1 个淋巴结转移(≥5mm) (2)1~2 个淋巴结转移(<5mm)
ⅢB 期	(1)2 个或以上淋巴结转移(≥5mm) (2)3 个或以上淋巴结转移(<5mm)
ⅢC 期	淋巴结阳性伴淋巴结包膜外转移
Ⅳ期	肿瘤侵犯其他区域(上 2/3 尿道,上 2/3 阴道)或远处转移
ⅣA 期	肿瘤累及下列部位 (1)上尿道和(或)阴道黏膜,膀胱黏膜,直肠黏膜,或达盆壁 (2)腹股沟—股淋巴结固定或溃疡形成
ⅣB 期	任何远处转移,包括盆腔淋巴结转移

注:浸润深度指肿瘤邻近最表浅真皮乳头的表皮—间质连接处至浸润最深点

(六)治疗

手术治疗为主,晚期辅以放射治疗与化学药物治疗综合治疗。对早期外阴癌患者治疗上应强调个体化,根据病情的具体情况采用最适合的治疗方法,在不影响预后的前提下,尽量缩小手术范围,减少手术创伤和并发症;尽量保留外阴生理结构,改善患者生活质量。对于晚期的患者则应用综合治疗的方法,将放化疗和手术治疗结合起来,尽量减少患者的痛苦,改善预后,提高生活质量。

1.手术治疗

ⅠA期:单侧病变者可行外阴局部扩大切除术,手术切缘距离肿瘤边缘2～3cm;多病灶者可行外阴单纯切除术。此期手术通常不需要切除腹股沟淋巴结。

ⅠB期:行外阴广泛切除术及双侧腹股沟淋巴结切除术。

Ⅱ期:外阴广泛切除术,并切除受累的尿道、阴道与肛门皮肤及双侧腹股沟淋巴结切除术。

Ⅲ期:同Ⅱ期,并行部分下尿道、阴道与肛门皮肤切除及双侧腹股沟淋巴结切除术。

Ⅳ期:外阴广泛切除术,直肠下段和肛管切除术,人工肛门形成术及双侧腹股沟、盆腔淋巴结清扫术。若癌灶浸润尿道上段与膀胱,则需作相应切除术。

2.放射治疗　外阴鳞状细胞癌的放射治疗包括应用高能放射治疗机(直线加速器)行体外放射治疗和用放射治疗针(铱-192针等)进行组织间内插值疗法。

外阴鳞癌虽对放射线敏感,但外阴正常组织对放射线耐受性差,使外阴癌灶接受剂量难以达到最佳放射剂量。一般外阴组织能耐受40～45Gy,而有效的治疗剂量则为55～60Gy。近年来,由于放疗设备和技术的改进,放疗副反应已明显降低。

外阴癌放疗指征为:①晚期病例先行放疗,待癌灶缩小后,再行手术治疗。②外阴广泛切除后行盆腔照射。③复发癌或复发可能性大的,如淋巴结阳性、手术切缘癌细胞残留,脉管有癌栓,病灶靠近尿道及直肠近端。

3.化学药物治疗　目前所有抗癌药对于外阴癌的疗效不理想。仅作为较晚期癌或复发癌的综合治疗手段。常用的化疗方案有单药顺铂与放疗协同治疗;也可选择FP方案(5-FU+DDP)等联合化疗方案。常采用静脉注射和局部动脉给药,后者可提高局部药物浓度。

(七)预后

预后与病灶大小、部位、细胞分化程度、浸润深度、临床分期、有无淋巴结转移、治疗措施等有关。无淋巴结转移的Ⅰ、Ⅱ期外阴癌手术治愈率>90%;淋巴结阳性者,治愈率仅为30%左右,预后差。

(八)随访

治疗后随访时间:第1年,每1～2个月1次;第2年,每3个月1次;第3～5年,每半年1次;第5年以后,每年1次。

二、其他外阴恶性肿瘤

(一)外阴恶性黑色素瘤

外阴恶性黑色素瘤(vulvar melanoma)占外阴恶性肿瘤的2%～3%,常来自结合痣或复合痣,其恶性程度高,5年生存率仅36%～54%。任何年龄妇女均可发生,多见于小阴唇、阴蒂,特征是病灶稍隆起,有色素沉着,结节状或表面有溃疡;患者常诉外阴瘙痒、出血、色素沉着范围增大。典型者诊断并不困难,但要区别良恶性,需根据病理检查结果确诊。

治疗原则是行外阴广泛切除术及腹股沟淋巴结清扫术,晚期患者术后需配合顺铂、长春新碱、达卡巴嗪等联合治疗。预后与病灶部位、大小、有无淋巴结转移、浸润深度、尿道及阴道是否波及、远处有无转移、手术范围等有关。由于外阴部黑痣有潜在恶变的可能,应及早切除,切除范围应在病灶外1～2cm,深部应达正常组织。

（二）外阴基底细胞癌

外阴基底细胞癌（basel cell carcinoma of the vulva）很少见。多见于 55～60 岁妇女,可能来源于表皮的原始基底细胞或毛囊。

临床表现为大阴唇有小肿块,发展缓慢,很少侵犯淋巴结;也可在小阴唇、阴蒂和阴唇系带出现。病灶早期呈灰色,位于变薄的上皮下,小结节直径常常＜2cm。主要症状为局部瘙痒和烧灼感,也可无症状。镜下见肿瘤组织自表皮基底层长出,细胞成堆伸向间质,基底细胞排列呈腺圈状,中央为间质,有黏液变性。本病很少转移。若在外阴部仅见一个病灶,应检查全身皮肤有无基底细胞瘤。本病也常伴其他原发性恶性肿瘤如乳房、胃、直肠、肺、子宫颈、子宫内膜及卵巢癌等。

根据临床表现和检查诊断一般无困难,但需作病理组织学检查以确诊。注意与前庭大腺癌相鉴别。

治疗原则是以手术为主,行局部广泛切除术,不需作外阴根治术及腹股沟淋巴结清扫术;若病灶较广泛,则行外阴广泛切除术。若复发需再次手术。外阴基底细胞癌治愈率很高,5 年生存率为 80%～95%。

（三）外阴腺癌

外阴腺癌（adenocarcinoma of vulvar）较鳞状细胞癌少见,主要来自外阴的腺体组织,包括前庭大腺、尿道旁腺和汗腺,以前庭大腺癌多见。

1. 前庭大腺癌　前庭大腺发生的癌变少见,仅占外阴恶性肿瘤的 5%。其中 50% 以上为腺癌,鳞状细胞癌约占 30%。50～60 岁为发病的高峰年龄。发病的原因尚不明确,可能与慢性前庭大腺炎症有关。

前庭大腺癌最常见的症状是阴道疼痛和肿胀,中晚期患者前庭大腺肿物溃破,可出现溃疡、渗出、流血。妇科检查时于阴唇下 1/3 可见肿胀,能触及深部质硬、结节状的肿块。随着肿瘤发展肿物破溃浸润阴道和会阴,并转移至腹股沟淋巴结。根据症状、体征一般不难诊断,确诊需作病理组织学检查。前庭大腺癌除腹股沟淋巴结转移外,也可直接到达盆腔淋巴结,出现闭孔淋巴结转移,因此术前盆腔 CT、MRI 能帮助了解有无盆腔转移。

前庭大腺癌以手术治疗为主,中晚期可辅以放射性治疗和化学药物治疗。手术治疗采用的术式为外阴广泛切除术,部分肛提肌、坐骨直肠窝脂肪和受累的阴道壁广泛切除,以及腹股沟淋巴结清扫术。有效的化疗药物为顺铂和环磷酰胺,而放射治疗对前庭大腺癌的治疗效果差。

前庭大腺癌总的生存率与病期有关,Ⅰ期的 5 年生存率可达 80%。切除不彻底的前庭大腺癌常会复发。

2. 尿道旁腺癌　尿道旁腺癌非常罕见,发生于阴道前庭尿道开口周围的尿道旁腺。尿道旁腺癌主要是腺癌结构,有透亮细胞型和乳头状型。早期症状为排尿困难,尿道出血和尿道出现结节状或红色的血性肿物。中晚期可向阴道口、外阴前庭扩展,出现明显的溃疡或血性肿块,可能出现腹股沟和盆腔淋巴结转移。应注意与尿道肉阜鉴别,可予尿道口肿物活检以明确诊断。

尿道旁腺癌的治疗与尿道癌相同,治疗方式主要有:①放射治疗,尿道旁腺癌放射治疗的效果良好。由于尿道组织能耐受较高的放射剂量,使该处病灶能够达到足够的治疗放射剂量,因此,早期的尿道旁腺癌采用组织内插值放疗即可获得良好的效果;晚期则还需补充尿道区的体外放射。②可采用外阴广泛切除术,部分前庭尿道切除术,以及腹股沟淋巴结清扫术。

尿道旁腺癌十分罕见,有报道称放射治疗5年生存率约30%,早期患者可达60%。

3.外阴汗腺癌 外阴汗腺癌也十分罕见,仅占外阴恶性肿瘤的0.5%。外阴汗腺癌症状不明显,可表现为外阴瘙痒,出现溃疡后可合并感染、渗出。查体可见肿瘤常位于大阴唇,直径常<1cm,表面皮肤完整,也可出现浅表溃疡。病灶多为实性,以单发多见。汗腺癌恶性程度低,进展缓慢。早期外阴汗腺癌行局部病灶广泛切除术即可治愈;中晚期则需行外阴广泛切除术及腹股沟淋巴结清扫术;另外,中晚期患者除手术治疗外还可以辅助以化学药物治疗,选用药物与前庭大腺癌相同。早期患者一般预后良好,晚期病例出现淋巴转移或肺转移则预后差。

(四)外阴肉瘤

外阴肉瘤(sarcoma of the vulvar)发病率低,占外阴肿瘤的1.1%~2%。包括平滑肌肉瘤、脂肪肉瘤、淋巴肉瘤、横纹肌肉瘤、纤维肉瘤、血管肉瘤,表皮样肉瘤和恶性神经鞘瘤等一大组恶性肿瘤。外阴肉瘤发病年龄分布广,平均年龄约45岁。好发部位为大阴唇、阴蒂和尿道周围。早期时肿块小、位于皮下,无明显临床症状;肿块逐渐增大,侵犯皮肤出现溃疡,伴疼痛及出血。查体可见外阴肿块多位于大阴唇,肿块呈圆形或长圆形,直径1~5cm,早期皮肤表面完整,随着病变发展可出现溃疡、出血和感染。凡外阴皮下肿块逐渐增人,尤其短期内迅速增大者,应怀疑软组织恶性肿瘤。诊断依据病理组织检查。

外阴肉瘤的治疗以手术为主,手术方式常采取根治性外阴切除术及腹股沟淋巴结清扫术;腹股沟淋巴结阳性则行盆腔淋巴结清扫术。病期稍晚,组织上和分裂象活跃的肉瘤,术后辅助以化疗可以改善预后。过去认为外阴肉瘤放疗无效,现在证实软组织肉瘤术后补充放射性治疗是有益的,可减少术后局部复发率,改善预后。

外阴肉瘤少见,根据已有资料的生存数据分析,5年生存率约25%。

(许凤莲)

第四节 阴道上皮内瘤变

阴道上皮内瘤变(vaginal intraepithelial neopalsia,VAIN)包括阴道鳞状上皮不典型增生和阴道上皮原位癌。与外阴和子宫颈的鳞状上皮一样,可从轻度不典型增生到中、重度不典型增生,最后发展为原位癌。阴道上皮内瘤样病变可以为子宫颈上皮内瘤变的延续,也可单独存在。

一、病理学诊断与分级

阴道上皮内瘤变根据镜下所见分为三级。轻度(VAINⅠ):鳞状上皮下1/3层细胞增生,细胞轻度异型,极性存在,核分裂象少见,中上层细胞分化成熟。中度(VAINⅡ):鳞状上皮细胞下2/3层以内的细胞中度异型,极性稍紊乱,核分裂象多见。上1/3层内的细胞分化成熟。重度(VAINⅢ):鳞状上皮下2/3层以上的细胞重度异型,极性丧失,核分裂多,细胞排列紊乱,边界消失,无极性。当发展到整个上皮层时则为原位癌。

二、临床表现

无特殊症状,偶有白带增多或少量阴道流血。检查可见阴道内边界较清楚的颗粒状病灶。

三、诊断

1.阴道细胞学检查　如患者曾因 CIN 行全子宫切除术,则每年均需行阴道细胞学检查;而对于因良性疾病行全子宫切除术的患者,每 3 年需行阴道细胞学检查,刮片检查有疑问者应行阴道镜检查。

2.阴道镜检查　可见白色病灶,边界清晰,有血管斑点。Lugol 溶液可使病灶染成淡黄色,正常黏膜为深褐色。对于绝经后或放射治疗后阴道萎缩的患者应给予阴道内应用雌激素 4～6 周后再行阴道镜检查。

3.阴道活组织检查　对于阴道镜下可疑病灶应行活组织检查。最常见的病灶部位为阴道的上 1/3。

四、治疗

1.阴道 HPV 感染或 VAIN Ⅰ 级患者一般不需特殊治疗,多能自然消退。

2.5%5-FU 软膏局部应用　将软膏涂抹于病灶表面,6 次为一疗程,局部应用 1～2 疗程后,80% 的患者可痊愈。对病变广泛者应首选局部药物治疗。

3.CO_2 激光治疗　对大多数阴道上皮内瘤变有效,也适用于局部药物治疗无效患者。但在激光治疗之前需排除浸润病变存在。如有疑问,则不能予激光治疗,而应给予手术治疗。

4.手术治疗　对于单个病灶可行局部或部分阴道切除术,尤其是穹隆部的病灶。病灶广泛或多发者,可行全阴道切除术,并行人工阴道重建术。

5.放射治疗　对年老体弱,无性生活要求的 VAIN Ⅲ 患者可给予腔内放射治疗。

(许凤莲)

第五节　阴道恶性肿瘤

一、原发性阴道鳞状细胞癌

(一)发病率

相比子宫颈癌和外阴癌,原发性阴道癌是比较少见的。国外学者估计阴道癌与子宫颈癌发生率之比为 1∶45,与外阴癌发生率之比为 1∶3。据统计,外阴癌每年发生率为 5/100 万。

(二)发病因素

确切发病因素尚不清楚,可能与下列因素有关。

1.年龄因素　流行病学调查显示年龄是最重要的因素,发病高峰年龄段为 60～70 岁。

2.阴道黏膜的局部慢性刺激　有作者认为,放置子宫托或子宫脱垂与肿瘤发生有一定的关系。

3.液体或细胞碎片积聚于后穹隆,成为肿瘤刺激原长期刺激阴道而发生肿瘤。

4. 与子宫切除及盆腔放射治疗有关。

（三）病理

大体所见:肿瘤可呈结节样、菜花样及硬块,有时可见溃疡。镜下可分为:角化大细胞癌、非角化大细胞癌、低分化梭形细胞癌。以非角化大细胞癌多见。

（四）临床表现

1. 阴道流血　大约 60% 的患者表现为阴道出血,为点滴状阴道出血,有时可有大量出血。

2. 阴道排液　大约 20% 的患者主诉阴道排液增多,伴或不伴阴道出血。排液可为水样、米汤样或混有血液。有此症状的患者 75% 为晚期。

3. 体征　肿瘤外观可表现为:外生性(息肉样,乳头状);内生性(硬结,浸润);扁平病灶。其中外生性最常见,扁平病灶最少见。浸润性病灶发展最快,预后最差。

4. 早期病例即可发生黏膜下浸润和邻近器官的浸润,溃疡形成较晚。早期病例常向腔内生长,随后向阴道外扩散,最后有破坏浸润性生长。

（五）诊断

原发性阴道癌的诊断标准:原发病灶在阴道壁;子宫颈活检未发现恶性肿瘤;其他部位未发现恶性肿瘤。确诊需病理学检查。

检查时需注意:

1. 窥阴器及扪诊仔细探查整个阴道黏膜,并记录发病的部位及病灶的大小。同时检查子宫颈、外阴及尿道,如在上述部位发现肿瘤,必须先排除转移病灶,才能做出原发性浸润性阴道癌的诊断。

2. 双合诊可估计病灶累及阴道周围组织的范围、协助判断阴道直肠隔有无浸润及盆壁有无浸润。

3. 肿瘤及其边缘和子宫颈应常规行活检。

4. 根据组织学检查结果,确定双侧腹股沟淋巴结有无转移。

5. 阴道镜及直肠镜检查可帮助分期。

（六）临床分期

目前主要采用 FIGO 分期,详见表 6—3。

表 6—3　阴道癌分期(FIGO)

分期	癌肿累及范围
0 期	原位癌;上皮内瘤变Ⅲ级
Ⅰ期	病灶局限于阴道壁
Ⅱ期	病灶扩展到阴道壁下组织但未达盆壁
Ⅲ期	癌灶扩展到骨盆壁
Ⅳ期	癌灶扩展超出真骨盆或累及膀胱、直肠黏膜
ⅣA 期	癌侵犯邻近器官
ⅣB 期	癌转移到远处器官

（七）转移途径

阴道癌的转移途径主要是直接浸润和淋巴转移。阴道壁组织血管及淋巴循环丰富,肿瘤易迅速增大并转移。

1. 直接浸润　阴道前壁癌灶向前发展可累及膀胱及尿道,后壁病灶可累及直肠及直肠旁组织,向上累及子宫颈,向外累及外阴,向两侧累及阴道旁组织。

2.淋巴转移　阴道上 1/3 淋巴引流到盆腔淋巴结;阴道下 1/3 引流到腹股沟淋巴结,有时可转移到髂外淋巴结;阴道中 1/3 可经上下两条途径引流。

(八)治疗

原发性阴道癌的治疗必须个体化。治疗方法的选择取决于:疾病的期别;肿瘤的大小;处于阴道的部位;是否有转移;患者的年龄。

1.手术治疗　由于阴道浸润癌与周围器官的间隙小,如保留其周围的器官(膀胱、尿道和直肠),切除肿瘤周围组织的安全范围很小,很难达到根治性切除的目的。因此,阴道浸润癌的手术治疗受到限制。以下情况可考虑选择手术。

(1)Ⅰ期患者病变位于阴道后壁上部,应行广泛全子宫切除,部分阴道壁切除和盆腔淋巴结切除。若患者以前已行全子宫切除,则予广泛性上部阴道切除和盆腔淋巴结清扫术。

(2)近阴道口较小病灶,可行广泛外阴切除及腹股沟深、浅淋巴结切除。

(3)对于Ⅳ期患者,尤其是合并直肠阴道瘘或膀胱阴道瘘的,应先行放射治疗,然后行前盆、后盆或全盆器官去除术。

2.放射治疗　放射治疗适用于Ⅰ～Ⅳ期所有的病例,是大多数患者首选的治疗方法,如果掌握得好,不仅并发症较少,还能保全器官功能。早期患者可行单纯放疗,晚期患者可行放疗加化疗。

(1)病灶表浅的Ⅰ期患者可单用腔内放疗。

(2)对大病灶及Ⅲ期患者,可行盆腔外照射 50Gy,加腔内放疗,总剂量不少于 70Gy。

(3)病灶累及阴道下 1/3 者行腹股沟淋巴结区放疗,加腔内放疗。

常见并发症包括:阴道和宫旁组织纤维化、放射性膀胱炎和直肠炎、尿道狭窄、局部坏死。严重者可出现直肠、阴道狭窄和直肠阴道瘘,膀胱阴道瘘与盆腔脓肿。放射治疗各期别阴道癌的 5 年生存率为 50%。

二、阴道恶性黑色素瘤

恶性黑色素瘤是第二位常见的阴道恶性肿瘤,占所有阴道恶性肿瘤的 3%～5%,多由阴道黑痣引起。高危发病年龄为 50～60 岁,死亡率高,5 年生存率为 15%～20%。

(一)发病原因

该病的发生与种族、免疫系统状态及遗传有关。恶性黑色素瘤的来源有下列三种:原有的痣尤其是交界痣是主要来源;恶性前期病变(恶性雀斑);正常皮肤。

(二)病理

1.大体所见　黏膜表面可见黑色或棕黑色肿块,大小不定,表面可有溃疡。由于瘤组织向外浸润发展,主瘤周围可见小的子瘤。

2.镜下所见　瘤细胞可呈圆形、多角形或梭形,成串、成片或假腺泡样排列。胞质透明,内含黑素颗粒。表皮真皮交界处上皮细胞团生长活跃。下列染色技术可帮助检测:Fontana 组化染色、免疫组织化学检测 HMB45、新鲜组织做多巴反应及酪氨酸酶反应。

(三)临床表现

1.症状　常见症状为阴道流血、阴道异常分泌物和阴道肿块。其他症状有疼痛、排尿不畅、排便不畅、下腹不适及腹股沟肿块。

2.体征 肿瘤常呈乳头状及息肉样生长,表面可有溃疡坏死,最常发生于下 1/3 阴道前壁。病灶周围常有小的卫星病灶,肿瘤表面常为黑色或蓝黑色,5％表面无色素。

(四)治疗

阴道恶性黑色素瘤的治疗首选手术。

1.手术治疗 手术范围应根据病灶的部位、大小及深浅决定。如病灶位于阴道上段,需作阴道切除术、广泛全子宫切除术及盆腔淋巴结清除术。如病灶位于阴道下段,在阴道口附近,则需作阴道切除术及双侧腹股沟淋巴结清除术。如病变晚、浸润深,则需作前、后或全盆腔清除术。

2.放射治疗 转移或复发的患者可采用放射治疗,可作为姑息治疗起到延长生命的作用。

3.化学治疗 可作为手术后的辅助治疗,消除残余病灶,提高生存率。

4.免疫治疗 近年来,免疫治疗恶性黑色素瘤取得较好的疗效。一般采用干扰素或白细胞介素治疗,也可采用非特异性的免疫治疗如卡介苗。

(五)预后

阴道恶性黑色素瘤生长非常迅速,短期即可出现腹股沟淋巴结转移。预后很差,5 年生存率低于 20％。

三、其他阴道恶性肿瘤

其他阴道恶性肿瘤包括阴道透明细胞腺癌(vaginal clear cell adenocarcinoma)、阴道肉瘤(vaginal sarcoma)及继发性阴道恶性肿瘤。

(一)阴道透明细胞腺癌

大多数阴道透明细胞腺癌患者的发病年龄为 18～24 岁。一般认为患者在胚胎期尤其是孕 18 周前与母亲口服雌激素有关。阴道腺病与阴道透明细胞癌有一定的关系。

1.病理 大体观可呈息肉状或结节状,表面可有溃疡。镜下可见癌细胞胞质透亮,细胞排列呈实质状。可呈腺管型、囊型、乳头型及囊腺型。

2.临床表现 大部分患者诉阴道流血,白带增多。大约 20％的患者无自觉症状。阴道检查见阴道前壁上 1/3 病灶,可呈息肉样、结节状或乳头状赘生物。常向腔内生长。确诊需根据病理检查结果。

3.治疗 目前尚无有效的治疗方案。对于阴道上段肿瘤可行广泛子宫切除,部分阴道切除和盆腔淋巴结清扫术,卵巢正常者可保留。放射治疗对晚期患者有一定疗效。

(二)阴道肉瘤

很罕见,仅占阴道恶性肿瘤的 2％以下。可发生于任何年龄的妇女。常见下列类型。

1.平滑肌肉瘤 平滑肌肉瘤(leiomyosarcoma)是成年人最常见的阴道肉瘤。常发生于阴道上段的黏膜下组织。镜下可见梭形细胞。核异型,分裂象＞5/10 高倍视野。经淋巴或血行转移,以血行转移最常见。核分裂象越多,预后越差。

(1)临床表现:患者常诉阴道肿块,有时有阴道血性排液。可有阴道或直肠疼痛。检查可见阴道内肿块直径 3～10cm。肿瘤可以充塞阴道,甚至脱出外阴。

(2)治疗:首选手术治疗。化疗及放疗作为辅助治疗。手术方式为局部广泛切除,若肿瘤位于阴道上段则加行广泛子宫切除及盆腔淋巴结清扫。如病情较晚,则加行邻近器官的切除

（膀胱或直肠）。

2.胚胎横纹肌肉瘤　胚胎横纹肌肉瘤（embryonal rhabdomyosarcoma）又称葡萄状肉瘤（sarcoma botryoides），是发生于婴幼儿阴道最常见的恶性肿瘤。多见于阴道顶或阴道上段的前壁。肿瘤起源于上皮下结缔组织，也可发生于生殖道以外的组织。具体发病机制尚不清楚。

（1）病理：大体所见：多个息肉样突出，可充满阴道甚至脱出于阴道口外。病灶多见于阴道前壁。镜下所见：黏膜下有一层致密组织，内有深染的异型梭形细胞，排列密集，称为形成层。疏松的黏液组织中可见横纹肌母细胞和胚胎性横纹肌细胞。

（2）临床表现：初期时可无症状，病情进展可出现阴道流血。妇科检查可发现息肉样组织。有时在阴道口可见到透亮、水肿的葡萄状肉瘤。

（3）诊断：根据症状及体征，诊断不困难，确诊需依赖病理检查。

（4）治疗：常采用联合治疗。以手术治疗为主，辅以放射治疗及化学治疗。手术应采用根治术，范围为全子宫、全阴道、部分外阴切除和盆腔淋巴结清扫术。晚期患者甚至需行全盆腔清除术。

（三）继发性阴道恶性肿瘤

由于发生于阴道的继发性肿瘤远多于原发性阴道肿瘤，诊断阴道恶性肿瘤时首先需排除阴道继发性肿瘤。不仅生殖道的肿瘤如子宫内膜癌、卵巢癌、子宫颈癌会转移至阴道，其他器官如肾脏、乳房、直肠、胰腺的肿瘤也可转移到阴道，甚至以阴道转移瘤为首发症状。

（许凤莲）

第六节　子宫良性肿瘤

一、子宫肌瘤

子宫肌瘤（uterus myoma）由平滑肌和结缔组织组成，是女性生殖系统最常见的良性肿瘤，其患病率占育龄妇女的 20%～25%，多见于 30～50 岁妇女，20 岁前少见，随着年龄增长，发病率增加，50 岁时发生率高达 70%～80%，但绝经后发病率降低。因子宫肌瘤多无或很少有症状，故临床报道发病率远低于子宫肌瘤真实发病率。

（一）病因学

1.性甾体激素

（1）雌激素：青春期前极少发生子宫肌瘤，子宫肌瘤随妊娠增大，而绝经后子宫肌瘤缩小，由此提示雌激素是子宫肌瘤生长的主要促进因素。研究表明子宫肌瘤局部是高雌激素状态，循环中雌二醇和孕激素水平均无增加，提示子宫肌瘤的生长来源于末端器官对性激素的敏感性增加。此外，雌激素是高效的有丝分裂原，可促进子宫肌细胞、子宫肌瘤细胞等的增殖。

（2）孕激素：孕激素也是子宫肌瘤生长的主要促进因素，其可通过多种途径参与这一过程：①参与增殖和凋亡相关基因的调节。②参与多种生长因子及其受体的调节。

子宫肌瘤的发病机制中，卵巢甾体激素及其受体起关键性的作用。在子宫肌瘤细胞中，雌激素和孕激素对细胞增殖活性都有上调作用，而正常子宫平滑肌细胞中仅雌激素对其有上调作用，故肌层细胞转变成肌瘤细胞受雌、孕激素的双重影响，两者之间通过自分泌和旁分泌作用互相调节,雌激素可增加肌细胞孕激素受体含量,孕激素反过来又可进一步促进和维持雌激素的变化,两者相互影响,共同促进子宫肌瘤的生长。

2.其他激素 如催乳素(PRL)、生长激素(GH)等,均可能与子宫肌瘤的发病机制相关。

3.细胞遗传学 细胞遗传学研究显示25%～50%子宫肌瘤存在细胞遗传学的异常,包括12号和14号染色体长臂片段相互换位、12号染色体长臂重排、7号染色体长臂部分缺失等。

4.分子生物学 分子生物学研究提示子宫肌瘤是由单克隆平滑肌细胞增殖而成,多发性子宫肌瘤是由不同克隆细胞形成。

(二)分类及病理

1.按肌瘤生长部位 按肌瘤生长部位分为子宫体肌瘤(90%～96%)和子宫颈肌瘤(2.2%～10%)。

2.按肌瘤与子宫肌壁的关系 按肌瘤与子宫肌壁的关系分为三类,见图6-1。

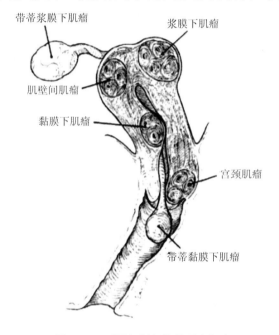

图6-1 不同解剖部位的子宫肌瘤

(1)肌壁间肌瘤(intramural myoma):最多见,占60%～70%,肌瘤位于子宫肌层内,周围均被肌层包围,肌瘤与肌壁间界限清晰,将包绕肌瘤被挤压的子宫肌壁纤维称为假包膜。

(2)浆膜下肌瘤(subserous myoma):占20%～30%,肌瘤向子宫浆膜面生长,并突出于子宫表面,肌瘤表面仅由子宫浆膜覆盖。若瘤体继续向浆膜面生长,仅有一蒂与子宫相连,称为带蒂浆膜下肌瘤(pedunculated myoma),营养由蒂部血管供应。若血供不足肌瘤可变性坏死。若蒂部扭转断裂,肌瘤脱落形成游离性肌瘤,若脱落的肌瘤与邻近器官发生粘连,并获得血供而生长,则称为寄生性肌瘤(parasitic myoma)或游走性肌瘤。若肌瘤位于子宫体侧壁向宫旁生长突出于阔韧带两叶之间,称为阔韧带肌瘤。

(3)黏膜下肌瘤(submucous myoma):约占10%。贴近宫腔的肌瘤向宫腔方向生长,突出于宫腔,表面仅为黏膜层覆盖。黏膜下肌瘤易形成蒂,在宫腔内生长犹如异物,引起反射性子宫收缩,加之重力作用,肌瘤可被挤出子宫颈外口,甚至突出阴道。

子宫肌瘤常为多个,上述肌瘤可两种甚至三种同时发生在同一个子宫,称为多发性子宫肌瘤。子宫颈肌瘤可生长在子宫颈前唇或后唇黏膜下,突向颈管可形成带蒂子宫颈肌瘤,而子宫颈肌壁间肌瘤可随肌瘤逐渐增大而使子宫颈拉长,或突向阴道或嵌顿充满盆腔,巨大子宫颈可将子宫或膀胱上推至下腹部,使盆腔解剖关系变化,从而使手术难度和危险性增加。

(三)病理

1.巨检　肌瘤为实质性球形包块,表面光滑。肌瘤长大或多个相融合时,呈不规则形状。典型的肌瘤切面隆起,呈特征性的编织状或漩涡状结构,质硬,灰白色,与周围组织界限非常清楚,有假包膜形成。

2.镜检　典型的平滑肌瘤通常界限清楚,由交错排列的平滑肌束构成,细胞束之间有多少不等透明变性的胶原,并可将肿瘤分割成大小不等的结节。肌细胞大小均匀,排列成漩涡状或棚状。极少情况下尚有一些特殊的组织学类型,如富细胞性、奇异型、核分裂活跃、上皮样平滑肌瘤及静脉内和播散性腹膜平滑肌瘤等,这些特殊类型平滑肌瘤的性质及恶性潜能尚有待确定。

(四)肌瘤变性

肌瘤变性较常见,约见于65%的病例。肌瘤越大,越容易出现变性。变性与缺血和激素等因素的影响有关。常见的变性有:

1.玻璃样变(hyaline degeneration)　又称透明变性,最常见。肌瘤剖面游涡状结构消失,由均匀透明样物质取代。镜下见病变区肌细胞消失,为均匀透明无结构区。

2.囊性变(cystic degeneration)　子宫肌瘤玻璃样变继续发展,肌细胞坏死液化即可发生囊性变,此时子宫肌瘤变软。肌瘤内出现大小不等的囊腔,其间有结缔组织相隔,数个囊腔也可融合成大囊腔,腔内含清亮无色液体,也可凝固成胶冻状。镜下见囊腔为玻璃样变的肌瘤组织构成,内壁无上皮覆盖。

3.红色样变(red degeneration)　也称渐进性坏死(necrobiosis),多见于妊娠期或产褥期,为肌瘤的一种特殊类型的坏死,可能与肌瘤内小血管退行性变引起血栓、溶血及血红蛋白渗入肌瘤内有关。患者可能有剧烈腹痛伴恶心、呕吐、发热,白细胞计数升高,检查发现肌瘤迅速增大、压痛。肌瘤剖面为深粉色或红色,肉样,质软,编织状或漩涡状结构消失。镜检见组织高度水肿,假包膜内大静脉及瘤体内小静脉血栓形成,广泛出血伴溶血,肌细胞减少,细胞核常溶解消失,并有较多脂肪小球沉积。

4.肉瘤样变　肌瘤恶变为肉瘤少见,仅为0.4%~1.3%,多见于绝经后伴疼痛和出血的患者。没有证据表明绝经前快速增长的肌瘤有恶变的可能,但若绝经后妇女肌瘤增大应警惕恶变可能。肌瘤恶变后,组织变软且脆,切面灰黄色,似生鱼肉状,与周围组织界限不清。镜下见平滑肌细胞增生,排列紊乱,漩涡状结构消失,细胞有异型性。

5.钙化　是透明变性的最终阶段,多见于蒂部细小、血供不足的浆膜下肌瘤及绝经后妇女的肌瘤。钙化灶常稀少而分散,钙化明显时整个肌瘤变硬如石,称为"子宫石",很少见。切面可见白色钙化灶,常有砂粉感。镜下可见钙化区为层状沉积,呈圆形,有深蓝色微细颗粒。X线摄片可看到钙化阴影。

（五）临床表现

1.症状　多无明显症状，仅在体检时偶然发现。有无症状及症状轻重主要取决于肌瘤的部位、大小、数目及其并发症。常见症状有以下几种。

（1）月经改变：是子宫肌瘤最常见的症状。临床可表现为经量增多及经期延长。多见于黏膜下肌瘤及大的肌壁间肌瘤，浆膜下肌瘤则很少导致月经改变。月经改变的原因主要为肌瘤使宫腔增大，子宫内膜面积增加并影响子宫收缩，此外肌瘤可能使肿瘤附近的静脉受挤压，导致子宫内膜静脉丛充血与扩张，从而引起经量增多、经期延长。黏膜下肌瘤伴有坏死感染时，可有不规则阴道流血或血样脓性排液。长期经量增多可继发贫血，出现乏力、头晕、心悸等症状。

（2）下腹包块：子宫位于盆腔深部，肌瘤较小时在腹部摸不到肿块，当肌瘤逐渐增大使子宫超过 3 个月妊娠大时则可从腹部触及肿块。

（3）白带增多：子宫黏膜下肌瘤或子宫颈黏膜下肌瘤均可引起白带增多，肿瘤一旦感染，可有大量脓样白带。若有溃烂、坏死、出血时，可有血性或脓血性、有恶臭的阴道排液。肌壁间肌瘤使宫腔面积增大，内膜腺体分泌增多，并伴有盆腔充血，亦可致使白带增多。

（4）压迫症状：子宫前壁肌瘤贴近膀胱可产生膀胱刺激症状，如尿频、尿急；子宫颈肌瘤向前长大也可引起膀胱受压导致耻骨上部不适、尿频、尿潴留或充溢性尿失禁，巨型子宫颈前唇肌瘤充满阴道压迫尿道可发生排尿困难；子宫后壁或峡部肌瘤可引起下腹坠胀不适、便秘等症状。阔韧带肌瘤或子宫颈巨大肌瘤向侧方发展，嵌入盆腔内压迫输尿管使上泌尿路受阻，形成输尿管扩张甚至发生肾盂积水。

（5）疼痛：肌瘤一般不产生疼痛症状，若出现疼痛，多因肌瘤本身发生病理性改变或合并盆腔其他疾病所致，少数黏膜下肌瘤可有痛经症状。肌瘤红色样变时有急性下腹痛，伴呕吐、发热及肿瘤局部压痛；浆膜下肌瘤蒂扭转可有急性腹痛；子宫黏膜下肌瘤由宫腔向外排出时也可引起腹痛。

（6）不孕与流产：肌瘤的部位、大小、数目可能和受孕与妊娠结局有一定的关系。黏膜下和引起宫腔变形的肌壁间肌瘤可引起不孕或流产。

（7）其他：下腹坠胀、腰酸背痛，经期加重。

2.体征　大肌瘤可在下腹部扪及实质性不规则肿块。妇科检查扪及子宫增大，表面不规则单个或多个结节状突起。浆膜下肌瘤可扪及单个实质性球状肿块与子宫有蒂相连。黏膜下肌瘤位于宫腔内者子宫均匀增大，脱出于子宫颈外口者，窥器检查即可看到子宫颈口处有肿物，粉红色，表面光滑，子宫颈四周边缘清楚。若伴感染时可有坏死、出血及脓性分泌物。有时子宫颈肌瘤向侧方发展而形成阔韧带底部的肿瘤，三合诊可协助了解盆腔情况。

（六）诊断与鉴别诊断

1.诊断　根据病史、体征、B 超等辅助检查，子宫肌瘤诊断多无困难。

（1）病史和妇科检查：是诊断的基本方法，绝大多数子宫肌瘤可以由此得到诊断。

（2）B 型超声：是常用的辅助检查，能区分子宫肌瘤与其他盆腔肿块。

（3）MRI：可准确判断肌瘤大小、数目和位置。

（4）其他：如有需要，可选择宫腔镜、腹腔镜、子宫输卵管造影等协助诊断。

2.鉴别诊断　子宫肌瘤应与下列疾病鉴别诊断：

(1)妊娠子宫：一般肌瘤质硬，妊娠子宫质软，不难区分，但肌瘤囊性变时质地较软，应注意与妊娠子宫相鉴别。妊娠者根据停经史、早孕反应，子宫随停经月份增大变软，借助尿或血HCG测定、B型超声可确诊。

(2)卵巢肿瘤：两者一般不易混淆，但需注意实质性卵巢肿瘤与带蒂浆膜下肌瘤鉴别，肌瘤囊性变与卵巢囊肿鉴别。根据肿块与子宫的关系，并借助B型超声协助诊断，必要时腹腔镜检查可明确诊断。

(3)子宫腺肌病：子宫腺肌病也可表现为子宫增大、月经量增多等，好发于中年妇女，其病史及妇科检查与子宫肌瘤有类似之处。重要的鉴别点是子宫腺肌病的临床特点是继发性痛经进行性加重，子宫多呈均匀增大，一般为10～12周妊娠大小。B型超声检查有助于诊断。但有时两者可以并存。

(4)子宫恶性肿瘤

1)子宫肉瘤：好发于老年妇女，生长迅速，多有腹痛、腹部包块及不规则阴道流血，B型超声及磁共振检查有助于鉴别。

2)子宫内膜癌：以绝经后阴道流血为主要症状，好发于老年女性，子宫呈均匀增大或正常，质软。应注意围绝经期妇女肌瘤可合并子宫内膜癌。诊刮或宫腔镜有助于鉴别。子宫肌瘤患者术前常规做诊刮有助于排除子宫内膜癌。

3)子宫颈癌：有不规则阴道流血及白带增多或不正常阴道排液等症状，外生型较易鉴别，内生型子宫颈癌应与子宫颈黏膜下肌瘤鉴别。可借助子宫颈脱落细胞学检查、子宫颈活检、子宫颈管搔刮及分段诊刮等检查加以鉴别。

(5)其他：卵巢子宫内膜异位囊肿、盆腔炎性包块、子宫内翻、子宫肥大症或子宫纤维化、子宫畸形等，可根据病史、体征及B型超声等加以鉴别。

(六)治疗

子宫肌瘤具有激素依赖性，恶变率低，生长缓慢，无症状的肌瘤对月经、生育及健康均无明显影响。治疗需根据患者的年龄、有无症状、肌瘤的部位、大小、数目、婚育状况及患者的全身情况等全面考虑，制订个体化的治疗方案，达到既解除病痛，又提高生活质量的目的。

1.期待疗法　期待疗法即定期随访观察，不作特殊处理。主要适用于无症状者，尤其子宫小于10周妊娠大小者，特别是近绝经期妇女。绝经后肌瘤多可萎缩，症状可消失。每3～6个月随访1次，若出现症状可考虑进一步治疗。

2.药物治疗　药物治疗适用于症状轻、近绝经年龄或全身情况不宜手术者。

(1)促性腺激素释放激素类似物(gonadotropin－releasing hormone agonist,GnRH－a)：采用大剂量连续或长期非脉冲式给药，抑制FSH和LH分泌，从而降低雌激素至绝经后水平，以缓解症状并抑制肌瘤生长使其萎缩，但停药后又逐渐增大到原来大小。用药6个月以上可产生绝经综合征、骨质疏松等不良反应，故长期用药受限制。应用指征：①缩小肌瘤以利于妊娠。②术前治疗控制症状、纠正贫血。③术前应用缩小肌瘤，降低手术难度，或使经阴道或腹腔镜手术成为可能。④对近绝经妇女，提前过渡到自然绝经，避免手术。一般应用长效制剂，每月皮下注射1次。常用药物有亮丙瑞林(leuprorelin)每次3.75mg，或戈舍瑞林(goserelin)每次 3.6mg。

(2)米非司酮(mifepristone)：具有抗孕激素的作用。每日 12.5mg 口服，连续 3 个月，可作为术前用药或提前绝经使用，但不宜长期使用，因其拮抗孕激素后，子宫内膜长期受到雌激素刺激，增加子宫内膜增生的风险。

(3)其他：如孕三烯酮、选择性雌激素受体调节剂、选择性孕激素受体调节剂、左炔诺孕酮宫内缓释系统(LNG－IUS)、芳香化酶抑制剂等。

3.手术治疗　手术适应证：①月经过多致继发贫血，药物治疗无效。②严重腹痛、性交痛或慢性腹痛、有蒂肌瘤扭转引起的急性腹痛。③肌瘤体积大或引起膀胱、直肠等压迫症状。④能确定肌瘤是不孕或反复流产的唯一原因者。⑤疑有肉瘤变。

手术可经腹、经阴道或经宫腔镜及腹腔镜进行。手术方式有：

(1)肌瘤切除术(myomectomy)：适用于希望保留生育功能的患者，或虽无生育要求，但不愿意切除子宫的患者。黏膜下肌瘤或大部分突向宫腔的肌壁间肌瘤可宫腔镜下切除。突入阴道的黏膜下肌瘤经阴道摘除。术后复发率一般在 20％～30％，亦有资料表明复发率高达50％，约 1/3 需再次手术。

(2)子宫切除术(hysterectomy)：不要求保留生育功能或疑有恶变者，可行子宫切除术，包括全子宫切除和次全子宫切除。术前应行子宫颈细胞学检查，排除子宫颈上皮内瘤变或子宫颈癌。发生于围绝经期的子宫肌瘤术前需要注意排除合并子宫内膜癌。

4.其他治疗

(1)子宫动脉栓塞术(uterine artery embolization，UAE)：通过阻断子宫动脉及其分支，减少肌瘤的血供，从而延缓肌瘤的生长，缓解症状。该方法作为子宫切除术和子宫肌瘤切除术及药物治疗的替代治疗方法，具有微创、高效、安全、恢复快、保留子宫、住院时间短、并发症少等优点，但该方法可能引起卵巢功能减退并增加潜在的妊娠并发症的风险，对于有生育要求的妇女一般不建议使用。

(2)宫腔镜子宫内膜切除术：适用于月经量多、没有生育要求但希望保留子宫或由于全身情况差不能耐受子宫切除术的患者。

二、其他子宫良性肿瘤

(一)子宫颈乳头状瘤

子宫颈乳头状瘤又称子宫颈鳞状上皮乳头状瘤，较少见，位于子宫颈阴道部。

1.组织病理学　大体所见为子宫颈表面可见的乳头状突起，直径一般＜1cm。镜下所见主要为棘层细胞增生，排列整齐，有层次，核分裂象少见，细胞内含糖原，上皮层增厚呈乳头状，肿瘤的中心由纤维结缔组织组成。子宫颈乳头状瘤属于良性肿瘤，但有少部分发生恶变。

2.临床表现　常无明显症状。如有症状，可表现为白带增多。妇科检查时可见子宫颈上乳头状突起，多为单发。

3.诊断　妇科检查见子宫颈上小乳头状突起，需作子宫颈活检及取乳头状突起送病检方可明确诊断。

4.鉴别诊断

(1)尖锐湿疣:常多发,由病毒引起,并可累及阴道和外阴,基底较宽,镜下可见挖空细胞。尖锐湿疣有时可自行消退,而乳头状瘤一般不自行消退。

(2)子宫颈鳞状细胞癌:鳞状细胞癌组织脆,易出血,根据病理学检查可鉴别。

(3)鳞状细胞疣状癌:疣状癌质脆,根据病理学检查可鉴别。

5.治疗 原则是病灶切除。

(二)子宫颈乳头状纤维腺瘤

子宫颈乳头状纤维腺瘤是极为少见的良性肿瘤,多见于绝经期及老年妇女。镜下见肿瘤主要为纤维间质组织,见分枝状的孔隙内有乳头向腔内突出,覆盖上皮由单层柱状上皮组成。诊断主要依据病理检查。治疗原则为手术切除病灶。

子宫颈绒毛状腺瘤极罕见,又称肠腺瘤样瘤,来自子宫颈内膜肠腺化生。肿瘤为细长指状、乳头状生长,表面有细小绒毛分支,绒毛表面为复层柱状上皮细胞,核分裂正常,细胞可有轻微异形,其中心为少量纤维结缔组织。治疗原则是全子宫切除,术后需随访。

(刘瑞)

第七节　子宫颈恶性肿瘤

一、子宫颈癌

子宫颈癌(cervical cancer)是全球妇女中仅次于乳腺癌和结直肠癌的第 3 位常见的恶性肿瘤,是目前唯一一个病因明确的妇科恶性肿瘤,与高危型 HPV 的持续感染相关。高发年龄为 50～55 岁。近 40 年来,国内外由于子宫颈细胞学筛查的普遍应用,使子宫颈癌和癌前病变得以早期发现和治疗,子宫颈癌发病率和死亡率明显下降。

(一)组织发生和发展

HPV 感染,CIN 形成后持续发展,突破上皮下基底膜浸润间质,形成子宫颈浸润癌(图 6-2)。

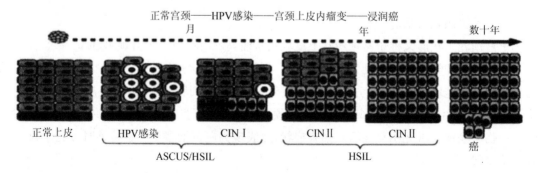

图 6-2　子宫颈癌组织发生和发展过程

HPV 病毒是一种双链 DNA 病毒,妇女一生中 80% 可感染 HPV,通常在 8～10 个月内被自然清除,只有少数(5%)妇女呈持续感染状态。根据子宫颈癌与HPV病毒的关系,HPV分为高危型和低危型,高危型与子宫颈癌有关。子宫颈鳞状细胞癌中HPV16型和HPV18、HPV33型多见,子宫颈腺癌中HPV18、HPV45型较常见。

(二)病理

1.鳞状细胞癌 鳞状细胞癌占子宫颈癌的75%~80%。

(1)巨检:微小浸润癌肉眼观察无明显异常,随病变发展,可形成3种类型。

1)外生型:癌灶向外生长呈乳头或菜花状肿物。

2)内生型:癌来自子宫颈管或癌灶向子宫颈深部组织浸润,子宫颈肥大变硬,呈桶状。

3)溃疡型:上述二型合并感染坏死后可形成溃疡。

(2)显微镜检

1)微小浸润癌:在原位癌基础上癌细胞突破基底膜,浸润间质。但浸润深度不超过5mm,宽度不超过7mm,且无癌灶互相融合现象,也无侵犯间质内血管迹象。

2)浸润癌:指癌灶浸润间质范围超出微小浸润癌,根据癌细胞分化程度可分为:①鳞癌Ⅰ级为高分化鳞癌(角化性大细胞型)。②鳞癌Ⅱ级为中分化鳞癌(非角化性大细胞型)。③鳞癌Ⅲ级为低分化鳞癌(小细胞型)。

2.腺癌 近年来腺癌的发生率有上升趋势,占子宫颈癌的20%~25%。

(1)巨检:来源于子宫颈管,呈乳头状;自子宫颈管内向子宫颈外口突出生长,常可侵犯宫旁组织;病灶向子宫颈管内生长时,子宫颈外观可正常,因子宫颈管膨大,形如桶状。

(2)显微镜检

1)黏液性腺癌:来源于子宫颈管柱状黏液细胞,癌细胞呈乳突状突入腺腔。可分为高、中、低分化腺癌。

2)恶性腺癌:又称微偏腺癌(minimal deviation adenocarcinoma,MDC),属高分化子宫颈管黏膜腺癌,呈点状突起伸入子宫颈间质深层,此癌具有高度浸润的生长过程,常有淋巴结转移,患者预后差。

3)腺鳞癌:由储备细胞同时向腺细胞和鳞状细胞分化发展而形成,癌细胞中含有腺癌和鳞癌两种成分。

4)其他:少见,有神经内分泌癌、未分化癌、混合上皮肿瘤、黑色素瘤、淋巴瘤等。

(三)转移途径

主要为直接蔓延和淋巴转移,血液转移少见。

1.直接蔓延 最常见,癌组织向邻近器官及组织扩散。向下侵犯阴道;向上可累及子宫颈管及宫腔;向两侧扩散累及主韧带及子宫颈阴道旁直至骨盆壁;癌灶压迫或侵及输尿管时,可引起输尿管阻塞及肾积水,晚期向前后侵犯膀胱及直肠。

2.淋巴转移 癌灶局部浸润后侵入淋巴管形成癌栓,在淋巴管内扩散,进入淋巴结。淋巴结转移率与临床期别有关。最初受累淋巴结有:子宫颈旁、闭孔、髂内、髂外、髂总、骶前淋巴结为淋巴结转移一级组,其次受累的淋巴结为腹股沟深浅淋巴结、主动脉旁淋巴结为二级组。晚期还可以出现锁骨上淋巴结转移。

3.血液转移　较少见，常发生在晚期，主要转移部位有肺、肝、骨等。

(四)临床分期

1.采用 FIGO(2009 年)的临床分期标准(表 6－4,图 6－3)。

2.临床分期在治疗前进行,分期一经确定不能再更改,治疗后也不再更改。

3.取消 0 期,原位癌不进入分期。

表 6－4　子宫颈癌临床分期(FIGO,2009)

分期	癌肿累及范围
Ⅰ期	癌灶局限于子宫颈(癌扩散到子宫体在分期中未予考虑)
ⅠA 期	肉眼未见癌灶,仅在显微镜下才能发现的微灶型浸润癌。间质浸润深度<5mm,宽度≤7mm
ⅠA1 期	间质浸润深度≤3mm,宽度≤7mm
ⅠA2 期	间质浸润深度>3mm 且<5mm,宽度≤7mm
ⅠB 期	癌灶局限于子宫颈或镜下病灶>ⅠA 期
ⅠB1 期	癌灶直径≤4cm
ⅠB2 期	癌灶直径>4cm
Ⅱ期	癌灶扩展至子宫颈以外,但未达盆壁。癌累及阴道,但未达阴道下 1/3
ⅡA 期	癌累及阴道为主,无明显宫旁浸润
ⅡA1 期	癌灶最大径线≤4cm
ⅡA2 期	癌灶最大径线>4cm
ⅡB 期	有明显的宫旁浸润,但未达盆壁,有或无阴道累及
Ⅲ期	癌浸润达盆壁,直肠检查子宫颈肿瘤与盆壁间无间隙,癌灶累阴道达 1/3,有肾盂积水或肾衰竭(非癌所致的肾功能损害除外)
ⅢA 期	癌累及阴道下 1/3,没有扩展到骨盆壁
ⅢB 期	癌浸润宫旁为主,已达盆壁,或出现肾盂积水和肾衰竭
Ⅳ期	癌扩散至真骨盆以外,或侵犯膀胱黏膜及直肠黏膜
ⅣA 期	癌累及邻近器官,或侵及膀胱和(或)直肠黏膜
ⅣB 期	癌浸润超出真骨盆,有远处转移

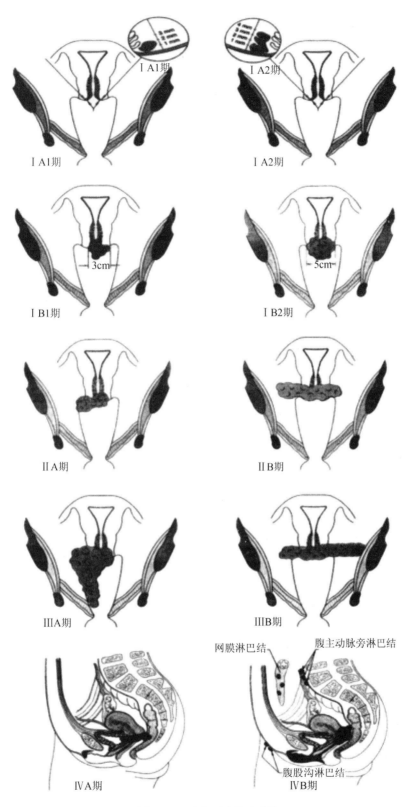

图 6-3 子宫颈癌临床分期

（五）临床表现

1.症状　早期无症状与慢性子宫颈炎难区别，一旦出现症状，主要表现为：

（1）阴道排液：早期常无症状或仅有少许分泌物，随着肿瘤进展，阴道分泌物增多，晚期癌肿伴有感染坏死时，分泌物呈脓性，有腥臭或恶臭味。

（2）阴道流血：常表现为接触性出血，即性生活或妇科检查后阴道出血；也可为不规则阴道流血；晚期阴道出血较多，亦有大量出血甚至休克者；长期反复出血者易导致贫血。

（3）晚期继发症状：根据病灶浸润范围、累及的器官而出现一系列症状。癌肿压迫输尿管引起输尿管梗阻、肾盂积水、腰痛，严重者导致肾衰竭；侵犯膀胱或直肠，可出现尿频、尿急、血尿、肛门肿胀、便血等；侵犯达盆壁，压迫盆壁神经，可出现骶髂部或坐骨神经痛；晚期患者可出现贫血、恶病质等全身衰竭症状。

2.体征　微小浸润癌可无明显病灶，子宫颈光滑或仅见不同程度的糜烂。随病情发展，可出现不同的体征。①外生型：癌肿向外生长，如菜花状，质较脆。②内生型：癌组织向子宫颈管深部组织浸润生长，使子宫颈管逐渐增大，质硬，常呈"桶状"。③溃疡型：无论何种类型子宫颈癌，晚期均可形成溃疡空洞。阴道壁受累时，可见阴道壁变硬或赘生物生长。宫旁受累时，子宫颈旁组织增厚、质硬，结节状或形成冰冻骨盆。

（六）诊断

1.子宫颈癌在出现典型症状和体征后，一般已为浸润癌，诊断多无困难，子宫颈活组织病理检查可确诊。

2.早期子宫颈癌往往无症状，体征也不明显，确诊需进行三阶梯诊断。

（1）子宫颈细胞学检查和高危型 HPV DNA 检测：薄层液基细胞学（thinprep cytologic test，TCT）检查，是目前筛选和早期发现子宫颈癌的主要方法。该法准确率可达95％，必须在子宫颈移行带区检查。

（2）阴道镜检查：对子宫颈细胞学检查可疑或阳性而肉眼未见明显癌灶者，阴道镜可将病变放大 6～40 倍，阴道镜检查同时进行碘试验和醋白试验，根据检查所见确定活组织检查部位，以提高活检的正确率。

a.碘试验：正常子宫颈和阴道鳞状上皮含糖原，可被碘溶液染为棕色，而异常鳞状上皮如鳞状上皮化生、子宫颈癌前病变及子宫颈癌均无糖原存在而不着色。

b.醋白试验：3％乙酸涂抹于子宫颈后，观察子宫颈上皮和血管的变化，根据醋白上皮的情况判断活组织检查的部位。阴道镜下多点活检诊断准确率可达98％左右。但此方法既不能代替子宫颈细胞学检查或活体组织检查，也无法发现颈管内病变。

（3）子宫颈活组织检查和颈管内膜刮取术（endocervical curettage，ECC）：是确诊子宫颈癌前病变和子宫颈癌的最可靠和不可缺少的方法。当子宫颈刮片细胞学检查可疑或阳性而活检为阴性时，应搔刮子宫颈管送检；如子宫颈刮片发现腺癌细胞，应行分段诊刮术，以明确腺癌是来自子宫内膜还是子宫颈管。

3.子宫颈锥切术　宫颈锥切术适用于子宫颈细胞学检查多次阳性而子宫颈活检阴性者或子宫颈活检为 CINⅡ、CINⅢ需确诊者，可疑微小浸润癌需了解病灶的浸润深度和宽度等。可采用冷刀锥切，LEEP 手术，切除组织应做病理检查。病理学诊断是子宫颈癌诊断的金标准。

4.确诊后根据具体情况选择胸部 X 线摄片、静脉肾盂造影、膀胱镜检查、直肠镜检查、B

型超声检查及 CT、MRI、PET－CT 等影像学检查。

5.免疫学检查 SCCA(鳞状细胞癌抗原),不用于筛选,可用于随访。

(七)鉴别诊断

1.子宫颈糜烂和宫颈息肉 子宫颈外观有时与 CIN 或子宫颈癌难以鉴别,应作子宫颈刮片或活检进行病理检查。

2.子宫黏膜下肌瘤 如有感染坏死,可误诊为子宫颈癌。

3.其他少见的病变 如子宫颈结核、妊娠期子宫颈乳头状瘤、宫颈内膜异位症等,需取子宫颈活组织检查进行鉴别。

(八)治疗

子宫颈癌以手术治疗和放射治疗或两者综合治疗为主,化疗为辅。手术适用于ⅠA 期、ⅠB 期、ⅡA 期及中心复发性患者,放疗适用于各期患者。要根据临床分期、患者年龄、生育要求、全身情况、设备医疗技术水平、放射敏感性等加以考虑。总原则为采用手术和放疗为主、化疗为辅的综合治疗。

1.手术治疗 手术方式包括:子宫颈锥形切除术、筋膜外全子宫切除术、改良式广泛子宫切除术、广泛性子宫切除术、广泛性子宫颈切除术、盆腔淋巴结清扫术、卵巢移位术、阴道延长术。

手术范围:

(1)筋膜外全子宫切除术:①全子宫切除,切除全部子宫颈组织。②不游离输尿管,仅将输尿管推向侧方。③年轻患者可保留卵巢或附件。④阴道切除 0.5～1.0cm,以减少残端复发。

(2)改良式广泛全子宫切除术:①全子宫切除,切除宫旁组织及韧带,在子宫筋膜外进行切除全部子宫颈。②暴露宫旁输尿管,必要时打开隧道,游离输尿管。③年轻患者可保留附件或卵巢。④阴道、宫旁切除≤3cm。

(3)广泛性子宫切除:①全子宫切除,切除宫旁组织及韧带 3cm、切除全部子宫颈。②暴露宫旁输尿管,必要时打开隧道、游离输尿管。③年轻患者可保留附件或卵巢。④阴道切除 3cm。

(4)广泛性子宫颈切除术:①游离输尿管和子宫动脉。②切除主韧带和低韧带。③经阴道切除 80% 子宫颈和上 1/3 阴道,一般在子宫峡部下方 5～10mm 处离断。

(5)盆腔淋巴结切除:切除双侧髂总淋巴结,髂外,淋巴结,髂内淋巴结,腹股沟深淋巴结,闭孔淋巴结。

手术途径:可选择开腹手术、经阴道加腹腔镜或全部步骤经腹腔镜手术。

手术适应证:ⅠA、ⅠB、ⅡA 期患者。

1)ⅠA1 期患者:无淋巴脉管间隙浸润者行筋膜外全子宫切除术。有淋巴脉管间隙浸润者按ⅠA2 期处理。<45 岁的鳞癌患者可以保留卵巢,年轻患者也可行子宫颈锥切。

2)ⅠA2 期:行改良广泛子宫切除术(次广泛子宫切除术)及盆腔淋巴结切除术;<45 岁的鳞癌患者可以保留卵巢;要求保留生育功能的年轻患者,可行广泛性子宫颈切除术及盆腔淋巴结切除术。

3)ⅠB1 期和ⅡA1 期:行广泛子宫切除术及盆腔淋巴结切除术,如果髂总淋巴结阳性,或腹主动脉旁淋巴结增大可疑阳性,可行腹主动脉淋巴结取样。也有采用新辅助化疗后行广泛子宫切除术;化疗可使子宫颈病灶缩小,利于手术,并控制亚临床转移。子宫颈肿瘤直径<2cm 的年轻患者,可行广泛性子宫颈切除术及盆腔淋巴结切除术。<45 岁的鳞癌患者,如卵巢正常,可保留双卵巢。估计术后需放疗的患者,应将保留的卵巢移位至结肠旁沟,固定并用银夹标志,使卵巢离开放疗照射野得以保留卵巢功能。年轻患者术中可行腹膜代阴道延长术,保留阴道功能,避免影响术后性生活。

4)术后辅助治疗的高危因素:手术切缘阳性,宫旁组织阳性,盆腔淋巴结阳性,间质浸润深度>1/2,肿瘤>4cm,淋巴脉管间隙受侵。

上述情况给予含铂剂的同步放化疗,如腹主动脉旁淋巴结阳性,除盆腔+腔内近距离放疗,再作腹主动脉旁淋巴区域放疗。

手术后并发症的防治:

(1)尿潴留:指子宫颈癌术后 2 周残余尿>100mL 者,是子宫颈癌手术常见的并发症之一。主要是因手术切除子宫颈病灶周围可能受侵的组织,如子宫主、骶韧带和阴道及阴道旁组织,而支配这些器官的交感和副交感神经自直肠两侧下行夹在这些韧带中,故切除的范围多少与膀胱直肠功能恢复成正比。术后要保留尿管 2 周,拔尿管后测残余尿,如残余尿>100mL 时继续保留尿管导尿 1 周,伴继发感染者积极加强控制感染,训练膀胱功能。

(2)输尿管阴道瘘:输尿管在手术中可有不同程度的受损,致局部血供不好而发生组织坏死、穿孔,结果形成瘘,一般在术后 3~14d 出现,最早的症状是体温突然上升,患者下腹区域性胀痛,继而阴道排液增加,有尿液性物流出。可予膀胱内注入亚甲蓝液,行膀胱镜和静脉肾盂造影确定瘘的位置及大小。可在膀胱镜下放输尿导管作支架,小瘘口可自愈,瘘口大者需手术治疗。

(3)淋巴囊肿:术后 2~7d 发生,患者初有下腹疼痛,一侧或两侧可扪到条形椭圆包块、边界清、有压痛,伴感染时可发热,疼痛加重。预防淋巴囊肿,手术清扫淋巴时需仔细结扎,术后在盆腔后腹膜放置硅胶引流管,充分引流淋巴液。

(4)血栓形成:清扫淋巴时在血管周围操作致其内膜损伤,血流速度减慢,术后下肢水肿、疼痛,70%发生在左下肢。术中操作轻柔、熟练,及早下床活动可预防血栓形成。一旦发生应及早使用溶栓、抗凝药物。

2.放射治疗 放射治疗是治疗子宫颈癌的主要方法,适用于ⅠB2 期、ⅡA2 期及其以后各期患者,全身情况不适宜手术的早期患者,手术治疗后病理检查发现有高危因素的辅助治疗。放射治疗包括体外照射和腔内照射。体外照射采用直线加速器、钴-60 等,主要针对原发灶以外的转移灶,包括盆腔淋巴结;腔内照射多用后装治疗机,放射源有铱-192(Ir)、铯-137(Cs)等,主要针对子宫颈原发病灶。

放射治疗在子宫颈癌治疗中的优势:

1)适应证广泛,Ⅰ~Ⅳ期患者均适合行放射治疗,80%以上的病例为中晚期,即使对Ⅳ期也能起到姑息作用。

2)阴道、子宫腔呈一自然腔隙,可置入放射源直接针对原发灶进行照射。

3)子宫颈癌的发展在相当长的一段时间内,局限在子宫颈局部和盆腔内。

4)无论鳞癌还是腺癌对放疗均有一定的敏感性,放射治疗对子宫颈的原发灶及淋巴转移灶均能达到杀灭效应。

5)放射治疗达到子宫颈癌根治剂量时,直肠膀胱受量基本在其耐受量范围以内。

6)治疗效果好,早期子宫颈癌放疗与手术的疗效相当,晚期子宫颈癌放疗的 5 年生存率也可达到 30%～50%。有些病例即使得不到根治疗效,也能获得满意的姑息效果,能减轻症状,延长生存期。

3.子宫颈癌的化疗

(1)目的:减少肿瘤负荷和消灭微小病灶,为手术创造条件,减少放射剂量,增加放疗敏感性。

(2)方法:多采用静脉化疗,也可用动脉局部灌注化疗。

化疗适应证:近 10 余年来,化疗作为晚期或复发病例的辅助治疗,已取得了一定疗效。术前新辅助化疗适用于ⅠB2 期及ⅡA2 期癌灶大者,或者年轻的ⅡB 期希望手术并保留卵巢功能的患者,缩小病灶后再行手术。

(3)常用抗癌药物:有顺铂、卡铂、氟尿嘧啶和紫杉醇等。

常采用的化疗方案:用以铂类为基础的联合化疗方案,如 TP(紫杉醇与顺铂)Taxol 135～175mg/m² 静脉滴注 d1、DDP 75mg/m² 静脉滴注 d1;FP(顺铂与氟尿嘧啶)DDP 20mg/m² 静脉滴注 d1～d5、5－FU 500mg/m² 静脉滴注 d1～d5 等。多采用静脉化疗,也可用动脉局部灌注化疗。

(九)预后

与临床分期、组织学类型、淋巴结转移、治疗方法等有关,有淋巴结转移者预后差。据 FI-GO 资料显示,子宫颈癌的 5 年生存率Ⅰ期为 90%～100%,Ⅱ期 50%～70%,Ⅲ期 30%～50%,Ⅳ期 10%。患者的死亡原因有肿瘤压迫双侧输尿管引起的尿毒症、癌灶侵犯大血管引起的出血、感染及恶液质等。

(十)随访

子宫颈癌治疗后的复发率在 1 年内为 50%,在 2 年内为 75%～80%。随访时间:第 1 年 2～3 个月 1 次,第 2 年 3～6 个月 1 次,第 3～5 年每 6 个月 1 次,第 6 年后每年 1 次。随访内容包括盆腔检查、阴道脱落细胞学检查、胸部 X 线摄片、血常规及子宫颈鳞状细胞癌抗原(SC-CA)检查等。

(十一)预防

子宫颈癌病因明确、筛查方法较完善,是可以预防的肿瘤。开展性卫生教育,提倡晚婚、少孕。

子宫颈癌的预防分为三级预防:

应用疫苗(一级预防):对青少年女性及早使用疫苗,预防 HPV 感染。自 2006 年第一个 HPV 疫苗上市以来,大量临床试验显示 HPV 疫苗能有效防止 HPV16、HPV18 相关 CIN 的发生。因此,条件成熟时推广 HPV 疫苗注射(一级预防),可通过阻断 HPV 感染预防子宫颈癌的发生。

子宫颈筛查(二级预防):健全妇女防癌保健网,广泛开展预防子宫颈癌相关知识的宣教,提高接受子宫颈癌筛查和预防性传播、性疾病的自觉性。

检查治疗(三级预防):对发现异常结果的妇女,需进一步检查治疗,把病变阻断在癌前期或早期。

二、子宫颈残端癌

子宫颈残端癌(stump carcinoma of the cervix)是指子宫次全切除术后,在残留的子宫颈部发现的癌变。根据子宫次全切除术至发现子宫颈残端癌的时间间隔,可分为两类:①真性残端癌(genuine stump carcinoma),指在子宫次全切除术后 2 年以上新发生的癌,也可在数年或更长的时间发生,占子宫颈残端癌的 95.5%。临床上所指的子宫颈残端癌为此类型。②假性残端癌或残留癌(pseudo stump carcinoma),指在子宫次全切除术后 2 年以内发现者,多于术前已有癌的存在,但未能发现,不能诊断为子宫颈残端癌。子宫颈残端癌的病因、临床表现均与子宫颈癌相似。

（一）发病率

子宫颈残端癌在临床上较少见,为子宫颈癌的一个特殊类型。其发生率的高低与施行子宫次全切除术的多少有关。国外文献报道为 1.2%～10.7%,国内报道为 0.44%～0.7%。

（二）病理

病理类型:以鳞状细胞癌为主,占 87.6%～96%,腺癌占 4%～12.4%;而其他类型如腺鳞癌、小细胞癌、未分化癌共占约 1.5%。

（三）转移途径

和子宫颈癌相似,以局部蔓延及淋巴转移为主,其次为血道转移。由于手术操作,使子宫颈周围的组织,包括淋巴系统被扰乱及破坏,术后建立起的广泛侧支循环淋巴网,增加了淋巴转移的可能性。

（四）诊断

1.诊断和临床分期　根据患者有次全子宫切除的病史,临床症状、体征及病理结果等进行诊断;对可疑或难以确诊的病例,如高分化腺癌,可进行多次子宫颈活检,子宫颈管搔刮或子宫颈锥切术,以免误诊和漏诊;其他的辅助检查与一般子宫颈癌相同。

子宫颈残端癌的临床分期原则按照 2009 年 HGO 的子宫颈癌分期标准。

2.临床诊断　与一般子宫颈癌一样,早期发现和早期诊断非常重要。检查方法有以下几种:①子宫颈细胞学检查。②阴道镜检查。③活体组织检查。④子宫颈管搔刮术。⑤盆腔三合诊检查。

（五）治疗

子宫颈残端癌的治疗,存在一定的特殊性。由于子宫体已切除,盆腔解剖关系发生了改变,器官之间的粘连,给手术带来了一定的困难,也使放疗时腔内放射源的放置受限,剂量分布不理想,而达不到最佳剂量,因此治疗子宫颈残端癌必须强调个体化原则,要充分考虑患者年龄、肿瘤分期、瘤体大小、病理类型、解剖改变、残存子宫颈管长短、患者全身状况和医疗技术水平等对治疗效果的影响。

1.手术治疗　一般主张早期残端癌,包括Ⅰ期和Ⅱa期的病例,以手术治疗为宜。手术范围按子宫颈癌根治术进行,术者要有熟练的操作技巧,术中应小心分离膀胱与直肠,游离输尿管下段时,更要注意解剖关系,避免器官损伤。

2.放疗　适用于子宫颈残端癌的各个期别,其总体原则与一般子宫颈癌相同。子宫颈残端癌因具特殊性,其放疗方法又不同于一般子宫颈癌:①子宫颈残端癌放疗的难点在于缺少了宫体及子宫颈管短小,腔内放疗剂量受到了一定的限制,使靶区剂量难以通过后装治疗来提高,只能通过增加全盆腔照射量来提高靶区剂量,放疗总剂量普遍比一般子宫颈癌为低。②腔内剂量不足,体外或阴道剂量会相应提高,使放疗并发症有所增加;术后粘连、血运障碍、对放射的耐受量降低等因素也增加了放疗的并发症。

全盆照射剂量在 30～50Gy 选择,同时行腔内后装治疗;子宫颈的大体积肿瘤可采用组织内插植治疗,有利于局部肿瘤的控制;如果子宫颈管长度为 2.5～3cm,可增加腔内治疗剂量,但要减少体外全盆照射剂量;肿瘤侵犯阴道中下 1/3 者,给予阴道黏膜下(0.5cm)照射,剂量 20～30Gy;Ⅳ期则行姑息性治疗。

3.并发症

(1)手术并发症:如前所述,手术易损伤输尿管下段、膀胱和直肠,导致各种瘘的发生,症状多出现在术后 7～14d。通过提高术者的手术技巧及术中及时发现并处理损伤可以减少术后并发症的发生。

(2)放疗并发症:近期并发症包括放疗中出现的胃肠道反应,多数能自行恢复;晚期并发症有放射性直肠炎,放射性膀胱炎,阴道直肠瘘,膀胱直肠瘘及阴道、直肠、膀胱纤维化,很难治愈,其发生率明显高于一般子宫颈癌。

(六)预后

子宫颈残端癌的预后因素同一般子宫颈癌,临床期别是影响预后的主要因素。其他因素有病理类型及淋巴结转移情况。

因为腔内放射剂量普遍低于一般子宫颈癌,故子宫颈残端癌患者的局部复发率高。治疗失败仍以盆腔复发,尤其是中心性复发为主。

(七)预防

多数学者认为减少次全子宫切除病例数并非能控制子宫颈残端癌的发生,最关键的是在决定行子宫次全切除之前必须严格检查排除子宫颈癌;次全子宫切除术后残留的子宫颈仍需常规进行防癌检查,内容包括病史、妇科检查、子宫颈细胞学、HPV 检测等,如临床可疑或细胞学异常,转行阴道镜检查,在阴道镜指导下活检,必要时进行子宫颈管搔刮术,明确子宫颈有无病变,是预防子宫颈残端癌发生的关键。

(刘瑞)

第八节 子宫体恶性肿瘤

一、子宫内膜癌

子宫内膜癌(endometrial carcinoma)是指子宫内膜发生的上皮性恶性肿瘤,绝大多数为腺癌。平均发病年龄为 60 岁。为女性生殖道常见的三大恶性肿瘤之一,占女性生殖道恶性肿瘤的 20%～30%,近年来发病率有上升趋势。

(一)病因

确切病因仍不清楚。目前认为子宫内膜癌有两种发病类型。

Ⅰ型:雌激素依赖型(estrogen－dependent)。雌激素对子宫内膜的长期持续刺激,产生子宫内膜增生症(单纯型、复杂型与不典型增生过长),继而癌变。临床上可见于无排卵性功血、多囊卵巢综合征、功能性卵巢肿瘤、绝经后长期服用雌激素而无孕酮拮抗等。该型占子宫内膜癌的大多数,易发生在肥胖、高血压、糖尿病、未婚、少产的妇女,肿瘤分化较好,雌孕激素受体阳性率高,预后好。

Ⅱ型:非雌激素依赖型(estrogen－independent)。其发病与雌激素无明确关系。该型子宫内膜癌的病理形态属于少见类型,如子宫内膜浆液性癌、透明细胞癌、腺鳞癌、黏液腺癌等。多见于老年体瘦妇女,肿瘤恶性度高、分化差、雌孕激素受体多呈阴性,预后不良。

(二)病理

1.巨检　病变多见于宫底部内膜,以子宫两角附近居多。依病变形态和范围分为弥散型和局灶型。

(1)弥散型:子宫内膜大部或全部为癌组织侵犯,癌灶常呈菜花样物从内膜表层长出并突向宫腔内。充满宫腔甚至脱出于宫口外。癌组织灰白色或淡黄色,表面有出血、坏死,有时形成溃疡。虽广泛累及内膜,但较少浸润肌层,晚期侵犯肌壁全层并扩展至子宫颈管。一旦癌灶阻塞子宫颈管则可导致宫腔积脓。

(2)局灶型:癌灶局限于宫腔,多见于宫底部或宫角部,呈息肉或小菜花状,表面有溃疡。易出血。极早期病变很小。诊刮可能将其刮净。局限型癌灶易侵犯肌层。有时病变虽小,但却已浸润深肌层。

2.镜检

(1)内膜样腺癌:占80%～90%。内膜腺体高度异常增生,上皮复层,并形成筛孔状结构。癌细胞异型明显,核大、不规则、深染,核分裂活跃,分化差的腺癌腺体少,腺结构消失,成实性癌块。

(2)腺癌伴鳞状上皮分化:腺癌组织中含有鳞状上皮成分。按鳞状上皮的良恶性,良性为棘腺癌(腺角化癌),恶性为鳞腺癌,介于两者之间的称腺癌伴鳞状上皮不典型增生。

(3)浆液性腺癌:复杂的乳头样结构,裂隙样腺体,明显的细胞复层和芽状结构形成,核异型性较大,约1/3患者伴砂粒体。恶性程度很高,易广泛累及肌层、脉管;无明显肌层浸润时,也可能发生腹腔播散。

(4)黏液性:约占5%,肿瘤半数以上由胞质内充满黏液的细胞组成,大多数腺体结构分化良好,病理形态与内膜样癌相似,预后较好。

(5)透明细胞癌:占不足5%。癌细胞呈实性片状、腺管状或乳头状排列,癌细胞胞质丰富、透亮,核异型居中,或由鞋钉状细胞组成。恶性程度较高,易早期转移。

(三)转移途径

内膜癌生长缓慢,局限在内膜的时间较长,也有极少数发展较快。转移途径主要为直接蔓延、淋巴转移,晚期有血行转移。

1.直接蔓延　癌灶初期沿子宫内膜蔓延生长,向上经宫角至输卵管,向下至子宫颈管,并继续蔓延至阴道。也可经肌层浸润至子宫浆膜面而延至输卵管、卵巢。并可广泛种植在盆腔腹膜、直肠子宫陷凹及大网膜。

2.淋巴转移　为内膜癌的主要转移途径。当癌肿浸润至深肌层,或扩散到子宫颈管,或癌组织分化不良时,易发生淋巴转移。其转移途径与癌灶的生长部位有关。宫底部癌灶沿阔韧带上部淋巴管网,经骨盆漏斗韧带至卵巢,向上至腹主动脉旁淋巴结。宫角部癌灶沿圆韧带至腹股沟淋巴结。子宫下段及子宫颈管癌灶与子宫颈癌淋巴转移途径相同,可至宫旁、髂内、髂外、髂总淋巴结。子宫后壁癌灶可沿宫骶韧带扩散到直肠淋巴结。内膜癌也可向子宫前方扩散到膀胱,通过逆行引流到阴道前壁。

3.血行转移　少见。晚期经血行转移至肺、肝、骨等处。

(四)分期

子宫内膜癌的分期,采用FIGO(2009年)修订的手术病理分期(表6-5)。

表 6-5　子宫内膜癌手术病理分期(FIGO,2009 年)

分期	癌肿累及范围
Ⅰ期	肿瘤局限于子宫体
ⅠA期	肿瘤浸润深度<1/2肌层
ⅠB期	肿瘤浸润深度≥1/2肌层
Ⅱ期	肿瘤侵犯子宫颈间质,但无子宫休外蔓延
Ⅲ期	肿瘤局部和(或)区域扩散
ⅢA期	肿瘤累及浆膜层和(或)附件
ⅢB期	阴道和(或)宫旁受累
ⅢC期	盆腔淋巴结和(或)腹主动脉旁淋巴结转移
Ⅲ1期	盆腔淋巴结阳性
ⅢC2期	腹主动脉旁淋巴结阳性伴(或不伴)盆腔淋巴结阳性
Ⅳ期	肿瘤侵及膀胱和(或)直肠黏膜,和(或)远处转移
ⅣA期	肿瘤侵及膀胱和(或)直肠黏膜
ⅣB期	远处转移,包括腹腔内和(或)腹股沟淋巴结转移

(五)临床表现

1.症状　90％的患者出现阴道流血或阴道排液症状,在诊断时无症状者不足 5％。

(1)阴道流血:主要表现绝经后阴道流血,量一般不多,大量出血者少见,或为持续性或间歇性流血;尚未绝经者则诉经量增多、经期延长或经间期出血。

(2)阴道排液:少数患者诉排液增多,早期多为浆液性或浆液血性排液,晚期合并感染则有脓血性排液,并有恶臭。

(3)疼痛:通常不引起疼痛。晚期癌瘤浸润周围组织或压迫神经引起下腹及腰骶部疼痛,并向下肢及足部放射。癌灶侵犯子宫颈,阻塞子宫颈管导致子宫腔积脓时,出现下腹胀痛及痉挛样疼痛。

(4)全身症状:晚期患者常伴全身症状,如贫血、消瘦、恶病质、发热等。

2.体征　早期时妇科检查无明显异常,当病情逐渐发展,子宫增大、稍软;晚期时偶见癌组织自宫口脱出。质脆,触之易出血。若合并宫腔积脓,子宫明显增大、极软。癌灶向周围浸润,子宫固定,或在宫旁,或在盆腔内扪及不规则结节块状物。

(六)诊断

除根据病史、症状和体征外,最后确诊需根据分段刮宫病理检查结果。

1.病史　注意本病的高危因素,如老年、肥胖、绝经延迟、少孕或不孕等。并需询问家族肿瘤史。

2.临床表现　根据上述症状、体征,即可疑为子宫内膜癌。围绝经期妇女月经紊乱或绝经后再现不规则阴道流血,均应先除外内膜癌后,再按良性疾病处理。

3.诊断性刮宫　是确诊内膜癌最常用最可靠的方法。先用小刮匙环刮子宫颈管,再进宫腔搔刮内膜,取得的刮出物分瓶标记送病理检查。分段刮宫操作要小心,以免穿孔,尤其当刮出多量豆腐渣样组织疑为内膜癌时。只要刮出物已足够送病理检查,即应停止操作。

4.其他辅助诊断方法

(1)子宫内膜抽吸活检:方法简便,国外报道其诊断的准确性与诊断性刮宫相当,但国内尚未普遍开展。

(2)B型超声检查:极早期时见子宫正常大,仅见宫腔线紊乱、中断。典型子宫内膜癌声像图为子宫增大或绝经后子宫相对增大,宫腔内见实质不均回声区,形态不规则,宫腔线消失,有时见肌层内不规则回声紊乱区,边界不清,可做出肌层浸润程度的诊断。

(3)宫腔镜检查:可直接观察宫腔及子宫颈管内有无癌灶存在,癌灶大小及部位,直视下取材活检,对局灶型子宫内膜癌的诊断更为准确。

(4)磁共振成像(MRI):对肌层浸润深度和子宫颈间质浸润有较准确的判断,计算机体层成像(CT)可协助判断有无子宫外转移。

(七)鉴别诊断

子宫内膜癌需与下列疾病作鉴别。

1.功能失调性子宫出血　以月经紊乱、经量增多、经期延长及不规则阴道流血为主要表现。妇科检查无异常发现,诊断性刮宫和活组织检查可以确诊。

2.萎缩性阴道炎　主要表现为血性白带。检查时可见阴道黏膜变薄、充血或有出血点、分泌物增多等表现。必要时可先抗感染治疗,再作诊断性刮宫。

3.子宫黏膜下肌瘤或子宫内膜息肉　有月经过多或不规则阴道流血,可行B型超声检查、宫腔镜检查及诊断性刮宫以明确诊断。

4.内生型子宫颈癌、子宫肉瘤及输卵管癌　均可有阴道排液增多或不规则流血。内生型子宫颈癌因癌灶位于子宫颈管内,子宫颈管变粗、硬或呈桶状。子宫肉瘤可有子宫明显增大、质软。输卵管癌以间歇性阴道排液、阴道流血、下腹隐痛为主要症状,可有附件包块。分段诊刮及影像学检查可协助鉴别。

(八)预防

预防及早期发现子宫内膜癌的措施有:①围绝经期妇女月经紊乱或不规则阴道流血者应先除外内膜癌。②绝经后妇女出现阴道流血应警惕内膜癌的可能。③正确掌握使用雌激素的指征。④对有高危因素的人群,如肥胖、不孕、绝经延迟、长期应用雌激素及他莫昔芬等,应密切随访或监测。

(九)治疗

治疗应根据肿瘤累及范围及组织学类型,结合患者年龄及全身情况制订适宜的治疗方案。主要的治疗方法为手术、放疗及药物(化学药物及激素)治疗。早期患者以手术治疗为主,术后根据高危因素选择辅助治疗。

1.手术治疗　为首选的治疗方法。手术目的:一是进行手术-病理分期;二是切除病变子宫及其他可能存在的转移病灶。术中首先结扎输卵管伞端,留取腹水或腹腔冲洗液进行细胞学检查,然后全面探查腹腔内脏器,对可疑病变取样送病理检查。子宫切除标本应在术中常规剖视,确定肌层侵犯深度,必要时可行冷冻切片检查,以进一步决定手术范围。切除的标本应常规进行病理学检查,并行雌、孕激素受体检测,作为术后选用辅助治疗的依据。

Ⅰ期患者行筋膜外全子宫切除术及双侧附件切除术。有下述情况之一者,行盆腔淋巴结切除术及腹主动脉旁淋巴结取样:①可疑的盆腔和(或)腹主动脉旁淋巴结转移。②特殊病理类型,如浆液性腺癌、透明细胞癌、鳞状细胞癌、癌肉瘤、未分化癌等。③子宫内膜样腺癌G3。④深肌层浸润。⑤癌灶累及宫腔面积超过50%。Ⅱ期患者行改良根治性子宫切除术及双侧附件切除术,同时行盆腔淋巴结切除术及腹主动脉旁淋巴结取样。Ⅲ期和Ⅳ期患者的手术应个体化,尽可能切除所有肉眼可见的病灶,手术范围也与卵巢癌相同,进行肿瘤细胞减灭术。

2.放疗　是治疗子宫内膜癌的有效方法之一。单纯放疗仅用于有手术禁忌证或无法手术切除的晚期患者。对Ⅰ期 G1,不能接受手术治疗者,可选用单纯腔内照射,其他各期均应采用腔内、腔外照射联合治疗。术后放疗是Ⅰ期高危和Ⅱ期内膜癌最主要的术后辅助治疗,可降低局部复发,改善无瘤生存期。术后辅助放疗可能使有深肌层浸润、G3 及淋巴结转移者获益。对Ⅲ期和Ⅳ期病例,通过放疗和手术及化疗联合应用,可提高疗效。

3.化疗　为晚期或复发子宫内膜癌的综合治疗措施之一,也可用于术后有复发高危因素患者的治疗,以期减少盆腔外的远处转移。常用化疗药物有顺铂、紫杉醇、环磷酰胺,氟尿嘧啶、丝裂霉素、依托泊苷等。可单独或联合应用,也可与孕激素合并应用。

4.孕激素治疗　对晚期或复发癌患者、不能手术切除或年轻、早期、要求保留生育功能者,均可考虑孕激素治疗。其机制可能是孕激素与癌细胞孕激素受体结合形成复令物进入细胞核,延缓 DNA 和 RNA 的复制,从而抑制癌细胞的生长。对分化好、生长缓慢、雌孕激素受体含量高的子宫内膜癌治疗效果较好。孕激素以高效、大剂量、长期应用为宜,至少应用 12 周以上方可评定疗效。孕激素受体(PR)阳性者有效率可达 80%。常用药物:口服醋酸甲羟孕酮 200～400mg/d;己酸孕酮 500mg,肌内注射每周 2 次。长期使用可有水钠潴留、浮肿或药物性肝炎等不良反应,停药后逐渐好转。

5.抗雌激素制剂　他莫昔芬为一种非甾体类抗雌激素药物,并有微弱的雌激素作用,也可用以治疗子宫内膜癌。其适应证与孕激素治疗相同。一般剂量为 10～20mg,每日口服 2次,长期或分疗程应用。

(十)预后

影响子宫内膜癌预后的高危因素有:非子宫内膜样癌或低分化腺癌、深肌层浸润、脉管间隙受侵、肿瘤体积大、子宫颈转移、淋巴结转移和子宫外转移等。

(十一)随访

完成治疗后应定期随访,及时确定有无复发。随访内容应包括详细询问病史、盆腔检查、阴道细胞学涂片、胸部 X 线摄片、血清 CA125 检测等,必要时可作 CT 及 MRI 检查。随访时间:一般术后 2～3 年内每 3 个月随访 1 次,3 年后每 6 个月 1 次,5 年后每年 1 次。

二、子宫肉瘤

子宫肉瘤(uterine sarcoma)罕见,是恶性程度高的女性生殖道肿瘤,来源于子宫肌层、肌层内结缔组织和内膜间质,占子宫恶性肿瘤的 2%～4%,多见于 40～60 岁以上的妇女。

(一)组织发生及病理

根据不同的组织发生来源,主要有以下几种。

1.子宫平滑肌肉瘤　子宫平滑肌肉瘤(leiomyosarcoma)最多见,分为原发性和继发性两种。原发性平滑肌肉瘤是指由具有平滑肌分化的细胞组成的恶性肿瘤,是子宫最常见的恶性间叶性肿瘤,发自子宫肌壁或肌壁间血管壁的平滑肌组织。此种肉瘤呈弥漫性生长,与子宫壁之间无明显界限,无包膜。继发性平滑肌肉瘤为原已存在的平滑肌瘤恶变,肌瘤恶变常自肌瘤中心部分开始,向周围扩展直到整个肌瘤发展为肉瘤,此时往往侵及包膜。通常肿瘤的体积较大,切面为均匀一致的黄色或红色结构,呈鱼肉状或豆渣样。镜下平滑肌肉瘤细胞呈梭形,细胞大小不一,形态各异,排列紊乱,有核异型,染色质深,核仁明显,细胞质呈碱性,有时有巨细胞出现。核分裂象>5/10HP。继发性子宫肉瘤的预后比原发性子宫肉瘤好。子宫平滑肌肉瘤易发生盆腔血管、淋巴结及肺转移。

2.子宫内膜间质肉瘤 子宫内膜间质肉瘤(endometrial stromal sarcoma,ESS)来自子宫内膜间质细胞,分三类。

(1)子宫内膜间质结节:病灶局限于子宫,边界清楚,质硬无浸润,无淋巴管或血管侵袭,通常核分裂象<5/10HP。

(2)子宫内膜间质肉瘤(既往称为低度恶性子宫内膜间质肉瘤):有向宫旁组织转移的倾向,较少发生淋巴及肺转移。复发迟,平均初始治疗后5年复发。大体见子宫球状增大,有颗粒样或小团块状突起,质如橡皮,富有弹性。切面见肿瘤呈息肉状或结节状,子宫内膜突向宫腔或侵及肌层,有时息肉有长蒂可达子宫颈口外。瘤组织呈鱼肉状,均匀一致,呈黄色。镜下见子宫内膜间质细胞形态大小一致,细胞质少,核分裂象<10/10HP。

(3)高度或未分化子宫内膜肉瘤:少见,恶性程度高,预后差。大体见肿瘤多发生在子宫底部,呈息肉状向宫腔突起,质软且脆,常伴有出血坏死。切面呈灰黄色,鱼肉状。当侵入肌层时,肌壁则呈局限性或弥漫性增厚。镜下肿瘤细胞分化程度差,细胞大小不一致,核深染,异型性明显,核分裂象>10/10HP。

3.上皮和间叶混合性肉瘤 指肿瘤中由上皮和间叶两种成分组成的恶性肿瘤,根据上皮成分的良恶性,又分为腺肉瘤和癌肉瘤。

(1)腺肉瘤(adenosarcoma):是含有良性腺上皮成分及肉瘤样间叶成分的双向分化肿瘤。多见于绝经后妇女,也可见于青春期或育龄期女性。腺肉瘤呈息肉样生长,突入宫腔,较少侵犯肌层,切面常呈灰红色。镜下可见被间质挤压呈裂隙状的腺上皮成分,周围间叶细胞排列密集,细胞轻度异型,核分裂象>4/10HP。

(2)癌肉瘤(carcinosarcoma):是一种由恶性上皮和恶性间叶成分混合组成的子宫恶性肿瘤,也称恶性中胚叶混合瘤(malignant mesodermal mixed tumor,MMMT)。常见于绝经后妇女。肿瘤体积可以很大,并侵犯子宫肌层,伴出血、坏死。镜下见恶性上皮成分通常为Mullerian型上皮,间叶成分分为同源性和异源性,后者常见恶性软骨、骨骼肌及横纹肌成分,恶性明显。

(二)临床表现

1.症状 早期症状不明显。最常见的症状是不规则阴道流血,量或多或少,出血来自向宫腔生长的肿瘤表面破裂。若合并感染坏死,可有大量脓性分泌物排出。肉瘤生长快,子宫迅速增大或瘤内出血、坏死,子宫肌壁破裂时可引起急性腹痛。增大的子宫可压迫膀胱或直肠,出现尿频、尿急、尿潴留、大便困难等症状。晚期患者全身消瘦、贫血、低热或出现肺、脑转移的相应症状。

2.体征 子宫增大,外形不规则。子宫颈口有息肉或肌瘤样肿块,呈紫红色,极易出血。继发感染后有坏死及脓性分泌物。晚期肉瘤可累及骨盆侧壁,子宫固定不活动,可转移至肠管及腹腔,但腹腔积液少见。

(三)诊断

因子宫肉瘤的临床表现与子宫肌瘤及其他恶性肿瘤相似,故术前诊断较困难。对绝经后妇女及幼女的子宫颈赘生物、迅速增大伴疼痛的子宫肌瘤,均应考虑有无子宫肉瘤的可能。确诊依据为组织病理学检查。

（四）临床分期

子宫肉瘤的分期采用 FIGO（2009 年）制定的手术病理分期（表 6－6）。

表 6－6　子宫肉瘤手术病理分期（FIGO，2009 年）

分期	癌肿累及范围
（1）子宫平滑肌肉瘤和癌肉瘤	
Ⅰ期	肿瘤局限于子宫体
Ⅰ A 期	肿瘤＜5cm
Ⅰ B 期	肿瘤≥5cm
Ⅱ期	肿瘤侵及盆腔
Ⅱ A 期	附件受累
Ⅱ B 期	子宫外盆腔内组织受累
Ⅲ期	肿瘤侵及腹腔组织（不包括子宫肿瘤突入腹腔）
Ⅲ A 期	一个病灶
Ⅲ B 期	一个以上病灶
Ⅲ C 期	盆腔淋巴结和（或）腹主动脉旁淋巴结转移
Ⅳ期	膀胱和（或）直肠或有远处转移
Ⅳ A 期	肿瘤侵及膀胱和（或）直肠
Ⅳ B 期	远处转移
（2）子宫内膜间质肉瘤和腺肉瘤	
Ⅰ期	肿瘤局限于子宫体
Ⅰ A 期	肿瘤局限于子宫内膜或子宫颈内膜，无肌层浸润
Ⅰ B 期	肌层浸润≤1/2
Ⅰ C 期	肌层浸润＞1/2
Ⅱ期	肿瘤侵及盆腔
Ⅱ A 期	附件受累
Ⅱ B 期	子宫外盆腔内组织受累
Ⅲ期	肿瘤侵及腹腔组织（不包括子宫肿瘤突入腹腔）
Ⅲ A 期	一个病灶
Ⅲ B 期	一个以上病灶
Ⅲ C 期	盆腔淋巴结和（或）腹主动脉旁淋巴结转移
Ⅳ期	膀胱和（或）直肠或有远处转移
Ⅳ A 期	肿瘤侵及膀胱和（或）直肠
Ⅳ B 期	远处转移
（3）癌肉瘤：分期同子宫内膜癌	

（五）治疗

治疗原则以手术为主。Ⅰ期和Ⅱ期行全子宫及双侧附件切除术。子宫内膜间质肉瘤和癌肉瘤还应行淋巴结切除。子宫平滑肌肉瘤因淋巴转移率低，是否切除淋巴结尚存在争议。根据期别和病理类型，术后化疗或放疗有可能提高疗效。Ⅲ期及Ⅳ期应考虑手术、放疗和化疗综合治疗。目前对肉瘤化疗效果较好的药物有顺铂、多柔比星、异环磷酰胺等，常用联合方案。低度恶性子宫内膜间质肉瘤含雌孕激素受体，孕激素治疗有一定效果。

（六）预后

子宫肉瘤复发率高，预后差。5 年生存率 20%～30%。预后与肉瘤类型、恶性程度、肿瘤分期、有无转移及治疗方法有关。继发性子宫平滑肌肉瘤及子宫内膜间质肉瘤预后相对较好,高度或未分化子宫内膜间质肉瘤及癌肉瘤预后差。

(刘瑞)

第九节　卵巢肿瘤

卵巢肿瘤是女性生殖系统常见的肿瘤,可发生于任何年龄。卵巢恶性肿瘤是妇科三大恶性肿瘤之一。因卵巢位于盆腔深部,缺乏有效的早期诊断方法,确诊时已多为晚期,晚期病例也缺乏有效的治疗手段,因此在所有妇科恶性肿瘤中,卵巢恶性肿瘤致死率居首位,已成为严重威胁妇女生命和健康的主要肿瘤。

一、卵巢肿瘤概论

卵巢组织成分复杂,是全身各脏器原发肿瘤类型最多的脏器,除了组织学类型繁多,尚有良性、交界性和恶性之分。卵巢又是胃肠道肿瘤、乳腺癌、子宫内膜癌转移的常见部位。

（一）组织学分类

分类方法多,最常见的是世界卫生组织(WHO)的卵巢肿瘤组织学分类(2003 年制定,表6－7)。

表 6－7　卵巢肿瘤组织学分类(WHO,2003 年,部分内容)

一、上皮性肿瘤(良性、交界性、恶性)	3. 混合性或未分类的性索－间质肿瘤
1. 浆液性肿瘤	4. 类固醇细胞肿瘤
2. 黏液性肿瘤,子宫颈样型及肠型	三、生殖细胞肿瘤
3. 子宫内膜样肿瘤,包括变异型和鳞状分化	1. 无性细胞瘤
4. 透明细胞肿瘤	2. 卵黄囊瘤
5. 移行细胞肿瘤	3. 胚胎性癌
6. 鳞状细胞肿瘤	4. 多胎瘤
7. 混合性上皮性肿瘤	5. 非妊娠性绒癌
8. 未分化和未分类肿瘤	6. 畸胎瘤 (1)未成熟型 (2)成熟型:实性、囊性(皮样囊肿、皮样囊肿恶变) (3)单胚性和高度特异性(卵巢甲状腺肿和类癌)
二、性索－间质肿瘤	7. 混合型
1. 颗粒细胞－间质细胞肿瘤 (1)颗粒细胞瘤 (2)卵泡膜细胞瘤－纤维瘤纤维瘤 ①卵泡膜细胞瘤 ②纤维瘤	四、转移性肿瘤
2. 支持细胞－间质细胞肿瘤(睾丸母细胞瘤)	

（二）恶性肿瘤的转移途径

卵巢癌转移主要通过直接蔓延及腹腔种植,淋巴转移也是卵巢恶性肿瘤的主要转移途径。血行转移较少见,晚期可转移到肺、胸膜及肝。通过直接蔓延及腹腔种植可形成盆腹腔内广泛转移灶,包括盆腹膜、大网膜、横膈、肝脏等腹腔脏器表面等部位。即使外观肿瘤局限在原发部位,也可有广泛微转移。淋巴转移途径有三种方式:沿卵巢血管经卵巢淋巴管向上至腹主动脉旁淋巴结;沿卵巢门淋巴管达髂内、髂外淋巴结,经髂总至腹主动脉旁淋巴结;沿圆韧带进入髂外及腹股沟淋巴结。横膈为转移的好发部位,尤其右膈下淋巴丛密集、最易受侵犯。

(三)恶性肿瘤分期

采用 FIGO 的手术病理分期(表 6-8)。

表 6-8　卵巢恶性肿瘤的手术病理分期(FIGO,2006 年)

分期	癌肿累及范围
Ⅰ期	肿瘤局限于卵巢
ⅠA期	肿瘤局限于一侧卵巢,包膜完整,卵巢表面无肿瘤;腹腔积液中未找到恶性细胞
ⅠB期	肿瘤局限于双侧卵巢,包膜完整,卵巢表面无肿瘤;腹腔积液中未找到恶性细胞
ⅠC期	肿瘤局限于单侧或双侧卵巢并伴有如下任何一项:包膜破裂;卵巢表面有肿瘤;腹腔积液或腹腔冲洗液有恶性细胞
Ⅱ期	肿瘤累及一侧或双侧卵巢,伴有盆腔扩散
ⅡA期	扩散和(或)转移至子宫和(或)输卵管
ⅡB期	扩散至其他盆腔器官
ⅡC期	ⅡA或ⅡB,伴有卵巢表面有肿瘤,或包膜破裂,或腹腔积液或腹腔冲洗液有恶性细胞
Ⅲ期	肿瘤侵犯一侧或双侧卵巢,并有组织学证实的盆腔外腹膜种植和(或)局部淋巴结转移;肝表面转移;肿瘤局限于真骨盆,但组织学证实肿瘤细胞已扩散至小肠或大网膜
ⅢA期	肉眼见肿瘤局限于真骨盆,淋巴结阴性,但组织学证实腹腔腹膜表面存在镜下转移,或组织学证实肿瘤细胞已扩散至小肠或大网膜
ⅢB期	一侧或双侧卵巢肿瘤,并有组织学证实的腹腔腹膜表面肿瘤种植,但直径≤2cm,淋巴结阴性
ⅢC期	盆腔外腹膜转移灶直径>2cm,和(或)区域淋巴结转移
Ⅳ期	肿瘤侵犯一侧或双侧卵巢,伴有远处转移。有胸腔积液且胸腔肿瘤细胞阳性为Ⅳ期;肝实质转移为Ⅳ期

(四)临床表现

1.卵巢良性肿瘤　肿瘤较小时多无症状,发展缓慢,常在妇科检查时偶然发现。肿瘤逐渐增大时,可感腹胀,或腹部可扪及肿块,边界清楚,妇科检查可在子宫一侧或双侧触及球形肿块,多为囊性,表面光滑,活动,与子宫无粘连。如果肿瘤增大至充满盆、腹腔时,可出现压迫症状,如尿频、便秘、气急、心悸等。查体可见腹部膨隆,包块活动度差,叩诊实音,无移动性浊音。

2.卵巢恶性肿瘤　早期常无症状。晚期主要症状为腹胀、腹部肿块、腹腔积液及其他消化道症状,部分患者可有消瘦、贫血等恶病质表现。症状的轻重取决于:肿瘤的大小、位置、侵犯邻近器官的程度;肿瘤的组织学类型;有无并发症。肿瘤如果向周围组织浸润或压迫神经,可引起腹痛、腰痛或下肢疼痛;若压迫盆腔静脉可出现下肢水肿;功能性肿瘤产生雌激素或雄激素过多症状,出现不规则阴道流血或绝经后出血。三合诊检查可在直肠子宫陷凹处触及盆腔内质硬结节或肿块,多为双侧,实性或囊实性,表面凹凸不平,活动度差,与周围组织分界不清,常伴有腹水。有时可在腹股沟、腋下或锁骨上触及肿大的淋巴结。

（五）诊断

卵巢肿瘤虽无特异性症状，但是可结合患者年龄、病史特点及局部体征，并辅以必要的辅助检查来确定：盆腔肿块是否来自卵巢；卵巢肿块的性质是否为肿瘤；卵巢肿瘤是良性还是恶性；肿瘤的可能组织学类型；恶性肿瘤的转移范围。常用的辅助检查有以下几种。

1.影像学检查

（1）B型超声检查：可了解肿块的部位、大小、形态，提示肿瘤性质（囊性或实性，囊内有无乳头）。可鉴别卵巢肿瘤、腹水和结核性包裹性积液。临床诊断符合率＞90％，但直径＜1cm的实性肿瘤不易测出。彩色多普勒超声扫描可测定卵巢及其新生组织的血流变化，有助于诊断。

（2）MRI：可较好地显示肿块及肿块与周围的关系，有利于病灶定位及病灶与相邻结构关系的确定。

（3）CT：可清晰显示肿块：良性肿瘤多呈均匀性吸收，囊壁薄，光滑；恶性肿瘤轮廓不规则，向周围浸润或伴有腹水。CT可判断肿瘤周围侵犯及远处的转移情况，对手术方案的制订有较大优势。

（4）PET或PET－CT：对卵巢肿瘤的敏感性和特异性均不高，一般不推荐用于初次诊断。

（5）腹部X线摄片：卵巢畸胎瘤可显示牙齿、骨质及钙化囊壁。

2.肿瘤标志物　目前尚无任何一种肿瘤标志物为某一肿瘤专有，各种类型的卵巢肿瘤可具有相对较特殊的标志物，可辅助诊断。

（1）CA125：80％卵巢上皮性癌患者血清CA125高于正常，90％以上患者CA125水平与病情缓解或加重相关，故更多用于病情监测和疗效评估。正常值为35U/mL。子宫内膜异位症、盆腔炎等疾病CA125也会轻度升高。

（2）AFP：对卵巢内胚窦瘤有特异性诊断价值，对未成熟畸胎瘤、含卵黄囊成分的混合性无性细胞瘤也有协助诊断的意义，其AFP也可升高。正常值为20～25U/mL。

（3）HCG：对非妊娠性卵巢绒癌诊断有特异性，恶性生殖细胞肿瘤常为混合型，HCG也升高。

（4）性激素：颗粒细胞瘤、卵泡膜细胞瘤产生较高水平的雌激素，浆液性、黏液性囊腺瘤或勃勒纳瘤有时也可分泌一定量的雌激素。

（5）人附睾蛋白4（HE4）：HE4是继CA125后被高度认可的卵巢上皮性癌肿瘤标志物，目前推荐其与CA125联合应用来判断盆腔肿块的良、恶性。

3.腹腔镜检查　可直接观察肿块情况，了解盆腔、腹腔及横膈等部位的情况，在可疑部位进行多点活检，可抽取腹腔积液行细胞学检查。但是有其局限性，比如，无法观察腹膜后淋巴结。对巨大肿块或粘连性肿块禁忌腹腔镜检查。

4.细胞学检查　腹水或腹腔冲洗液找癌细胞对Ⅰ期患者进一步确定分期及选择治疗有意义，若有胸腔积液应做细胞学检查确定有无胸腔转移并可以随访观察疗效。

（六）鉴别诊断

1.卵巢良性肿瘤与恶性肿瘤的鉴别（表6－9）

表 6－9　卵巢良性肿瘤和恶性肿瘤的鉴别

鉴别内容		良性肿瘤	恶性肿瘤
病史	年龄 病程	20～50 岁 长,生长缓慢	<20 岁,>50 岁 短,迅速增大
体征	包块部位性质 腹水征	单侧多,囊性,光滑,活动 无	双侧多,实性或囊实性,不规则,固定,结节状 多为血性腹水,可查到恶性细胞
一般情况		良好	可有消瘦、恶病质
B 型超声		肿瘤边界清楚,液性暗区,有间隔光带	边界不清,暗区内有杂乱光团、光点(实质、囊实或囊性囊内有乳头)
CA125		<35U/mL	>35U/mL

2.卵巢良性肿瘤的鉴别诊断

(1)卵巢瘤样病变(ovarian tumor like condition):滤泡囊肿和黄体囊肿是育龄期妇女最常见的卵巢瘤样病变。多为单侧,壁薄,直径≤5cm。可观察或口服避孕药,2～3 个月内可自行消失;若肿块持续存在或增大,应考虑卵巢肿瘤的可能性。

(2)输卵管卵巢囊肿:为炎性囊性积液,常有不孕或盆腔炎性疾病病史。两侧附件区有不规则条形囊性包块,边界较清,活动差。

(3)子宫肌瘤:浆膜下子宫肌瘤或子宫肌瘤发生囊性变时,容易与卵巢肿瘤混淆。子宫肌瘤常为多发性,与子宫相连,检查时随子宫体及子宫颈移动。可有月经改变症状,通过 B 型超声检查可协助鉴别。

(4)腹腔积液:大量腹水应与巨大卵巢囊肿鉴别。腹水常有肝、心、肾脏病史,平卧时腹部两侧突出如蛙腹,叩诊中间鼓音,两侧浊音,移动性浊音阳性;B 型超声检查见不规则液性暗区,液平面随体位改变,其间有肠曲光团浮动,无占位性病变。而巨大卵巢囊肿平卧时于腹部中间隆起,叩诊中间浊音,两侧鼓音,无移动性浊音,有清晰的边界;B 型超声检查见球形液性暗区,边界整齐光滑,液平面不随体位移动。

(5)妊娠子宫:妊娠早期或中期时,子宫增大变软,峡部变软,查体时子宫体和子宫颈似不相连,容易将子宫体误认为是卵巢肿瘤。通过停经史、B 超及血或尿 HCG 可鉴别诊断。

3.卵巢恶性肿瘤的鉴别诊断

(1)子宫内膜异位症:内异症形成的粘连性肿块及直肠子宫陷凹结节有时与卵巢恶性肿瘤很难鉴别。内异症常有进行性加重的痛经、经量过多、不规则阴道流血等症状。通过 B 型超声、腹腔镜等检查有助于鉴别,必要时可剖腹探查以明确诊断。

(2)结核性腹膜炎:有肺结核史,合并腹水和盆腹腔内粘连性块物。多发生于年轻、不孕妇女,常伴月经稀少或闭经。有低热、盗汗、消瘦、乏力、食欲不振等结核的全身症状。妇科检查时可发现肿块位置较高,形状不规则,界限不清,不活动。叩诊时鼓音和浊音分界不清。X线胸部摄片、B 型超声检查、胃肠检查等多可协助诊断,必要时行剖腹探查或腹腔镜检查作活检以明确诊断。

(3)生殖道以外的肿瘤:需与腹膜后肿瘤、直肠癌、乙状结肠癌等鉴别。腹膜后肿瘤固定不动,位置低者可使子宫、直肠或输尿管移位。肠癌多有消化道症状。B 型超声检查、钡剂灌肠、肠镜、静脉肾盂造影等检查有助于鉴别。

（七）并发症

1. 蒂扭转　蒂扭转是常见的妇科急腹症之一，约10%卵巢肿瘤可发生蒂扭转，见图6—4。好发于瘤蒂较长、活动度良好、中等大小、重心偏于一侧的肿瘤，如皮样囊肿。蒂扭转常发生在患者体位突然改变时，或在妊娠期、产褥期子宫大小、位置改变时。卵巢肿瘤扭转的蒂由骨盆漏斗韧带、卵巢固有韧带和输卵管组成。卵巢肿瘤发生急性扭转后由于静脉回流受阻，瘤内极度充血或血管破裂导致瘤内出血，瘤体迅速增大，后因动脉血流受阻，肿瘤可发生坏死变为紫黑色，可破裂和继发感染。

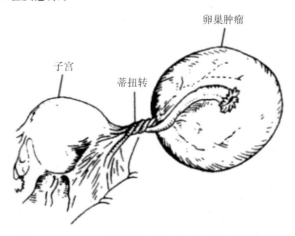

图6—4　卵巢肿瘤蒂扭转

蒂扭转的典型症状是突然发生一侧下腹剧痛，常伴恶心、呕吐甚至休克，为腹膜牵引或绞窄引起。妇科检查时可扪及张力较大的肿块，压痛明显，以蒂部最明显。有时不全扭转也可自然复位，腹痛随之缓解。卵巢肿瘤蒂扭转一经确诊应尽快行剖腹手术。术时应先在扭转蒂部靠子宫的一侧钳夹后，再切除肿瘤和扭转的瘤蒂，钳夹前不可将扭转的蒂回复，以防血栓脱落造成重要器官栓塞。

2. 破裂　约3%卵巢肿瘤会发生破裂，破裂有外伤性或自发性。外伤性破裂常在腹部受外力撞击、分娩、性交、妇科检查及穿刺后引起。自发性破裂常因肿瘤生长过快导致，发生恶性变浸润性生长时可穿破囊壁所致。其症状轻重取决于破裂口大小、流入腹腔囊液的量和性质。破裂有时可导致腹腔内出血、腹膜炎及休克。妇科查体时可发现腹部压痛、腹肌紧张，可有腹水征，原先存在的肿块消失或扪及缩小的肿块。疑有肿瘤破裂时应立即剖腹探查手术，术中尽量吸净囊液，并涂片行细胞学检查，彻底清洗盆、腹腔，注意破口边缘有无恶变，标本应送病理学检查。

3. 感染　较少见。多因卵巢肿瘤蒂扭转或破裂后继发感染，也可由于邻近器官感染灶（如阑尾脓肿）发生扩散。患者可表现为发热、腹痛、腹部压痛反跳痛、腹肌紧张、腹部能扪及肿块及白细胞升高等。治疗应先积极抗感染治疗，然后手术切除肿瘤。如果感染较严重，或者短期内感染不能控制，应立即手术切除感染灶。

4. 恶变　卵巢良性肿瘤可发生恶变，早期无症状不易发现。如果发现肿瘤生长迅速，特别是双侧性的卵巢肿瘤，应考虑有恶变可能，因此确诊为卵巢肿瘤者应尽早手术。

（八）恶性肿瘤预后

预后与分期、病理类型及分级、年龄、治疗方式等有关。以分期和初次手术后残存灶大小最重要,期别越早、残余灶越小,预后越好。低度恶性肿瘤疗效较恶性程度高者为佳;细胞分化良好者疗效较分化不良者好;对化疗药物敏感者,疗效较好;术后残余癌灶直径<1cm者,化疗效果较明显;老年患者免疫功能低下,预后不如年轻患者。

(九)恶性肿瘤随访与监测

卵巢恶性肿瘤易复发,应长期随访和监测。

1. 随访时间　治疗后第1年每3个月随访1次;第2~4年每4~6个月随访1次;第5年及以后每年随访1次。

2. 随访内容　包括临床症状、体征、全身及盆腔检查(包括乳腺检查),B型超声检查。肿瘤标志物测定,如血清CA125、AFP、HCG等,根据组织学类型选择。对可产生性激素的肿瘤可检测雌激素、孕激素和雄激素。临床检查或肿瘤标志物检查提示肿瘤复发时可选择CT、MRI和(或)PET检查等。

(十)预防

卵巢恶性肿瘤的病因不清,难以预防。但应积极采取措施对高危人群严密监测随访。早期诊治可改善预后。

1. 口服避孕药　流行病学调查显示口服避孕药是卵巢上皮性癌的保护因素,高危妇女可口服避孕药预防卵巢癌。

2. 早期诊断及处理　正确处理附件包块,对实质性,或囊实相间,或直径>5cm的囊性附件包块,应及时手术切除。重视青春期前、绝经后或生育年龄口服避孕药的妇女,若发现卵巢肿大,应及时明确诊断。对诊断不清或治疗无效的,尤其对发现于绝经后或伴有消化道症状者,应通过肿瘤标志物和影像学等检查,必要时行腹腔镜检查明确诊断,有恶性征象时及早手术,切忌盲目观察随访。

3. 开展普查普治　30岁以上妇女每年应行妇科检查;高危人群每半年检查1次,以早期发现或排除卵巢肿瘤。目前还缺乏有循证医学依据的卵巢癌筛查方案。应用血清CA125检测联合盆腔B型超声检查、盆腔检查用于普通人群筛查其敏感性和特异性尚不理想。

4. 预防性卵巢切除　遗传性卵巢癌综合征(HOCS)家族成员是发生卵巢癌的高危人群,与BRCA基因突变密切相关,因此,对BRCA基因突变者建议行预防性卵巢切除以预防卵巢癌的发生。乳癌、胃肠癌等患者,治疗后应严密随访,定期妇科检查,确定有无卵巢转移癌可能。

二、卵巢上皮性肿瘤

卵巢上皮性肿瘤(ovarian epithelial tumor)为最常见的卵巢肿瘤,占原发性卵巢肿瘤的50%~70%,占卵巢恶性肿瘤的85%~90%,发病年龄多见于30~60岁,很少发生在青春期和婴幼儿。可分为良性、恶性及交界性。交界性肿瘤是指形态和生物学行为界于良性和恶性之间,具有低度恶性潜能的肿瘤,上皮细胞增生活跃、细胞层次增加、核异型及核分裂象增加,常无间质浸润。生长缓慢,转移率低,复发迟。

肿瘤来源于卵巢表面的生发上皮,由胚胎时期原始体腔上皮转化而来,具有分化为各种苗勒上皮的潜能,向输卵管上皮分化,形成浆液性肿瘤;向子宫颈黏膜分化,形成黏液性肿瘤;向子宫内膜分化,形成子宫内膜样肿瘤。因此,依据上皮的组织学类型上皮性肿瘤可分为浆液性、黏液性和子宫内膜样肿瘤。

（一）发病相关因素

卵巢上皮性肿瘤的病因尚不清楚。

1.内分泌因素　未产、不孕、初潮早、绝经迟等是卵巢癌的危险因素，多次妊娠、哺乳和口服避孕药是保护因素。有学者提出持续排卵的假说，持续排卵使卵巢表面上皮不断损伤与不断修复，在修复过程中卵巢表面上皮细胞可能发生基因突变，增加卵巢上皮包涵囊肿形成的机会，从而诱发卵巢癌。

2.遗传和家族因素　遗传基因已被认为是特殊相关因素。家族性卵巢癌占全部卵巢癌的 5%～10%，绝大多数遗传性卵巢癌和 BRCA1、BRCA2 基因突变有关，并与遗传性非息肉性结直肠癌综合征相关联。

（二）病理

卵巢上皮肿瘤组织学类型主要有：

1.浆液性肿瘤

（1）浆液性囊腺瘤（serous cystadenoma）：常见，约占卵巢良性肿瘤的 25%。多为单侧，呈球形，大小不等，表面光滑，壁薄，由单个或多个纤维分隔的囊腔组成，囊内充满清亮液体，一般无囊壁的上皮性增厚和乳头状突起。镜下见囊壁为纤维结缔组织，囊腔由单层柱状上皮衬覆。

（2）交界性装液性囊腺瘤（borderline serous cystadenoma）：中等大小，多为双侧，囊内较少有乳头状生长。镜下见乳头分支纤细而密，上皮细胞复层不超过 3 层，细胞轻度异型，核分裂<1/HP，无间质浸润，预后好。

（3）浆液性囊性癌（serous cystadenocarcinoma）：是最常见的卵巢恶性肿瘤，占卵巢上皮性癌的 75%。多为双侧，体积大，半实质性，灰白色，结节状或分叶状，或有乳突状增生，切面为多房，腔内充满乳头，质脆，出血、坏死。镜下见囊壁上皮明显增生，复层排列，一般在 4～5 层以上。最主要的特征是伴有明显的癌细胞破坏性间质浸润。肿瘤细胞呈现癌细胞特点，细胞异型性明显，核分裂象多见，乳头分支多而复杂，呈树枝状分布，或呈未分化的特点。5 年生存率仅为 20%～30%。

2.黏液性肿瘤

（1）黏液囊性瘤（mucinous cystadenoma）：常见，占卵巢良性肿瘤的 20%。多为单侧，圆形或卵圆形，体积较大，表面光滑，灰白色，由多个大小不一的囊腔组成，囊腔内充满富含黏液蛋白和糖蛋白的胶冻样黏液，较少形成乳头。镜下见囊壁为纤维结缔组织，被覆单层高柱状上皮，可见杯状细胞及嗜银细胞。恶变率为 5%～10%。

2%～5%的黏液囊性瘤可自行破裂，瘤细胞种植在腹膜上继续生长并分泌黏液，在腹膜表面形成胶冻样黏液团块，极似卵巢癌转移，称腹膜黏液瘤（myxoma peritonei）。盆腔和（或）腹腔内见丰富的胶冻样黏液团块，瘤细胞呈良性，分泌旺盛，很少见细胞异型和核分裂，多限于腹膜表面生长，一般不浸润脏器实质。但大多数腹膜黏液瘤继发于高分化阑尾黏液肿瘤或其他胃肠道原发肿瘤。

（2）交界性黏液性囊腺瘤（borderline mucinous cystadenoma）：一般较大，少数为双侧，表面光滑，常为多房，切面见囊壁增厚，有实质区和乳头状形成，乳头细小，质软。镜下见细胞层次增加，一般不超过 3 层，细胞轻度异型，细胞核大、深染，核分裂增加，增生上皮向腔内突出形成粗短乳头，无间质浸润。

（3）黏液性囊液癌（mucinous cystadenocarcinoma）：占卵巢上皮癌的 10%，多为单侧，瘤体较大，囊壁可见乳头或实质区，切面为囊实性，囊液浑浊或呈血性，镜下见腺体密集，间质较少，腺上皮细胞超过 3 层，明显异型，并有间质浸润。预后较浆液性囊腺癌好。

3. 卵巢子宫内膜样肿瘤　良性肿瘤较少见，多为单房，表面光滑，囊壁衬以单层柱状上皮，似正常子宫内膜，间质内可有含铁血黄素的吞噬细胞，交界性瘤也很少见。卵巢子宫内膜样癌（endometrioid carcinoma）占卵巢上皮性癌的 2%，肿瘤多为单侧，中等大，囊实性或大部分实性，外形光滑或呈结节状，或有乳头生长，切面灰白色，质脆，往往有大片出血，囊液多呈血性。镜下特点与子宫内膜癌极相似，多为高分化腺癌或腺棘皮癌，常并发子宫内膜癌，不易鉴别何者为原发或继发。

4. 透明细胞肿瘤　透明细胞肿瘤来源于苗勒管上皮，除卵巢外亦可见于子宫颈、阴道、子宫内膜。良性罕见，交界恶性者上皮由 1～3 层多角形靴钉状细胞组成，核有异型性但无间质浸润，常合并透明细胞癌存在。

透明细胞癌（clear cell carcinoma）占卵巢癌的 5%～11%，患者均为成年妇女，平均年龄48～58 岁，10%合并高血钙症。常合并子宫内膜异位症。呈囊实性，单侧多，较大。镜下瘤细胞质丰富或呈泡状，含丰富糖原，排列成实性片状、索状、乳头状。瘤细胞核异型性明显，深染，有特殊的靴钉状细胞覆于囊内及管状结构。易转移至腹膜后淋巴结及肝。

5. 勃勒纳瘤　勃勒纳瘤即移行细胞瘤。由卵巢表面上皮向移行上皮分化而形成，占卵巢肿瘤的 1.5%～2.5%。多数为良性，单侧，体积小（直径<5cm），表面光滑，多为实性，质硬韧，切面呈灰白或浅黄色，编织状结构，有沙粒感，如纤维瘤。小肿瘤常位于卵巢髓质近卵巢门处。亦有交界性及恶性，由卵巢表面上皮直接恶变的原发性移行细胞癌，恶性程度高。对化疗较敏感，预后较好。

6. 未分化癌　小细胞癌是未分化癌中常见的最有特征的一种，发病年龄 9～43 岁，平均24 岁，70%合并高血钙症。常为单侧，较大，表面光滑或结节状，切面为实性或囊实性，质软、脆，分叶或结节状，呈褐色或灰黄色，多数伴有坏死、出血。镜检癌细胞为未分化小细胞，呈圆形或梭形，胞质少，核圆或卵圆，有核仁，核分裂多见。细胞排列紧密，呈弥散样，巢状、片状生长。恶性程度极高，预后极差，90%的患者 1 年内死亡。

上皮性癌组织学可分为 G1、G2 和 G3 级，组织学分级影响预后，且较组织学类型更重要，分级越高，预后越差。

（三）治疗

1. 良性肿瘤　除疑为卵巢瘤样病变，可做短期观察外，一经确诊，应手术治疗。根据患者年龄、生育要求及对侧卵巢情况，决定手术范围。年轻、单侧肿瘤行患侧卵巢肿瘤剔除或卵巢切除术，保留同侧正常卵巢组织和对侧正常卵巢；双侧良性肿瘤应争取行肿瘤剥除术。绝经后妇女可行子宫及双侧附件切除术或单侧附件切除术。术中应剖检肿瘤，作冷冻切片组织学检查，明确肿瘤性质以确定手术范围。为防止肿瘤破裂、囊液流出，避免瘤细胞种植于腹腔，卵巢肿瘤应完整取出。巨大良性囊性肿瘤可先穿刺放液，待体积缩小后取出，但穿刺前需保护穿刺周围组织，以防被囊液污染。放液速度应缓慢，以避免腹压骤降发生休克。

2. 交界性肿瘤　主要采用手术治疗。参照卵巢癌手术方法进行全面的手术分期或肿瘤细胞减灭术，但临床Ⅰ期患者可不行后腹膜淋巴结切除术。年轻希望保留生育功能的Ⅰ期患者可考虑保留正常的子宫和对侧正常卵巢。交界性肿瘤术后一般不需化疗，化疗只用于在腹膜、大网膜有浸润种植或术后短期内复发患者。复发病例也应采取手术治疗。

3.恶性肿瘤 初次治疗原则是手术为主,辅以化疗、放疗等综合治疗。

(1)手术治疗:是治疗的主要手段。疑为恶性肿瘤者,应尽早剖腹探查。根据探查及冷冻切片病理检查结果,决定肿瘤分期及手术范围。初次手术的彻底性与预后密切相关。对晚期病例争取完成手术缩瘤治疗。早期(FIGO Ⅰ、Ⅱ期)应行全面分期手术,包括:足够大的腹部正中直切口;留取腹水或腹腔冲洗液行细胞学检查;全面探查全部腹膜和腹腔器官表面;对可疑病灶及易发生转移部位多处取材作活检和(或)切除;正常腹膜随机盲检,包括右半横膈下面、膀胱返折、子宫直肠陷凹、左右侧结肠旁隐窝和双侧盆壁;全子宫和双附件切除(卵巢动静脉高位结扎);结肠下网膜切除;选择性盆腔淋巴结切除及腹主动脉旁淋巴结切除;黏液性肿瘤者应行阑尾切除。

对于年轻的早期患者需考虑其生育问题,但应根据肿瘤的范围仔细讨论其预后,签署知情同意书后方可行保留生育功能手术。经过准确的手术分期,符合下列条件的年轻、有生育要求的患者可考虑保留子宫和对侧卵巢:ⅠA期、术中剖视对侧卵巢未发现肿瘤,肿瘤分化高、低度恶性,术后有条件密切随访的。

晚期卵巢上皮性癌行肿瘤细胞减灭术,手术的主要目的是切除所有原发灶,尽可能切除所有转移灶,使残余肿瘤病灶达到最小,必要时可切除部分肠管、膀胱、脾脏等器官。若最大残余灶直径<1cm,称满意或理想的肿瘤细胞减灭术。对于经评估无法达到满意手术的部分晚期卵巢上皮性癌的患者,在获得明确的组织学诊断后可先行2~3个疗程的新辅助化疗(neoadjuvant chemotherapy,NACT)后再进行手术,这类手术被称为中间型手术(interval surgery),能提高肿瘤切除率,降低手术并发症。

(2)化疗:卵巢上皮性癌对化疗较敏感,即使已有广泛转移也能取得一定疗效。除经过全面分期手术的ⅠA和ⅠB期且为G1的患者不需化疗外,其他患者均需化疗。化疗主要用于:①初次手术后辅助化疗,以杀灭残留癌灶、控制复发,以缓解症状、延长生存期。②新辅助化疗使肿瘤缩小,为达到满意手术创造条件。③作为不能耐受手术者的主要治疗,但很少应用。④也可用于复发性癌。

常用化疗药物有顺铂、卡铂、紫杉醇、环磷酰胺、依托泊苷等。多采用以铂类为基础的联合化疗,其中铂类联合紫杉醇(TP方案)为"金标准"一线化疗方案。老年患者可用卡铂或紫杉醇单药化疗。一般采用静脉化疗,对于初次手术达到满意的患者也可以采用静脉腹腔联合化疗。早期患者3~6个疗程,晚期患者6~8个疗程。疗程间隔一般为3周,但也有对紫杉醇采用间隔1周给药。

化疗为卵巢癌有效的重要治疗方法,多数药物的主要不良反应为严重骨髓抑制。基因重组各种集落刺激因子(CSF)能显著提高外周血中性粒细胞水平,可使外周血各种成分增加。在CSF支持下可减轻化疗中白细胞下降程度,减少合并感染及抗生素使用,并可使化疗剂量适当增加,以提高疗效。

(3)放疗:其治疗价值有限,对于复发患者可选用姑息性局部放疗。

(4)生物治疗:包括免疫治疗、基因治疗和生物反应调节剂的临床使用。目前临床已经开展的是细胞因子治疗,如白细胞介素-2、干扰素、胸腺素等,其具有多种抗肿瘤效应。已有研究发现卵巢癌细胞诱导肿瘤局部免疫抑制可能是卵巢癌免疫逃逸的关键机制,并证明了细胞因子治疗卵巢癌的有效性。分子靶向治疗作为卵巢癌的辅助治疗手段,已呈现出一定的临床疗效,如血管内皮生长因子(VEGF)的抑制剂贝伐珠单抗等,其临床推荐使用方案是(7.5～15)mg/kg,疗程间隔3周,可与标准化疗方案同时应用。

4.复发性癌 复发性卵巢癌是指经过满意的肿瘤细胞减灭术和正规足量化疗后达到临床完全缓解,停药半年后临床上再次出现肿瘤复发的征象。卵巢癌复发的证据包括:

①CA125水平升高。②体格检查发现肿块。③影像学检查发现肿块。④出现胸腹水。⑤出现不明原因的肠梗阻。凡出现上述中的两项或以上者,应考虑到卵巢癌复发。卵巢上皮性癌一经复发,预后很差,选择治疗时应优先考虑患者的生活质量。

手术治疗的作用有限,应仔细、全面评估后实施。主要用于:①解除并发症如肠梗阻等。②对二线化疗敏感的复发灶再次减灭。③孤立复发灶的切除。

化疗是主要的治疗手段,药物的选择应根据一线化疗的方案、疗效、毒副反应及无瘤生存时间综合考虑,可按以下原则选择方案:①未用铂类者可选择以铂类为主的联合化疗。②完成铂类药物化疗后,无瘤生存时间>6个月者可再选择以铂类为主的联合化疗。③完成铂类药物化疗后无瘤生存时间<6个月或铂类药物化疗未达完全缓解者,应选用与铂类无交叉耐药的药物,如吉西他滨、脂质体阿霉素、拓扑替康、依托泊苷等。

三、非卵巢上皮性肿瘤

常见的非卵巢上皮性肿瘤有生殖细胞肿瘤、性索间质肿瘤和转移性肿瘤,约占卵巢恶性肿瘤的10%。

(一)卵巢生殖细胞肿瘤

卵巢生殖细胞肿瘤(ovarian germ cell tumor)为来源于生殖细胞的一组卵巢肿瘤,其发生率仅次于上皮性肿瘤,占卵巢肿瘤的20%～40%。多发于年轻妇女及幼女,青春期前患者占60%～90%,绝经后患者仅占4%。

1.病理

(1)畸胎瘤:畸胎瘤(teratoma)由多胚层组织构成,偶见只含一个胚层成分。肿瘤组织多数成熟,少数未成熟;多数为囊性,少数为实性。肿瘤的良、恶性及恶性程度取决于组织分化程度。

1)成熟畸胎瘤(mature teratoma):又称为囊性畸胎瘤、皮样囊肿,属良性肿瘤,占卵巢肿瘤的10%～20%、生殖细胞肿瘤的85%～97%、畸胎瘤的95%以上。可发于任何年龄,以生育年龄居多。肿瘤多为单侧,双侧占10%～17%,中等大小,可为圆形、卵圆形或分叶状,表面光滑,包膜完整,质韧。切面多为单房,亦可多房,内含油脂和毛发,有时可见牙齿或骨质。囊壁内层为复层扁平上皮,囊内壁可见小丘样隆起向腔内突出称为"头节"。肿瘤由外、中、内胚层来源的组织构成,偶见向单一胚层分化,形成高度特异性畸胎瘤,如卵巢甲状腺肿(struma ovarii),分泌甲状腺激素,甚至引起甲亢。成熟囊性畸胎瘤恶变率为2%～4%,多见于绝经后妇女;"头节"的上皮易恶变,形成鳞状细胞癌,预后差。

2)未成熟畸胎瘤(immature teratoma):属恶性肿瘤,占卵巢畸胎瘤的1%～3%。多见于年轻患者,平均年龄11～19岁。肿瘤含2～3个胚层,由分化程度不同的未成熟胚胎组织构成,主要为原始神经组织。肉眼观:肿瘤多为实性,分叶状,可有囊性区域。镜下所见:在与成熟畸胎瘤相似的组织结构背景上,可见未成熟神经组织组成的原始神经管和菊形团,偶见神经母细胞瘤成分,此外,常见未成熟的骨或软骨组织。肿瘤恶性程度根据未成熟组织所占比例、分化程度及神经上皮含量而定。该肿瘤复发及转移率均高,但复发后再次手术可见未成熟肿瘤组织向成熟组织分化,即恶性程度逆转现象。

(2)无性细胞瘤:无性细胞瘤(dysgerminoma)占卵巢恶性肿瘤的5%,是由未分化的、多潜能原始生殖细胞组成的恶性肿瘤。好发于青春期及生育期妇女,中度恶性。单侧居多,右侧多于左侧。肉眼观:肿瘤为圆形或卵圆形,一般较大,质实,触之如橡皮样,表面光滑或结节状,切面淡棕色。镜下所见:细胞体积大而一致,细胞膜清晰,胞质空亮,充满糖原,细胞核居中,核大,核分裂象多见,瘤细胞排列成巢状或条索状,有少量纤维组织相隔,间质中常有淋巴细胞浸润,并有结核样肉芽肿结构。对放疗敏感。

(3)卵黄囊瘤:卵黄囊瘤(yolk sac tumor)来源于胚外结构卵黄囊,其组织结构与大鼠胎盘的内胚窦特殊血管周围结构(Schiller—Duval 小体)相似,又名内胚窦瘤(endodermal sinus tumor),较罕见,占卵巢恶性肿瘤的1%,常见于儿童及年轻妇女。多为单侧,体积一般较大,呈圆形或卵圆形,边界不清。切面灰黄色,呈实体状,部分呈囊性,质脆,可有局部出血坏死。镜下见疏松网状和内皮窦样结构。瘤细胞呈扁平、立方、柱状或多角形,可产生甲胎蛋白(AFP),故患者血清 AFP 升高,是诊断及病情监测的重要标志物。恶性程度高,生长迅速,易早期转移,预后差,但该肿瘤对化疗十分敏感,现经手术联合化疗,患者生存期明显延长。

2.治疗

(1)良性生殖细胞肿瘤:参照良性上皮性肿瘤治疗方法。单侧肿瘤应行卵巢肿瘤剔除术或患侧附件切除术;双侧肿瘤者应行双侧卵巢肿瘤剔除术。绝经后妇女可考虑行全子宫及双侧附件切除术。

(2)恶性生殖细胞肿瘤

1)手术治疗:建议全面分期手术。对年轻并希望保留生育功能者,手术基本原则是无论期别早晚,只要对侧卵巢和子宫未被肿瘤浸润,在进行全面手术分期基础上,均可行保留生育功能手术,对复发者仍主张积极手术。

2)化疗:除Ⅰ期无性细胞瘤和Ⅰ期、G1 的未成熟畸胎瘤外,其他患者均需化疗。因博来霉素有肺纤维化的不良反应,故考虑使用博来霉素前,应予肺功能检查。

3)放疗:无性细胞瘤对放疗敏感,但放疗会破坏患者卵巢功能,故已极少应用,仅用于治疗复发的无性细胞瘤。

(二)卵巢性索间质肿瘤

卵巢性索间质肿瘤(ovarian sex cord stromal tumor)来源于原始性腺中的性索及间质组织,占卵巢肿瘤的4.3%~6%。性索向上皮分化形成颗粒细胞瘤或支持细胞瘤;向间质分化形成卵泡膜细胞瘤或间质细胞瘤。此类肿瘤常有内分泌功能,故又称卵巢功能性肿瘤。

1.病理

(1)颗粒细胞—间质细胞瘤:颗粒细胞—间质细胞瘤(granulosa—stromal cell tumor)由性索的颗粒细胞及间质的衍生成分如成纤维细胞及卵泡膜细胞组成。

1)颗粒细胞瘤(granulosa cell tumor):在病理上颗粒细胞瘤分为成年型和幼年型。

成人型颗粒细胞瘤占95%,属低度恶性肿瘤,可发生于任何年龄,高峰为 45~55 岁。颗粒细胞瘤是伴有雌激素分泌的功能性肿瘤,青春期前患者可出现性早熟,生育年龄患者出现月经紊乱,绝经后则有不规则阴道流血,常合并子宫内膜增生,甚至发生癌变。肿瘤多为单侧,体积较大,呈囊实性,肿瘤的部分区域呈黄色,常伴出血。镜下见颗粒细胞大小不一,体积较小,呈椭圆形或多边形,细胞质少,细胞核通常可见核沟,呈咖啡豆样外观。瘤细胞排列成弥漫型、岛屿型、梁索型,分化较好的瘤细胞常围绕一腔隙,呈菊花样排列,中央为嗜伊红物质或退化的细胞核碎片,称为 Call－Exner 小体。预后较好,5 年生存率达 80％以上,但有晚期复发倾向。

幼年型颗粒细胞瘤罕见,仅占 5％,恶性度极高。主要发生于青少年,98％为单侧。镜下肿瘤细胞排列呈卵泡样,缺乏核纵沟,胞质丰富,核分裂更活跃,极少含 Call－Exner 小体,10％～15％肿瘤细胞呈重度异型性。

2)卵泡膜细胞瘤(theca cell tumor):为良性功能性肿瘤,能分泌雌激素,故有女性化作用,常表现为月经失调和乳腺增大,多发生于绝经后妇女。常合并子宫内膜增生甚至子宫内膜癌。常与颗粒细胞瘤同时存在,但也可单一存在。良性多为单侧,大小不一,呈圆形、卵圆形或分叶状,表面被覆薄的有光泽的纤维包膜。切面为实性、灰白色。镜下见瘤细胞为成束的短梭形细胞,核卵圆形,胞质由于富含脂质而呈空泡状。玻璃样变的胶原纤维可将瘤细胞分割成巢状。恶性较少见,预后比卵巢上皮性癌好。

3)纤维瘤(fibroma):占卵巢肿瘤的 2％～5％,是较常见的良性肿瘤,多见于中年妇女。单侧居多,表面光滑或呈结节状,中等大小,实性,坚硬,切面灰白色。镜下见由梭形细胞组成,排列成编织状。纤维瘤伴有腹水或胸腔积液者,称为梅格斯综合征(meigs syndrome),手术切除肿瘤后,胸腔积液、腹水可自行消失。

(2)支持细胞－间质细胞瘤:支持细胞－间质细胞瘤(Sertoli－Leydig cell tumor)又称睾丸母细胞瘤(androblastoma),罕见,多发生于 40 岁以下妇女。肿瘤单侧居多,通常较小,可局限在卵巢门区或皮质区,实性,表面光滑而滑润,有时呈结节分叶状切面灰白色伴囊性变,囊内壁光滑,含血性浆液或黏液。镜下见不同分化程度的支持细胞及间质细胞。高分化者属良性,中、低分化者为恶性,占 10％～30％,具有男性化作用,少数无内分泌功能或呈雌激素升高,5 年生存率为 70％～90％。

2.治疗

(1)良性性索间质肿瘤:参照良性上皮性肿瘤的治疗方法。单侧肿瘤应行卵巢肿瘤剔除术或患侧附件切除术,双侧肿瘤者应行双侧卵巢肿瘤剔除术。绝经后妇女可考虑行全子宫及双侧附件切除术。

(2)恶性性索间质肿瘤

1)手术治疗:手术方法参照卵巢上皮性癌,但可不行后腹膜淋巴结切除。希望保留生育功能的Ⅰ期患者在分期手术的基础上,可实施保留生育功能手术。复发患者也可考虑手术。

2)术后辅助治疗:Ⅰ期低危患者术后随访,不需辅助治疗;Ⅰ期高危患者(肿瘤破裂,G3,肿瘤直径超过 10～15cm)术后可选择随访,也可选择化疗或放疗。而Ⅱ～Ⅳ期患者术后应给予化疗或残余灶放疗。常用化疗方案为 BEP(博来霉素＋依托泊苷＋铂类)或 TP(紫杉醇＋铂类)方案,一般化疗 6 个疗程。

(三)卵巢转移性肿瘤

占卵巢肿瘤的 5％～10％。体内任何部位如乳腺、肠、胃、生殖道、泌尿道等的原发性癌,均可转移到卵巢。库肯勃瘤(Krukenberg tumor)即印戒细胞癌(singnet－ring cell carcino-ma),是一种特殊的卵巢转移性腺癌,原发部位在胃肠道,肿瘤为双侧性,中等大,多保留卵巢原状或呈肾形。一般无粘连,切面实性,胶质样。镜下见典型印戒细胞,能产生黏液。

治疗原则是缓解和控制症状。若原发癌已经切除且无其他转移和复发迹象，转移癌仅局限于盆腔，可行全子宫及双侧附件切除术，并尽可能切除盆腔转移灶，术后配合化疗或放疗。大部分卵巢转移瘤治疗效果不佳，预后很差。

（刘瑞）

第十节 输卵管良性肿瘤

当胚胎 12 周时，女性胎儿副中肾管分化完毕，两侧头段发育成两侧的输卵管，两侧中段则融合成子宫，末端形成了子宫颈和阴道上段。输卵管肿瘤（tumours of the fallopian tube）较少见，占女性生殖系统肿瘤的 0.5%～1.1%，输卵管良性肿瘤则更罕见，它可来源于上皮、间质或其他组织。输卵管良性肿瘤的种类繁多，以腺瘤样瘤较多见，其他则包括了乳头状瘤、平滑肌瘤、血管瘤、脂肪瘤及畸胎瘤等。

输卵管肿瘤体积小且无明显症状，缺乏特异性症状及体征，术前难以确诊，易发生漏诊和误诊，大多数是在行盆、腹腔手术时发现。肿瘤的切除或患侧输卵管切除是主要的治疗手段，预后较良好。另外，因乳头状瘤与畸胎瘤偶可发生恶变，因此，在术中应行冷冻切片病理检查。

一、输卵管腺瘤样瘤

输卵管腺瘤样瘤（adenomatoid tumor of the fallopian tube）是最常见的一种输卵管良性肿瘤，生育期年龄妇女较多见，其中 80% 以上伴有子宫肌瘤，但未见恶变报道。是由 Golden 和 Ash 于 1945 年首先报道并命名的，其组织发生一直存在争议，近几年的免疫组化及超微结构研究均支持肿瘤起源于多能性间叶细胞。

临床上无特异性症状，多数患者是以其伴发的疾病，如子宫肌瘤或慢性输卵管炎的症状而就诊，易被其他疾病所遮掩。临床极少有确诊的病例，常在行妇科手术时被发现，造成大体标本检查易忽略而漏诊，致检出率低。

肿瘤体积较小，直径 1～3cm，位于输卵管肌壁、浆膜下，大体形态为实性，呈灰白色或灰黄色，与周围组织存在分界，但是无包膜。镜下可见致密排列的腺体，呈隧道样、血管瘤样或微囊样结构，覆盖低柱状上皮，核分裂象则罕见。诊断有困难时，免疫组化可协助诊断，其中，AB 阳性，CK，Vim，SMA、Calretinin 阳性即可确诊。治疗为手术切除患侧输卵管，预后良好。

二、输卵管乳头状瘤

输卵管乳头状瘤（papilloma of fallopian tube）多发于生育期年龄妇女，常与输卵管积水并发，偶亦与输卵管结核、淋病并存。肿瘤直径一般为 1～2cm，一般生长在输卵管黏膜，并突向管腔，呈疣状或菜花状。镜下可见的典型特点：乳头结构、大小不等，表面覆盖无纤毛细胞或少数纤毛细胞，细胞呈扁平、立方或柱形，核有中等程度的多形性，但核分裂象很少见。组织学上则需将这种良性病变与输卵管腺癌进行鉴别。

早期无症状，常常因合并输卵管周围炎、不孕或腹痛等就诊。随着肿瘤的发展，逐渐出现阴道排液，无臭味，合并感染时可呈脓性。管腔内液体经输卵管伞端流向腹腔即形成盆腔积液；当有多量液体向阴道排出时，可出现腹部绞痛。盆腔检查可触及附件形成的肿块，超声检查和腹腔镜可协助诊断,但最后确诊则有赖于病理检查。治疗为手术切除患侧输卵管,如有恶变者则按输卵管癌处理。

三、输卵管息肉

输卵管息肉(polyp of fallopian tube)可发生于生育年龄及绝经后。一般无症状,多在不孕行检查时发现。其发生原因不明,多位于输卵管腔内,与正常黏膜上皮有连续。镜下可无炎症证据。宫腔镜检查及子宫输卵管造影均可发现,但是,前者优于后者。乳头瘤和息肉的鉴别则是前者有乳头状结构。

四、输卵管平滑肌瘤

输卵管平滑肌瘤(leiomyoma of fallopian tube)较少见,近年来国内外文献共报道 20 例左右。其发生与胃肠道平滑肌瘤相似,而与雌激素无关,同子宫平滑肌瘤一样,可发生退行性病变。临床上常无症状,多在行其他手术时偶尔发现。肿瘤较小,单个,实质,表面光滑,肿瘤较大时可压迫管腔而致不孕或输卵管妊娠,亦可引起输卵管扭转而发生急性腹痛。治疗是手术切除患侧输卵管。

五、输卵管成熟性畸胎瘤

输卵管成熟性畸胎瘤(mature teratoma of fallopian tube)比恶性畸胎瘤更少见。大多为良性,来源于副中肾管或中肾管,可能是在胚胎早期,生殖细胞移行至卵巢的过程中,在输卵管区形成的。一般多为单侧,常位于输卵管峡部或壶腹部,以囊性病变为主,少数为实性;少数位于输卵管肌层内或浆膜层。肿瘤体积一般较小,为 1~2cm,镜下同卵巢畸胎瘤所见,可含有 3 个胚层成熟成分。

患者年龄一般在 21~60 岁,常见症状为盆腔或下腹部疼痛、痛经、月经不规则及绝经后阴道流血。由于无典型的临床症状,因此术前很难做出诊断。输卵管畸胎瘤可合并输卵管妊娠,治疗可仅行肿瘤切除或输卵管切除。

六、输卵管血管瘤

输卵管血管瘤(angioma of fallopian tube)极罕见,有学者认为是与女性性激素及血管瘤有关,但一般认为是在输卵管内的扩张海绵样血管由于扭转、损伤或炎症而引起。

肿瘤一般较小,位于浆膜下肌层内,分界不清,可见很多不规则小血管空隙,上覆扁平内皮细胞。血管被疏松结缔组织及管壁平滑肌纤维分隔。临床无症状,常在行其他手术时偶尔发现,也可因血管瘤破裂出血而引起腹痛。治疗可作患侧输卵管切除术。

(梁静雅)

第十一节　输卵管恶性肿瘤

一、原发性输卵管癌

原发性输卵管癌(primary carcinoma of the fallopian tube)是少见的女性生殖道恶性肿

瘤,占所有妇科恶性肿瘤的 0.1%～1.8%,发病高峰年龄是 52～57 岁,超过 60%的输卵管癌发生于绝经后的妇女。由于在诊断上的困难,并在临床上与卵巢癌容易混淆,而难以确诊,故其 5 年生存率较低。

(一)发病相关因素

病因不明,慢性输卵管炎通常与输卵管癌并存,多数学者认为慢性炎症刺激可能是原发的诱因。经病理检查多有炎性改变,推断慢性炎性刺激可能是发病的诱因。此外,遗传因素可能在输卵管癌的病因中扮演着重要的角色,目前,认为输卵管癌与卵巢上皮性癌均起源于米勒管上皮,有相似的病因学基础和基因异常,如 c－erb、p53 和 K－ras 突变等,并与 BRCA1 和 BRCA2 基因突变有关,故认为其病因可能与卵巢癌、子宫内膜癌的一些致病因素相关。

(二)病理

1.巨检　一般为单侧,双侧占 10%～26%,好发于输卵管壶腹部,其次为伞端,病灶始于黏膜层。早期输卵管外观正常,后局部呈结节状肿大,形状不规则,呈腊肠样,病灶可呈局限性结节状向管腔中生长,随病程的进展向输卵管伞端蔓延,管壁变薄,伞端常闭锁。切面见输卵管腔内有乳头状或菜花状赘生物,质脆,可有坏死团块,晚期其内有肿瘤组织,可由伞端突出于管口外及突出浆膜面。

2.显微镜检查　90%以上的输卵管癌是乳头状腺癌,其中 50%为浆液性癌。其他类型有透明细胞癌、子宫内膜样癌、鳞癌、腺鳞癌及黏液癌等。其组织病理分级为:Gx 组织分级无法评估;G1 高分化(乳头状);G2 中分化(乳头状－囊泡状);G3 低分化(囊泡状－髓样)。

3.组织学分型　Ⅰ级(即乳头状癌):分化较好,呈分枝乳头状,乳头覆以单层或多层异型上皮,呈柱状或立方状,细胞大小不等,核深染,核分裂象少见,乳头轴心为多少不等的血管纤维组织,较少侵犯输卵管肌层。可见到正常黏膜上皮和癌组织过渡形态。因而有学者将其称为原位癌,此型为临床上预后最好的类型。

Ⅱ级(即乳头状腺癌):分化较乳头状癌低,癌组织形成乳头或者腺管状结构,癌细胞异型间变明显,核分裂象增多,常侵犯输卵管壁。

Ⅲ级(即腺泡状髓样癌):分化程度最差,癌细胞排列成实性条索或片块状,某些区域呈腺泡状结构。癌细胞间变及异型性明显,可出现巨细胞。核分裂象多见,并易见病理性核分裂象。管壁明显浸润,常侵犯淋巴管,临床预后差。

(三)转移途径

1.直接扩散　脱落的癌细胞经开放的输卵管伞端转移至腹腔,种植在腹膜、大网膜、肠表面,也可直接侵入输卵管壁肌层,然后蔓延至邻近器官。

2.淋巴转移　输卵管癌可循髂部、腰部淋巴结至腹主动脉旁淋巴结,亦常见转移至大网膜。淋巴结是复发病灶最常见的部位。癌细胞充塞输卵管的淋巴管后,淋巴回流将癌细胞带到对侧输卵管形成双侧输卵管癌。

3.血行转移　少见或仅发生于晚期,经血循环可转移至肺、肝、脑及阴道等器官。

(四)分期

采用 FIGO(2006 年)制定的手术病理分期(表 6－10)。

表6—10 输卵管癌手术病理分期(FIGO,2006年)

分期	癌肿累及范围
0期	原位癌(局限于输卵管黏膜)
Ⅰ期	肿瘤局限于输卵管
ⅠA期	肿瘤局限于一侧输卵管,已扩展至黏膜下和(或)肌层,浆膜表面无穿破,无腹水
ⅠB期	肿瘤局限于双侧输卵管,已扩展至黏膜下和(或)肌层,浆膜表面无穿破,无腹水
ⅠC期	肿瘤局限于单或双侧输卵管,但已达到或穿破浆膜表面,或腹水中,或腹腔冲洗液中有恶性细胞
Ⅱ期	肿瘤累及一侧或双侧输卵管并有盆腔内扩散
ⅡA期	扩散和(或)转移到子宫和(或)卵巢
ⅡB期	扩散到其他盆腔器官
ⅡC期	ⅡA或ⅡA,腹水或腹腔冲洗液中有恶性细胞
Ⅲ期	肿瘤累及一侧或双侧输卵管并有盆腔以外的转移和(或)区域淋巴结转移;肝脏表面转移;癌局限于真盆腔内,但组织学证实癌扩散至小肠或大网膜
ⅢA期	肉眼见肿瘤局限于真骨盆,淋巴结阴性,但组织学证实腹腔腹膜表面存在镜下转移
ⅢB期	一侧或双侧输卵管癌,并有组织学证实腹腔腹膜表面肿瘤种植,但最大径线≤2cm,淋巴结阴性
ⅢC期	腹腔转移癌灶最大直径>2cm和(或)区域淋巴结阳性
Ⅳ期	一侧或双侧输卵管被肿瘤侵犯,伴有远处转移。有胸腔积液且胸腔细胞学阳性;肝实质转移

(五)诊断

1.病史

(1)发病年龄:2/3发生于绝经期后,以40~60岁的妇女多见。

(2)不孕史:原发性输卵管癌患者的不孕率比一般妇女高,1/3~1/2患者有原发或继发不孕史。

2.临床表现 输卵管癌患者常有原发或继发不孕史。早期无症状,体征多不典型,易被忽视或延误诊断。典型临床表现为阴道排液、腹痛及盆腔肿块,称为输卵管癌"三联症",但具有典型"三联症"的患者不到15%。

(1)阴道排液或阴道流血:异常阴道流血是最常见的主诉,超过50%的患者具有此症状,可伴有阴道水样分泌物、下腹部不适、腹胀和腹部压迫感。阴道排液患者10%有阵发性阴道排液,为浆液性黄水,量可多可少,常呈间歇性,有时为血性,通常无臭味。

(2)下腹疼痛:为常见症状,多发生在患侧,常表现为阵发性、间歇性钝痛或绞痛。阴道排出水样或血样液体,疼痛可缓解,经过一阶段后逐渐加剧而呈痉挛性绞痛。发生机制可能是伞端管腔被肿瘤阻塞,输卵管腔内容物潴留增多,内压增加,引起输卵管蠕动增加,为克服输卵管部分梗死而将积液排出。

(3)盆腔肿块:妇科检查可扪及肿块位于子宫一侧或后方,活动受限或固定不动。肿块因液体自阴道排出能缩小,液体积聚后能再增大。

(4)腹水:呈淡黄色,有时呈血性,其来源:①管腔内积液经输卵管伞端开口流入腹腔。②因癌瘤种植于腹膜而产生。

3.辅助检查

(1)影像学检查:包括B型超声、CT、MRI等,能确定肿块部位、大小、性状及有无转移和腹水等。

(2)血清 CA125 测定：CA125 可作为诊断和随诊原发性输卵管癌的指标。亦有报道 CA125 结果阳性的病例术后临床分期均为Ⅲ期、Ⅳ期，术后一周检查 CA125 值明显降低，甚至达正常范围，提示 CA125 可能对中、晚期输卵管癌术后监测有参考意义，并对预后判断有指导意义。

(3)细胞学检查：若阴道脱落细胞内找到癌细胞，尤其是腺癌细胞，而子宫颈及子宫内膜检查又排除癌症存在者，则应考虑输卵管癌的诊断。对于有大量阴道排液的患者，癌细胞可能被排出液冲走，导致细胞学阴性，需重复涂片检查。可行阴道后穹隆穿刺和宫腔吸出液的细胞学检查，亦可用子宫帽或月经杯收集排出液，增加阳性率，以提高输卵管恶性肿瘤的诊断。

(4)宫腔镜及腹腔镜检查：见输卵管增粗，外观似输卵管积水，呈茄子形态，有时可见到赘生物。

(5)子宫输卵管碘油造影：对输卵管恶性肿瘤的诊断有一定的价值，但有引起癌细胞扩散的危险，也难以区分输卵管肿瘤、积水、炎症，故一般不宜采用。

4.鉴别诊断

(1)继发性输卵管癌：需符合：①原发性病灶，大部分存在于输卵管的黏膜层，而继发性输卵管癌的黏膜上皮基本完整而病灶主要在间质内。②原发性大多数都能看出乳头状结构，肌层癌灶多为散在病灶。③原发性输卵管癌的早期癌变处可找到正常上皮到癌变的过渡形态。

(2)附件炎性肿块：输卵管积水或输卵管卵巢囊肿都可表现为活动受限的附件囊性包块，在盆腔检查时很难与原发性输卵管癌区分并且两者均有不孕史，如患者年龄偏大，且有阴道排液，则应要考虑输卵管癌，并进一步作各项辅助检查，以协助诊断。

(3)卵巢肿瘤：无输卵管癌的典型症状，输卵管癌多表现为阴道排液，而卵巢癌常为不规则阴道流血。盆腔检查时，卵巢良性肿瘤一般可活动，而输卵管癌的肿块多固定；卵巢癌表面常有结节感，若伴有腹水者多考虑卵巢癌，还可用 B 型超声及 CT 等检查以协助鉴别。

(4)子宫内膜癌：多以不规则阴道流血为主诉，可因有阴道排液而与输卵管恶性肿瘤相混清，但可通过分段诊刮病理以鉴别。

(六)治疗

由于原发性输卵管癌的组织学特征、生物学行为和预后相关因素均与卵巢浆液性癌相似，因此原发性输卵管癌的处理原则参照卵巢上皮性癌，输卵管癌的治疗以手术治疗为主，化学治疗等为辅的原则，应强调首次治疗的彻底性。早期患者行分期手术，晚期患者行肿瘤细胞减灭术。除了Ⅰ期、G1 患者术后不需化疗外，其他所有患者术后均需接受以铂类为基础的联合化疗。

1.手术治疗 彻底的手术切除是输卵管癌最根本的治疗方法。早期患者行全面的分期手术，包括全子宫、双侧附件、大网膜切除及腹膜后淋巴结清扫；晚期行肿瘤细胞减灭术，手术时应尽可能切净原发病灶及其转移病灶。

(1)早期输卵管癌的处理

1)原位癌的处理：患者手术治疗如前所述范围切除肿瘤。输卵管原位癌手术切除后不提倡辅助治疗。

2)FIGOⅠ期、FIGOⅡ期的处理：此期应该进行手术分期。若最终的组织学诊断为腺癌原位癌或Ⅰ期，分化Ⅰ级，术后不必辅助化疗；其他患者，应行以铂类为基础的化疗。

（2）晚期输卵管癌的处理

1）FIGOⅢ期的处理：除非另有论述，所有输卵管癌都指腺癌和卵巢癌类似，应采用以铂类为基础的化疗。在减灭术后应行以铂类为基础的化疗；若患者初次诊断时因为医学禁忌证而未行理想的减灭术，应接受以铂类为基础的化疗，然后再重新评估；化疗3个周期后，再次评估时可以考虑二次探查，如有残留病灶，应行二次细胞减灭术。

2）FIGOⅣ期的处理：患者若有远处转移，必须有原发病灶的组织学证据。手术时应尽可能切除肿瘤病灶，如果有胸膜渗出的症状，术前要抽胸腔积液。患者如果情况足够好，应接受以铂类为基础的化疗。其他患者情况不能耐受化疗，则应对症治疗。

（3）保留生育功能的手术：少数情况下，患者年轻、希望保留生育功能，只有在分期为原位癌的情况下，经过仔细评估和充分讨论，可以考虑保守性手术。然而，如双侧输卵管受累的可能性很大，则不提倡予保守性手术；确诊的癌症，则不考虑保守手术。

2. 化疗 化疗是术后主要的辅助治疗，方法与卵巢癌相似。紫杉醇和铂类联合化疗现在也用于输卵管癌的化疗。很多回顾性分析提示，对于相同的组织学类型，此方案的疗效优于烷化剂和铂类的联合。因此，紫杉醇和铂类联合的化疗方案是治疗输卵管癌的一线用药。

3. 内分泌治疗 由于输卵管上皮起源于副中肾管，对卵巢激素是有反应的，所以也可应用激素药物治疗。若肿瘤中含有雌、孕激素的受体，可应用抗雌激素药物如他莫昔芬，长期孕激素如己酸孕酮、甲羟孕酮等治疗。但是，目前对激素治疗的作用还没得到充分肯定。

4. 放疗 放疗仅仅作为综合治疗的一种手段，一般以体外放射治疗为主。对术时腹水内找到癌细胞者，可在腹腔内注入P－32；对于Ⅱ期、Ⅲ期手术无肉眼残留病灶，腹水或腹腔冲洗液细胞学阴性，淋巴结无转移者，术后可以全腹加盆腔放疗或腹腔内同位素治疗；对不能切除肿瘤的患者，放疗可使癌块缩小，粘连松动，可获得再次手术的机会，但残留病灶者效果不及术后辅助化疗者。盆腔照射量不应低于（5000～6000）cGy/（4～6）周；全腹照射剂量不超过3000cGy/（5～6）周。在放疗后可应用化疗维持。

5. 复发的治疗 在治疗后的随诊过程中，若出现局部盆腔复发或原有未切除的残留癌灶经化疗后可考虑二次手术。

（七）预后

预后差，但随着诊断及治疗措施的提高和改进，5年生存率明显提高。输卵管癌的预后更多地取决于期别，因此分期和区分肿瘤是原发性亦或转移性更为重要。转移性输卵管癌远远多于原发性输卵管癌。

影响预后的因素：

（1）临床分期：是重要的影响因素，期别愈晚预后愈差。随期别的提高生存率逐渐下降。

（2）初次术后残存瘤的大小：也是影响预后的重要原因。Eddy分析了38例输卵管癌，初次手术后未经顺铂治疗的患者中，肉眼未见肿瘤者的5年生存率为29%，残存肿瘤＞2cm者，生存率仅为7%；初次手术后用顺铂治疗的病例，肉眼无肿瘤者的5年生存率为83%，残存瘤≥2cm者为29%。

（3）输卵管浸润深度：肿瘤仅侵犯黏膜层者预后好，穿透浆膜层则预后差。

（4）辅助治疗：接受了以顺铂为主的化疗患者，其生存时间明显高于没有接受化疗者。

（5）病理分级：关于病理分级对预后的影响有争议。近年来，多数报道病理分级与预后无明显的关系，其对预后的影响不如临床分期及其他重要。

（八）随访

目的：①观察治疗后的近期反应。②尽早认识及妥善处理治疗相关的并发症。③早期发现持续存在的病灶或疾病的复发。④对早期患者，提供乳腺癌筛查的机会；对保守性治疗的患者，提供筛查子宫颈癌的机会。

总体来说，随访的第 1 年中，每 3 个月复查 1 次，间隔逐渐延长；5 年后每 4～6 个月复查 1 次。

随访内容：详细询问病史，仔细体格检查（包括乳房、盆腔及直肠检查），排除其他任何复发的征象；定期检查 CA125，特别对初次诊断发现 CA125 升高的患者更应重视；影像学检查，只在有临床发现或肿瘤标志物升高，提示肿瘤复发时才进行检查；所有保留子宫颈的患者，均要定期行涂片检查；所有 40 岁以上及有乳腺癌家族史的年轻患者，每年都应进行乳房扫描。

二、其他输卵管恶性肿瘤

（一）原发性输卵管绒毛膜癌

原发性输卵管绒毛膜癌（primary tubal choriocarcinoma）（简称绒癌）极为罕见，主要发生于妊娠后妇女，考虑与体外受精（IVF）有关。临床表现不典型，易误诊。大多数来源于输卵管妊娠的滋养叶细胞，少数来源于异位的胚胎残余或具有形成恶性畸胎瘤潜能的未分化胚细胞。来源于前者的绒癌发生在生育期，临床症状与异位妊娠相似，或伴有腹腔内出血，常常被误诊为输卵管异位妊娠而手术；来源于后者的绒癌，发病时间为 7～14 岁，可以出现性早熟，并且由于滋养叶细胞有较强的侵袭能力，可以迅速地破坏输卵管壁，在早期就侵入淋巴、血管而发生广泛转移，如肺脏、肝脏、骨及阴道等。

肿瘤表面呈暗红色或紫红色，切面可见充血、水肿及管腔扩张，其内充满坏死的组织及血块。镜下可见细胞滋养层细胞及合体滋养层细胞大量增生，但不形成绒毛。

1. 诊断　主要依据临床症状及体征，结合血、尿 HCG 的测定，X 线及胸片等检查，但最终确诊需待病理结果。

2. 鉴别诊断

（1）子宫内膜癌：可出现阴道排液，但主要临床症状是不规则阴道流血，分段诊刮病理可区别。

（2）附件的炎性包块：有不孕或者盆腔包块病史，妇科检查时可在附件区触及活动受限的囊性包块，有压痛。

（3）异位妊娠：两者均有正常子宫，子宫外部规则包块，均可发生大出血，但宫外孕患者HCG 的滴度增高程度低于输卵管绒癌，另外，病理可以明确诊断。

3. 治疗　同子宫绒癌，可以治愈。如肿瘤范围局限，且希望保留生育功能者，可考虑行保守性手术。如肿瘤来源于输卵管妊娠的滋养叶细胞，其生存率约 50%；如来源于生殖细胞，则预后很差。

（二）原发性输卵管肉瘤

原发性输卵管肉瘤（primary sarcoma of fallopiantube）也很罕见，迄今文献报道不足 50 例。主要为纤维肉瘤和平滑肌肉瘤，肿瘤表面常呈多结节状，可见充满弥散性的新生物，质地较软，包块大小不等。本病可发生于任何年龄的妇女，临床症状也主要为阴道排液，呈浆液性或血性，甚至脓性。由于肉瘤生长迅速，故常伴有全身乏力、消瘦等恶病质症状。

1.鉴别诊断

(1)附件的炎性包块:均可表现为腹痛、阴道排液增多及下腹部包块,但前者有盆腔炎症病史,抗感染治疗有效。

(2)子宫内膜癌:阴道排液的患者需要与子宫内膜癌鉴别,分段诊刮可确诊。

(3)卵巢肿瘤:常有腹水,B超可协助诊断。

2.治疗　可参考子宫肉瘤治疗方案,以手术为主,再辅以化疗或放疗,但预后差。

(三)输卵管未成熟畸胎瘤

输卵管未成熟畸胎瘤(immature teratoma of fallopiantube)极少见,发生在有生育要求的年轻女性,治愈率高,但进展较快。故而,早期诊断及早期治疗显得十分重要,其预后较差。虽然直接决定患者的预后因素是临床分期,但肿瘤组织分化的程度、幼稚成分有多少是与预后有着密切关系的。

治疗采用手术治疗,后根据相关预后因素而采用化疗。如要保留生育功能,任何期别的患者均可行保守性手术,化疗方案则采用卵巢生殖细胞肿瘤的化疗方案。

(四)转移性输卵管癌

转移性输卵管癌(metastatic carcinoma of fallopiantube)较多见,占输卵管恶性肿瘤的80%~90%,其原发病灶主要来自卵巢癌、子宫体癌、子宫颈癌,远处有直肠癌、胃癌及乳腺癌。临床表现因原发癌的不同而有差异。镜下其病理组织形态与原发癌相同,诊断标准:①病灶主要在输卵管浆膜层,而肌层及黏膜层正常或显示慢性炎症。②癌组织形态与原发癌相似,最常见的为卵巢癌、子宫体癌和胃肠癌等。③输卵管肌层及系膜淋巴管内一般都有癌组织的存在,而输卵管内膜淋巴管内反而很少有癌细胞存在。治疗按原发癌已转移的原则处理。

(梁静雅)

妇产科重症与常见病诊疗学

（下）

潘耀平等◎主编

吉林科学技术出版社

第七章　妊娠滋养细胞疾病

第七章　妊娠滋养细胞疾病

妊娠滋养细胞疾病(gestational trophoblastic disease,GTD)是由于胎盘滋养细胞的异常增生、侵袭而形成的一组疾病。根据其组织学特征目前分为葡萄胎、侵蚀性葡萄胎、绒癌及胎盘部位滋养细胞肿瘤。其中侵蚀性葡萄胎、绒癌及胎盘部位滋养细胞肿瘤统称为妊娠滋养细胞肿瘤(gestational trophoblastic neoplasia,GTN)。

第一节　葡萄胎

葡萄胎又称水泡状胎块(hydatidiform mole),妊娠后因胎盘绒毛滋养细胞异常增生、间质水肿,形成大小不一的水泡,水泡之间借细蒂相连形如葡萄而得名。葡萄胎分为完全性葡萄胎和部分性葡萄胎两类。

一、发病相关因素

(一)完全性葡萄胎

葡萄胎的发生全球存在一定差异,可能与地域、种族、营养状况、社会经济及年龄等因素有关。

调查表明,葡萄胎多见于亚洲和拉丁美洲。我国的一次全国性调查显示平均每 1000 次妊娠葡萄胎 0.78 次,浙江省最高,山西省最低,同一种族中葡萄胎发病率也不相同,提示葡萄胎的发生可能与居住环境、气候、饮食习惯、风俗习惯等多种因素有关。

营养缺乏,如维生素 A、胡萝卜素及动物脂肪等,是发生葡萄胎的高危因素之一,有学者提出对葡萄胎高发地区的妇女可采用饮食补充胡萝卜及维生素 A 等方法来预防葡萄胎的发生;年龄也是一个高危因素,大于 35 岁及小于 20 岁发生率高;患者既往有葡萄胎病史、流产及不孕史也属高危因素。

完全性葡萄胎染色体核型 90% 为 46,XX,系由一个细胞核缺如或失活的空卵与一个单倍体精子(23,X)受精,经自身复制为二倍体(46,XX),全部来自父方。10% 核型为 46,XY,系由一个空卵分别与两个单倍体精子(23,X 和 23,Y)受精而成。

(二)部分性葡萄胎

部分性葡萄胎发病的高危因素尚不明确,可能与不规则月经、口服避孕药等相关因素有关,与饮食因素及母亲年龄无关。发生率低于完全性葡萄胎,但近年来比例上升。染色体核型 90% 以上为三倍体,最常见的核型是 69,XXY,其余为 69,XXX,或 69,XYY,多余的一套染色体来自父方。

二、病理特征

(一)完全性葡萄胎

1.巨检　宫腔内充满大小不等的水泡状组织,无胚胎或胎儿、胎膜等附属物。水泡间有纤细的纤维素相连成串。

2.镜下特点　绒毛间质高度水肿;滋养细胞的增生呈弥漫性;间质内无胎源性血管;种植部位的滋养细胞呈弥漫和显著异型性(图 7－1A,图 7－1B)。

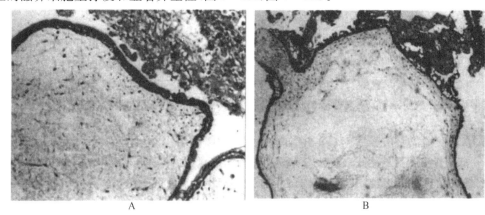

图 7－1　完全性葡萄胎的镜下特点

(二)部分性葡萄胎

1.巨检　宫腔内葡萄胎组织部分绒毛呈水泡状,部分绒毛正常,可合并有胚胎或胎儿组织。

2.镜下特点　部分绒毛水肿,间质内可见胎源性血管;绒毛呈显著的扇贝样轮廓,滋养细胞轻度增生;种植部位滋养细胞呈局限和轻度异型性;可见胚胎或胎儿组织结构。

三、临床表现

(一)完全性葡萄胎

1.症状

(1)停经后不规则阴道流血:是最常见的症状。停经 8～12 周开始出现不规则阴道流血,出血量时少时多,时出时止。若处理不及时,可能发生大出血,导致患者休克。在排出物或血液中,有时可见夹杂有透明的葡萄样组织,可以明确诊断。

(2)妊娠呕吐:患者出现妊娠呕吐常比正常妊娠早而且明显,多发生于子宫异常增大和 HCG 水平异常升高者。

(3)子痫前期征象:子宫异常增大和 HCG 水平异常升高的患者在孕早期可出现蛋白尿、水肿、高血压等妊娠期高血压疾病体征,发生子痫少见。在妊娠 20 周前出现的妊娠期高血压疾病,在排除原发性高血压后应怀疑葡萄胎。

(4)腹痛:下腹隐痛不适,是由于宫腔内葡萄胎组织迅速增长导致宫腔过度扩张所致,当葡萄胎组织即将排出时,可因子宫收缩使腹痛加重,常伴有出血增多的现象;若合并黄素化囊肿发生扭转、破裂时可出现急性腹痛。

(5)贫血及感染症状:因不规则出血,患者常出现不同程度的贫血;若流血时间过长,则伴有子宫内轻度感染。

(6)甲状腺功能异常:7％患者出现心动过速、皮肤潮湿或震颤等轻度甲状腺功能亢进的表现。

2.体征

(1)子宫体异常增大、变软,无胎体且测不到胎心。宫腔内葡萄胎组织迅速增长、宫腔积血,导致子宫体大小大于停经月份,伴有血 HCG 升高,少数与停经月份相符。

(2)卵巢黄素化囊肿:常为双侧,是由于大量 HCG 刺激卵巢卵泡内膜细胞发生黄素化而形成,直径大小不等,最大可达 20cm 以上。一般无症状,偶可发生扭转、破裂。

(二)部分性葡萄胎

部分性葡萄胎的临床表现没有完全性葡萄胎的典型,和早期流产相似。常见阴道流血,妊娠呕吐症状较轻,多无子痫前期、卵巢黄素化囊肿,子宫大小与停经月份相符或略小。

四、诊断

1.症状与体征 停经后出现不规则阴道流血,较早出现严重的妊娠呕吐;子宫明显大于停经月份、变软,未触及胎儿肢体,无胎心,均应考虑葡萄胎诊断;若在阴道排出物中见到葡萄样水泡样组织,可确定诊断。

2.辅助检查

(1)血 HCG 测定:是诊断葡萄胎的辅助检查方法之一。

受孕后 6 天滋养细胞开始分泌 HCG,正常妊娠时,随着孕周增加,血清中 HCG 的滴度逐渐上升,在孕 8～10 周时达到最高峰,维持 1～2 周后逐渐下降。而在葡萄胎时,由于滋养细胞的增生,血清中 HCG 的滴度大大高于相应的正常孕周水平,随着孕达 8～10 周后仍持续上升,多在 100kU/L 以上。

(2)超声检查:是诊断葡萄胎可靠及敏感的重要检查方法之一,准确率高,一般采用经阴道彩色多普勒超声检查。完全性葡萄胎的典型超声影像学表现有:①子宫明显增大,大于停经孕周,子宫壁薄,回声连续。②宫腔内无妊娠囊或胎体、胎盘、胎心搏动。③宫腔内充满弥漫分布的闪亮光点,呈"落雪状"或"蜂窝状"(图 7-2A,7-2B)。④部分患者可有一侧或双侧卵巢黄素化囊肿,大小不等。

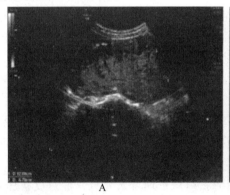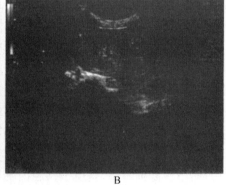

图 7-2 葡萄胎超声检查图像

五、鉴别诊断

需与流产、双胎妊娠、羊水过多等相鉴别。

1.流产 两者临床表现相似,容易混淆。完全性葡萄胎与先兆流产可以通过 B 型超声影像鉴别;部分性葡萄胎与不全流产、过期流产不易区别,通过宫内容物的病理检查或 DNA 倍体分析等方法可鉴别诊断。

2.双胎妊娠 完全性葡萄胎停经早期子宫迅速增大,两者临床表现相似,双胎妊娠无不规则阴道流血,通过 B 型超声检查可以鉴别。

3.羊水过多 羊水过多常常无阴道流血,一般发生在孕晚期,若孕中期子宫明显增大,通过 B 型超声检查可以明确诊断。

六、自然转归

正常情况下,葡萄胎排空后 HCG 水平首次降至正常水平的平均时间约为 9 周,最长不超过 14 周,若 HCG 水平持续异常应考虑妊娠滋养细胞肿瘤。完全性葡萄胎具有子宫局部侵犯和(或)远处转移的潜在危险,概率分别约 15%、4%。有下列高危因素之一时视为高危葡萄胎:①HCG>100kU/L。②子宫明显大于停经孕周水平。③卵巢黄素囊化囊肿直径>6cm。④年龄>40 岁者,其发生子宫局部侵犯和(或)远处转移的危险性达 37%,>50 岁者危险性增加到 56%。另外,重复葡萄胎也是高危因素。

因为缺乏明显的高危因素,部分性葡萄胎发生子宫局部侵犯的概率约为 4%,一般不发生远处转移。

七、治疗

1.清宫 葡萄胎一经明确诊断,应及时清宫。术前应对患者的全身情况及病情进行综合评估,如临床症状、有无合并症等,若病情危重,需立即对症处理,待病情平稳后清宫。因葡萄胎子宫腔大而软,子宫壁薄,清宫时容易大出血、子宫穿孔,一般采取吸刮术,要求:①有经验的手术医师操作。②在有抢救设施的手术室进行。③在备血、输液条件下,充分扩张宫口,选用大号吸管吸引,待葡萄胎组织大部分吸出、子宫明显缩小后,改用刮匙轻柔刮宫。④尽量一次刮净宫腔内容物,选择近宫壁种植部位且新鲜无坏死的组织送病理检查。⑤若孕周大于 12周,术中无法一次性刮净时,可于 1 周后行第 2 次刮宫。

2.黄素化囊肿的处理 黄素化囊肿在葡萄胎清宫后可自行消退,一般不作处理,若发生扭转、坏死,出现急腹痛时,应行手术切除。

3.预防性化疗 因不能改善低危患者的预后,不主张常规应用。目前只对有高危因素和随访困难的患者使用,根据患者的 HCG 水平、子宫大小、有无黄素囊肿、年龄等高危因素决定是否给予预防性化疗。预防性化疗应在葡萄胎排空前或排空时实施,一般采用甲氨蝶呤、氟尿嘧啶或放线菌素-D 等单一化疗,一般采用多疗程化疗至 HCG 正常。部分性葡萄胎不作预防性化疗。

4.子宫切除 滋养细胞肿瘤主要通过血行播散,单纯子宫切除不能预防葡萄胎子宫外转移,不作为常规处理。资料显示,年龄大于 40 岁时,发生子宫局部侵犯和(或)远处转移的风险增加,故对于近绝经且无生育要求的 40 岁以上患者应行全子宫切除术,可保留双侧附件。

八、随访

葡萄胎患者属高危人群,定期随访可以及早发现滋养细胞肿瘤,并给予积极及时处理,应高度重视。随访内容包括:①HCG 测定,葡萄胎组织清宫后,每周测定 1 次血清 HCG,直至降到正常水平,连续 3 次阴性后每月 1 次,持续测定半年,然后每 2 个月 1 次,共半年,至少 1年。②注意观察月经是否规则、有无阴道流血、咳嗽、咯血等症状。③妇科检查,有无转移病灶,必要时 B 超、胸片或 CT 检查。④葡萄胎排空后应可靠避孕 1 年,首选避孕套,也可口服避孕药,为避免子宫穿孔及出现不规则阴道流血,一般不选用宫内节育环。⑤血 HCG 下降缓慢者,延长避孕时间;血 HCG 成对数下降者阴性 6 个月后可妊娠,妊娠后,早期行 B 超检查和 HCG 测定,以明确是否为宫内正常妊娠。

(张清华)

第二节　妊娠滋养细胞肿瘤

因侵蚀性葡萄胎和绒癌在临床表现、诊断、处理原则等方面基本相同,组织学证据常难获取,故本节讨论的妊娠滋养细胞肿瘤为侵蚀性葡萄胎和绒癌,而胎盘部位滋养细胞肿瘤在临床表现、发病过程及处理上与侵蚀性葡萄胎和绒癌明显不同,故另列一类。

妊娠滋养细胞肿瘤的 60% 继发于葡萄胎,30% 继发于流产,10% 继发于足月妊娠或异位妊娠。继发于葡萄胎清除后半年内的妊娠滋养细胞肿瘤,组织学诊断多数为侵蚀性葡萄胎,一年以上者多为绒癌,半年至一年间两者都有可能。一般来讲,间隔时间越长,绒癌可能性越大。继发于足月妊娠、流产、异位妊娠的妊娠滋养细胞肿瘤的组织学诊断应为绒癌。

一、病理

1.侵蚀性葡萄胎的大体标本检查　在子宫肌壁内可见大小不等的水泡状组织,病灶接近浆膜层时,子宫表面可见紫蓝色结节,可穿透浆膜层或侵入阔韧带内,宫腔内有或无原发病灶。镜下病理特点:①病灶组织侵入肌层,有绒毛结构,或仅见绒毛阴影。②滋养细胞增生,有异型性。

2.绒癌的大体标本检查　绝大多数肿瘤位于子宫肌层内,也可突向宫腔或穿破浆膜层,单个或多个病灶,质地软而脆,与周围组织分界清楚,常伴有出血、坏死。镜下病理特点:①无绒毛结构,肿瘤组织侵入肌层,引起广泛出血、坏死。②滋养细胞高度增生,明显异型。③肿瘤不含间质和自身血管。

二、临床表现

滋养细胞肿瘤的临床表现分无转移妊娠滋养细胞肿瘤和转移性滋养细胞肿瘤两类。

1.无转移妊娠滋养细胞肿瘤　多为继发于葡萄胎妊娠后的侵蚀性葡萄胎和绒癌,少数为继发于足月妊娠或流产后的绒癌。

(1)阴道流血:葡萄胎排空后、流产、足月分娩或异位妊娠后出现持续的不规则阴道流血,量多少不定,长期出血可继发贫血。

(2)子宫不均质增大或子宫复旧不全:葡萄胎排出后 4~6 周子宫仍未恢复正常大小、质软;受肌层内病灶位置和大小的影响,子宫可呈不均质增大。

(3)卵巢黄素化囊肿:大量 HCG,使葡萄胎排空、流产、足月分娩或异位妊娠后,一侧或双侧卵巢黄素化囊肿持续存在。

(4)腹痛:病灶侵入穿破子宫浆膜层可出现急性腹痛和腹腔内出血;病灶坏死继发感染也会出现腹痛;黄素化囊肿蒂扭转、破裂可出现急性腹痛。

(5)假孕表现:由于肿瘤分泌的 HCG、雌激素及孕激素影响,可出现乳房增大、乳头和乳晕着色甚至有初乳样分泌,生殖道变软、着色。

2.转移性滋养细胞肿瘤　大多为绒癌,主要经血行播散,转移发生早而广泛。可同时出现原发灶和继发灶症状,也可仅表现为转移部位的症状,共同特点为局部出血。最常见的转移部位是肺(80%),其次是阴道(30%)、肝(10%)及脑(10%)等。

(1)肺转移:是最常见的转移部位,可无明显临床症状。有症状时,常表现为咳嗽、咯血、胸痛及呼吸困难,若肺动脉滋养细胞瘤栓形成,可导致急性肺梗死。

(2)阴道转移:妇科检查时,在阴道前壁和穹隆部可见到紫蓝色结节,破溃后可导致大出血。

(3)肝转移:表现为肝区疼痛,病灶穿破肝包膜时,可出现腹腔内出血。

(4)脑转移:预后凶险,是主要的致死原因。可伴有颅内高压、脑疝的形成。

(5)其他转移:有脾、肾、膀胱、消化道、骨等部位。

三、诊断

根据葡萄胎排空后或流产、足月分娩、异位妊娠后出现持续的不规则阴道流血、有或无转移病灶及其相对应的临床表现,结合血清 HCG 测定及其他辅助检查,可做出妊娠滋养细胞肿瘤的临床诊断。组织学诊断对于滋养细胞肿瘤的诊断并不是必须的,当有组织学诊断证据时,以组织学诊断为准。

(一)血清 HCG 连续测定

血清 HCG 水平是诊断妊娠滋养细胞肿瘤的主要依据,影像学证据不是必需的。

(1)葡萄胎后滋养细胞肿瘤的诊断标准:符合下列标准中任何一项且排除妊娠物残留或妊娠,诊断即可成立:①HCG 测 4 次呈平台状态(±10%),持续 3 周或更长时间。②HCG 测定 3 次上升(>10%),至少持续 2 周或更长时间。③HCG 水平持续异常达 6 个月或更长。

(2)非葡萄胎后滋养细胞肿瘤的诊断:尚无明确的 HCG 诊断标准,根据:①足月产、流产和异位妊娠后超过 4 周血 HCG 仍持续高水平。②一度下降后又升高,在排除妊娠物残留或再次妊娠后可诊断妊娠滋养细胞肿瘤。

(二)辅助检查

1.超声检查　是诊断子宫内病灶最常用的检查方法。表现为子宫呈不同程度地增大,肌层内见无包膜但边界清楚的强回声团块;或肌层内有回声不均区域或团块,边界不清且无包膜;或整个子宫弥漫性回声增强。彩色多普勒超声检查显示:丰富的低阻力型血流信号。

2.胸部 X 线摄片　是诊断肺转移的重要方法,为常规检查。肺转移的 X 线征象最初为肺纹理增粗,典型表现为棉团状或团块状阴影,多见于右侧肺及双侧肺中下部。

3.CT 和 MRI　对于肺部较小的转移病灶和疑有脑、肝转移者,胸部 CT 检查有较高的诊断价值。MRI 主要用于脑、盆腔转移灶的诊断。

(三)组织学诊断

子宫肌层内或转移灶组织中或任一张切片中见有绒毛结构或退化的绒毛阴影,则诊断为侵蚀性葡萄胎;未见绒毛结构则诊断为绒癌。

四、临床分期

妊娠滋养细胞肿瘤的临床分期标准依据 FIGO 妇科肿瘤委员会于 2000 年颁布的临床分期,它包括了解剖学分期(表 7-1)和预后评分系统(表 7-2)两个部分,能更好地反映肿瘤进展和指导治疗,解剖学分期分为Ⅰ期、Ⅱ期、Ⅲ期、Ⅳ期。预后评分在原 who 评分的基础上进行了修改:低危≤6分,高危≥7分。

表7-1 滋养细胞肿瘤解剖学分期(FIGO,2000 年)

分期	癌肿累及范围
Ⅰ期	病变局限于子宫
Ⅱ期	病变扩散,但仍局限于生殖器官(附件、阴道、阔韧带)
Ⅲ期	病变转移至肺,有或无生殖系统病变
Ⅳ期	所有其他转移

表7-2 改良 FIGO 预后评分系统(FIGO,2000 年)

项目	评分			
	0	1	2	4
年龄(岁)	<40	≥40	—	—
前次妊娠	葡萄胎	流产	足月产	—
距前次妊娠时间(月)	<4	4~7	7~12	>12
治疗前血 HCG(U/L)	≤10^3	>10^3~10^4	>10^4~10^5	>10^5
最大肿瘤大小(包括子宫)	—	3~5cm	≥5cm	
转移部位	肺	脾、肾	胃肠道	脑、肝
转移病灶数目	—	1~4	5~8	>8
先前失败化疗	—	—	单药	两种或两种以上药物

五、治疗

治疗原则:化疗为主,手术和放疗为辅的综合治疗。根据患者的临床分期、预后评分(高危或低危),结合患者全身情况进行综合评估,制定合适的治疗方案,实施个体化分层治疗。

(一)化疗

常用的化疗一线药物包括:甲氨蝶呤(MTX)、放线菌素 D(Act-D)或放线菌素 D(KSM)、氟尿嘧啶(5-FU)、环磷酰胺(CTX)、长春新碱(VCR)、依托泊苷(VP-16)等。

1.化疗方案

(1)单一化疗:主要用于病灶局限于子宫、低危 GTN 的治疗。或无子宫外转移,行全子宫切除,同时行单一药物辅助化疗。

(2)联合化疗:对出现多处转移病灶及高危 GTN 的治疗。首选方案有 EMA-CO,或以 5-FU 为主的联合化疗(5-FU+KSM)。

2.疗效评估每一个化疗疗程结束后,每周测定 1 次血清 HCG,结合妇科检查、胸片及影像学检查。在每疗程结束后 18d 内,血清 HCG 下降至少一个对数为有效。

3.停药指征

(1)低危 GTN 者:测定血清 HCG 连续 3 次阴性后至少巩固一个疗程的化疗,在化疗过程中 HCG 下降缓慢和病灶广泛者再给予 2~3 个疗程的化疗加以巩固。

(2)高危 GTN 者:症状、体征消失,原发灶及转移灶消失,测定血清 HCG 连续 3 次阴性后继续给予 3 个疗程的化疗,其中第 1 个疗程必须为联合化疗。

（3）毒副反应：主要为骨髓抑制、消化道反应、肝肾功能损害、脱发等，所以在化疗前及化疗期间，应严密检查各项指标，可给予止吐剂、维生素、护肝药物等辅助治疗加以防治。

（4）耐药标准：无公认的标准，一般在 GTN 化疗过程中连续出现 2 个疗程血清 HCG 未呈对数下降或呈平台期、甚至上升，或影像学检查提示病灶未缩小或增大或出现新的病灶。

（5）复发标准：GTN 治疗后测定血 HCG 连续 3 次阴性，影像学检查提示病灶消失 3 个月后又出现血 HCG 升高（除外妊娠），或影像学检查发现新的病灶。

（二）手术治疗

为 GTN 治疗的辅助方法。在化疗的基础上行手术治疗，可减少肿瘤负荷和缩短化疗疗程。

1. 子宫切除 对无转移的、无生育要求的患者，在初次治疗时首先行全子宫切除术，术中同时化疗；为控制大病灶及病灶出血、切除耐药病灶可考虑在化疗的基础上行全子宫切除术，生育年龄妇女保留卵巢；有生育要求者，对耐药、孤立的子宫病灶，血清 HCG 水平不高，可作病灶剜出术。

2. 肺叶切除等 如多次化疗未能吸收的肺部孤立的耐药病灶，血 HCG 水平不高可行肺叶切除。此外有部分肠切除、部分肝叶切除、肾切除等。

（三）放疗

主要用于肝脑转移和肺部耐药病灶的治疗。

六、预后与随访

侵蚀性葡萄胎恶性程度一般不高，多为局部侵犯，仅 4% 的患者发生远处转移，预后较好，治愈率高。绒癌恶性度极高，容易发生转移，且发生早而广泛，预后差。

随访内容同葡萄胎，包括血清 HCG 的测定、询问病史、妇科检查及超声影像学检查等。妊娠滋养细胞肿瘤临床治愈后随访时间为：第 1 年内每个月 1 次，第 2 年内每 3 个月 1 次，持续 3 年，后每年 1 次至 5 年。随访期间严格避孕，一般在化疗停止 1 年以上方可妊娠。

（张清华）

第三节　胎盘部位滋养细胞肿瘤

胎盘部位滋养细胞肿瘤（placental site trophoblastic tumor，PSTT）是起源于胎盘种植部位的一种特殊类型的滋养细胞肿瘤。临床发病罕见，一般不发生转移，预后良好，若发生转移，预后不良。

一、病理特性

大体检查肿瘤为实质性，病灶多数局限于子宫内，可突向宫腔内似息肉状，也可侵入肌层或向子宫外生长，切面呈黄色或黄褐色。镜下见肿瘤多由中间型滋养细胞组成，无绒毛结构。

二、临床表现

胎盘部位滋养细胞肿瘤发病罕见，约占滋养细胞肿瘤的 1%～2%，绝大多数发生在生育年龄期的患者，平均年龄为 31～35 岁，可继发于足月产、流产，继发于葡萄胎者少见。

临床症状主要表现为停经后出现不规则阴道出血,或月经过多。妇科检查可发现子宫呈均匀性或不规则性增大。少数病灶在子宫外。

三、诊断

胎盘部位滋养细胞肿瘤因症状、体征不典型,容易误诊。确诊需靠组织学检查,部分突向宫腔的病灶可通过刮宫标本来诊断,但大多数可靠切除的子宫标本做出诊断。辅助检查方法有:

1.血清测定　多数患者体内 HCG 水平为阴性或轻度升高;血入胎盘生乳素(CHPL)一般轻度升高。

2.影像学检查　B 超、CT 或 MRI,缺乏特异性,B 型超声类似子宫肌瘤或其他滋养细胞肿瘤的声像图。

3.诊断性刮宫　对少数突向宫腔的病灶进行刮宫可做出组织学诊断。

四、临床分期

临床分期参照 FIGO 分期中的解剖学分期,预后评分系统不适用于 PSTT。

五、治疗

1.手术　首选治疗方法为手术切除全部病灶,手术范围为全子宫及双侧附件;年轻患者、病灶局限于子宫者、卵巢外观正常者,可保留卵巢,术前应告知患者病情及评估结果;不推荐保留生育功能的手术治疗。

2.化疗　作为有高危因素患者手术治疗后的辅助治疗,选择联合化疗,首选方案为 EMA－CO,疗程数同高危 GTN。

六、高危因素

影响 PSTT 预后的高危因素有:①肿瘤有丝分裂指数＞5 个/10HP。②距先前妊娠＞2年时间。③出现子宫外转移。

七、随访

随访内容与妊娠滋养细胞肿瘤相同,因为缺乏典型症状、体征和检查方法,且无特异性肿瘤标志物,所以随访时应重视临床表现,血 HCG 水平往往不高,所以影像学检查结果价值更大。

(张清华)

第八章　女性盆腔功能障碍及损伤性疾病

第一节　外生殖器损伤

外生殖器损伤主要指外阴(包括会阴)和阴道损伤,以前者为多见。在外阴损伤中,又包括处女膜裂伤和外阴血肿或裂伤。本节主要介绍外阴血肿或裂伤。

一、病因

由于外阴部血供丰富且皮下组织疏松,当骑车、跨越栏杆或坐椅、沿楼梯扶手滑行、乘公交车突然刹车或由高处跌下时,外阴部直接撞击到硬物,均可引起外阴部皮下血管破裂,而皮肤破裂很小或无裂口时,易形成外阴血肿(vulvar hematoma),特别是当患者合并局部静脉曲张,或者损伤到前庭球或阴蒂静脉时,更易发生外阴血肿。有时外阴血肿很大,或撞击时,外阴皮肤错位撕裂,常合并外阴裂伤(vulvar laceration)。

二、临床表现

外阴血肿或外阴裂伤多发生于未成年少女或年轻女性。受伤后,患者当即感到外阴部疼痛,伴有或不伴有外阴出血。如血肿继续增大,患者除感到外阴剧烈疼痛和行走困难外,还扪及会阴块物。甚至因巨大血肿压迫尿道而导致尿潴留。

检查可见外阴部一侧大小阴唇明显胀隆起,呈紫蓝色,有时血肿(hemaloma)波及到阴阜,压痛明显。血肿伴有裂伤时,可见皮肤黏膜破损、渗血或活动性出血。

三、诊断

患者有明显的外阴撞击史,伤后外阴疼痛,检查外阴局部隆起呈紫蓝色,伴有或不伴有皮肤破损即可诊断外阴血肿或外阴裂伤。但在检查时应特别注意有无尿道、直肠和膀胱的损伤。如外阴为尖锐物体所伤,可引起外阴深部穿透伤。严重者可穿入腹腔、肠道和膀胱。

四、治疗

外阴血肿的治疗应根据血肿大小、是否继续增大以及就诊时间而定。

血肿小,无增大趋势,可行保守治疗。嘱患者卧床休息,可采用臀部垫高的方法,降低会阴静脉压。最初24h内宜局部冷敷(冰敷),以降低局部血流量和减轻外阴疼痛。24h后,可改用热敷或超短波远红外线等治疗,以促进血肿吸收。血肿形成4~5d后,可在严密消毒情况下抽出血液,以加速血肿的消失。但在血肿形成的最初24h内,特别是最初数小时内切忌抽吸血液,因渗出的血液有压迫出血点而达到防止继续出血的作用,早期抽吸可诱发再度出血。

血肿大,特别是有继续出血者,应在良好的麻醉条件下(最好骶管麻醉或鞍麻),切开血肿、排出积血,结扎出血点后再缝合。术毕应在外阴和阴道内同时用纱布加压以防继续渗血。同时放置导尿管开放引流。

止血同时,应使用有效抗生素预防感染,适当补液,必要时输血。对合并有脏器损伤者应先治疗关键性的损伤,暂时做简单的生殖器官损伤的止血处理,待重要器官损伤止血处理后,生命体征平稳,再处理外阴损伤。如果同时有多量出血,又可以同时处理者,应进行外阴清创缝合,以免失血过多,手术需在全麻下进行。

(吴淑凤)

第二节　子宫损伤

一、子宫穿孔

子宫穿孔(uterine perforation)多发生于流产刮宫,特别是钳刮人工流产手术时,但诊断性刮宫、安放和取出宫腔内节育器(intrauterine device,简称 IUD)均可导致子宫穿孔。

(一)病因

1.术前未做盆腔检查或判断错误　刮宫术前未做盆腔检查或对子宫位置、大小判断错误,即盲目操作,是子宫穿孔的常见原因之一,特别是当子宫前屈或后屈,而探针、吸引头或刮匙放入的方向与实际方向相反时,最易发生穿孔。双子宫或双角子宫畸形患者,早孕时勿在未孕侧操作,亦易导致穿孔。

2.术时不遵守操作常规或动作粗暴　初孕妇宫颈内口较紧,强行扩宫,特别是跳号扩张宫颈时,可能发生穿孔。此外,如在宫腔内粗暴操作,过度搔刮或钳夹子宫某局部区域,均可引起穿孔。

3.子宫病变　以往有子宫穿孔史、反复多次刮宫史或剖宫产后瘢痕子宫患者,当再次刮宫时均易发生穿孔。子宫绒癌或子宫内膜癌累及深肌层者,诊断性刮宫或宫腔镜检查时,可导致或加速其穿孔或破裂。

4.萎缩子宫　当体内雌激素水平低落,如产后子宫过度复旧或绝经后,子宫往往小于正常,且其肌层组织脆弱、肌张力低,探针很容易直接穿透宫壁,甚至可将 IUD 直接放入腹腔内。

5.强行取出嵌入肌壁的 IUD　IUD 已嵌入子宫肌壁,甚至部分已穿透宫壁时,如仍强行经阴道取出,有引起子宫穿孔的可能。

(二)临床表现

绝大多数子宫穿孔均发生在人工流产手术,特别是大月份钳刮手术时。子宫穿孔的临床表现可因子宫原有状态、引起穿孔的器械大小、损伤的部位和程度,以及是否并发其他内脏损伤而有显著不同。

1.探针或 IUD 穿孔　凡探针穿孔,由于损伤小,一般内出血少,症状不明显,检查时除可能扪及宫底部有轻压痛外,余无特殊发现。产后子宫萎缩,在安放 IUD 时,有时可穿透宫壁将其直接放入腹腔而未察觉,直至以后 B 型超声随访 IUD 或试图取出 IUD 失败时方可发现。

2.卵圆钳、吸管穿孔　卵圆钳或吸管所致穿孔的孔径较大,特别是当穿孔后未及时察觉仍反复操作时,常伴急性内出血。穿孔发生时患者往往感突发剧痛。腹部检查示全腹均有压痛和反跳痛,以下腹部最为明显,但肌紧张多不显著,如内出血少,移动性浊音可为阴性。妇科检查宫颈举痛和宫体压痛均极显著。如穿孔部位在子宫峡部一侧,且伤及子宫动脉的下行支时,可在一侧阔韧带内扪及血肿形成的块物;但也有些患者仅表现为阵性颈管内活跃出血,宫旁无块物扪及,宫腔内亦已刮净而无组织残留。子宫绒癌或葡萄胎刮宫所导致的子宫穿孔,多伴有大量内、外出血,患者在短时间内可出现休克症状。

3.子宫穿孔并发其他内脏损伤　人工流产术发生穿孔后未及时发现,仍用卵圆钳或吸引器继续操作时,往往夹住或吸住大网膜、肠管等,以致造成内脏严重损伤。如将夹住的组织强行往外牵拉,患者顿感刀割或牵扯样上腹剧痛,术者亦多觉察往外牵拉的阻力极大,有时可夹出黄色脂肪组织、粪渣或肠管,严重者甚至可将肠管内黏膜层剥脱拉出。因肠管黏膜呈膜样,故即使夹出亦很难肉眼辨认其为何物。肠管损伤后,其内容物溢入腹腔,迅速出现腹膜炎症状。如不及时手术,患者可因中毒性休克死亡。

如穿孔位于子宫前壁,伤及膀胱时可出现血尿。当膀胱破裂,尿液流入腹腔后,则形成尿液性腹膜炎。

(三)诊断

凡经阴道宫腔内操做出现下列征象时,均提示有子宫穿孔的可能。

1.使用的器械进入宫腔深度超过事先估计或探明的长度,并感到继续放入无阻力时。

2.扩张宫颈的过程中,如原有阻力极大,但忽而阻力完全消失,且患者同时感到有剧烈疼痛时。

3.手术时患者有剧烈上腹痛,检查有腹膜炎刺激征或移动性浊音阳性;如看到夹出物有黄色脂肪组织、粪渣或肠管,更可确诊为肠管损伤。

4.术后子宫旁有块物形成或宫腔内无组织物残留,但仍有反复阵性颈管内出血者,应考虑在子宫下段侧壁阔韧带两叶之间有穿孔可能。

(四)预防

1.术前详细了解病史和做好妇科检查,并应排空膀胱。产后三月哺乳期内和宫腔小于6cm者不放置 IUD。有剖宫产史、子宫穿孔史或哺乳期受孕而行人工流产术时,在扩张宫颈后即注射子宫收缩剂,以促进子宫收缩变硬,从而减少损伤。

2.经阴道行宫腔内手术是完全凭手指触觉的"盲目"操作,故应严格遵守操作规程,动作轻柔,安全第一,务求做到每次手术均随时警惕有损伤的可能。

3.孕 12~16 周行引产或钳刮术时,术前 2d 分四次口服米非司酮共 150mg,同时注射利凡诺100mg 至宫腔,以促进宫颈软化和扩张。一般在引产第三天,胎儿胎盘多能自行排出,如不排出时,可行钳刮术。钳刮时先取胎盘,后取胎体,如胎块长骨通过宫颈受阻时,忌用暴力牵拉或旋转,以免损伤宫壁。此时应将胎骨退回宫腔最宽处,换夹胎骨另一端则不难取出。

4.如疑诊子宫体绒癌或子宫内膜腺癌而需行诊断性刮宫确诊时,搔刮宜轻柔。当取出的组织足以进行病理检查时,则不应再做全面彻底的搔刮术。

(五)治疗

手术时一旦发现子宫穿孔,应立即停止宫腔内操作。然后根据穿孔大小、宫腔内容物干净与否、出血多少和是否继续有内出血、其他内脏有无损伤以及妇女对今后生育的要求等而采取不同的处理方法(图 8—1)。

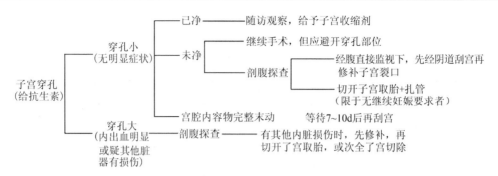

图 8-1　人工流产导致子宫穿孔的处理方法

1.穿孔发生在宫腔内容物已完全清除后，如观察无继续内、外出血或感染，三天后即可出院。

2.凡穿孔较小者(用探针或小号扩张器所致)，无明显内出血，宫腔内容物尚未清除时，应先给予麦角新碱或缩宫素以促进子宫收缩，并严密观察有无内出血。如无特殊症状出现，可在 7~10d 后再行刮宫术；但若术者刮宫经验丰富，对仅有部分宫腔内容物残留者，可在发现穿孔后避开穿孔部位将宫腔内容物刮净。

3.如穿孔直径大，有较多内出血，尤其合并有肠管或其他内脏损伤者，则不论宫腔内容物是否已刮净，应立即剖腹探查，并根据术时发现进行肠修补或部分肠段切除吻合术。子宫是否切开或切除，应根据有无再次妊娠要求而定。已有足够子女者，最好做子宫次全切除术；希望再次妊娠者，在肠管修补后再行子宫切开取胎术。

4.其他辅助治疗　凡有穿孔可疑或证实有穿孔者，均应尽早经静脉给予抗生素预防和控制感染。

二、子宫颈撕裂

子宫颈撕裂(laceration of uterine cervix)多发生于产妇分娩时，一般均在产后立即修补，愈合良好。但中孕人流引产时亦可引起宫颈撕裂。

(一)病因

多因宫缩过强但宫颈未充分容受和扩张，胎儿被迫强行通过宫颈外口或内口所致。一般见于无足月产史的中孕引产者。加用缩宫素特别是前列腺素引产者发生率更高。

(二)临床表现

临床上可表现为以下 3 种不同类型。

1.宫颈外口撕裂　与一般足月分娩时撕裂相同，多发生于宫颈 6 或 9 点处，长度可由外口处直达阴道穹隆部不等，常伴有活跃出血。

2.宫颈内口撕裂　内口尚未完全扩张，胎儿即强行通过时，可引起宫颈内口处黏膜下层结缔组织撕裂，因黏膜完整，故胎儿娩出后并无大量出血，但因宫颈内口闭合不全以致日后出现复发性流产。

3.宫颈破裂　凡裂口在宫颈阴道部以上者为宫颈上段破裂，一般同时合并有后穹隆破裂，胎儿从后穹隆裂口娩出。如破裂在宫颈的阴道部为宫颈下段破裂，可发生在宫颈前壁或后壁，但以后壁为多见。裂口呈横新月形，但宫颈外口完整。患者一般流血较多。窥阴器扩开阴道时即可看到裂口，甚至可见到胎盘嵌顿于裂口处。

（三）预防和治疗

1. 凡用利凡诺引产时，不应滥用缩宫素特别是不应采用米索前列醇加强宫缩。引产时如宫缩过强，产妇诉下腹剧烈疼痛，并有烦躁不安，而宫口扩张缓慢时，应立即肌内注射哌替啶100mg 及莨菪碱 0.5mg 以促使子宫松弛，已加用静注缩宫素者应尽速停止滴注。

2. 中孕引产后不论流血多少，应常规检查阴道和宫颈。发现撕裂者立即用人工合成可吸收缝线修补。

3. 凡因宫颈内口闭合不全出现晚期流产者，可在非妊娠期进行手术矫正，但疗效不佳。现多主张在妊娠 14～19 周期间用 10 号丝线前后各套 2cm 长橡皮管绕宫颈缝合扎紧以关闭颈管。待妊娠近足月或临产前拆除缝线。

（吴淑凤）

第三节　阴道脱垂

阴道脱垂包括阴道前壁脱垂与阴道后壁脱垂。

一、阴道前壁脱垂

阴道前壁脱垂常伴有膀胱膨出和尿道膨出，以膀胱膨出为主（图 8-2）。

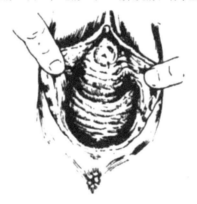

图 8-2　阴道前壁脱垂

（一）病因病理

阴道前壁的支持组织主要是耻骨尾骨肌、耻骨膀胱宫颈筋膜和泌尿生殖膈的深筋膜。

若分娩时，上述肌肉、韧带和筋膜，尤其是耻骨膀胱宫颈筋膜、阴道前壁及其周围的耻尾肌过度伸张或撕裂，产褥期又过早从事体力劳动，使阴道支持组织不能恢复正常，膀胱底部失去支持力，膀胱及与其紧连的阴道前壁上 2/3 段向下膨出，在阴道口或阴道口外可见，称为膀胱膨出。膨出的膀胱随同阴道前壁仍位于阴道内，称Ⅰ度膨出；膨出部暴露于阴道口外称Ⅱ度膨出；阴道前壁完全膨出于阴道口外，称Ⅲ度膨出。

若支持尿道的耻骨膀胱宫颈筋膜严重受损，尿道及与其紧连的阴道前壁下 1/3 段则以尿道外口为支点，向后向下膨出，形成尿道膨出。

（二）临床表现

轻者可无症状。重者自觉下坠、腰酸，并有块物自阴道脱出，站立时间过长、剧烈活动后或腹压增大时,阴道"块物"增大,休息后减小。仅膀胱膨出时,可因排尿困难而致尿潴留,易并发尿路感染,患者可有尿频、尿急、尿痛等症状。膀胱膨出合并尿道膨出时,尿道膀胱后角消失,在大笑、咳嗽、用力等增加腹压时,有尿液溢出,称张力性尿失禁。

(三)诊断及鉴别诊断

诊断主要依靠阴道视诊及触诊,但要注意是否合并尿道膨出及张力性尿失禁。患者有上述自觉症状,视诊时阴道口宽阔,伴有陈旧性会阴裂伤。阴道口突出物在屏气时可能增大。若同时见尿液溢出,表明合并膀胱膨出和尿道膨出。触诊时突出包块为阴道前壁,柔软而边界不清。如用金属导尿管插入尿道膀胱中,则在可缩小的包块内触及金属导管,可确诊为膀胱或尿道膨出,也除外阴道内其他包块的可能,如黏膜下子宫肌瘤、阴道壁囊肿、阴道肠疝、肥大宫颈及子宫脱垂(可同时存在)等。

(四)预防

正确处理产程,凡有头盆不称者及早行剖宫产术,避免第二产程延长和滞产;提高助产技术,加强会阴保护,及时行会阴侧切术,必要时手术助产结束分娩;产后避免过早参加重体力劳动;提倡做产后保健操。

(五)治疗

轻者只需注意适当营养和缩肛运动。严重者应行阴道壁修补术;因其他慢性病不宜手术者,可置子宫托缓解症状,但需日间放置、夜间取出,以防引起尿瘘、粪瘘。

二、阴道后壁脱垂

阴道后壁脱垂常伴有直肠膨出。阴道后壁脱垂可单独存在,也可合并阴道前壁脱垂。

(一)病因病理

经阴道分娩时,耻尾肌、直肠-阴道筋膜或泌尿生殖膈等盆底支持组织由于长时间受压而过度伸展或撕裂,如在产后未能修复,直肠支持组织消弱,导致直肠前壁向阴道后壁逐渐脱出,形成伴直肠膨出的阴道后壁脱垂(图8-3)。

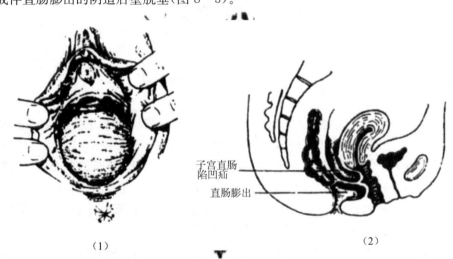

(1)   (2)

图8-3 阴道后壁脱垂
(1)直肠膨出;(2)直肠膨出矢状面观

若较高处的耻尾肌纤维严重受损,可形成子宫直肠陷凹疝,阴道后穹隆向阴道内脱出,内有肠管,称肠膨出。

(二)临床表现

轻者无明显表现,严重者可感下坠、腰酸、排便困难,甚至需要用手向后推移膨出的直肠方能排便。

(三)诊断与鉴别诊断

检查可见阴道后壁呈球形膨出,肛诊时手指可伸入膨出部,即可确诊。

(四)预防

同阴道前壁脱垂。

(五)治疗

轻度者不需治疗,重者需行后阴道壁及会阴修补术。

(吴淑凤)

第四节　子宫脱垂

子宫脱垂是子宫从正常位置沿阴道下降,宫颈外口达坐骨棘水平以下,甚至子宫全部脱出阴道口以外。子宫脱垂常伴有阴道前壁和后壁脱垂。

一、临床分度与临床表现

(一)临床分度

我国采用1981年全国部分省、市、自治区"两病"科研协作组的分度,以患者平卧用力向下屏气时,子宫下降最低点为分度标准。将子宫脱垂分为3度(图8—4)。

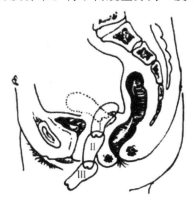

图8—4　子宫脱垂

Ⅰ度:轻型:宫颈外口距处女膜缘小于4cm,未达处女膜缘;重型:宫颈外口已达处女膜缘,阴道口可见子宫颈。

Ⅱ度:轻型:宫颈已脱出阴道口外,宫体仍在阴道内;重型:宫颈及部分宫体脱出阴道口。

Ⅲ度:宫颈与宫体全部脱出阴道口外。

(二)临床表现

1.症状

Ⅰ度:患者多无自觉症状。Ⅱ、Ⅲ度患者常有程度不等的腰骶区疼痛或下坠感。

Ⅱ度:患者在行走、劳动、下蹲或排便等腹压增加时有块状物自阴道口脱出,开始时块状物在平卧休息时可变小或消失。严重者休息后块状物也不能自行回缩,常需用手推送才能将其还纳至阴道内。

Ⅲ度:患者多伴Ⅲ度阴道前壁脱垂,易出现尿潴留,还可发生压力性尿失禁。

2.体征 脱垂子宫有的可自行回缩,有的可经手还纳,不能还纳的,常伴阴道前后壁脱出,长期摩擦可致宫颈溃疡,出血。Ⅱ、Ⅲ度子宫脱垂患者宫颈及阴道黏膜增厚角化,宫颈肥大并延长。

二、病因

分娩损伤,产后过早体力劳动,特别是重体力劳动;子宫支持组织疏松薄弱,如盆底组织先天发育不良;绝经后雌激素不足;长期腹压增加。

三、诊断

通过妇科检查结合病史很容易诊断。检查时嘱患者向下屏气或加腹压,以判断子宫脱垂的最大程度,并分度。同时注意观察有无阴道壁脱垂、宫颈溃疡、压力性尿失禁等,必要时做宫颈细胞学检查。如可还纳,需了解盆腔情况。

四、处理

(一)支持疗法

加强营养,适当安排休息和工作,避免重体力劳动,保持大便通畅,积极治疗增加腹压的疾病。

(二)非手术疗法

1.放置子宫托 适用于各度子宫脱垂和阴道前后壁脱垂患者。

2.其他疗法 其他疗法包括盆底肌肉锻炼、物理疗法和中药补中益气汤等。

(三)手术疗法

适用于国内分期Ⅱ度及以上子宫脱垂或保守治疗无效者。

1.阴道前、后壁修补术 适用于Ⅰ、Ⅱ度阴道前、后壁脱垂患者。

2.曼氏手术 曼氏手术包括阴道前后壁修补、主韧带缩短及宫颈部分切除术。适用于年龄较轻、宫颈延长、希望保留子宫的Ⅱ、Ⅲ度子宫脱垂伴阴道前、后壁脱垂患者。

3.经阴道子宫全切术及阴道前后壁修补术 适用于Ⅱ、Ⅲ度子宫脱垂伴阴道前、后壁脱垂、年龄较大、无需考虑生育功能的患者。

4.阴道纵隔形成术或阴道封闭术 适用于年老体弱不能耐受较大手术、不需保留性交功能者。

5.阴道、子宫悬吊术 阴道、子宫悬吊术可采用手术缩短圆韧带,或利用生物材料制成各种吊带,以达到悬吊子宫和阴道的目的。

五、预防

推行计划生育,提高助产技术,加强产后体操锻炼,产后避免重体力劳动,积极治疗和预防使腹压增加的疾病。

(吴淑凤)

第五节 生殖道瘘

生殖道瘘是指生殖道与其邻近器官间有异常通道。临床上尿瘘最多见且常有多种尿瘘并存,称多发性尿瘘,其次为粪瘘。如果尿瘘与粪瘘并存,称混合瘘。此外还有子宫腹壁瘘。本节仅介绍尿瘘和粪瘘(图 8-5)。

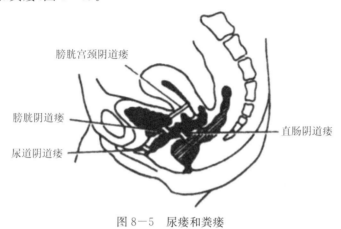

图 8-5 尿瘘和粪瘘

一、尿瘘

尿瘘是指生殖道与泌尿道之间形成的异常通道。表现为患者无法自主排尿。尿瘘可发生在生殖道与泌尿道之间的任何部位,根据泌尿生殖瘘发生的部位,分为膀胱阴道瘘、膀胱宫颈瘘、尿道阴道瘘、膀胱尿道阴道瘘、膀胱宫颈阴道瘘及输尿管阴道瘘等。其中膀胱阴道瘘最多见.有时可同时并存两种或多种类型尿瘘。

(一)病因

导致泌尿生殖瘘的常见病因为产伤和盆腔手术损伤。

1.产伤 多发生在经济、医疗条件落后的地区。国内资料显示产伤引起的尿瘘占 90% 以上。根据发病机制分为坏死型尿瘘:由于骨盆狭窄、胎儿过大或胎位异常所致头盆不称,产程延长,特别是第二产程延长者,阴道前壁膀胱尿道被挤压在胎头和耻骨联合之间,导致局部组织坏死形成尿瘘。损伤型尿瘘:产科助产手术直接损伤,应用缩宫素不当致宫缩过强,胎头明显受阻发生子宫破裂并损伤膀胱等。

2.妇科手术损伤 近年妇科手术所致尿瘘的发生率有上升趋势。经腹手术和经阴道手术损伤均有可能导致尿瘘,通常是由于分离组织粘连时伤及输尿管或输尿管末端游离过度导致的输尿管阴道瘘。

3.其他病因 外伤、放射治疗后、膀胱结核、晚期生殖泌尿道肿瘤、子宫托安放不当、局部治疗药物注射等均能导致尿瘘。但并不多见。

根据病变程度可分为简单尿瘘、复杂尿瘘和极复杂尿瘘。简单尿瘘指膀胱阴道瘘,瘘孔直径<3cm;尿道阴道瘘,瘘孔直径<1cm。复杂尿瘘指膀胱阴道瘘,瘘孔直径 3cm 或瘘孔边缘距输尿管开口<0.5cm;尿道阴道瘘,瘘孔直径>1cm。其他少见的尿瘘均归类为极复杂尿瘘。

（二）临床表现

1.漏尿　漏尿为主要症状,尿液不能控制地自阴道流出。根据瘘孔的位置,患者可表现为持续漏尿、体位性漏尿、压力性尿失禁或膀胱充盈性漏尿等,如较高位的膀胱瘘孔患者在站立时无漏尿,而平卧时则漏尿不止。瘘孔极小者在膀胱充盈时方漏尿。一侧输尿管阴道瘘由于健侧输尿管的尿液进入膀胱,因此在漏尿同时仍有自主排尿。漏尿发生的时间也因病因不同而有区别,坏死型尿瘘多在产后及手术后 3～7d 开始漏尿。手术直接损伤者术后即开始漏尿。放射损伤所致漏尿发生时间晚且常合并粪瘘。

2.外阴皮炎　由于尿液长期的刺激、局部组织炎症增生及感染等,表现为外阴部瘙痒和烧灼痛,外阴呈湿疹、丘疹样皮炎改变,继发感染后疼痛明显,影响日常生活。如为一侧输尿管下段断裂而致阴道漏尿,由于尿液刺激阴道一侧顶端,周围组织引起增生,盆腔检查可触及局部增厚。

3.尿路感染　合并尿路感染者有尿频、尿急、尿痛及下腹部不适等症状。

4.闭经及不孕　约 15% 的尿瘘患者闭经或月经失调,可能与精神创伤有关。亦因阴道狭窄可致性交障碍,导致不孕。

5.复杂巨大的膀胱尿道阴道瘘　特别是有性生活者,膀胱被用作性交器官,导致膀胱慢性炎症,若向上蔓延至输尿管或肾,可有腰痛、肾区叩痛。

（三）诊断

尿瘘诊断不困难。应仔细询问病史、手术史、漏尿发生时间和漏尿表现。仔细行妇科检查以明确瘘孔部位、大小及其周围瘢痕情况,大瘘孔极易发现,小瘘孔则通过触摸瘘孔边缘的瘢痕组织可明确诊断,阴道检查可以发现瘘孔位置。如患者系盆腔手术后,检查未发现瘘孔,仅见尿液自阴道穹隆一侧流出,多为输尿管阴道瘘。检查暴露不满意时,患者可取膝胸卧位,用单叶拉钩将阴道后壁上提,可查见位于耻骨后或较高位置的瘘孔。较难确诊时,行下列辅助检查。

1.亚甲蓝试验　用于鉴别膀胱阴道瘘、膀胱宫颈瘘或输尿管阴道瘘,并可协助辨认位置不明的极小瘘孔。将 100～200mL 亚甲蓝稀释液注入膀胱,若蓝色液体经阴道壁小孔流出为膀胱阴道瘘,自宫颈口流出为膀胱宫颈瘘或膀胱子宫瘘,阴道内为清亮尿液则为输尿管阴道瘘。

2.靛胭脂试验　亚甲蓝试验瘘孔流出清亮尿液的患者,静脉注射靛胭脂 5mL,5～10min 见蓝色液体自阴道顶端流出者为输尿管阴道瘘。

3.膀胱镜、输尿管镜检查　了解膀胱容积、黏膜情况,有无炎症、结石、憩室,明确瘘孔的位置、大小、数目及瘘孔和膀胱三角的关系等。必要时行双侧输尿管逆行插管及输尿管镜检查确定输尿管瘘位置。

4.静脉肾盂造影　限制饮水 12h 及充分肠道准备后,静脉注射 76% 泛影葡胺 20mL,分别于注射后 5min、15min、30min、45min 摄片,根据肾盂、输尿管及膀胱显影情况,了解双侧肾功能及输尿管有无异常,用于诊断输尿管阴道瘘、结核性尿瘘和先天性输尿管异位。

5.肾图　肾图能了解肾功能和输尿管功能情况。

（四）治疗

手术修补为主要治疗方法。非手术治疗仅限于分娩或手术后 1 周内发生的膀胱阴道瘘和输尿管小瘘孔,经放置导尿管和(或)输尿管导管后,2～4 周偶有自行愈合可能。年老体弱不能耐受手术者,可使用尿收集器。

1.手术治疗时间的选择 直接损伤的尿瘘一经发现立即手术修补。其他原因所致尿瘘应等3～6个月,待组织水肿消退、局部血液供应恢复正常再行手术。瘘修补失败后至少应等待3个月后再手术。

2.手术途径的选择 手术途径有经阴道、经腹和经阴道腹部联合等。原则上应根据瘘孔类型和部位选择不同途径。绝大多数膀胱阴道瘘和尿道阴道瘘可经阴道手术,输尿管阴道瘘多需经腹手术。手术成功与否不仅取决于手术,术前准备及术后护理是保证手术成功的重要环节。

3.术前准备 术前要排除尿路感染,治疗外阴炎。方法:①术前3～5d用1:5000高锰酸钾液坐浴。有外阴湿疹者,在坐浴后局部涂搽氧化锌油膏,待痊愈后再行手术。②老年妇女或闭经患者术前口服雌激素制剂15d,促进阴道上皮增生,有利于伤口愈合。③常规进行尿液检查,有尿路感染应先控制感染,再行手术。④术前数小时开始应用抗生素预防感染。⑤必要时术前给予地塞米松,促使瘢痕软化。

4.术后护理 术后每日补液量不应少于3000mL,留置尿管10～14d,增加尿量起冲洗膀胱的作用,保持导尿管引流通畅。发现阻塞及时处理。防止发生尿路感染。放置输尿管导管者,术后留置至少1个月。绝经患者术后继续服用雌激素1个月。术后3个月禁性生活,再次妊娠者原则上行剖宫产结束分娩。

(五)预防

绝大多数尿瘘可以预防,预防产伤所致的尿瘘更重要。提高产科质量是预防产科因素所致尿瘘的关键。经阴道手术助产时,术前必先导尿,若疑有损伤者,留置导尿管10d,保证膀胱空虚,有利于膀胱受压部位血液循环恢复,预防尿瘘发生。妇科手术时,对盆腔粘连严重、恶性肿瘤有广泛浸润等估计手术困难时,术前经膀胱镜放入输尿管导管,使术中易于辨认。即使是容易进行的全子宫切除术,术中也须明确解剖关系后再行手术操作。术中发现输尿管或膀胱损伤,须及时修补。使用子宫托需日放夜取。宫颈癌进行放射治疗时注意阴道内放射源的安放和固定,放射剂量不能过大。

二、粪瘘

粪瘘是指肠道与生殖道之间有异常通道,致使粪便由阴道排出,最常见的粪瘘是直肠阴道瘘。

(一)病因

1.产伤 与尿瘘相同,分娩时胎头长时间停滞在阴道内,阴道后壁及直肠受压,造成缺血、坏死是形成粪瘘的主要原因。难产手术操作、手术损伤导致Ⅲ度会阴撕裂,修补后直肠未愈合或会阴撕裂后缝线穿直肠黏膜未发现也可导致直肠阴道瘘。

2.先天畸形 先天畸形为非损伤性直肠阴道瘘,发育畸形出现先天直肠阴道瘘,常合并肛门闭锁。

3.盆腔手术损伤 盆腔手术损伤行根治性子宫切除或左半结肠和直肠手术时,可直接损伤或使用吻合器不当等原因均可导致直肠阴道瘘,此种瘘孔位置一般在阴道穹隆处。

4.其他 长期放置子宫托不取出、生殖道癌肿晚期破溃或放疗不当等,均能引起粪瘘。

(二)临床表现

阴道内排出粪便为主要症状。瘘孔大者,成形粪便可经阴道排出,稀便时呈持续外流,无法控制。瘘孔小者,阴道内可无粪便污染,但肠内气体可自瘘孔经阴道排出,稀便时则从阴道流出。

（三）诊断

除先天性粪瘘外,一般均有明确病因。根据病史、症状及妇科检查不难做出诊断。阴道检查时大的粪瘘显而易见,小的粪瘘在阴道后壁见到一颜色鲜红的小肉芽样组织,用示指行直肠指检,可以触及瘘孔,如瘘孔极小,用一探针从阴道肉芽样处向直肠方向探查,直肠内手指可以触及探针。阴道穹隆处小的瘘孔、小肠和结肠阴道瘘需行钡剂灌肠检查方能确诊。

（四）治疗

手术修补为主要治疗方法。手术或产伤引起的粪瘘应即时修补。先天性粪瘘应在患者15岁左右月经来潮后再行手术,过早手术容易造成阴道狭窄。压迫坏死性粪瘘,应等待3～6个月炎症完全消退后再行手术修补。高位巨大直肠阴道瘘合并尿瘘者、前次手术失败阴道瘢痕严重者,应先暂时行乙状结肠造口术,1个月后再行修补手术。术前3d严格肠道准备:少渣饮食2d,术前流质饮食1d,同时口服肠道抗生素、甲硝唑等3d以抑制肠道细菌。手术前晚及手术当日晨行清洁灌肠。每日用1∶5000高锰酸钾液坐浴1～2次。术后5d内控制饮食及不排便,禁食1～2d后改少渣饮食,同时口服肠蠕动抑制药物。保持会阴清洁。第5天起,口服药物软进化大便,逐渐使患者恢复正常排便。

（五）预防

原则上与尿瘘的预防相同。分娩时注意保护会阴,防止会阴Ⅲ度裂伤。会阴缝合后常规进行肛门指检,发现有缝线穿透直肠黏膜,应立即拆除重缝。避免长期放置子宫托不取出;生殖道癌肿放射治疗时应掌握放射剂量和操作技术。

（吴淑凤）

第六节　压力性尿失禁

尿失禁是年长妇女的常见症状,类型较多,以压力性尿失禁最常见。压力性尿失禁(SUI)是指增加腹压甚至休息时,膀胱颈和尿道不能维持一定压力而有尿液溢出。

一、临床表现

起病初期患者平时活动时无尿液溢出,仅在腹压增加(如咳嗽、打喷嚏、大笑、提重物、跑步等活动)时有尿液流出,严重者休息时也有尿液溢出。80％的压力性尿失禁患者有膀胱膨出。检查时嘱患者不排尿,取膀胱截石位,观察咳嗽时有无尿液自尿道口溢出。若有尿液溢出,检查者用示、中两指伸入阴道内,分别轻压阴道前壁尿道两侧,再嘱患者咳嗽,若尿液不再溢出,提示患者有压力性尿失禁。

二、病因

病因复杂,主要包括衰老、多产、产程延长或难产及分娩损伤、子宫切除等。排便困难、肥胖等造成腹压增加的因素也可能导致压力性尿失禁。常见于膀胱膨出、尿道膨出和阴道前壁脱垂患者。

三、诊断与鉴别诊断

根据病史、症状和检查可初步诊断。确诊压力性尿失禁必须结合尿动力学检查。尿道括约肌不能收缩,当腹压增加超过尿道最大关闭压力时发生溢尿。目前临床上常用压力试验、指压试验和棉签试验作为辅助检查方法,以排除其他类型尿失禁及尿路感染。

四、治疗

(一)非手术治疗

1.盆底肌锻炼　简单方法是缩肛运动,每收缩 5s 后放松,反复进行 15min,每日 3 次,4～6 周为 1 个疗程。经 3 个月锻炼,30％～70％患者能改善症状。

2.药物治疗　选用肾上腺素 α 受体药物,常用药物有丙米嗪、麻黄碱等。不良反应是使血压升高。老年患者特别是高血压患者慎用。

3.电刺激疗法　通过电流刺激盆底肌肉使其收缩,并反向抑制排尿肌活性。

4.尿道周围填充物注射　在尿道、膀胱颈周围注射化学材料,加强尿道周围组织张力的方法,远期效果尚未肯定。

(二)手术治疗

1.阴道前壁修补术　该手术曾为压力性尿失禁标准手术方法,目前仍被广泛用于临床。因压力性尿失禁常合并阴道脱垂和子宫脱垂,该手术常与经阴道子宫切除、阴道后壁修补术同时行。适用于需同时行膀胱膨出修补的轻度压力性尿失禁患者。

2.耻骨后膀胱尿道固定悬吊术　均遵循 2 个基本原则,即缝合尿道旁阴道或阴道周围组织,提高膀胱尿道交界部位增大尿道后角,延长尿道,增大尿道阻力;缝合至相对结实和持久的结构上,最常见为髂耻韧带,即 Cooper 韧带(称 Burch 手术)。

3.经阴道尿道悬吊手术　可用自身筋膜或合成材料。近年来,中段尿道悬吊术治疗压力性尿失禁的疗效已经得到普遍认同和广泛应用,为微创手术,尤其对老年和体弱的患者增加了手术安全性。

4.经阴道尿道膀胱颈筋膜缝合术　能增强膀胱颈和尿道后壁张力。

(吴淑凤)

第九章 生殖器官发育异常

第一节 处女膜闭锁

处女膜闭锁又称无孔处女膜(imperforate hymen),是女性常见的一种生殖道发育异常。青春期少女月经初潮后经血不得排出,积聚于阴道,之后因宫腔积血不能及时排出,出现周期性腹痛,而无月经来潮,就诊时发现闭锁的处女膜,相当于中医学解剖上的"鼓"。

一、病因

在正常胚胎发育过程中,女婴来自内胚层的阴道板腔化成一孔道,其下段有一层薄膜为处女膜,在胚胎7个月后贯穿,使孔与阴道前庭相通,如胚胎时未贯通,则形成无孔处女膜。

二、临床表现

(一)症状

处女膜闭锁在青春期月经初潮前无症状。青春期后表现为原发性闭经和周期性下腹部坠胀。因月经来潮时经血不得流出而积聚阴道、子宫甚至输卵管等部,而出现周期性的肛门和阴道胀痛,并呈进行性加重。积血过多时可引起尿频、尿急及便秘等压迫症状。

(二)体征

随阴道积血增多而延及宫腔时,在耻骨联合处可触及肿块,积血严重时可发生输卵管血肿和粘连。妇科检查时,可扪及胀大的子宫及双侧附件肿块,处女膜呈紫蓝色向外膨出如"鼓",阴道无开口。肛诊时,阴道为长形肿物,呈囊性感,并有明显的触痛。

三、诊断要点

1.青春期月经不来潮。有逐渐加重的周期性下腹痛。

2.多次腹痛后,下腹正中可扪到逐渐增大的包块,并压迫尿道及直肠,出现排尿及排便困难。

3.妇科检查 处女膜向外膨隆,表面呈紫兰色。肛诊可触及从阴道向直肠凸出的积血块,如伴子宫及输卵管积血肿,可扪到胀大的子宫及双侧附件肿块。

4.处女膜膨隆处穿刺 抽出不凝的深褐色或黑红色血液即可确诊。

5.B超检查 阴道、子宫及附件有积血影像。

四、治疗

1.骶管麻醉下手术。

2.粗针穿刺处女膜正中膨隆部位,抽出褐色积血后,即将处女膜做"X"形切开,引流积血。

3.切除多余的处女膜瓣,使切口呈圆形。再用3—0肠线缝合切口边缘、黏膜,保持引流通畅。

4.常规检查宫颈是否正常。

5.常规应用抗生素。

(韩英)

第二节　处女膜坚韧

处女膜坚韧(hard hymen)是指处女膜或处女膜环纤维组织增生、坚硬、缺乏弹性,造成性交困难或失败,为先天发育畸形的一种,平时无症状,多在新婚时发现。

一、诊断与鉴别诊断

（一）诊断

婚后不能性交,阴道口疼痛,不能忍受。阴道指诊时感到阴道口有很大阻力,一指进入也有困难,有时可触及狭窄坚韧的处女膜环。

（二）鉴别诊断

本病应与阴道狭窄、神经性痉挛相鉴别。

二、治疗

手指、小窥器及其他圆柱形玻璃或塑料管扩张。每日 3～5 次,每次半小时。无效时可手术。于阴道出口相当 2、4、8、10 点部位扩剪,然后沿处女膜环将处女膜瓣剪除。术后用0.1％。雌激素鱼肝油涂阴道,每日 1～2 次,连用 1 个月。

（韩英）

第三节　阴道发育异常

一、先天性无阴道

先天性无阴道为双侧副中肾会合后未能向尾端伸展形成管道所致,多数伴无子宫或只有始基子宫,但极少数也可有发育正常的子宫。半数伴泌尿系畸形。一般均有正常的卵巢功能,第二性征发育也正常。

（一）临床表现

1.先天性无阴道几乎均合并无子宫或仅有痕迹子宫,卵巢一般均正常。

2.青春期后一直无月经,或婚后性生活困难而就诊。

3.第二性征发育正常。

4.无阴道口或仅在阴道外口处见一浅凹陷窝,或有 2cm 短浅阴道盲端。

5.极少数先天性无阴道者仍有发育正常的子宫,至青春期因宫腔积血出现周期性腹痛,直肠腹部联合诊可扪及增大子宫。

（二）诊断

1.原发闭经。

2.性生活困难。

3.周期性腹痛　有子宫或残留子宫及卵巢者,可有周期性腹痛,症状同处女膜闭锁症。

4.全身检查　第二性征正常,常伴有泌尿系统和骨骼系统的畸形。

5.妇科检查 外阴发育正常,无阴道和阴道短浅,肛查无子宫颈和子宫,或只扪到发育不良子宫。

6.卵巢功能检查 卵巢性激素正常。

7.染色体检查 为 46XX。

8.B 超检查 无阴道,多数无子宫,双侧卵巢存在。

9.腹腔镜 可协助诊断有无子宫,卵巢多正常。

(三)鉴别诊断

1.阴道短而无子宫的睾丸女性化 染色体检查异常。

2.阴道横膈 多伴有发育良好的子宫,横膈左侧多见一小孔。

(四)治疗

1.压迫扩张法 适用于阴道下段有一定深度者。从光而圆的小棒沿阴道轴方向加压,每日 2 次,每次 20 分钟,2～3 个月为 1 个疗程,可使局部凹陷加深。

2.阴道成形术

(1)手术时间的选择:无阴道无子宫者,术后只能解决性生活问题,故最好在婚前或婚后不久进行,有正常子宫者,在初潮年龄尽早手术,以防经血潴留。

(2)手术方法的选择:①Willian 法:术后 2 个月即可结婚。②羊膜或皮瓣法:应在婚前半年手术。

(3)手术注意点:①避免损伤直肠与尿道。②术后注意外阴清洁,防止感染。③坚持带模型,防止阴道塌陷。皮肤移植,应于术后取出纱布后全日放模型 3 个月,然后每晚坚持直到结婚,婚后如分居仍应间断放置模型。羊膜移植后,一般放模时间要 6～12 个月。

(五)注意事项

1.阴道成形术并不复杂,但由于瘢痕再次手术更为困难,故应重视术后防止感染、粘连及瘢痕形成,否则会前功尽弃。

2.副中肾管缺如者半数伴泌尿系畸形,故于术前须做静脉肾盂造影。

二、阴道闭锁或狭窄

胚胎发育时两侧副中肾管下端与泌尿生殖窦未能形成空腔,或空腔贯通后发育不良,则发生阴道闭锁或狭窄。后天性发病多系药物腐蚀或创伤所引起。

(一)临床表现

1.症状与处女膜闭锁相似。

2.处女膜无孔,但表面色泽正常,亦不向外膨隆。

3.直肠指诊扪及向直肠凸出的阴道积血肿块,其位置较处女膜闭锁者为高。

(二)诊断

1.青春期后无月经来潮,并有逐渐加重的周期性下腹痛。如系阴道狭窄,可有经血外流不畅。

2.性生活困难。

3.妇科检查 处女膜完整,但无阴道,仅有陷窝,肛门指检于闭锁以上部分扪及积血所形成的包块。阴道窄狭者,阴道壁僵硬,窥器放置困难。

(4)B 超检查:闭锁多为阴道下段,上段可见积液包块,子宫及卵巢正常。

（三）鉴别诊断

主要通过 B 超、妇科检查与先天性无阴道及处女膜闭锁相鉴别。

（四）治疗

1.尽早手术治疗,切开闭锁阴道段阴道并游离阴道积血段阴道黏膜,再切开积血段阴道黏膜,再切开积血肿块,排出积血。

2.利用已游离的阴道黏膜覆盖创面。

3.术后定期扩张阴道,防止阴道下段挛缩。

（五）注意事项

手术治疗应充分注意阴道扩张问题,以防挛缩。

三、阴道横膈

胚胎发育时双侧副中肾管会合后的尾端与泌尿生殖窦未贯通,或部分性贯通所致。横膈位于阴道上、中段交界处为多见,完全性横膈较少见。

（一）临床表现

1.常系偶然或因不育检查而发现,也有少数因性生活不满意而就诊发现。

2.横膈大多位于阴道上、中段交界处,其厚度约 1cm。

3.月经仍可正常来潮。

（二）诊断

1.腹痛　完全性横膈可有周期性腹痛,大多表现为经血外流不畅的痛经。

2.不孕　因横膈而致不孕或受孕率低。

3.闭经　完全性横膈多有原发性闭经。

4.妇科检查　月经来潮时可寻找到横膈的小孔,如有积血可扪及包块。

5.横膈后碘油造影　通过横膈上小孔注入碘油,观察横膈与子宫颈的距离及厚度。

6.B 超检查　子宫及卵巢正常,如有积血可呈现积液影像。

（三）鉴别诊断

注意与阴道上段不完全阴道闭锁鉴别:通过肛腹诊或 B 超探查观察有无子宫及上段阴道腔可确诊。

（四）治疗

1.手术治疗　横膈切开术。若横膈薄,只需行"X"形切口;横膈厚,应考虑植羊膜或皮片。

2.妊娠期处理　分娩时发现横膈,如薄者可切开横膈,由阴道分娩;如厚者,应行剖宫产,并将横膈上的小孔扩大,以利恶露排出。

（五）注意事项

1.术后应注意预防感染和瘢痕挛缩。

2.横膈患者经阴道分娩时,要注意检查横膈有无撕裂出血,如有则应及时缝合以防产后出血。

四、阴道纵隔

本病系由双侧副中肾管会合后,其中隔未消失或未完全消失所致。分为完全纵隔、不完全纵隔。完全纵隔形成双阴道,常合并双子宫颈及双子宫。如发育不等,也可以一侧大而一侧小,有时则可成为斜隔。

（一）临床表现

1.绝大多数阴道纵隔无临床症状。

2.有些婚后性生活困难才被发现。

3.也有在作人工流产时发现,一些晚至分娩时产程进展缓慢才发现。

4.临床有完全纵隔和不全纵隔两种,前者形成双阴道、双宫颈、双子宫。

5.有时纵隔偏向一侧,形成斜隔,以致该侧阴道闭锁而有经血潴留。

（二）诊断

1.完全性阴道纵隔　一般无症状,少数人有性交困难,或分娩时造成产程进展缓慢。

2.阴道斜隔　因宫腔、宫分泌物引流不畅可出现阴道流恶臭脓样分泌物。

3.妇科检查　可确诊。但要注意双阴道在进入一侧时常难发现畸形。

4.B超检查　子宫、卵巢正常。

（三）鉴别诊断

1.阴道囊性肿物　斜隔检查时阴道一侧隔易与阴道囊性肿物相混淆,可行碘油造影鉴别。

2.继发性阴道狭窄　有外伤、炎症、局部使用腐蚀药史。

（四）治疗

1.完全阴道纵隔　一般无需特殊处理。

2.部分性阴道纵隔　影响性生活、经血排出不畅时,可于非孕时行纵隔切除术。

3.分娩时发现阴道纵隔阻碍分娩时　宫口开大 4～5cm 后,将纵隔中央切断,胎儿娩出后再检查处理伤口。

4.阴道斜隔合并感染　斜隔切开术,引流通畅,并用抗生素治疗。

（1）首选青霉素:每次 80 万 U,每日 3 次,肌注,皮试阴性后用。

（2）氨苄青霉素:每日 6g,分 3 次静脉推注,皮试阴性后用;或氨苄青霉素每次 1.5g 加入 5％葡萄糖 100mL 中静滴,每日 4 次,皮试阴性后用。

耐药菌株可选用以下两种:①头孢吩:每日 2～8g。分 4 次静注或静滴。②头孢哌酮:每日 3～6g,分 3～4 次静注。

如对青霉素过敏者可选用以下三种:①庆大霉素:每次 8 万 U,每日 2～3 次,肌注。②复方新诺明:每次 2 片,每日 2 次,口服。③林可霉素:每日 1.2g,静滴。

（韩英）

第四节　子宫发育异常

子宫发育异常由副中肾管产生的器官,以子宫最易发生畸形。副中肾管发生、发育异常越早出现,它所造成的畸形越严重。绝大多数的子宫畸形为双角子宫、双输卵管、单子宫颈,约占 70％;最危险的子宫畸形是双子宫,其中一侧为残角子宫,约占 5％。其之所以严重是因为残角子宫不易被发现,一旦宫外孕破裂,容易导致死亡。

一、分类及临床表现

（一）子宫未发育或发育不全

1.先天性无子宫（congenital absence of uterus）　其为两侧副中肾管中段及尾段未发育，未能在中线会合形成子宫。常合并无阴道，但卵巢发育正常，临床表现为原发性闭经，第二性征正常，肛查触不到子宫，偶尔在膀胱后触及一横行的索条状组织。

2.始基子宫（primordial uterus）　又称痕迹子宫，为双侧副中肾管向中线横行伸展会合后不久停止发育所致。子宫极小，仅长1～3cm，无宫腔，多数因无子宫内膜而无月经。

3.子宫发育不良（hypoplasia of uterus）　又称幼稚型子宫，是因两侧副中肾管融合后在短时间内即停止发育。子宫发育小于正常，子宫颈相对较长而外口小，宫体和宫颈之比为1：1或2：3，有时子宫体呈极度的前屈或后屈。临床表现为月经量过少，婚后不孕，直肠－腹部诊可扪及小而活动的子宫。

（二）子宫发育畸形

1.双子宫（uterus didelphys）　双子宫为两侧副中肾管完全未融合，各自发育形成双子宫、双宫颈及双阴道。左右侧子宫各有单一的卵巢和输卵管。患者多无自觉症状，不影响生育，常在产前检查、人工流产或分娩时被发现。偶有双子宫单阴道，或双子宫伴阴道纵隔，常因性交困难或经血不畅而就诊。妊娠晚期胎位异常率增加，产程中难产机会增多，以子宫收缩乏力、胎先露下降受阻为常见。

2.双角子宫（uterus bicornis）及鞍状子宫（saddle form uterus）　两副中肾管中段的上部未完全融合而形成双角子宫，轻者仅子宫底部下陷而呈鞍状或弧形。一般无症状，妊娠后易发生流产及胎位异常。

3.单角子宫（uterus unicornis）　仅一侧副中肾管发育而成为单角子宫，常偏向一侧，仅有一条输卵管及一个卵巢，未发育侧的输卵管及卵巢多缺如。单角子宫一旦妊娠，多发生流产或早产。

4.残角子宫（rudimentary horn of uterus）　残角子宫为一侧副中肾管发育正常，另一侧发育不全形成残角子宫，正常子宫与残角子宫各有一条输卵管和一个卵巢。多数残角子宫与对侧的正常子宫腔不相通仅有纤维带相连，若残角子宫内膜无功能，多无自觉症状，若残角子宫内膜有功能，可因宫腔积血而引起痛经，甚至并发子宫内膜异位症。偶有残角子宫妊娠至16～20周时发生破裂，出现典型输卵管妊娠破裂的症状和体征，若不及时手术治疗可因大量内出血而危及生命。

5.纵隔子宫（uterus septum）　纵隔子宫为两侧副中肾管已完全会合，但纵隔未完全退化所致。子宫外形正常，由宫底至宫颈内口将宫腔完全隔为两部分为完全纵隔，仅部分隔开者为不全纵隔。纵隔子宫易发生流产、早产及胎位异常。子宫输卵管造影及子宫镜检查是诊断纵隔子宫的可靠方法（图9－1）。

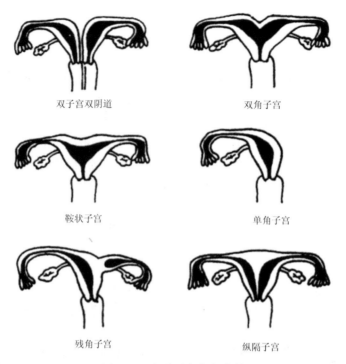

双子宫双阴道　　　　　　　　　双角子宫

鞍状子宫　　　　　　　　　　　单角子宫

残角子宫　　　　　　　　　　　纵隔子宫

图 9—1　各种子宫发育畸形

二、诊断

由于某些子宫畸形不影响生理功能,若无症状可终生不被发现。而部分患者由于生殖系统功能受到不同程度的影响,到了月经初潮、婚后、妊娠期、分娩期出现临床症状或人工流产并发症时才被发现。先天性无子宫患者无月经,因往往同时合并有先天性无阴道,致婚后性交困难;幼稚子宫、残角子宫等可表现为月经过少、痛经、经期不规律;双子宫、双角子宫可表现月经过多及经期延长。患者常有不育。如有妊娠,常有并发症。往往引起流产、早产、胎膜早破、胎位异常,其中臀位横位发生率高。发育畸形之子宫围产病率、新生儿死亡率均增高。

近年来,由于腔道造影、内镜、超声、CT、MRI等诊断技术的广泛应用,发现女性生殖道畸形这类疾患已非少见,上述畸形的诊断并不困难,关键是要想到这些异常的存在。如患者有原发性闭经、痛经、不孕、复发性流产、流产不全史、重复胎位不正、难产等病史,家属或姐妹中有子宫畸形史,应考虑到子宫畸形的可能,需作仔细的妇科检查,用探针探测宫腔大小、方向、有无隔的存在,必需时选择下列检查。

(一)B 超

其特点是简便、直观、无损伤、可重复多次检查。能清晰显示子宫形态、大小、位置及内部解剖结构。近年逐渐普及的阴道超声,可更清楚地显示子宫内膜、宫颈和子宫底部。在对纵隔子宫与双子宫或双角子宫的诊断中,应把 B 超检查作为首要的选择方法。但子宫 B 超检查难以了解纵隔子宫、双角子宫、残角子宫与阴道的畸形衔接及子宫腔之间相通的情况。

(二)X 线造影

X 线造影是利用一定的器械将造影剂从子宫内口注入子宫、输卵管的检查方法。能较好地显示子宫内腔的形态、输卵管通畅及异常的子宫通道情况,是诊断先天性子宫畸形最常用、最有效的方法之一。但是不能发现Ⅱ型和Ⅲ型残角子宫,改用盆腔充气造影可以发现。

（三）腹腔镜检查

其可以直接观察子宫、卵巢及输卵管的发育情况。通过对腹腔的窥视,对各类生殖器畸形能做出全面的了解和评估。腹腔镜检查亦有不足之处,因为它只能看到盆腔表面的情况,也就是说只有子宫表面的畸形才能够准确地诊断,并不能了解到宫腔内情况。

（四）宫腔镜检查

其可证实或发现子宫畸形,但是,它不能提供子宫浆膜表面的情况,有时不能对纵隔子宫和双角子宫做出肯定的区别。如果纵隔延伸到宫颈,且宫腔镜仅插入一侧,有时可能误诊为单角子宫。如果宫腔镜和腹腔镜联合运用,即更有利于评价先天性子宫异常,特别是对纵隔子宫和双角子宫的区别。结合宫腔镜,通过腹腔镜对宫底表面轮廓的评价,对区分纵隔子宫和双角子宫有较大价值,同时亦可弥补宫腔镜检查的不足。

宫腔镜检查的一个很大优点是可以施行某些矫治手术。

（五）静脉肾盂造影

生殖系统和泌尿系统的先天性畸形常常并存,如 $70\%\sim90\%$ 单肾合并子宫畸形,而 15% 先天性无阴道合并肾脏畸形,因此有必要常规作静脉肾盂造影以排除泌尿系统畸形。

（六）其他

可行染色体核型分析,H－Y抗原检测,SRY基因检测,酶、性激素测定及性腺活检等,以明确有无遗传性疾病或性分化异常。

三、手术治疗

对子宫畸形常用的手术矫治方法有下列4种。

（一）子宫吻合术（双子宫的合并术）

适宜于双子宫,纵隔子宫以及双侧子宫角发育相称的双角子宫患者。

子宫畸形经过整形手术后宫腔成为一较大的整体,有利于胚胎发育,减少流产和早产的发生。

（二）子宫纵隔切除术

适宜于完全或部分子宫纵隔者,有3种手术途径。

1.经腹部手术。

2.宫腔镜下切除子宫纵隔　手术时间选在卵泡期。

3.经阴道切除子宫纵隔　在腹腔镜或B超监视下施行手术。

（三）残角子宫切除术

临床上,残角子宫多是由于残角子宫妊娠时被发现,一经确诊,及时切除;在剖宫产或妇科手术时发现残角子宫,亦应切除。若粘连重难以切除时,应将患侧输卵管结扎。

（四）宫腔积血的人工通道术

部分双子宫、双宫颈患者,一侧宫颈流出道受阻于起自两侧宫颈之间、斜行附着于同侧阴道壁的隔膜,这称为阴道斜隔综合征。结果是受阻侧宫腔积血,继发感染即形成积脓,一般在初潮后不久即出现进行性痛经。由于隔后的阴道子宫腔积血或积脓,妇科检查时在一侧穹隆或阴道侧壁触到囊性肿物,该侧子宫颈暴露不清,其上子宫有时误诊为包块。一经确诊,即行斜隔切开术。关于患侧子宫去留问题,意见不一。有学者主张开腹切除患侧子宫;而有的学者则持相反意见。因患者都是未婚或尚未生育者,保留积血侧子宫有可能提高受孕能力。

（韩英）

第五节　输卵管发育异常

输卵管是两个苗勒管上端各自分离的一段,因此,输卵管较子宫、阴道发生畸形的机会少得多。

一、分类

(一)输卵管未发育

尚未见双侧输卵管未发育单独出现的报道。这种畸形多伴有其他严重畸形而不能存活,往往与同侧的子宫不发育合并存在。输卵管不发育的原因,有原发性和继发性两种。前者原因不明,是指整个一侧的苗勒管都未形成,不但没有输卵管,同侧的子宫、子宫颈也不发育。后者如真两性畸形,一侧有卵巢,另一侧有睾丸或卵睾。在有睾丸或卵睾的一侧不形成输卵管,甚至不形成子宫。

(二)输卵管发育不全

实性的输卵管、索状的输卵管以及发育不良的输卵管,都属于输卵管发育早期受到程度不同的抑制或阻碍使其不能完全发育所致。有时与发育不良的子宫同时存在。

(三)小副输卵管

小副输卵管是一个比较短小的输卵管,它有完整的伞端(单侧或双侧),附着于正常输卵管的上面。有的副输卵管腔与正常的输卵管腔沟通,有的不沟通而在其附着处形成盲端。

(四)单侧双输卵管或双侧双输卵管

双输卵管均有管腔通于子宫腔。发生机制不明。

(五)输卵管憩室

憩室较易发生于输卵管的壶腹部,容易造成宫外孕而危及生命。

(六)输卵管中段缺如

类似输卵管绝育手术后的状态,缺失段组织镜下呈纤维肌性。

(七)输卵管位置异常

在胎儿的分化发育过程中因发育迟缓未进入盆腔,使之位置异常(包括卵巢)(图9-2)。

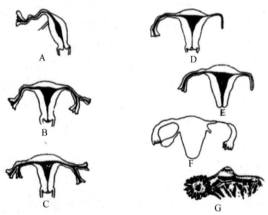

A.单侧输卵管及单侧子宫;B.小副输卵管(左侧);C.双侧双输卵管;D.实管输卵管;E.输卵管发育不良(左);F.中段节断性输卵管;G.输卵管憩室

图9-2　输卵管畸形

二、临床表现

无明显临床表现,临床上多因检查不孕症、子宫畸形腹腔镜检查,或剖腹探查,或宫外孕破裂才被发现。

三、辅助检查

(一)子宫输卵管碘油造影

其可提示小副输卵管、单侧或双侧双输卵管、输卵管憩室。但不能鉴别输卵管缺如与输卵管梗阻。

(二)腹腔镜

腹腔镜可在直视下发现输卵管发育异常(包括位置异常)。

四、诊断

输卵管先天性畸形不易被发现,原因首先是常与生殖道先天畸形同时存在而被忽略,其二是深藏在盆腔侧方。常用的诊断方法,子宫输卵管造影术后发现单角子宫单侧输卵管,双输卵管。腹腔检查可能发现各种畸形。剖腹术可较明确的诊断。

五、治疗

对由于输卵管异常引起不孕者,在腹腔镜或剖腹术行输卵管整形术。发生输卵管妊娠破裂或流产者,术中认真检查,对可修复的输卵管畸形不要轻易切除,应采取显微手术技巧进行整复输卵管,以保留功能。

(韩英)

第六节 卵巢发育异常

一、卵巢发育不全

原发性卵巢发育不全(hypoplasia of ovary)多发生于性染色体畸变女性,以 45,XO 为最常见,亦可见于 XO 核型的镶嵌体或单纯的多 X 核型。女性正常发育必须有两条正常结构的 X 性染色体,缺失一条或多一条 X 性染色体即影响卵巢的正常发育,均为双侧性。卵巢细长形、淡白色、质硬、呈条索状。其表现可为女性,但由于卵巢发育不全,性激素缺乏,使性器官及第二特征均不发育,往往伴有其他畸形。可有单侧卵巢发育不全,常伴有同侧输卵管,甚至肾脏缺如。

治疗原则:主要治疗闭经,其次为增加身高。对骨骺未闭合者,均先给予蛋白同化类激素,以促进体内蛋白质合成代谢和钙质蓄积,约半年后再用雌孕激素序贯疗法作人工周期诱导使月经来潮,同时辅以调整月经的中成药,注意增加营养等。

此类患者绝大多数都没有生育能力,国内已有采用赠送胚胎移植成功的报道。

二、卵巢异位

卵巢异位(ectopic ovary)系卵巢在发育过程中受阻,仍停留在胚胎期位置未下降至盆腔,位置即高于正常卵巢部位。如位于肾脏下极附近,或位于后腹膜组织间隙内,常伴有卵巢发育不良。如下降过度,可位于腹股沟疝囊内。

所有异位卵巢都有发生肿瘤的倾向,应予以切除。

三、额外卵巢

额外卵巢(additional ovary)罕见,除外正常位置的卵巢外,尚可在他处发现额外的卵巢组织,其部位可在腹膜后,乙状结肠系膜及盆腔等处。这些额外卵巢是由于胚胎发生的重复而形成的,大小不一,小者仅数毫米,大者可达正常大小。因其他原因行剖腹手术时,偶然发现,应予以切除。

四、副卵巢

副卵巢(paraovary)即在正常卵巢附近出现多余的卵巢组织,一般小于1cm,偶有2~3个副卵巢出现,常呈结节状,易误认为淋巴结,需病理检查才能确诊。

五、单侧卵巢缺失和双删卵巢缺失

单侧卵巢缺失(absence of unilateral ovary),和双侧卵巢缺失(absence of bilateral ovary)均少见,前者可见于单角子宫,后者可见于45,XO Turner综合征患者。

治疗:异位卵巢和多余卵巢,一经发现应予切除。双侧卵巢缺如,可行性激素替代疗法。

疗效标准与预后:异位卵巢和多余卵巢有发生肿瘤的倾向。双侧卵巢缺如施行性激素替代疗法,有助于内外生殖器及第二性征发育,对精神有安慰作用,但对性腺发育无作用,不可能恢复生育功能。

(韩英)

第七节　两性畸形

人类性别有6种:染色体性别、性腺性别、生殖器性别、性激素性别、社会性别、心理性别。配子的核型确立了染色体性别,然后性腺性别分化和发育,导致内外生殖器的分化和发育,最后在性激素影响下形成表型性别。在此过程中,任何一个环节受到不良因素的影响,就会发生性分化和发育异常即两性畸形(hermaphroditism)。两性畸形患者外生殖器的形态介于男女之间,难以按外生殖器形态确定其性别。根据发病原因的不同可分为:女性假两性畸形、男性假两性畸形和生殖腺发育异常。

一、女性假两性畸形

女性假两性畸形(female pseudohermaphroditism)患者染色体核型为46,XX,生殖腺为卵巢。有子宫、宫颈、阴道,但外生殖器出现部分男性化。分为肾上腺增生型和非肾上腺增生型,后者多是受医源性激素影响所致。

先天性肾上腺皮质增生(congenital adrenal hyperplasia)为常染色体隐性遗传性疾病,几乎占女性假两性畸形的一半多。当肾上腺皮质有先天性缺陷不能分泌某些酶时(主要是21-羟化酶),皮质醇或醛固酮便不能合成,导致腺垂体促肾上腺皮质激素代偿性分泌增多,引起肾上腺皮质增生,企图取得皮质醇的分泌增多。但同时增生的皮质由于网状带的分泌活动过分,产生过量雄激素,从而导致女性胎儿外生殖器部分男性化。

患儿出生时阴蒂肥大,两侧大阴唇增厚有皱,并融合遮盖阴道口,状似阴囊。但子宫、输卵管、阴道均存在。若是21-羟化酶完全缺乏症,则女性外生殖器的男性化更加明显。"阴茎"特别大,尿道口位于阴茎头。随着婴儿长大,第二性征发育早,出现阴毛、腋毛、胡须、喉结、痤疮。受雄激素刺激肌肉发达,体力较同龄者强。至青春期乳房不发育,内生殖器发育受抑制,无月经。幼女期身高增长快,但由于骨骺早闭,到成年时反较正常女性身材矮小。

实验室检查,血雄激素增高,尿17-酮增高,血雌激素下降,促卵泡激素下降,血促肾上腺皮质激素增高。结合染色体核型分析即可获得诊断。诊断后即开始并终身给予泼尼松药物替代治疗。这样可以抑制垂体促肾上腺皮质激素的过量分泌,防止外阴的进一步男性化,促进女性生殖器官的发育和月经来潮。根据外阴形态异常的具体情况,切除增大的阴蒂、扩大融合的外阴。单纯阴蒂整形可在儿童期进行,过早手术危险性大。

二、男性假两性畸形

男性假两性畸形(male pseudohermaphroditism)患者染色体核型为46,XY,生殖腺为睾丸,睾酮分泌正常。外生殖器为女性化或两性化。是由于男性胚胎或胎儿在宫腔内接触的雄激素过少所致。因阴茎过小及生精功能异常,一般无生育能力。

（一）非遗传性男性假两性畸形

外生殖器两性化或近似男性,两侧有睾丸,位于腹股沟内或腹腔。没有副中肾管分化的子宫、输卵管。阴蒂增大,尿道下裂常见。青春期后乳房不发育,多毛,声音低沉。

（二）遗传性男性假两性畸形

系X连锁隐性遗传,一个家族可有数人发病,也称为雄激素不敏感综合征(androgen insensitivity syndrome)。它是由于靶器官缺乏雄激素受体及毛囊、附睾、输精管的细胞缺乏 5α -还原酶所致。患者表现为外生殖器完全女性化,有睾丸,位于腹股沟或腹腔内。没有子宫及输卵管。阴蒂不大,阴道为浅的盲端。青春期后,女性体态,乳房发育良好,但乳头发育欠佳。阴毛、腋毛无或稀少。身材高,四肢长,无多毛现象。实验室检查,血睾酮、促卵泡激素、尿17-酮为正常男性值,血促黄体生成素(LH)较正常男性值高,由于升高的LH增加对间质细胞的刺激,体内雌激素水平为正常男性的2倍,但低于正常女性。多数患者对常规剂量的雄激素反应不良,诊断明确后,以女性抚养为宜。并在青春期前后切除睾丸及外阴整形,以促使女性化更为完善,防止睾丸恶变。术后长期给予雌激素补充治疗,以维持女性第二性征。阴道短或狭窄导致性生活不满意者,可行阴道成形术。但不宜告诉患者生殖腺为睾丸,以免精神上受到难以医治的创伤。

三、生殖腺发育异常

生殖腺发育异常包括真两性畸形和生殖腺发育不全。

（一）真两性畸形（true hermaphroditism）

一个人具有睾丸和卵巢两种生殖腺,称为真两性畸形。生殖腺有三种:睾丸、卵巢和卵睾（oyotestis）,是两性畸形中最罕见的一种。染色体核型多数为 46,XX,占一半多。其次为 46,XX/46,XY 嵌合型和 46,XY。外生殖器的发育与同侧性腺有关,但大多为混合型,阴蒂增大,或有长短不一的阴茎,合并尿道下裂或阴茎系带（chorda）。唇囊皱襞合并不全。外生殖器或以男性为主,或以女性为主。青春期乳房多发育。有一半患者有月经来潮。生殖腺活检可确诊。确诊后,外生殖器应根据社会性别考虑矫形或切除,即对大体属女性患者切除睾丸或卵睾,切除肥大阴蒂,辅以雌激素使女性化更完善;大体属男性者,修补尿道下裂,切除卵巢和卵睾,辅以雄激素治疗。若在出生后早期诊断,以女性抚养为宜。

（二）生殖腺发育不全（gonadal dysgenesis）

生殖腺发育不全包括两种:单纯型生殖腺发育不全（pure gonadal dsgenesis）和混合型生殖腺发育不全（mixed gonadal dysgenesis）。

1. 单纯型生殖腺发育不全　染色体核型为 46,XY,但睾丸呈索状,不分泌雄激素。患者表型为女性,但身体较高大。有发育不良的子宫、输卵管。青春期第二性征不发育,阴毛、腋毛无或稀少,乳房发育差,无月经。发育不全的性腺易于发生肿瘤,故一经诊断,尽早切除未分化的生殖腺。青春期后,给予雌孕激素周期序贯替代治疗,促进第二性征发育,防止骨质疏松。

2. 混合型生殖腺发育不全　染色体核型多为 45,X/46,XY。患者一侧性腺为异常睾丸,并有输精管。另一侧性腺未分化呈索状痕迹,有输卵管,子宫及阴道发育差或不全。外阴部分男性化,阴蒂增大并有尿道下裂。不少患者有特纳综合征的躯体特征。因生殖腺发生恶变的机会较多,且发生年龄可能很小,故在确诊后尽早切除未分化的生殖腺。

（韩英）

第十章　正常分娩

第一节　分娩动因

分娩发动的确切原因至今尚不清楚,分娩是一个复杂的生理活动,单一学说难以完整地阐明,目前公认为多因素综合作用的结果,可能与以下学说有关。

一、机械性理论

子宫在妊娠早、中期处于静息状态,对机械性和化学性刺激不敏感。妊娠末期,宫腔容积增大,子宫壁伸展力及张力增加,宫腔内压力升高,子宫肌壁和蜕膜明显受压,肌壁的机械感受器受到刺激,尤其是胎先露部压迫子宫下段及宫颈发生扩张的机械作用,通过交感神经传至下丘脑,使神经垂体释放缩宫素,引起子宫收缩。过度增大的子宫如双胎妊娠、羊水过多常导致早产支持机械性理论。但发现母血中缩宫素值增高却是在分娩发动之后,故不能认为机械性理论是分娩发动的始发原因。

二、内分泌控制理论(母体的内分泌调节)

(一)前列腺素(prostaglandin,PG)

PG 对分娩发动起重要作用。现已确认 PG 能诱发宫缩并能促进宫颈成熟,但其合成与调节步骤尚不确切了解。妊娠子宫的蜕膜、羊膜、脐带、血管、胎盘及子宫肌肉都能合成和释放 PG,胎儿下丘脑、垂体、肾上腺系统也能产生 PG。因 PG 进入血循环中迅速灭活,能够引起宫缩的 PG 必定产生于子宫本身。在妊娠末期临产前,孕妇血浆中的 PG 前身物质花生四烯酸、磷酸酯酶 A_2 均明显增加,在 PG 合成酶的作用下使 PG 逐渐增多,作用于子宫平滑肌细胞内丰富的 PG 受体,使子宫收缩,导致分娩发动。

(二)缩宫素(oxytocin)及缩宫素受体(oxytocin receptor)

缩宫素有调节膜电位,增加肌细胞内钙离子浓度,增强子宫平滑肌收缩的作用;缩宫素作用于蜕膜受体,刺激前列腺素的合成和释放。足月妊娠特别是临产前子宫缩宫素受体显著增多,增强子宫对缩宫素的敏感性。但此时孕妇血液中缩宫素值并未升高,则不能认为缩宫素是分娩发动的始发原因。

(三)雄激素(estrogen)和孕激素(progesterone)

妊娠末期,雌激素能兴奋子宫肌层,使其对缩宫素敏感性增加,产生规律宫缩,但无足够证据证实雌激素能发动分娩,雌激素对分娩发动的影响可能与前列腺素增多有关。孕激素能使妊娠期子宫维持相对静息状态,抑制子宫收缩。既往认为孕酮撤退与分娩发动相关,近年观察分娩时产妇血液中未发现孕酮水平明显降低。

(四)内皮素(endothelin,ET)

ET 是子宫平滑肌的强诱导剂,子宫平滑肌有 ET 受体。通过自分泌和旁分泌形式,直接在产生 ET 的妊娠子宫局部对平滑肌产生明显收缩作用,还能通过刺激妊娠子宫和胎儿胎盘单位,使合成和释放 PG 增多,间接诱发分娩。

（五）胎儿方面

动物实验证实,胎儿下丘脑－垂体－肾上腺轴及胎盘、羊膜和蜕膜的内分泌活动与分娩发动有关。胎儿随妊娠进展需氧和营养物质不断增加,胎盘供应相对不足,胎儿腺垂体分泌促肾上腺皮质素(adrenocorticotropic hormone,ACTH),刺激肾上腺皮质产生大量皮质醇,皮质醇经胎儿胎盘单位合成雌激素,促使蜕膜内 PG 合成增加,从而激发宫缩。但临床试验发现未足月孕妇注射皮质醇并不导致早产。

三、神经递质理论

子宫主要受自主神经支配,交感神经能兴奋子宫肌层的 α 肾上腺素能受体,促使子宫收缩。5－羟色胺、缓激肽、前列腺素衍生物以及细胞内的 Na^+、Ca^{2+} 浓度增加,均能增强子宫收缩。但自主神经在分娩发动中起何作用,至今因分娩前测定上述物质值并无明显改变而无法肯定。

综上所述,妊娠末期的机械性刺激、内分泌变化、神经递质的释放等多种因素使妊娠稳态失衡,促使子宫下段形成和宫颈逐渐软化成熟,子宫下段及成熟宫颈受宫腔内压力而被动扩张,继发前列腺素及缩宫素释放,子宫肌细胞内钙离子浓度增加和子宫肌细胞间的间隙连接的形成,使子宫由妊娠期的稳定状态转变为分娩时的兴奋状态,子宫肌出现规律收缩,形成分娩发动。分娩发动是一个复杂的综合作用的结果,这一综合作用的主要方面就是胎儿成熟。最近研究发现成熟胎儿有通过羊水、羊膜向子宫传递信号的机制。

（张莉莉）

第二节　决定分娩的因素

决定分娩的因素是产力、产道、胎儿及精神心理因素,若上述各因素均正常并能相互协调,胎儿经阴道顺利自然娩出,称为正常分娩。

一、产力

将胎儿及其附属物由子宫内逼出的力量,称为产力。产力包括子宫收缩力（简称宫缩）、腹肌及膈肌收缩力（统称腹压）和肛提肌收缩力。

（一）子宫收缩力

子宫收缩力是临产后的主要产力,贯穿于分娩的全过程。临产后的正常宫缩能使宫颈管变短直至消失、宫口扩张、胎儿先露部下降、胎儿胎盘娩出。正常宫缩具有以下特点。

1.节律性　临产的重要标志为出现节律性宫缩。正常宫缩是宫体肌不随意、规律的阵发性收缩,且伴有疼痛的感觉。每次收缩由弱到强（进行期）,持续一段时间（极期）,然后逐渐减弱（退行期）,直至宫缩完全消失进入间歇期,间歇时子宫肌肉松弛。阵缩如此反复直至分娩结束（图 10－1）。

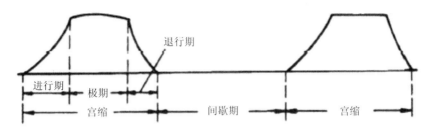

图 10－1　临产后正常宫缩节律性

临产后随产程的进展,宫缩持续时间逐渐延长,由临产开始时的 30s 延长至宫口开全后的 60s;间歇期逐渐缩短,由临产开始时的 5～6min 缩短至宫口开全后的 1～2min。宫缩强度也随产程进展逐渐加强,宫缩时的宫腔内压力在临产初期为 25～30mmHg,第一产程末增至 40～60mmHg,于第二产程可达 100～150mmHg,而间歇期宫腔压力仅为 6～12mmHg。宫缩时子宫肌壁血管及胎盘受压,子宫血流量及胎盘绒毛间隙的血流量减少;间歇期,子宫肌肉松弛,子宫血流量恢复到原来水平,胎盘绒毛间隙的血流重新充盈,胎儿得到充足的氧气供应,对胎儿有利。

2.对称性和极性　正常宫缩受起搏点控制起自两侧宫角部,左右对称,协调的向宫底中间集中,而后向下扩散,速度为 2cm/s,约在 15s 内均匀协调地扩散至整个子宫,称为宫缩的对称性。宫缩以宫底部最强且持续时间最长,向下则逐渐减弱,称为宫缩的极性。宫底部收缩力的强度约为子宫下段的 2 倍,此为宫缩的极性(图 10－2)。

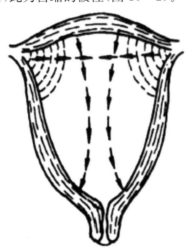

图 10－2　子宫收缩力的对称性

3.缩复作用　宫体平滑肌与身体其他部位的平滑肌和骨骼肌有所不同,即宫缩时,宫体部肌纤维缩短变宽,间歇期宫体部肌纤维虽又重新松弛,但不能完全恢复到原来长度,随着产程进展,经过反复收缩,宫体部肌纤维越来越短,称为缩复作用。缩复作用使宫腔逐渐缩小,迫使胎先露部逐渐下降及宫颈管逐渐缩短直至消失。

(二)腹肌及膈肌收缩力

腹肌及膈肌收缩力是第二产程娩出胎儿的重要辅助力量。当宫口开全时,胎先露部下降至阴道。每当宫缩时,前羊水囊或胎先露部压迫直肠及盆底组织,引起反射性排便感。产妇表现为主动屏气,向下用力,腹肌及膈肌强力收缩使腹内压增高,配合子宫收缩力,促使胎儿娩出。合理使用腹压的关键时机是在第二产程,特别是在第二产程末期子宫收缩时运用最有效,过早使用腹压则会使产妇疲劳和宫颈水肿,导致产程延长。腹肌及膈肌收缩力在第三产程还可协助已剥离的胎盘娩出。

(三)肛提肌收缩力

肛提肌收缩力可协助胎先露部在骨盆腔进行内旋转的作用。胎头枕部下降至耻骨弓下时,能协助胎头仰伸及娩出;当胎盘降至阴道内时,能协助胎盘娩出。

二、产道

产道是指胎儿娩出的通道,分为骨产道、软产道两部分。

(一)骨产道

骨产道指真骨盆。是产道的重要组成部分,其大小、形状与胎儿能否顺利娩出有着密切的关系。为便于了解分娩时胎先露通过骨产道的过程,将骨盆分为 3 个假想平面,每个平面又有多条径线组成。

1.骨盆入口平面(pelvic inlet plane) 为骨盆腔上口,呈横椭圆形。其前方为耻骨联合上缘,两侧为髂耻缘,后方为骶岬上缘。有 4 条径线(图 10-3)。

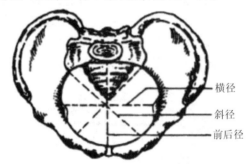

图 10-3　骨盆入口平面各径线

(1)入口前后径:即真结合径。耻骨联合上缘中点至骶岬上缘正中间的距离,正常值平均为 11cm,其长短与分娩有着密切的关系。

(2)入口横径:左右两髂耻缘间最宽距离,正常值平均为 13cm。

(3)入口斜径:左右各一。左斜径为左骶髂关节至右髂耻隆突间的距离;右斜径为右骶髂关节至左髂耻隆突间的距离,正常值平均为 12.75cm。

2.中骨盆平面(mid plane of pelvic) 为骨盆的最小平面,是骨盆腔最狭窄部分,呈前后径长的椭圆形。其前为耻骨联合下缘,两侧为坐骨棘,后为骶骨下端。有 2 条径线(图 10-4)。

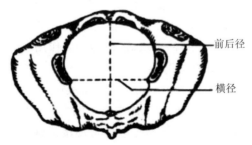

图 10-4　中骨盆平面各径线

（1）中骨盆前后径：耻骨联合下缘中点通过两侧坐骨棘连线中点至骶骨下段间的距离，正常值平均为 11.5cm。

（2）中骨盆横径：也称坐骨棘间径。为两坐骨棘间的距离，正常值平均为 10cm，其长短与分娩机制关系密切。

3.骨盆出口平面（pelvic outlet plane）　为骨盆腔下口，由两个在不同平面的三角形组成。两个三角形共同的底边为坐骨结节间径。前三角形的顶端为耻骨联合下缘，两侧为左右耻骨降支；后三角形的顶端为骶尾关节，两侧为左右骶结节韧带。有 4 条径线（图 10—5）。

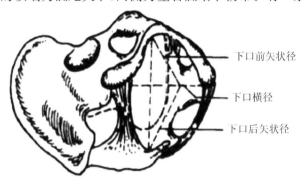

图 10—5　骨盆出口平面各径线

（1）出口前后径：耻骨联合下缘至骶尾关节间的距离，正常值平均为 11.5cm。

（2）出口横径：也称坐骨结节间径。两坐骨结节末端内侧缘间的距离，正常值平均为 9cm，其长短与分娩机制关系密切。

（3）出口前矢状径：耻骨联合下缘至坐骨结节间径中点的距离，正常值平均为 6cm。

（4）出口后矢状径：骶尾关节至坐骨结节间径中点间的距离，正常值平均为 8.5cm。若出口横径稍短，而出口后矢状径较长，两径之和＞15cm，正常大小的胎头可通过后三角区经阴道娩出。

4.骨盆轴（pelvic axis）　骨盆轴是连接骨盆各平面中点的一条假想曲线。正常的骨盆轴上段向下向后，中段向下，下段向下向前，经阴道分娩时，胎儿沿骨盆轴娩出，助产时也应根据此轴的方向协助胎儿娩出（图 10—6）。

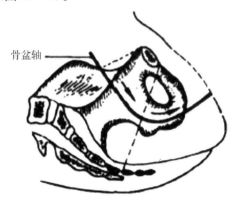

图 10—6　骨盆轴

5.骨盆倾斜度（inclination of pelvic）　骨盆倾斜度指妇女直立时，骨盆入口平面与地平面所形成的角度，一般为 60°。若倾斜角度过大，将影响胎头衔接。

（二）软产道

软产道是由子宫下段、宫颈、阴道及骨盆底软组织构成的弯曲通道。

1. 子宫下段的形成　由非孕时长约 1cm 的子宫峡部随妊娠进展逐渐被拉长，妊娠 12 周后已扩展成宫腔的一部分，至妊娠末期形成子宫下段。临产后子宫收缩使子宫下段进一步拉长达 7～10cm，肌壁变薄成为软产道的一部分。由于子宫肌纤维的缩复作用，子宫体部肌壁越来越厚，子宫下段肌壁被牵拉越来越薄（图 10－7）。由于子宫体和子宫下段的肌壁厚薄不同，在两者间的子宫内面有一环状隆起，称为生理缩复环（图 10－8）。

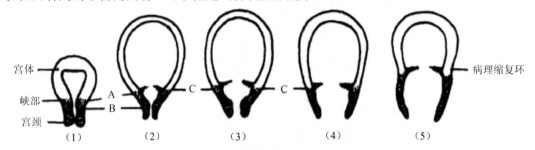

（1）非妊娠子宫。（2）足月妊娠子宫。（3）分娩期第一产程子宫。（4）分娩期第二产程子宫。（5）异常分娩第二产程子宫。A. 解剖学内口；B. 组织学内口；C. 生理缩复环

图 10－7　子宫下段形成及宫口扩张

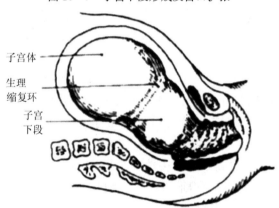

图 10－8　临产后软产道的变化

2. 宫颈的变化

（1）宫颈管消失（effacement of cervix）：临产前宫颈管长 2～3cm，临产后由于规律宫缩的牵拉、胎先露部及前羊水囊的直接压迫，宫颈内口向上向外扩张，宫颈管呈漏斗形，随后逐渐变短、消失，成为子宫下段的一部分。初产妇多是宫颈管先消失，而后宫颈外口扩张；经产妇则多是宫颈管消失与宫颈外口扩张同时进行（图 10－9）。

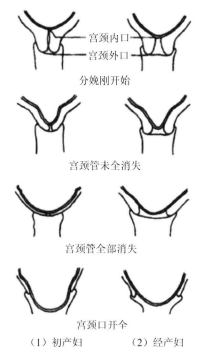

宫颈内口
宫颈外口
分娩刚开始

宫颈管未全消失

宫颈管全部消失

宫颈口开全
　(1)初产妇　　　(2)经产妇

图 10－9　宫颈管消失与宫口扩张步骤

(2)宫口扩张(dilatation of cervix):临产前宫颈外口仅能容 1 指尖,经产妇可容 1 指。临产后,在子宫收缩和缩复牵拉、前羊水囊压迫和破膜后胎先露直接压迫下,宫口逐渐扩张,直至宫口开全(宫颈口直径约 10cm)。

3.骨盆底、阴道及会阴体的变化　前羊水囊及胎先露部下降使阴道上部扩张,破膜后胎先露部进一步下降直接压迫骨盆底,使软产道下段扩张成为一个向前弯曲的通道,阴道黏膜皱襞展平使腔道加宽。肛提肌肌束分开,向下、向两侧扩展,肌纤维拉长,5cm 厚的会阴体变成 2～4mm,以利于胎儿通过。临产后,会阴体虽能承受一定压力,若分娩时会阴保护不当,也易造成裂伤。

三、胎儿

在分娩过程中,除产力、产道因素外,胎儿能否顺利通过产道,还取决于胎儿大小、胎位及有无胎儿畸形。

(一)胎儿大小

胎儿大小是决定分娩难易的重要因素之一。胎儿过大致胎头径线过大,或胎儿过熟使胎头不易变形时,即使骨产道正常,也可出现相对性头盆不称,造成难产。胎头主要径线有:

1.双顶径　双顶径是胎头最大横径,为两顶骨隆突间的距离。妊娠足月时平均值约为 9.3cm(图 10－10)。临床上常用 B 型超声检测此值估计胎儿大小。

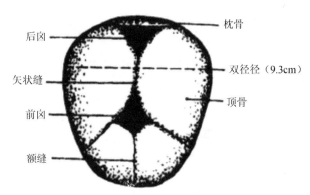

图 10－10　胎儿颅骨、颅缝、囟门及双顶径

2.枕额径　为鼻根上方至枕骨隆突间的距离,胎头以此径衔接,妊娠足月时平均值约为11.3cm。

3.枕下前囟径　又称小斜径,为前囟中央至枕骨隆突下方间的距离,胎头俯屈后以此径通过产道,妊娠足月时平均值9.5cm。

4.枕颏径　又称大斜径,为颏骨下方中央至后囟顶部间的距离,妊娠足月平均值13.3cm。

（二）胎位

产道为一纵行管道。若为纵产式（头先露或臀先露）时,胎体纵轴与骨盆轴一致,容易通过产道。枕先露是胎头先通过产道,较臀先露易娩出,矢状缝和囟门是确定胎位的重要标志。头先露时,在分娩过程中颅骨重叠,胎头周径变小有利于胎头娩出;臀先露时,较胎头周径小且软的胎臀先娩出,阴道未经充分扩张,胎头娩出时无变形机会,使胎头娩出发生困难;肩先露时,胎体纵轴与骨盆轴垂直,妊娠足月胎儿不能通过产道,对母儿威胁极大。

（三）胎儿畸形

若胎儿畸形造成胎儿某一部分发育异常,如脑积水、联体儿等,由于胎头或胎体过大,常发生难产。

四、精神心理因素

影响分娩的因素除了产力、产道、胎儿之外,还包括产妇的精神心理因素。分娩对产妇是一种持久的、强烈的应激源,可产生生理上及心理上的应激,产妇的精神心理因素可影响机体内部的平衡、适应力和产力。紧张、焦虑、恐惧等不良精神心理状态,可导致呼吸急促,气体交换不足,心率加快,循环功能障碍,神经内分泌发生异常,交感神经兴奋,使子宫收缩乏力,产程延长,造成难产;子宫胎盘血流量减少,胎儿缺血缺氧,出现胎儿窘迫。

在分娩过程中,产科工作者应耐心安慰产妇,鼓励产妇进食,保持体力,讲解分娩是生理过程,教会孕妇掌握必要的呼吸技术和躯体放松技术,尽可能消除产妇的焦虑和恐惧心情。同时,开展家庭式产房,允许丈夫或家人陪伴分娩,以便顺利度过分娩全过程。

（张莉莉）

第三节 枕先露的分娩机制

分娩机制是指胎儿通过产道娩出时,为了适应产道各个部分的大小及形状以及骨盆轴的走向,必须被动进行一系列的转动动作,以其最小径线通过产道的全过程,也就是胎儿、产道、产力矛盾交替、转化、统一的过程。临床上枕先露占 95.55%~97.55%,又以枕左前位最多见,故以枕左前位的分娩机制为例详加说明。

一、衔接

胎头双顶径进入骨盆入口平面,胎头颅骨最低点接近或达到坐骨棘水平,称衔接(图10—11)。胎头以半俯屈状态进入骨盆入口,以枕额径衔接,由于枕额径大于骨盆入口前后径,胎头矢状缝坐落在骨盆入口右斜径上,胎头枕骨在骨盆左前方。经产妇多在分娩开始后胎头衔接,部分初产妇在预产期前 1~2 周内胎头衔接。胎头衔接表明不存在头盆不称。若初产妇已临产而胎头仍未衔接,应警惕有头盆不称。

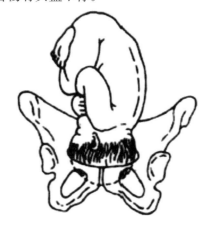

图 10—11 胎头衔接

二、下降

胎头沿骨盆轴前进的动作称下降。下降动作贯穿于分娩全过程,与其他动作相伴随。下降动作呈间歇性,宫缩时胎头下降,间歇时胎头又稍退缩。促使胎头下降的因素有:①宫缩时通过羊水传导,压力经胎轴传至胎头。②宫缩时宫底直接压迫胎臀。③胎体伸直伸长。④腹肌收缩使腹压增加。初产妇胎头下降速度因宫口扩张缓慢和软组织阻力大较经产妇慢。临床上注意观察胎头下降程度,作为判断产程进展的重要标志之一。胎头在下降过程中,受骨盆底的阻力发生俯屈、内旋转、仰伸、复位。

三、俯屈

当胎头以枕额径进入骨盆腔后,继续下降至骨盆底时,原来处于半俯屈的胎头枕部遇肛提肌阻力,借杠杆作用进一步俯屈,使下颏接近胸部,变胎头衔接时的枕额周径(平均34.8cm)为枕下前囟周径(平均32.6cm),以最小径线适应产道,有利于胎头继续下降(图10—12)。

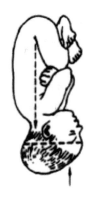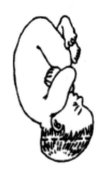

图 10—12　胎头俯屈

四、内旋转

胎头到达中骨盆为适应骨盆纵轴而旋转,使其矢状缝与中骨盆及骨盆出口前后径相一致的动作,称内旋转。内旋转使胎头适应中骨盆及骨盆出口前后径大于横径的特点,有利于胎头下降。枕先露时,胎头枕部位置最低,到达骨盆底,肛提肌收缩力将胎头枕部推向阻力小、部位宽的前方,枕左前位的胎头向前旋转45°。胎头向前向中线旋转45°时,后囟转至耻骨弓下(图10—13)。胎头于第一产程末完成内旋转动作。

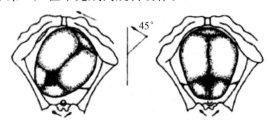

图10—13　胎头内旋转

五、仰伸

完成内旋转后,当胎头下降达阴道外口时,宫缩和腹压继续迫使胎头下降,而肛提肌收缩力又将胎头向前推进。两者的共同作用(合力)使胎头沿骨盆轴下段向下向前的方向转向前,胎头枕骨下部达耻骨联合下缘时,以耻骨弓为支点,使胎头逐渐仰伸,胎儿的顶、额、鼻、口、颏相继娩出。当胎头仰伸时,胎儿双肩径沿左斜径入骨盆入口。

六、复位及外旋转

胎头娩出时,胎儿双肩径沿骨盆入口左斜径下降。胎头娩出后,为使胎头与胎肩恢复正常关系,胎头枕部向左旋转45°称复位。胎肩在盆腔内继续下降,前(右)肩向前向中线旋转45°时,胎儿双肩径转成与骨盆出口前后径相一致的方向,胎头枕部需在外继续向左旋,胎头仰伸转45°,以保持胎头与胎肩的垂直关系,称外旋转(图10—14)。

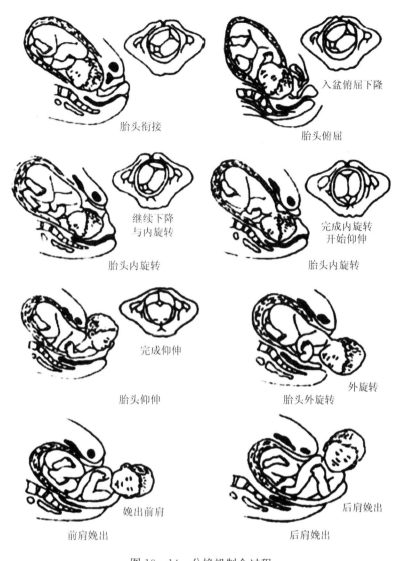

图 10—14　分娩机制全过程

七、胎儿娩出

胎头完成外旋转后,胎儿前(右)肩在耻骨弓下先娩出,随即后(左)肩从会阴前缘娩出。胎儿双肩娩出后,胎体及胎儿下肢随之取侧位顺利娩出。至此,胎儿娩出过程全部完成(图 10—14)。

(张莉莉)

第四节　分娩的临床经过和处理

一、先兆临产

分娩发动前出现的一些预示孕妇即将临产的症状,称为先兆临产。

（一）假临产

孕妇分娩发动前常出现假临产，其特点是宫缩持续时间短且不恒定，间歇时间长且不规律，宫缩强度不增加，常在夜间出现、清晨消失，宫缩引起下腹部轻微胀痛，无宫颈管短缩及宫口扩张，给予镇静剂能抑制假临产。

（二）胎儿下降感

胎先露部下降进入骨盆入口使宫底下降，初孕妇多感到上腹部较前舒适，进食量增多，呼吸较轻快，因压迫膀胱常有尿频。

（三）见红

在分娩发动前24～48h内，宫颈内口附近的胎膜与该处的子宫壁分离，毛细血管破裂经阴道排出少量血液，与宫颈管内的黏液相混排出，称见红。若流血量较多，超过月经量，应想到妊娠晚期出血疾病。

二、临产

临产开始的标志为有规律且逐渐增强的子宫收缩，持续30s或以上，间歇5～6min，同时伴随进行性宫颈管消失、宫口扩张和胎先露部下降。

三、产程分期

分娩全过程是从规律宫缩开始至胎儿、胎盘娩出为止，简称总产程。分3个产程。

（一）第一产程（宫颈扩张期）

从规律宫缩开始到子宫颈口开全。初产妇约需11～12h，经产妇约需6～8h。

（二）第二产程（胎儿娩出期）

从子宫颈口开全到胎儿娩出。初产妇约需1～2h，经产妇一般数分钟至1h。

（三）第三产程（胎盘娩出期）

从胎儿娩出后到胎盘娩出。约需5～15min，通常不超过30min。

四、第一产程的临床经过及处理

（一）临床表现

1.规律宫缩　产程开始时，间歇期较长，约5～6min，持续时间较短，约30s。随着产程进展，间歇渐短，约2～3min，持续时间渐长，约50～60s，且强度不断增加。当宫口近开全时，宫缩间歇仅1min或稍长，持续时间可达1min以上。

2.宫口扩张　肛查或阴道检查可确定宫颈扩张程度。宫颈管在宫缩的作用下，逐渐短缩、展平；宫口逐渐扩张达10cm，即宫口开全。

3.胎头下降程度　胎头下降程度是决定能否经阴道分娩的重要观察项目。为能准确判断胎头下降程度，应定时行肛门检查，以明确胎头颅骨最低点的位置，并能协助判断胎位。

4.胎膜破裂　宫缩时，子宫腔内的压力增高，胎先露部下降，将羊水阻断为前、后两部分，在先露部前面的羊水约100mL，称前羊水。宫缩继续增强，当前羊膜腔压力增加到一定程度时，胎膜破裂，简称破膜，多发生在宫口近开全时。一旦胎膜破裂，应立即听胎心，观察羊水性状、颜色和流出量，并记录破膜时间。先露为胎头时，羊水呈黄绿色混有胎粪，警惕胎儿窘迫，应立即行阴道检查，明确有无脐带脱垂，并给予紧急处理；羊水清而胎头仍浮动、未入盆时，需卧床防止脐带脱垂;破膜超过 12h 尚未分娩者,应给予抗炎药物预防感染。

（二）观察产程进展及处理

1. 询问病史及检查　了解产前检查、胎产次及既往分娩史和健康状况等,了解目前临产情况,宫缩较紧者应先查胎位,后做肛诊,了解宫口开大情况及先露部的高低;应行全面的检查:如测血压、查心肺、宫缩情况、胎方位、听胎心、测骨盆等。

2. 待产

（1）血压:宫缩时血压常升高 0.65～1.3kPa(5～10mmHg),间歇期恢复。应每 4～6h 测量一次。出现血压增高,应增加测量次数,并给予相应处理。

（2）排尿与排便:临产后,应鼓励产妇每 2～4h 排尿一次,以免膀胱充盈影响宫缩及胎头下降。因胎头压迫引起排尿困难者,应警惕有头盆不称,必要时导尿。初产妇宫口扩张<4cm、经产妇<2cm 时行温肥皂水灌肠,既能清除粪便,又能刺激宫缩,加速产程进展。但胎膜早破、阴道流血、胎头未衔接、胎位异常、有剖宫产史、估计短时间内即将分娩者以及合并严重心脏病者,均不宜灌肠。

（3）饮食:鼓励产妇少量多次进高热量、易于消化的食物,并注意摄入足够水分。

（4）活动与休息:宫缩不强、未破膜,可在室内活动,能促进产程进展。若初产妇宫口近开全,经产妇宫口开大 4cm,应左侧卧位待产,指导产妇在宫缩时深呼吸,间歇期放松,争取休息。

（5）清洁外阴:外阴部位应剃除阴毛,并用肥皂水和温开水清洗。

3. 产程观察

（1）子宫收缩:助产人员手放于孕妇腹壁上,定时连续观察宫缩时间、强度、规律性及间歇时间,并记录;用胎儿监护仪描记的宫缩曲线,可以看出宫缩强度、频率和每次宫缩持续时间,是较全面地反映宫缩的客观指标。监护仪有外监护与内监护两种类型:外监护适用于胎膜未破、宫口未开时;内监护适用于胎膜已破、宫口开大者。

（2）胎心:产程开始后,潜伏期每 1～2h 听一次胎心,进入活跃期每 15～30min 听一次,每次听诊 1min,正常胎心率 120～160 次/min。若胎心率低于 120 次/min 或高于 160 次/min,均提示胎儿窘迫,需立即给产妇吸氧、左侧卧位等处理。

（3）宫颈扩张及胎头下降:画出宫颈扩张曲线和胎头下降曲线,了解产程进展并指导产程的处理。宫口扩张曲线将第一产程分潜伏期和活跃期。潜伏期是指从临产后规律宫缩开始至宫颈扩张 3cm。此期平均每 2～3h 开大 1cm,约需 8h,最大时限为 16h,超过 16h 称为潜伏期延长;活跃期是指宫口开大 3cm 至宫口开全,约需 4h,最大时限 8h,超过 8h 称活跃期延长。胎头下降曲线是以颅骨最低点与坐骨棘平面的关系标明。坐骨棘平面是判断胎头高低的标志。胎头颅骨最低点平坐骨棘平面时,以"0"表达;在坐骨棘平面上 1cm 时,以"－1"表达;在坐骨棘平面下 1cm 时,以"＋1"表达,余依此类推。

（4）肛门检查:简称肛查,可了解宫颈软硬度、厚薄、扩张程度、是否破膜、骨盆腔大小、胎先露、胎位及先露下降程度。产妇取膀胱截石位,以清洁纸覆盖阴道口,示指戴肛指套,蘸肥皂水或润滑油,轻轻伸入直肠,示指腹面向上,沿直肠前壁触胎儿先露部,如为头则硬,臀则软,表面不规则,可在先露部中央附近摸到一圆形凹陷,来回触摸凹陷边缘即能估计宫口的开大程度。宫口开全后,手指多仅能触及胎儿先露部或羊膜囊,而摸不到宫颈边缘。肛查次数不宜过多,临产后间隔 2～4h 检查一次,肛查不满意或有产前阴道出血者,可在严密消毒下进行阴道检查。

（三）胎膜破裂

胎膜多在宫口近开全时自然破裂，前羊水流出。

五、第二产程的临床经过及处理

（一）临床表现

宫口开全后，胎膜多已自然破裂，若未破膜，应行人工破膜。破膜后宫缩常暂时停止，产妇略感舒适，随后重现宫缩且较前增强，每次持续 1min 或以上，间歇期仅 1～2min。当胎头降至骨盆出口压迫骨盆底组织时，产妇有排便感，不自主地向下屏气。随着产程进展，会阴渐膨隆和变薄，肛门括约肌松弛。宫缩时胎头露出于阴道口，露出部分不断增大。在宫缩间歇期，胎头又缩回阴道内，称胎头拨露，直至胎头双顶径越过骨盆出口，宫缩间歇时胎头也不再回缩，称胎头着冠。此时会阴极度扩张，产程继续进展，胎头枕骨于耻骨弓下露出，出现仰伸动作，接着出现胎头复位及外旋转后，前肩和后肩相继娩出，胎体很快娩出，后羊水随之涌出。

（二）观察产程进展及处理

1. 密切监测胎心　此期宫缩频而强，需密切监测胎儿有无急性缺氧，应勤听胎心，通常每5～10min 听一次，必要时用胎儿监护仪观察胎心率及其基线变异。若发现胎心确有变化，应立即做阴道检查，尽快结束分娩。

2. 指导产妇屏气　宫口开全后，指导产妇正确运用腹压，方法是让产妇双足蹬在产床上，两手握住产床上的把手，宫缩时先行深吸气屏住，然后如解大便样向下用力屏气以增加腹压。宫缩间歇时，产妇全身肌肉放松，安静休息，再次宫缩时作同样的屏气动作。若第二产程延长，应及时查找原因，尽量采取措施结束分娩。

3. 接产准备　初产妇宫口开全、经产妇宫口扩张 4cm 且宫缩规律有力时，应将产妇送至产房准备接产。让产妇仰卧于产床，两腿屈曲分开，露出外阴部，在臀下放一便盆或塑料布，用消毒纱布球蘸肥皂水擦洗外阴部，顺序是大阴唇、小阴唇、阴阜、大腿内 1/3、会阴及肛门周围。然后用温开水冲掉肥皂水，为防止冲洗液流入阴道，用消毒干纱布球盖住阴道口，最后以苯扎溴铵冲洗或涂以碘伏进行消毒，随后取下阴道口的纱布球和臀下的便盆或塑料布，铺无菌巾于臀下。接产者按无菌操作常规洗手、戴手套及穿手术衣后，打开产包，铺好无菌巾准备接产。

4. 接产　保护会阴的同时，协助胎头俯屈，让胎头以最小径线在宫缩间歇时缓慢地通过阴道口，娩出胎肩，胎肩娩出时也要注意保护好会阴，预防会阴撕裂。

接产步骤：接产者站在产妇右侧，当胎头拨露使阴唇后联合紧张时，应开始保护会阴。方法是：在会阴部盖无菌巾，接产者右肘支在产床上，右手拇指与其余四指分开，利用手掌大鱼际肌顶住会阴部。每当宫缩时应向上内方托压，同时左手应轻轻下压胎头枕部，协助胎头俯屈和使胎头缓慢下降。宫缩间歇时，保护会阴的右手稍放松，以免压迫过久引起会阴水肿。当胎头枕部在耻骨弓下露出时，左手应按分娩机制协助胎头仰伸。此时若宫缩强，应嘱产妇张口哈气，消除腹压作用，让产妇在宫缩间歇时稍向下屏气，使胎头缓慢娩出。当胎头娩出见有脐带绕颈一周且较松时，可用手将脐带顺胎肩推下或从胎头滑下。若脐带绕颈过紧或绕颈2 周或以上，可先用两把血管钳将其一段夹住从中剪断脐带，注意勿伤及胎儿颈部。胎头娩出后，右手仍应注意保护会阴，不要急于娩出胎肩，而应先以左手自鼻根向下颏挤压，挤出口鼻内的黏液和羊水,然后协助胎头复位及外旋转,使胎儿双肩径与骨盆出口前后径相一致。接产者的左手向下轻压胎儿颈部,使前肩从耻骨弓下先娩出,再托胎颈向上使后肩从会阴前缘缓慢娩出。双肩娩出后,保护会阴的右手方可放松,然后双手协助胎体及下肢相继以侧位娩出,并记录胎儿娩出时间。胎儿娩出后 1～2min 内断扎脐带,在距脐带根部 15～20cm 处,用两把血管钳钳夹,在两钳之间剪断脐带。胎儿娩出后,在产妇臀下放一弯盘接血,以测量出血量。

会阴过紧或胎儿过大,估计分娩时会阴撕裂不可避免者,或母儿有病理情况急需结束分娩者,应行会阴切开术。

六、第三产程的临床经过及处理

（一）临床表现

胎儿娩出后,宫底降至脐平,产妇感到轻松,宫缩暂停数分钟后重又出现。由于宫腔容积明显缩小,胎盘不能相应缩小与子宫壁发生错位而剥离。剥离面有出血,形成胎盘后血肿。由于子宫继续收缩,增加剥离面积,直至胎盘完全剥离而排出。

胎盘剥离的征象有:①宫体变硬呈球形,胎盘剥离后降至子宫下段,下段被扩张,宫体呈狭长形被推向上,宫底升高达脐上。②剥离的胎盘降至子宫下段,阴道口外露的一段脐带自行延长。③阴道少量流血。④用手掌尺侧在产妇耻骨联合上方轻压子宫下段时,宫体上升而外露的脐带不再回缩。

胎盘剥离及排出方式有两种:①胎儿面娩出式:胎盘胎儿面先排出。胎盘从中央开始剥离,而后向周围剥离,其特点是胎盘先排出,随后见少量阴道流血,多见。②母体面娩出式:胎盘母体面先排出。胎盘从边缘开始剥离,血液沿剥离面流出,其特点是先有较多量阴道流血,胎盘后排出,较少见。

（二）处理

1.新生儿处理

（1）清理呼吸道:断脐后继续清除呼吸道黏液和羊水,用新生儿吸痰管或导尿管轻轻吸除新生儿口部及鼻腔黏液和羊水,以免发生吸入性肺炎。当确认呼吸道黏液和羊水已吸净而仍未啼哭时,可用手轻拍新生儿足底。新生儿大声啼哭表示呼吸道已通畅。

（2）处理脐带:清理新生儿呼吸道约需 30s。随后用 75% 乙醇消毒脐带根部周围,在距脐根 0.5cm 处用粗丝线结扎第二道,再在结扎线外 0.5cm 处结扎第二道。必须扎紧防止脐出血,避免用力过猛造成脐带断裂。在第二道结扎线外 0.5cm 处剪断脐带,挤出残余血液,用 20% 高锰酸钾液消毒脐带断面,药液切不可接触新生儿皮肤,以免发生皮肤烧伤。待脐带断面干后,以无菌纱布包盖好,再用脐带布包扎。目前还有用气门芯、脐带夹、血管钳等方法取代双重结扎脐带法。处理脐带时,应注意新生儿保暖。

（3）阿普加（Apgar）评分及其意义:新生儿 Apgar 评分法用以判断有无新生儿窒息及窒息严重程度,是以出生后 1min 内的心率、呼吸、肌张力、喉反射及皮肤颜色 5 项体征为依据,每项为 0～2 分。满分为 10 分,属正常新生儿。7 分以上只需进行一般处理;4～7 分缺氧较严重,需清理呼吸道、人工呼吸、吸氧、用药等措施才能恢复;4 分以下缺氧严重,需紧急抢救,行喉镜在直视下气管内插管并给氧。缺氧较严重和严重的新生儿,应在出生后 5min、10min 时分别评分。

(4)处理新生儿:擦净新生儿足底胎脂,打足印及拇指印于新生儿病历上,经详细体格检查后,系以标明新生儿性别、体重、出生时间、母亲姓名和床号的手腕带和包被。将新生儿抱给母亲,让母亲将新生儿抱在怀中进行首次吸吮乳头。

2.协助胎盘娩出　确认胎盘已完全剥离时,宫缩时以左手握住宫底并按压,同时右手轻拉脐带,协助娩出胎盘。当胎盘娩出至阴道口时,接产者用双手捧住胎盘,向一个方向旋转并缓慢向外牵拉,协助胎盘胎膜完整剥离排出。若在胎膜排出过程中,发现胎膜部分断裂,可用血管钳夹住断裂上端的胎膜,再继续向原方向旋转,直至胎膜完全排出。胎盘胎膜排出后,按摩子宫刺激其收缩以减少出血,同时注意观察并测量出血量。

3.检查胎盘、胎膜　胎盘排出后,将脐带提起,检查胎膜是否完整,再将胎盘铺平,检查胎盘母体面胎盘小叶有无缺损,胎盘胎儿面边缘有无血管断裂,并及时发现副胎盘。副胎盘为一小胎盘,与正常胎盘分离,但两者间有血管相连。若有副胎盘、部分胎盘残留或大部分胎膜残留时,应在无菌操作下伸手入宫腔取出残留组织。

4.检查软产道　胎盘娩出后,应仔细检查会阴、小阴唇内侧、尿道口周围、阴道及宫颈有无裂伤。若有裂伤,应立即缝合。

5.预防产后出血　正常分娩出血量多数不超过300mL。既往有产后出血史或易发生宫缩乏力的产妇,可在胎儿前肩娩出时静注缩宫素10U加强宫缩,也可在胎儿娩出后立即经脐静脉快速注入生理盐水20mL内加缩宫素10U,均能促使胎盘迅速剥离减少出血;若胎盘未全剥离而出血多时,应行手取胎盘术。取出的胎盘需立即检查是否完整。若有缺损,应再次以手伸入宫腔清除残留胎盘及胎膜,但应尽量减少进入宫腔的次数。

6.产后观察　产后在产房观察2h,注意宫缩、阴道出血量、会阴阴道有无血肿、膀胱充盈度以及各项生命体征。产后2h,一切正常者送回病房。

(张莉莉)

第十一章　异常分娩

第一节　产道异常

产道包括骨产道(骨盆)及软产道(子宫下段、宫颈、阴道),是胎儿经阴道娩出的通道。产道异常可使胎儿娩出受阻,临床上以骨产道异常多见。

一、骨产道异常

骨盆径线过短或形态异常,致使骨盆腔小于胎先露部通过的限度,阻碍胎先露部下降,影响产程进展,称为骨盆狭窄。骨盆狭窄可以是一个径线过短或多个径线过短,也可以是一个平面狭窄或多个平面同时狭窄。当一个径线过短时,要观察同一个平面的其他径线的大小,再结合整个骨盆的大小与形态进行综合分析,做出正确判断。

(一)分类

1.骨盆入口平面狭窄　我国妇女较常见。骨盆外测量骶耻外径<18cm,内测量对角结合径(DC)<11.5cm(骨盆入口前后径<10cm)。常见以下两种。

(1)单纯扁平骨盆(simple flat pelvis):骨盆入口平面呈横扁圆形,骶岬向前突出,使骨盆入口前后径缩短而横径正常(图11—1)。

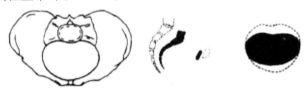

图11—1　单纯扁平骨盆

(2)佝偻病性扁平骨盆:由于童年时患佝偻病、骨软化症使骨盆变形,骶岬被压向前,骨盆入口前后径明显缩短,使骨盆入口呈肾形,骶骨下段向后移,失去骶骨的正常弯度,变直向后翘,尾骨呈钩状突向骨盆出旧平面,由于髂骨外展,使髂棘间径≥髂峰间径;由于坐骨结节外翻,使耻骨弓角度增大,骨盆出口横径变宽(图11—2)。

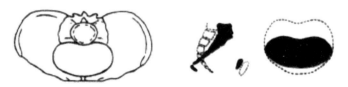

图11—2　佝偻病性扁平骨盆

2.中骨盆及骨盆出口平面狭窄

(1)漏斗骨盆(funnel shaped pelvis):骨盆入口各径线值正常,由于两侧盆壁向内倾斜,状如漏斗,故名。特点是中骨盆及出口平面均明显狭窄,使坐骨棘间径、坐骨结节间径(transverse outlet,TO)缩短,耻骨弓角度<90°,TO与后矢状径之和<15cm,常见于男人型骨盆(图11—3)。

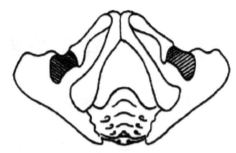

图 11-3　漏斗骨盆

（2）横径狭窄骨盆（transversely contracted pelvis）：与类人猿型骨盆类似。骨盆入口、中骨盆及骨盆出口的横径均缩短，前后径稍长，坐骨切迹宽（图 11-4）。骨盆外测量骶耻外径正常，髂棘间径及髂嵴间径均缩短。

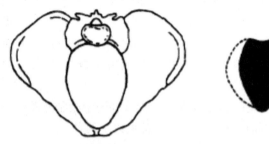

图 11-4　横径狭窄骨盆

3.**骨盆三个平面狭窄**　骨盆外形属女型骨盆，但骨盆入口平面、中骨盆及骨盆出口平面均狭窄。各个平面径线均比正常值小 2cm 或更多，称为均小骨盆（generally contracted pelvis）（图 11-5）。多见于身材矮小，体型匀称的妇女。

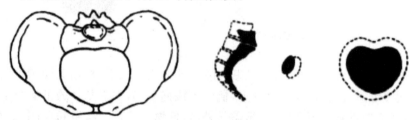

图 11-5　均小骨盆

4.**畸形骨盆**　骨盆失去正常形态，如偏斜骨盆（obliquely contracted pelvis）：系一侧髂翼与髋骨发育不良所致骶髂关节固定，以及下肢和髋关节疾病，引起骨盆一侧斜径缩短（图 11-6）。

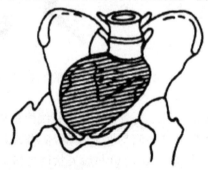

图 11-6　偏斜骨盆

（二）诊断

在分娩过程中，骨盆是个不变的因素。狭窄骨盆影响胎位和胎先露部在分娩机制中的下降和内旋转，也影响宫缩。

1.病史　询问幼年有无佝偻病、脊髓灰质炎、脊柱和髋关节畸形以及外伤史，如为经产妇，应了解既往分娩史。

2.一般检查　测量身高，如身高在145cm以下，应警惕均小骨盆，注意观察体型、步态、有无跛足，脊柱及髋关节畸形。

3.腹部检查

（1）腹部形态：注意观察腹型，软尺测耻上子宫底高度及腹围，B超观察胎先露与骨盆的关系。并测量胎头双顶径、腹围、股骨长综合预测胎儿的体重，判断能否顺利通过骨产道。

（2）胎位异常：骨盆入口狭窄往往因头盆不称，胎头不易入盆，导致胎位异常，如臀先露、肩先露；中骨盆狭窄影响已入盆的胎头内旋转，导致持续性枕横位、枕后位等。

（3）估计头盆关系：正常情况下，部分初产妇在预产期前2周，经产妇临产后，胎头应入盆。如已临产，胎头仍未入盆，则应充分估计头盆关系。检查头盆是否相称的具体方法是：孕妇排空膀胱，仰卧，两腿伸直，检查者将手放在耻骨联合上方，将浮动的胎头向骨盆腔方向推压，如胎头低于耻骨联合平面，表示胎头可以入盆，头盆相称，称为跨耻征阴性；如胎头与耻骨联合在同一平面，表示可疑头盆不称，称为跨耻征可疑阳性；如胎头高于耻骨联合平面，表示头盆明显不称，称为跨耻征阳性（图11－7）。

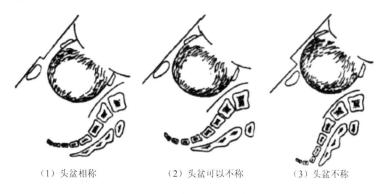

（1）头盆相称　　　　（2）头盆可以不称　　　　（3）头盆不称

图11－7　检查头盆相称程度

4.骨盆测量

（1）骨盆外测量：各径线较正常值小2cm或更多，为均小骨盆。骶耻外径＜18cm为单纯扁平骨盆。TO＜8cm，耻骨弓角度＜90°为漏斗骨盆，其中TO＝7.5cm为轻度漏斗骨盆；TO≤7.0cm为重度漏斗骨盆。骨盆两侧斜径及同侧直径，两者相差＞1cm为偏斜骨盆。

（2）骨盆内测量：DC＜11.5cm，骶岬突出为骨盆入口平面狭窄属单纯扁平骨盆。中骨盆狭窄与骨盆出口平面狭窄往往同时存在，应测量坐骨棘间径、坐骨切迹宽度、出口后矢状径。如坐骨棘间径＜10cm，坐骨切迹宽度＜2横指，为中骨盆狭窄。如TO≤7.0cm，应测量出口后矢状径及检查骶尾关节活动度，如TO与出口后矢状径之和＜15cm，为骨盆出口狭窄。

（三）对母儿的影响

1.对产妇的影响

（1）骨盆入口狭窄：影响胎先露部衔接，易发生胎位异常，引起继发性宫缩乏力，导致产程延长及停滞。

(2)中骨盆狭窄:影响胎头内旋转,易发生持续性枕横位或枕后位。

(3)胎头长时间嵌顿于产道内,压迫软组织引起局部缺血、水肿、坏死、脱落,产后易形成生殖道瘘。

(4)胎膜早破及手术助产增加感染机会。

(5)梗阻性难产如不及时处理,可导致先兆子宫破裂甚至子宫破裂,危及产妇生命。

2.对胎儿和新生儿的影响

(1)头盆不称易发生胎膜早破,脐带脱垂,导致胎儿窘迫,甚至胎死宫内。

(2)产程长,胎头受压,缺血缺氧,易发生颅内出血。

(3)骨盆狭窄,手术产机会增多,易发生新生儿产伤及感染。

(四)治疗

明确骨盆狭窄的类型和程度,了解胎位、胎儿大小、胎心、宫缩强弱、宫颈扩张程度、破膜与否,结合年龄、产次;既往分娩史综合分析,决定分娩方式。

1.一般处理　在分娩过程中,消除精神紧张与顾虑,保证营养及水分的摄入,必要时补液。同时严密观察宫缩、胎心、产程进展及胎先露下降程度。

2.骨盆入口平面狭窄的处理

(1)绝对性入口狭窄:骶耻外径<16cm,入口前后径<8.5cm,足月活胎不能入盆,择期剖宫产术。

(2)相对性入口狭窄:骶耻外径16~18cm,骨盆入口前后径8.5~9.5cm,足月胎儿体重3000g左右,胎心正常,可在严密观察下试产。如规律宫缩6~8h,胎头仍未能入盆,或伴有胎儿窘迫,应行剖宫产术结束分娩。

骨盆入口狭窄,主要为单纯扁平骨盆孕妇,于妊娠末期或临产后,胎头矢状缝只能衔接于入口横径上,胎头侧屈使两顶骨先后依次入盆,呈不均倾式嵌入骨盆入口,称为头盆倾势不均。如前顶骨先嵌入,矢状缝偏后,称前不均倾;后顶骨先嵌入,矢状缝偏前,称后不均倾(图11-8)。当胎头双顶径均通过骨盆入口平面时,即能较顺利地经阴道分娩。

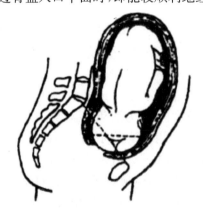

图11-8　胎头嵌入骨盆姿势(后不均倾)

3.中骨盆及骨盆出口狭窄的处理　在分娩过程中,胎儿在中骨盆完成俯屈和内旋转动作,如中骨盆狭窄,则胎头俯屈和内旋转受阻,易发生持续性枕横位或枕后位。如宫口开全,胎头双顶径已超过坐骨棘水平"S+2"或更低,可经阴道行低位产钳或胎头吸引器助产。如胎头双顶径未达"S+2",应行剖宫产术。骨盆出口平面是产道的最低部位,应于临产前对胎儿大小、头盆关系做出充分估计,决定能否阴道分娩,不可进行试产。如 TO≤7.0cm,应测出口后矢状径,如两者之和大于 15cm 时,多数胎儿可经阴道利用出口后三角空隙分娩;如两者之和小于 15cm,足月胎儿一般不能经阴道分娩,应择期行剖宫产术。

4.均小骨盆的处理　除了胎儿较小有试产可能外,多数有头盆不称,应择期行剖宫产术。

5.畸形骨盆的处理　根据畸形骨盆狭窄程度、胎儿大小、产力等情况具体分析,如畸形导致头盆不称,应择期行剖宫产术。

二、软产道异常

软产道包括子宫下段、宫颈及阴道。软产道异常所致的难产少见,容易被忽略。应在妊娠早期常规行双合诊检查,了解软产道有无异常。

(一)阴道异常

1.阴道横膈　阴道横膈多位于阴道上段,在横膈中央或稍偏一侧多有一小孔,易被误认为宫颈外口,产程中常因胎先露下降缓慢或受阻,阴道检查后发现。

治疗:当横膈被撑薄,直视下自小孔将隔作"X"形切开,因胎先露下降压迫,故通常无明显出血。待分娩结束后,再切除剩余的膈,用肠线间断或连续缝合残端。如横膈高且坚厚,阻碍胎先露下降,则需行剖宫产术。

2.阴道纵隔　阴道纵隔常伴有双子宫、双宫颈。位于一侧子宫内的胎儿下降,通过该侧阴道娩出时,纵隔被推向对侧,分娩多无障碍。当纵隔发生于单宫颈时,有时位于胎先露前方,随之下降,如纵隔薄可自行断裂,分娩无障碍。如纵隔厚,阻碍胎先露部下降时,须在纵隔中间剪断,待分娩结束后,再剪除剩余部分,用肠线间断或连续缝合残端。

3.阴道狭窄　由于产伤、药物腐蚀、手术感染致使阴道瘢痕挛缩形成阴道狭窄者,如位置低、狭窄轻,可行较大的侧切,经阴道分娩。如位置高、狭窄重、范围广,应行剖宫产术。

4.阴道尖锐湿疣　妊娠期湿疣生长迅速,早期可治疗。体积大、范围广的阴道尖锐湿疣可阻碍分娩,容易发生裂伤,血肿及感染。为预防新生儿感染,患喉乳头状瘤,以行剖宫产术为宜。

(二)宫颈异常

1.宫颈外口黏合　多在分娩受阻时发现,当宫颈管已消失而宫口不扩张,仍为一很小的小孔,通常用手指稍加压力分离黏合的小孔,宫口则很快开全。偶有宫口不开大,需行剖宫产术。

2.宫颈水肿　多见于枕后位或滞产,宫口未开全而产妇过早屏气,致使宫颈前唇长时间被压于胎头与耻骨联合之间,血液回流受阻引起水肿,影响宫颈扩张。可应用 50% 硫酸镁湿热敷局部,促使水肿消失,宫口即可继续扩张;也有用地西泮 5~10mg 局部多点注入或静脉缓慢推注,待宫口近开全,用手将水肿的宫颈前唇上推,使其越过胎头,则可经阴道分娩。如经上述处理宫口不继续扩张,应行剖宫产术。

3.宫颈瘢痕　宫颈陈旧性裂伤,或宫颈锥切术(Leep 术)后、宫颈裂伤修补术后、宫颈深部电烙术后等所致的宫颈瘢痕,通常于妊娠后可能软化,但如果宫缩很强,宫颈仍不扩张,不宜久等,应行剖宫产术。

4.子宫颈癌　此时宫颈硬而脆,缺乏伸展性,临产后影响宫颈扩张,如阴道分娩,有发生大出血、裂伤、感染和癌扩散的危险,故不应经阴道分娩,而应行剖宫产术,术后可行放射治疗。如为早期浸润癌,可先行剖宫产术,同时行广泛全子宫切除术及盆腔淋巴结清扫术。

5.宫颈肌瘤 生长于子宫下段和宫颈的较大肌瘤,占据盆腔或阻塞于骨盆入口时,影响胎先露部进入骨盆入口,应行剖宫产术;如肌瘤在骨盆入口以上而胎头已入盆,肌瘤不阻塞产道则可经阴道分娩。

(遇红)

第二节 产力异常

产力系指胎儿、胎盘通过产道排出体外的力量,包括子宫阵痛、腹压和提肛肌的收缩,也即所谓子宫收缩加腹肌和横膈的收缩及子宫诸韧带、阴道壁、盆底肌肉的收缩等共同辅助的力量,称之为产力。其中主要是子宫肌肉的收缩力。当产道及胎儿因素正常时,子宫收缩力对产程的进展起决定性作用。

子宫收缩(简称宫缩)是分娩的主要动力,是产力的主要组成的部分,它应该是贯穿分娩的全过程,宫缩使宫颈展平,宫口开大,胎头下降,使胎头进行内旋转和仰伸,最后娩出胎儿与胎盘。当宫口开全后胎先露下降达盆底时,反射性地引起产妇屏气,腹压增加,结合宫缩迫使胎儿通过产道而娩出。

分娩包括宫口开大及内容物排出两个过程,子宫口开大以子宫收缩和子宫缩复为主的关系;子宫内容物排出为子宫收缩和腹压关系。由于产力而发生临床症状概括为如下:

痛性规律子宫收缩+缩复——伴宫口开大的一种收缩产力。

腹压+提肛肌收缩(子宫收缩+腹压)——形成进气动作包括腹肌、横膈肌、子宫诸韧带、阴道壁、盆底肌肉等共同收缩,腹压增加产生进气3次/一次阵痛。

分娩中正常的子宫肌收缩有一定的强度,频率、持续时间、极性和对称性。二次阵缩间子宫肌有一定时间和一定程度的放松。当上述子宫肌收缩特性的任何一项有改变,影响了产程的进展,即为子宫收缩力异常(简称产力异常)。子宫收缩情况至今尚无一种简单而准确的测量方法。且由于子宫收缩力与产程进展还受骨盆、胎儿等的影响,使产力异常的评增加了困难。故临床上广泛使用的还是用手扪宫缩,按个人经验与感觉结合宫缩效果,产程进展来做出诊断。

关于产力异常的分类,国外一般分为高张(hypertonic)、低张(hypotonic)及不协调(dystonic)3种。为了更好结合临床实际,建议做以下分类:

产力异常
- 子宫收缩乏力
  - 协调性(低张性)宫缩乏力
  - 不协调性(高张性)宫缩乏力
- 子宫收缩过强
  - 协调性(急产)
  - 不协调性
    - 全部子宫肌肉收缩(强直性宫缩)
    - 部分子宫肌肉收缩(子宫痉挛性狭窄环)

低张力性子宫收缩异常是收缩力不足和对子宫上部传来的刺激反应不良引起的异常收缩,都称为低张力性子宫收缩异常。只有测量宫腔压力,才能预知加以鉴别。

高张力性宫缩异常是宫缩的起点呈多起点或始于子宫下段,这样就干扰了正常的分娩进展,影响子宫下段的伸展和胎儿下降,属于多点处子宫收缩波,互相干扰,起不到效能作用,成为无效的宫缩。对胎儿不利,产妇痛苦。

诊断宫缩乏力,从临床上观察,包括子宫收缩微弱,产程延长,对母婴均有影响,对宫缩开始的形式、内压、强度、频率、持续时间、内压波形等诸多因素,必须全面了解其界限。①宫缩周期(开始收缩至下次开始收缩为一周期)随分娩进展不断变化,如周期延长>5分可诊断为宫缩乏力。②宫缩程度:分娩开始为 4.0kPa(30mmHg),第二产程为 6.67kPa(50mmHg),如宫缩在 3.33kPa(25mmHg)以下,并且反复、长时间,可诊断为宫缩乏力。

一、子宫收缩乏力

(一)分类

1.协调性子宫收缩乏力 协调性子宫收缩乏力指子宫收缩功能低下,表现为收缩强度弱,宫内张力低<2.0kPa(15mmHg),持续时间短,阵缩间隔时间长(宫缩<2 次/10min),在收缩高峰时,以手指压宫底部肌壁仍可出现凹陷,即所谓低张性子宫收缩乏力。

2.不协调性子宫收缩乏力 不协调性子宫收缩乏力指正常子宫收缩的极性消失,甚至极性倒置,子宫下段收缩强于底部并持久。临床表现为宫缩间歇时子宫壁也不完全放松,宫缩间歇时间短或不规则,收缩时间也不长,而产妇自觉宫缩强,疼痛剧烈,检查时产妇拒按子宫。由于子宫收缩极性异常,影响子宫肌肉有效收缩及缩复,致使宫口不能扩张,即所谓高张性子宫收缩乏力。

子宫收缩乏力又可分原发性及继发性两种。原发性宫缩乏力在临床开始就出现,主要是在骨盆入口面有头盆不称或胎位不正,使胎头无法衔接,不能紧贴子宫下段反射引起强有力的宫缩。临床上常表现为潜伏期延长及活跃早期宫颈扩张延缓或阻滞。继发性宫缩乏力出现在产程较晚的时期,宫颈口开全,或第二产程,表现为胎头下降延缓或阻滞,往往提示中骨盆出口狭窄。最常见于漏斗型骨盆狭窄,有时伴有持续性枕横位或枕后位。

(二)原因

1.子宫收缩异常的原因

(1)产妇精神紧张,对疼痛的耐受力弱,怕痛,吵闹,情绪不佳,干扰中枢神经系统的正常功能而影响子宫收缩。

(2)内分泌不协调,产妇体内雌激素、催产素不足,前列腺素少而影响子宫收缩。

(3)镇静剂过多,抑制宫缩而发生宫缩无力。

(4)产妇合并症、慢性疾病、体弱、疲劳、酸中毒、水、电解质紊乱导致宫缩无力。

2.子宫局部因素

(1)双胎等子宫壁过度膨胀,使子宫肌纤维失去正常收缩能力。如羊水过多,多胎,巨大儿等。

(2)子宫肌瘤及子宫发育不良或畸形,均可影响子宫收缩。

(3)多产妇,曾患过子宫感染,使子宫肌壁发生纤维变性因而不能推动正常收缩功能,致使产力异常。

3.胎先露 位置异常先露部不能紧贴子宫下段和宫颈,不能刺激子宫阴道神经丛引起有力的反射性子宫收缩,一般多见于头盆不称,先露部浮动,臀位,横位,前置胎盘,膀胱充盈等。产力异常的原因总结见表 11—1。

表 11-1　产力异常的原因

原因	机制
子宫肌源	子宫肌壁过度膨胀→肌纤维失去了收缩能力,如巨大儿、多胎、双胎、子宫肌瘤、子宫发育不良或畸形,子宫炎症后肌壁纤维变性,胎位异常,先露部不能紧贴子宫下段和宫颈。
神经源	产妇精神紧张,对疼痛不能耐受,情绪不好,镇静剂过多→影响子宫收缩,产妇合并有急慢性疾病,疲劳,酸中毒等。
激素	产妇内分泌失调,雌激素不足,催产素受体不够,前列腺素少→影响子宫收缩,临产后可使子宫收缩缓慢无力。

(三)预防和处理

解除产妇思想顾虑和恐惧,做好耐心的解释工作,以增强信心,可以预防精神因素所导致的宫缩乏力。目前,提倡推行"精神无痛分娩法"和"导乐分娩",产妇虽在医院,但给予一个家庭般环境,将从医生为主体的医疗化分娩模式,转变为以产妇为主体的保护支持自然分娩的服务模式,并有丈夫或亲属陪伴在旁,减少产妇焦虑,稳定其情绪,对保持正常的产力有益。

产程中注意改善全身情况,加强护理,鼓励进食,注意营养和水分的补充。

当出现宫缩乏力时首先要寻找原因,特别注意有无头盆不称及胎位异常。除外明显头盆不称及严重胎位不正后可考虑加强宫缩。其次应查明宫缩是否协调,对不协调的宫缩予强镇静剂哌替啶(杜冷丁)100mg 或吗啡 10mg 肌内注射,使产妇充分休息,宫缩转变为协调性后,才能考虑用其他方法增加宫缩强度。强镇静剂的应用还可鉴别假临产,假临产在用强镇静剂后宫缩停止,产妇恢复正常活动。

加强子宫收缩的方法有以下几种。

1. 人工破膜　产程进展延缓或阻滞,但无明显头盆不称和胎位不正(臀位或横位),即使胎头尚未衔接也可行人工破膜促进宫缩。一般脐带脱垂多发生在脐带先露,即胎膜未破时脐带位于胎头旁侧,又称隐性脐带脱垂。因此在行人工破膜前必须注意摒除此种情况,通过穹隆扪诊或将手指伸进宫颈管内触摸在胎头旁有无搏动的脐带。然而阴道检查阴性也不能排除较高部位的脐带先露(在胎儿耳边者)。在 B 型超声显像检查时,在胎儿头颈部旁发现较多的脐带回声时应怀疑有脐带先露的存在。人工破膜后,术者之手应停留在阴道内,经过 1~2 阵宫缩,胎头入盆后,术者才将手取出。若有脐带脱垂发生亦可及早发现,此时宫颈扩张不大,宫缩亦不紧密,将产妇置于垂头仰卧位,并以手堵住脐带,推高胎头,紧急行剖宫产,胎儿多可得以挽救。这类产妇若任其自然破膜同样会有脐带脱垂的可能,且不能及时发现,反而贻误剖宫产时机,导致死产。因此权衡利弊,我们认为人工破膜即使遇到脐带脱垂也只是揭露了矛盾,而此矛盾是早已存在的。何况在行人工破膜时,可以选择在下次宫缩将要开始前这一较为恰当的时间进行。此时宫腔内压力不大,而紧接着的宫缩将胎头下推,使其占据骨盆入口,可防止脐带脱垂。而胎膜自然破裂多在宫缩高峰,宫腔压力最大时,脐带随羊水流出而发生脱垂的机会反而增多。因此在临产早期宫颈扩张 3~5cm 时,出现宫颈扩张延缓或阻滞,即使胎头尚未衔接也可行人工破膜术。人工破膜后胎头下降,直接压迫子宫下段及宫颈内口,反射性加强宫缩,从而加速产程,效果良好。

2. 催产素　催产素是一种有效的子宫收缩剂,但必须在排除头盆不称及胎位不正时才能使用。臀位特别是单臀在宫颈开全后进展缓慢时亦可使用。头先露在确定为胎头高直后位,枕横位前不均倾、额位、颏后位等严重胎头位置异常应立即停止使用。因为这几种胎位异常阴道分娩机会极小,需以剖宫产结束分娩。

使用催产素注意事项：①产妇确已临产。对假临产的产妇使用催产素是产科工作者常易犯的错误。一般可在宫张扩张 3cm 后应用,若产程在潜伏期(宫颈扩张 1~3cm 时)已有延长趋势时往往是首先考虑的治疗方法。人工破膜则在催产素无效时再予考虑,因为假临产时施行人工破膜比使用催产素的危害更大。②分娩无明显机械性梗阻,如严重头盆不称及胎位异常。③避免应用于 5 胎以上的经产妇,或 35 岁以上的初产妇,因子宫肌壁纤维组织增加,使用催产素易发生子宫破裂。④避免应用于不协调子宫收缩乏力及子宫痉挛性狭窄环。⑤子宫经较大手术如剖宫产(古典式)及子宫肌瘤摘除术后,有较大瘢痕者禁止使用。⑥胎儿有宫内窘迫表现者禁用。

催产素应用方法：由小剂量开始,一般用 2.5U 催产素加入 5％葡萄糖溶液 500mL 中,每毫升含有 5mU(毫单位),开始静脉滴注速度为每分钟 5~6 滴,每分钟进入的催产素应控制在 1~2mU,在确定无过敏现象后剂量可逐渐增大,在 10~15min 内调整至有效剂量,一般为每分钟 15~20mU,很少需要加大到每分钟 30~40mU。当宫缩达到间隔 2~3min,每次收缩持续 40~50s,而宫腔内压力不超过 6.67~8.0kPa(50~60mmHg)为有效宫缩,即以最低有效浓度维持宫缩。潜伏期应调整宫缩之间隔时间为 3~4min,活跃期为 2~3min,而第二产程仍不能少于 2min。催产素用于引产时,待诱发有效宫缩成功,宫颈开始扩张,即应减量或停用;用于临产早期时,待产程进展正常后也应减量或停用;用于临产晚期宫颈迫开全或已开全时,则可继续用药直至胎儿娩出。为避免产后出血,还可在胎儿娩出后加大浓度至每 100mL 溶液含 4~5U 催产素。如持续用药 2~3h 产程仍无进展,则往往并非产力异常引起,应重新估计有无头盆不称及胎位不正。

使用催产素时最重要的是严密观察。自出现第一阵宫缩排除极度过敏后至调整到有效宫缩,医务人员绝不可离开产妇,以后仍需经常(次/30min)观察药物的滴速,宫缩情况,宫颈扩张及胎头下降情况,有条件时应行电子胎心监护,否则应加强胎心听诊,及时发现异常情况加以处理。

3.前列腺素 前列腺素 E 及 F 族均具有子宫收缩作用,因各人敏感度不同,有时需用较大剂量,无论口服或静脉滴注都可能引起过强的宫缩及恶心、呕吐、头痛、心率过速,视力模糊及浅静脉炎等副反应。故应慎用。前列腺素 E_2 及 F_{2a} 阴道栓用于宫颈未成熟的孕妇引产是有效的。

二、子宫收缩过强

(一)协调性子宫收缩过强

协调性子宫收缩过强时,子宫收缩规则但强度过大,频率过高,10min 内有 5 次或 5 次以上宫缩,羊膜腔内压大于 6.67kPa(50mmHg)。当宫缩过强,阻力又不大时,可使胎儿娩出过速,凡产程在 3h 结束者为急产。急产时可因初产妇宫颈、阴道、会阴在短期内扩张不满意造成严重撕裂,在个别宫颈坚硬者甚至可导致子宫破裂,产后出血的发生率增高。急产时围生儿患病率及死亡率均增高,主要是由于子宫收缩过频、过强影响子宫血流和胎儿血的氧化,胎头遇到的阻力大,可造成颅内损伤,或由于未充分准备的接产造成胎儿意外。

处理：此类异常强烈的宫缩很难被常规剂量的镇静剂抑制,剂量过大又对胎儿不利,处理的重点在于对急产的处理,产后仔细检查软产道,并加强对新生儿的监护。

(二)不协调性子宫收缩过强

1.强直性子宫收缩 子宫内口以上部分的子宫肌层处于强烈痉挛性收缩状态,多系分娩发生梗阻,催产素应用不当或胎盘早剥血液浸润肌层所引起。临床表现为子宫收缩极为强烈,有持续性腹痛,胎儿窘迫。当胎膜已破、羊水流尽时,胎儿可于短期内死亡。立即停止使用宫缩剂或阴道内、宫腔内操作,用宫缩抑制剂如 1%肾上腺素溶液 1mL 加入 5%～10%葡萄糖液 250mL 内静脉滴注,或 0.1%肾上腺素溶液 0.5mL 肌内注射;25%硫酸镁溶液 20mL＋5%～10%葡萄糖溶液缓慢静脉推注。

2.子宫痉挛性狭窄环　子宫局部肌肉强直性收缩形成的环状狭窄,围绕胎体某一狭窄部,如胎颈、胎腰。狭窄环可发生于子宫颈或子宫体任何部位,这种情况应与子宫先兆破裂时的病理缩复环鉴别。宫缩时环紧卡宫体,胎头不下降反而上升,子宫颈口不扩大反而缩小,产妇持续腹痛,烦躁不安,产程停滞。自阴道内可扪及子宫腔内有一坚硬而无弹性环状狭窄,环的位置不随宫缩而上升,其原因可能与产妇精神紧张,过度疲劳,不适当宫缩剂应用或粗暴的宫腔内操作有关,如无胎儿窘迫,短期内不能结束分娩者,应采取期待疗法,给予镇静止痛,如哌替啶、吗啡、乙醚麻醉等。给充分休息后狭窄环多能自行消失,缓解后根据产科情况处理,如不能缓解者行剖宫产术。

(遇红)

第三节　胎位异常

胎位异常是造成难产的常见因素之一。分娩时枕前位约占 90%,而胎位异常约占 10%。其中胎头位置异常居多。有因胎头在骨盆内旋转受阻的持续性枕横位、持续性枕后位。有因胎头俯屈不良呈不同程度仰伸的面先露、额先露;还有高直位、前不均倾位等。总计约占 6%～7%,胎产式异常的臀先露约占 3%～4%,肩先露极少见。此外还有复合先露。

一、持续性枕横位

在分娩过程中,胎头以枕后位或枕横位衔接,在下降过程中,强有力的宫缩多能使胎头向前转 135°或 90°,转成枕前位而自然分娩。如胎头持续不能转向前方,直至分娩后期,仍然位于母体骨盆的后方或侧方,致使发生难产者,称为持续性枕后位(图 11-9)或持续性枕横位(persistent occipito transverse position,POTP),持续性枕后位(persistent occipito posterior position,POPP)。

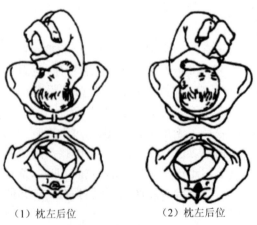

(1) 枕左后位　　　　　(2) 枕左后位

图 11-9　持续性枕后位

（一）原因

1.骨盆狭窄　男人型骨盆或类人猿型骨盆其特点是入口平面前半部较狭窄,后半部较宽大,胎头较容易以枕后位或枕横位衔接,又常伴中骨盆狭窄,影响胎头在中骨盆平面向前旋转,致使成为持续性枕后位或持续性枕横位。

2.胎头俯屈不良　如胎头以枕后位衔接,胎儿脊柱与母体脊柱接近,不利于胎头俯屈,胎头前囟成为胎头下降的最低部位,而最低点又常转向骨盆前方,当前囟转至前方或侧方时,胎头枕部转至后方或侧方,形成持续性枕后位或持续性枕横位。

（二）诊断

1.临床表现　临产后,胎头衔接较晚或俯屈不良,由于枕后位的胎先露部不易紧贴宫颈和子宫下段,常导致宫缩乏力及宫颈扩张较慢;因枕骨持续位于骨盆后方压迫直肠,产妇自觉肛门坠胀及排便感,致使宫口尚未开全时,过早使用腹压,容易导致宫颈前唇水肿和产妇疲劳,影响产程进展,常导致第二产程延长。

2.腹部检查　头位胎背偏向母体的后方或侧方,母体腹部的 2/3 被胎体占有,而肢体占1/3 者为枕前位,胎体占 1/3 而肢体占 2/3 为枕后位。

3.阴道（肛门）检查　宫颈部分扩张或开全时,感到盆腔后部空虚,胎头矢状缝位于骨盆斜径上,前囟在骨盆右前方,后囟（枕部）在骨盆左后方为枕左后位,反之为枕右后位;当发现产瘤（胎头水肿）、颅骨重叠,囟门触不清时,需借助胎儿耳郭及耳屏位置及方向判定胎位。如耳郭朝向骨盆后方,则可诊断为枕后位;如耳郭朝向骨盆侧方,则为枕横位。

4.B超检查　根据胎头颜面及枕部的位置,可以准确探清胎头位置以明确诊断。

（三）分娩机制

胎头多以枕横位或枕后位衔接。如在分娩过程中,不能转成枕前位时,可有以下两种分娩机制。

1.枕左后（枕右后）　胎头枕部到达中骨盆向后行 45° 内旋转,使矢状缝与骨盆前后径一致,胎儿枕部朝向骶骨成枕后位。其分娩方式有两种。

（1）胎头俯屈较好:当胎头继续下降至前囟抵达耻骨弓下时,以前囟为支点,胎头俯屈,使顶部和枕部自会阴前缘娩出,继之胎头仰伸,相继由耻骨联合下娩出额、鼻、口、颏。此种分娩方式为枕后位经阴道分娩最常见的方式（图 11—10A）。

（2）胎头俯屈不良:当鼻根出现在耻骨联合下缘时,以鼻根为支点,胎头先俯屈,从会阴前缘娩出前囟、顶及枕部,然后胎头仰伸,使鼻、口、颏部相继由耻骨联合下娩出（图 11—10B）。因胎头以较大的枕额周径旋转,胎儿娩出更加困难,多需手术助产。

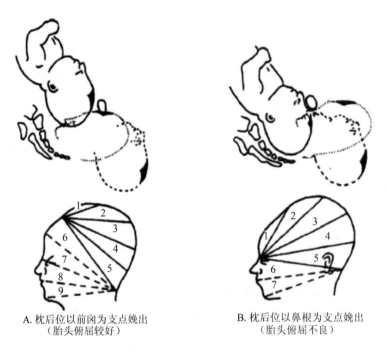

A.枕后位以前囟为支点娩出　　　　B.枕后位以鼻根为支点娩出
（胎头俯屈较好）　　　　　　　　　（胎头俯屈不良）

图 11-10　枕后位分娩机制

2.**枕横位**　部分枕横位于下降过程中无内旋转动作，或枕后位的胎头枕部仅向前旋转45°成为持续性枕横位，多数需徒手将胎头转成枕前位后自然或助产娩出。

（四）对母儿的影响

1.**对产妇的影响**　常导致继发宫缩乏力，产程延长，常需手术助产；且容易发生软产道损伤，增加产后出血及感染的机会；如胎头长时间压迫软产道，可发生缺血、坏死、脱落，形成生殖道瘘。

2.**对胎儿的影响**　由于第二产程延长和手术助产机会增多，常引起胎儿窘迫和新生儿窒息，使围生儿病率和死亡率增高。

（五）治疗

1.**第一产程**　严密观察产程，让产妇朝向胎背侧方向侧卧，以利胎头枕部转向前方。如宫缩欠佳，可静滴缩宫素。宫口开全之前，嘱产妇不要过早屏气用力，以免引起宫颈水肿而阻碍产程进展。如果产程无明显进展，或出现胎儿窘迫，行剖宫产术。

2.**第二产程**　如初产妇已近 2h，经产妇已近 1h，应行阴道检查，再次判断头盆关系，决定分娩方式。当胎头双顶径已达坐骨棘水平面或更低时，可先行徒手转儿头，待枕后位或枕横位转成枕前位，使矢状缝与骨盆出口前后径一致，可自然分娩，或阴道手术助产（低位产钳或胎头吸引器如转成枕前位有困难时，也可向后转成正枕后位，再以低产钳助产，但以枕后位娩出时，需行较大侧切，以免造成会阴裂伤。如胎头位置较高，或疑头盆不称，均需行剖宫产术，中位产钳禁止使用。

3.**第三产程**　因产程延长，易发生宫缩乏力，故胎盘娩出后立即肌注宫缩剂，防止产后出血；有软产道损伤者，应及时修补。新生儿重点监护。手术助产及有软产道裂伤者，产后给予抗生素预防感染。

二、高直位

胎头以不屈不仰姿势衔接于骨盆入口,其矢状缝与骨盆入口前后径一致,称为高直位(sincipital presentation)。是一种特殊的胎头位置异常:胎头的枕骨在母体耻骨联合的后方,称高直前位,又称枕耻位(occipito－pubic position)(图11－11);胎头枕骨位于母体骨盆骶岬前,称高直后位,又称枕骶位(occipito－sacral position)(图11－12)。

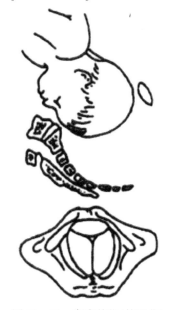

图11－11　高直前位(枕耻位)

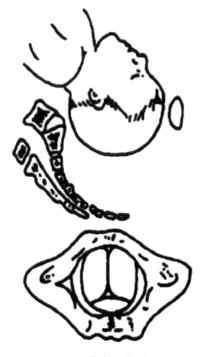

图11－12　高直后位(枕骶位)

（一）诊断

1.临床表现　临产后胎头不俯屈,胎头进入骨盆入口的径线增大,胎头迟迟不能衔接,胎头下降缓慢或停滞,宫颈扩张也缓慢,致使产程延长。

2.腹部检查　枕耻位时,胎背靠近腹前壁,不易触及胎儿肢体,胎心位置稍高在腹中部听得较清楚;枕骶位时,胎儿小肢体靠近腹前壁,有时在耻骨联合上方,可清楚地触及胎儿下颏。

3.阴道检查　发现胎头矢状缝与骨盆前后径一致,前囟在耻骨联合后,后囟在骶骨前,为枕骶位,反之为枕耻位。由于胎头紧嵌于骨盆入口处,妨碍胎头与宫颈的血液循环,阴道检查时常可发现产瘤,其范围与宫颈扩张程度相符合。一般直径为 3～5cm,产瘤一般在两顶骨之间,因胎头有不同程度的仰伸所致。

（二）分娩机制

1.枕耻位　如胎儿较小,宫缩强,可使胎头俯屈、下降,双顶径达坐骨棘平面以下时,可能经阴道分娩;但胎头俯屈不良而无法入盆时,需行剖宫产。

2.枕骶位　胎背与母体腰骶部贴近,妨碍胎头俯屈及下降,使胎头处于高浮状态,迟迟不能入盆。

（三）治疗

1.枕耻位　可给予试产,加速宫缩,促使胎头俯屈,有望阴道分娩或手术助产,如试产失败,应行剖宫产。

2.枕骶位　一经确诊,应行剖宫产。

三、枕横位中的前不均倾位

头位分娩中,胎头不论采取枕横位、枕后位或枕前位通过产道,均可发生不均倾势(胎头侧屈),枕横位时较多见,枕前位与枕后位时则罕见。而枕横位的胎头(矢状缝与骨盆入口横径一致)如以前顶骨先入盆则称为前不均倾(anterior asynclitism)。

（一）诊断

1.临床表现　因胎头迟迟不能入盆,宫颈扩张缓慢或停滞,使产程延长,前顶骨紧嵌于耻骨联合后方压迫尿道和宫颈前唇,导致尿潴留,宫颈前唇水肿及胎膜早破。胎头受压过久,可出现胎儿水肿(caput succedaneum)又称产瘤。左枕横时产瘤于右顶骨上;右枕横时产瘤于左顶骨上。

2.腹部检查　前不均倾时胎头不易入盆。临产早期,于耻骨联合上方可扪到前顶部,随产程进展,胎头继续侧屈使胎头与胎肩折叠于骨盆入口处,因胎头折叠于胎肩之后,使胎肩高于耻骨联合平面,于耻骨联合上方只能触到一侧胎肩而触不到胎头。

3.阴道检查　胎头矢状缝在骨盆入口横径上,向后移靠近骶岬,同时前后囟一起后移,前顶骨紧紧嵌于耻骨联合后方,致使盆腔后半部空虚,而后顶骨大部分嵌在骶岬之上(图11-13)。

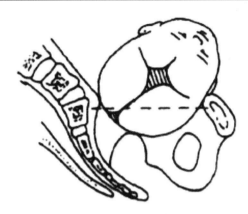

图 11—13 前不均倾位

（二）分娩机制

以枕横位入盆的胎头侧屈，多数以后顶骨先入盆，滑入骶岬下骶骨凹陷区，前顶骨再滑下去，至耻骨联合成为均倾姿势；少数以前顶骨先入盆，由于耻骨联合后面平直，前顶骨受阻，嵌顿于耻骨联合后面，而后顶骨架在骶岬之上，无法下降入盆。

（三）治疗

一经确诊为前不均倾位，应尽快行剖宫产术。

四、面先露

面先露（face presentation）多于临产后发现。系因胎头极度仰伸，使胎儿枕部与胎背接触。面先露以颏为指示点，有颏左前、颏左横、颏左后、颏右前、颏右横和颏右后六种胎位。以颏左前和颏右后多见，经产妇多于初产妇。

（一）诊断

1.腹部检查 因胎头极度仰伸入盆受阻，胎体伸直，宫底位置较高，颏左前时，在母体腹前壁容易扪及胎儿肢体，胎心由胸部传出，故在胎儿肢体侧的下腹部听得清楚。颏右后时，于耻骨联合上方可触及胎儿枕骨隆突与胎背之间有明显的凹陷，胎心遥远而弱。

2.阴道（肛门）检查 可触到高低不平、软硬不均的颜面部，如宫口开大时，可触及胎儿的口、鼻、颧骨及眼眶，并根据颏部所在位置确定其胎位。

（二）分娩机制

1.颏左前 胎头以仰伸姿势入盆、下降，胎儿面部达骨盆底时，胎头极度仰伸，颏部为最低点，故转向前方。胎头继续下降并极度仰伸，当颏部自耻骨弓下娩出后，极度仰伸的胎颈前面处于产道的小弯（耻骨联合），胎头俯屈时，胎头后部能够适应产道的大弯（骶骨凹），使口、鼻、跟、额、前囟及枕部自会阴前缘相继娩出（图 11—14），但产程明显延长。

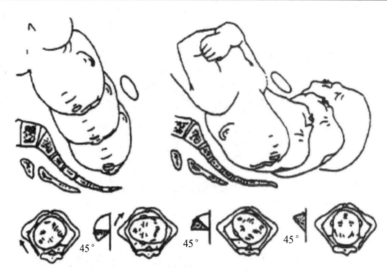

图 11-14　颜面位分娩机制

胎儿面部达骨盆底后,有可能经内旋转 135°以颏左前娩出(图 11-15A)。如因内旋转受阻,成为持续性颏右后,胎颈极度伸展,不能适应产道的大弯,足月活胎不能经阴道娩出(图 11-15B)。

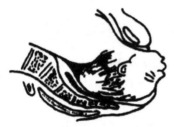
A. 额前位可以自然娩出

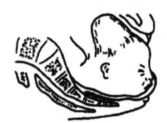
B. 持续性额后位不能自然娩出

图 11-15　颏前位及颏后位分娩示意图

(三)对母儿的影响

1. 对产妇的影响　颏左前时因胎儿面部不能紧贴子宫下段及宫颈,常引起宫缩乏力,致使产程延长,颜面部骨质不能变形,易发生会阴裂伤。颏右后可发生梗阻性难产,如不及时发现,准确处理,可导致子宫破裂,危及产妇生命。

2. 对胎儿和新生儿的影响　胎儿面部受压变形,颜面皮肤青紫、肿胀,尤以口唇为著,影响吸吮,严重时会发生会厌水肿影响呼吸和吞咽。新生儿常于出生后保持仰伸姿势达数日之久。

(四)治疗

1. 颏左前　如无头盆不称,产力良好,经产妇有可能自然分娩或行产钳助娩;初产妇有头盆不称或出现胎儿窘迫征象,应行剖宫产。

2. 颏右后　应行剖宫产术。如胎儿畸形,无论颏左前或颏右后,均应在宫口开全后,全麻下行穿颅术结束分娩,术后常规检查软产道,如有裂伤,及时缝合。

五、臀先露

臀先露(breech presentation)是最常见的异常胎位,约占妊娠足月分娩的 3%～4%。因胎头比胎臀大,且分娩时后出胎头无法变形,往往娩出困难;加之脐带脱垂较常见,使围生儿死亡率增高,为枕先露的 3～8 倍。臀先露以骶骨为指示点,有骶左前、骶左横、骶左后、骶右前、骶右横和骶右后 6 种胎位。

（一）原因

妊娠 30 周以前,臀先露较多见,妊娠 30 周以后,多能自然转成头先露。持续为臀先露原因尚不十分明确,可能的因素有以下几种。

1.胎儿在宫腔内活动范围过大　羊水过多,经产妇腹壁松弛以及早产儿羊水相对偏多,胎儿在宫腔内自由活动形成臀先露。

2.胎儿在宫腔内活动范围受限　子宫畸形(如单角子宫、双角子宫等)、胎儿畸形(如脑积水等)、双胎、羊水过少、脐带缠绕致脐带相对过短等均易发生臀先露。

3.胎头衔接受阻　狭窄骨盆、前置胎盘、肿瘤阻塞盆腔等,也易发生臀先露。

（二）临床分类

根据胎儿两下肢的姿势分为以下几种。

1.单臀先露或腿直臀先露(frank breech presentation)　胎儿双髋关节屈曲,双膝关节直伸。以臀部为先露,最多见。

2.完全臀先露或混合臀先露(complete breech presentation)　胎儿双髋关节及膝关节均屈曲,有如盘膝坐,以臀部和双足为先露,较多见。

3.不完全臀先露(incomplete breech presentation)　胎儿以一足或双足、一膝或双膝或一足一膝为先露,膝先露是暂时的,随产程进展或破水后发展为足先露,较少见。

（三）诊断

1.临床表现　孕妇常感肋下有圆而硬的胎头,由于胎臀不能紧贴子宫下段及宫颈,常导致宫缩乏力,宫颈扩张缓慢,致使产程延长。

2.腹部检查　子宫呈纵椭圆形,胎体纵轴与母体纵轴一致,在宫底部可触到圆而硬、按压有浮球感的胎头;而在耻骨联合上方可触到不规则、软且宽的胎臀,胎心在脐左(或右)上方听得最清楚。

3.阴道(肛门)检查　在肛查不满意时,阴道检查可扪及软而不规则的胎臀或触到胎足、胎膝,同时了解宫颈扩张程度及有无脐带脱垂。如胎膜已破,可直接触到胎臀,外生殖器及肛门,如触到胎足时,应与胎手相鉴别(图 11－16)。

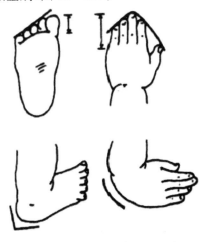

图 11－16　胎手与胎足的区别

4.B型超声检查　能准确探清臀先露类型与胎儿大小,胎头姿势等。

（四）分娩机制

在胎体各部中,胎头最大,胎肩小于胎头,胎臀最小。头先露时,胎头一经娩出,身体其他部分随即娩出,而臀先露时则不同,较小而软的胎臀先娩出,最大的胎头则最后娩出。为适合产道的条件,胎臀、胎肩、胎头需按一定机制适应产道条件方能娩出,故需要掌握胎臀、胎肩及胎头三部分的分娩机制,以骶右前为例加以阐述。

1.胎臀娩出　临产后,胎臀以粗隆间径衔接于骨盆入口右斜径上,骶骨位于右前方,胎臀继续下降,前髋下降稍快,故位置较低,抵达骨盆底遭到阻力后,前髋向母体右侧行45°内旋转,使前髋位于耻骨联合后方,此时粗隆间径与母体骨盆出口前后径一致。胎臀继续下降,胎体侧屈以适应产道弯曲度,后髋先从会阴前缘娩出,随即胎体稍伸直,使前髋从耻骨弓下娩出,继之,双腿双足娩出,当胎臀及两下肢娩出后,胎体行外旋转,使胎背转向前方或右前方。

2.胎肩娩出　当胎体行外旋转的同时,胎儿双肩径衔接于骨盆入口右斜径或横径上,并沿此径线逐渐下降,当双肩达骨盆底时,前肩向右旋转45°转至耻骨弓下,使双肩径与骨盆中、出口前后径一致。同时胎体侧屈使后肩及后上肢从会阴前缘娩出。继之,前肩及前上肢从耻骨弓下娩出。

3.胎头娩出　当胎肩通过会阴时,胎头矢状缝衔接于骨盆入口左斜径或横径上,并沿此径线逐渐下降,同时胎头俯屈,当枕骨达骨盆底时,胎头向母体左前方旋转45°,使枕骨朝向耻骨联合。胎头继续下降。当枕骨下凹到达耻骨弓下缘时,以此处为支点,胎头继续俯屈,使颏、面及额部相继自会阴前缘娩出,随后枕部自耻骨弓下娩出。

（五）对母儿的影响

1.对产妇的影响　胎臀不规则,不能紧贴子宫下段及宫颈,容易发生胎膜早破或继发性宫缩乏力,增加产褥感染与产后出血的风险,如宫口未开全强行牵拉,容易造成宫颈撕裂,甚至延及子宫下段。

2.对胎儿和新生儿的影响　胎臀高低不平,对前羊膜囊压力不均匀,常致胎膜早破,脐带脱垂,造成胎儿窘迫甚至胎死宫内。由于娩出胎头困难,可发生新生儿窒息、臂丛神经损伤及颅内出血等。

（六）治疗

1.妊娠期　妊娠30周前,臀先露多能自行转成头位,如妊娠30周后仍为臀先露应注意寻找形成臀位原因。

2.分娩期　应根据产妇年龄、胎次、骨盆大小、胎儿大小、臀先露类型以及有无并发症,于临产初期做出正确判断,决定分娩方式。

（1）择期剖宫产的指征:狭窄骨盆、软产道异常、胎儿体重大于3500g、儿头仰伸、胎儿窘迫、高龄初产、有难产史、不完全臀先露等。

（2）决定阴道分娩的处理:可根据不同的产程分别处理。

第一产程:产妇应侧卧,不宜过多走动,少做肛查,不灌肠,尽量避免胎膜破裂。一旦破裂,立即听胎心。如胎心变慢或变快,立即肛查,必要时阴道检查,了解有无脐带脱垂。如脐带脱垂,胎心好,宫口未开全,为抢救胎儿,需立即行剖宫产术。如无脐带脱垂,可严密观察胎心及产程进展。如出现宫缩乏力,应设法加强宫缩,当宫口开大4～5cm时胎足即可经宫口娩出阴道。为了使宫颈和阴道充分扩张,消毒外阴之后,使用"堵"外阴方法。当宫缩时,用消毒巾以手掌堵住阴道口让胎臀下降,避免胎足先下降。待宫口及阴道充分扩张后才让胎臀娩出。此法有利于后出胎头的顺利娩出。在堵的过程中,应每隔 10~15min 听胎心 1 次,并注意宫口是否开全。宫口已开全再堵易引起胎儿窘迫或子宫破裂。宫口近开全时,要做好接生和抢救新生儿窒息的准备。

第二产程:接生前,应导尿,排空膀胱。初产妇应做会阴侧切术。可有三种分娩方式:①自然分娩:胎儿自然娩出,不做任何牵拉,极少见,仅见于经产妇、胎儿小、产力好、产道正常者。②臀助产术:当胎臀自然娩出至脐部后,胎肩及后出胎头由接生者协助娩出。脐部娩出后,胎头娩出最长不能超过 8min。③臀牵引术:胎儿全部由接生者牵引娩出。此种手术对胎儿损伤大,不宜采用。

第三产程:产程延长,易并发子宫乏力性出血。胎盘娩出后,应静推或肌注缩宫素防止产后出血。手术助产分娩于产后常规检查软产道,如有损伤,应及时缝合,并给抗生素预防感染。

六、肩先露(shoulder presentation)

胎体纵轴和母体纵轴相垂直为横产式(transverse lie),胎体横卧于骨盆入口之上,先露部为肩,称为肩先露。约占妊娠足月分娩总数的 0.1%~0.25%,是对母儿最不利的胎位。除死胎和早产儿肢体可折叠娩出外,足月活胎不可能经阴道娩出。如不及时处理,容易造成子宫破裂,威胁母儿生命。根据胎头在母体左(右)侧和胎儿肩胛朝向母体前(后)方,分为肩左前、肩右前、肩左后和肩右后四种胎位。

(一)原因

与臀先露发生原因类似,初产妇肩先露首先必须排除狭窄骨盆和头盆不称。

(二)诊断

1.临床表现　先露部胎肩不能紧贴子宫下段及宫颈,缺乏直接刺激,容易发生宫缩乏力,胎肩对宫颈压力不均匀,容易发生胎膜早破,破膜后羊水迅速外流,胎儿上肢或脐带容易脱出,导致胎儿窘迫,甚至胎死宫内。随着宫缩不断加强,胎肩及胸廓一部分被挤入盆腔内,胎体折叠弯曲,胎颈被拉长,上肢脱出于阴道口外,胎头和胎臀仍被阻于骨盆入口上方,形成嵌顿性或忽略性肩先露(图 11-17)。

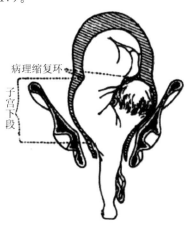

病理缩复环

子宫下段

图 11-17　忽略性肩先露

宫缩继续加强,子宫上段越来越厚,子宫下段被动扩张越来越薄,由于子宫上下段肌壁厚薄相差悬殊,形成环状凹陷,并随宫缩逐渐升高,甚至可达脐上,形成病理缩复环(patho－logic retraction ring),是子宫破裂的先兆。如不及时处理,将发生子宫破裂。

2.腹部检查　子宫呈横椭圆形,子宫底高度低于妊娠周数,子宫横径宽,宫底部及耻骨联合上方较空虚,在母体腹部一侧可触到胎头,另侧可触到胎臀。肩左前时,胎背朝向母体腹壁,触之宽大平坦。胎心于脐周两侧听得最清楚。根据腹部检查多可确定胎位。

3.阴道(肛门)检查　胎膜未破者,因胎先露部浮动于骨盆入口上方,肛查不易触及胎先露部;如胎膜已破,宫口已扩张者,阴道检查可触到肩胛骨或肩峰、肋骨及腋窝。腋窝尖端示胎儿头端,据此可决定胎头在母体左(右)侧,肩胛骨朝向母体前(后)方,可决定肩前(后)位。例如胎头于母体右侧,肩胛骨朝向后方,则为肩右后位。胎手若已脱出阴道口外,可用握手法鉴别是胎儿左手或右手,因检查者只能与胎儿同侧手相握,例如肩右前位时左手脱出,检查者用左手与胎儿左手相握。其余类推。

4.B超检查　能准确探清肩先露,并能确定具体胎位。

(三)治疗

1.妊娠期　妊娠后期发现肩先露应及时矫正。可采用胸膝卧位或试行外倒转术转成纵产式(头先露或臀先露)并包扎腹部以固定产式。如矫正失败,应提前入院决定分娩方式。

2.分娩期　根据胎产式、胎儿大小、胎儿是否存活、宫颈扩张程度、胎膜是否破裂、有无并发症等决定分娩方式。

(1)足月,活胎,未临产,择期剖宫产术。

(2)足月,活胎,已临产,无论破膜与否,均应行剖宫产术。

(3)已出现先兆子宫破裂或子宫破裂征象,无论胎儿存活,均应立即剖宫产,术中如发现宫腔感染严重,应将子宫一并切除(子宫次全切除术或子宫全切术)。

(4)胎儿已死,无先兆子宫破裂征象,如宫口已开全,可在全麻下行断头术或毁胎术。术后应常规检查子宫下段、宫颈及阴道有无裂伤。如有裂伤应及时缝合。注意预防产后出血,并需应用抗生素预防感染。

七、复合先露(compound presentation)

胎先露部(胎头或胎臀)伴有肢体(上肢或下肢)同时进入骨盆入口,称为复合先露。临床以头与手的复合先露最常见,多发生于早产者,发生率为 1.43‰～1.60‰。

(一)诊断

当产程进展缓慢时,做阴道检查发现胎先露旁有肢体而明确诊断。常见胎头与胎手同时入盆。应注意与臀先露和肩先露相鉴别。

(二)治疗

1.无头盆不称,让产妇向脱出的肢体对侧侧卧,肢体常可自然缩回。脱出的肢体与胎头已入盆,待宫口开全后于全麻下上推肢体,将其回纳,然后经腹压胎头下降,以低位产钳助娩,或行内倒转术助胎儿娩出。

2.头盆不称或伴有胎儿窘迫征象,应行剖宫产术。

(遇红)

第十二章　异常妊娠

受孕与妊娠是极其复杂而又十分协调的生理过程。从受孕至胎儿娩出的漫长 40 周期间，各种内在因素与外界因素的综合作用时常影响着母体和胎儿。若不利因素占优势，正常妊娠将转变成病理妊娠。妊娠早期可发生流产、异位妊娠、妊娠剧吐；中、晚期可出现妊娠期高血压疾病、胎儿窘迫、早产、多胎妊娠及过期妊娠等。

第一节　流产

妊娠不足 28 周、胎儿体重不足 1000g 而终止者称为流产（abortion）。妊娠 13 周末前终止者称为早期流产（early abortion），妊娠 14 周至不足 28 周终止者称为晚期流产（late abortion）。妊娠 20 周至不足 28 周间流产、体重在 500g 至 1000g 之间、有存活可能之胎儿，称为有生机儿。流产又分为自然流产（spontaneous abortion）和人工流产（artificial abortion）两大类。自然流产率占全部妊娠的 10%～15%，其中 80% 以上为早期流产。本节仅阐述自然流产。

一、病因

1.胚胎因素　胚胎染色体异常是流产的主要原因。早期流产子代检查发现 50%～60% 有染色体异常。夫妇任何一方有染色体异常均可传至子代，导致流产。染色体异常包括：①数目异常：多见三体（trisomy）、单体 X（monosomy X，45X）、三倍体及四倍体。②结构异常：染色体分带技术监测可见易位、断裂、缺失。除遗传因素外，感染、药物等不良作用亦可引起子代染色体异常。

2.母体因素

(1)全身性疾病：严重的全身性感染、TORCH 感染、高热、心力衰竭、合并严重内、外科疾病等均可导致流产。

(2)内分泌异常：黄体功能不足可致早期流产。甲状腺功能低下、严重的糖尿病血糖未控制均可导致流产。

(3)免疫功能异常：与流产有关的免疫因素包括配偶的人白细胞抗原（human leukocyte antigen，HLA）、胎儿抗原、血型抗原（ABO 及 Rh）及母体的自身免疫状态。父母的 HLA 位点相同频率高，使母体封闭抗体不足亦可导致反复流产。母儿血型不合、孕妇抗磷脂抗体产生过多均可使胚胎或胎儿受到排斥而发生流产。

(4)子宫异常：畸形子宫如子宫发育不良、单角子宫、双子宫、子宫纵隔、宫腔粘连（Asherman 综合征）以及黏膜下或肌壁间子宫肌瘤均可影响胚囊着床和发育而导致流产。宫颈重度裂伤、宫颈内口松弛、宫颈过短可导致胎膜破裂而引起晚期流产。

(5)创伤刺激：子宫创伤如手术、直接撞击、性交过度亦可导致流产；过度紧张、焦虑、恐惧、忧伤等精神创伤亦有引起流产的报道。

(6)药物因素：吸烟、酗酒，吗啡、海洛因等毒品均可导致流产。

3.环境因素 砷、铅、甲醛、苯、氯丁二烯、氧化乙烯等化学物质过多接触,均可导致流产。

二、病理

孕8周以前的流产,胚胎多已死亡,胚胎绒毛与底蜕膜剥离,导致其剥离面出血,坏死胚胎犹如宫内异物,刺激子宫收缩及宫颈扩张。此时由于绒毛发育不全,着床还不牢固,妊娠物多可完全排出,出血不多。早期流产常见胚胎异常类型为:无胚胎、结节状胚、圆柱状胚、发育阻滞胚、肢体畸形及神经管缺陷。孕8～12周时绒毛发育茂盛,与底蜕膜联接较牢固,流产时妊娠常不易完整排出而部分滞留宫腔,影响子宫收缩,出血量多,且经久不止;孕12周后,胎盘已完全形成,流产时先有腹痛,继而排出胎儿和胎盘,如胎盘剥离不全,可引起剥离面大量出血。胎儿在宫腔内死亡过久,可被血块包围,形成血样胎块而引起出血不止。也可吸收血红蛋白而形成肉样胎块,或胎儿钙化后形成石胎。其他还可见压缩胎儿、纸样胎儿、浸软胎儿、脐带异常等病理表现。

三、临床表现

主要为停经后阴道流血和腹痛。

1.停经 大部分自然流产患者均有明显的停经史。但是,妊娠早期流产导致的阴道流血很难与月经异常鉴别,常无明显停经史。约半数流产是妇女未知已孕就发生受精卵死亡和流产。对这些患者,要根据病史、血、尿hCG以及超声检查结果综合判断。

2.阴道流血和腹痛 早期流产者常先有阴道流血,而后出现腹痛。由于胚胎或胎儿死亡,绒毛与蜕膜剥离,血窦开放,出现阴道流血;剥离的胚胎或胎儿及血液刺激子宫收缩,排出胚胎或胎儿,产生阵发性下腹疼痛;当胚胎或胎儿完全排出后,子宫收缩,血窦关闭,出血停止。晚期流产的临床过程与早产及足月产相似:经过阵发性子宫收缩,排出胎儿及胎盘,同时出现阴道流血。

四、临床分型

按流产发展的不同阶段,分为以下临床类型。

1.先兆流产(threatened abortion) 停经后出现少量阴道流血,常为暗红色或血性白带,流血后数小时至数日可出现轻微下腹痛或腰骶部胀痛;宫颈口未开,无妊娠物排出;子宫大小与停经时间相符。经休息及治疗,症状消失,可继续妊娠。如症状加重,则可能发展为难免流产。

2.难免流产(inevitable abortion) 在先兆流产的基础上,阴道流血增多,腹痛加剧,或出现胎膜破裂。检查见宫颈口已扩张,有时可见胎囊或胚胎组织堵塞于宫颈口内,子宫与停经时间相符或略小。超声检查可仅见胚囊而无胚胎(或胎儿),或有胚胎但无心管搏动亦属于此类型。

3.不全流产(incomplete abortion) 难免流产继续发展,部分妊娠物排出宫腔,或胎儿排出后胎盘滞留宫腔或嵌顿于宫颈口,影响子宫收缩,导致大量出血,甚至休克。检查可见宫颈已扩张,宫颈口有妊娠物堵塞及持续性血液流出,子宫小于停经时间。

4.完全流产(complete abortion) 有流产的症状,妊娠物已全部排出,随后流血逐渐停止,腹痛逐渐消失。检查见宫颈口关闭,子宫接近正常大小。

流产的临床过程简示如下：

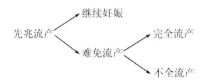

此外，流产尚有三种特殊情况：

1.稽留流产(missed abortion)　指宫内胚胎或胎儿死亡后未及时排出者。典型表现是有正常的早孕过程，有先兆流产的症状或无任何症状；随着停经时间延长，子宫不再增大或反而缩小，子宫小于停经时间；宫颈口未开，质地不软。

2.复发性流产(recurrent spontaneous abortion)　指同一性伴侣连续自然流产 3 次或 3 次以上者。常见原因为胚胎染色体异常、免疫因素异常、甲状腺功能低下、子宫畸形或发育不良、宫腔粘连、宫颈内口松弛等。每次流产常发生在同一妊娠月份，其临床过程与一般流产相同。

3.流产合并感染(septic abortion)　多见于阴道流血时间较长的流产患者，也常发生在不全流产或不洁流产时。临床表现为下腹痛、阴道有恶臭分泌物，双合诊检查有宫颈摇摆痛。严重时引起盆腔腹膜炎、败血症及感染性休克。常为厌氧菌及需氧菌混合感染。

五、诊断

根据病史、临床表现即可诊断，但有时需结合辅助检查才能确诊。

1.病史　询问有无停经史、反复流产史、早孕反应及其出现时间，阴道流血量、持续时间、与腹痛之关系，腹痛的部位、性质，有无妊娠物排出。了解有无发热、阴道分泌物有无臭味可协助诊断流产合并感染。

2.体格检查　测量体温、脉搏、呼吸、血压，检查有无贫血及急性感染征象，外阴消毒后妇科检查了解宫颈是否扩张、有无妊娠物堵塞或羊膜囊膨出，子宫有无压痛、与停经时间是否相符，双附件有无压痛、增厚或肿块。疑为先兆流产者，操作应轻柔。

3.辅助诊断

(1)超声检查：测定妊娠囊的大小、形态、胎儿心管搏动，并可辅助诊断流产类型，若妊娠囊形态异常，提示妊娠预后不良。宫腔和附件检查有助于稽留流产、不全流产及异位妊娠的鉴别诊断。

(2)妊娠试验：连续测定血 hCG 动态变化，有助于妊娠的诊断及预后判断。妊娠 6～8 周时，血 hCG 是以每日 66% 的速度增加，若血 hCG 每 48h 增加不到 66%，则提示妊娠预后不良。

(3)其他检查：血常规检查判断出血程度，白细胞和血沉可判断有无感染存在。复发性流产患者可行染色体、免疫因素、宫颈功能、甲状腺功能等检查。

六、鉴别诊断

首先区别流产类型，见表 12-1。同时需与异位妊娠、葡萄胎、功能失调性子宫出血、盆腔炎及急性阑尾炎等疾病进行鉴别。

表 12-1　流产类型的鉴别诊断

流产类型	临床表现		组织物排出	妇科检查	
	出血量	下腹痛		宫颈口	子宫大小
先兆流产	少	无或轻	无	关闭	与孕周相符
难免流产	增多	加重	无	松弛或扩张	相符或略小
不全流产	多	减轻	有	松弛扩张、有物阻塞	略小
完全流产	少或无	无	全部排出	关闭	基本正常

七、处理

确诊流产后,应根据其类型进行相应处理。

1.先兆流产　应卧床休息,严禁性生活,足够的营养支持。保持情绪稳定,对精神紧张者可给予少量对胎儿无害的镇静剂。黄体功能不足者可给予黄体酮 10~20mg,每日或隔日肌内注射一次;或口服地屈孕酮,起始剂量为口服 40mg,随后每 8h 服用 10mg,至症状消失;或 HCG 3000U,隔日肌内注射一次。甲状腺功能低下者可口服甲状腺素片。如阴道流血停止、腹痛消失、超声证实胚胎存活,可继续妊娠。若临床症状加重,超声发现胚胎发育不良,hCG 持续不升或下降,表明流产不可避免,应终止妊娠。

2.难免流产　一旦确诊,应及早排出胚胎及胎盘组织,对刮出物应仔细检查,并送病理检查。晚期流产时子宫较大,出血较多,可用缩宫素 10~20U 加入 5% 葡萄糖液 500mL 中静脉滴注,促进子宫收缩。必要时行刮宫术,清除宫内组织。术后可行超声检查,了解有无妊娠物残留,并给予抗生素预防感染。

3.不全流产　由于部分组织残留宫腔或堵塞于宫颈口,极易引起子宫大量出血。故应在输液、输血同时行刮宫术或钳刮术,并给予抗生素预防感染。

4.完全流产　症状消失,超声检查宫腔无残留物/。如无感染,可不予特殊处理。

5.稽留流产　死亡胎儿及胎盘组织在宫腔内稽留过久,可导致严重凝血功能障碍及 DIC 的发生,应先行凝血功能检查,在备血、输液条件下行刮宫术;如凝血机制异常,可用肝素、纤维蛋白原、新鲜血、血小板等纠正后再行刮宫。可应用米非司酮加米索前列醇或静脉滴注缩宫素,促使胎儿、胎盘排出。

6.复发性流产　染色体异常夫妇应于孕前进行遗传咨询,确定可否妊娠;明确女方有无生殖道畸形、肿瘤、宫腔粘连等。宫颈内口松弛者应于孕 14~16 周行宫颈内口环扎术。抗磷脂综合征患者,可在孕期使用小剂量阿司匹林和(或)低分子肝素。对黄体功能不足者可肌内注射 HCG 3000~5000U,隔日一次;或每日口服地屈孕酮 2 次,每次 10mg,至妊娠 12 周。

7.流产合并感染　治疗原则为迅速控制感染,尽快清除宫内残留物。如为轻度感染或出血较多,可在静脉滴注抗生素同时进行刮宫,以达到止血目的;感染较严重而出血不多时,可用高效广谱抗生素控制感染后再行刮宫。刮宫时可用卵圆钳夹出残留组织,忌用刮匙全面搔刮,以免感染扩散。严重感染性流产必要时切除子宫以去除感染源。

八、小结

妊娠不足 28 周、胎儿体重不足 1000g 而终止者称为流产。子代染色体异常是早期流产的主要原因。其他原因包括母体感染、内分泌异常、免疫功能异常以及子宫异常等。流产分为先兆、难免、不全和完全流产。还有三种特殊类型流产：稽留流产、复发性流产和流产感染。流产确诊后，应根据其类型进行相应处理。

（韩英）

第二节 异位妊娠

受精卵在子宫体腔以外着床称为异位妊娠（ectopic pregnancy），俗称宫外孕（extrauterine pregnancy）。根据受精卵着床的部位不同，异位妊娠分为：输卵管妊娠、宫颈妊娠，卵巢妊娠、腹腔妊娠、阔韧带妊娠等（见图 12－1），其中以输卵管妊娠最常见（占 90％～95％）。异位妊娠是妇产科常见的急腹症之一。

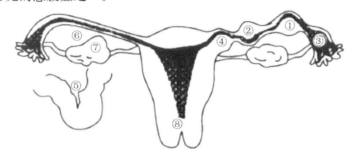

图 12－1 各种异位妊娠的发病部位

①输卵管壶腹部妊娠。②输卵管峡部妊娠。③输卵管伞部妊娠。④输卵管间质部妊娠。⑤腹腔妊娠。⑥阔韧带妊娠。⑦卵巢妊娠。⑧宫颈妊娠

一、输卵管妊娠

输卵管妊娠（tubal pregnancy）多发生在壶腹部（75％～80％），其次为峡部。伞部及间质部妊娠少见。

（一）病因

确切病因尚未明了，可能与以下因素有关。

1.输卵管异常 慢性输卵管炎可致管腔皱褶粘连、管腔部分堵塞；阑尾炎、盆腔结核、腹膜炎及子宫内膜异位症可致输卵管周围粘连、输卵管扭曲、僵直及伞端闭锁，导致输卵管腔狭窄、部分堵塞或蠕动异常；盆腔肿瘤的牵拉和压迫使输卵管变得细长、迂曲或管腔狭窄或部分堵塞；输卵管粘连分离术、再通术及伞端造口术后的重新粘连或手术部位瘢痕狭窄、输卵管绝育术后瘘管形成或再通，均可延迟或阻止受精卵进入宫腔，从而着床在输卵管而发生输卵管妊娠。此外，输卵管发育不良时，输卵管细长且屈曲，肌层发育差，黏膜纤毛缺乏，输卵管憩室或副伞等先天畸形亦可导致输卵管妊娠。

2.受精卵游走 卵子在一侧输卵管受精，经宫腔进入对侧输卵管后种植（受精卵内游走）；或游走于腹腔内，被对侧输卵管拾捡（受精卵外游走），由于游走时间较长，受精卵发育增大，故种植在对侧输卵管而成输卵管妊娠。

3.避孕失败 使用 IUD、口服紧急、避孕药避孕失败，发生输卵管妊娠机会较大。

4.其他 施行辅助生育技术后输卵管妊娠的发生率约为 5％。内分泌异常、精神紧张、吸烟也可导致输卵管妊娠。

(二)病理

1.输卵管妊娠的结局

(1)输卵管妊娠流产(tubal abortion):多发生在妊娠8～12周内的输卵管壶腹部妊娠。受精卵在输卵管黏膜着床后,由输卵管黏膜和纤维蛋白形成的包蜕膜可将受精卵与输卵管腔隔离,但其很脆弱。绒毛外中间型滋养细胞可侵入输卵管壁和侵蚀血管,引起基底蜕膜处出血,从而增加包蜕膜内侧压力,导致包蜕膜破裂,囊胚可随血块一起进入管腔。若囊胚完全掉入管腔,刺激输卵管逆蠕动而挤入腹腔,为输卵管妊娠完全流产;若囊胚剥离不完整,部分组织滞留管腔,继续侵蚀输卵管壁而引起反复出血,形成输卵管妊娠不全流产。反复出血可形成输卵管血肿或输卵管周围血肿,血液积聚在直肠子宫陷凹而形成盆腔血肿,甚至流向腹腔(图12—2)。

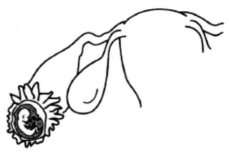

图12—2 输卵管妊娠流产

(2)输卵管妊娠破裂(rupture of tubal pregnancy):指囊胚在输卵管内继续生长,绒毛侵蚀、穿透肌层及浆膜,导致管壁破裂,妊娠物流入腹腔,也可破入阔韧带而形成阔韧带妊娠。输卵管峡部妊娠多在妊娠6周左右破裂。而间质部妊娠(图12—3)时,由于间质部外围子宫角肌层较厚,血供丰富,妊娠往往持续到3～4个月才发生破裂。输卵管妊娠破裂(图12—4)可致短期内大量出血,形成盆腔或腹腔积血,患者出现肛门坠胀、剧烈腹痛、休克、晕厥等临床症状。

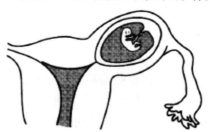

图12—3 输卵管间质部妊娠

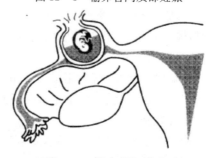

图12—4 输卵管妊娠破裂

(3)继发性腹腔妊娠:输卵管妊娠流产或破裂后,囊胚掉入腹腔多已死亡。偶有存活者,可重新种植于腹腔内继续生长,形成继发性腹腔妊娠。

输卵管流产或破裂后,若出血逐渐停止,胚胎死亡,被血块包裹形成盆腔血肿,血肿与周围组织粘连并发生机化,临床称为"陈旧性异位妊娠"。

(4)持续性异位妊娠(persistent ectopic pregnancy):输卵管妊娠行保守性手术时,若术中未完全清除胚囊,或残存的滋养细胞继续生长,致术后 hCG 不降或上升,称为持续性异位妊娠。

2.子宫变化

(1)子宫体:略增大,变软,是因血供增加所致。但输卵管妊娠时,子宫增大不像宫内妊娠那样随妊娠月份增加而相应增大。

(2)子宫内膜:与正常妊娠变化相似。输卵管妊娠时,滋养细胞分泌的 hCG 刺激子宫内膜发生蜕膜反应,但蜕膜下的海绵层及血管系统发育较差。当胚胎受损或死亡时,滋养细胞活力下降,蜕膜碎片随阴道流血排出。如蜕膜完整剥离,则排出三角形蜕膜管型,但不见绒毛。子宫内膜病理学检查可见蜕膜样变;也可因胚胎死亡、绒毛及黄体分泌的激素下降、新的卵泡发育,而呈增生期或分泌期变化。

输卵管妊娠时,子宫内膜有时可见高度分泌反应或 Arias-Stella(A-S)反应,镜下可见:腺上皮细胞增大,核深染,突入腺腔,胞质富含空泡。

(三)临床表现

典型的临床表现包括停经、腹痛及阴道流血。

1.症状

(1)停经:输卵管壶腹部及峡部妊娠一般停经 6~8 周,间质部妊娠停经时间较长。但约有 25%患者无明显停经史。

(2)阴道流血:常表现为短暂停经后不规则阴道流血,量少,点滴状,色暗红或深褐色。部分患者阴道流血量较多,似月经量,约 5%表现为大量阴道流血。阴道流血表明胚胎受损或已死亡,导致 hCG 下降,卵巢黄体分泌的激素难以维持蜕膜生长而发生剥离出血,并伴有蜕膜碎片或管型排出。当病灶去除后,阴道流血才逐渐停止。

(3)腹痛:95%以上输卵管妊娠患者以腹痛为主诉就诊。输卵管妊娠未破裂时,增大的胚囊膨胀输卵管,导致输卵管痉挛及逆蠕动,患侧出现下腹一侧隐痛或胀痛。输卵管妊娠破裂时,突感患侧下腹部撕裂样剧痛,疼痛为持续性或阵发性;血液积聚在直肠子宫陷凹而出现肛门坠胀感(里急后重);出血多时可引起全腹疼痛,恶心呕吐;血液刺激横膈,出现肩胛部放射痛(称为 Danforth 征)。

(4)晕厥和休克:部分患者由于腹腔内急性出血及剧烈腹痛,入院时即处于休克状态,面色苍白、四肢厥冷、脉搏快而细弱、血压下降。休克程度取决于内出血速度及出血量,与阴道流血量不成比例。

2.体征

(1)腹部体征:出血量不多时,患侧下腹明显压痛、反跳痛,轻度肌紧张;出血量较多时可见腹膨隆,全腹压痛及反跳痛,但压痛仍以输卵管妊娠处为甚,移动性浊音阳性。

(2)盆腔体征:妇科检查可见阴道少量血液,后穹窿饱满、触痛;宫颈举痛明显,有血液自宫腔流出;子宫略增大、变软,内出血多时子宫有漂浮感;子宫后方或患侧附件扪及压痛性肿块,边界多不清楚,其大小、质地、形状随病变差异而不同。肿块过大时可将子宫推向对侧,如肿块形成过久,机化变硬,边界可逐渐清楚。

（四）诊断

输卵管妊娠流产或破裂后，多数有典型的临床表现。根据停经、阴道流血、腹痛、休克等表现可以诊断。如临床表现不典型，则应密切监护病情变化，结合辅助检查作出诊断。

1. 超声检查 阴道超声检查是诊断输卵管妊娠的主要方法之一。输卵管妊娠的典型声像图为：①子宫内不见妊娠囊，内膜增厚。②宫旁一侧见边界不清、回声不均的混合性肿块，有时宫旁肿块内可见妊娠囊、胚芽及原始心管搏动，是输卵管妊娠的直接证据。③直肠子宫陷凹处有积液。

2. 妊娠试验 异位妊娠时 hCG 往往低于正常宫内妊娠，且 hCG 的倍增在 48h 内常不足 66%。hCG 阴性不能完全排除异位妊娠。

3. 腹腔穿刺 内出血时，血液积聚于直肠子宫陷凹，后穹窿穿刺可抽出陈旧性不凝血。当有血肿形成或粘连时，抽不出血液也不能否定异位妊娠的存在。当出血多，移动性浊音阳性时，可直接经下腹壁一侧穿刺。

4. 腹腔镜检查 腹腔镜检查是诊断异位妊娠的金标准，可在确诊的同时进行手术。

5. 子宫内膜病理检查 诊断性刮宫见到蜕膜而无绒毛时可排除宫内妊娠；若见绒毛极少，须随访。

（五）鉴别诊断

输卵管妊娠应与流产、急性输卵管炎、急性阑尾炎、卵巢囊肿破裂及卵巢囊肿蒂扭转鉴别（表 12-2）。

表 12-2 异位妊娠的鉴别诊断

	异位妊娠	流产	卵巢囊肿蒂扭转	急性盆腔炎	急性阑尾炎	卵巢囊肿破裂
腹痛	撕裂样剧痛，自下腹一侧开始向全腹扩散	下腹中央阵发性剧痛	下腹一侧突发性剧痛	下腹持续性疼痛	持续性疼痛，从上腹部开始由脐周转至右下腹	下腹一侧突发性剧痛
阴道流血	量少，色暗红，可有蜕膜排出	开始量少，后增多，色鲜红，有小血块或绒毛排出	无	无	无	无
停经史	多有	有	无	无	无	无
腹部压痛	有	无或宫体轻压痛	有	有	右下腹有压痛	有
反跳痛	有	无	有	有	有	有
宫颈举痛	有	无	有	有	有	有
子宫增大	无	有	无	无	无	无
宫口开	无	有	无	无	无	无
附件肿块	可有肿块	无	有	可有肿块	无	有
后穹窿穿刺	可抽出不凝血	阴性	阴性	可抽出渗出液或脓液	阴性	可抽出囊液
hCG 测定	阳性	阳性	阴性	阴性	阴性	阴性
白细胞增高	正常或升高	正常	正常或略高	升高	升高	正常或略高
超声检查	宫内无妊娠囊，宫外可有	宫内妊娠	附件区肿块	附件区可有不规则肿块	阑尾区域可有肿块	附件区肿块

（六）治疗

根据病情缓急,采取相应处理。

1.大量内出血时的紧急处理　内出血多,致休克时,应快速备血、建立静脉通道、输血、吸氧等抗休克治疗,并尽快手术。术中快速钳夹患侧输卵管病灶,暂时控制出血,清除腹腔积血后,视病变情况采取以下手术方式。

（1）输卵管切除术（salpingectomy）:适用于腹腔大量出血,伴有休克的急性患者。一般施行患侧输卵管切除术,输卵管间质部妊娠时可行子宫角切除及患侧输卵管切除,必要时切除子宫。若对侧输卵管有粘连、闭锁时可行输卵管分离术及伞端造口术。

（2）保守性手术:适用于要求生育的年轻妇女,特别对侧输卵管已切除者。输卵管保守性手术包括输卵管造口术（salpingostomy）、输卵管切开术（salpingotomy）及输卵管伞部压出术（fimbrial expression）。输卵管保守性手术的选择应根据输卵管妊娠部位、输卵管损伤情况而定:输卵管伞部妊娠可行伞部压出术排出胚囊;壶腹部妊娠可纵形切开壶腹部,取出血块和胚囊,切口不缝合,称为造口术或开窗术,如缝合切口,则为切开术;峡部妊娠可切除病灶,行两侧断端吻合术。输卵管保守性手术可增加后续妊娠的几率,但也伴有绒毛组织残留的风险。故术后 3～7d 内应复查血 hCG,如血 hCG 值下降不显著,应考虑加用甲氨蝶呤（methotrexate,MTX）治疗。

2.无或少量内出血的治疗　对无内出血或仅有少量内出血、无休克、病情较轻的患者,可采用药物治疗或手术治疗。

（1）药物治疗:用于治疗异位妊娠的药物以 MTX 为首选。MTX 是叶酸拮抗剂,可抑制四氢叶酸生成,从而干扰 DNA 合成,使滋养细胞分裂受阻,胚胎发育停止而死亡。

适应证:①一般情况良好,无活动性腹腔内出血。②盆腔肿块最大直径<3cm。③血 β-hCG<2000U/L。④超声未见胚胎原始血管搏动。⑤肝、肾功能及血红细胞、白细胞、血小板计数正常。⑥无 MTX 使用禁忌证。

治疗方案:①单次给药:剂量为 50mg/m²,肌内注射一次,可不加用四氢叶酸,成功率达87%以上。②分次给药:MTX 0.4mg/kg 肌内注射,每日一次,共 5 次,一般总量为 100mg,同时需加用四氢叶酸。给药期间应测定血 β-hCG 及超声,严密监护。

用药后随访:①单次或分次用药后 2 周内,宜每隔三日复查血 β-hCG 及超声。②血 β-hCG 呈下降趋势并三次阴性,症状缓解或消失,肿块缩小为有效。③若用药后第七日血 β-hCG 下降>15%～≤25%、超声检查无变化,可考虑再次用药（方案同前）。④血 β-hCG 下降<15%,症状不缓解或反而加重,或有内出血,应考虑手术治疗。⑤用药后 35d,血 β-hCG 也可为低值（<15mIU/mL）,也有用药后 109d 血 β-hCG 才降至正常者。

局部用药可采用在超声引导下穿刺,将 MTX 直接注入输卵管妊娠囊内。也可以在腹腔镜直视下穿刺输卵管妊娠囊,吸出部分囊液后,将药液注入其中。此外,中医采用活血化瘀、消癥杀胚药物,有一定疗效。

（2）手术治疗:可采用腹腔镜或开腹方式行输卵管切除术或保守性手术,方法同前。

二、其他类型的异位妊娠

1.宫颈妊娠（cervical pregnancy）　指受精卵在宫颈管内着床和发育。虽罕见,然而一旦发病,则病情危重,处理较困难。临床表现为:停经、早孕反应、阴道流血或有血性分泌物,可突然阴道大量流血而危及生命,不伴腹痛是其特点。妇科检查:宫颈紫蓝色、软、膨大,流血多时宫颈外口扩张,可见胚胎组织,但宫体大小及硬度正常。除血 hCG 外,超声检查见宫颈管内妊娠囊即可确诊。

治疗方法:

若发生失血性休克,应先积极纠正休克,同时可行以下治疗:①备血后刮除宫颈管内胚胎组织,纱条填塞或小水囊压迫创面止血,或直视下切开宫颈剥除胚胎,褥式缝合管壁,继而修复宫颈管。②在宫腔镜下吸取胚胎组织,创面以电凝止血。③子宫动脉栓塞(同时用栓塞剂和 MTX)。必要时切除子宫以挽救患者生命。

若阴道流血量少或无流血,可采用 MTX 全身用药,用药方案见"输卵管妊娠";或经宫颈注射于胚囊内。应用 MTX 治疗后,可待血 hCG 值明显下降后再行刮宫术,术前可酌情行子宫动脉栓塞,可降低大出血的风险。

2. 卵巢妊娠(ovarian pregnancy) 指受精卵在卵巢组织内着床和生长、发育。发病率占异位妊娠的 0.36%～2.74%。临床表现与输卵管妊娠极相似,常被诊断为输卵管妊娠或卵巢黄体破裂。腹腔镜诊断极有价值,但确诊仍需病理检查。诊断标准:①双侧输卵管完整,并与卵巢分开。②囊胚位于卵巢组织内。③卵巢与囊胚必须以卵巢固有韧带与子宫相连。④囊胚壁上有卵巢组织。治疗可行卵巢楔形切除。

3. 腹腔妊娠 指位于输卵管、卵巢及阔韧带以外之腹腔内的妊娠,分为原发性和继发性两种。原发性腹腔妊娠少见,继发性腹腔妊娠多见于输卵管妊娠流产或破裂后,或继发于卵巢妊娠时囊胚落入腹腔。

患者常有停经、早孕反应,可有输卵管妊娠流产或破裂症状,随之流血停止、腹痛缓解。此后腹部逐渐增大,胎动时孕妇腹痛不适。腹部可清楚扪及胎儿肢体,常出现肩先露、臀先露、胎头高浮、子宫轮廓不清。即使足月后也难以临产,宫颈口不开,胎先露不下降。腹腔妊娠时胎儿往往不能存活,可被大网膜及腹腔脏器包裹,日久可干尸化或成石胎。超声检查子宫内无胎儿,或胎儿位于子宫以外。

确诊后,应立即剖腹取出胎儿。胎盘的处理应视情况而定:如胎盘附着于子宫、输卵管及阔韧带,可将胎盘及其附着器官一并切除;若胎儿死亡,胎盘循环停止已久,可试行胎盘剥除;若胎盘附着于重要器官而不宜切除或无法剥除者,可留置胎盘于腹腔内,术后可逐渐吸收。

4. 宫内、宫外同时妊娠(heterotopic pregnancy) 指宫腔内妊娠与异位妊娠同时存在,极罕见,但辅助生殖技术开展及促排卵药物的应用使其发生率明显增高(约 1%)。超声可协助诊断,但确诊需行病理检查。

5. 剖宫产瘢痕妊娠(caesarean scar pregnancy,CSP) 剖宫产瘢痕妊娠虽较少见,但随着剖宫产率的增加,其发生率呈明显增长趋势。CSP 的发病机制尚未明了,可能为:受精卵通过子宫内膜和剖宫产瘢痕间的微小腔道着床在瘢痕组织中,其后,胚囊由瘢痕组织的肌层和纤维组织包绕,完全与子宫腔隔离。目前认为,除剖宫产外,其他子宫手术也可形成子宫内膜和手术瘢痕间的微小腔道,例如刮宫术、肌瘤剜出术以及宫腔镜手术等。瘢痕组织中胚囊可继续发育、生长,但有自然破裂而引起致命性出血的潜在危险。另外,胚囊滋养细胞也有可能:①浸润膀胱,引起相应症状和体征。②穿透子宫下段瘢痕组织,胚囊落入腹腔,继续生长,形成腹腔妊娠。剖宫产瘢痕妊娠 5～16 周间的临床表现多为无痛性少量阴道流血。诊断主要依靠超声检查。超声检查可见:①子宫腔与颈管内均未见孕囊。②孕囊位于子宫峡部的前部。③约 2/3 患者的孕囊和膀胱壁间肌性组织厚度＜5mm、且有缺损。④偶见子宫下段肌性组织断损,孕囊突于其间。必要时,也可借助磁共振、宫腔镜以及腹腔镜检查协助诊断。目前,尚无标准的治疗方案,多采用 MTX 药物全身或局部治疗,或子宫动脉栓塞(同时用栓塞剂和 MTX),一般于栓塞后 24～48h 行刮宫术,降低大出血的风险,也可行开腹或腹腔镜下瘢痕(包括孕囊)楔形切除术。必要时,可行全子宫切除术。

6.子宫残角妊娠(pregnancy in rudimentary horn) 残角子宫是子宫畸形的一种类型,多与发育较好的子宫腔不相通。受精卵经残角子宫侧输卵管进入残角子宫内妊娠,称为子宫残角妊娠。可在早孕时即发生胚胎死亡而出现类似流产症状,若胎儿继续生长,常在中期妊娠时发生残角自然破裂而引起严重内出血致休克。即使至妊娠足月,临产后胎儿常死亡,若未确诊而盲目试产也引起残角子宫破裂。一旦确诊,可行残角子宫及同侧输卵管切除,若为足月活胎,可行剖宫产后切除残角子宫。

异位妊娠是妇科急腹症之一。临床表现主要为停经后阴道不规则流血,可伴腹痛。异位妊娠腹腔内出血多时有晕厥、休克等临床表现。因此,有性生活的育龄期女性,若有阴道不规则流血或下腹疼痛,都应首先排除异位妊娠的可能。异位妊娠治疗包括 MTX 为主的药物保守治疗和手术治疗。

(韩英)

第三节 妊娠剧吐

妊娠剧吐(hyperemesis gravidarum,HG)是发生于妊娠早期,以严重的恶心、呕吐为主要症状,伴有孕妇脱水、电解质紊乱和酸中毒。诊治不当患者可因营养失调、代谢性酸中毒、电解质紊乱、肝、肾衰竭危及生命,发病率为 0.5％～2％。

一、病因

至今病因不明。

1.内分泌因素

(1)绒毛膜促性腺激素(hCG)水平增高:鉴于早孕反应出现与消失的时间与孕妇血 hCG 值上升与下降的时间相一致,加之葡萄胎、多胎妊娠孕妇血 hCG 值明显升高,剧烈呕吐发生率也高,说明妊娠剧吐可能与 hCG 水平升高有关,但不能解释 hCG 水平下降后,某些孕妇整个孕期仍然持续呕吐,而某些妇女(如绒癌患者)尽管 hCG 水平显著升高,但并不会出现恶心和呕吐。

(2)甲状腺功能改变:60％的 HG 患者可伴发短暂的甲状腺功能亢进,患者呕吐的严重程度与游离甲状腺激素显著相关。

2.精神、社会因素 精神过度紧张、焦急、忧虑及生活环境和经济状况较差的孕妇易发生妊娠剧吐,提示此病可能与精神、心理等因素有关。

3.其他 妊娠剧吐也可能与维生素 B₁ 缺乏、过敏反应、幽门螺杆菌感染有关。

二、临床表现

孕 5～10 周出现恶心、呕吐,开始以晨间、餐后为重,逐渐发展为频繁呕吐,呕吐物除食物胆汁外,严重者可含血液,呈咖啡渣样。不能进食和严重呕吐导致孕妇脱水、电解质紊乱、尿比重增加、尿酮体阳性,甚至酸中毒。机体动用脂肪供能,体重减轻超过 5%,脂肪代谢的中间产物丙酮增多引起代谢性酸中毒。孕妇肝、肾功能受损时可出现黄疸,血转氨酶、肌酐和尿素氮升高,尿中出现蛋白和管型。严重者可因维生素 B_1(硫胺素)缺乏引发 Wernicke 脑病,维生素 K 缺乏导致凝血功能障碍。

三、诊断及鉴别诊断

根据病史、临床表现及妇科检查,不难确诊。其诊断至少应包括每日呕吐 ≥3 次,尿酮体阳性,体重较孕前减轻 ≥5%。

妊娠剧吐主要应与葡萄胎及可能引起呕吐的疾病如肝炎、胃肠炎等相鉴别。

对妊娠剧吐患者还应行实验室检查以协助了解病情。

1. 尿液检查　测定尿量、尿比重、酮体,注意有无蛋白尿及管型尿。
2. 血液检查　血常规、动脉血气、电解质、肝肾功等评估病情程度。
3. 必要时行眼底检查及神经系统检查。
4. 超声检查　排除多胎妊娠、滋养细胞疾病等。

四、并发症

妊娠剧吐可致维生素 B_1 缺乏,导致 Wernicke 脑病,临床表现为眼球震颤、视力障碍、共济失调、急性期言语增多,以后逐渐精神迟钝、嗜睡,个别发生木僵或昏迷。若不及时治疗,死亡率达 50%。

妊娠剧吐可致维生素 K 缺乏,并伴有血浆蛋白及纤维蛋白原减少,孕妇出血倾向增加,可发生鼻出血、骨膜下出血,甚至视网膜出血。

五、治疗

妊娠后服用多种维生素可减轻妊娠恶心、呕吐。对精神情绪不稳定的孕妇,给予心理治疗,解除其思想顾虑。

妊娠剧吐患者应住院治疗,禁食,根据化验结果,明确失水量及电解质紊乱情况,酌情补充水分和电解质,每日补液量不少于 3000mL,尿量维持在 1000mL 以上。输液中应加入氯化钾、维生素 C 等,并给予维生素 B_1 肌内注射。

止吐剂一线药物为维生素 B_6 或维生素 B_6-多西拉敏复合制剂。二线药物为苯海拉明、5-羟色胺 3 受体拮抗剂(恩丹西酮)。对合并有代谢性酸中毒者,可给予碳酸氢钠或乳酸钠纠正。营养不良者,静脉补充必需氨基酸、清蛋白、脂肪乳。一般经上述治疗 2~3d 后,病情多可好转。若患者体重减轻大于 5%~10%,不能进食,可选择鼻饲管或中心静脉全胃肠外营养。孕妇可在呕吐停止后,试进少量流质饮食,可逐渐增加进食量,同时调整补液量。

经治疗后多数病情好转可继续妊娠,若出现下列情况危及孕妇生命时,需考虑终止妊娠:①持续肝功能异常。②持续蛋白尿。③体温升高,持续在 38℃ 以上。④心动过速(≥120 次/min)。⑤伴发 Wernicke 脑病等。

妊娠剧吐发生于妊娠早期,以严重的恶心、呕吐为主要症状,伴有孕妇脱水、电解质紊乱和酸中毒。常规治疗包括禁食、纠正水、电解质紊乱和酸碱平衡失调以及加用维生素 B_6、维生素 C。及时、及早补充维生素 B$_1$，有效防治 Wernicke 脑病。常规治疗无效时，应考虑终止妊娠。

（韩英）

第四节　妊娠期高血压疾病

妊娠期高血压疾病(hypertension in pregnancy)是妊娠与血压升高并存的一组疾病。发病率 5%～10%。该组疾病严重影响母婴健康，是孕产妇和围生儿病死率升高的主要原因。本组疾病包括妊娠期高血压(gestational hypertension)、子痫前期(preeclampsia)、子痫(eclampsia)，以及慢性高血压合并妊娠(chronic hypertension complicating pregnancy)和慢性高血压并发子痫前期(chronic hypertension with superimposed preeclampsia)。前三种疾病与后两种在发病机制及临床处理上略有不同。本节重点阐述前三种疾病，特别是子痫前期。

一、高危因素与发病机制

1. 高危因素　流行病学调查发现子痫前期的高危因素有：初产妇、多胎妊娠、孕妇年龄过小(<18 岁)或高龄(≥40 岁)、子痫前期病史及家族史、慢性高血压、慢性肾脏疾病、抗磷脂抗体综合征、血栓疾病史、体外受精胚胎移植受孕、糖尿病、肥胖、营养不良、社会经济状况低下。

2. 发病机制　需更深入研究。近年国际上提出了子痫前期发病机制的“两阶段学说”。其核心内容包括：第一阶段，在孕早期，由于免疫、遗传、内皮细胞功能紊乱等因素可造成子宫螺旋小动脉生理性“血管重铸”障碍，滋养细胞因缺血导致侵袭力减弱，造成“胎盘浅着床”，子宫动脉血流阻力增加，致使胎盘灌注不足，功能下降。第二阶段，孕中晚期缺血缺氧的胎盘局部氧化应激反应，诱发内皮细胞损伤，从而释放大量炎症因子，形成炎症级联效应和过度炎症的发生，引起子痫前期、子痫各种临床症状(图 12-5)。

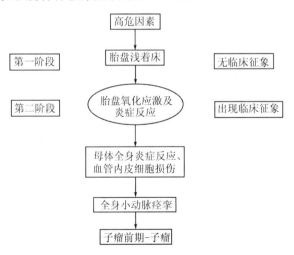

图 12-5　子痫前期发病机制“两阶段学说”示意图

(1)滋养细胞侵袭异常：胎盘滋养层细胞的分化是一个复杂而精细的调节过程，其中一部分滋养层细胞因分化为细胞滋养层细胞，具有高度浸润能力，协助着床。着床完成后，细胞滋养层细胞进一步分化为绒毛滋养细胞(villous trophoblast)和绒毛外滋养细胞(extravillous trophoblast,EVT)。EVT 包括浸润子宫内膜基质直至子宫肌层的内 1/3 处的间质绒毛外滋养细胞(interstitial extravillous trophoblast,iEVT),以及可进入子宫螺旋动脉管腔并逐渐替代血管壁平滑肌细胞、内皮细胞,使动脉由高阻力低容量血管转变为低阻力高容量血管以提高胎盘的血流量、确保母胎之间物质交换正常进行的血管内绒毛外滋养层细胞(endovascular extravillous trophoblast,enEVT),可维持正常妊娠,也是胎儿发育的保障。若子痫前期绒毛外滋养细胞浸润能力受损,造成"胎盘浅着床",导致子宫螺旋动脉重铸极其不足,仅蜕膜层血管重铸,子宫螺旋动脉的管腔径为正常妊娠的 1/2,血管阻力增大,胎盘灌注减少,从而引发子痫前期的一系列症状。

(2)过度氧化应激:"胎盘浅着床"导致胎盘缺血缺氧,胎盘局部的氧化应激反应转移到孕妇全身的体循环系统。在此过程中胎盘产生的多种活性多肽物质进入母血液循环,同时氧化应激反应产生的活性氧沉积于血管内皮下,出现抗氧化防御体系和活性氧体系的失衡,两者协同作用,导致全身小动脉痉挛,脏器低血液灌流量,使组织缺血,缺氧。而过量产生的氧自由基与体内其他物质发生反应,往往呈级联反应,导致氧自由基进一步积累。由此发生的链式反应导致广泛血管内膜损伤,继发内皮功能紊乱,炎症介质释放,触发一系列病理生理改变。

(3)炎症免疫过度激活:妊娠成功有赖于母体对妊娠的免疫耐受。母胎免疫耐受的实质是母胎界面上的母体免疫细胞对胎盘滋养细胞呈低反应性。这种耐受一旦打破,可导致子痫前期。螺旋动脉重铸过程,是 EVT 的侵入以及螺旋动脉血管平滑肌细胞和血管内皮细胞凋亡的整个过程,参与此过程的细胞有子宫自然杀伤(uNK)细胞、巨噬细胞等。在侵入过程中,EVT 会与蜕膜自然杀伤(dNK)细胞、母体血液中的 NK 细胞(CD56$^+$CD16$^+$)和 T 细胞接触。因此 EVT 不表达经典主要组织相容性复合体(MHC)Ⅰ类和Ⅱ类分子的 HLA－A 和 HLA－B,从而实现免疫逃逸,EVT 表达 HLA－C 和 HLA－G,两者可作为 NK 细胞表达的杀伤细胞免疫球蛋白样受体(KIR)的配体,以免被 NK 细胞杀伤;EVT 如果减少或缺乏 HLA－G 的表达,将不可避免地被细胞毒性 NK 细胞杀伤,引起滋养细胞侵入过浅及螺旋动脉管腔狭窄。特异性免疫研究集中在 T 细胞,正常妊娠时母体 Th1/Th2 免疫状态向 Th2 偏移,但子痫前期向 Th1 型偏移。这些都使母体对胚胎免疫耐受降低,引发子痫前期。

(4)内皮细胞的激活:炎症反应被认为是由于第一阶段的胎盘浅着床而引起的不良反应。抗血管生成因子、代谢因子以及其他炎性因子等毒性因子都可致内皮细胞的激活和损伤,引起内皮细胞合成或者分泌血管收缩因子增加,血管舒张因子一氧化氮的生成减少并破坏体内前列腺素的平衡,微血管凝血物质的激活使血小板减少,毛细血管通透性增加等都引起小动脉痉挛、血压增高、血管通透性增加、血液浓缩、血液内凝血等一系列病理生理表现。

(5)遗传因素:从遗传角度看,子痫前期是一种多因素、多基因引起的失调性疾病。家系分析发现,妊娠高血压疾病一级亲属发病率比无家族史的孕妇高 5 倍,二级亲属的发病率仍高出 2 倍,表明孕妇对妊娠高血压疾病有遗传易感性,但遗传规律仍需进一步研究。目前已经研究出部分基因(如 MTHFR、LPL、印迹基因等)可能与子痫前期相关。对 Fas 受体、HIF－α(低氧诱导因子－α)、IL－1β(白细胞介素－1β)、TGF－β₃(转化生长因子－β₃)、ApoE(载脂蛋白 E)和 TNF－α 的基因多态性也有研究。因子痫前期的遗传易感性,特别是其他基因和环境因素的相互作用引起复杂性表型表达,所以任何候选基因都可能引起子痫前期。多基因与子痫前期发病的相关性是今后子痫前期遗传学研究的方向之一。

二、病理生理变化及对母儿的影响

本病的基本病理生理变化是全身小血管痉挛。由于小动脉痉挛,造成管腔狭窄,周围阻力增大,内皮细胞损伤,通透性增加,体液和蛋白质渗漏。全身各器官组织因缺血和缺氧而受到损害。孕妇并发症有:子痫、胎盘早剥、弥散性血管内凝血、肾衰竭、肝出血或衰竭、颅内出血、高血压脑病、失明、肺水肿、心功能衰竭、孕产妇死亡。胎儿并发症有:胎儿生长受限、羊水过少、早产、胎儿窘迫、胎儿神经系统损伤、胎儿死亡。

1. 脑 脑血管痉挛,通透性增加,脑水肿、充血、局部缺血、血栓形成及出血等。CT 检查脑皮质灰白交界处,尤其在顶枕叶上,呈现低密度区,皮质和皮质下局部缺血和点状出血,提示脑梗死。枕叶出血或大范围脑水肿所致中枢神经系统症状主要表现为昏睡、意识混乱、视力模糊、行动迟缓和昏迷,并时轻时重。视网膜病变包括缺血、梗死和视网膜脱落,导致视力模糊、盲点、复视、失明。广泛的脑水肿会使颅内压升高甚至发生脑疝。子痫前期脑血管阻力和脑灌注压均增加。脑血管高灌注压力可致明显头痛,视力模糊,严重时可导致可逆性后部脑病综合征(posterior reversible encephalopathy syndrome,PRES),表现为头痛、意识障碍、癫痫及视力受损。子痫可能是全身血压突然升高,脑血管自动调节能力丧失,导致内皮细胞功能失调所致

2. 肾脏 肾小球扩张,内皮细胞肿胀,纤维素沉积于内皮细胞。血浆蛋白自肾小球漏出形成蛋白尿,蛋白尿的多少与妊娠结局之间的关系不大。由于血管痉挛,肾血流量及肾小球滤过量下降,导致血尿酸浓度升高。血肌酐水平为正常妊娠的 2 倍以上或 $\geqslant 97.2\mu mol/L$(1.1mg/dl),为病情严重的表现。肾脏功能严重损害可致少尿及肾衰竭,病情严重时肾实质损害,若伴肾皮质坏死,肾功能损伤将无法逆转。

3. 肝脏 子痫前期可出现肝脏损害,常表现为血清转氨酶水平升高,右上或中上腹部疼痛和触痛,严重时出现溶血、肝酶升高、血小板减少综合征(HELLP 综合征)。肝脏的特征性损伤是门静脉周围出血,严重时门静脉周围坏死。肝包膜下血肿形成,甚至发生肝破裂危及母儿生命。

4. 心血管 血管痉挛,血压升高,外周阻力增加,心肌收缩力和射血阻力(即心脏后负荷)增加,心排出量明显减少,心血管系统处于低排高阻状态,心室功能处于高动力状态,加之内皮;细胞活化使血管通透性增加,血管内液进入细胞间质,导致心肌缺血、间质水肿、心肌点状出血或坏死,严重时导致肺水肿、心力衰竭。

5. 血液

(1)血容量:由于全身小动脉痉挛,血管壁渗透性增加,血液浓缩,血细胞比容上升。当血细胞比容下降时,多合并贫血或红细胞受损或溶血。

(2)凝血异常:子痫前期常伴有凝血因子激活或变异所致的高凝血状态,特别是重症患者可发生微血管病性溶血。

6. 内分泌及代谢 由于血浆孕激素转换酶增加,妊娠晚期盐皮质激素、去氧皮质酮升高可致钠潴留,血浆胶体渗透压降低,细胞外液可超过正常妊娠,但水肿与妊娠期高血压疾病的严重程度及预后关系不大。通常电解质与正常妊娠无明显差异。子痫抽搐后,乳酸性酸中毒及呼吸代偿性的二氧化碳丢失可致血中碳酸盐浓度降低,患者酸中毒的严重程度与乳酸产生的量及其! 代谢率以及呼出的二氧化碳有关。

7. 子宫胎盘血流灌注　血管痉挛致胎盘灌注下降,滋养细胞侵入子宫螺旋动脉过浅,加之胎盘血管急性动脉粥样硬化,使胎盘功能下降,胎儿生长受限,羊水过少、胎儿窘迫、胎儿神经系统损伤,严重致胎儿死亡。若底蜕膜血管破裂致胎盘早剥、胎儿死亡。

三、分类和临床表现

妊娠期高血压疾病的分类参照美国妇产科医师学会(ACOG)2013 年提出的分类标准,分为 5 类,见表 12-3。由于子痫前期病理生理是渐进的过程,需要持续评估有无重要器脏严重损害的表现。"轻度"只是在诊断时,容易忽视病情的演变,因此子痫前期不再分为"轻度"或"重度",改为"无严重表现子痫前期"和"伴严重表现子痫前期"。

表 12-3　妊娠期高血压疾病分类和临床表现

分类	临床表现
妊娠期高血压(gestational hypertension)	妊娠 20 周以后出现收缩压≥140mmHg,或舒张压≥90mmHg(两次间隔至少 4h),并于产后 12 周恢复正常;尿蛋白(一)。产后方可确诊
子痫前期(preeclampsia)	
无严重表现子痫前期(轻度)	妊娠 20 周以后出现 BP≥140/90mmHg;24h 尿蛋白≥0.3g 或随机尿蛋白/肌酐≥0.3 或随机尿蛋白(+)。无子痫前期的严重表现
伴严重表现子痫前期(重度)	子痫前期出现以下任何一个表现: ①收缩压≥160mmHg,或舒张压≥110mmHg(卧床休息,两次间隔至少 4h)。②血小板减少(血小板<100×10⁹/L)。③右上腹或上腹部疼痛;肝功能损害(血清转氨酶水平为正常值 2 倍以上)。④肾功能损害(血肌酐升高大于 97.2μmol/L 或为正常值 2 倍以上)。⑤肺水肿。⑥新发生的脑功能或视觉障碍如:头痛、视力模糊、盲点、复视等。⑦胎儿生长受限(FGR)
子痫(eclampsia)	子痫前期孕妇抽搐不能用其他原因解释。子痫发生前可有不断加重的重度子痫前期,但子痫也可发生于血压升高不显著、无蛋白尿病例。通常产前子痫较多,子痫发生于产后 48h 者约 25%。子痫抽搐进展迅速,前驱症状短暂,表现为抽搐、面部充血、口吐白沫、深昏迷;随之深部肌肉僵硬,很快发展成典型的全身高张阵挛惊厥、有节律的肌肉收缩和紧张,持续约 1~1.5min,其间患者无呼吸动作;此后抽搐停止,呼吸恢复,但患者仍昏迷,最后意识恢复,但困惑、易激惹、烦躁
慢性高血压并发子痫前期(preeclampsia superimposed upon chronic hypertension)	高血压孕妇妊娠 20 周以前无尿蛋白,若出现 24h 尿蛋白≥0.3g;高血压孕妇妊娠 20 周后突然尿蛋白增加或血压进一步升高或血小板<100×10⁹/L
妊娠合并慢性高血压(chronic hypertension complicating pregnancy)	妊娠前或妊娠 20 周前舒张压≥90mmHg(除外滋养细胞疾病),妊娠期无明显加重;或妊娠 20 周后首次诊断高血压并持续到产后 12 周后

- 血压较基础血压升高 30/15mmHg,但低于 140/90mmHg 时,不作为诊断依据,须严密观察。
- 普遍认为<34 周发病者为早发型子痫前期(early onset preeclampsia)。
- 尿蛋白多少与妊娠结局之间的关系不大,大量蛋白尿(24h 蛋白尿≥5g)不作为伴严重表现子痫前期的指标

没有蛋白尿的孕妇,出现高血压同时伴以下任何一个表现,仍可诊断为子痫前期:血小板减少(血小板计数<100×10⁹/L);肝功能损害(血清转氨酶水平为正常值 2 倍以上);肾功能损害(血肌酐≥97.2μmol/L 或为正常值 2 倍以上);肺水肿;新发生的脑功能或视觉障碍。

四、诊断

1. 病史　注意询问妊娠前有无高血压、肾病、糖尿病、系统性红斑狼疮、血栓性疾病等病史,有无妊娠期高血压疾病家族史,了解患者此次妊娠后高血压、蛋白尿、头痛、视力模糊、上腹疼痛、少尿、抽搐等症状出现的时间和严重程度。

2. 高血压的诊断　血压的测量:测量血压前被测者至少安静休息 5min。测量取坐位或卧位,注意肢体放松,袖带大小合适。通常测量右上肢血压,袖带应与心脏处于同一水平。

妊娠期高血压定义为同一手臂至少 2 次测量的收缩压≥140mmHg 和(或)舒张压≥90mmHg。对首次发现血压升高者,应间隔 4h 或以上复测血压。对严重高血压患者[收缩压≥160mmHg 和(或)舒张压≥110mmHg],为观察病情和指导治疗,应连续观察血压情况。

3. 尿蛋白检测和蛋白尿的诊断　高危孕妇每次产前检查均应检测尿蛋白。尿蛋白检测应留取中段尿或导尿。蛋白尿的诊断标准有 3 个:①24h 尿蛋白定量≥0.3g。②随机尿蛋白/肌酐≥0.3。③随机尿蛋白定性(+)。24h 尿蛋白定量准确,但是比较费时;随机尿蛋白/肌酐快速准确,可在门诊进行;随机尿蛋白定性受假阳性或假阴性结果影响,只有定量方法不可用时,才考虑采用随机尿蛋白定性。尿蛋白量不作为子痫前期严重程度的独立指标,而且即使尿蛋白阴性,只要血压升高同时合并某些严重表现,仍可作出子痫前期的诊断。

4. 辅助检查

(1)应定期进行以下常规检查:①血常规。②尿常规。③肝功能。④肾功能。⑤心电图。⑥胎心监测超声检查胎儿、胎盘、羊水。

(2)子痫前期和子痫患者视病情发展和诊治需要,应酌情增加以下有关的检查项目:①凝血功能。②血电解质。③腹部超声等影像学检查肝、胆、胰、脾、肾等脏器。④动脉血气分析。⑤超声心动图及心功能检查。⑥超声检查胎儿发育、脐动脉、大脑中动脉等血流指数。⑦必要时行 X 线胸片确定有无肺水肿,头颅 CT 或 MRI 检查确定有无颅内出血、脑水肿、可逆性后部脑病综合征。⑧晚期妊娠时做胎儿电子监护。

五、鉴别诊断

1. 妊娠期高血压、子痫前期主要与慢性肾炎鉴别,妊娠期发生急性肾炎者较少见。妊娠前已存在慢性肾炎病变者,妊娠期常可发现蛋白尿,重者可发现管型及肾功能损害,伴有持续性血压升高,眼底可有肾炎性视网膜病变。隐匿型肾炎较难鉴别,需仔细询问有关病史,如果年轻孕妇在中期妊娠时即发现有持续性蛋白尿,应进一步做肾小球及肾小管功能检查,除外自身免疫性疾病。

2. 子痫应与癫痫、脑炎、脑肿瘤、脑血管畸形破裂出血、糖尿病高渗性昏迷、低血糖昏迷相鉴别,通过询问病史及检查,一般不难鉴别。

六、预测和预防

子痫前期的预测对早防早治,降低母胎死亡率有重要意义,但孕妇血清生化指标和子宫动脉多普勒血流检测的预测价值均不确定,因此目前尚无有效、可靠和经济的预测方法。

对低危人群目前尚无有效的预防方法。对高危人群可能有效的预防措施有:①适度锻炼:妊娠期应适度锻炼合理安排休息,以保持妊娠期身体健康。②合理饮食:孕期不推荐严格限制盐的摄入,也不推荐肥胖孕妇限制热量摄入。③补充钙剂:低钙饮食(摄入量<600mg/d)的孕妇建议补钙。正常钙摄入的高危孕妇推荐预防性补充钙剂,每日口服1.5～2g。④阿司匹林抗凝预防:12周开始每日小剂量(60～80mg/d)阿司匹林治疗,直至分娩,服药期间,注意监测。

七、治疗

妊娠期高血压疾病治疗的目的是控制病情、延长孕周、尽可能保障母儿安全。治疗时需综合考虑孕周、疾病的严重程度及治疗效果。终止妊娠是最有效治疗措施,其他治疗手段只是缓解病情,为胎儿成熟赢得时间。应根据病情严重程度,进行个体化治疗。妊娠高血压应休息、镇静、监测母胎情况;子痫前期应有指征的降压、硫酸镁预防子痫、镇静、利尿,密切监测母胎情况,适时终止妊娠;子痫应控制抽搐,病情稳定后终止妊娠。

1.评估和监测 妊娠期高血压疾病,尤以子痫前期—子痫,累及多器官损害,临床表现多样、病情复杂、变化快,分娩和产后生理变化及各种不良刺激均可能导致病情加重。因此,产前、产时和产后都必须进行充分全面的病情评估和监测。评估和监测的目的在于了解病情严重程度和进展情况,全面评估全身脏器的受损情况,及时合理干预,早防早治,避免不良结局的发生。同时,根据病情决定检查频度和检查内容。

(1)基本检查:了解有无头痛、眼花、胸闷、上腹部疼痛、下腹疼痛、阴道流血、胎膜破裂、少尿等自觉症状。检查血压、血常规、尿常规、随机尿蛋白/肌酐或24h尿蛋白定量。监测孕妇体重变化、尿量、胎动、子宫收缩、胎心监护情况。

(2)孕妇特殊检查:包括眼底检查、凝血功能、肝肾功能及电解质等检查。必要时进行头颅CT或MRI检查、腹部超声、X线胸片和超声心动图检查。

(3)胎儿特殊检查:包括超声、脐动脉血流、电子胎心监护监测胎儿状况。

2.一般治疗

(1)妊娠期高血压或无严重表现子痫前期(轻度)可在家或住院治疗,伴严重表现子痫前期(重度)及子痫患者应住院治疗。

(2)应注意休息并取侧卧位,但子痫前期患者住院期间不建议绝对卧床休息。应保证充足的蛋白质和热量。不建议限制食盐摄入。

(3)保证充足睡眠,必要时可睡前口服地西泮2.5～5mg。

3.降压治疗 降压治疗的目的是:预防心脑血管意外等严重母胎并发症。收缩压≥160mmHg和(或)舒张压≥110mmHg的患者应降压治疗。妊娠前已用降压药治疗的孕妇应继续降压治疗。降压过程力求血压下降平稳。

常用的口服降压药物有:拉贝洛尔、硝苯地平短效或缓释片、肼屈嗪。如口服药物血压控制不理想,可使用静脉用药:拉贝洛尔、尼卡地平、酚妥拉明、肼屈嗪。孕期一般不使用利尿剂降压,以防血液浓缩、有效循环血量减少和高凝状态。不推荐使用阿替洛尔和哌唑嗪。禁止使用血管紧张素转换酶抑制剂(ACEI)和血管紧张素Ⅱ受体拮抗剂(ARB)。硫酸镁不可作为降压药使用。

(1)拉贝洛尔(labetolol):为α、β肾上腺素能受体阻断剂,降低血压但不影响肾及胎盘血流量,并可对抗血小板凝集,促进胎儿肺成熟。该药显效快,不引起血压过低或反射性心动过速。用法:50～150mg口服,3～4次/d。静脉注射:初始剂量20mg,10min后若无有效降压则剂量加倍,最大单次剂量 80mg,直至血压控制,每天最大总剂量 220mg。静脉滴注:50～100mg 加入 5％葡萄糖 250～500mL,根据血压调整滴速,待血压稳定后改口服。

(2)硝苯地平(nifedipine):为钙离子通道阻滞剂,可解除外周血管痉挛,使全身血管扩张,血压下降,由于其降压作用迅速,一般不主张舌下含化,紧急时舌下含服 10mg。用法:10～20mg,每日 3～4 次口服,24h 总量不超过 240mg。其副作用为心悸、头痛,与硫酸镁有协同作用。

(3)尼莫地平(nimoldipine):为钙离子通道阻滞剂,其优点在于选择性地扩张脑血管。用法:20～60mg 口服,2～3 次/d;静脉滴注:20～40mg 加入 5％葡萄糖溶液 250mL,每天总量不超过 360mg,该药副作用为头痛、恶心、心悸及颜面潮红。

(4)尼卡地平(nicardipine):二氢吡啶类钙离子通道阻滞剂。用法:口服初始剂量 20～40mg,3 次/d。静脉滴注 1mg/h 起,根据血压变化每 10min 调整剂量。

(5)酚妥拉明(phentolamine):α 肾上腺素能受体阻滞剂。用法:10～20mg 溶入 5％葡萄糖 100～200mL,以 10μg/min 静脉滴注。

(6)甲基多巴(methyldopa):可兴奋血管运动中枢的 α 受体,抑制外周交感神经而降低血压,妊娠期使用效果较好。用法:250mg 口服,每日 3 次。根据病情酌情增减,最高不超过 2g/d。其副作用为嗜睡、便秘、口干、心动过缓。

(7)硝酸甘油(nitroglycerin):作用于氧化亚氮合酶,可同时扩张动脉和静脉,降低前后负荷,主要用于合并心力衰竭和急性冠脉综合征时高血压危象的降压治疗。起始剂量 5～10μg/min 静脉滴注,每 5～10min 增加滴速至维持剂量 20～50μg/min。

(8)硝普钠(sodium nitroprusside):强效血管扩张剂,扩张周围血管使血压下降。该药对胎儿有毒性作用,不宜在妊娠期使用。分娩期或产后血压过高,应用其他降压药效果不佳时,方考虑使用。用法:50mg 加入 5％葡萄糖溶液 500mL,以 0.25～5μg/(kg·min)静脉缓滴。妊娠期仅适用于其他降压药物应用无效的高血压危象孕妇。用药期间,应严密监测血压及心率。

4.防治子痫 硫酸镁(magnesium sulphate)是子痫治疗的一线药物,也是预防子痫发作的预防用药;硫酸镁控制子痫再次发作的效果优于地西泮、苯巴比妥和冬眠合剂等镇静药物。除非存在硫酸镁应用禁忌或硫酸镁治疗效果不佳,否则不推荐使用苯二氮䓬类(如地西泮)和苯妥英钠用于子痫的预防或治疗。

(1)作用机制:①镁离子抑制运动神经末梢释放乙酰胆碱,阻断神经肌肉接头间的信息传导,使骨骼肌松弛。②镁离子刺激血管内皮细胞合成前列环素,抑制内皮素合成,降低机体对血管紧张素 Ⅱ 的反应,从而缓解血管痉挛状态。③镁离子通过阻断谷氨酸通道阻止钙离子内流,解除血管痉挛、减少血管内皮损伤。④镁离子可提高孕妇和胎儿血红蛋白的亲和力,改善氧代谢。

(2)用药指征:①控制子痫抽搐及防止再抽搐。②预防伴严重表现子痫前期发展成为子痫。③伴严重表现子痫前期患者临产前用药,预防产时子痫或产后子痫。硫酸镁不可作为降压药使用。

(3)用药方案:静脉给药结合肌内注射。①控制子痫:静脉用药,负荷剂量硫酸镁 4～6g(常用 5g),溶于 10％葡萄糖 20mL 静推(20min 内),或者加入 5％葡萄糖 100mL 内,快速静滴(20min 内),继而 1～2g/h 静滴维持。或者夜间睡眠前停用静脉给药,改为肌内注射,用法:

25％硫酸镁 20mL＋2％利多卡因 2mL 深部臀肌注射。24h 硫酸镁总量 25～30g。②预防子痫发作：负荷和维持剂量同控制子痫处理。一般每日静滴 6～12h,24h 总量不超过 25g。用药期间每日评估病情变化,决定是否继续用药。用药时限一般为 24～48h,禁止超过 5～7d。产后 24～48h 应停用硫酸镁。

(4)注意事项：正常孕妇血清镁离子浓度为 0.75～1mmol/L,治疗子痫前期和子痫的有效血镁离子浓度为 2～3.5mmol/L,超过 3.5mmol/L 即可出现中毒症状。首先表现为膝反射减弱或消失,继之出现全身肌张力减退、呼吸困难、复视、语言不清,严重者可出现呼吸肌麻痹,甚至呼吸停止、心脏停搏,危及生命。

使用硫酸镁必备条件：①膝腱反射存在。②呼吸≥16 次/min。③尿量≥17mL/h 或≥400mL/24h。④备有 10％葡萄糖酸钙。镁离子中毒时停用硫酸镁并静脉缓慢推注(5～10min)10％葡萄糖酸钙 10mL。如患者同时合并肾功能不全、心肌病、重症肌无力等,则硫酸镁应慎用或减量使用。有条件时,用药期间可监测血清镁离子浓度。

5.镇静治疗　镇静治疗可缓解孕产妇精神紧张、焦虑症状,改善睡眠,当应用硫酸镁无效或有禁忌时可用于预防并控制子痫。

(1)地西泮(diazepam)：具有较强的镇静、抗惊厥、肌肉松弛作用,对胎儿及新生儿的影响较小。用法：2.5～5mg 口服,每日 3 次或睡前服用;10mg 肌内注射或静脉缓慢推入(>2min)可用于预防子痫发作。1h 内用药超过 30mg 可能发生呼吸抑制,24h 总量不超过 100mg。

(2)冬眠药物：可广泛抑制神经系统,有助于解痉降压,控制子痫抽搐。冬眠合剂由哌替啶 100mg、氯丙嗪 50mg、异丙嗪 50mg 组成,通常以 1/2 量肌注,或加入 5％葡萄糖 250mL 内静脉滴注。

(3)苯巴比妥钠：具有较好的镇静、抗惊厥、控制抽搐作用,用于子痫发作时 0.1g 肌内注射,预防子痫发作时 30mg 口服,每日 3 次。由于该药可致胎儿呼吸抑制,分娩前 6h 宜慎重。

6.利尿治疗　子痫前期患者血液浓缩、有效循环血量减少和高凝状态,不宜常规应用利尿剂。仅当患者出现全身性水肿、肺水肿、脑水肿、肾功能不全、急性心力衰竭时,可酌情使用呋塞米等快速利尿剂。甘露醇主要用于脑水肿,该药属高渗性利尿剂,有心衰或潜在心衰时禁用严重低蛋白血症有腹腔积液者应补充白蛋白后,再应用利尿剂。

7.促胎肺成熟　孕周<34 周的子痫前期患者,预计 1 周内可能分娩者均应接受糖皮质激素促胎肺成熟治疗。

8.终止妊娠时机和期待治疗　子痫前期患者经积极治疗母胎状况无改善或者病情持续进展时,终止妊娠是唯一有效的治疗措施。

(1)终止妊娠的时机：①妊娠期高血压、无严重表现子痫前期(轻度)可期待治疗至 37 周终止妊娠。②伴严重表现子痫前期(重度)：妊娠<24 周经治疗病情不稳定者建议终止妊娠;孕 24～28 周根据母胎情况及当地母儿诊治能力决定是否期待治疗;孕 28～34 周,如病情不稳定,经积极治疗 24～48h 病情仍加重,促胎肺成熟后终止妊娠;如病情稳定,可以考虑继续期待治疗,并建议提前转至早产儿救治能力较强的医疗机构;妊娠≥34 周患者应考虑终止妊娠。③子痫：子痫控制且病情稳定,应尽快终止妊娠。④妊娠合并慢性高血压：可期待治疗至38 周终止妊娠。⑤慢性高血压并发子痫前期：伴严重表现子痫前期(重度),≥34 周则终止妊娠;无严重表现子痫前期(轻度),37 周终止妊娠。

(2)早发型子痫前期的期待治疗：入院后经过充分评估病情,明确有无严重的器官损害表现,决定是否进行期待治疗。处理流程见图12-6。

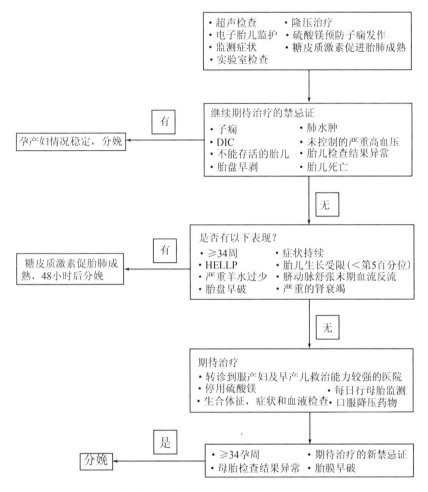

图 12-6　早发型子痫前期的处理流程

(3)期待治疗期间终止妊娠的指征:①孕妇指征:血压持续不降(≥160/110mmHg);子痫前期症状(头痛、眼花、少尿等)的反复发作;进行性肾功能不全(血肌酐≥97.2μmol/L 或为正常值 2 倍以上);持续性血小板减少;HELLP 综合征;肺水肿;子痫;疑似胎盘早剥;临产;胎膜早破。②胎儿指征有:≥34 孕周;严重 FGR;持续性羊水过少;胎儿生物物理评分≤4 分;脐动脉舒张末期反流;NST 反复性变异或晚期减速;死胎。

(4)终止妊娠的方式:无产科剖宫产指征,原则上考虑阴道试产。但如果不能短时间内阴道分娩、病情有可能加重,可考虑放宽剖宫产指征。

(5)分娩期间注意事项:注意观察自觉症状变化;监测血压并继续降压治疗;产时可使用硫酸镁预防子痫发作;监测胎心变化;积极预防产后出血;产时不可使用任何麦角和慎用前列腺素类药物。

9.子痫处理　子痫是妊娠期高血压疾病最严重的阶段,是导致母儿死亡的最主要原因。处理原则为控制抽搐,纠正缺氧和酸中毒,控制血压,抽搐控制后终止妊娠。

(1)一般急诊处理:子痫发作时需保持气道通畅,维持呼吸、循环功能稳定,密切观察生命体征、尿量(必要时留置导尿管监测)等。避免声、光等刺激。预防坠地外伤、唇舌咬伤。严密监测血压、脉搏、呼吸、神志及尿量等。

(2)控制抽搐:硫酸镁是治疗子痫及预防复发的首选药物。当患者存在硫酸镁应用禁忌或硫酸镁治疗无效时,可考虑应用地西泮、苯妥英钠或冬眠合剂控制抽搐。子痫产后需继续应用硫酸镁 24～48h。

用药方案:①25%硫酸镁 20mL 加于 25%葡萄糖液 20mL 静脉推注(>5min),继之用以 2～3g/h 静脉滴注,维持血药浓度,同时应用有效镇静药物,控制抽搐。②20%甘露醇 250mL 快速静脉滴注降低颅内压。

(3)控制血压:脑血管意外是子痫患者死亡的最常见原因。当收缩压持续≥160mmHg,舒张压≥110mmHg 时要积极降压以预防心脑血管并发症。

(4)纠正缺氧和酸中毒:面罩和气囊吸氧,根据二氧化碳结合力及尿素氮值,给予适量 4% 碳酸氢钠纠正酸中毒。

(5)适时终止妊娠:子痫控制且病情稳定,应尽快终止妊娠。

10.产后处理 产后子痫多发生于产后 24h 直至 10d 内,故产后不应放松子痫的预防。重度子痫前期患者产后应继续使用硫酸镁 24～48h 预防产后子痫。

子痫前期患者产后 3～6 天是产褥期血压高峰期,高血压、蛋白尿等症状仍可能反复出现甚至加重。因此,此期间仍应每天监测血压及尿蛋白。如产后血压≥150/100mmHg 应继续给予降压治疗。哺乳期可继续应用产前使用的降压药物,禁用血管紧张素转换酶抑制剂和血管紧张素Ⅱ受体拮抗剂(卡托普利、依那普利除外)。当在重要脏器功能恢复正常后方可出院。

附:HELLP 综合征

HELLP 综合征(hemolysis,elevated liver enzymes and low platelets syndrome,HELLP syndrome)是以溶血、肝酶升高及血小板减少为特点,是妊娠期高血压疾病的严重并发症,常危及母儿生命。

(一)诊断

本病表现多为非特异性症状,确诊主要依靠实验室检查。溶血、肝酶升高、低血小板 3 项指标全部达到标准为完全性,其中任 1 项或 2 项异常,未全部达到上述标准的称为部分性 HELLP 综合征。诊断指标有:

1.血管内溶血 外周血涂片见破碎红细胞、球形红细胞,胆红素≥20.5μmmol/L(即 1.2mg/dl),血清结合珠蛋白<250mg/L。

2.肝酶升高 LDH 升高,ALT≥40U/L 或 AST≥70U/L。

3.血小板减少 血小板计数<100×10^9/L。

(二)鉴别诊断

HELLP 综合征应注意与血栓性血小板减少性紫癜(thrombotic thrombocytopenic purpura,TTP)、溶血性尿毒症性综合征(hemolytic uremic syndrome,HUS)、妊娠期急性脂肪肝(acute fatty liver of pregnancy,AFLP)等鉴别(见表 12—4)。

表 12-4　HELLP 综合征的鉴别诊断

	HELLP综合征	血栓性血小板减少性紫癜	溶血性尿毒症性综合征	妊娠期急性脂肪肝
主要损害器官	肝脏	神经系统	肾脏	肝脏
妊娠期	中、晚期	中孕	产后	晚孕
高血压、蛋白尿	有	无	无	无
血小板	减少	严重减少	减少	正常/减少
PT/APTT	正常	正常	正常	延长
血糖	正常	正常	正常	降低
纤维蛋白原	正常	正常	正常	减少
肌酐	正常或增高	显著增高	显著增高	显著增高
转氨酶	增高	正常	正常	增高
胆红素	增高	增高	增高	显著增高
血氨	正常	正常	正常	显著增高
贫血	无/轻度	无/轻度	严重	无

注:PT:凝血酶原时间,APTT:活化部分凝血活酶时间

（三）治疗

HELLP 综合征必须住院治疗,尽快终止妊娠。按伴严重表现子痫前期的处理原则,其他治疗措施包括:

1.有指征的输注血小板和使用肾上腺皮质激素。

(1)血小板<50×10⁹/L,可考虑肾上腺皮质激素治疗。

(2)血小板<50×10⁹/L,且血小板计数迅速下降或者存在凝血功能障碍时应考虑备血,包括血小板。

(3)血小板<20×10⁹/L 时,分娩前建议输注血小板。

2.适时终止妊娠

(1)时机:绝大多数 HELLP 综合征患者应尽快终止妊娠。孕周≥34 周或胎肺已成熟、胎儿窘迫、先兆肝破裂及病情恶化者,应立即终止妊娠;病情稳定、妊娠<34 周、胎肺不成熟及胎儿情况良好者,可延长 48h,以完成糖皮质激素促胎肺成熟,然后终止妊娠。

(2)分娩方式:HELLP 综合征患者可酌情放宽剖宫产指征。

(3)麻醉:血小板计数>70×10⁹/L,如无凝血功能障碍和进行性血小板计数下降,首选区域麻醉。

3.其他治疗　目前尚无足够证据支持血浆置换或血液透析在 HELLP 综合征治疗中的价值。

（四）小结

子痫前期发病机制的"两阶段学说"受到重视,子痫前期的发生与滋养细胞侵袭异常、炎症免疫过度激活、血管内皮细胞受损、遗传因素等有关。妊娠期高血压疾病分为 5 类:妊娠期高血压、子痫前期、子痫、慢性高血压合并妊娠,慢性高血压并发子痫前期。其中子痫前期分为无严重表现子痫前期(轻度)和伴严重表现子痫前期(重度)。临床上根据病史、血压、蛋白尿、临床表现及辅助检查等可作出诊断。子痫前期的治疗包括降压、预防子痫、镇静等,密切监测母胎情况,适时终止妊娠。重视降压和硫酸镁治疗的指征。注意把握妊娠期高血压疾病

终止妊娠时机,早发型子痫前期母胎情况稳定,可考虑期待治疗。期待治疗期间出现需要终止妊娠的指征,应及时终止妊娠。子痫处理原则为控制抽搐并尽快终止妊娠。HELLP 综合征是以溶血、肝酶升高及低血小板计数为特点,应尽快终止妊娠。

(潘耀平)

第五节　妊娠期肝内胆汁淤积症

妊娠期肝内胆汁淤积症(intrahepatic cholestasis of pregnancy,ICP)是一种特发于妊娠中、晚期的疾病,病因及发病机制至今不明。该病临床表现以皮肤瘙痒、生化检测以肝内胆汁淤积的血液学指标异常、病程上以临床表现及生化异常在产后迅速消失或恢复正常为特征。ICP 是一种良性疾病,但对围生儿有严重的不良影响,可导致早产、羊水粪染、难以预测的胎死宫内、新生儿窒息等,增加围生儿病率及死亡率,并导致剖宫产率上升。

一、病因

目前病因尚不清楚,可能与雌激素、遗传、环境等因素有关。多数学者认为 ICP 是在遗传易感性基础上,妊娠中晚期雌孕激素水平显著增加而导致孕妇肝脏对胆汁酸的代谢障碍。

1. 雌激素　临床研究发现,ICP 多发生在妊娠晚期、多胎妊娠、既往口服避孕药者,这些均为高雌激素水平状态,由于体内高雌激素可使肝细胞膜中胆固醇与磷脂比例上升,流动性降低,影响对胆汁酸的通透性,使胆汁流出受阻,雌激素作用于肝细胞表面的雌激素受体,改变肝细胞蛋白质合成,导致胆汁回流增加。

2. 遗传和环境　流行病学研究发现,ICP 发病与季节有关,冬季高于夏季。世界各地 ICP 发病率显著不同,北欧的瑞典、芬兰、南美的智利、玻利维亚是高发地区,我国在长江流域的发生率亦高。此外,在母亲或姐妹中有 ICP 病宋的妇女中 ICP 发生率明显增高,这些现象表明遗传和环境在 ICP 发生中可能起一定作用。

二、对母儿影响

1. 对孕妇的影响　ICP 患者脂溶性维生素 K 的吸收减少,易致凝血功能异常,导致产后出血。

2. 对胎儿、新生儿影响　由于胆汁酸的毒性使围生儿发病率和死亡率明显升高。可致胎膜早破、胎儿窘迫、早产、羊水胎粪污染等,甚至可出现不可预测的胎死宫内、新生儿颅内出血等。

三、临床表现

1. 皮肤瘙痒　首先出现的症状,常起于妊娠晚期。手掌、脚掌、脐周是瘙痒的常见部位,可逐渐加剧延及四肢、躯干、颜面部,瘙痒持续至分娩,大多数在分娩后数小时或数日消失。

2. 黄疸　瘙痒发生后 2~4 周部分患者可出现黄疸,发生率为 15% 左右,多数为轻度黄疸,于分娩后 1 周消退。

3. 其他表现　四肢皮肤见抓痕,少数孕妇可有恶心、呕吐、食欲缺乏、腹痛、腹泻、轻微脂肪痢等非特异性症状。

四、诊断

根据临床表现及实验室检查诊断不困难,但需排除其他疾病导致的肝功能异常或瘙痒。根据疾病严重程度分为轻度和重度。

1.临床表现　孕晚期出现皮肤瘙痒、少数人有黄疸等不适。

2.辅助检查

(1)血清胆汁酸测定:是诊断 ICP 最重要的实验室指标,在瘙痒症状出现或转氨酶升高前几周血清胆汁酸就已升高,其水平越高,病情越重。

(2)肝功能测定:大多数 ICP 患者的门冬氨酸转氨酶(AST)和丙氨酸转氨酶(ALT)均有轻到中度升高,升高波动在正常值的 2~10 倍,分娩后肝功能在分娩后 4~6 周内恢复正常,不遗留肝脏损害。部分患者血清胆红素也可轻到中度升高,以直接胆红素升高为主。

(3)肝脏超声检查:ICP 患者肝脏无特征性改变,肝脏超声检查仅对排除孕妇有无肝胆系统基础疾病有意义。

3.ICP 疾病严重程度的分度

(1)轻度:①生化指标:血清总胆汁酸 10~39μmol/L,总胆红素<12μmol/L,直接胆红素<6μmol/L。②临床症状:瘙痒为主,无明显其他症状。

(2)重度:①生化指标:血清总胆汁酸≥40μmol/L,和(或)总胆红素≥12μmol/L,直接胆红素≥6μmol/L。②临床症状:瘙痒严重,伴有其他症状;合并多胎妊娠、妊娠期高血压疾病、复发性 ICP、曾因 ICP 致围生儿死亡者。

最近英国 ICP 指南强调"排除性诊断"和"产后修复诊断"。"排除性诊断"是指 ICP 的诊断是基于用其他原因无法解释的皮肤瘙痒和肝功能异常,应在排除皮肤及其他肝脏疾病后才疑诊为 ICP。"产后修复诊断"是指 ICP 的皮肤瘙痒多在分娩后 24~48h 消退;肝功能在分娩后 4~6 周左右恢复正常。产后只有满足上述两条诊断标准后,才能最终确诊为 ICP。

五、治疗

ICP 治疗目标是缓解症状,改善肝功能,降低血清总胆汁酸水平,达到延长孕周,改善妊娠结局的目的。

1.一般处理　适当卧床休息,取左侧卧位,以增加胎盘血流量。监测胎心、胎动,34 周后每周一次电子胎儿监护。每 1~2 周复查肝功能、血胆汁酸,以监测病情。

2.药物治疗

(1)熊去氧胆酸(ursodeoxycholic,UDCA):是治疗 ICP 的首选药物,可缓解瘙痒、降低血清学指标,延长孕周,改善母儿预后。目前尚未发现 UDCA 造成人类胎儿毒副作用和围生儿远期不良影响的报道。UDCA 用量为 1000mg,分 3~4 次口服。

(2)S-腺苷蛋氨酸(S-adenosylmethionine,SAMe):是治疗 ICP 的二线药物。用量为静脉滴注每日 1g,疗程 12~14d;口服 500mg/次,每日 2 次。

(3)地塞米松:在改善症状和生化治疗、改善母儿结局方面疗效不确切。同时由于激素对母胎的副作用,不主张长期使用。

3.产科处理　ICP 孕妇会发生临床上无任何先兆的胎心消失,因此选择最佳的分娩方式和时机,获得良好的围生结局是对 ICP 孕期管理的最终目的。关于 ICP 终止妊娠时机,至今没有良好的循证医学证据,终止妊娠的时机及方法需要综合考虑孕周、病情严重程度及治疗后的变化来评估。

(1)终止妊娠的时机:足月后尽早终止妊娠可避免继续待产可能出现的死胎风险,目前多数学者建议 37～38 周终止妊娠,产时加强胎儿监护。

(2)终止妊娠的方式:轻度 ICP,无产科其他剖宫产指征,孕周<40 周,可考虑阴道试产。对下列情况可考虑剖宫产:①重度 ICP。②既往死胎、死产、新生儿窒息或死亡史。③胎盘功能严重下降或高度怀疑胎儿窘迫。④合并双胎或多胎、重度子痫前期等。⑤存在其他阴道分娩禁忌证者。

六、小结

ICP 是以妊娠晚期出现瘙痒、血中胆汁酸增高为主的病变。本病主要影响胎儿,早产率和围生儿死亡率均升高。临床表现为妊娠晚期出现瘙痒,实验室检查血清胆汁酸明显升高,转氨酶和血清胆红素轻中度升高。诊断时注意"排除性诊断"和"产后修复诊断"。ICP 治疗目标是缓解症状,改善肝功能,降低血清总胆汁酸水平,达到延长孕周,改善妊娠结局的目的。

(潘耀平)

第六节　妊娠期急性脂肪肝

妊娠期急性脂肪肝(acute fatty liver of pregnancy,AFLP)是妊娠期肝脏严重、急性脂肪变性所致。多见于妊娠晚期,以凝血功能障碍、肝功能衰竭及明显肝脏脂肪浸润为特征。该病发生率约 1/7000～16000。起病急,病情重,有较高的母儿死亡率,是严重的产科并发症。

一、发病机制

AFLP 的发病机制尚不十分清楚,但在初产妇、双胎及多胎妊娠时 AFLP 发病风险增加。胎儿性别为男性时,AFLP 的发生风险增高 3 倍。此外,病毒感染、药物(如四环素)、遗传因素、营养不良等均有可能通过损害线粒体脂肪酸氧化使 AFLP 发生风险增高。

1. 胎儿线粒体脂肪酸氧化异常　它是 AFLP 发病的主导学说。该学说认为,AFLP 是胎源性疾病,属于线粒体细胞病的一种。其特点为呕吐、低血糖、乳酸酸中毒、氮质血症以及器官内小泡性脂肪沉积。异常的线粒体 β—氧化是其发病原因。长链 3—羟酰基辅酶 A 脱氢酶(LCHAD)是催化线粒体脂肪酸 β—氧化的限速酶。胎儿 LCHAD 发生突变可导致 LCHAD 功能缺陷,引起胎儿脂肪酸积聚并进入母体循环,使母肝细胞脂肪沉积和肝功能受损。在婴儿,LCHAD 缺陷可导致非酮症低血糖、肝性脑病、心肌病、周围神经系统疾病以及猝死等。

2. 妊娠期激素水平增高与 AFLP 发病有关　妊娠妇女体内雌激素、肾上腺皮质激素、生长激素等均明显升高,可使脂肪酸代谢障碍,致使游离脂肪酸堆积于肝、脑、肾、胰腺等脏器,并对其造成损害。此外,研究还显示过量雌孕激素可使小鼠肝细胞内线粒体中链脂肪酸 β—氧化及三羧酸循环减少。

二、病理生理

AFLP 的基本病理生理是大量的脂质聚集在以肝脏为主的多个脏器内(包括肾脏、胰腺、脑组织和骨髓)等,引起多脏器功能损害。

1.肝脏　AFLP患者肝脏内脂肪含量可高达13%～19%。肝脏内过量的脂肪酸堆集:导致产生大量的氨,引起肝性脑病;抑制肝糖原合成和糖异生,导致继发性低血糖;最终发生肝功能衰竭。

2.肾脏　AFLP患者的肾小管上皮会沉积大量的游离脂肪酸,引起肾小管的重吸收障碍,导致水钠潴留,进而出现高血压、蛋白尿、全身水肿等类似子痫前期的表现,随病情进展最终发生急性肾衰竭。

3.胰腺　过多堆集的游离脂肪酸对胰腺有毒害作用,部分患者出现胰腺炎症状。

三、临床表现和辅助检查

(一)临床表现

1.发病时间　平均起病孕周35～36周。但也有妊娠22周发病的报道。

2.前驱症状　几乎所有患者起病前1～2周出现倦怠、全身不适,临床易忽视。

3.消化道症状　恶心、呕吐(70%)、上腹不适(50%～80%),厌食,部分患者(15%～50%)出现黄疸,呈进行性加深,通常无皮肤瘙痒。

4.类似子痫前期的症状　约半数患者出现血压升高、蛋白尿、水肿等。如处理不及时,病情继续进展,出现低血糖、凝血功能障碍、上消化道出血、急性胰腺炎、尿少、无尿和肾衰竭、腹水、败血症、意识障碍、精神症状及肝性脑病,常于短期内死亡。胎儿出现宫内窘迫、死胎、新生儿死亡。

(二)辅助检查

1.实验室检查

(1)血常规:内细胞显著升高、血小板减少。

(2)肝、肾功能:转氨酶轻到中度升高(多数不超过500U/L);血清碱性磷酸酶、胆红素明显:增高,可出现胆酶分离现象,低蛋白血症;尿酸、肌酐、尿素氮水平增高,低血糖,严重者出现乳酸酸中毒。

(3)血脂异常:低胆固醇血症、甘油三酯降低。

(4)凝血因子减少:低纤维蛋白原血症、凝血酶原时间延长、抗凝血酶Ⅲ减少。

(5)基因检测:胎儿或新生儿行LCHAD突变检测可有阳性发现。

2.影像学

(1)超声检查:超声图像显示弥漫性肝实质回声增强,呈现"亮肝"。

(2)CT检查:显示病变肝脏密度降低,肝脏CT值低于40HU提示明显脂肪变性。

(3)MRI:是检测细胞质内少量脂肪的敏感方法。

影像学检查具有一定假阴性率,故阴性结果不能排除AFLP的诊断。影像学检查的最主要意义在于排除其他肝脏疾病,如肝脏缺血、梗死、破裂和Budd－Chiari综合征。

3.肝穿刺活检　AFLP特征性的镜下改变是肝细胞小泡样脂肪变性,可表现为微小的胞质空泡或弥漫性细胞质气球样变。肝内胆汁淤积的组织学特征也较常见,约50%的病例可见到肝细胞炎症改变,但均不明显,无大片肝细胞坏死,肝小叶完整。上述变化可在分娩后数天到数周内完全消失,AFLP不会进展为肝硬化。

四、诊断

诊断依据：发病于妊娠晚期，无其他原因解释的肝功能异常，终止妊娠后可完全恢复。AFLP 的诊断需排除病毒性肝炎、药物性肝损、妊娠期肝内胆汁淤积症、HELLP 综合征、胆道疾病等。

病理诊断：肝穿刺活检是诊断 AFLP 的标准。但其为侵入性操作，仅适用于临床诊断困难、产后肝功能不能恢复，及在疾病早期、未出现 DIC 时需要明确诊断以作为终止妊娠指征的患者。

五、鉴别诊断

1.病毒性肝炎　血清病毒标志物呈阳性，转氨酶升高更加明显，常超过 1000U/L，而尿酸水平通常正常，不会出现子痫前期症状。

2.子痫前期　单纯子痫前期患者通常无黄疸及低血糖，如不合并胎盘早剥，极少发展成严重的凝血功能障碍，少见氮质血症。

3.妊娠期肝内胆汁淤积症　黄疸常伴有瘙痒，以胆汁酸升高为主，无低血糖及肾功能损害表现及神经系统症状。

六、治疗

治疗原则：一旦确诊，迅速终止妊娠，加强支持治疗，维持内环境稳定。

（一）终止妊娠

1.分娩前稳定母儿状态　控制高血压，纠正低血糖、电解质和凝血异常。监测生命体征，控制静脉液体和血制品的量；评估母体病情的变化，监测胎儿情况。

2.终止妊娠方式　阴道试产适用于已临产、病情稳定，胎儿无宫内窘迫，产程中需严密监护母儿状态。如估计不能短时间内经阴道分娩，应剖宫产终止妊娠。术前应纠正凝血功能障碍并采取预防产后出血的措施。

3.手术麻醉方式　目前对 AFLP 剖宫产中麻醉方式的选择尚无确定结论，但考虑到凝血功能异常时行椎管内阻滞麻醉有脊髓或硬膜外血肿形成的风险，一般倾向于选择全身麻醉。

（二）对症支持处理

1.疾病早期给予低脂低蛋白、高碳水化合物饮食，保证能量供给；晚期患者无法进食时给予肠内、肠外营养。

2.纠正凝血功能障碍　主要依靠补充凝血因子及血小板。

3.监测血糖水平，静脉输注葡萄糖防止低血糖。

4.对于出现子痫前期症状者，解痉、降压。

5.重症患者在围生期转入 ICU 监护

6.产后出血的处理止血、继续纠正凝血功能障碍、补充血容量。

7.肾功能不全患者控制液体入量，警惕肺水肿的发生，纠正酸中毒、维持电解质平衡、纠正氮质血症，必要时血液透析。

8.预防继发性感染，围术期给予广谱而肝肾毒性低的抗生素。

（三）新生儿的监测

AFLP 产妇的新生儿存在线粒体内脂肪酸 β－氧化相关酶缺陷的可能，故应从出生后即给予密切监护,警惕低血糖、肝衰竭等疾病发生。明确 LCHAD 缺陷者,推荐低长链脂肪酸饮食。

七、母儿预后

目前认为 AFLP 是一种胎源性疾病,在妊娠终止前病情不会缓解。过去,该病孕产妇死亡率很高,随着早期诊断及治疗水平的提高,近年来 AFLP 产妇的死亡率已经降低到 10% 以下。产后完全恢复需要数周,一般不留后遗症。AFLP 围生儿死亡率高达 50%,目前,及时终止妊娠改善了围生儿预后,死亡率已降至 20% 左右。但由于线粒体内脂肪酸 β-氧化相关酶缺陷的可能性,这些新生儿应从出生后即给予密切监护。

八、小结

AFLP 是严重的产科并发症,多见于妊娠晚期,以凝血功能障碍、肝功能衰竭及明显肝脏脂肪浸润为特征。有较高的母儿死亡率。及时终止妊娠,对症支持是该病最主要的治疗。

(遇红)

第七节　母胎血型不合

胎儿从父亲和母亲各接受一半基因成分,胎儿红细胞可能携带来自父体的抗原,表现为胎儿的血型不同于母体。当胎儿红细胞进入母体的血液循环后,诱导母体的免疫系统产生抗体,抗体通过胎盘进入胎儿血液循环系统,结合胎儿红细胞,使胎儿红细胞被破坏,导致胎儿和新生儿溶血性疾病。母胎血型不合溶血性疾病是一种与血型有关的同种免疫性疾病,发生在胎儿期和新生儿早期,是引起新生儿溶血性病(haemolytic disease of newborn, HDN)的重要病因。人类红细胞血型有 26 种,但能引起母胎血型不合溶血性疾病的血型以 Rh 血型和 ABO 血型为最常见,其他血型抗体有 MN、Lew、Kell 和 Fya 等血型系统。虽然 ABO 血型不合的发生率很高,但胎儿溶血发生率极低,即使发生溶血,症状较轻,极少发生核黄疸和水肿,妊娠期无需特殊处理。Rh 血型不合虽少见,但其引起 HDN 的病情程度要重于 ABO 血型不合所引起的 HDN,所以对 Rh 血型不合的诊断及预防非常重要。

一、病因及临床表现

Rh 血型抗原是由 1 号染色体上 3 对紧密连锁的等位基因决定的,共有 6 种抗原,即 C 和 c,D 和 d,E 和 e。由于 D 抗原最早被发现,抗原性最强,故临床上凡是 D 抗原阳性者称为 Rh 阳性,无 D 抗原者称为 Rh 阴性。Rh 血型抗原的抗原性决定了溶血病的严重程度,以 D 抗原的抗原性最强,其次为 E 抗原,再次为 C、c 和 e 抗原,d 抗原的抗原性最弱,目前尚无抗 d 抗体发现。

由于机体初次被抗原致敏的时间较长,产生的抗体以 IgM 为主;且自然界中极少存在 Rh 抗原,因此 Rh 血型不合溶血病很少在第一胎产生。但约有 1% 的 Rh 溶血发生在第一胎,可能的原因有:①孕妇在妊娠前曾输注 Rh 血型不合的血液或血制品。②当孕妇在胎儿期,接触过 Rh 血型不合之母亲的血液,在胎儿或新生儿时期就已经致敏。

Rh 血型不合溶血病的临床表现往往起病早、病情重、病程长,发生胎儿贫血、水肿、心衰等,新生儿晚期贫血、溶血性黄疸和核黄疸等,严重者甚至发生死胎或新生儿死亡。其特点表现为以下几方面:由于母体产生大量抗胎儿红细胞的 IgG 抗体,进入胎儿体内,破坏大量胎儿红细胞,使胎儿贫血,严重者胎儿血红蛋白少于 80g/L。严重贫血使心脏负荷增加,易发生心衰;使肝脏缺氧损伤,出现低蛋白血症,结合贫血、心衰等因素,导致胎儿水肿,表现为胎儿全身水肿、胸水、腹水等。在新生儿时期,由于溶血产生的大量胆红素不能及时从肝脏排除,新生儿黄疸加重;与 ABO 血型不合比较,Rh 血型不合性溶血出现黄疸时间早,程度深,最早在出生后 12h 内出现,多数在 24h 内出现。由于胆红素以未结合胆红素为主,易发生核黄疸。另外,新生儿期贫血可能继续加重,其原因可能是:①由于抗体在新生儿体内时间较长(甚至超过 6 个月)。②虽然新生儿换血治疗可以减少新生儿体内的抗原含量,但不能完全消除。③换血后新生儿体内的红细胞携氧能力发生改变,氧离曲线右移,使红细胞在组织中易释放,但不刺激骨髓分泌促红细胞生成素,抑制红细胞增殖,加重贫血。新生儿晚期贫血易发生在产后 2～6 周。

二、诊断

母胎血型不合在妊娠期可根据病史、血型检测、Rh 抗体监测以及超声检查等得到临床诊断,但最终确诊仍需在新生儿期检查。

(一)妊娠期诊断

1.病史及血型　具有新生儿黄疸或水肿分娩史、流产史、早产史、胎死宫内史和输血史的妇女,备孕前应进行夫妇血型和血型抗体的检查。无高危因素的孕妇在初次产检时进行血型检查。若孕妇血型为 Rh 阴性,需要进行配偶的血型检查。一些患者虽然 Rh 血型系统夫妇相配,但临床症状高度怀疑胎儿或新生儿溶血可能,或者孕妇血液中发现不规则抗体,需要进行 Rh 全套和特殊血型检查。

2.Rh 抗体监测　由母体间接 Coombs 抗体滴度评估 Rh 抗体效价。若 Rh 抗体效价＞1：32,胎儿可能发生溶血。效价高低和胎儿发病及病情严重程度并不一定成正比,抗体效价仅能作为参考,溶血的发生还取决于胎盘对抗体通透屏障的作用和胎儿对溶血的耐受能力。根据有无产生抗 D 抗体将 Rh 阴性孕妇分为未致敏的 Rh 阴性孕妇和致敏的 Rh 阴性孕妇。对于未致敏的 Rh 阴性孕妇,应从孕 18～20 周开始每月检测一次 Rh 抗体滴度。对于致敏 Rh 阴性孕妇,需确定 Rh 抗体效价阈值,当 Rh 抗体滴度低于阈值时,应每月重复检测一次直至 24 周,24 周后每 2 周测一次;超过阈值时,在随访 Rh 抗体滴度同时,需动态超声监测。

3.超声检查　超声可以辅助监测胎儿贫血。可通过观察胎儿、胎盘、羊水情况,对胎儿溶血严重程度作出判断,如果出现胎儿水肿、腹水、羊水过多,往往是胎儿严重溶血表现。一般 2～4 周进行一次检查,必要时每周一次。胎儿水肿表现为皮肤增厚,严重时出现腹水、胸水、四肢展开、腹围大、肺脏小及肝脾大,也可表现为胎盘增厚增大。但母儿血型不合常常合并羊水过多,注意除外其他胎儿畸形。胎儿在宫内因溶血发生贫血时,常常伴随着胎儿大脑中动脉流速峰值(middle cerebral artery peak systolic velocity,MCA－PSV)升高,该指标可以通过超声动态监测。MCA－PSV 可从 18 周开始测定,如果抗 D 抗体效价大于阈值,可每 1～2 周重复一次 MCA－PSV 测定。随着贫血严重程度增加,胎儿血红蛋白值与 MCA－PSV 相关性增强。超声检查不是标准,但因其无创可重复,广泛应用于临床。

4.穿刺采样

(1)间接法:通常溶血性贫血胎儿血清胆红素水平升高,因此胎儿羊水中胆红素也会升高,且溶血程度愈重,羊水胆红素愈高。因此,在超声监测下羊水穿刺取胎儿羊水,通过分光光度测量法检测△OD450,确定胎儿溶血程度,决定处理方案。但需要在几星期内连续进行羊水穿刺,且该监测判定有一定误差,受很多外界因素干扰。

(2)直接法:脐血管穿刺取胎儿血样评估胎儿贫血,方法准确,但具有一定风险。

(二)新生儿期诊断

Rh血型不合导致溶血性贫血的新生儿易表现皮肤苍白,并迅速出现黄疸,多数在24~48h内达高峰。也可出现全身皮肤水肿,肝脾大,腹水,出现窒息,心率快,呼吸急促,继之口周青紫,心力衰竭。新生儿娩出后,可通过检测血型、Rh因子、胆红素、直接Coombs试验、血清游离抗体和红细胞释放抗体等试验确诊母胎血型不合。另可通过检测外周血的血红蛋内、血细胞比容、网织及有核红细胞计数等了解溶血和贫血的程度。

三、预防

Rh血型不合需要特别重视未致敏Rh阴性血孕妇的预防,防止其致敏。抗D免疫球蛋白治疗可预防Rh阴性血导致的新生儿溶血病。

1.未致敏Rh阴性孕妇有羊水穿刺、流产、先兆流产、异位妊娠病史时,均应注射抗D免疫球蛋白,以便保护母亲和下一次妊娠。其中绒毛膜取样若在12周之前需注射120μg,在12周之后需注射300μg,而羊水穿刺及脐血穿刺均需注射300μg。

2.如果胎儿血型不详或已知为Rh阳性,未致敏Rh阴性孕妇需在孕28周注射抗D免疫球蛋白300μg,或者分别在28周和34周各注射120μg抗D免疫球蛋白。

3.未致敏Rh阴性孕妇分娩Rh阳性新生儿,需要在分娩后72h之内肌注或静脉推注抗D免疫球蛋白300μg。分娩时且如果胎儿红细胞漏入母体>15mL(相当于胎儿全血30mL)需要额外注射抗D免疫球蛋白。如果72h内未注射,72h之后仍需注射,致敏事件发生后的28天内注射都可以达到保护效果。

四、治疗

妊娠期治疗主要针对于致敏Rh阴性孕妇,可行血浆置换、胎儿输血等治疗,但无一被证实有效。新生儿期治疗主要为了及时阻止溶血的继续发生,防治核黄疸,纠正贫血。

(一)妊娠期处理

1.孕妇血浆置换 血浆置换虽可降低80%的抗体浓度,但只是暂时性下降。而且孕妇血浆置换仅可将胎儿宫内输血治疗时间推迟几周。此种疗法费用昂贵,仅用于曾在妊娠20~22周前发生过胎儿水肿的孕妇,或配偶为致病抗原的纯合子时。

2.胎儿输血 如果有直接证据显示胎儿显著贫血,可进行胎儿输血治疗。有两条途径,即胎儿腹腔内输血和胎儿血管内输血,均具有一定风险。

3.终止妊娠 妊娠越接近预产期,抗体产生越多,对胎儿的危害也越大。根据过去分娩史、血型不合类型、抗体滴度、胎儿溶血症的严重程度、胎儿的成熟度以及胎儿胎盘功能状态综合分析。胎儿无贫血征象,产科处理原则不变。胎儿有贫血征象,妊娠达35周后了解胎肺成熟度,胎肺不成熟者可给予地塞米松促胎肺成熟,积极终止妊娠。产前进行过输血治疗不是剖宫产的绝对指征。分娩前启动输血科、NICU等会诊,脐血血型抗体筛查出现异常,迅速NICU会诊,可能需新生儿换血,积极预防、治疗新生儿溶血病。

（二）新生儿观察和治疗

观察新生儿贫血、黄疸进展，是否有心力衰竭。如果脐带血胆红素＜68μmol/L（4mg/dl），胆红素增长速度＜855μmol/L/h（每小时 0.5mg/dl），间接胆红素＜342μmol/L（20mg/dl），可以非手术治疗。新生儿非手术治疗方法有：光疗及选择性给予白蛋白、激素、保肝药、苯巴比妥钠、γ球蛋白治疗。

五、小结

母胎血型不合是一种与血型有关的同种免疫性疾病，主要影响胎儿，病变也可延续至早期新生儿。母胎血型不合重点是 Rh 血型不合，妊娠期应当重视对致敏 Rh 阴性孕妇 Rh 抗体、胎儿大脑中动脉及超声的监测，以及特别重视对未致敏 Rh 阴性孕妇的预防，防止其致敏。妊娠期及早诊断、及早预防是防止胎儿宫内死亡、缓解新生儿溶血症、减少核黄疸的发生的最佳措施。

（遇红）

第八节　胎儿窘迫

胎儿在子宫内因急、慢性缺氧危及其健康和生命者，称胎儿窘迫（fetal distress），分急性及慢性两类，发生率为 2.7%～38.5%。急性者常发生在分娩时，慢性者常发生在妊娠晚期，与胎盘功能及母体合并症相关，可延续至分娩期并加重。

一、病因

母体血液含氧量不足、母胎间血氧运输或交换障碍及胎儿自身因素异常均可导致胎儿窘迫的发生。

1. 胎儿急性缺氧（fetal acute hypoxia）　子宫胎盘血液循环障碍、气体交换受阻或脐带血液循环障碍。常见病因有：①前置胎盘、胎盘早剥。②药物：缩宫素使用不当，麻醉及镇静剂过量。③脐带异常，如脐带脱垂、真结、扭转等。④母体严重血液循环障碍。

2. 胎儿慢性缺氧（fetal chronic hypoxia）　常见病因有：①母体血液氧含量不足。②子宫胎盘血管病变、细胞变性、坏死，如妊娠期高血压疾病、糖尿病、过期妊娠等，胎盘血管可发生痉挛、硬化、狭窄，导致绒毛间腔血流灌注不足。③胎儿运输及利用氧能力降低，如胎儿患有严重心血管畸形、各种原因所致的溶血性贫血等疾病时。

二、病理生理

胎儿对宫内缺氧有一定代偿能力。轻、中度或一过性缺氧时，往往通过减少自身及胎盘耗氧量、增加血红蛋白释氧而缓解，不产生严重后果，但长时间重度缺氧则可引起严重并发症。

1. 血气变化　胎盘功能不良引起的胎儿缺氧，常较早地出现呼吸性及代谢性酸中毒。因胎盘血管阻力增高，脐静脉血液回流减少，使胎儿下腔静脉中来自肢体远端含氧较少的血液比例相对增加，胎儿可利用氧减少，无氧酵解占优势，乳酸形成增加；又因胎盘功能障碍，二氧化碳通过胎盘弥散减少。

2.心血管系统 因胎盘功能不良引起胎儿缺氧时,可观察到胎儿体内血液的重新分布:心、脑、肾上腺血管扩张,血流量增加,其他器官血管收缩,血流量减少。胎儿的血压也发生变化,血压变化则取决于两个相反因素:一是胎盘血管阻力增高及儿茶酚胺分泌增加使血压增高;二是酸中毒时,心肌收缩力减弱使心排出量减少,引起血压下降。缺氧早期血压轻度增高或维持正常水平,晚期则血压下降。胎儿心率变化取决于儿茶酚胺浓度及心脏局部因素相互作用的结果,儿茶酚胺使心率加快,而心肌细胞缺氧,局部 H^+ 浓度增高时,心率减慢。

3.泌尿系统 缺氧使胎肾血管收缩,血流量减少,肾小球滤过率降低,胎儿尿形成减少,羊水量下降。

4.消化系统 缺氧使胃肠道血管收缩,肠蠕动亢进,肛门括约肌松弛,胎粪排出。

5.呼吸系统 缺氧初期深呼吸增加,出现不规则喘气,使粪染的羊水吸入呼吸道深处,继之呼吸暂停直至消失。

6.中枢神经系统 缺氧初期血液重新分布维持中枢神经系统供氧。但长期严重缺氧、酸中毒使心肌收缩力下降,心排出量减少致血压下降,脑血流降低,血管壁损害,致脑水肿及出血;脑细胞缺氧,代谢障碍,细胞变性坏死,产生神经系统损伤后遗症。

三、临床表现及诊断

主要临床表现为:胎心率或胎心监护异常、胎动减少或消失。诊断胎儿窘迫时不能单凭1次胎心听诊的结果,而应综合其他因素一并考虑。有条件者最好采用胎儿电子监护仪监护,了解胎心基线率、基线变异及周期变化。

1.急性胎儿窘迫 多发生在分娩期。常因脐带脱垂、前置胎盘、胎盘早剥、休克、产程延长;或宫缩过强及不协调等引起。

(1)胎心率异常:缺氧早期,胎儿处于代偿期,胎心率于无宫缩时增快,>160bpm;缺氧严重时,胎儿失代偿,胎心率<110bpm。CST/OCT 的评估为Ⅲ类,提示胎儿缺氧,出现晚期减速、变异减速。胎心率<100bpm,基线变异≤5bpm,伴频繁晚期减速提示胎儿缺氧严重,随时可发生胎死宫内。

(2)羊水胎粪污染:羊水污染分3度:Ⅰ度浅绿色;Ⅱ度黄绿色、混浊;Ⅲ度稠厚、呈棕黄色。若胎先露部固定,前羊水囊中羊水的性状可与胎先露部上方羊水不同。因此,胎心率<110bpm,而前羊水仍清,应在无菌条件下,于宫缩间隙期轻轻上推胎儿先露部,了解其后羊水性状。注意切勿用力上推胎儿先露部,以免脐带脱垂。宫内胎粪排出受孕周影响,单纯羊水粪染不是胎儿窘迫的证据,需要结合胎儿监护进行评估,伴有胎心监护Ⅲ类异常,有胎儿窘迫存在,继续待产胎粪吸入,造成不良胎儿结局。

(3)胎动异常:胎儿缺氧初期胎动频繁,继而减少至消失。

(4)酸中毒:出生后脐动脉血血气分析能充分证明是代谢性酸中毒(pH<7.10 和碱剩余>12mmol/L)。

2.慢性胎儿窘迫 常发生在妊娠晚期,多因妊娠期高血压疾病、慢性肾炎、糖尿病、严重贫血、妊娠期肝内胆汁淤积症及过期妊娠等所致胎盘功能低下。

(1)胎动减少或消失:胎动<10 次/12h 为胎动减少,是胎儿缺氧的重要表现之一,应予警惕,24 小时后可消失。

(2)胎儿生物物理评分低下:10~8 分无急慢性缺氧,8~6 分可能有急或慢性缺氧,6~4

分有急或慢性缺氧,4分以下有急性伴慢性缺氧。

(3)胎儿生长受限:持续慢性胎儿缺氧,使胎儿宫内生长受限,各器官体积减小,胎儿体重低。

(4)胎儿脉搏血氧定量(fetal pulse oxymetry)异常:其原理是通过测定胎儿血氧饱和度了解血氧分压情况。该检查方法主要优点为:①无创伤连续监护。②预测缺氧较敏感,当氧分压无明显变化,pH值下降或二氧化碳分压增高,血氧饱和度已明显下降。

(5)胎儿电子监护异常:当CST/OCT的评估为Ⅱ类时应该综合考虑临床情况,持续胎儿监护,结合采取其他评估方法来判定胎儿有无缺氧,可能需要宫内复苏来改善胎儿状况。当CST/OCT的评估为Ⅲ类,提示胎儿缺氧,应立即采取相应措施纠正胎儿缺氧,包括改变孕妇体位、给孕妇吸氧、停止缩宫素使用、抑制宫缩、纠正孕妇低血压等措施,如果这些措施均不奏效,应该紧急终止妊娠。

四、处理

1. 急性胎儿窘迫　积极做好救治准备,采取果断措施,紧急处理。

(1)积极寻找原因并予以治疗:仰卧位低血压综合征者,应立即让患者取左侧卧位;纠正水、电解质紊乱或酸中毒;缩宫素使用不当致宫缩过强者,应立即停用缩宫素,必要时使用抑制宫缩的药物,羊水过少,可羊膜腔输液。

(2)吸氧:面罩或鼻导管持续给氧,每分钟流量10L,提高母血含氧量,提升胎儿血氧分压。

(3)尽快终止妊娠:根据产程进展,决定分娩方式。无论剖宫产或阴道分娩,均需做好新生儿抢救准备。

1)宫口未开全:胎心率低于110bpm或高于180bpm;胎儿电子监护CST/OCT评估为Ⅲ类,提示胎儿缺氧,采取纠正措施无效,应即剖宫产。

2)宫口开全:无头盆不称,胎头双顶径已过坐骨棘平面以下,一旦诊断胎儿窘迫,即应尽快经阴道助产分娩。

2. 慢性胎儿窘迫　根据病因,结合孕周、胎儿成熟度及胎儿窘迫的严重程度拟定处理方案。

(1)一般处理:卧床休息,取左侧卧位,定时低流量吸氧,每日2～3次,每次30min,积极治疗妊娠合并症及并发症,加强胎儿监护。

(2)终止妊娠:近足月胎动减少或胎儿电子监护CST/OCT评估为Ⅲ类,或胎儿生物物理评分≤4分时,应行剖宫产。

(3)期待疗法:孕周小、新生儿存活可能性小,须根据当地医疗条件,尽量采取非手术治疗,促胎肺成熟,以期延长孕龄。并与家属沟通,期待过程中随时可能胎死宫内;胎盘功能低下影响胎儿发育者,预后不良。

3. 胎儿脐动脉血血气分析证明是代谢性酸中毒时(pH<7.10和碱剩余>12mmol/L),应及时转诊,并告知预后。

五、小结

胎儿窘迫指胎儿在子宫内因急性或慢性缺氧危及其健康或生命。主要表现为胎心率或胎心监护异常、胎动减少或消失、胎儿生物物理评分下降、胎儿酸中毒等,单纯羊水粪染不是胎儿窘迫的证据。胎儿脐动脉血血气能充分证明是代谢性酸中毒(pH<7.10 和碱剩余>12mmol/L)。积极做好救治准备,出现急性胎儿窘迫时应尽早消除病因、给氧,尽快终止妊娠。慢性胎儿窘迫,除一般处理外,应积极处理妊娠合并症及并发症,加强对胎儿的监护,缺氧严重时需剖宫产终止妊娠。

(遇红)

第九节　早产

早产(preterm labor,PTL)是指妊娠满 28 周(国外妊娠满 20 周)至不满 37 足周(196～258d)或新生儿出生体质量≥1000g 标准。早产分为自发性早产和治疗性早产,自发性早产包括早产和未足月胎膜早破后早产;治疗性早产为因妊娠并发症或合并症而需要提前终止妊娠者。早产时娩出的新生儿体重 1000～2499g 称为早产儿,各器官发育不成熟,呼吸窘迫综合征、坏死性小肠炎、高胆红素血症、脑室内出血、动脉导管持续开放、视网膜病变、脑瘫等发病率增高。分娩孕周越小,出生体重越低,围生儿预后越差。早产占分娩总数的 5%～15%。近年,由于早产儿及低体重儿治疗学的进步,使其生存率明显提高,伤残率下降。

一、病因

高危因素包括:有晚期流产及(或)早产史者;前次双胎早产;妊娠间隔时间过短;孕中期阴道超声发现子宫颈长度(cervical length,CL)<25mm 的孕妇;有子宫颈手术史者;孕妇年龄在 17 岁或>35 岁;过度消瘦(体质指数<19kg/m^2,或孕前体质量<50kg);辅助生殖技术助孕者;胎儿及羊水量异常者;妊娠并发症或合并症者;有不良嗜好者。常见诱因:①宫内感染,30%～40%的早产,常伴胎膜早破、绒毛膜羊膜炎。②泌尿生殖道感染,B 族链球菌、沙眼衣原体、支原体致下生殖道感染、细菌性阴道病、无症状性菌尿、急性肾盂肾炎等。

二、临床表现

孕妇可有晚期流产、早产及产伤史,此次妊娠满 28 周后至 37 周前出现较规则宫缩,间隔时间 5～6min,持续时间达 30s 以上,阴道检查发现宫颈管消失、宫口扩张。部分患者可伴有少量阴道流血或阴道流液。

三、诊断及预测

妊娠满 28 周至不满 37 周,出现规律宫缩(每 20min 4 次或每 60min 内 8 次),伴有宫颈管进行性缩短(宫颈管消退≥80%)、宫颈扩张,诊断为早产临产。符合早产孕周,虽有上述规律宫缩,但宫颈尚未扩张,而经阴道超声测量 CL≤20mm 为先兆早产。

目前确定是否预防性应用特殊类型的孕酮或者宫颈环扎术的预测指标:

1.前次晚期自然流产或早产史,但不包括治疗性晚期流产或早产。

2.妊娠 24 周前阴道超声测量 CL<25mm,标准化测量 CL 的方法:①经阴道超声检查前排空膀胱。②探头放于阴道前穹窿,不宜过度用力。③标准矢状面,将图像放大到全屏的 75%以上,测量宫颈内口至外口的直线距离,连续测量 3 次后取其最短值。宫颈漏斗的发现

并不能增加预测敏感性。但目前不推荐对早产低风险人群常规筛查 CL。

确诊早产后,应行进一步病因分析,通常采用的方法有:①超声检查排除胎儿畸形,确定胎儿数目及多胎妊娠;类型、明确胎儿先露部、了解胎儿生长状况及宫内安危、排除死胎、估计羊水量,排除前置胎盘及胎盘早剥等。②阴道窥器检查及阴道流液检查,了解有无胎膜早破。③宫颈及阴道分泌物、羊水培养(图 12—7,图 12—8)。

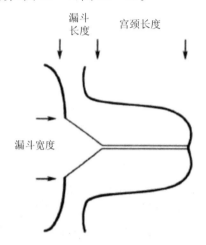

图 12—7 超声检查经宫颈管剖面的示意图

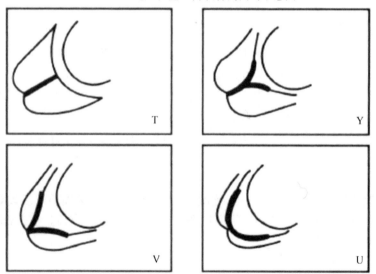

图 12—8 宫颈长度与宫颈内口扩张形状之间的关系示意图

四、治疗

治疗方法:①胎儿存活、无明显畸形、无绒毛膜羊膜炎及胎儿窘迫、无严重妊娠合并症及并发症、宫口开大 2cm 以下,早产预测阳性者,应设法延长孕周,防止早产。②早产不可避免时,应设法提高早产儿的存活率。

1.药物治疗 目的:防止即刻早产,完成促胎肺成熟,赢得转运时间。原则:避免两种或以上宫缩抑制剂联合使用,不宜 48h 后持续宫缩抑制剂。

一线用药为:主要治疗原则是应用抑制宫缩、抗感染及促胎肺成熟药物。

（1）抑制宫缩

1）钙通道阻断剂：硝苯地平，通过平滑肌细胞膜上的钙通道抑制钙离子重吸收，抑制子宫收缩。用法：口服，首次剂量 20mg，然后 10~20mg，每日 3~4 次，根据宫缩调整。服药中应防止血压过低。

2）前列腺素抑制剂：吲哚美辛，通过抑制环氧合酶，减少花生四烯酸转化为前列腺素，从而抑制子宫收缩。主要用于妊娠 32 周前早产。用法：口服、经阴道或直肠给药，首次剂量 50~100mg，25mg 每日 4 次。孕妇会有恶心、胃酸反流、胃炎等；需要监测羊水量，监测发现胎儿动脉导管狭窄立即停药。孕妇血小板功能不良、出血性疾病、肝功能不良、胃溃疡、有对阿司匹林过敏的哮喘病史者禁用。

3）β_2 肾上腺素能受体兴奋剂：利托君（ritodrine），与子宫平滑肌细胞膜上的 β_2 肾上腺素能受体结合，使细胞内环磷酸腺苷（c—AMP）水平升高，抑制肌球蛋白轻链激酶活化，从而抑制平滑肌收缩。用法：首次剂量 50~100μg/min 静脉点滴，每 10min 增加剂量 50μg/min，至宫缩停止，最大剂量不超过 350μg/min，也可口服。对合并心脏病、重度高血压、未控制的糖尿病等患者慎用或不用。应注意孕妇主诉及心率、血压、宫缩的变化，限制静脉输液量，控制孕妇心率在 140 次/min 以下，如患者心率>120 次/min，应适当减慢滴速及药量；出现胸痛，立即停药并作心电监护，应监测血糖，注意补钾。

4）缩宫素受体拮抗剂：非一线用药，主要是阿托西班，通过竞争性结合子宫平滑肌及蜕膜的缩宫素受体，削弱兴奋子宫平滑肌的作用。用法：首次剂量为 6.75mg 静脉点滴 1min，继之 18mg/h 维持 3h，接着 6mg/h 持续 45h。价格较昂贵，副作用轻，无明确禁忌。

（2）硫酸镁：作为胎儿中枢神经系统保护剂治疗，用于产前子痫和子痫患者、<32 孕周的早产，使用时机和使用剂量尚无一致意见。硫酸镁 4.0g，30min 静脉滴完，然后以 1g/h 维持，24h 总量不超过 30g。应用前及使用过程中监测同妊娠期高血压疾病。

（3）控制感染：对于胎膜完整者不宜使用抗生素。当分娩在即而下生殖道 B 族溶血性链球菌检测阳性，应用抗生素。

（4）促胎肺成熟：所有妊娠 28~34^{+6} 周的先兆早产应当给予 1 个疗程的糖皮质激素。能降低新生儿死亡率、呼吸窘迫综合征、脑室周围出血、坏死性小肠炎的发病率，缩短新生儿入住 ICU 的时间。常用药物为：倍他米松和地塞米松，两者效果相当。倍他米松 12mg 肌内注射，次日重复 1 次；地塞米松 6mg 肌内注射，12h 重复 1 次，共 4 次。若早产临产，做不完整疗程者，也应给药。

2.产时处理与分娩方式　早产儿尤其是<32 孕周的极早产儿，有条件者应转到有救治能力的医院分娩。产程中加强胎心监护，识别胎儿窘迫，尽早处理。可用硬脊膜外阻滞麻醉分娩镇痛。没有指征不做产钳及会阴侧切。臀位特别是足先露，应根据当地早产儿治疗护理条件权衡剖宫产利弊。早产儿出生后延长 30~120s 后断脐带，可减少新生儿的输血，减少 50% 的新生儿脑室内出血。

五、预防

1.一般预防

（1）加强科普宣传：做好孕前保健，对计划妊娠者注意早产的高危因素，积极处理高危因素。妊娠间隔时间>半年，避免低龄（<17 岁）或高龄（>35 岁）怀孕；避免多胎、体质量过低妊娠;营养均衡;戒烟、酒;控制原发疾病如高血压、糖尿病、甲状腺功能亢进、红斑狼疮等;停止服用可能致畸的药物。

(2)重视孕期保健:早孕期超声检查确定胎龄及多胎妊娠,双胎应了解绒毛膜性,评估胎儿非整倍体染色体异常及部分重要器官畸形的风险。首次产检时应详细了解早产高危因素,做好孕期指导,尽可能针对性预防。

2.特殊类型孕酮的应用 预防早产的特殊类型孕酮有 3 种,微粒化孕酮胶囊、阴道孕酮凝胶、17α 羟孕酮己酸酯。适应证略有不同:

(1)有晚期流产或早产史,无早产症状者,不论宫颈长短,推荐使用 17α 羟孕酮己酸酯。

(2)有前次早产史,孕 24 周前经阴道超声 CL<25mm,可经阴道给予微粒化孕酮胶囊 200mg/d 或孕酮凝胶 90mg/d,至妊娠 34 周。

(3)无早产史,孕 24 周前经阴道超声 CL<20mm,推荐使用微粒化孕酮胶囊 200mg/d 阴道给药,或阴道孕酮凝胶 90mg/d,至妊娠 36 周。

3.宫颈环扎术 主要有经阴道完成的改良 McDonalds 术式和 Shirodkar 术式,以及经腹完成的(开放性手术或腹腔镜手术)宫颈环扎术 3 种方式。无论哪种手术,均力求环扎部位尽可能高位。改良 McDonalds 术式侵入性最小,经腹宫颈环扎术仅应用于经阴道环扎失败者。

适应证:

(1)既往有宫颈功能不全妊娠丢失史,此次妊娠 12～14 周行宫颈环扎术对预防早产有效。

(2)有前次早产或晚期流产史,此次为单胎妊娠,妊娠 24 周前 CL<25mm,无早产临产症状、绒毛膜羊膜炎、持续阴道流血、胎膜早破、胎儿窘迫、胎儿严重畸形或死胎等宫颈环扎术禁忌证,推荐使用宫颈环扎术。

对子宫发育异常、宫颈锥切术后、双胎妊娠不推荐使用宫颈环扎术,但应据孕妇情况酌情掌握。尚无证据说明孕酮联合宫颈环扎术、卧床休息、口服药物及无依据的筛查等能提高疗效。

六、小结

早产指妊娠满 28 周至不满 37 足周间或新生儿出生体质量≥1000g 分娩者。分为自发性早产和治疗性早产。表现为伴有宫颈管消失和宫口扩张的规律性宫缩。预测指标为病史及妊娠 24 周前经阴道超声测量 CL<25mm。治疗主要是防止即刻早产,完成促胎肺成熟,赢得转运时间。原则:避免两种或以上宫缩抑制剂联合使用,不宜 48h 后持续使用宫缩抑制剂。应根据孕妇及胎儿的情况权衡利弊合理选择分娩方式,重点在预防。

(杜晶)

第十节 过期妊娠

月经周期规则,妊娠达到或超过 42 周(≥294d)尚未分娩者,称过期妊娠(postterm pregnancy)。晚期足月妊娠(late—term pregnancy)指 41 周～41^{+6} 周。全美发生率占妊娠总数的 5.5%(2011 年)。晚期和过期妊娠是胎儿窘迫、胎粪吸入综合征、成熟障碍综合征、新生儿窒息、围生儿死亡及巨大儿、难产的重要原因之一。

一、原因

大多数病因不明,初产妇,既往有过期妊娠史、男性胎儿、孕妇肥胖等发生机会多。可能与下列因素有关:

1. 雌、孕激素比例失调 正常妊娠足月分娩时,雌激素增高,孕激素降低。当雌激素不能明显增高,孕激素占优势,抑制前列腺素及缩宫素作用,无法启动分娩。

2. 子宫收缩刺激反射减弱 头盆不称时胎儿先露部不能与子宫下段及宫颈密切接触,反射性子宫收缩减少。

3. 胎儿畸形 如无脑儿垂体缺如,不能产生足够促肾上腺皮质激素,胎儿肾上腺皮质萎缩,从而雌激素前身物质 16α -羟基硫酸脱氢表雄酮分泌不足,使雌激素形成减少。

4. 遗传因素 胎盘硫酸酯酶缺乏症(placental sulfatase deficiency)是一种罕见的伴性隐性遗传病,导致雌激素的产生明显减少,难以启动分娩。

二、病理变化

1. 胎盘变化 有两种类型。功能正常,形态学检查与足月妊娠胎盘相似。另一种类型是胎盘功能减退,其合成、代谢、运输等功能明显降低。检查发现:①母体面呈片状或多灶性梗死及钙化,胎儿面及胎膜被胎粪污染,呈黄绿色。②光镜下见合体细胞结节增多,绒毛间腔变窄,部分结节断裂,表面有纤维蛋白沉积。滋养层基底膜增厚,纤维素样坏死绒毛增加。③电镜下见合体细胞表面微绒毛明显减少,细胞内吞饮小泡减少,内质网空泡变。

2. 羊水 妊娠 42 周后,约 30% 孕妇的羊水量减少至 300mL 以下;羊水胎粪污染率是足月妊娠的 2～3 倍;伴有羊水过少时,胎粪污染率可高达 71%。

3. 胎儿预后与胎盘功能有关。

(1)正常生长及巨大儿:胎盘形态与功能基本正常,能维持胎儿在宫内继续生长,使出生体重增加。约 25% 胎儿的体重>4000g,其中 5.4% 胎儿的体重>4500g。

(2)成熟障碍:表现为过度成熟和羊水粪染。10%～20%并发胎儿成熟障碍综合征,与慢性胎盘功能不良致胎儿缺氧、营养耗竭有关。

三、对母儿影响

1. 对围生儿影响 除围生儿致病和死产率高外,胎儿窘迫、新生儿窒息、抽搐、胎粪吸入综合征、过熟儿综合征、低 Apgar 评分等发生率增高,新生儿重症监护病房的住院率增加,巨大儿、阴道助产、剖宫产和肩难产的风险高。

2. 对母体影响 因产程异常、产后出血、严重的会阴裂伤、感染、产后出血和及手术产率增高,产妇焦虑增加。

四、诊断

准确核实孕周,确定胎盘功能是否正常,指导产科干预。

1. 核实孕周

(1)超声检查确定孕周:目前最准确的方法,其误差仅为 3～5d。6～7 周的早孕超声检查(ultrasound dating)时:测量胎儿头臀径(The crown rump length CRL)+6.5 估计孕周。孕

16 周后至 20 周测量胎儿双顶径和股骨长度估计孕周亦比较可靠。

(2)辅助生殖者,可以根据超声检查检测排卵日计算,若排卵后≥280d 仍未分娩者,应诊断为过期妊娠。

(3)其他:妊娠最初血、尿 HCG 停经 4～5 周增高、早孕反应出现时间、胎动开始时间可以提供推算预产期的参考。

2.判断胎盘功能

(1)胎动计数:如胎动<10 次/12h 或逐日下降超过 50%,提示胎儿缺氧。

(2)胎儿电子监护仪检测:包括 NST、OCT。配合超声评估胎儿安危,每周 1～2 次,或进行 OCT,如宫缩良好,无频繁晚期减速,提示胎儿贮备力良好。

(3)超声检查:观察羊水量、胎动、胎儿呼吸运动、胎儿肌张力,其中羊水量减少是胎儿慢性缺氧的信号。如加上 NST,生物物理 5 项评分总分≤4 分提示胎儿明显缺氧。

五、处理

准确判断孕周对恰当处理至关重要,力求避免过期妊娠的发生,应当于孕 41 周实施引产,也有建议在孕 $42^0/_7$ 周至 $42^6/_7$ 周进行引产。对确诊过期妊娠者,应根据胎盘功能、胎儿大小、宫颈成熟度等综合分析,选择恰当的分娩方式。

1.引产　对确诊过期妊娠而无胎儿窘迫、无明显头盆不称等,可考虑引产。

(1)引产前促宫颈成熟(preinduction cervical ripening):引产前宫颈 Bishop 评分≤4 分,必须先行促宫颈成熟治疗。常用 PGE$_2$ 阴道制剂和宫颈扩张球囊。

(2)引产:宫颈 Bishop 评分≥7 分者,应予以缩宫素引产。对胎头已衔接者,通常用人工破膜加缩宫素静脉滴注,也有人提出剥膜引产,但有争议。不宜剥膜与破膜同时实施。

产程中最好连续胎心监测,间断吸氧。注意羊水性状,及早发现胎儿窘迫,及时处理。对羊水Ⅲ度污染者,胎头娩出后应立即清除口咽部黏液,胎儿娩出后,立即在直接喉镜指引下气管插管吸出气管内黏液,以减少胎粪吸入综合征的发生。

2.剖宫产指征　①胎盘功能不良,胎儿贮备力差,不能耐受宫缩,胎心监测持续晚期减速者。②估计胎儿体重≥4000g 且合并糖尿病者,建议剖宫产终止妊娠;估计胎儿体重≥4000g 而无糖尿病者,可阴道试产,但需放宽剖宫产指征。③合并胎位异常者。④存在妊娠合并症或并发症。⑤产时胎儿窘迫,估计短时间内不能经阴道结束分娩者。⑥引产失败或产程进展缓慢,疑有头盆不称者。

六、小结

过期妊娠是指孕达到或超过 42 周尚未分娩者。晚期足月妊娠指 41 周～41^{+6} 周者。可能与激素失调、子宫收缩反射减弱、胎儿畸形及遗传因素等有关。过期妊娠母婴并发症高。准确诊断和恰当处理重点在精确判断育龄,确定胎盘功能是否正常,指导产科干预。降低围生儿患病和死亡率,胎儿孕期监测和引产是目前主要手段,结合产力、产道及胎儿情况决定分娩方式。

(杜晶)

第十一节　死胎

妊娠 20 周后胎儿在子宫内死亡,称死胎(fetal death);胎儿在分娩过程中死亡称死产(still－birth),属死胎的一种。

一、病因

1.胎儿缺氧(fetal hypoxia)　是造成死胎最常见的原因,占死胎的一半。引起缺氧的因素有:

(1)母体因素:①微小动脉供血不足:妊娠期高血压疾病,全身小动脉痉挛,子宫胎盘血流量减少,绒毛缺血缺氧。②红细胞携氧量不足:妊娠合并重度贫血、心衰、肺心病者,红细胞携氧不足。③出血性疾病:各种因素导致的产前出血、子宫破裂、子宫局部胎盘血供障碍。④其他并发症:妊娠合并糖尿病、妊娠期肝内胆汁淤积症、孕妇的溶血性疾病、严重的感染、抗磷脂抗体综合征、多胎妊娠等。

(2)胎儿因素:严重的胎儿心血管系统功能障碍、胎儿畸形的结构异常和(或)遗传异常易发生流产和死胎。

(3)胎盘因素及脐带异常:各种引起母儿气体和营养物质交换的子宫胎盘功能不全和胎盘结构异常(胎盘早剥、前置胎盘);脐带先露、脐带脱垂、脐带缠绕及脐带打结等可使胎儿与母体的血流交换中断,导致胎儿缺氧死亡。

2.遗传因素和染色体畸变　遗传基因突变或妊娠期使用对胎儿有致畸作用的药物、接触放射线、化学毒物等可使遗传基因发生突变,致染色体畸变,最终导致胎儿死亡。

二、病理变化

1.胎体变化　胎儿死亡后皮肤脱落,呈暗红色,颅骨重叠,内脏器官变软而脆,称浸软胎(macerated fetus)。羊水吸收后,胎儿身体各脏器及组织互相压迫、干枯,称压扁胎(fetus compressus)。双胎妊娠时胎儿死亡,另一个继续妊娠,已死亡胎儿枯干似纸质,称为纸样胎(fetus papyraceus)。

2.凝血功能障碍　胎儿死亡 4 周以上,退行性变的胎盘组织释放促凝物质,激活母体凝血系统,引起弥散性血管内凝血(DIC)。

三、临床表现及诊断

1.孕妇感胎动消失,腹部不再继续长大,乳房松软变小。胎儿在宫内死亡时间愈长,分娩时易发生 DIC。

2.腹部检查,发现宫底高度小于停经月份,无胎动及胎心音。

3.超声检查可以确诊。胎动和胎心消失,若胎儿死亡已久,可见颅骨重叠、颅板塌陷、颅内结构不清,胎儿轮廓不清,胎盘肿胀。

4.新生儿尸检与胎儿附属物检查,染色体核型分析和染色体微阵列分析提供遗传诊断。

四、处理

凡确诊死胎,无论死亡时间长短均应积极处理,处理前做好与患者及家属的沟通。

1.胎儿死亡不久可直接引产,术前详细询问病史,判断是否合并易导致产后出血及产褥感染的疾病,如肝炎、血液系统疾病等,及时给予治疗。

2.胎儿死亡超过 4 周应常规检查凝血功能,包括纤维蛋白原、血小板计数、凝血酶原时间等,若纤维蛋白原$<1.5g/L$,血小板$<100\times10^9/L$,应给予肝素治疗,待凝血指标恢复正常后再实施引产,术前应备新鲜血,以防产后出血和感染。

引产方法有:①羊膜腔内注射依沙吖啶引产。②高浓度缩宫素引产:用缩宫素前可以先口服己烯雌酚 5mg 或戊酸雌二醇 3mg,每日 3 次,连用 5d,以提高子宫平滑肌对缩宫素的敏感性。③米非司酮配伍前列腺素引产:用于妊娠 28 周前,非瘢痕子宫。④妊娠 28 周前,瘢痕子宫,制订个体化引产方案。妊娠 28 周后的引产应参照相关指南实施。尽量阴道分娩,若死胎已近足月,宫口开大后可考虑给予毁胎。在引产过程中若出现先兆子宫破裂需行剖宫取胎术。必要时于产时取羊水作细菌培养及衣原体培养,胎盘娩出后应详细检查胎盘、脐带,对不明原因胎死宫内者,应争取尸检,以明确死亡原因。产后注意子宫收缩,严密观察产后出血,应用抗生素预防感染。

五、小结

死胎指妊娠 20 周后胎儿在子宫内死亡者,常见原因是母体、胎儿、胎盘及脐带等因素导致的胎儿缺氧,胎儿基因突变和染色体异常。胎儿死亡 4 周以上未排出体外可致母体凝血功能障碍。主要临床表现为孕妇自觉胎动消失,腹部不再继续长大,乳房变小,超声检查可以确诊。凡确诊死胎尚未排出者,无论胎儿死亡时间长短均应积极引产,使胎儿尽早排出,应争取尸检,查明死因,同时避免产后出血、感染等并发症。

(杜晶)

第十三章　产褥期疾病

第一节　正常产褥及哺乳

一、产褥期母体变化

(一)生殖系统的变化

1.子宫　子宫在产褥期变化大。胎盘娩出后的子宫,逐渐恢复至未孕状态的过程,称为子宫复旧。

(1)子宫体:产褥期子宫复旧的主要表现,是宫体肌纤维缩复和子宫内膜再生。①子宫体肌纤维缩复:子宫复旧不是肌细胞数目的减少,而是肌细胞的缩小。随着肌纤维不断缩复,子宫体逐渐缩小,直至产后6周,子宫恢复到正常非孕期大小。②子宫内膜的再生:胎盘从蜕膜海绵层分离排出后,子宫的胎盘附着面立即缩小至手掌大,面积仅为原来的一半。胎盘附着处全部修复需至产后6周时。若在此期间胎盘附着面内因复旧不良出现血栓脱落,可以引起晚期产后出血。

(2)子宫颈:胎盘娩出后的子宫颈,松软、壁薄,皱起如袖口,子宫颈外口呈环状。产后4周时子宫颈完全恢复至正常形态,仅因子宫颈外口分娩时发生轻度裂伤,因多在宫颈3点及9点处,使初产妇的子宫颈外口由产前的圆形(未产型),变为产后的"一"字形横裂(已产型)。

2.阴道及外阴　分娩后阴道腔扩大,阴道壁松弛及张力低,约在产后3周重新出现黏膜皱襞,但阴道于产褥期结束时尚不能完全恢复至未孕时的状态。

分娩后的外阴轻度水肿,于产后2～3日内自行消退。会阴部若有轻度撕裂,或会阴切口缝合后,均能在3～5日内愈合。处女膜在分娩时撕裂形成残缺不全的痕迹,称为处女膜痕。

3.盆底组织　盆底肌及其筋膜,因分娩过度扩张使弹性减弱,且常伴有肌纤维部分断裂。盆底及其筋膜发生严重断裂造成盆底松弛,加之产褥期过早参加体力劳动,可导致阴道壁膨出,甚至子宫脱垂。

(二)乳房的变化

乳房的变化主要是泌乳。产后呈低雌激素、高泌乳激素水平,乳汁开始分泌。

胎盘一娩出,产妇便进入以自身乳汁哺育婴儿的哺乳期。哺乳有利于生殖器官及有关器官组织更快得以恢复。初乳是指产后7日内所分泌的乳汁。初乳中含蛋白质较成熟乳多,尤其是分泌型IgA。脂肪和乳糖含量则较成熟乳少,极易消化,是新生儿早期理想的天然食物。产后7～14日所分泌的乳汁为过渡乳,产后14日以后所分泌的乳汁为成熟乳。由于多数药物可经母血渗入乳汁中,故产妇于哺乳期用药时,应考虑药物对新生儿有无不良影响。

(三)血液及循环系统的变化

妊娠期血容量增加,于产后2周～3周恢复至未孕状态。但在产后最初3日内,由于子宫收缩缩复,胎盘循环不复存在,大量血液从子宫涌入体循环,加之妊娠期过多组织间液的回吸收,使血容量增加到15％～25％。特别是产后24h内,使心脏负担加重,心脏病产妇此时极易发生心力衰竭。

（四）消化系统的变化

产后1～2日内常感到口渴,喜进流食或半流食,但食欲不佳,以后逐渐好转。胃液中盐酸分泌减少,约需1～2周恢复。胃肠肌张力及蠕动减弱,约需2周恢复。产褥期间卧床时间多,缺少运动,腹直肌及骨盆底肌松弛,加之肠蠕动减弱,容易发生便秘。

（五）泌尿系统的变化

妊娠期体内潴留的多量水分,需在产褥早期主要经肾排出,故产后最初数日的尿量增多。妊娠期发生的肾盂及输尿管生理性扩张,约需4～6周恢复正常。在分娩过程中,膀胱受压致使黏膜水肿充血及肌张力降低以及会阴伤口疼痛、不习惯卧床排尿等原因,容易发生尿潴留。

（六）内分泌系统的变化

分娩后,雌激素及孕激素水平急剧下降,至产后1周时已降至未孕时水平。不哺乳产妇通常在产后6～10周月经复潮,平均在产后10周恢复排卵。哺乳产妇的月经复潮延迟,有的在哺乳期月经一直不来潮,平均在产后4～6个月恢复排卵。产后较晚恢复月经者,首次月经来潮前多有排卵,故哺乳产妇未见月经来潮却有受孕的可能。

（七）腹壁的变化

妊娠期出现的下腹正中线色素沉着,在产褥期逐渐消退,腹壁原有的紫红色新妊娠纹,变成永久性银白色旧妊娠纹。腹壁皮肤受妊娠子宫膨胀的影响,弹力纤维断裂,腹直肌呈不同程度分离,于产后腹壁明显松弛。腹壁紧张度恢复约需6～8周。

二、产褥期的临床表现及处理

产妇会因回味产时的状况而兴奋、激动、紧张等而影响休息,产后的观察和及时而恰当的指导和处理直接影响产妇产后的康复,不可忽视。

（一）生命体征

每日两次测体温、脉搏、呼吸、血压。由于产程中的消耗和脱水,产后最初的24h内体温略升高,一般不超过38产后由于子宫胎盘血液循环停止及卧床休息等因素,脉搏略缓慢,60～70次/分;产后呼吸深慢,14～16次/分;血压比较平稳。以上体征出现异常,应积极寻找原因并处理。

（二）子宫复旧及恶露

产后应根据子宫复旧的规律,观察并记录宫底高度,以了解子宫复旧过程。测量前嘱产妇排尿并先按摩,使其收缩后再测。产褥早期由于子宫的收缩会引起下腹剧烈痛,称为产后宫缩痛。一般不需特殊处理,严重者可用针灸或止痛药物。

产后随子宫蜕膜的脱落,含有血液、坏死蜕膜组织等经阴道排出,称为恶露。恶露分为以下几种。

1.血性恶露　色鲜红,含大量的血液和少量的胎膜及坏死蜕膜组织,持续1周左右。

2.浆液性恶露　淡红色,似浆液,血量减少,含有少量血液而有较多的宫颈黏液、坏死蜕膜组织和细菌,也持续1周左右。

3.白色恶露　黏稠,色泽较白,血量更少,含大量的白细胞、退化蜕膜、表皮细胞和细菌等,可持续2～3周。

正常恶露有血腥味,但无臭味,持续约4～6周。每天应观察恶露的量、颜色及气味。若恶露量多,色红且持续时间长,应考虑子宫复旧不良,给予子宫收缩剂;若恶露有腐臭味且有子宫压痛,应考虑合并感染或胎盘胎膜残留,给予宫缩剂同时加抗生素控制感染。

（三）外阴

保持外阴清洁干燥,每日用 0.1％苯扎溴铵或 1∶5000 高锰酸钾清洗外阴 2～3 次,拭干后放消毒会阴垫。外阴水肿者可用 50％硫酸镁湿热敷,每日两次,每次 15min。会阴切开缝合者,除常规冲洗外,大便后随时冲洗,向健侧卧位,每日检查伤口周围有无红肿、硬结及分泌物。于产后 3～5 日拆线,若伤口感染,应提前拆线引流或行扩创处理。

（四）乳房

母乳营养丰富,易于消化,是婴儿最理想的食品。必须正确指导哺乳,推荐母乳喂养。于产后半小时内开始哺乳,此时乳房内乳量虽少,通过新生儿吸吮动作刺激泌乳;生后 24h 内,每 1～3h 哺乳 1 次或更多些;生后 2～7 日内是母体泌乳过程,哺乳次数应频繁些。哺乳期以 10 个月至 1 年为宜。同时应随时观察乳房大小、有无红肿、发热及硬块等。常见乳房异常有以下几种。

1.乳房胀痛 胀痛系因乳腺管不通致使乳房形成硬结,哺乳前热敷乳房,两次哺乳间冷敷乳房,减少局部充血,用电按摩器或用两手从乳房边缘向乳头中心按摩。婴儿吸吮力不够时,可借助吸奶器吸引,也可用散结通乳中药。

2.乳头皲裂 主要由于婴儿含吮不正确,或过度地在乳头上使用肥皂和乙醇等刺激物,轻者可继续哺乳。哺乳前可湿热敷乳房和乳头 3～5min,哺乳后挤出少量乳汁涂在乳头上,暂时暴露和干燥乳汁,起到修复表皮的功能;皲裂严重者,可暂时停止哺乳 24h,并将乳汁挤出喂养婴儿。

3.乳汁不足 如前所述,乳汁分泌与多种因素有关。要使产妇乳汁充足,必须保持精神愉快、睡眠充足、营养丰富,多指导产妇正确哺乳,并可用针刺或催乳中药促使乳汁分泌。

4.退奶产妇因某种原因不能授乳者 应限制进汤类食物,停止吸奶。可用己烯雌酚 5mg,每天 3 次,连服 3～5 日;皮硝 250g 捣碎后装在布袋内,分别敷于两乳房上并固定;也可用生麦芽 60～90g 煎服,每日 1 剂,连服 3 日。对已有大量乳汁分泌者,用溴隐亭 2～5mg,每日 2 次,连用 14 天,效果较好。

（五）其他

产后应给予富于营养、清淡易消化食物;24h 内应卧床休息,无异常情况者即可下床活动,但应避免长时间站立及重体力劳动,以防子宫脱垂;产后 4h 应鼓励产妇排尿,6h 未能自行排尿者应按尿潴留处理。若产后 48h 无大便,可服用缓泻剂或使用开塞露;产褥早期,出汗较多,应注意卫生及避免着凉或中暑;产后 24h 即可开始产后锻炼,帮助子宫复旧及腹肌、盆底肌和形体的恢复;产褥期严禁性交,产后 6 周应采用避孕措施,并做一次全面的母婴查体。

三、产褥期保健

（一）临床表现

1.生命体征 产妇产后体温多在正常范围内,部分产妇体温可在产后最初 24h 内略升高,一般不超过 38℃,产后 3～4d 因乳房血管、淋巴管极度充盈也可发热,体温可达 37.8～39℃,称泌乳热,一般持续数 2～16h,体温即下降,不属病态。产后脉搏略缓慢,为 60～70 次/min,与子宫胎盘循环停止及卧床休息等因素有关,约于产后 1 周恢复正常。产后腹压降低,膈肌下降,由妊娠期的胸式呼吸变为胸腹式呼吸,使呼吸深慢,14～16 次/min。

2.产后宫缩痛　在产褥早期因宫缩引起下腹部阵发性剧烈疼痛称产后宫缩痛。子宫在疼痛时呈强直性收缩,于产后1～2d出现,持续2～3d自然消失。多见于经产妇。哺乳时反射性缩宫素分泌增多,使疼痛加重。

3.乳房胀痛或皲裂　产后哺乳延迟或没有及时排空乳房,产妇可有乳房胀痛,触之有坚硬感,且疼痛重。哺乳产妇特别是初产妇在产后最初几日容易出现乳头红、裂开,有时有出血,哺乳时疼痛。

4.恶露　产后随子宫蜕膜层(特别是胎盘附着处蜕膜)脱落,故含有血液、坏死蜕膜等组织的液体经阴道排出,称恶露。恶露分为①血性恶露:色鲜红,含大量血液,量多,有时有小血块,少量胎膜及坏死蜕膜组织,持续3～4d。②浆液性恶露:色淡红,似浆液,含少量血液,但有较多的坏死蜕膜组织、宫颈黏液、阴道排液,持续10d左右。③白色恶露:黏稠,色泽较白,含大量白细胞、坏死蜕膜组织、表皮细胞,持续3周干净。正常恶露有血腥味,但无臭味,持续4～6周。

5.褥汗　产褥早期,皮肤排泄功能旺盛,排出大量汗液,以夜间睡眠和初醒时更明显,不属病态,于产后1周内自行好转。

(二)产褥期处理

1.产后2h内处理　产后2h内极易发生产后出血、子痫等严重并发症,处理好此期非常重要,连续观察阴道出血量、宫底高度、子宫收缩等;注意测量脉搏、血压;若发现宫缩乏力,应及时按摩子宫并肌内注射子宫收缩剂。同时协助产妇哺乳,促使子宫收缩。

2.尿潴留　产后5d内尿量较多,产后4h内鼓励产妇自解小便。若排尿困难,可用热水熏洗外阴或温开水冲洗尿道口,诱导排尿;也可针刺关元、气海、三阴交等穴位;必要时可给予新斯的明或加兰他敏肌内注射。如上述方法无效,应及时导尿,留置导尿管,并给予抗生素预防感染。

3.观察子宫复旧及恶露　每日测量宫底高度,并观察恶露量、颜色及气味。若子宫复旧不全,恶露量增多,持续时间延长,应及时给予子宫收缩剂。若同时合并感染,恶露量增多,持续时间长而有臭味,应在给予子宫收缩剂的同时使用抗生素,控制感染,并注意保持外阴清洁。

4.会阴处理　产后1周内,特别是会阴有伤口者,每日用1:5000的高锰酸钾或1:2000苯扎溴铵溶液冲洗或擦洗外阴,每日2～3次/d。嘱产妇向会阴切口的对侧卧。会阴切口于产后3～5d拆线。会阴部有水肿者,可用50%硫酸镁液湿热敷,或用红外线照射外阴。若伤口感染,应提前拆线引流或行扩创处理,产后在1周以上者,可用1:5000高锰酸钾温开水坐浴。如会阴切口疼痛剧烈或产妇有肛门坠胀感,应及时配合医生检查,排除阴道壁和会阴血肿。

5.乳房处理

(1)常规护理:第一次哺乳前,应将乳房、乳头用温肥皂水及温开水洗净。以后每次哺乳前均用温开水擦洗乳房及乳头。母亲要洗手。每次哺乳必须吸尽双乳,乳汁过多不能吸尽时,应将余乳挤出。

(2)哺乳时间及方法:于产后30min内开始哺乳,按需哺乳,生后24h内,每1～3h哺乳一次。哺乳时,母亲及新生儿均应选择最舒适位置,需将乳头和大部分乳晕含在新生儿口中,用一手扶托并挤压乳房,协助乳汁外溢,防止乳房堵住新生儿鼻孔。让新生儿吸空一侧乳房后,再吸吮另侧乳房。每次哺乳后,应将新生儿抱起轻拍背部 1~2min,排出胃内空气以防吐奶。哺乳期以 10 个月至 1 年为宜。乳汁确实不足时,应及时补充按比例稀释的牛奶。

(3)乳房异常:①乳胀的处理:为防止乳房胀痛,产后应尽早哺乳,哺乳前热敷、按摩乳房。两次哺乳期间冷敷、佩戴乳罩,以减少乳房充血。婴儿吸吮力不足时,可延长哺乳时间,增加哺乳次数,也可借助吸奶器吸引。若发生乳房胀痛,多因乳腺管不通致使乳房形成硬结,可服维生素片或散结通乳中药。②乳汁不足的护理:指导哺乳方法,调节饮食,可针刺穴位或服用中药。③乳头皲裂的护理:多因哺乳方法不当,轻者可继续哺乳,每次哺乳后,可涂 10% 的鱼肝油铋剂、蓖麻油糊剂或抗生素软膏;严重者停止哺乳,按时将奶挤出。

(4)退奶的护理:产妇因病不能哺乳。退奶方法有以下几种。①停止哺乳,不排空乳房,少进汤汁,佩戴合适胸罩,乳房胀痛者,可口服镇痛药,2~3 日后疼痛减轻。②生麦芽 60~90g,水煎当茶饮,1 次/d,3~5d。③芒硝 250g 分装两纱布袋内,敷于两乳房并包扎,湿硬时更换。④溴隐亭 2.5mg,2 次/d,早晚与食物共服;雌激素己烯雌酚 5~10mg,3 次/d,连服3d,必要时重复,肝功能异常者忌用。目前不首先推荐溴隐亭或雌激素退奶。

(三)产褥期保健

1.产后活动　经阴道自然分娩者,产后 5~12h 轻微活动,24h 后可下床活动。如有特殊情况,如会阴切开、剖宫产,可适当延迟起床时间。产后健身操有助于腹部和盆底肌肉的恢复及体质恢复。

2.饮食　产后初期宜进流质或清淡半流质饮食,根据产妇消化情况,以后可进普通饮食。食物以富含蛋白质、维生素、纤维素、足够热量和水分为宜。

3.产后访视及检查　为了解产妇及新生儿健康状况,产后至少要做 3 次访视。分别在产妇出院后 3d 内,产后 14d 和 28d 进行。产后健康检查是产妇产后 42d 去医院检查,检查内容包括哺乳情况、血压、妇科检查(了解子宫是否已恢复至非孕状态)、血及尿常规。

4.计划生育　产妇产褥期内禁忌性生活,恢复性生活者应避孕。产后避孕的原则是哺乳者以工具避孕为宜,不哺乳者选用药物和工具避孕均可。

四、泌乳生理

乳房为泌乳的准备经历了 3 个主要的活跃期。①乳房的发育:从胚芽期开始到孕期达顶点。②泌乳:从孕期开始生乳,分娩时增加。③维持泌乳:从产后数天开始,在存在对乳房刺激的条件下保持已建立的泌乳。

乳房的发育和泌乳需要多种激素的相互作用(表 13-1)。泌乳的开始和维持又需要下丘脑-垂体轴发挥作用(图 13-1 及图 13-2)。

表 13-1　乳房发育和泌乳中多种激素的作用

乳房的发育	泌乳	维持泌乳
雌激素	催乳素	生长激素
孕酮	雌激素↓	吸吮(催产素、催乳素)
催乳素	孕酮↓	生长激素
生长激素	胎盘生乳素↓	糖皮质激素
糖皮质激素	糖皮质激素	胰岛素
上皮生长因子	胰岛素	甲状腺素和甲状旁腺激素

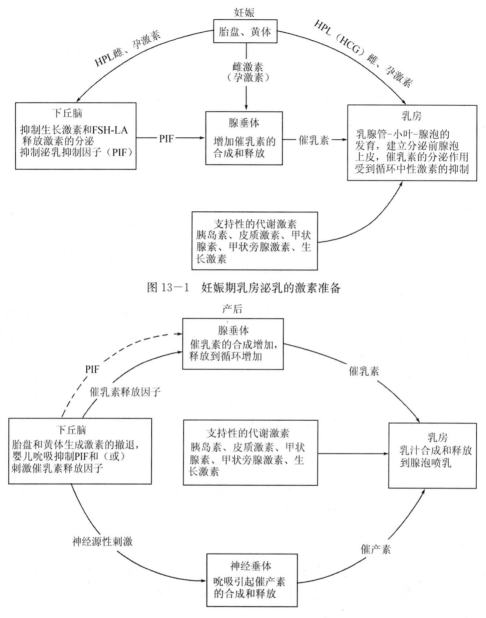

图13-1 妊娠期乳房泌乳的激素准备

图13-2 产后乳房泌乳激素准备

孕期雌激素促使腺管组织和腺泡芽生,而孕激素则促使腺泡的成熟。腺体干细胞在催乳素、生长激素、胰岛素、皮质醇和上皮生长因子的作用下,分化为分泌腺泡细胞和肌上皮细胞。催乳素是产乳的专性激素,但产乳尚需要一个低雌激素环境。虽然催乳素水平随着孕期增加而增加,但胎盘的性激素阻断催乳素所诱发的腺上皮分泌功能,提示在乳房的发育中,性激素和催乳素起协同作用,但在维持泌乳中,两者表示拮抗作用。孕激素抑制乳糖和乳清蛋白的生物合成,雌激素对催乳素所引起的泌乳作用,有直接拮抗作用。同样胎盘生乳素(HPL)通过与腺泡催乳素受体的竞争结合,对催乳素也具有拮抗作用。泌乳的过程包括两个阶段。第一阶段,从分娩前12周开始,出现乳糖,总蛋白质和免疫球蛋白明显增加和钠、氯的减少,为一个泌乳基质的收集过程。第二阶段包括血供、氧供和葡萄糖的摄入及柠檬酸盐浓度的增加。临床表现为产后2～3天时,出现大量的乳汁分泌,血α－乳清蛋白的水平达高峰。仅乳清蛋白是特殊蛋白质,它能催化乳糖的合成。在此期内,乳汁的成分出现重要改变,持续10天,而后分泌成熟乳。

随着胎盘的娩出,胎盘催乳素,雌孕激素急剧下降。胎盘催乳素在分娩后72h内即消失,孕激素在数天内下降,雌激素在5～6天间下降到基线水平。非哺乳妇女,催乳素在产后14天时达基线水平。孕激素是抑制泌乳的关键,因而有人认为血孕激素值的下降是泌乳第二阶段的触发因素。吸吮为催乳素释放提供一个持续性的刺激。吸吮刺激催乳素和催产素的分泌,此两激素为刺激人乳汁合成和乳汁喷射的代谢激素。至于催乳素值和乳量之间的关系,目前尚无一致的意见。

促使乳汁开始分泌和保持其分泌必须具备一个完整的下丘脑－垂体轴,调节催乳素和催产素水平,授乳的过程需要乳汁的合成和释放到腺小泡,再到输乳窦。如乳汁不能排空,可使毛细血管血供减少,抑制授乳的过程。没有吸吮刺激,就意味着垂体不释放催乳素,难以维持泌乳。吸吮刺激乳头和乳晕上的感觉神经末梢,由此传入神经反射弧引起下丘脑分泌和释放催乳素及催产素,下丘脑还抑制催乳素抑制因子(PIF)的分泌,使腺垂体释放催乳素。

五、母乳喂养

1989年,联合国儿童基金会(UNICEF)在有关母乳喂养的研讨会上确定了按母乳喂养的不同程度,将母乳喂养分为三大类:①全部母乳喂养,包括纯母乳喂养,指除母乳外,不给婴儿任何其他液体或固体食物;几乎纯母乳喂养,指除母乳外,还给婴儿少量维生素和水果汁,每天不超过1～2次。②部分母乳喂养,包括高比例母乳喂养,指母乳占全部婴儿食物不低于80%;中等比例母乳喂养,指全部婴儿食物中,母乳占20%～79%;低比例母乳喂养,指母乳占婴儿全部食物的比率低于20%。③象征性母乳喂养,母乳量少,几乎不能提供婴儿的需要的热量。

(一)母乳喂养的优点

母乳喂养经济,使乳母能从孕期向非孕期状态的生理过渡顺利地完成。吸吮时所产生的催产素,促进子宫收缩,减少产后出血,加速产后复旧。哺乳期的闭经,使母体内的蛋白质、铁和其他所需的营养物质得到储存,有利于产后康复和延长生育间隔。根据流行病学的调查研究,母乳喂养尚有利于预防乳腺癌和卵巢癌。

对婴儿来说,接受母乳喂养的优点更为突出。母乳易于消化,温度适宜,无细菌污染,母乳具有理想的成分和抗感染的特性。母乳喂养婴儿过敏性问题的发生率小,生长和营养适宜,不至出现人工喂养儿那样的肥胖。吸吮使婴儿与母亲多接触,有利于促进母子间的感情交流,并促进婴儿的心理发育。

(二)人乳的组成和特殊性

人乳中的糖类主要为乳糖。乳糖的来源是葡萄糖和半乳糖,后者有来自葡萄糖－6－磷酸盐(06－P－D),α－乳清蛋白为乳糖的催化剂。在孕期,此调节酶受到孕激素的抑制。胎盘娩出后,雌孕激素下降,催乳素上升,α－乳清蛋白的合成增加,产生大量的乳糖及时地满足新生儿的营养需要。

1.脂肪 脂肪是在内质网内合成。腺细胞可合成短链脂肪酸,长链脂肪酸来自血浆。人乳中的脂肪超过98%为三酰甘油的脂肪酸。三酰甘油主要来自血浆和在细胞内由葡萄糖氧化而合成。催乳素、胰岛素促进腺细胞葡萄糖的摄入,并刺激三酰甘油的合成。澳大利亚学者通过对乳母接受不同量胆固醇膳食的观察,发现胆固醇低的膳食仅使乳母血胆固醇降低,而不影响血中三酰甘油的量。乳汁中的胆固醇含量,并不因不同膳食的组合而异。

2.蛋白质 乳汁中绝大部分的蛋白质来源于血浆中的氨基酸,由乳腺分泌细胞分泌入乳汁。胰岛素和皮质激素刺激蛋白和乳腺酶的合成。营养良好的乳母,其乳汁中蛋白质的含量正常值为 $0.8\sim0.9g/100mL$,营养不良乳母的乳之中,蛋白质的含量与正常值相差不大。增加膳食中的蛋白质,可增加泌乳量,但不增加其蛋白质含量。持续哺乳 20 个月的乳母,其泌乳量略减少而乳的质量不变。随着婴儿体重的增加和乳母乳量的减少,婴儿所得有效的总蛋白由每日 $2.2g/kg$ 体重下降到 $0.45g/kg$,提示 1 岁后的幼儿需要添加蛋白质。

3.电解质 钠、钾、氯化物、镁、钙、磷酸盐、硫酸和柠檬酸盐等都以双方向通过腺细胞膜。人乳中的钙含量一般是稳定的,即使乳母钙的摄入不足,但通过动用母体骨骼组织中的钙可维持钙的稳定性。不论乳儿是否有佝偻病的表现,从母乳中所摄入的乳钙含量相同。乳母每日膳食中应供应 $1200\sim2000mg$ 钙才能满足需要而不至于在哺乳 6 周内动用骨骼钙。乳碘水平随乳母膳食中含碘量而异,而且乳碘浓度高于血碘水平。其他无机盐,如钠、镁、磷、铁、锌和铜在人乳中的含量均不受乳母膳食总量的增减的影响。

4.水分 水分也双方向通过腺细胞膜,其通向取决于细胞内葡萄糖的浓度。当乳母感到口渴时,应自然地增加水分的摄入,此时如限制水分,首先出现的是乳母尿量的减少而并非泌乳量的减少。不同于其他哺乳动物的乳汁,人乳的单价离子浓度低而乳糖浓度高。

5.维生素 水溶性维生素容易经血清进入乳汁中,因而人乳中的水溶性维生素,如维生素 B_1、B_2、B_{12}、尼可酸和泛酸的水平随着乳母膳食的改变而升或降。维生素 C 虽属于水溶性,但它在人乳中的浓度,与乳母所摄入的维生素 C 量并不密切相关,即使乳母摄入 10 倍的维生素 C 剂量,乳汁中浓度并未发现有相应的增加,而尿中排泄却和摄入量相关,提示乳房组织有一个饱和界限。

6.脂溶性物质 乳汁中的脂溶性物质经脂肪转运,其浓度不易为膳食的改变而得到改变,如维生素 A、D 储藏于组织中,补充膳食所造成的影响,难以测定。往往在组织中的储藏达到一定水平后,方可影响乳汁中的浓度。但在营养不良的妇女中,增加膳食中的维生素 A,乳汁中的维生素 A 浓度亦增加。

7.酶 人乳中含有多种酶,如淀粉酶、过氧化氢酶、过氧化物酶、脂酶、黄嘌呤氧化酶、碱性和酸性磷酸酶,其中最重要的为脂酶,可起到分解三酰甘油的作用。人乳各种组成部分的分布为糖类(乳糖)7%,脂肪 3%~5%,蛋白质 0.9%,矿物质 0.1%。组成部分的比例不受种族、年龄或产次的影响。人乳中内容物的变化,一般认为可分为 3 期:即初乳、过渡乳和成熟乳。在这 3 期中,乳汁成分相对有一些变化,对出生后婴儿的生理性需要具有重要意义。初乳指产后 7 天内所分泌的乳汁,由于含有 β 胡萝卜素而呈黄色。初乳中的蛋白质,脂溶性维生素和矿物质的含量均高于成熟乳,并有高蛋白、低脂肪和低乳糖的特点,还含有丰富的免疫球蛋白,特别是分泌型 IgA(SIgA)。初乳还含有大量的抗体,对产道的细菌和病毒具有防御作用。过渡乳是产后 7~14 天间所分泌的乳汁,其免疫球蛋白和总蛋白的含量减少而乳糖、脂肪和总热量增加,水溶性维生素增加而脂溶性维生素减少。产后 14 天以后的乳汁称为成熟乳。在绝大多数的哺乳类动物中水分为乳汁中的重要部分,其他成分均溶解、弥散或混悬于水分中。

（三）人乳量的变化

最近的研究表明新生儿有食欲控制的功能，最终根据婴儿的需要调节乳量。当婴儿停止吸吮时，乳房内尚剩有 10%～30% 的乳总量。出生 6 天后的婴儿已具有表达饱享感的能力。如在第二侧乳房哺喂时，其摄入量通常显著地少于第一侧。摄入量的和摄入量中等的婴儿，哺喂后所剩余的乳量相仿，提示产乳量的调节取决于婴儿的需要，而非产乳量控制婴儿的摄入。

（四）人乳的特殊性能

最近的研究结果均支持人乳的成分是无法为其他营养源所替代。临床营养学家认为人乳是新生儿最理想的食品，因人乳具有的独特的双重作用：①其营养素具有典型作用，如提供辅酶因子、能量或组成结构的底质。②具有复杂的功能作用组成部分，提供婴儿生长需要。人乳中存在所有的主要有机营养素成分。蛋白质提供生长所需要的氨基酸，以多肽形式存在，有助于消化、防御和其他功能。脂肪除提供热能外，尚有些抗病毒作用。糖类提供能量，亦可能加强矿物质的吸收，调剂细菌的生长和防止某些细菌吸附于呼吸道和肠道的上皮细胞。人乳的主要成分及特殊性能，分别叙述如下。

1. 蛋白质的营养和功能特性　成熟乳的蛋白质含量约为 0.8%～0.9%。随着哺乳时间的延长，蛋白质浓度有所改变。产后 2 周时，蛋白质浓度约为 1.3%，第 2 个月末卜降到 0.9%。非蛋白氮的浓度亦降低但下降的幅度低于蛋白质。人乳中目前共测得游离氨基酸 18 种，以牛磺酸和谷氨酸、谷氨酰胺等最丰富。构成蛋白质的氨基酸 17 种，以谷氨酸、谷氨酰胺和亮氨酸及门冬氨酸最丰富。谷氨酰胺为条件必需氨基酸，是核苷酸（ATP、嘌呤、嘧啶）和其他氨基酸合成的前质，是快速分化细胞的能源，有特殊营养，特别对小肠黏膜的生长、防御等有主要作用。

2. 脂肪的营养和功能特性　人乳中的总脂肪成分约占 3.5%。在哺乳的最初几个月中，脂肪的含量保持相当稳定。脂肪所提供的热量为人乳热量的 50%。乳母的膳食决定其乳汁中的脂肪组成。

当乳母的热量至少 30%～40% 来自脂肪时，其乳汁的脂肪来自血中的三酰甘油；当膳食热量不足时，乳汁的脂肪组成即反应乳母的储备脂肪组织。足月儿的脂肪吸收系数为 95%，极低体重儿通常为 80% 或更少些。

人乳中的三酰甘油具有独特的脂肪酸分布，能补充胰脂酶对某些脂肪酸的水解作用。早产儿和足月儿母乳中各脂肪酸的绝对含量逐渐增加，初乳中总不饱和脂肪酸百分含量较高。足月儿母乳中 AA、DHA、亚油酸、亚麻酸初乳中高，6 个月逐渐下降（酶逐步成熟的适应）。早产儿母乳中 AA 是足月儿母乳的 1.5 倍，早产儿母乳中 DHA 是足月儿母乳的 2 倍，越早产，越要鼓励生母母乳喂养。

3. 糖类　乳糖是人乳中的主要糖类，提供 50% 的热能。乳糖几乎仅存在于乳汁中，是决定婴儿胃肠道菌群的一个主要因素。人乳还含有丰富的糖类，包括微量葡萄糖、低聚糖、糖脂、糖蛋白和核苷糖，这些糖类部分参与调整肠道菌丛，促使双歧杆菌的生长，从而限制其他细菌的生长。其所形成的共栖菌丛占据为数有限的结合点，使之不为致病菌所占，起到一个保护作用。国际上在母乳中已分离 100 多种低聚糖，是母乳中含量仅次于乳糖和脂肪的固体成分。在初乳中占 22g/L，成熟乳中占 12g/L。低聚糖作用于小肠上皮细胞刷状缘；合成糖蛋白和糖脂；经尿液排出体外。在结肠菌群正常的作用下生成短链脂肪酸，保持肠道内低 pH，有利于双歧杆菌和乳酸杆菌的生长;为肠道致病菌的可溶性受体,对肠道致病菌产生的毒素起直接抑制作用;可与外来抗原竞争肠细胞上的受体。

(五)哺乳期的营养

哺乳是生育周期的结束。在孕期,不但乳房已为泌乳做准备,而且母体亦储备了额外的营养素和热能。泌乳量、乳中蛋白质含量和钙含量与乳母营养状况和膳食无相关性。氨基酸中赖氨酸和蛋氨酸,某些脂肪酸和水溶性维生素的含量,随着乳母的摄食而异。钙、无机物质和脂溶性维生素的储存需要补充。营养不良的乳母在膳食中进行补充,能改善其乳量和质。一个不需要过多补充额外营养素的平衡膳食对保证良好泌乳既符合生理情况,也最经济。

有些孕产妇具有诱发营养不良的高危因素,包括:①体重或身高状况和孕期的体重增加代表着营养的储存。②哺乳期热量摄入是指可反映体重的下降率。③膳食的营养质量。④吸烟、嗜酒和滥用咖啡因。⑤内科并发症,如贫血或任何影响营养素的消化、吸收和利用的内科疾病。例如超体重(>135%的标准范围)、低体重(<90%标准范围);孕期体重增加不足(正常体重妇女孕期体重增加少于 11.35kg,低体重妇女少于 12.71kg);产乳期体重下降加速,如产后 1 个月时体重下降超过 9.0kg;贫血,产后 6 周内血红蛋白 110g/L,红细胞比容0.33等。

六、哺乳期的用药问题

随着人们对母乳喂养认识的提高和母乳喂养日益普遍,对乳母用药应加以重视。药物可以:①刺激或抑制泌乳。②改变乳汁的成分。③进入人乳损害婴儿。据有关乳母用药的资料,绝大多数的药物在乳母服用后,都在某种程度上从人乳中排泄,但量很少,约占乳母用药量的 1%～2%。对于药物在人乳中的影响问题,可以从乳母和婴儿药物动力学方面评估。

(一)新生儿和婴儿的药物动力学

新生儿和婴儿,自母乳所摄入的药物的重要性由下列因素决定:①母乳中所含的药量。②药物经婴儿肠道的生物效力。③新生儿中药物与蛋白结合的功能,药物的半衰期,代谢,分布量和排泄。④婴儿的受体对药物的敏感性和耐受性。

(二)药物的母乳中的运送

影响药物进入母乳的因素,见表 13-2。

表 13-2　影响药物进入母乳的因素

1.药物

给药途径:口服、肌内或静脉注射

吸收率

半衰期或血浆高峰值时间

离解常数

分布量

2.分子质量大小

3.离子化程度

4.基质的 pH

5.溶解性

水溶

脂溶

6.蛋白结合血:浆蛋白结合>乳蛋白

母乳中的药物浓度,取决于母体血浆中游离药物的浓度,而游离药物的浓度又取决于药物的剂量、吸收、组织分布、蛋白结合、代谢和排泄。通常认为生物效力高,蛋白结合低,分布量少和半衰期长的药物,具有较大的向乳汁排泄的倾向。在向母乳运送的过程中,药物的物理化学性能又起到重要的作用,非离子化药物易通过乳腺泡上皮的基膜板,因而在人乳中的含量大于离子化的化合物。人乳的 PH 在 6.8～7.3 之间,平均为 7.0。母血浆 pH 则为 7.4,因而由血浆排泄到人乳的药物量取决于药物的 pH。弱酸性的药物,在母血浆中离子化程度高,蛋白结合更广泛,不易进入人乳,因而母血浆中的药物浓度高于母乳。相反,弱碱性药物在母血浆中非离子化程度高,易进入母乳,因而在母乳和血浆中的浓度相仿,或前者的浓度可高些。离子化程度又随着血浆和人乳的 PH 变异而改变,如 pH 下降,弱碱性药物更趋向于离子化而使人乳中的离子成分增加。相对分子质量大的药物,例如胰岛素,肝素等,不进入母乳。此外,乳房中的血的流速,产乳功能,催乳素分泌的变化都是影响人乳中药物浓度的重要因素。

药物的乳/血浆(M/P)为母乳与同时期母血浆中的药物浓度之比,为一个常数。可估量婴儿每日或每次摄入的药量。因计算时未将不同时间母乳的药物浓度,给药时间,药物的分布,代谢和乳量的改变,蛋白质和脂肪成分等变化因素全面考虑,在大部分情况下,M/P 值有相应的差异。例如多次给药的 M/P 值高于一次性给药;M/P 值大于 1 的药物变异较 M/P 值小于 1 者为大。目前认为人乳中药物排泄的数据仍有一定的参考价值,但必须加以更详细的分析解释(表 13－3)。

表 13－3　药物的乳/血浆浓度比(M/P)的预测

药物的成分	M/P 值
高脂溶性药物	一1
小相对分子质量水溶性药物,相对分子质量小于 200	一1
弱酸性	≤1
弱碱性	≥1
主动运送的药物	>1

(三)药物对哺乳婴儿的影响

乳母用药对婴儿的影响取决于婴儿所吸收入血液循环的药物量,每次哺乳婴儿所吸收的药物量又受到母乳中药物在肠道中的生物有效度、肝脏的解毒和结合、泌尿道及肠道的排泄等因素的影响。如新生儿出生 7 天内,胃酸量少,使那些在酸性环境下不稳定的药物,如青霉素、氨苄西林等吸收量增加。婴儿出生时的胎龄具有重要意义,胎龄越小,对药物的耐受性越差。不仅是因体内脏器系统的发育不成熟,尚有体内组织成分的差异。如出生时蛋白质占体重的 12％,但能应用于结合的蛋白质绝对值不一,婴儿越小,其蛋白质的绝对量越少。一个出生体重为 1000g 的婴儿,其体脂肪占 3％;而出生体重为 3500g 的足月儿,体脂肪占 12％。因而高脂溶性药物易在前者的脑内沉积。低体重早产儿相对地缺乏血浆蛋白结合点,致使循环中存在有更多的游离活性物质。婴儿肾脏发育不成熟和肾廓清功能效率低,诸此因素均可造成药物的累积。对于脂溶性药物,乳中的脂肪成分是一个重要的变异因素。虽然每 24h 内母乳的总脂肪量是相仿的,但不同时期的乳内脂肪量不同。晨间的每次哺乳总脂肪量低,中午时达高峰,傍晚又下降。每次哺乳时,前乳汁的含脂肪量仅是后乳汁的 1/5～1/4。

为了尽量减少乳母用药对婴儿的影响,提出:①不应使用长效剂型,此类药物需肝脏解毒,使婴儿排泄产生困难,造成药物累积。②适当地安排服药时间,使进入母乳的药量减少到最低限度,为此需清查药物的吸收率和血浓度最高峰。最安全的是哺乳后即应服药。③观察婴儿有无异常症状,如哺乳行为、睡眠的改变、烦躁、皮疹等。④如可能,选择应用进入母乳量最小的药物。

(杜晶)

第二节　产褥感染

产褥感染是指分娩及产褥期生殖道受病原体侵袭,引起局部或全身的感染,又称产褥热。发病率为 1‰～8‰,目前,仍然是我国孕产妇死亡的四大原因之一。产褥病率是指分娩 24h 以后的 10d 内,每日口表测体温 4 次,有 2 次不低于 38℃者。产褥病率的主要病因是产褥感染,但也包括其他疾病如乳腺炎、上呼吸道感染、泌尿系感染等。

一、病因

(一)感染来源

1.外来感染　由外界病原菌进入生殖道所引起。产褥感染患者的恶露,被污染的衣物、用具、各种手术器械、物品等均可造成感染。分娩期多次肛门检查或阴道检查、临近预产期性生活、盆浴或不洁卫生习惯等因素,亦可造成外界病原菌侵入生殖道引起感染。

2.自身感染　由产妇体内原有的细菌引起。正常孕妇生殖道或其他部位寄生的病原体,多数并不致病,产后由于机体抵抗力下降,阴道内环境改变,使原有的条件致病菌可能会致病。近年研究表明,自身感染比外来感染更重要,不但导致产褥感染,还可通过胎盘、胎膜、羊水间接感染胎儿,导致流产、早产、胎儿发育不良、胎膜早破、死胎等。

(二)感染的诱困

分娩降低或破坏了女性生殖道的防御功能和自净作用,有利于病原体的入侵、繁殖而发病。如产妇贫血、营养不良、慢性疾病、近预产期性交、胎膜早破、产前产后出血、产科手术操作、产程延长、合并阴道炎、细菌性阴道病及宫颈炎等,均可成为产褥感染的诱因。病情的轻重取决于病原体的种类、数量、毒力及机体防御能力。

(三)病原体种类

产褥感染的病原体种类繁多,孕期及产褥期阴道内的生态环境复杂,存在大量需氧菌、厌氧菌、真菌、衣原体及支原体,以厌氧菌为主。非致病菌在特定的环境下可致病。

1.需氧性链球菌　需氧性链球菌是外源性感染的主要致病菌,以 B 族溶血链球菌致病性最强,可产生外毒素与溶组织酶,因此其毒力、播散力均较强,可引起严重感染。其临床特点为发热早,体温超过 38℃,伴有寒战、脉速、腹胀、子宫复旧不良、子宫或附件区压痛等,甚至引发败血症。

2.埃希菌属　大肠埃希菌和变形杆菌是产褥感染常见的病原菌,也是引起菌血症和感染性休克最常见的病原菌。大肠埃希菌寄生在会阴、阴道、尿道口周围,可于产褥期迅速繁殖而致病。

3.葡萄球菌　主要致病菌是金黄色葡萄球菌和表皮葡萄球菌。金黄色葡萄球菌多为外源性感染,很容易引起严重的伤口感染,表皮葡萄球菌存在于阴道菌群中,引起感染较轻。

4.厌氧性链球菌　存在于正常阴道中,当产道损伤、组织缺氧时,该菌迅速繁殖,常与大肠埃希菌混合感染,产生大量脓液并发出恶臭。以消化性链球菌和消化球菌最常见。

5.厌氧类杆菌属 厌氧类杆菌为一组厌氧的革兰阴性杆菌,此类菌有加速血液凝固的特点,可引起感染局部及邻近部位的血栓性静脉炎。

6.其他 支原体、衣原体、梭状芽胞杆菌、淋球菌等均可导致产褥感染。

二、病理及临床表现

(一)急性外阴、阴道、宫颈炎

分娩时由于会阴部损伤或手术产导致感染,表现为局部红肿、触痛、硬结,缝线陷于肿胀组织中,针孔流脓,拆线后伤口部分或全部裂开。多在产后4～7d发生。阴道感染多发生在阴道裂伤或挫伤后,表现为阴道局部疼痛、黏膜充血、水肿或有溃疡,严重者日后可形成阴道粘连、瘢痕狭窄。急性宫颈炎往往由于宫颈裂伤引起,细菌可沿淋巴上行引起继发盆腔结缔组织炎。

(二)急性子宫内膜炎、子宫肌炎

病原体经胎盘剥离面侵入,扩散到蜕膜层,称子宫内膜炎,侵及子宫肌层,称子宫肌炎。两者常同时存在。多在产后3～4d发病。根据临床表现可分为轻重两种情况。轻者表现为低热,体温不超过38℃,恶露量多浑浊,有臭味,下腹疼痛及压痛,如能及时治疗,内膜数日修复。重者表现为寒战、高热、头痛、脉速、白细胞增高,而子宫内膜反应轻,往往局部体征不明显,易误诊。

(三)急性盆腔结缔组织炎、输卵管炎

病原体沿子宫、宫旁淋巴或血行达宫旁组织、输卵管,出现急性炎症反应,形成炎症包块;若侵及整个盆腔,可形成"冰冻骨盆"。也可因宫颈、阴道深度裂伤后感染直接蔓延引起。产妇表现为高热不退伴寒战,食欲缺乏,肛门坠胀,子宫复旧不良,子宫两侧增厚,压痛明显,有局部脓肿形成时,双合诊或肛检可触及包块。

(四)急性盆腔腹膜炎及弥漫性腹膜炎

炎症继续发展,扩散至子宫浆膜,形成盆腔腹膜炎。患者病情重,可出现全身中毒症状、畏寒、高热(体温可持续40℃左右)、恶心、呕吐及腹胀,全腹疼痛。检查时腹部有明显压痛、反跳痛。因腹膜表面有渗出的纤维素覆盖,易引起腹膜、大网膜、肠管之间互相粘连,炎性渗出物化脓积聚在直肠陷凹内,形成盆腔脓肿,若波及肠管及膀胱时,可出现腹泻、里急后重与排尿困难,急性期治疗不彻底可发展为慢性盆腔炎。

(五)血栓性静脉炎

厌氧性链球菌和类杆菌是常见的致病菌。常见盆腔内血栓性静脉炎及下肢血栓性静脉炎两大类。前者来源于胎盘剥离面感染,可累及卵巢静脉、子宫静脉、髂内静脉、髂总静脉、下腔静脉及阴道静脉,以卵巢静脉最常见。多为单侧性。多数在产后1～2周发病,出现寒战、高热,呈弛张热,持续数周,不易与盆腔结缔组织炎相鉴别。下肢血栓性静脉炎,常起源于盆腔静脉炎或周围结缔组织炎,多累及股静脉、大隐静脉,常发生在产后2～3周,全身反应轻,患者自觉患肢疼痛难忍,受累静脉呈条索状,触痛明显,由于下肢静脉回流受阻,致使患肢肿胀发硬,皮肤发白。习称"股白肿"。下肢血栓性静脉炎病程持续较久,肿胀消退很慢。

(六)脓毒血症及败血症

当感染血栓脱落进入血液循环可引起脓毒血症。在身体各处如肺、脑、肾等处形成脓肿

或肺栓塞而致死。若细菌大量进入血液循环并繁殖形成败血症,常继发于宫旁结缔组织炎和盆腔腹膜炎后。临床表现寒战、高热、谵妄、昏迷和抽搐,抢救不及时可发生中毒性休克而危及生命。

三、诊断与鉴别诊断

(一)病史

详细询问病史及分娩经过对产后发热者排除引起产褥病率的其他疾病。

(二)体格检查

注意体温、脉搏、呼吸、血压,并注意全身各系统检查。局部检查需注意腹部、外阴、阴道、宫颈等伤口情况;恶露的量、性质及气味;双合诊或三合诊有时可触到增粗的输卵管或盆腔包块。

(三)辅助检查

做血、尿常规化验,测血清急性期反应物质中的 C 反应蛋白,有助于早期诊断感染。B 型超声检查、彩色多普勒、电子计算机 X 线断层照相术(CT)、磁共振成像(MIR)等检测手段能对产褥感染形成的包块、脓肿及静脉血栓做出定位及定性诊断。

(四)确定病原体

病原体的鉴定对产褥感染诊断与治疗非常重要。方法有:病原体培养,确定病原体种类,并做药物敏感试验。分泌物涂片检查、病原体抗原和特异抗体检测。

主要与上呼吸道感染、急性乳腺炎、泌尿系感染等相鉴别。

四、预防

加强孕期卫生宣教,做好孕期保健,加强营养,增强体质,预防及纠正贫血,产前 2 个月避免性生活及盆浴。及时治疗外阴阴道炎及宫颈炎,避免胎膜早破、滞产。分娩期,正确处理产程,严格无菌操作,防止产道损伤和产后出血。产褥期严禁性生活,10d 内不坐浴,对可能发生产褥感染者,应给予抗生素预防感染。

五、治疗

(一)一般治疗

半卧位以利引流及炎症局限在盆腔内。下肢血栓静脉炎者要抬高患肢。加强营养,增强全身抵抗力。纠正贫血、低蛋白血症和电解质紊乱。贫血者应输新鲜血。高热时给予物理降温。伤口疼痛可给止痛药。

(二)局部治疗

腹部、会阴、阴道伤口感染时,可局部理疗。如有化脓,应及早拆线,换药引流,经处理后可尽早行修补术;有胎盘胎膜残留要抗感染同时及时清除宫腔残留物;有盆腔脓肿形成者,可根据脓肿部位,选择经腔或经阴道后穹隆切开引流。严重感染者,可考虑子宫切除术。

(三)抗生素的应用

最好根据细菌培养及药物敏感试验结果选择广谱高效抗生素。临床上往往要在培养结果出来之前及早开始应用,因产褥感染多为需氧菌和厌氧菌混合感染,故应选用对两者有效的药物联合应用。一般常用青霉素类药物与氨基糖苷类或硝咪唑类药物联合应用为首选。

注意用药量一定要足,对重症产褥感染者,可短时加用可的松类药物。若经 3～4d 治疗效果不明显或病情加重,可根据细菌培养的药敏试验而改用抗生素。常选用的抗生素如下。

1.青霉素类药物 青霉素是高效广谱抗生素。可选用青霉素 800 万～1000 万 U/d,分 2 次静脉滴注。或氨苄西林 1～2g/4h,每日总量 6～12g 静脉注射或静脉滴注。

2.氨基糖苷类抗生素 对大多数革兰阴性杆菌有效,对厌氧菌无效。常用庆大霉素 16 万～24 万 U/d,分 2 次肌内注或静脉滴注;阿米卡星(丁胺卡那)400～800mg/d 静脉滴注或分 2 次肌内注射。

3.硝咪唑类药物 对所有厌氧菌都起杀菌作用。常用剂量甲硝唑注射液 100mL(500mg)静脉滴注,1～2 次/d。替硝唑注射液 400～800mg 静脉滴注,1～2 次/d。本类药哺乳期妇女慎用。

4.头孢菌素类药物 抗菌谱包括革兰阳性及阴性细菌。如头孢曲松(头孢三嗪)每次 1～2g 静脉滴注,2 次/d;或头孢噻肟(凯福隆),每次 1～2g,2 次/d,静脉滴注或静脉注射;头孢西丁,每日 4～12g,分次静脉滴注;头孢替坦,每次 1～2g,4 次/d,静脉滴注。

5.克林霉素 每次 0.6g,3 次/d,静脉滴注。

(四)促进子宫复旧治疗

可用缩宫素、生化汤口服液(丸)、益母草等药物。

(五)血栓性静脉炎的处理

在应用大量抗生素治疗后体温仍持续不降同时,慎重加用肝素治疗。每 6h 静脉滴注肝素 50mg,24～48h 后体温即可下降,肝素需持续应用 10d。如肝素治疗无效,则需进一步检查有无脓肿存在。亦可应用右旋糖酐—40 及香丹注射液等药物抗凝、活血化瘀治疗。对"股白肿"应抬高下肢、热敷止痛。

(杜晶)

第三节 产褥期抑郁症

产褥期抑郁症是指产妇在产褥期内出现抑郁症状,是产褥期精神综合征中最常见的一种类型。多在产后 2 周出现症状。有关其发病率,国内资料极少,国外报道发生率高达 30%。

一、病因与发病因素

(一)病因

主要有神经内分泌和精神因素两方面。妊娠后期体内雌激素、孕激素显著提高,皮质类固醇、甲状腺素不同程度增加。分娩后上述激素迅速撤退,致脑组织和内外分泌系统的儿茶酚胺减少,影响高级脑活动。产妇经过妊娠分娩,身体疲惫、精神紧张,神经系统机能状态不佳,进一步促进内分泌机能状态的不稳定。

(二)发病因素

妊娠患有内科合并症及并发症的孕产妇,如甲状腺功能减退症、糖尿病、先兆子痫等;产前诊断有异常或有不良妊娠分娩史,担心胎儿安危而出现焦虑或压抑情绪;高龄或小于 18 岁的孕产妇;过去有抑郁型精神病,产后复发率约 30%;产前已有抑郁者与产后抑郁发生有显著的相关性,早产的产妇发病率高。

（三）临床表现

易激惹、恐怖、焦虑、沮丧和对自身及婴儿健康过度担忧,常失去生活自理及照料婴儿的能力,有时还会陷入错乱或嗜睡状态。

二、诊断

产褥期抑郁症至今尚无统一的诊断标准。美国精神学会(1994)在《精神疾病的诊断与统计手册》一书中,制定了产褥期抑郁症的诊断标准。

(1)在产后 2 周内出现下列 5 条或 5 条以上的症状,必须具备①②两条:①情绪抑郁。②对多数或全部活动明显缺乏兴趣或愉悦。③体重显著下降或增加;④失眠或睡眠过度。⑤精神运动性兴奋或阻滞。⑥疲劳或乏力。⑦遇事皆感毫无意义或自罪感。⑧思维力减退或注意力溃散。⑨反复出现死亡想法。

(2)在产后 4 周内发病。

三、治疗

包括心理治疗及药物治疗。

（一）心理治疗

通过心理咨询,解除焦虑不安等致病的心理因素。对产褥期妇女多加关心和照顾,尽量调整好家庭关系,保证休息与足够睡眠。

（二）药物治疗

应用抗抑郁症药,主要是选择 5-羟色胺再吸收抑制剂、三环类抗抑郁药等。如帕罗西汀开始剂量为 20mg/d,逐渐增至 50mg/d 口服;舍曲林开始剂量为 50mg/d,逐渐增至 200mg/d 口服;氟西汀开始剂量为 20mg/d,逐渐增至 80mg/d 口服;阿米替林开始剂量为 50mg/d,逐渐增至 150mg/d 口服等。上述药物不进入乳汁中,可用于治疗产褥期抑郁症。

四、预后

产褥期抑制症预后良好。约 70%患者于 1 年内治愈,仅极少数患者持续 1 年以上。再次妊娠复发率约 20%;其第二代的认知能力可受一定的影响。

（杜晶）

第四节　产褥中暑

产褥中暑是指在产褥期因高温环境中,体内余热不能及时散发引起中枢性体温调节功能障碍的急性热病。

一、临床表现及诊断

（一）中暑先兆

起初出现口渴、多汗、心悸、恶心、胸闷、四肢无力等先驱症状,体温正常或稍高,若及时移至通风处,减少衣着,补充盐和水分,症状可很快消失。

（二）轻度中暑

先兆症状未及时处理，病情发展可出现面色潮红、胸闷、脉搏增快、呼吸急促、口渴，痱子布满全身，体温升高达 38.5℃ 以上。

（三）重度中暑

产妇体温高达 41～42℃，可出现谵妄、抽搐、昏迷。面色苍白，呼吸急促，脉搏细数，血压下降，皮肤干燥无汗，瞳孔缩小，反射减弱。若不及时抢救，数小时内可因呼吸、循环衰竭而死亡。本症多发生于炎热季节，产妇居室不通风，衣着过多，结合典型临床表现不难做出诊断。应注意与产褥感染、败血症和产后子痫鉴别。

二、治疗

1.患者置于阴凉，通风处。

2.降温处理　物理降温或药物降温，已发生循环衰竭者慎用物理降温，药物降温可用 4℃ 葡萄精盐水 1000～1500mL 静脉滴注，1～2h 滴完，4～6h 可重复一次，体温降至 38℃ 时停止降温处理。

3.积极纠正水、电解质紊乱　24h 补液量控制在 2000～3000mL 之间，并注意补钾、钠盐用地西泮、硫酸镁等抗惊厥、解痉。心力衰竭时用毛花苷丙等。呼吸衰竭用尼可刹米、洛贝林对症处理。

（杜晶）

第十四章 妊娠合并症

第一节 妊娠合并特发性高血压

特发性高血压或慢性高血压合并妊娠是指在妊娠前即有高血压病［血压大于 18.7/12.0kPa(140/90mmHg)］史,在妊娠第 20 周前出现高血压也属特发性高血压或慢性高血压合并妊娠范围。有许多疾病可使孕妇并发高血压,如肾脏病变、系统性红斑狼疮等;但亦有不少孕妇屡次妊娠均有高血压,而在妊娠间歇期血压正常,不少学者称这类复发性疾病为隐性高血压性血管病。大多数慢性高血压性血管患者的唯一突出症状为高血压,年龄较大孕妇才可能出现继发性病变,包括高血压性心脏病、动脉硬化性肾病及视网膜出血与渗出。

慢性高血压孕妇最常面临的危险是并发妊娠高血压综合征(妊娠期高血压病),出现这类并发症的诊断标准是:在妊娠晚期有以下三项症状中两项者,①收缩压上升大于 4.0kPa(30mmHg)或舒张压上升大于 2.0kPa(15mmHg)。②出现尿蛋白。③休息后水肿不消失。

一、对妊娠的影响

慢性高血压合并妊娠并发妊娠期高血压病者的早产发生率较一般早产发病率高 8.6 倍,胎盘早剥发生率升高 13 倍,产后出血率也明显升高。产妇死亡危险性增大,死亡的常见原因为:脑出血、产前子痫、胎盘早剥及 DIC。

二、对围生儿影响

围生儿死亡率增高,为同期围生儿死亡率的 6.18 倍。围生儿死亡以死胎为最多,新生儿死亡次之,死产最少。死亡的最根本原因是宫内缺氧和早产。新生儿死亡多半死于肺部疾患。宫内缺氧娩出后,易发生窒息综合征及吸入性肺炎。肺透明膜综合征则由于早产,肺表面活性物质缺乏所致。长期慢性高血压导致子宫血流量持续降低,大量蛋白尿也使血管内血浆容量减少,这两项病理情况对胎儿后期发育及存活均有极大危害,不但影响胎儿肝、肾等器官发育,且可妨碍胎儿脑发育,因而新生儿死亡的直接原因常为早产或/和宫内发育受限造成的低体重儿。据统计,低于胎龄儿占 22.7%,高于一般发生率(2.9%)7 倍之多。

三、处理

重视慢性高血压合并妊娠应加强产前保健,及早发现合并妊娠期高血压病这一极度危险的病理情况,尤其孕 32 周前并发妊娠期高血压病者有 75% 可致胎儿死亡,因此必须积极进行治疗,改善胎儿情况。为避免发生胎盘早剥、胎死宫内等严重并发症,可适当提早妊娠终止日期,可是要警惕医源性极低体重儿的发生。终止妊娠前要通过 B 超进行胎儿体重预测。一般妊娠达 37 周、且证实胎儿已成熟者,可计划分娩。此时胎儿成活率较足月自然分娩成活率高。分娩期禁用麦角制剂,催产素无升压作用,可用作宫缩剂,以减少产后出血。产后加强早产儿监护,以降低围生儿死亡率。

(张清华)

第二节　妊娠合并阑尾炎

妊娠合并阑尾炎的发病率为 0.02%～0.1%，妊娠并不诱发阑尾炎，妊娠期阑尾炎的发生率亦不高于非孕期。但阑尾炎穿孔、破裂的发生率却较非孕期高 1.5～3.5 倍。由于孕期特殊的生理和解剖改变，使其临床表现不如非孕期典型，误诊率高达 36%。妊娠期消化道的移位及其他妊娠期改变，致使妊娠期阑尾炎的临床表现与非孕期差异很大，常使诊断发生困难。因而及早正确地诊断妊娠期急性阑尾炎，对降低孕产妇并发症的发生率和病死率有重要意义。

一、病因

（一）阑尾腔梗阻

阑尾腔梗阻或阻塞，致内容物滞留，引起炎症发生。常见的原因有胆石阻塞，妊娠期增大的子宫也可使阑尾移位发生扭曲，或使管腔狭窄。

（二）细菌感染

细菌可经受损的阑尾腔黏膜直接侵入，也可由其他感染部位经血运传入，也可继发于临近脏器的感染

（三）胃肠功能失调

由于神经反射的作用，胃肠功能失调可致阑尾的痉挛或损害，而引起急性炎症。

（四）慢性阑尾炎复发

慢性阑尾炎复发由于存在慢性病灶，可反复发作。

二、妊娠期阑尾炎的特点

（一）位置改变

随着妊娠子宫逐渐增大，阑尾位置也因子宫的推挤而逐月有所改变。约在妊娠 3 个月，阑尾根部在髂嵴下两横指，5 个月后相当于髂嵴高度，孕 8 个月底到达最高度，位于髂嵴上方 3～4cm，分娩后 10d 始复位。在上移同时，阑尾逆时针方向旋转，其长轴从原来指向内下方变成水平位，尖端指向脐部。最后有 60% 的阑尾呈垂直位，尖端向上，部分为增大的子宫所覆盖。如盲肠位置固定，则妊娠期阑尾位置并不变动。这种部位上的变动对妊娠期急性阑尾炎的诊断和预后有一定重要性。

（二）临床特点

妊娠早期阑尾炎的症状和体征可与非妊娠期阑尾炎临床表现一样，但是，恶心、呕吐，腹痛等表现常可能被误认为是妊娠反应或先兆流产。妊娠中期因子宫胀大，随阑尾的位移压痛点也发生变化，腹部体征可不明显。

（三）并发症多见

妊娠期阑尾炎穿孔及继发弥漫性腹膜炎不仅较非孕期多，且发生亦较早。其原因是在妊娠期肾上腺皮质激素增高等影响下，组织蛋白溶解功能提早并加强，毛细血管壁渗透性增高，致使局部防御及自行局限过程不能建立，炎症迅速扩散。此外，大网膜及肠袢被增大的子宫推挤而移位，不能发挥非孕时的局部防御性反应，无法将病变阑尾包裹使感染局限；又由于妊

娠期盆腔充血及子宫收缩、阑尾位置经常变动,所以感染不易局限;而在分娩或早产后,子宫体迅速缩小,亦可使已局限的感染重新扩散。如果不能及时救治,炎症迅速发展,波及全腹,形成弥漫性腹膜炎,严重者可致脓毒血症、麻痹性肠梗阻,菌栓可致门静脉炎或多发性肝脓肿等,危及母儿生命。

三、临床表现

早期妊娠阶段其临床表现与非孕时相同。至中期妊娠后,随子宫增大,使阑尾距腹壁腹膜较远,其炎症反应不易反映到腹壁,加之阑尾移位,临床症状和体征有了明显变异。其表现如下。

(一)症状

1.腹痛 转移性右下腹痛较少见,右下腹痛不显著。常有感到右上腹部或腹部其他部位疼痛者。腹痛的性质和程度与病理类型有关,单纯性阑尾炎多表现为持续性钝痛或胀痛;化脓性或坏死性阑尾炎呈阵发性剧痛或跳痛;阑尾腔梗阻者多为阵发性绞痛。

2.消化道症状 多数患者伴有恶心、呕吐、腹泻等。而上述症状却为早孕期间所常有,往往被忽视。

3.全身症状 有全身不适、乏力、发热、甚至寒战等。

(二)体征

1.腹部压痛 随妊娠进展,压痛点位置发生变化。因发炎阑尾移位至子体侧后方深处,虽经反复检查可能不存在腹部压痛,或在侧腹壁及后腰部可能有压痛;腹肌紧张及腹壁强直现象亦不明显,甚至阑尾已穿孔已发展成弥漫性腹膜炎时,上述体征也不显著。以下检查方法有助于诊断。

(1)Bryan 试验:令患者右侧卧位,妊娠子宫移至右侧而引起疼痛,提示疼痛非妊娠子宫所致,可作为区别妊娠期阑尾炎与子宫疾病的可靠体征。

(2)Alder 试验:检查者手指放于最明显压痛点上,令患者左侧卧位,使子宫倒向左侧,如压痛减轻或消失,说明疼痛来自子宫。若疼痛较仰卧时明显,提示疼痛来自子宫以外病变,阑尾炎的可能性大。

(3)腰大肌试验:检查者手放在患者的右下腹部,用手指向下加压,同时患者逐渐抬高伸直的下肢,阑尾即挤压在手与腰大肌之间引起压痛。

2.子宫收缩及胎儿情况 妊娠期急性阑尾炎时,胎儿的死亡率与阑尾炎的病情进展呈正相关,穿孔型的胎儿死亡率约为 20%,故应密切观察胎动、胎心及子宫收缩情况。

(三)辅助检查

1.血细胞分析 白细胞计数升高,核左移。

2.B超检查 阑尾呈低回声管状结构,横切面呈同心圆似的靶样图像,直径不低于 7mm 时为阑尾炎的超声诊断标准。

3.腹腔镜检查 Jadallah(1994)通过 50 例疑急性阑尾炎患者做腹腔镜检查,认为腹腔镜是诊断妊娠期阑尾炎的安全有效方法。

四、诊断与鉴别诊断

(一)诊断要点

诊断时应注意如下情况。

1.疼痛点高于非妊娠位置。

2.反跳痛不明显,随孕周增加,症状更不典型。

3.阑尾炎伴随的恶心、呕吐、腹泻等消化道症状易与妊娠剧吐相混淆。

4.注意区分腹痛与阵痛,在妊娠后期难以区别宫缩所致的腹痛和阑尾炎的腹痛,且初发症状常是阵痛。

5.白细胞总数增多,升至 $12×10^9/L$ 以上并有核左移有临床意义。

(二)妊娠期急性阑尾炎的鉴别诊断

1.与妊娠有关的疾病　考虑腹痛是否由于早产、临产子宫收缩或发生胎盘早期剥离所致。

2.子宫以外的腹腔或腹壁内出血　如卵巢静脉丛破裂、腹直肌血肿等。后者常为突然增加腹压,如咳嗽等所诱发。凡内出血者均有失血性休克之前兆,患者烦躁不安,与腹膜炎患者的安静呈鲜明对比。但由于后几种均须手术治疗,即使相互混淆亦不发生任何危害。

3.急性肾盂肾炎及胆囊炎　鉴别主要放在与这两种疾病上,因这两种疾病均须进行内科治疗,不宜误诊。

五、处理原则

急性阑尾炎不论处于妊娠哪一阶段,一经确诊均须立即手术治疗。目前急性阑尾炎发生严重并发症主要是由于延误手术时机所造成。由于妊娠期阑尾炎表现不典型,为降低孕产妇及胎儿死亡率,有时需放宽剖腹探查指征。凡高度怀疑急性阑尾炎者,宜将病情及利害关系与孕妇本人或其家属详细说清并征得同意后,及早进行剖腹探查,绝对不能犹豫不决。手术前后须应用抗生素。

如手术及时,术中防止孕妇缺氧及低血压,一般能很快恢复健康。中期妊娠阶段多可使妊娠继续。早孕手术后可有 20% 诱发自然流产,晚期妊娠手术后亦有近 20% 在几天内发动临产。因此,术后宜应用镇静剂,每天安定 20～40mg 及大剂量孕酮肌内注射。在选用宫缩抑制剂时慎用 β 受体兴奋剂如沙丁胺醇等,因已发现妊娠期急性阑尾炎并肺损害与上述用药有关。早孕期可采用麦氏切口,中、晚孕时为便于暴露病灶及少干扰妊娠子宫,手术切口宜采用右侧腹直肌旁切口,约在子宫体上 1/3 的部位。术中操作轻柔,尽量避免刺激子宫,避免缺氧和低血压。腹壁切口愈合后,除分娩时局部稍有疼痛外,不影响阴道分娩。初产妇宜在第二产程,胎头到达盆底后,行会阴切开,低位产钳娩出胎儿,要避免过度使用腹压。

已有阑尾周围炎性肿块或周围脓肿形成或已发展成弥漫性腹膜炎时,应按腹膜炎治疗,大量抗生素静脉滴注、静脉补液及适量多次输血,以纠正水及电解质紊乱。手术操作要轻柔、简便。如病灶粘连不易清除时,可在盲肠部位或在子宫直肠窝行引流术。如无产科剖宫产指征,原则上不应同时行剖宫产术。如感染严重而且同时存在剖宫产术指征,则在剖宫取胎后同时行子宫切除手术,但有可能增加产妇病死率。

围生儿死亡主要是手术操作所致早产和重症阑尾炎发生化脓性腹膜炎对母儿的侵害。

(张清华)

第三节　妊娠合并急性胰腺炎

妊娠合并急性胰腺炎(APIP)是妊娠期一个严重并发症,其发生率文献报道不一,一般认为发病率为 0.1‰~1‰,其可发生在妊娠各个时期及产后,以妊娠中、晚期最多见,发病急、进展凶险,国内孕产妇病死率及围生儿病死率仍在 20%~50%。

一、病因及病理

(一)病因

1.胆管疾病　胆管疾病为多见,约占50%,其中胆石症占67%~100%。胆石受阻于Oddi 括约肌,胆汁淤积,使胰管内压力增高、胰液外溢致胰腺炎发生;胆石阻塞胰管与胆管汇合后的共同道远端,使胆汁反流入胰管,激活胰酶和卵磷脂而引起胰腺弥漫性损伤和坏死。

2.妊娠的影响

(1)妊娠期,胆石症及胆管感染的发病率增高。

(2)妊娠剧吐、增大的子宫机械性压迫胰管、妊娠期胰腺分泌增加等使胰管内压增高,胰腺缺血。

(3)妊娠期血中三酰甘油浓度明显升高,尤其当大量进食高脂饮食时,血脂升高可使胰腺腺泡细胞发生急性脂肪浸润并引起胰腺小动脉和微循环急性脂肪栓塞,使胰腺缺血坏死。

(4)妊娠期血清甲状旁腺激素水平增高,引发高钙血症,刺激胰酶分泌,增加了胰管结石形成的几率。

(5)在妊娠期雌孕激素、绒毛膜促性腺激素等多种激素影响下,血液黏稠度增加,影响胰腺微循环,同时频繁呕吐引起酸中毒及电解质紊乱,共同诱发胰腺炎。

3.其他　暴饮暴食、高脂饮食;腮腺炎、传染性肝炎等感染;十二指肠疾患;噻嗪类利尿药及四环素等药物的应用;酒精中毒等。也有报道表明本病还有遗传倾向,是由于 N21 和R117H 基因突变所致,Inoue 报道在急性胰腺炎孕妇检测到 PSTI 基因突变的家族史。

(二)基本病理改变

可出现不同程度的水肿、出血和坏死(图 14—1)。

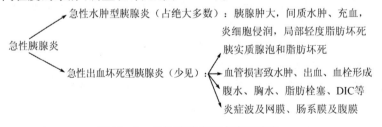

图 14—1　急性胰腺炎基本病理改变

二、诊断

妊娠期急性胰腺炎的诊断同非孕期,但由于妊娠期症状、体征不典型,使诊断较非孕期困难。对于妊娠任何时期的上腹部疼痛的患者均应考虑到急性胰腺炎的可能。根据临床症状和体征,结合血、尿淀粉酶等实验室检查以及影像学检查有助于本病的诊断。

（一）临床表现

急性胰腺炎可发生于妊娠任何时期，典型临床表现与非孕期相同，可分为急性水肿型及出血坏死型，前者占90%，大多继发于胆管疾病，常在饮酒及进高脂饮食后1～2h突然发病。胰腺炎的三大症状为恶心、呕吐及上腹痛，95%患者有上腹部疼痛，疼痛起于上腹中部或偏重于一侧，放射至背部。若累及全胰，则呈腰带状向腰背部放射。疼痛呈持续性，剧烈的刀割样疼痛或刺痛，阵发性加重。水肿型腹痛数天后即可缓解，出血坏死型病情发展较快，腹部剧痛持续时间长并可引起全腹痛。90%的患者伴有恶心、呕吐，呕吐剧烈者可吐出胆汁，呕吐后腹痛仍不能减轻。初期常呈中度发热，38℃左右，并发感染者出现高热、寒战。严重者出现黄疸，消化道出血，呼吸困难，发绀，低血压，水、电解质及酸碱平衡紊乱和多脏器功能衰竭、弥散性血管内凝血等表现，甚至休克或猝死。

（二）体征

急性胰腺炎的腹部体征与其所致剧烈腹痛相比，相对较轻，是本病的特征之一。晚期妊娠时，受增大子宫及被推移的胃肠和网膜所遮盖，体征更不典型。常有中、上腹压痛，并发弥漫性腹膜炎时，腹肌紧张，压痛遍及全腹，并常有腹胀、肠鸣音消失等肠麻痹现象。胰腺刺激腹膜和膈肌可致腹水、胸水。出血坏死型者，可因血液或活性胰酶透过腹壁，进入皮下，在腰部的两侧或脐周皮肤有青紫色－（Grey－Turner征和Cullen征）。低血钙时可有手足抽搐。并发黄疸、消化道出血、呼吸衰竭、休克、多脏器功能衰竭者有其相应的体征。

（三）辅助检查

1.实验室检查

（1）血、尿淀粉酶测定：90%以上的患者血清淀粉酶升高。一般于发病后2～6h开始升高，12～24h达高峰，48～72h后开始下降，持续3～5d。胰腺严重破坏时，淀粉酶非但不上升反而下降，常为预后凶险的急性出血坏死型胰腺炎的重要依据。Somogyi法测定值大于500U/L（正常值40～180U/L），有早期诊断意义。尿淀粉酶一般比血清淀粉酶升高晚2～12h，持续1～2周后缓慢下降。Winslow法测定尿淀粉酶超过250U/L时（正常值为8～32U/L）有临床诊断意义。

（2）脂肪酶测定：90%的急性胰腺炎患者脂肪酶升高（Tietz法正常值为0.1～1.0kU/L），一般病后72h开始上升，持续7～10d。对于晚期重症患者，持续增高的血清脂肪酶有诊断意义。

（3）其他：急性胰腺炎时可有血白细胞计数、红细胞比容、血清胰蛋白酶、淀粉酶/肌酐清除率、血糖、血脂、胆红素、AKP等均可增高。

2.影像学检查

（1）B超检查：有助于胰腺炎的诊断，其准确率可达92%，B超检查显示胰腺弥漫性增大，或局限性肿大，实质结构不均，界限模糊，胰管扩大，胰周有暗区，并有粗大强回声，有渗出液征象，提示出血坏死型胰腺炎。

（2）CT增强检查：显示胰腺肿大，有明显的密度减低区，以体尾部为主，小网膜区、肠系膜血管根部及左肾周围有不同程度浸润。但需注意此检查对胎儿的影响。

（3）其他检查：必要时X线摄片、磁共振、胰胆管或胰血管造影等也可协助诊断，但需考虑其对胎儿的影响。

三、鉴别诊断

急性胰腺炎主要应与以下急症情况相鉴别。

（一）急性胃肠炎

多发生在进不洁食物之后，有恶心、呕吐，常伴腹泻。阵发性上腹或脐周疼痛，但腹痛不如急性胰腺炎剧烈。肠鸣音亢进，无腹膜刺激征，淀粉酶、脂肪酶正常。

（二）急性肠梗阻

脐部阵发性疼痛，严重呕吐，呕吐物常为宿食，可有粪样臭味。腹部可见肠型，肠鸣音亢进，有气过水声，腹膜刺激征多不明显，腹部 X 线检查可见肠腔内有气液平面。

（三）上消化道穿孔

多有溃疡病发作史，穿孔后全腹疼痛，检查见腹肌紧张，呈板状，有弥漫性腹膜炎表现。立位腹部透视多有膈下游离气体。腹腔穿刺可抽出淡黄色液体，可混有食物残渣。血清淀粉酶无明显升高。

（四）胆绞痛

多有胆管结石病史，疼痛以右上腹部明显，可放射至右肩，多反复发作。右上腹有深压痛，Murphy 阳性，多无腹肌紧张。结合 B 超及胆管造影检查，可以鉴别。合并急性胰腺炎时则同时出现后者症状和体征。

四、急救措施

妊娠合并急性胰腺炎的治疗原则同非孕期，即首先采用内科综合性治疗，同时加强对胎儿的监测，是否终止妊娠应个体化处理。

（一）非手术治疗

与非妊娠期的处理原则基本相同，主要包括以下几个方面。

1. 解痉镇痛，解除胰管痉挛　镇痛可用哌替啶（杜冷丁）50～100mg，6～8h 肌注 1 次。疼痛严重时也可 25～50mg 静脉小壶滴入。也可用吗啡 10mg 肌注，为防止其 Oddi 括约肌收缩的不良反应，应同时加用阿托品。解痉常用阿托品 0.5mg 肌注，每日 3～4 次或溴丙胺太林 15mg，饭前口服，每日 4 次。应用止痛药应注意呼吸情况及胎心改变，痛止后或必要时即减量或停药。用解痉药则应观察肠蠕动，并注意与肠麻痹鉴别。

2. 禁食　可使胰腺免受食物和胃酸的刺激，从而使其分泌减少到最低限度，同时可避免和改善胃肠的过度胀气，通常列为治疗常规。但长时间禁食会引起代谢紊乱、肠管黏膜萎缩、细菌易位、继发性深静脉感染等，因此腹痛消失即可开始进少量流食。

3. 补液治疗　胃肠减压、胃肠外营养、纠正水电解质紊乱，维持血容量，提高胶体渗透压，每日补液 3000～4000mL，其中 1/4～1/3 宜用胶体液。

4. 抑肽酶的应用　抑肽酶能抑制胰蛋白酶、纤维蛋白溶酶及酶原的激活因子。用法：第一、二天给予每天 8 万～12 万 U 缓慢静脉推注（每分钟少于 2mL），以后每天 2 万～4 万 U 静脉滴注，随病情好转减量，维持 10d。

5. 抗感染　引起胰腺感染的常见病菌为大肠杆菌、金黄色葡萄球菌、铜绿假单胞菌等。通过细菌培养及药敏试验指导用药，孕妇用药时注意须选用能在胰腺内形成有效浓度的抗生素，如环丙沙星、头孢他定、氨苄青霉素等。对肾脏有损害的抗生素应避免使用。

（二）手术治疗

APIP 的急诊手术并不能阻止早期病情发展,反而会增加术后并发症及死亡率,不是治疗的首选方法。但当出现下列情况时,应考虑手术治疗。

1. 经内科积极治疗 48h 以上,症状、体征不见好转。

2. 保守治疗后病情仍在加重,影像学提示胰周浸润范围扩大,出现腹腔间隔综合征（ACS）。

3. 急性期腹腔内大量渗出,腹内压明显增高。

4. 合并胆管梗阻。

5. 合并胃肠穿孔,出现腹膜炎症状。

6. 胆源性胰腺炎合并胆管感染。

7. 出血坏死型胰腺炎合并胰周脓肿或感染性积液。

8. 术前难以排除其他原因所致的急腹症患者。

手术力求简单、有效,最佳手术时限应在妊娠中期和产褥期。手术方式取决于患者一般情况及胰腺的坏死程度和范围,主要是清除坏死的胰腺组织,胰床和后腹膜充分引流。胆源性者要解除胆管疾病,"T"管引流。必要时行胃、空肠、胆管造口术等相应的处理,一般不做超范围的清除手术,以减轻并发症。内镜治疗是胆源性急性胰腺炎治疗的重大突破,内镜下切开括约肌,故置引流管,可清除胆管结石,恢复胆流,减少胆汁胰管反流,疗效明显优于传统治疗,母婴死亡率大大降低。

五、术后处理

手术后仍应继续保守治疗,使胰腺处于完全"休息"状态,以利病情好转。

1. 禁食 7～14d,经空肠管饲营养,直至能经口进食。

2. 营养支持疗法　高热量、高蛋白、低糖、低脂肪饮食,少食多餐,食物多样化,切不可暴饮暴食,防止再诱发此病。

3. 应用抑酶及制酸药物。

4. 抗感染。

5. 持续腹腔灌洗,保持引流通畅。

6. 观察产科情况,注意子宫收缩和胎心,酌情用镇静剂,防止早产。

7. 出院后密切随访,注意可能形成胰腺假性囊肿而致反复疼痛或炎症复发,甚至可发生破裂。

六、产科处理

（一）预防早产

75%妊娠合并急性胰腺炎在妊娠晚期早产发生率为 40%,因此保守治疗的同时应进行保胎治疗,并加强对胎儿的监护,如进行 NST、胎动计数及 B 超检查等。

（二）终止妊娠

若发生胎儿窘迫,估计胎儿娩出后有生存能力,应及时行剖宫产;若已足月,则考虑终止妊娠以解除胰腺受压;已临产者除非胎儿较小产程进展快,可经阴道分娩,一般选择剖宫产;若已胎死宫内者考虑引产,产后子宫缩小,便于外科手术。在剖宫产同时做胰腺探查。

七、预后

早期诊断、早期治疗是降低病死率的基础。母婴的危险性与胰腺炎病情轻重有关,据文献报道孕妇病死率为 5%～37%,急性重症胰腺炎胎儿病死率可高达 40%。而近年来对该疾病病因的进一步认识、对消化酶的快速测定、影像内镜技术的发展、营养支持治疗的应用及外科治疗模式的改进等,皆为预后改善提供了条件。值得注意的是,胆石性急性胰腺炎经保守治疗缓解后,产后复发率仍高达 70%,应予随访观察。

八、预防

妊娠合并急性胰腺炎对孕妇和胎儿的危害很大,应尽量避免发生。由于胆管结石是妊娠合并急性胰腺炎的重要诱因,建议孕前已有胆石症者,特别曾发生过胆绞痛的患者,应在胆囊切除后再怀孕。同时,孕期补充营养很有必要,特别是蛋白质、维生素、微量元素等的补充,孕期不宜暴饮暴食,不宜饮酒。

（张清华）

第四节　妊娠合并消化性溃疡

一、概述

妊娠期消化性溃疡主要是指在妊娠期间发生胃和十二指肠壶腹部慢性溃疡,这类病例临床较少见。偶见发生溃疡穿孔者可因增大的子宫压迫腹部,给体格检查造成困难而导致误诊,本病一旦发生,常危及孕妇和胎儿的生命。

二、诊断

（一）症状

本病多为慢性病程,周期性发作;表现为节律性上腹痛,胃溃疡患者常于进食后腹痛;十二指肠溃疡患者可因食物或抗溃疡药物缓解。

（二）体征

多数患者有剑突下或偏右的腹部压痛;伴消瘦,精神萎靡等营养不良综合征;溃疡出血者可出现黑便,甚者可发生呕血。

（三）辅助检查

血常规可明确患者是否有贫血;大便潜血(＋),表示有消化道出血;X 线钡餐和纤维胃镜检查可明确诊断。

三、鉴别诊断

与急性阑尾炎,急性胰腺炎,胎盘早剥,子宫及其附件和高位阑尾的病变相鉴别,亦与妊娠期慢性营养缺乏性缺铁性贫血相鉴别。

四、防治要点

（一）一般治疗

生活规律，有足够的休息，避免情绪波动和过度精神紧张。饮食定时，少食多餐，避免粗糙、过冷、过热和刺激性食物。

（二）药物治疗

1.抗酸药物　目前认为妊娠中、晚期服用含铝、镁或钙的抗酸剂是安全的，妊娠早期服用抗酸剂致胎儿先天畸形，但未得到进一步证实。

2.组胺 H_2 受体拮抗剂　西米替丁、雷尼替丁、法莫替丁、尼扎替丁等。该类药物一般能通过胎盘和乳汁，因此产褥期需服用此类药物者应暂停母乳喂养。

3.硫糖铝　1g，餐前 1h 及睡前口服。

（三）手术治疗

溃疡穿孔者应及早手术治疗。

（四）产后哺乳问题

有出血和穿孔病史者，产后应停止哺乳。乳汁分泌同时伴有胃酸分泌增加，对溃疡病不利。

五、诊疗路径

妊娠合并消化性溃疡的诊疗路径见图 14－2。

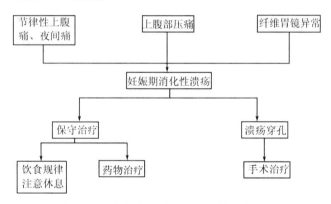

图 14－2　妊娠合并消化性溃疡的诊疗路径

（张清华）

第五节　妊娠合并急性肾盂肾炎

妊娠期泌尿道感染较常见，以急性肾盂肾炎最常见，发病率约 2％，多发生在妊娠后期或产褥期。妊娠期约有 1.5％孕妇有急性膀胱炎，约 4％～7％有无症状细菌尿。

一、病因和发病机制

1.妊娠期生理性肾盂积水　妊娠期肾盂及输尿管扩张是常见的，发生率为 60％，妊娠早期约有 80% 有轻度肾盂积水,随妊周增加而渐加重,产后 4 周内恢复正常,少数可维持到产后 16 周。肾盂积水多无症状,属生理性。约 75%～80% 孕妇右侧肾盂输尿管扩张重于左侧,仅 10% 左侧重于右侧。

引起肾盂积水的原因主要是增大的子宫压迫输尿管造成机械性梗阻,此外左右输尿管及其相关髂静脉在骨盆入口边缘的解剖位置不同;右输尿管在骨盆入门边缘横跨右髂动脉,而左输尿管则在骨盆入口的斜上方跨越左髂动脉,使右输尿管易受压。同时左侧有乙状结肠在妊娠子宫左侧输尿管之间缓冲,使左输尿管免于受压。扩张的输尿管使尿液淤积,有利于细菌上行感染。

2. 妊娠期胎盘产生大量雌、孕激素及促性腺激素　引起输尿管的扩张,蠕动减弱、膀胱平滑肌松弛。对张力的敏感性减低,排尿不完全,残余尿增多,易于细菌在膀胱内繁殖。

3. 妊娠期常有生理性糖尿　尿液中氨基酸及水溶性维生素等营养物质增多,有利于细菌生长。

4. 致病菌以大肠杆菌最常见　其次为肺炎杆菌,变形杆菌、葡萄球菌。

二、病情分析

(一)症状

孕妇并发急性肾盂肾炎者约 82% 有发热、寒战及腰痛,约 40% 有膀胱刺激症状,约 1/4 有恶心、呕吐等消化道症状。

(二)体征

1. 体温升高　80% 以上患者体温在 38℃ 以上,其中 12% 体温可高达 40℃ 或以上。

2. 肾区叩击痛　约 97% 患者肾区叩击痛,其中 81% 为右侧或双侧叩痛,仅 16% 为左肾区叩痛,右侧明显多于左侧,与右输尿管受压扩张有关系。

(三)对妊娠的影响

高热可引起流产、早产。若在妊娠早期,高热还可导致胎儿神经管发育异常,引起无脑儿的几率增加。妊娠期急性肾盂肾炎有 3% 可发生中毒性休克。

(四)病情危重指标

1. 高热、寒战、伴恶心、呕吐、脱水、酸中毒。

2. 出现中毒性休克,肾功能受损。

3. 出现高血压、贫血,或合并妊娠期高血压疾病,胎儿压迫。

三、诊断要点

1. 妊娠期突然寒战、高热、疼痛并沿输尿管、膀胱放射,伴膀胱刺激症状。

2. 体温大于等于 38℃,右肾区或双肾区叩击痛。

3. 治疗前新鲜中段尿沉淀检查　每高倍视野中白细胞超过 5 个或成堆,每高倍视野找到 20 个以上细菌。多次尿培养,菌落超过 105 个/mL 均可诊断。

4. 作血尿素氮与肌酐检查　以确定肾实质有无受损。

5. 尿液检查　尿沉淀镜检白细胞大于 20 个/高倍镜视野。2 次定量培养计数均大于 105 个/mL,且为同一菌种,即可诊断。

6. 末梢血检查白细胞增高伴核左移,可有暂时性血尿素氮及肌酐升高。

7.B超检查肾大小、形态、肾盂肾盏的状态及有关肾盂积水。

四、治疗要点

一旦确诊应住院治疗,治疗原则是抗菌及使尿引流通畅。

（一）卧床休息

左右轮换侧卧,以减少子宫对输尿管的压迫。如为右侧肾盂肾炎,则应向左侧卧,以使尿液引流通畅。

（二）多喝水,增加尿量

使尿量每日在 2000mL 以上,由于高烧、呕吐消耗体内大量水分而易致脱水、酸中毒,故补液很重要,可静脉补充晶体液以保证尿量至少在 50mL/h 以上。

（三）抗生素药物杀灭细菌

原则为广谱、对胎儿无害,可选用青霉素类、头孢菌素类、红霉素及林可霉素。治疗 72h 无效应换抗生素,症状改善后改静脉滴注为肌内注射或口服;对肾功能不良者应根据病情适当减少药量,以防药物在体内蓄积。

1.氨苄西林　每 12h 静脉滴注 2～3g,每日总量 4～6g。

2.头孢唑啉(先锋Ⅴ号)　与头孢拉啶(先锋Ⅵ号),均每日 4~-6g,分 2 次静脉滴注。

3.呋喃妥因　对革兰阴性及阳性菌均有效,在尿中浓度高,并对胎儿无害,可口服 100mg,每日 3～4 次,此药可引起胃肠道反应及周围神经炎等,故不易长期服用。

（四）治疗

最少 2～3 周,完成治疗后 7～10d 复查尿培养。

（张清华）

第六节　妊娠合并糖尿病

妊娠期间糖尿病包括糖尿病合并妊娠和妊娠期糖尿病。妊娠前已有糖尿病的患者,称糖尿病合并妊娠;妊娠前糖代谢正常或有潜在糖耐量减退,妊娠期才出现或发现糖尿病,称为妊娠期糖尿病(GDM)。糖尿病孕妇中 80％以上为 GDM,糖尿病合并妊娠者不足 20％。GDM 发生率我国报道为 1％～5％,近年有明显增高趋势。GDM 患者糖代谢多数于产后能恢复正常,但将来患非胰岛素依赖型糖尿病机会增加。糖尿病对母儿均有较大危害,必须引起重视。

一、妊娠期糖代谢的特点

1.妊娠早中期　随孕周增加,胎儿通过胎盘从母体获取葡萄糖增加,孕期肾血浆流量及肾小球滤过率均增加,但肾小管对糖的重吸收不能相应增加,导致部分孕妇排糖量增加,并且雌激素和孕激素增加母体对葡萄糖的利用。因此孕妇血浆葡萄糖随妊娠进展而降低,空腹血糖约降低 10％。孕妇长时间空腹易发生低血糖及酮症酸中毒。

2.妊娠中晚期　孕妇体内抗胰岛素样物质增加,如胎盘生乳素、雌激素、皮质醇和胎盘胰岛素酶等使孕妇对胰岛素的敏感性随孕周增加而下降,为维持正常糖代谢水平,胰岛素需求量必须相应增加。对于胰岛素分泌受限的孕妇,妊娠期不能代偿这一生理变化而使血糖升高,使原有糖尿病加重或出现 GDM。

二、妊娠对糖尿病的影响

妊娠可使隐性糖尿病显性化,使既往无糖尿病的孕妇发生 GDM,使原有糖尿病患者的病情加重。

应用胰岛素治疗的糖尿病孕产妇需及时调整胰岛素用量。孕早期空腹血糖降低,如果未及时调整胰岛素用量,可出现低血糖。随妊娠进展,抗胰岛素样物质增加,胰岛素用量需不断增加。分娩过程中体力消耗较大,进食量少,若不及时减少胰岛素用量,容易发生低血糖。产后胎盘排出体外,胎盘分泌的抗胰岛素样物质迅速消失,胰岛素用量应立即减少。妊娠期若不及时调整胰岛素用量,部分患者可能会出现血糖过低或过高,严重者甚至导致低血糖昏迷及酮症酸中毒。

三、糖尿病对妊娠的影响

妊娠合并糖尿病对母儿的影响取决于糖尿病病情及血糖控制水平,病情较重或血糖控制不良,对母儿影响极大。

1. 对孕妇的影响

(1)高血糖可使胚胎发育异常甚至死亡,流产发生率达 15%～30%。

(2)发生妊娠期高血压疾病的可能性较非糖尿病孕妇高 2～4 倍。糖尿病孕妇一旦并发高血压,病情较难控制,对母儿极不利。

(3)未能很好控制血糖的孕妇易发生感染,有关的感染有:外阴阴道假丝酵母菌病、肾盂肾炎、无症状菌血症、产褥感染等。

(4)羊水过多发生率较非糖尿病孕妇高 10 倍。其原因可能与胎儿高血糖、高渗性利尿致胎尿排出增多有关。

(5)巨大儿发生率明显增高,难产、产道损伤、手术产概率增高,产程延长易发生产后出血。

(6)易发生糖尿病酮症酸中毒。由于妊娠期复杂的代谢变化,高血糖及胰岛素相对或绝对不足,代谢紊乱进一步发展到脂肪分解加速,血清酮体急剧升高,进一步发展为代谢性酸中毒。

(7)GDM 孕妇再次妊娠时,复发率高达 33%～69%。远期患糖尿病概率增加,17%～63%将发展为非胰岛素依赖型糖尿病。心血管系统疾病的发生率也高。

2. 对胎儿的影响

(1)巨大儿发生率高达 25%～42%。

(2)胎儿生长受限(FGR)发生率为 21%。糖尿病合并微血管病变者,胎盘血管常出现异常,影响胎儿发育。

(3)易发生流产和早产。妊娠早期血糖升高可使胚胎发育异常,导致胚胎死亡而流产。合并羊水过多易发生早产,并发妊娠期高血压疾病、胎儿窘迫等并发症时,常需提前终止妊娠,早产发生率为 10%～25%。

(4)胎儿畸形率高于非糖尿病孕妇,严重畸形发生率为再常妊娠的 7～10 倍。以心血管畸形和神经系统畸形最常见。

3. 对新生儿的影响

(1)新生儿呼吸窘迫综合征发生率增高,高血糖刺激胎儿胰岛素分泌增加,形成高胰岛素血症,后者具有拮抗糖皮质激素促进肺泡Ⅱ型细胞表面活性物质合成及释放的作用,使胎儿肺泡表面活性物质产生及分泌减少,胎儿肺成熟延迟。

(2)新生儿低血糖,新生儿脱离母体高血糖环境后,高胰岛素血症仍存在,若不及时补充糖,易发生低血糖,严重时危及新生儿生命。

四、诊断

(一)病史

具有糖尿病高危因素,包括糖尿病家族史、年龄大于30岁、肥胖、巨大儿分娩史、无原因反复流产史、死胎、死产、足月新生儿呼吸窘迫综合征儿分娩史、胎儿畸形史等。

(二)临床表现

妊娠期有多饮、多食、多尿症状,或外阴阴道假丝酵母菌感染反复发作,孕妇体重大于90kg,本次妊娠并发羊水过多或巨大胎儿者,应警惕合并糖尿病的可能。

(三)实验室检查

1.尿糖测定 尿糖阳性者除外妊娠期生理性糖尿,应进一步做空腹血糖检查及糖筛查试验。

2.空腹血糖测定 两次或两次以上空腹血糖大于或等于5.8mmol/L者,可诊断为糖尿病。

3.糖筛查试验 在妊娠24～28周进行GDM筛查,将50g葡萄糖粉溶于200mL水中,5min内口服完,口服糖水后1h血糖值大于或等于7.8mmol/L为糖筛查阳性,应检查空腹血糖,空腹血糖异常可诊断为糖尿病,空腹血糖正常者再行葡萄糖耐量试验(OGTT)。

4.OGTT 多采用75g糖耐量试验。禁食12h后,口服葡萄糖75g,测血糖正常上限为:空腹5.6mmol/L,1h 10.3mmol/L,2h 8.6mmol/L,3h 6.7mmol/L。其中有两项或两项以上达到或超过正常值,可诊断为妊娠期糖尿病。仅1项高于正常值,诊断为糖耐量异常。

五、处理

(一)糖尿病患者可否妊娠的指标

1.糖尿病患者于妊娠前应确定糖尿病严重程度。若10岁前发病,或病程超过20年,或合并单纯性视网膜病;糖尿病性肾病;眼底有增生性视网膜病变或玻璃体出血者不宜妊娠。若已妊娠应尽早终止妊娠。

2.器质性病变较轻、血糖控制良好者,可在积极治疗、密切监护下继续妊娠。

3.从孕前开始,在内科医师协助下严格控制血糖值。确保受孕前、妊娠期及分娩期血糖在正常范围。

(二)糖代谢异常孕妇的管理

1.妊娠期血糖控制满意标准 孕妇无明显饥饿感,空腹血糖控制在3.3～5.6mmol/L;餐前30min 3.3～5.8mmol/L;餐后2h 4.4～6.7mmol/L;夜间4.4～6.7mmol/L。

2.饮食控制和运动疗法 饮食控制是糖尿病治疗的基础。多数GDM患者经合理饮食控制和适当运动疗法,均能控制血糖在满意范围。控制餐后1h血糖在8mmol/L以下。但要避免过分控制饮食,否则会导致孕妇饥饿性酮症及胎儿生长受限。

3.药物治疗 口服降糖药在妊娠期应用的安全性、有效性未得到足够证实,目前不推荐使用。胰岛素不通过胎盘,对饮食治疗不能控制的糖尿病,胰岛素是主要的治疗药物。胰岛素用量个体差异较大。一般从小剂量开始,并根据病情、孕期进展及血糖值加以调整,力求控制血糖在正常水平。

4.妊娠期糖尿病酮症酸中毒的处理　在监测血气、血糖、电解质并给予相应治疗的同时,主张应用小剂量正规胰岛素 0.1U/(kg·h)静脉滴注。每 1~2h 监测血糖 1 次。血糖大于13.9mmol/L,应将胰岛素加入 0.9%氯化钠注射液静脉滴注,血糖不超过 3.9mmol/L,将胰岛素加入 5%葡萄糖氯化钠注射液中静脉滴注,酮体转阴后可改为皮下注射。

(三)加强对孕妇和胎儿监护

妊娠早期应及时调整胰岛素用量以防发生低血糖。每周检查 1 次直至妊娠第 10 周。妊娠中期应每 2 周检查 1 次,一般妊娠 20 周时胰岛素需要量开始增加,需及时进行调整。每月测定肾功能及糖化血红蛋白含量,同时进行眼底检查。妊娠 32 周以后每周检查 1 次。注意血压、水肿、尿蛋白情况。注意胎儿发育、胎儿成熟度、胎儿胎盘功能等的监测,必要时及早住院。

(四)终止妊娠指征

1.血糖控制良好,孕晚期无合并症,胎儿宫内情况良好,可等待至妊娠 38~39 周终止妊娠。

2.血糖控制不满意,伴血管病变、合并重度子痫前期、严重感染、胎儿生长受限、胎儿窘迫,应及早抽取羊水,了解胎肺成熟情况,并注入地塞米松促胎儿肺成熟,胎肺成熟后应立即终止妊娠。

(五)分娩方式

妊娠合并糖尿病本身不是剖宫产指征,有巨大胎儿、胎盘功能不良、胎位异常或其他产科指征者,应行剖宫产。对糖尿病病程超过 10 年,伴有视网膜病变及肾功能损害、重度子痫前期、有死胎、死产的孕妇,应放宽剖宫产指征。

(六)分娩期处理

1.一般处理　注意休息、镇静,给予适当饮食,严密观察血糖、尿糖及酮体变化,及时调整胰岛素用量,加强胎儿监护。

2.阴道分娩　临产后应严格控制血糖水平。产程中一般停用皮下注射正规胰岛素,静脉输注 0.9%氯化钠注射液加正规胰岛素,根据产程中测得的血糖值调整静脉输液速度。在12h 内结束分娩,产程过长增加酮症酸中毒、胎儿缺氧和感染危险。

3.剖宫产　在手术前 1d 停止晚餐前精蛋白锌胰岛素,手术日停止皮下注射胰岛素,一般在早上监测血糖、尿糖及尿酮体。根据其空腹血糖水平及每日胰岛素用量,改为小剂量胰岛素持续静脉滴注。一般按 3~4g 葡萄糖加 1U 胰岛素比例配制葡萄糖注射液,并按每小时静脉输入 2~3U 胰岛素速度持续静脉滴注,每 3~4h 测血糖 1 次,尽量使术中血糖控制在 6.67~10.0mmol/L。术后每 2~4h 测 1 次血糖,直到饮食恢复。

4.产后处理　产褥期胎盘排出后,体内抗胰岛素物质迅速减少,大部分 GDM 患者在分娩后即不再需要使用胰岛素,仅少数患者仍需胰岛素治疗。胰岛素用量应减少至分娩前的 1/3~1/2,根据产后空腹血糖值调整用量。

(七)新生儿出生时处理

新生儿出生时应留脐血,进行血糖、胰岛素、胆红素、红细胞比容、血红蛋白、钙、磷、镁的测定。无论出生时状况如何,均应视为高危新生儿,尤其是孕期血糖控制不满意者,需给予监护,注意保暖和吸氧,重点为防止新生儿低血糖,开奶同时滴服葡萄糖液。

(秦利)

第七节　妊娠合并贫血

一、贫血对妊娠的影响

(一)对孕妇的影响

轻度贫血对孕妇影响不大,部分孕妇表现为疲乏无力、心悸和气促等症状,或具有舌痛、口角炎和异食癖等缺铁性贫血的特征性表现,但重度贫血(红细胞小于 1.5×10^{12}/L,血红蛋白小于 50g/L,血细胞比容小于 0.13)时,可发生心肌缺氧,导致贫血性心脏病,甚至心力衰竭;因胎盘缺血、缺氧致使妊娠期高血压疾病及妊娠期高血压疾病性心脏病发病率增高;机体对失血耐受性降低,易发生失血性休克;可致子宫收缩不良而发生产后大出血。此外,贫血可使产妇抵抗力降低,易并发产褥感染而危及生命。

(二)对胎儿的影响

母体骨髓和胎儿是铁的主要受体组织。在竞争摄取母体血清铁的过程中,胎儿组织占优势。而铁是通过胎盘单向运转,不存在胎儿向母亲逆转运输的可能,所以胎儿缺铁不会太严重。但当血红蛋白小于 70g/L 时,会因胎盘供氧及营养物质不足以补充胎儿生长发育的需要,导致胎儿宫内发育迟缓(IUGR)、早产或死胎。另外,贫血孕妇临产后胎儿窘迫发生率可高达 35.6%,因而新生儿窒息和围生儿死产率增加。

二、缺铁性贫血

缺铁性贫血是指体内用于制造血红蛋白的贮存铁消耗,造成血红蛋白合成减少所致的贫血。缺铁性贫血在妊娠妇女中普遍存在。国外报道,85%~100%的孕妇体内有铁的不足,尤其是妊娠后期。但并不是所有缺铁的孕妇都发生贫血。在非生理性贫血中,缺铁性贫血占妊娠期贫血的 95%。

(一)妊娠期缺铁性贫血发生机制

妊娠期血容量增加,铁需要量明显增加,为 650~750mg。胎儿生长发育需铁约 350mg。每期无月经来潮可储铁 200mg,妊娠期间正常铁丢失 170mg,故孕期需铁 1000mg 左右,即孕妇每日需铁至少 4mg。一般饮食中含铁 10~15mg,通过胃肠道吸收 10%,到妊娠晚期最大吸收率为 40%,仍不能满足孕妇的需要。如不补充铁剂,易耗尽体内贮存铁而造成贫血。妊娠期胃酸分泌较少,影响铁吸收。孕前有慢性失血或铁吸收不良等疾病,影响铁储备。

(二)诊断

1.病史　孕前有慢性失血史,如月经过多、钩虫病、消化道出血史,说明孕前铁储备不足;或有长期偏食、孕早期呕吐、胃肠功能紊乱导致的营养不良等病史。

2.临床表现　轻者无明显症状,重者可有乏力、头晕、耳鸣、心悸、气短、食欲不振、腹胀、腹泻。皮肤黏膜苍白、皮肤毛发干燥、口腔炎、舌炎。

3.实验室检查

(1)外周血涂片为小细胞低色素性贫血。红细胞小于 3.5×10^{12}/L,血红蛋白小于 100g/L,血细胞比容小于 0.30,红细胞平均体积小于 $80 \mu m^3$,红细胞平均血红蛋白含量(MCH)小于 26×10^{-12} g,红细胞平均血红蛋白浓度(MCHC)小于 30%。但白细胞及血小板计数均正常。

(2)血清铁浓度:能灵敏反映缺铁的状况,正常成年妇女血清铁为 $7 \sim 27 \mu mol$/L,若小于 $6.5 \mu mol$/L,总铁结合力大于 $80.55 \mu mol$/L,血清铁蛋白小于 $12 \mu g$/L,铁饱和度降低到 10% $\sim 15\%$以下,可诊断为缺铁性贫血。

(3)骨髓象:红系造血呈轻度或中度活跃,以中幼红细胞再生为主,晚幼红细胞相对减少,说明骨髓储备铁下降,因此含铁血黄素及铁颗粒减少或消失,骨髓铁染色可见细胞内外铁均减少,尤以细胞外铁减少明显。

(三)治疗

治疗原则为补充铁剂,去除导致缺铁的原因。

1.一般治疗　增强营养和食用富铁食物,如动物肝、血、肉类、豆类、海带、紫菜、木耳、香菇等。对胃肠道功能紊乱和消化不良等给予对症处理。

2.补铁药物　妊娠期缺铁性贫血绝大多数口服铁剂后效果良好,且方法简便、安全、费用低廉。常用药物:①硫酸亚铁 0.3g 口服,每日 3 次,同时服维生素 C 0.3g 及 10%稀盐酸 0.5 ~ 2mL,以促进铁吸收。②多糖铁复合物 150mg,每日 $1 \sim 2$ 次,其优点是不含游离铁离子,不良反应较少。

妊娠晚期重度贫血或严重胃肠反应不能口服铁剂者,可用右旋糖酐铁或山梨醇铁深部肌内注射,应从小剂量开始,第一日 50mg,无不良反应,第二日起增至 100mg,每日一次。

3.输血　当血红蛋白小于 60g/L 时、接近预产期或短期内需行剖宫产手术者,可适当少量多次输血。有条件医院可输浓缩红细胞。输血是最快速的纠正贫血的办法,但输血速度宜慢,以防发生急性左心衰。

4.预防产时并发症　主要是尽量减少出血。

(1)中、重度贫血孕妇临产后应备血,酌情给予止血药物,如维生素 K、卡巴克络(安络血)及维生素 C 等。

(2)防止产程过长及产妇疲乏,必要时可阴道助产以缩短第二产程。

(3)胎肩娩出后及时注射缩宫素(催产素)、麦角新碱等药物,以促子宫收缩,防止产后失血;如产后出血略多,虽不到产后出血标准,亦当重视,应及早输血、补血。

(4)严格执行无菌操作,产后可短期应用抗生素以防感染。

(5)若患者贫血严重或者有并发症,产后不宜哺乳。

三、巨幼红细胞性贫血

巨幼红细胞性贫血主要是由于叶酸和维生素 B_{12} 缺乏引起细胞核 DNA 合成障碍所致贫血,占贫血的 7% $\sim 8\%$。外周血呈大细胞型贫血,其发病率国外报道为 0.5% $\sim 2.6\%$,国内报道为 0.7%。

(一)发病机制

叶酸、维生素 B_{12} 都是 DNA 重要辅酶,当叶酸和维生素 B_{12} 缺乏,使 DNA 合成抑制,导致细胞核发育异常,细胞浆中核糖核酸不能转变为脱氧核糖核酸,而大量积聚,故细胞核增大形成巨幼红细胞。

1.妊娠期叶酸缺乏原因　妊娠期巨幼红细胞性贫血95％是叶酸缺乏所致。正常人每日需叶酸$50\sim100\mu g$,而妊娠期每日需要$300\sim400\mu g$,以供给胎儿每日的需要及维持孕妇体内叶酸的储备,多胎时需要更多。

摄入不足和吸收减少是导致叶酸缺乏的主要原因。孕早期由于早孕反应,造成胃肠道对叶酸摄入不足。另外,妊娠期胃酸分泌减少,肠蠕动减慢,对食物中叶酸吸收减少,特别是营养不良者更是如此。妊娠期肾血流量增加,叶酸在肾内的廓清加速,使叶酸排出增多。若孕妇患有慢性感染、慢性溶血或甲状腺功能亢进时,可大量消耗叶酸,亦可发生巨幼红细胞性贫血。

2.妊娠期维生素B_{12}缺乏的原因　妊娠期维生素B_{12}缺乏所致的巨幼红细胞性贫血非常少见,其发生原因主要是因为胃黏膜分泌的胃酸及胃蛋白酶减少或缺乏,使维生素B_{12}不能从蛋白质的食物中游离出来,或是胃黏膜壁细胞分泌的内因子不足,均导致维生素B_{12}吸收障碍。加之胎儿的大量需要,易造成维生素B_{12}的缺乏。

(二)对妊娠的影响

1.对母体影响　严重贫血时,贫血性心脏病、心衰、自然流产、胎盘早剥、产褥感染等发病率增多。

2.对胎儿影响　可致胎儿神经管缺陷等多种畸形,可引起流产、早产、胎儿发育不良或死胎。

(三)诊断依据

妊娠期间出现病理性贫血的患者,应该考虑到叶酸或维生素B_{12}缺乏而导致的巨幼每细胞性贫血的可能性。叶酸和维生素缺乏的临床症状、血象和骨髓象的改变均相似,但维生素B_{12}缺乏有神经系统症状,而叶酸缺乏无神经系统症状。

1.发病特点　本病多发生在年龄偏大的经产妇,30岁左右发病率较高,常发生在妊娠中后期(32～38周),其病较急,贫血程度严重,但患者呈慢性失血状态:头晕、心悸气短、面色苍白等;亦可有消化道症状如消化不良、呕吐、腹胀、腹泻及舌炎等;也可见低热、水肿、肝脾大、表情淡漠的表现。

若为维生素B_{12}缺乏所致者,可表现为肢体麻木,表情淡漠或行走困难等神经系统症状。

2.实验室检查

(1)周围血象呈大细胞性贫血,红细胞的比容降低,红细胞平均体积(MCV)大于$94\mu m^3$,红细胞平均血红蛋白含量(MCH)大于32×10^{-12}g,大卵圆形红细胞增多,中性粒细胞核分叶过多,网织红细胞正常。

(2)骨髓涂片显示巨幼红细胞增多,占骨髓细胞总数的30％～50％,红细胞体积增大,核染色质疏松,可见核分裂。

(3)血清叶酸值小于6.8mmol/L(3ng/mL)、红细胞叶酸值小于227mmol/L(100ng/mL)提示叶酸缺乏。若叶酸正常,应测孕妇血清维生素B_{12}值,若小于74×10^{-12}mol/L提示维生素B_{12}缺乏。

(四)治疗

1.一般治疗　加强孕期营养指导,改变不良饮食习惯,食用富含叶酸和维生素B_{12}食物。

2.补充叶酸　叶酸10～20mg,口服,每日3次,或叶酸10～30mg每日肌内注射1次,直至症状消失,贫血纠正。妊娠大细胞贫血往往合并小细胞贫血,特别是治疗效果不明显时,应检查是否合并缺铁,若有应及时补给铁剂。

3.补充维生素 B_{12} 维生素 B_{12} 缺乏者可给予维生素 B_{12} 100μg 肌内注射,每日 1 次,共 2 周,以后改为每周 2 次,直至血红蛋白恢复正常。有神经系统症状者单独应用叶酸可能使神经系统症状加重,要注意加用维生素 B_{12}。

有胃酸缺乏者,维生素 B_{12} 吸收可能不足,最好在叶酸治疗的同时,给予维生素 B_{12} 作预防性治疗。

4.血红蛋白小于 60g/L 者   可少量间断输新鲜血或浓缩红细胞。

5.其他   分娩时应避免产程延长,预防产后出血和感染。

四、再生障碍性贫血

再生障碍性贫血简称为再障,是由多种原因引起骨髓造血干细胞增殖与分化障碍,导致外周全血细胞(红细胞、白细胞、血小板)减少为主要表现的一组综合征。发病率 0.5%~1%。

(一)再障与妊娠的相互影响

再障合并妊娠在临床上并不罕见,而再障也可继发于妊娠。有些孕妇妊娠后才表现出再障,终止妊娠后,包括早期妊娠的终止,再障自然缓解,甚至痊愈。再次妊娠后可再次复发,分娩后又可缓解,提示妊娠期是再障的好发期,可能与孕妇体内较高的雌激素状态抑制血细胞生成或免疫有关。

再障病因复杂,发病机制目前尚不清楚。虽然目前认为妊娠不是再障的原因,但妊娠可使病情加重。孕妇血液相对稀释,使贫血加重,易发生贫血性心脏病,甚至造成心力衰竭。由于血小板数量减少和质的异常以及血管壁脆性及通透性增加,可引起鼻、胃肠道等黏膜出血。由于周围血中性粒细胞、单核细胞及丙种球蛋白减少,患者防御功能下降,易引起感染。再障孕妇易发生妊娠高血压综合征,使病情进一步加重。再障孕妇多死于产时或产后出血、颅内出血、心力衰竭及严重呼吸道感染、泌尿系感染或败血症。

若再障患者妊娠期血红蛋白能维持在 60g/L 以上,通常对胎儿影响不大,分娩的新生儿一般血象正常,很少发生再障。否则,对胎儿不利,可导致流产、早产、胎儿生长受限、死胎及死产。

(二)临床表现和诊断

再障主要表现为较重的贫血、出血及感染。血常规呈全血细胞减少,贫血为正细胞正色素性。急性再生障碍性贫血血红蛋白随贫血的进展而降低;网织红细胞计数小于 0.01,绝对值小于 $15×10^9$/L;中性粒细胞绝对值小于 $0.5×10^9$/L;血小板数小于 $20×10^9$/L。慢性再生障碍性贫血、血红蛋白和红细胞平行下降,多为中度贫血;网织红细胞计数大于 0.01,但绝对值低于正常值;白细胞明显减少,淋巴细胞比例上升。骨髓象特点为造血细胞减少,脂肪增多。粒红两系细胞均减少,淋巴细胞相对增多;细胞形态大致正常;巨核细胞明显减少。

(三)处理

1.妊娠期

(1)再障患者不宜妊娠,已受孕者应在妊娠早期行人工流产,并在流产前做好输血准备。中、晚期妊娠患者流产和引产的危险性大增,可在产科和血液科医生的严密监护下继续妊娠至足月。

（2）支持疗法：注意休息，加强营养（饮食以高蛋白、高维生素最佳），间断吸氧，根据病情可给予少量、间断、多次输新鲜血，使血红蛋白维持在 60g/L 以上，或间断输成分血。

（3）有明显出血倾向者，给予肾上腺皮质激素治疗，如泼尼松 10mg，每日 3 次口服，但因皮质激素抑制免疫，易致感染，故不易久用。也可用蛋白合成激素（如康力龙）刺激红细胞生成。

（4）预防感染：注意个人及环境卫生，保持皮肤及口腔清洁，各种注射及穿刺均应严格遵守无菌操作。一旦感染出现，应查明感染灶以采用适当的抗生素，若病因未明者可先使用对胎儿无影响的广谱抗生素治疗。

2.分娩期　再障患者应提前住院待产。中、重度贫血孕妇，临产后要纠正贫血，输注浓缩红细胞或新鲜血，使孕妇的血红蛋白浓度维持在 80g/L 以上，若分娩前血小板小于 20×10^{12}/L，分娩时输注浓缩血小板悬液以预防出血。分娩时尽量经阴道分娩，适当助产，缩短第二产程，防止第二产程用力过度造成脑等重要脏器出血或胎儿颅内出血。有产科指征者行剖宫产时，可考虑将子宫一起切除，以免引起产后出血及产褥感染。

3.产褥期　再障孕妇因贫血、白细胞低、抵抗力弱，易发生产褥感染，所以产后应常规应用抗生素。另一方面，产后子宫收缩力减弱，可发生子宫延迟出血，应密切观察，及时处理。

五、预防与健康教育

1.加强孕期营养指导，改变不良饮食习惯，饮食应多样化，多食用富含铁、叶酸和维生素 B_{12} 的食品，如动物肝、血、肉类、豆类、各种蔬菜、瓜、果、海带、紫菜、木耳、香菇等。

2.孕前和孕期积极治疗胃肠道功能紊乱和消化不良等，以防铁、叶酸、维生素 B_{12} 摄入或吸收不足。

3.有高危因素者，孕期可适当服用铁剂、叶酸等，预防贫血的发生。

4.孕期应常规进行血常规检查，早期发现贫血，并确定贫血的类型。针对不同贫血进行积极治疗，必要时可输血治疗。

5.妊娠合并贫血者应加强产前检查，注重母体和胎儿监护，以防母儿并发症发生。

（秦利）

第八节　妊娠合并哮喘

哮喘是由多种细胞（如嗜酸性粒细胞、肥大细胞、T 淋巴细胞、中性粒细胞、气道上皮细胞等）和细胞组份参与的气道慢性炎症性疾患。这种慢性炎症导致气道高反应性的增加，通常出现广泛多变的可逆性气流受限，并引起反复发作性的喘息、气急、胸闷或咳嗽等症状，常在夜间和（或）清晨发作、加剧，多数患者可自行缓解或经治疗缓解。国外调查报告表明，儿童哮喘的患病率为 0.2%～7.4%，成人哮喘的患病率为 1.1%～9.9%。我国哮喘的患病率，根据局部地区调查为 0.5%～2.0%，也有报道高达 5.29%。全世界哮喘患者约有 1.5 亿，我国大约有 1000 多万。

一、病因

哮喘实质上是一种气道慢性变态反应性疾病，是由嗜酸粒细胞、肥大细胞和 T 淋巴细胞等多种炎性细胞参与的气道慢性炎症,故不同于一般的气管感染,而是在遗传基础上,使易感者对各种激发因子具有气道高反应性(即所谓过敏性体质),通过吸入变应原或其他刺激物等多种因素所诱发。最常见成变应原有:家庭尘螨、羽毛、花粉、动物皮屑等,其他如细菌或病毒感染,环境中的烟雾废气的刺激。在寒冷气候中运动,或情绪兴奋,胃内容物反流,鱼虾、牛奶等食物,在部分患者中也可诱发,表现为反复发作的哮喘、胸闷、咳嗽和呼吸困难,这些症状可自行缓解,或经治疗迅速缓解。因此,气道变应性炎症引起气道的高反应性是哮喘发病的主要条件。

二、发病机制

(一)妊娠对哮喘的影响

妊娠对哮喘的影响十分复杂,决定于体内各种激素水平及支气管平滑肌对这些激素的反应性。据 Turner 统计,妊娠合并哮喘 1054 例患者中,有 22%病情恶化,29%病情改善,49%无变化。Schatz(1988)分析 330 例患者,恶化、改善及无变化,分别占 35%、28%及 33%。大多数孕妇能安全度过妊娠、临产及分娩。孕前哮喘症状及体征轻度,在妊娠期间严重哮喘发作的危险性较低;但在非孕期发作频繁、症状严重者妊娠期哮喘发作亦较严重。

1.妊娠引起哮喘恶化的原因

(1)孕酮含量较高,提高呼吸中枢对 CO_2 的敏感性,导致过度通气,促使孕妇用力呼吸,加重呼吸困难感觉

(2)妊娠晚期随子宫增大,横膈升高,致功能残气量明显降低,通气和氧消耗量增加,加重了缺氧程度。

(3)雌激素、前列腺素 $PGF_{2\alpha}$、环磷鸟苷(cGMP)量的增加,均可引起支气管平滑肌痉挛。

(4)胎儿及胎盘产生易感性物质导致免疫球蛋白(IgE)增高。

2.妊娠改善哮喘病情的因素

(1)妊娠期孕酮浓度增高,可使支气管平滑肌松弛,气道阻力下降。

(2)孕妇血浆中糖皮质激素增高,使免疫机制受到抑制,并减轻炎症反应。

(3)孕妇血浆中环磷腺苷(cAMP)增高,使支气管平滑肌松弛,同时导致 cAMP/cGMP 比值提高,抑制过敏介质的合成和释放。

(4)妊娠期血浆组胺酶活性增强,提高灭活组胺的功能。

(二)哮喘对妊娠的影响

据报道,哮喘影响 3.7%~8.4%的妊娠妇女。近期多项研究提示,哮喘使妊娠均女的胎儿围生期死亡率、先兆子痫、早产和婴儿低出生体重的危险升高。哮喘加重与危险升高相关,而哮喘控制良好与危险下降相关。

美国国家儿童健康和人类发展研究所最近的研究发现,大约 30%的轻度哮喘妇女在妊娠期间哮喘加重,而 23%最初中、重度哮喘妇女妊娠期间哮喘有所改善。

轻症哮喘病不响妊娠的进展,母婴预后良好。而控制不好的重症哮喘可影响妊娠的结局,胎儿主要由于低血氧、呼吸性碱中毒及因子宫血流减少等原因,导致流产、低体重儿、胎膜早破及围生儿死亡的发生率高于健康孕妇;患者由于严重缺氧诱发子宫收缩,致早产发生率高。哮喘发作时,可引起胎儿缺氧,在孕妇情况恶化之前,胎儿已常常严重缺氧。因此,控制哮喘发作及严密胎儿监护十分重要。一般认为重症哮喘或有并发症者不宜妊娠,一旦妊娠或

早孕期重度哮喘发作,经控制后应动员患者做人工流产。一般性哮喘不是终止妊娠的适应证。

三、临床表现

主要为阵发性呼吸困难、哮鸣。少数患者有咳嗽,有时为干咳,有时带有黏液或黄痰。许多患者存在夜间发作加重的特征。体检:患者常取端坐位,口唇发绀,用力呼吸,呼吸时发出似汽笛声,不用听诊器即可听到。持续心动过速,高血压,有时需要应用辅助呼吸机帮助呼吸。可发生气胸、纵隔气肿、急性肺源性心脏病,甚至呼吸衰竭、死亡。

四、诊断

几乎所有的哮喘患者都有长期性和发作性的特点,典型的哮喘表现为发作性咳嗽、胸闷及困难,因此近年认为典型哮喘发作3次以上过敏性疾病病史和家族性的哮喘病史对哮喘的诊断很有参考意义。

(一)诊断标准

1.反复发作喘息、气急、胸闷或咳嗽,多与接触变应原、冷气、物理、化学性刺激、病毒性上呼吸道感染,运动等有关。

2.发作时在双肺可闻及散在或弥漫性、以呼气相为主的哮鸣音,呼气相延长。

3.上述症状可经治疗缓解或自行缓解。

4.除外其他疾病所引起的喘息、气急、胸闷和咳嗽。

5.临床表现不典型者(如无明显喘息或体征)应至少具备以下一项试验阳性　①支气管激发试验或运动试验阳性。②支气管舒张试验阳性[1秒钟用力呼气容积(FEV_1)]增加15%以上,且FEV_1增加绝对值大于200mL。③坐最大呼气流量(PEF)日内变异率或昼夜波动率为20%。

6.变应原皮肤试验能反映人体的特应性体质,70%以上的哮喘患者呈阳性反应。

7.痰液检查　常有较多的嗜酸粒细胞,可发现Curschman螺旋体。

8.血嗜酸粒细胞计数,哮喘患者可增高。

9.血清免疫球蛋白E测定(IgE)　约有50%成年哮喘和80%以上儿童哮喘患者增高。

符合1~4条或4/5条者,可以诊断为支气管哮喘。6~9检查对哮喘诊断也有一定帮助。

(二)分期

根据临床表现哮喘可分为急性发作期、慢性持续期和缓解期。慢性持续期是指在相当长的时间内,每周均不同频度和(或)不同程度地出现症状(喘息、气急、胸闷、咳嗽等);缓解期系指经过治疗或未经治疗症状、体征消失,肺功能恢复到急性发作前水平,并维持4周以上。病情严重程度分级:哮喘患者的病情严重程度分级应分为三个部分。

1.治疗前哮喘病情严重程度的分级　包括新发生的哮喘患者和既往已诊断为哮喘而长时间未应用药物治疗的患者,见表14-1。

表 14-1　治疗前哮喘病情严重程度的分级

分级	临床特点
间歇状态(第一级)	症状不足每周 1 次
	短暂出现
	夜间哮喘症状不到每个月 2 次
	FEV$_1$ 占预计值达到 80% 或 PEF 达到 80% 个人
	最佳值,PEF 或 FEV$_1$ 变异率小于 20%
轻度持续(第 2 级)	症状达到每周 1 次,但不足每天 1 次
	可能影响活动和睡眠
	夜间哮喘症状大于每个月 2 次,但少于每周 1 次
	FEV$_1$ 占预计值达到 80% 或 PEF 达到 80% 个人
	最佳值,PEF 或 FEV$_1$ 变异率 20%～30%
中度持续(第 3 级)	每天有症状
	影响活动和睡眠
	夜间哮喘症状达到每周 1 次
	FEV$_1$ 占预计值为 60%～79% 或 PEF60%～79% 个人
	最佳值,PEF 或 FEV$_1$ 变异率大于 30%
重度持续(第 4 级)	每天有症状
	频繁出现
	经常出现夜间哮喘症状
	体力活动受限
	FEV$_1$ 占预计值小于 60% 或 PEF<60% 个人
	最佳值,PEF 或 FEV$_1$ 变异率大于 30%

2.治疗期间哮喘病情严重程度的分级　当患者已经处于规范化分级治疗期间,哮喘病情严重程度分级则应根据临床表现和目前每天治疗方案的级别综合判断。例如,患者目前的治疗级别是按照轻度持续(第 2 级)的治疗方案,经过治疗后患者目前的症状和肺功能仍为轻度持续(第 2 级),说明目前的治疗级别不足以控制病情,应该升级治疗,因此,病情严重程度的分级应为中度持续(第 3 级)。区分治疗前和规范化分级治疗期间的病情严重程度分级,目的在于避免在临床诊治过程中对哮喘病情的低估,并指导正确使用升降级治疗。

3.哮喘急性发作时病情严重程度的分级　哮喘急性发作是指喘息、气急、咳嗽、胸闷等症状突然发生,或原有症状急剧加重,常有呼吸困难,以呼气流量降低为其特征,常因接触变应原等刺激物或治疗不当等所致。其程度轻重不一,病情加重可在数小时或数天内出现,偶尔可在数分钟内危及生命,故应对病情作出正确评估,以便给予及时有效的紧急治疗。哮喘急性发作时病情严重程度的分级。

五、治疗

(一)一般治疗

治疗哮喘的目标有两点:尽量保持肺功能正常、尽快在哮喘变得严重之前进行治疗。药物治疗的原则是在急性发作时以缓解症状作为首要治疗目的,因炎症引起的哮喘应抗感染与平喘并举;缓解期或病情较短时,重点为祛除病因,增强体质,预防复发。

1.抗感染药物

(1)糖皮质激素:是目前防治哮喘最有效的抗感染药物,几乎可以抑制哮喘气道炎症过程中的每个环节。目前临床上使用较为广泛的吸入糖皮质激素有氟尼缩松,曲安奈德(TAA),布地奈德(BUD),二丙酸倍氯米松(BDP),丙酸氟替卡松(FP)和糠酸莫米松(MF)。常用的是 BUD,BDP 和 FP。对于非发作中度哮喘,表面激素 BDP 或 BUN 用量一般为 $400\sim600\mu g/d$,对重度哮喘者可使用 $600\sim1000\mu g/d$,一般来说,当剂量不足 $800\mu g/d$ 时,长期使用较安全,当剂量达到 $1000\mu g/d$ 时,长期应用可能产生骨质疏松,并对下丘脑,垂体肾上腺轴有一定抑制作用。对于吸入糖皮质激素不能控制的哮喘患者,可应用口服或静脉剂型,对于口服剂量较大或疗程超过 2 周以上者,为减少突然停药引起反跳现象,须逐步减少用量(每周减 $5\sim10mg$)。对于激素依赖型可以考虑试用缓释糖皮质激素肌内注射,如丙酸去炎松 40mg 或丙酸倍他米松 7mg 缓释药,每个月 1 次,待症状得以控制再改吸入治疗。

(2)白三烯受体拮抗药:目前常用的白三烯受体抑制剂是扎鲁斯特(商品名安可来)、孟鲁斯特(商品名顺尔宁),能竞争性地与白三烯受体结合,因此具有抗炎及平喘的双重作用,当然其抗炎作用较糖皮质激素弱,该药物在以下三种情况使用有其优越性:对阿司匹林哮喘患者或伴有过敏性鼻炎的哮喘患者;激素抵抗型哮喘或拒绝使用激素的哮喘患者;严重哮喘时加用抗白三烯药物以控制症状或减少激素的需要量。

(3)色甘酸钠:该药除了作为肥大细胞膜稳定剂外,还具有抑制炎症细胞活化,降低气道高反应性的作用,在抗原支气管激发试验前给药,可以同时抑制支气管痉挛的速发反应和迟发反应,该药对儿童的效果较好,不良反应少,其气道抗炎作用不及吸入性糖皮质激素,剂型为定量雾化剂(每揿 5mg)$5\sim10mg$,每日 $3\sim4$ 次。

2. 支气管舒张药

(1)β_2 受体激动药:是目前最为常用的支气管解痉药。常用的药物有沙丁胺醇(舒喘灵)、特布他林(博利康尼)、非诺特罗(酚丙喘宁)丙卡特罗(美喘清)等,能选择性的与 β_2 受体结合,从而引起气道平滑肌松弛而舒张支气管,部分 β_2 受体激动药还能促进黏液分泌与纤毛清除功能。常见的不良反应主要是激动 β_2 受体所引起的肌肉震颤、心悸等,过量可致心律失常。选择性较强的 β_2 激动药可减少这些不良反应。新一代的 β_2 受体激动药沙美特罗和福莫特罗作用持续时间长达 12h,适用于治疗夜间哮喘,且均有一定的抗感染作用,可抑制速发和迟发性的哮喘反应,与皮质激素合用时,由于能使皮质激素受体激活,皮质激素又能增强受体活性,因而在抗感染及解痉方面均有协同作用。沙美特罗对 β_2 受体的选择性更高(较沙丁胺醇高近 80 倍),因此对心血管系统的不良反应较少,但起效时间稍慢(约 15min),福莫特罗不仅选择性高,而且起效较快(2min)。β_2 受体激动药可通过口服及肌内注射、静脉、吸入等途径给药,其中以吸入最为常用,因其作用直接、起效迅速、所需药物剂量,不良反应少。β_2 激动药的吸入目前主张按需应用,特别是轻中度患者。但长效的 β_2 激动剂(如控释型的沙丁胺醇(全特宁)、丙卡特罗(美全清)等,因其作用时间较长,适用于需延长作用时间的患者,如夜间哮喘。

(2)茶碱类药物:此类药物是一种目前使用较为广泛的经典药物,常用的是氨茶碱,当血清茶碱浓度在 $10\sim20\mu g/mL$ 时为最佳有效浓度,而高于 $20\mu g/mL$ 则可引起毒性反应,当超过 $40\mu g/mL$ 时可导致死亡。氨茶碱的全身不良反应包括中枢神经和心脏兴奋作用,如焦虑、震颤、烦躁、头痛和心慌等,静脉注射过快或剂量过大还可引起心律失常、血压下降、胸闷、躁动、惊厥甚至死亡。我国药典规定静注氨茶碱应加入 50% 葡萄糖液 20～40mL，注射时间应在 10min 以上，氨茶碱常用口服剂量为每次 0.1g，每日 3 次，极量为每次 0.4g，每日 1g，静脉注射剂量每次 0.25～0.5g 用葡萄糖液稀释，30min 左右滴完。茶碱的药动学非常复杂，多种因素影响茶碱的吸收和代谢过程。降低体内茶碱清除率的因素：肝肾功能不全、甲状腺功能亢进、缺氧性疾病、新生儿、老年人、肥胖者、茶碱与大环内酯类抗生素，喹诺酮类、西咪替丁、别嘌呤醇等药物合用时以及高脂饮食；增加体内茶碱清除率的因素；茶碱与巴比妥类、苯妥英钠、卡马西平、异烟肼、利福平和其他肝微粒体酶诱导剂等药物合用时，低糖、高蛋白饮食以及吸烟。为了减少毒副作用，有条件的最好做血清茶碱浓度监测，给每个患者制订一个具体的个体化给药方案。尽管茶碱具有一定的抗炎作用，但不能取代吸入的糖皮质激素，主要用其气道解痉的作用。

（3）抗胆碱药：抗胆碱药物能抑制气道平滑肌 M 受体，阻止胆碱能神经兴奋导致的气道平滑肌收缩，同时亦可抑制节后胆碱能神经兴奋引起的黏液过量分泌，较适用于慢性支气管炎同时存在的哮喘（或称喘息性支气管炎）。目前最常用的是吸入型抗胆碱能药物如溴化异丙托品是气道的局部用药，明显地减少了对心血管和其他器官胆碱能受体的作用，因而适用于治疗气道阻塞。异丙托品单剂量吸入约需 15min 才能起效，可维持 6～8h。正在发展新一代吸入型抗胆碱药物是氧托品对气道平滑肌的松弛作用更强，维持时间可达 10h，适用于夜间哮喘；而泰乌托品对 M_3 受体具有更强的选择性和抑制作用且维持时间长达 15h，是较有希望的新型平喘药物。常用剂量溴化异丙托品为 20～40μg 雾化吸入每日 3～4 次。泰乌托品 10～20μg/d。

3. 免疫疗法　免疫疗法分为特异性与非特异性两种。前者又称脱敏疗法，更确切应为减敏疗法，由于有 60%～80% 的哮喘发病与特异性变应原有关，特异免疫治疗（Sn）属临床上兼有治疗与预防性治疗的作用。

（1）特异性免疫治疗（SIT）：是唯一可以影响变应性疾病自然进程的病因治疗方法，并可防止变应性鼻炎发展为哮喘，适用于有明显的诱因（皮试有少数强阳性变应原），通常伴有变应性鼻炎，特异性 IgE 抗体增高而常规治疗不满意者，或有季节性哮喘发作患者，或常规治疗虽有效，但由于无法避免接触变应原而常有发作者。

（2）非特异性免疫疗法：临床上，非特异性免疫疗法仅作为哮喘治疗的辅助方法，如注射细菌菌苗，核酸酪素，卡介苗及转移因子等。采用基因工程方法研制的人重组抗 IgE 单克隆抗体已完成Ⅲ期临床实验，用于治疗中重度过敏性哮喘取得了令人满意的效果。目前发展了如 IgE 单抗、CD28 单克隆抗体临床上取得一定的疗效。

（二）妊娠期间哮喘治疗

1. 一般原则

（1）哮喘妊娠妇女治疗的目的是提供最佳治疗控制，哮喘，维护妊娠妇女健康及胎儿正常发育。

（2）对于哮喘妊娠妇女而言，使用药物控制哮喘比有哮喘症状和哮喘加重更安全。为了维持正常肺功能、正常的血氧饱和度以确保胎儿氧供，可能需要进行监测并对治疗方案进行适当调整。哮喘控制不良对胎儿的危害比哮喘药物要大。

（3）产科保健人员应该参与妊娠妇女的哮喘治疗，包括在产前检查时监测哮喘状态。

（4）哮喘的治疗包括 4 个方面：①评估和监测哮喘。包括客观地测定肺功能，由于 2/3 的妊娠妇女哮喘病程会发生改变,所以建议每月评估1次哮喘病史和肺功能。第1次评估时建议采用肺量测定法。对于门诊患者的常规随访监测,首选肺量测定法,但一般使用峰速仪测定呼气峰流速(PEF)。同时指导患者注意胎儿活动,对于哮喘控制不理想者和中、重度哮喘患者,可以考虑在孕32周时开始连续超声监测。重症哮喘发作恢复后行超声检查也是有帮助的。②控制使哮喘加重的因素。识别、控制或避免过敏原和刺激物,尤其是吸烟等使哮喘加重的因素,可以改善妊娠妇女的健康,减少所需药物。③患者教育。宣教有关哮喘的知识和治疗哮喘的技能,如自我监测、正确使用吸入器、有哮喘加重征象时及时处理等。④药物的阶梯治疗方法。为了达到和维持哮喘控制,根据患者哮喘的严重性,按需增加用药剂量和用药次数;情况允许时,逐渐减少用药剂量和用药次数。

2.一般治疗

(1)哮喘妊娠妇女应尽量避免暴露于过敏原,积极治疗能加重哮喘的疾病,如过敏性鼻炎、鼻窦炎和胃食管反流。

(2)重视防止哮喘发作的一切措施:要帮助患者及家属认识哮喘是慢性病,有长期性、反复性和可逆性特点,只要在医师指导下,消除妊娠期适当服药的顾虑,制订治疗计划,长期坚持并不断修正治疗方案,可完全与正常孕妇一样安全度过孕产期。

(3)给氧:孕妇哮喘急性发作时,除应用上述急救措施外,须给予患者吸氧,鼻导管给氧一般不能满足需要,宜通过面罩以2~3L/min的流量给氧,氧气须通过温暖湿化瓶,避免气道因干燥低温刺激引起痉挛。

3.哮喘妊娠妇女使用药物的建议

(1)沙丁胺醇为短效吸入药物,能快速缓解哮喘症状。患有哮喘的妊娠妇女应该随身携带这种药物。

(2)对于有持续性哮喘的妇女,吸入糖皮质激素是控制基础炎症的首选药物。

(3)对于单纯吸入小剂量糖皮质激素不能很好控制持续性哮喘的妊娠妇女,建议增加药物剂量或加用长效 β_2 受体激动药。

(4)重症哮喘的治疗可能需要口服糖皮质激素。有关妊娠期间口服糖皮质激素安全性的数据是相互矛盾的,但是重症未被控制的哮喘对孕妇和胎儿有明确的危险。

4.哮喘的阶梯治疗方案

(1)第一级:轻度间歇性哮喘。对于间歇性哮喘患者,建议使用短效支气管扩张药,尤其是短效吸入 β_2 受体激动药以控制症状。沙丁胺醇是首选的短效吸入 β_2 受体激动药,因为它非常安全。目前尚没有证据表明使用短效吸入 β_2 受体激动药能造成胎儿损伤,也没有证据表明在哺乳期间禁忌使用这类药物。

(2)第二级:轻度持续性哮喘。首选的长期控制药物是每日吸入小剂量糖皮质激素。大量数据表明,这种药物对哮喘妊娠妇女安全、有效,围生期不良转归的危险没有增加。布地奈德是首选的吸入糖皮质激素,因为现有的有关布地奈德用于妊娠妇女的数据比其他吸入糖皮质激素多。应该注意到目前尚没有数据表明其他吸入糖皮质激素制剂在妊娠期间不安全。因此,对于除布地奈德之外的其他吸入糖皮质激素,如果患者在妊娠之前用这些药物能很好控制哮喘,可以继续使用。

(3)第三级:中度持续性哮喘。有两种治疗选择:小剂量吸入糖皮质激素加长效吸入 β_2 受体激动药,或将吸入糖皮质激素的剂量增加到中等剂量。

(4)第四级:重度持续性哮喘。如果患者使用第三级药物后仍需要增加药物,那么吸入糖皮质激素的剂量应该增加到最大剂量,首选布地奈德。如果增加吸入糖皮质激素的剂量仍不足以控制哮喘症状,那么应该加用全身糖皮质激素。尽管有关妊娠期间口服糖皮质激素的一些危险目前尚没有明确的数据,但重症未得到良好控制的哮喘对母亲和胎儿具有明确的危险。

5.产时处理 哮喘本身不是剖宫产指征。但在诱导宫缩时不能用 $PGF_{2\alpha}$,可用 PGE 制剂。临产前后不宜再应用 β_2 受体兴奋药,它可导致子宫张力下降、宫缩乏力而致滞产及产后出血,还可引起新生儿心动过速。氨茶碱解痉作用强,在治疗剂量内可明显改善肺功能,而不良反应小,对胎儿亦无不良影响。重症患者先用 250mg,加入 $10\%\sim50\%$ 葡萄糖溶液 40mL 缓慢静脉注射,30min 后,以 0.6mg/(kg·h)加入 5% 葡萄糖溶液静脉滴注,每日总剂量不超过 $1.0\sim1.5L$。如经治疗后仍继续哮喘持续状态,应及早气管插管机械通气。在第三产程,可用缩宫素(催产素)预防产后出血,而麦角新碱是禁用的,因其可引起哮喘患者支气管痉挛。如果有产科指征或重症哮喘治疗缓解后,选用剖宫产结束分娩,应选用硬膜外麻醉,而不宜全麻,因插管可导致肺部感染或肺不张,加重哮喘。如果患者术前长期应用口服糖皮质激素超过 1 个月,临产后要考虑给予应激量的皮质激素,以免应激状态下出现肾上腺危象,常用氢化可的松 100mg,加入 5% 葡萄糖溶液 40mL 静脉注射,继之静脉滴注,一般 $200\sim400mg/d$。

6.产褥期处理 产后孕妇可母乳喂养,不必中断药物治疗。有学者报道产后母乳喂养 1～6 个月,新生儿随访至 17 岁,较之未哺乳者过敏发生率降低 $30\%\sim50\%$。

(秦利)

第九节 妊娠合并肺炎

肺炎(pneumonia)是肺实质的炎症,可由细菌、病毒、真菌、原虫等多种病原体引起。急性肺炎 50% 以上是由于肺炎链球菌(streptococcus pneumoniae)感染引起,其次是病毒感染。妊娠合并肺炎是孕妇非产科因素的第二死因,发生率为 $0.44‰\sim2.7‰$,也是导致早产的主要原因之一,早产率达 44%,围生期新生儿死亡率约为 4%。最常见的类型是细菌性肺炎,致病菌以肺炎链球菌最常见,占 $30\%\sim50\%$,其次为嗜血流感杆菌(hemophilus influenzae)约为 10%,其他较少见的致病菌有葡萄球菌(staphylococcus aureus)、克雷白杆菌(Klebsiella)、军团菌(legionella)和因免疫缺陷引起的沙雷菌(Serratia)、假单孢菌(pseudomonas)等。

一、临床表现

常有劳累、受寒等诱因,1/3 患者发病前有上呼吸道感染的症状,多数起病较急。

(一)症状

1.发热 先寒战,继之高热。

2.呼吸道症状 进行性咳嗽、咳痰、脓痰或痰中带血。金黄色葡萄球菌肺炎为典型的黄色脓性痰,肺炎链球菌肺炎为铁锈色痰,肺炎杆菌肺炎为砖红色胶冻样,铜绿假单孢菌肺炎为淡绿色痰,厌氧菌肺炎为臭味痰。部分患者有胸痛、呼吸困难,严重者甚至发生呼吸衰竭,需气管插管或机械通气。

3.全身症状 可有乏力、头痛、肌肉酸痛,少数患者有恶心、呕吐、腹胀、腹泻等胃肠道症状,严重者可血压下降。亦可发生脓胸、气胸、心包填塞等严重并发症。

（二）体征

急性病容、呼吸浅速或鼻翼扇动,少数可出现休克。早期胸部体征可无异常,或仅有少量湿啰音。随疾病进展可出现典型体征,触诊时可有语音震颤,叩诊为浊音,听诊可有湿性啰音,伴有胸膜渗出时,呼吸音减弱,有胸膜摩擦音。

二、辅助检查

（一）血常规

白细胞总数和中性粒细胞多有升高。

（二）痰涂片及培养

痰涂片镜检有助于早期初步的病原诊断,涂片见短链状、柳叶刀形革兰阳性球菌,提示可能为肺炎链球菌感染;见到多形短小革兰阴性杆菌,则提示可能为流感嗜血杆菌感染,具有诊断意义。血培养有 20%～30% 的患者可以阳性。

（三）胸部 X 线检查

胸部 X 线检查对确诊最有价值。胸部 X 线表现可有典型的改变,如肺炎链球菌肺炎表现为一小叶或多小叶肺实变,有时伴有胸膜渗出;嗜血流感杆菌性肺炎则肺实变多发生在肺上叶;葡萄球菌性肺炎表现为有空洞形成伴胸膜渗出;克雷白杆菌性肺炎表现为肺上叶有蜂窝脓肿形成;而支原体肺炎可在 X 线胸片上表现为非均匀性渗出物。

（四）血清冷凝集试验

阳性有助于支原体肺炎的诊断。

三、鉴别诊断

本病应与其他类型肺炎如病毒性肺炎、非典型性肺炎、真菌性肺炎等鉴别。可从病史(包括流行病史)、典型的症状与体征、X 线胸部摄片及病原菌的检查鉴别。

（一）病毒性肺炎

流行性感冒康复后,再出现呼吸道症状,如胸痛、呼吸困难、高热、寒战、咳嗽等,应疑及病毒性肺炎。检查时外周血血细胞计数不高,肺部可听及明显的湿啰音,胸片显示双肺下叶有渗出。可做咽部病毒分离、查患者血清抗体和咽拭子培养,以确定流感病毒感染。

（二）非典型性肺炎

近年来认为非典型性肺炎是指一组有类似的不同于典型肺炎临床表现及放射学影像学特征,并对抗生素(主要是四环素和大环内酯类)有效的肺炎,包括肺炎支原体肺炎、肺炎衣原体肺炎、鹦鹉热衣原体肺炎、立克次体肺炎和军团菌肺炎。

（三）真菌性肺炎

非常罕见,主要症状为咳嗽、发热,偶有播散。X 线检查常有肺浸润伴有肺门淋巴结肿大。痰涂片可见真菌。

四、治疗

（一）抗生素的应用

1.轻症　肺炎球菌、葡萄球菌可选用青霉素 G、红霉素类、头孢菌素类;嗜血流感杆菌可选用氨苄西林加红霉素,如有耐药改用三代头孢菌素,如头孢噻肟等;克雷白杆菌,以氨基糖苷类抗生素为首选,但长期使用对胎儿听神经有损伤,孕期慎用;支原体首选红霉素。

2.重症

(1)大环内酯类联合头孢噻肟或头孢曲松。

(2)具有抗假单孢菌活性的广谱青霉素或β内酰胺酶抑制剂,或头孢菌素类,或前二者之一联合大环内酯类;碳青霉素烯类。

(3)青霉素过敏者选用喹诺酮类。

(二)对症处理

加强全身支持疗法,咳嗽严重者可给予雾化吸入,适当给予镇咳、祛痰药物;胸痛、烦躁不安者可用镇静剂;有呼吸困难时给予氧气吸入;重症肺炎还需纠正低蛋白血症,维持水、电解质和酸碱平衡及循环和心肺功能支持等。

(三)产科处理

严密观察胎心、胎动及宫缩情况,如果治疗及时,无明显产科并发症,则无需引产。肺炎病情不重时,若出现早产可保胎治疗;若病情较重则不必保胎,任其自然分娩,临产时可持续吸氧,以阴道分娩为宜。第二产程时应避免产妇用力屏气,可以助产,不宜使用麻醉止痛药。产后继续维持肺功能,应用抗生素至病情恢复。

(张清华)

第十节　妊娠合并肺结核

一、概述

结核病是由结核分枝杆菌引起的慢性传染病,可累及全身多个脏器,但以肺结核最为常见。随着医疗条件的改善,妊娠合并肺结核不再是重要的妊娠合并症。肺结核孕妇除了流产、早产发生率略增高外,一般预后良好。

二、诊断

(一)病史

患者多孕前即有肺结核病史。

(二)症状

1.全身中毒症状　如低热、乏力、盗汗。

2.呼吸系统症状　如咳嗽、咳痰、咯血、胸痛等。

(三)体征

肺尖部湿性啰音。

(四)辅助检查

1.痰结核菌检查　痰结核菌检查是确诊肺结核最特异的方法。

2.X线检查　在妊娠3个月后进行,以避免X线对胎儿的影响。

3.纯结核菌素试验(PPD)　平均直径不小于5mm为阳性反应。

4.纤维支气管镜检查　有时对于鉴别诊断是必要的。

5.血沉 血沉正常也不能排除活动期。

三、鉴别诊断

应与肺炎、肺脓肿、慢性支气管炎、支气管扩张、其他发热性疾病鉴别。

四、防治要点

（一）预防

活动性肺结核不宜结婚，已婚者应避孕。有结核病史或有密切接触史者，在妊娠 3 个月后常规摄胸片，以早期发现肺结核。

（二）处理

1.妊娠期处理

(1)治疗性流产，应争取在 3 个月内进行。下列情况应行人工流产：①妊娠早期使用对胎儿有影响的化学药物。②严重肺结核或肺功能不良者。③妊娠剧吐治疗无效者。

(2)一般治疗：加强营养，注意休息。

(3)化学药物治疗：治疗原则为早期、足量、联合、选择用药。妊娠期常用药物异烟肼、乙胺丁醇、对氨基水杨酸钠。禁用链霉素，慎用利福平，尤其在妊娠最初 3 个月内。静止性肺结核于妊娠 28 周至产后 3 个月应用异烟肼；浸润型肺结核病变不广泛者用异烟肼加乙胺丁醇；重症可加用利福平。

(4)手术治疗：有肺部病变手术指征，应在妊娠 3～7 个月内进行术中、术后预防流产或早产。

2.分娩期处理

(1)分娩方式无产科指征，以阴道分娩为宜。

(2)缩短第二产程：会阴侧切或阴道助产以避免过度屏气而使肺泡破裂及病灶扩散。

3.产褥期处理 产后发热者应摄胸片，明确有无病灶扩散。活动期肺结核应禁止哺乳，减少消耗和避免新生儿接触传染。

（秦利）

第十一节　妊娠合并肠梗阻

一、概述

妊娠期肠梗阻较少见，发病率为 0.018％～0.160％。近年来有所上升，多与外科手术增多使粘连增多有关。60％～70％的肠梗阻与既往手术粘连有关，25％为肠扭转，其他因素如肠套叠、疝嵌顿、肿瘤等极为罕见。妊娠本身不会造成肠梗阻，但下列因素与妊娠期肠梗阻的发生有一定的关系：①妊娠期增大的子宫将肠襻推移至子宫的后方或两侧，易发生肠扭转而致肠梗阻。尤其有先天性肠系膜根部距离过短，受到增大子宫的推挤时，由于肠管活动受限，过度牵拉和挤压，使小肠扭转，发生肠梗阻。②因肠道的走行发生不规则改变致肠内容物通过障碍，也可导致肠梗阻的发生。③妊娠期孕激素水平升高，使肠管平滑肌张力降低，肠蠕动减弱，易形成慢性便秘，甚至发生肠麻痹，导致肠梗阻。④妊娠晚期胎头下降压迫肠管，可引起肠梗阻。

孕产妇肠梗阻往往发生在以下 3 个时期:①妊娠中期,子宫由盆腔升入腹腔时。②妊娠近足月,胎头入盆时。③产后子宫迅速缩小,肠襻急剧移位,腹腔内脏之间关系突然发生变化时。妊娠期肠梗阻孕产妇死亡率为 6%～10%,出现并发症时死亡率增高到 20%～30%。早产和流产危险性显著增加,围生儿死亡率达 26%。发生肠梗阻后,孕妇摄入不足,水、电解质、酸碱平衡紊乱,营养不良,影响胎儿发育,这在慢性不完全性肠梗阻患者中尤为突出。

二、诊断

（一）症状

1. 腹痛　约 85% 的患者有持续性或阵发性腹部绞痛,麻痹性肠梗阻为持续性胀痛,伴恶心、呕吐。呕吐物为胃内容物和胆汁,当呕吐物中含有血性液体时应怀疑有绞窄性肠梗阻存在。

2. 腹胀　腹胀的程度与梗阻部位有关,高位梗阻时腹胀较轻,而低位肠梗阻则比较明显。麻痹性肠梗阻腹胀最显著,表现为弥漫性肠腔积气。

3. 停止排气或排便　在梗阻初期或梗阻不完全时,患者仍可有少量排气排便。若梗阻位置偏高,梗阻部位以下的肠腔内的气体和粪便仍可排出。乙状结肠梗阻时可有血便。某些绞窄性肠梗阻时有血性液体或黏液排出。

（二）体征

腹部肠型或肠蠕动波是肠梗阻所特有的体征。腹部压痛,腹胀严重者可有反跳痛。若有肌紧张,表明绞窄的肠管有坏死,需急诊手术。多有肠鸣音亢进,呈高调金属音,有时可闻及气过水声。但部分绞窄性肠梗阻者发生肠麻痹,肠鸣音降低或消失。移动性浊音或 B 超发现腹水是绞窄性肠梗阻的重要诊断依据。

（三）实验室及其他检查

孕妇一旦怀疑有肠梗阻的可能,必要时要做 X 线腹部透视或平片检查,因为孕妇肠梗阻误诊的危害远远大于胎儿暴露于 X 线下的危害。在 X 线下可见肠管扩张和气液平面存在,有利于诊断。CT 可以发现增厚的肠壁,肠腔内积气、积液,可以排除其他急腹症。CT 诊断小肠梗阻的灵敏度达 81%～96%。

三、鉴别诊断

妊娠期合并肠梗阻需要与假性肠梗阻鉴别。假性肠梗阻又称为 Ogilvie 综合征,是结肠功能紊乱所致的非器质性肠梗阻,多发生在产后。主要临床表现为腹胀、恶心、呕吐、便秘等。检查时发现腹部虽胀但软,无明显肌紧张。X 线检查可见右结肠过度胀气直达脾区,但远端无机械性梗阻存在。若结肠扩张到 9～12cm,则易发生穿孔而致感染、休克,甚至死亡。结肠尚未扩张到临界值时可保守治疗,若结肠扩张有穿孔危险时应手术治疗。

妊娠期肠梗阻尚需与以下疾病鉴别:早产、隐性胎盘早剥、急性羊水过多及妊娠期卵巢囊肿蒂扭转等。另外还要与内外科其他急腹症如急性胰腺炎、胆囊炎、阑尾炎等相鉴别。

四、防治要点

（一）保守治疗

非绞窄性肠阻可在密切监护下行短期保守治疗,具体措施如下。

1. 禁食和胃减压　胃肠减压通常通过胃管持续吸引减压,但对于乙状结肠扭转患者,可经肛管减压。

2.**静脉补液** 在维持量 1500～2000mL 的基础上补充丢失的部分,注意纠正水、电解质、酸碱平衡紊乱。

3.**抗生素** 应用广谱抗生素防治感染。

(二)手术治疗

保守治疗 12～24h 症状无缓解,应尽快手术。绞窄性肠梗阻无论发生在妊娠的任何时期,一经诊断及时手术。手术应做腹部纵切口;妊娠中期应尽量避免干扰子宫,以免流产,术后继续保胎治疗。如妊娠 34 周以上,估计胎儿已成熟,应先行剖宫产手术,使子宫缩小后再行探查术。否则增大的子宫使手术野暴露困难。需检查所有肠管,若有肠坏死、穿孔等,应行肠管切除与吻合术。

(三)产科处理

妊娠早期和中期合并肠梗阻经保守治疗好转者,可以继续妊娠,应给予安胎治疗。妊娠晚期往往由于胀大子宫的影响使肠梗阻加重,应先行剖宫产术再行肠梗阻手术。

五、诊疗路径

妊娠合并肠梗阻的诊疗路径见图 14－3。

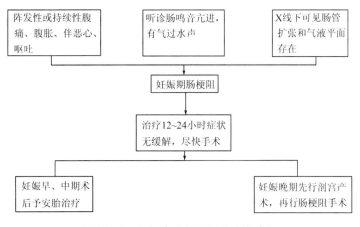

图 14－3 妊娠合并肠梗阻的诊疗路径

(秦利)

第十二节 妊娠合并急性胆囊炎

妊娠合并急性胆囊炎(acutecholecystitis)是仅次于阑尾炎的外科疾病,发生率为 1/1600～1/10000,与非孕期类似。可发生于妊娠各期,妊娠晚期和产褥期多见。急性胆囊炎与胆石阻塞及细菌感染有关。

一、病史

(一)现病史

1.**腹痛** 一般为饱餐或过度疲劳后发生,突然发作。右上腹多见,少数也可见于上腹部正中或剑突下。因结石梗阻引起的典型疼痛为阵发性绞痛,系因胆囊剧烈收缩所致,常发生于夜间,疼痛可放射至右肩部、右肩胛下角或右腰部,少数患者可放射至左肩部。

2.恶心、呕吐 70%～90%的患者可有恶心和呕吐,多系局部病变反射引起。若频繁发作,提示为结石所致。

3.寒战、发热 80%左右的患者出现此症状,其程度与炎症范围及病情发展有关。若寒战剧烈,伴弛张型高热,提示有化脓性胆管炎,重者可伴有感染性休克、败血症等严重并发症。

4.黄疸 约25%的急胆囊炎患者出现黄疸,血胆红素值升高,乃由结石、炎症、Oddi括约肌痉挛引起。并发急性化脓性胆管炎时多有黄疸,于高热后出现。肝内梗阻型可无黄疸,但易发生胆管周围炎、肝脓肿、败血症等。

5.休克 严重感染或治疗不及时可出现感染性休克、多脏器功能衰竭、昏迷甚至死亡。

(二)过去史

以往可有胆绞痛、胆囊炎和胆结石病史。

二、体格检查

右上腹胆囊区有明显压痛,右肋缘下可触及随呼吸运动的、有触痛的肿大胆囊,并发腹膜炎时可有腹肌紧张和反跳痛,部分患者墨菲征(Murphy征)阳性,妊娠晚期由于增大的子宫掩盖,腹部体征可不明显。

三、辅助检查

(一)实验室检查

外周血白细胞计数升高伴核左移,如有化脓或胆囊坏死、穿孔时,白细胞可达 $20×10^9/L$;胆总管有梗阻时血清总胆红素和直接胆红素升高,尿胆红素阳性;血清丙氨酸氨基转移酶(ALT)和天冬氨酸氨基转移酶(AST)轻度升高;碱性磷酸酶(ALP)轻度上升,但因ALP受雌激素影响,诊断时帮助不大;血或胆管穿刺液细菌培养阳性。

(二)特殊检查

1.超声检查 B超检查简便、无创,是妊娠期诊断急性胆囊炎的常用手段。超声下可见胆囊肿大、壁厚。多数急性胆囊炎并发胆石症,故可见胆石光团及声影、胆汁内沉淀物及胆囊收缩不良。胆总管梗阻时,可见胆总管扩张,直径大于0.8cm。有时还可见到胆总管内的结石或蛔虫的回声。有学者报道,在93%患者非空腹时扫描胆囊,约95%发现胆石症。当然最理想仍以空腹12h检查为宜。

2.造影 逆行胰胆管造影、经皮肝穿刺胆管造影术、胆管闪烁显像术等诊断率虽高,但存在射线的危害,在妊娠期应慎重使用。

四、诊断

(一)诊断要点

1.临床表现

(1)病史:可有胆管结石或胆管蛔虫症的病史。

(2)症状:餐后突然发作的右上腹痛,阵发性加重,向右肩或右腰背放射,常伴恶心、呕吐、发热、畏寒。少数患者出现黄疸,甚至休克。

（3）体征：右上腹膨隆，腹式呼吸受限，右上腹胆囊区压痛，肌紧张，Murphy 征＋。右肋缘下可触到随呼吸运动触痛的肿大胆囊。体温在 38～39℃。

（4）产科检查：无明显异常发现。

2. 辅助检查

（1）白细胞（10～15）×10⁹/L 伴核左移，如有化脓或胆囊坏死时，白细胞可达 20×10⁹/L 以上。

（2）谷丙氨酸氨基转移酶（ALT）、天冬氨酸氨基转移酶（AST）、碱性磷酸酶（ALP）、血清胆红素均可升高。

（3）B 超检查可见胆囊肿大、壁厚，如合并胆囊结石，可发现胆石光团及声影，胆汁内沉淀物及胆囊收缩不良。

（二）鉴别诊断

妊娠合并急性胆囊炎应与妊娠期急性阑尾炎、妊高征合并 HELLP 综合征、急性黄疸型病毒性肝炎、妊娠期急性脂肪肝、胃十二指肠溃疡穿孔、右肾绞痛等鉴别。

1. 急性阑尾炎　常有转移性右下腹痛及恶心、呕吐等消化道症状，体温可轻度升高（通常小于 38℃），若有明显体温升高（大于 39℃）或脉率增快，提示有阑尾炎穿孔或合并腹膜炎，检查时右下腹麦氏点或稍高处有压痛、反跳痛和肌紧张，妊娠中晚期疼痛的位置可上升甚至达右肋下肝区。白细胞计数可以升高，但血清胆红素、总胆红素、尿胆红素阴性，ALT 和 AST 正常，B 超检查胆囊无炎症与结石表现。

2. 妊高征合并 HELLP 综合征　妊高征时，由于血管痉挛致肝细胞缺血、缺氧，使肝细胞肿胀而有不同程度的坏死，甚至大片梗死，门静脉周围有局限性出血及纤维素沉积，引起右上腹部疼痛，肝区压痛及反跳痛。严重者可出现肝被膜下血肿，甚至肝被膜破裂出血。由于肝被膜的过度伸展，肝韧带牵引及被膜破裂和出血的刺激，疼痛可加剧并伴右肩放射痛。根据妊高征病史及表现，有内出血及急性失血征象，血清转氨酶升高，结合 B 超检查或穿刺，证实血肿或腹内出血，可以鉴别。

3. 急性黄疸型病毒性肝炎　胆绞痛患者有黄疸时须与此型肝炎鉴别。根据患者有肝炎接触史，右上腹痛较轻，B 超检查除外胆囊疾患，肝炎抗原及抗体检测阳性等可以鉴别。

4. 胃、十二指肠穿孔　发生于妊娠期者较少见。多有既往病史及发病诱因如饮食不当等。病发时，突然出现刀割或烧灼样的剧烈持续性或阵发性上腹痛，伴有休克。有严重的腹膜刺激症状，腹壁如板状。但受增大的子宫掩盖，可不明显。肠鸣音减弱或消失，叩诊肺肝界消失。立位 X 线检查见膈下游离气体可以确诊。

5. 急性脂肪肝　大多在妊娠晚期 32～38 周间发病，一般为初产妇。起病急骤，大多突发恶心、呕吐、伴上腹痛等。发病 1 周左右出现黄疸，呈进行性加重，重症可有腹水及高血压、蛋白尿、水肿等。常并发少尿、胃肠道出血及 DIC，也可出现意识障碍、昏迷等肝性脑病征象，大多在产后数日内死亡。轻症主要为腹痛、呕吐、黄疸，无少尿、腹水等表现。辅助检查时白细胞增高，达（15～30）×10⁹/L，血小板减少，可见肥大血小板、幼红细胞、嗜碱性点彩红细胞。血清胆红素增高，尿胆红素阴性。B 超显示弥散性回声增强，呈雪花状，强弱不均，远端回声衰减，特称亮肝。肝脏穿刺组织学检查可以确诊。

6. 右肾绞痛　输尿管结石较常见于孕妇，其所致疼痛位于腰肋部并向生殖器放射，继发感染后常有严重阵发性疼痛伴寒战、发热。发生在右侧者应与胆绞痛相鉴别。检查尿中有红细胞,B超检查显示尿路结石,可明确诊断。

五、治疗

治疗以保守处理为主,适当控制饮食,缓解症状,给予抗生素预防感染,消除并发症,必要时手术治疗。

(一)一般治疗

主要为控制饮食。重症患者应禁食,轻症患者症状发作期应禁脂肪饮食,如在缓解期可给予高糖、高蛋白、低脂肪、低胆固醇饮食。适当补充液体,补充维生素,纠正水、电解质紊乱。

(二)药物治疗

1.解痉止痛剂　可用阿托品 0.5~1mg 肌内注射或哌替啶(杜冷丁)50~100mg 肌内注射。硝酸甘油、美沙酮、吲哚美辛等也有解痉镇痛作用,可适当选用。症状缓解期可适当服用利胆药如 50%硫酸镁 10~15mL,3 次/d 口服,可使 Oddi 括约肌松弛,促进胆囊排空。

2.抗感染治疗　应选用广谱抗生素。头孢菌素类在胆汁中的浓度较血液中高 4~12 倍,且对胎儿无不良影响,应作为首选,其中头孢哌酮钠(先锋必)在胆汁中的浓度是血液浓度的100 倍,是治疗胆管严重感染的有效抗生素。

(三)手术治疗

1.手术指征

(1)经保守治疗无效,病情反复发作或有加重者。

(2)胆总管结石并发梗阻性黄疸者。

(3)出现严重并发症,如胆囊坏死、穿孔、腹膜炎时。

2.手术时机

(1)妊娠早期手术易增加流产机会,同时治疗药物、麻醉药物可能影响发育中的胚胎,增加胎儿畸形率。应权衡利弊,在手术及胎儿之间进行慎重选择。

(2)孕中期是手术的最佳时期,子宫对手术野影响小,术后流产机会小。

(3)孕晚期增大的子宫影响手术,但若病情需要,胎儿已可存活,可在剖宫产后行手术。

3.手术方式　应根据病情选择腹腔镜或开腹手术,可做胆囊切除或胆总管切开引流。腹腔镜手术对胎儿干扰小、术后恢复快。

六、注意事项

1.对于有典型症状和体征的患者,结合实验室检查结果及继往的胆囊炎、胆绞痛病史,妊娠期急性胆囊炎的诊断并不困难。但对症状和体征不典型者,有时诊断颇为困难,尤其是腹痛与急性阑尾炎、急性脂肪肝、右侧肾绞痛较为相似,诊断时需结合病情与实验室结果进行综合判断。辅助检查中 B 超检查在胆管疾病诊断中有重要作用,但需注意的,有时受肠内气体干扰,检查阴性也不能完全排除胆管结石的存在。

2.在诊断尚未明确而症状和体征较为严重时,应边治疗边诊断,以免病情加剧而出现感染性休克,危及母儿生命。

3.在手术方式的选择上应注意,胆管化脓性病变严重并有坏死,胆囊积脓张力甚高、体弱或伴有其他严重疾病者,应先做胆囊造瘘或胆总管引流术,待病情好转后再行胆囊切除术。

4.妊娠并发急性胆囊炎起病急骤,症状较为严重,如果诊断与治疗不及时可能会发生感染性休克、多脏器功能衰竭、昏迷甚至死亡等严重后果，故对于确诊或可疑病例，应向患者及其家属说明病情的严重性及可職引起的并发症。

（秦利）

第十三节　妊娠合并病毒性肝炎

妊娠合并病毒性肝炎严重威胁孕产妇生命安全，是孕产妇死亡主要原因之一，仅次于妊娠合并心脏病。按病原分为甲、乙、丙、丁、戊型5种肝炎，以乙型肝炎多见。

一、妊娠对病毒性肝炎的影响

妊娠加重肝脏负担，易患病毒性肝炎，也易使原有的肝炎病情加重，重症肝炎的发生率明显增加，原因是：妊娠期新陈代谢明显增加，营养消耗增多，肝内糖原储备降低，不利于疾病恢复。妊娠期产生多量雌激素需在肝内灭活并妨碍肝对脂肪的转运和胆汁的排泄。胎儿代谢产物需在母体肝脏解毒。并发妊高征时常使肝脏受损，易发生急性肝坏死。分娩时体力消耗、缺氧、酸性代谢物质产生增加，加重肝损害。

二、病毒性肝炎对妊娠的影响

（一）对母体的影响

妊娠早期可使早孕反应加重，妊娠晚期易患妊娠高血压综合征。由于肝功能受损、凝血因子合成功能减退，产后出血率增高。若为重症肝炎，常并发DIC，出现全身出血倾向，直接威胁母婴生命。孕妇死亡和重症肝炎发生率均增高。

（二）对胎儿的影响

妊娠早期患病毒性肝炎，胎儿畸形、流产、早产、死胎、死产和新生儿死亡率明显增高。肝功能异常孕产妇的围产儿死亡率高达46％。

（三）母婴传播

其传播情况因病毒类型不同而有所不同。

1.甲型肝炎病毒（HAV）　为RNA病毒，主要经粪—口途径传播。HAV不会经胎盘感染胎儿，仅在分娩前后产妇有HAV病毒血症时，可能发生母婴传播。

2.乙型肝炎病毒（HBV）　为DNA病毒。HBV的母婴传播方式为重要传播途径，包括：宫内传播；分娩时经产道接触母血及羊水传播；产后接触母亲唾液或母乳传播。妊娠晚期患急性乙肝、e抗原阳性及HBV DNA阳性者易发生母婴传播。

3.丙型肝炎病毒（HCV）　属RNA病毒，存在母婴传播。感染途径同乙肝。

4.丁型肝炎病毒（HDV）　是一种缺陷性负链RNA病毒，需同时有乙肝病毒感染，母婴传播较少见。

5.戊型肝炎病毒（HEV）　为RNA病毒。其传播途径及临床表现类似甲型肝炎，但孕妇易感且易为重症，死亡率较高。对戊肝母婴传播研究较少，尚未发现母婴传播病例。

三、诊断

妊娠期病毒性肝炎诊断比较困难，尤其在妊娠晚期，因可伴有其他因素引起的肝功能异常,不能仅凭转氨酶升高做出肝炎诊断。

（一）病史

有与病毒性肝炎患者密切接触史,半年内曾接受输血、注射血制品史。

（二）病毒性肝炎的潜伏期

甲型肝炎为2.7周(平均30d);乙型肝炎为1.5～5个月(平均60d);丙型肝炎为2～26周(平均7.4周);丁型肝炎为4～20周;戊型肝炎为2～8周(平均6周)。

（三）临床表现

常出现消化系统症状,如食欲减退、恶心、呕吐、腹胀、肝区痛等,不能用妊娠反应或其他原因加以解释;继而出现乏力、畏寒、发热,部分患者有皮肤巩膜黄染、尿色深黄;可触及肝肿大,肝区有叩击痛。妊娠晚期受增大子宫影响肝脏极少被触及,如能触及应想到异常。

（四）辅助检查

血清ALT增高。病原学检查,相应肝炎病毒血清学抗原抗体检测出现阳性。血清总胆红素在$17\mu mol/L(1mg/dl)$以上,尿胆红素阳性。PCR检查肝炎病毒DNA或RNA阳性为病毒复制的指标。

（五）妊娠合并重症肝炎的诊断要点

主要有以下几点:①消化道症状严重,食欲极度减退,频繁呕吐,腹胀,出现腹水。②黄疸迅速加深,血清总胆红素值大于$171\mu mol/L$。③出现肝臭气味,肝呈进行性缩小,肝功能明显异常,酶胆分离,白/球蛋白倒置。④凝血功能障碍,全身出血倾向。⑤迅速出现肝性脑病表现,烦躁不安、嗜睡、昏迷。⑥肝肾综合征出现急性肾衰竭。

（六）乙型肝炎病毒血清学标记及其临床意义

孕妇感染HBV后血液中可出现相应的血清学标志物,见表14－2。

表14－2　乙型肝炎病毒血清学抗原抗体及其临床意义

项目	阳性时临床意义
HbsAg	HBV感染标志,见于乙型肝炎患者或病毒携带者
HbsAb	曾感染HBV,或注射乙肝疫苗已产生自动免疫
HbeAg	血中有大量HBV存在,传染性较强
HbeAb	血中HBV减少,传染性较弱
HbcAb－IgM	乙肝病毒复制阶段,出现于肝炎早期
HbcAb－IgG	慢性持续性肝炎或既往感染

四、鉴别诊断

（一）妊娠剧吐引起的肝损害

黄疸较轻,ALT轻度升高,尿酮体阳性。纠正酸碱失衡与水、电解质紊乱后,病情迅速好转。肝炎病毒抗原系统血清学标志有助于鉴别。

（二）妊高征引起的肝损害

ALT、AST轻度或中度升高,胃肠道症状不明显,常伴高血压、蛋白尿和水肿,妊娠结束后迅速恢复。但应注意妊娠期肝炎常合并妊高征。

（三）妊娠期肝内胆汁淤积症(intrahepatic cholestasis of pregnancy,ICP)

常有家族史或口服避孕药后发生上述症状的病史。为妊娠28周前后出现瘙痒和轻度黄疽的综合征。易导致胎儿窘迫、早产、流产、死胎,围产儿死亡率增高。患者一般状态好,无消化道症状。呈梗阻性黄疸表现,血清直接胆红素升高,多不超过 102.6μmoL/L(6mL/dl)。ALT 正常或轻度升高。血清胆酸明显升高。

（四）妊娠急性脂肪肝(acute fatty liver of pregnancy,AFLP)

为妊娠晚期特有的疾病,以初产妇及妊高征孕妇居多,有明显的消化道症状、黄疸、出血倾向和肝肾衰竭,易误诊为急性重症肝炎。病因不明。尿胆红素多为阴性。B 型超声显示强回声的"亮肝",CT 见肝大片密度减低区对诊断极有帮助。肝活检小叶中心肝细胞急性脂肪变性与急性重症肝炎时肝细胞广泛坏死截然不同。

（五）妊娠期药物性肝损害

有应用损害肝细胞药物(氯丙嗪、苯巴比妥、红霉素、异烟肼、利福平等)史,主要表现为黄疸及 ALT 升高,有时有皮疹、皮肤瘙痒,嗜酸粒细胞增高。停药后多可恢复。

五、预防

孕妇应加强营养,摄取高蛋白、高碳水化合物和高维生素食物。注意个人卫生与饮食卫生。有与甲型肝炎患者密切接触史者,可注射丙种球蛋白。预防乙肝可注射乙型肝炎免疫球蛋白(IIBIG)。

（一）加强围生期保健

重视孕期监护,将肝功及肝炎病毒血清学抗原、抗体检测列为产前检测常规,并定期复查。对 HBsAg、HBeAg 阳性孕妇分娩时,应严格施行消毒隔离制度。防止产伤及新生儿损伤、羊水吸入等,以减少垂直传播。

（二）乙型肝炎的免疫预防

有效办法是注射 HBIG 或/和乙型疫苗。我国新生儿出生后常规进行免疫接种。

1.主动免疫　新生儿出生后 24h 内肌内注射乙型肝炎疫苗 5μg,生后 1 个月、6 个月再分别注射 5μg。免疫率达 75%。

2.被动免疫　新生儿出生后立即肌内注射 HBIG 0.5mL,生后 1 个月、3 个月再各肌内注射 0.16mL/kg,可减少或阻止 HBV 进入肝脏,免疫率达 71%。

3.联合免疫　乙型肝炎疫苗按上述方法进行,HBIG 改为出生后 12h 肌注 0.5mL。出生后第 14d 再注射同等剂量。在主动免疫建立之前,先获得被动免疫。使有效保护率达 94%。

（三）丙型肝炎的预防

目前丙型肝炎病毒尚无特异的免疫方法。丙型肝炎以医源性传播为主。保护易感人群可用丙种球蛋白对人群进行被动免疫。对抗 HCV 阳性母亲的婴儿,在 1 岁前注射免疫球蛋白可对婴儿起保护作用。

六、治疗

（一）妊娠期病毒性肝炎处理原则

与非孕期相同。注意休息,加强营养,积极进行保肝治疗。有黄疸者应立即住院,按重症肝炎处理。避免应用可能损害肝脏的药物。注意预防感染。

（二）重症肝炎的处理要点

1.预防及治疗肝昏迷　重症肝炎时,因蛋白质代谢异常,给谷氨酸钠(钾)每日 23～46g

或精氨酸 25～50g 静脉滴注以降低血氨,改善脑功能。六合氨基酸注射液 250mL,每日 1～2 次静滴,调整血清氨基酸比值,使肝昏迷孕妇清醒。高血糖素 1mg、胰岛素 8U 溶于 10％葡萄糖 250mL 内,再加 50％葡萄糖 20mL、10％氯化钾 8mL 缓慢静滴,每日 1～2 次,调节肝细胞代谢,促使肝细胞再生。每日给予辅酶 A 50U,三磷酸腺苷 20mg 以保肝。新鲜血浆 200～400mL,每周 2～4 次;清蛋白 10～20g,每周 1～2 次,静脉滴注,既补充营养又增强免疫功能。

2.预防及治疗 DIC DIC 是妊娠期重症肝炎的主要死因,特别在妊娠晚期,应进行凝血功能检查。若有异常应补充凝血因子,如输新鲜血、凝血酶原复合物、纤维蛋白原、抗凝血酶 Ⅲ 和维生素 K 等。有 DIC 者可酌情应用肝素治疗。产前 4h 至产后 12h 内不宜应用肝素钠,以免发生产后出血。

(三)产科处理

1.妊娠期 妊娠早期患急性肝炎,应积极治疗,待病情好转行人工流产。妊娠中、晚期给予维生素 C、K,并积极治疗妊高征,若经治疗病情继续发展,应考虑终止妊娠。

2.分娩期 分娩前备好新鲜血液,宫口开全后可行胎头吸引术助产,以缩短第二产程。防止产道损伤和胎盘残留。胎肩娩出后立即静注缩宫素以减少产后出血。对重症肝炎,经积极控制 24h 后迅速终止妊娠。分娩方式以剖宫产为宜。

3.产褥期 应用对肝脏损害较小的广谱抗生素预防感染,是防止肝炎病情恶化的关键。给予头孢菌素或氨苄西林等。严密观察病情及肝功能变化,对症治疗,防止演变为慢性肝炎。HBsAb 阳性产妇产后可以哺乳。虽乳汁中能检出 HBsAg,但母乳喂养可促使婴儿产生 HBsAb,有利于消除体内 HBsAg。防止母婴传播的根本办法是免疫预防。对 HBeAg 阳性产妇能否哺乳尚有争议。如需回奶,不用对肝脏有损害的雌激素,可口服生麦芽或乳房外敷芒硝。

(秦利)

第十四节 妊娠合并心脏病

心脏病本身就是一种严重疾病,再加上妊娠的额外负担,使这类患者更具危险,因而心脏病合并妊娠一直是威胁母儿安全的重要原因之一。正常妊娠加重了心血管系统功能的负荷量,以孕 28 周、分娩期(尤其第二产程)及产褥期第 3～4d 为最重。因此,产科医师对心脏负荷量最重时期的孕、产妇,特别是合并心脏病者,应密切监护,必要时需要内科等多学科医师协同处理,以防发生意外。严格的围生期保健和及早的风险评价应该作为防范的基本措施,可明显改善心脏病合并妊娠患者的预后。

一、发病率及种类

心脏病合并妊娠的总发病率为 1％～2％,据 20 年来国内外报道,心脏病发病率无明显改变,但心脏病的类型却发生了很大变化,较发达地区风湿性疾病已比较少见,因而合并心脏病的妊娠妇女中先天性心脏病(先心病)已占绝大多数。某医院 10 年中收住 225 例心脏病合并妊娠中先天性心脏病已高达 56.4％,其原因主要是:人民生活及医疗条件改善,链球菌感染能得到早期及时治疗,链球菌引发风湿热及肾小球肾炎的流行势头较以往已大大减弱,风心病新发患病率明显下降;近年医疗技术设备有很大进展,轻型无发绀先心病诊断率提高,尤其是心脏外科手术和介入治疗学的迅速发展,先天性心脏病患者能得到早期诊断及早期施行心脏畸形的矫正手术,存活到生育年龄者越来越多。此外,以病毒感染为主的心肌炎后遗症或原因不明的原发性心肌病,如肥厚梗阻型心肌病、扩张型心肌病合并各种心律失常也随时威胁着母儿生命。因此,在围生期保健工作中,必须予以高度重视。其他器质性心脏病,如冠心病、梅毒性心脏病、甲亢心脏病、肺动脉高压性心脏病、驼背性心脏病则属少见。

二、诊断

妊娠期血流动力学的改变可以引起一些新的体征,而使心脏病的诊断发生困难,如妊娠最后 3 个月,由于横膈的上升导致心脏上移及旋转,使心尖搏动位置左移;又由于孕期血流动力学方面的改变,出现功能性杂音;孕酮刺激呼吸中枢,使呼吸中枢对 CO_2 敏感,引起过度换气,孕妇常有呼吸困难等,都易引起误诊,应注意予以鉴别。还有一些体征难以辨别是否为器质性心脏病,对于这类诊断不明的患者仍应给予密切监护,等妊娠结束后再详细进行复查。

妊娠期妇女具有下列体征之一者可诊断为心脏病患者:①有舒张期、舒张前期或持续心脏杂音。②有明显的心脏扩大。③收缩期杂音响亮、粗糙、时限延长、传布范围较大,尤其有震颤并存者。④严重心律失常,如心房颤动、房室传导阻滞。此外,出现舒张期奔马律则提示有心肌病变。如无上述情况,则很少为器质性心脏病。有风湿病史,仅有生理性改变的体征,不足以诊断为心脏瓣膜病。

心脏病孕妇的临床过程,与心脏代偿功能的情况有密切关系,一般以孕妇对日常体力活动的耐受能力为依据,将心脏功能分为四级。

Ⅰ级:体力活动不受限制,一般体力活动不引起过度的乏力、心悸、气促和心绞痛。

Ⅱ级:轻度体力活动稍有限制,静息时无不适,但高于日常活动量即感疲劳不适、心悸、呼吸困难及心前区憋闷,休息后症状消失。

Ⅲ级:一般体力活动受到严重限制,稍做一些轻微工作即感不适,出现上述症状。静息时无不适感觉。此外,孕妇以往有过心力衰竭(不包括急性风湿病期间的心力衰竭),而心力衰竭原因未经手术矫正者,不论目前心功能情况如何,因其容易再发心力衰竭,均属于心功能Ⅲ级患者。

Ⅳ级:不能进行任何活动,休息时仍有心悸、呼吸困难等不适症状,稍一活动即加剧。

上述自觉症状不一定能确切地反映客观病情,还要根据:病史、病因、病程、X 线心肺摄片、心电图、超声心动图及其他检查来确定。而超声心动图检查是诊断和评价心脏病的一个重要手段。

三、妊娠对各类心脏病的影响

(一)先天性心脏病

先天性心脏病(简称先心病)是多因素疾病,目前认为是遗传因素和子宫内环境因素等综合作用的结果。首要发病因素是遗传因素(多基因遗传),先心病母亲和父亲其子代先心病患病率分别可高达 3%～16% 和 1%～3%。Whittemore(1982)曾追踪观察 233 例先心病妇女的孕产史,在其 482 次妊娠的子代中有 16% 在 3 岁前后发现患有先心病,且有半数的畸形与其母相一致;Drenthen W(2005)在 26 例房室间隔缺损妇女的 48 次 20 周以上妊娠的子代中发现有 12% 患有先心病。可是相反,Shime(1987)在 82 例先心病(包括 Marfan 综合征)患儿中,仅发现 3% 其母为先心病患者。此外,孕妇子宫内环境因素中,病毒感染、药物、高原缺氧、早产、高龄（35岁以上）、糖尿病、酗酒等也为先心病的高危因素。

产科此类患者主要包括：未经手术治疗自然长入成熟期者；在儿童期经手术治疗纠正得以长大成人者；在儿童期经姑息性手术治疗得以进入成熟期但尚须进一步手术治疗者。先心病合并妊娠以房间隔缺损、动脉导管未闭、室间隔缺损最为常见，肺动脉口狭窄、法洛四联症、艾森门格综合征等较为少见。间隔缺损及动脉导管未闭系自左向右分流型先心病，妊娠后血液自左向右分流增加，如无并发症，即使未进行畸形矫正手术，一般也能较好耐受妊娠，较少出现心力衰竭、血栓形成、心律失常及肺动脉高压等，其中严重病例也可能出现特殊情况，分述如下。

1. 心房间隔缺损　是最多见的先心病类型。在孕前症状轻微的患者，妊娠后一般不会出现严重问题，而比较严重的病例则常可发生肺动脉高压。如发生细菌性心内膜炎，多可发生特异的栓塞病。

2. 动脉导管未闭　占先心病孕妇发生率的第2位。对临床产科的重要性已渐渐下降，因诊断容易，手术较简单，患者多半在早期已进行手术纠正。未行手术的孕妇，孕产期过程一般正常，但并发细菌性心内膜炎的危险性较大，产妇常因此而致死。此外，如分娩时进行传导阻滞麻醉或第三产程失血过多等引起低血压时，肺动脉血液可倒流入主动脉而发生严重发绀，甚至致死性休克。因此，对这类患者应尽量避免发生全身性低血压，如有早期发生趋势，应积极预防治疗，提高血压。

3. 心室间隔缺损　孕产期过程与心室间隔缺损的位置、大小及肺血管情况有关。因为只有轻症患者能存活到生育年龄，因此孕妇在孕产期间只要自左向右的血液分流不发生倒流，一般不会引起并发症。缺损较大的病例常会有肺动脉高压症状，妊娠期这一症状会加重，产妇的危险性加大，尤其在分娩或胎儿娩出片刻，由于血流动力学的急剧改变，可引起原来自左向右的血液分流转为由右室向左室的倒流，从而发生严重的低氧血症、心功能减退，出现心力衰竭。该病心内膜炎发生率较高，在临产开始后应注射抗生素防治。

4. 肺动脉口狭窄　单纯肺动脉口狭窄合并妊娠轻症者，常无并发症发生。妊娠期由于心排血量增大，右心室压力增高更明显，与肺动脉压力差超过6.67kPa（50mmHg），则将发生右心衰竭，妊娠期也可进行瓣膜手术。妊娠期间应注意防治心内膜炎及心力衰竭。

5. 法洛四联症（自右向左分流型先心病）　是包括四种畸形的先天性心脏血管病，主要是心室间隔缺损和肺动脉口狭窄，此外还有主动脉右位和右心室肥大。由于这类患者身体发育及生育能力受到严重阻碍，很少能存活到生育年龄，故合并妊娠者极少。偶有妊娠则对母儿双方均有极大的危害，如血细胞比容太高，常在早孕期发生自发性流产。即使轻度红细胞增多，也可增高流产及低体重儿发生率。Meijer JM（2005）调查回顾了经心脏手术矫正的83位患者，有29位妊娠63次，其中13次流产，而50次（26人）成功的妊娠中，12%（6例）出现有右心功能衰退和（或）心律失常。Shime（1987）报道23例患者中有13例在妊娠期中出现心功能衰退及7例发生心力衰竭，围生期死亡率13%（3/23）。出生低体重儿现象极为普遍。因此，未经心脏手术矫正的.人不宜妊娠。妊娠期间进行手术也较安全，术后胎儿的生存环境可得到显著改善，孕妇的危险性也可显著下降。

6. 艾森门格综合征　本病与法洛四联症不同之处在于无肺动脉口狭窄，其主要特征是心室间隔多为大的高位缺损，原来自左向右的分流量大，乃至肺动脉压力渐渐增高，使左至右分流转变为自右向左分流后，即出现本病的临床特征：肺动脉显著高压及自右向左的血液分流。

合并这类综合征的孕妇预后不好,常可发生严重的心功能不全、细菌性心内膜炎及栓塞病。由于长期的缺氧,很少可达足月分娩,胎儿死亡率也高。母婴双双死亡达 30%；Shime(1987)报道 9 例患者在 19 次妊娠中仅有 4 例足月分娩,其余均系自发性流产、疗病流产或早产；有 3 例发生心力衰竭,其中 1 例死亡。这类孕妇对低血压耐受力极差,死亡原因多为右心室衰竭及低血压引起心源性休克。

(二)风湿性心脏病

风心病中以单纯二尖瓣狭窄或合并闭锁不全为最多。妊娠对各类型风心病的影响分述如下。

1.二尖瓣狭窄　妊娠期心源动力学的改变,对二尖瓣狭窄患者具有潜在的危险性,血容量和心排血量的增加,需有更多的血液量通过狭窄阻塞的瓣膜口,同时由于脉搏加快、舒张期缩短,对心脏充盈更为不利,结果左心房压力增加及一系列严重的血流动力学改变,最后出现:左心房注入血液量大于排出血量,致压力增高；肺静脉、肺毛细血管压力增高,超过血浆渗透压,大量血清渗出至肺间质；或由于左心房负荷增加,导致心律失常发生率增高,尤其是心房颤动,左心房房颤致舒张期充盈时间缩短。两者均可引起严重并发症:肺水肿、肺及其他部位动脉栓塞和冠状动脉供血不足而发生心绞痛或心力衰竭。在临产过程中,由于子宫收缩及屏气用力增加了胸腔内压力,使心脏工作量更为加重。因此,轻症患者虽在非孕状态可无症状,但在妊娠期、临产或产后片刻都可突发危及生命的肺水肿。医师必须密切注视充血性心力衰竭的早期症状,并加强防治那些可促进发生心力衰竭的因素,如感染等,以使患者能安全渡过产期。

2.二尖瓣关闭不全　单纯二尖瓣关闭不全不致发生严重的产科并发情况。出现心力衰竭及死亡者仅发生于合并二尖瓣狭窄,而且多以二尖瓣狭窄为主。虽然由于妊娠期血流动力学改变的影响,从关闭不全的瓣膜口反流的血液量也增多,但是一般不致发生严重的后果。只有在孕前已有心力衰竭存在的患者,因已有严重的左心室损害才能引起严重后果。

3.主动脉瓣狭窄　由于这类患者多半长期无明显症状,只有在左心室心肌严重受损后才出现心力衰竭。大多数这类孕妇年龄较轻,未到这一严重程度,故多无严重不适。如有心力衰竭情况,则在早孕期应进行流产,晚期则应做瓣膜手术,但危险性较二尖瓣手术大得多。

4.主动脉关闭不全　常与二尖瓣狭窄并存,故病程经过及预后判断都以后者为主。单纯主动脉关闭不全孕妇常无并发症,如有心力衰竭存在,则与主动脉瓣狭窄一样,预后严重,不宜妊娠。

(三)围生期心肌病

本病是扩张型(充血型)心肌病的特殊类型,约占特发性心肌病的 5%～10%,在妊娠前半期从无心脏病病史及体征,在晚期妊娠(孕 38 周)或在产褥期(甚至最迟可在产后 6 个月)发病,突然出现咳嗽、气急、胸闷、端坐呼吸,甚至心力衰竭等症状,并有心脏扩大,以往曾称为产后性心脏病。根据此类型发生于产后,也发生于晚期妊娠阶段,主要病变位于心肌部位,故改称围生期心肌病。可是,Cunningham(1986)对妊娠可存在独自的心肌病提出疑问,根据治疗的 28 例未发现任何病因的围生期心力衰竭妇女,虽然接诊开始也诊断为特发性心肌病,可是,其中有 21 例产后分别明确为:隐晦的慢性高血压、未曾发现的二尖瓣狭窄、肥胖或病毒性心肌炎。所以,他反对这类患者以围生期心力衰竭命名。有关这一分歧意见还有待深入探索。但是,该项研究至少提示我们在作出围生期心肌病诊断之前,应格外注意发现或者排除潜在的心脏病病理性基础。

1.临床表现　发生于妊娠最后3个月及产后5个月内,但常见于产后2~6周内。由于发展阶段不同,临床表现差异很大。起病突然或隐袭,症状以充血性心力衰竭为主,最初可有水肿,感到乏力、倦怠,以后出现劳累后气急,渐渐休息时也有气急或夜间有阵发性气急、咳嗽,部分患者由于肺栓塞(来源于右心室肌壁血栓形成)而有咯血、胸痛,有一半患者因右心衰竭并有外周水肿及肝充血增大而引起上腹部不适。

2.主要体征　由于心排血量下降而四肢发凉、发绀,脉细弱,颈外静脉压高而怒张,常有心率加速;心尖搏动向左下移位,有抬举性冲动;常存在室性奔马律。由于心腔扩大、乳头肌松弛,有相对性二尖瓣及三尖瓣关闭不全出现吹风样收缩期杂音,向左腋部传导,吸气时增强,病情好转后上述杂音减轻或消失。各种心律失常均可发生。心力衰竭时常有轻度舒张期血压升高。水肿多从下肢开始,晚期可出现胸水、腹水,可并发脑、心、肾或肺栓塞等症状而死亡。

3.检查

(1)X线检查:心影普遍增大,呈球形,累及所有心腔,但以左室为主,有时难以与心包渗出鉴别;在透视下心搏无力,肺瘀血,上叶肺动、静脉高度扩张而下叶血管狭窄,有的病例可见到间质性肺水肿及肺梗死阴影。

(2)心电图:主要改变为心律失常,常见的是期前收缩、左束支传导阻滞及心房颤动;心房负荷增加,P波改变;几乎全部病例均有 ST 段压低、T 波平坦或倒置,Q-T 间期常延长。

4.诊断　于孕 28 周至产后 6 个月内出现心力衰竭,心律失常及心脏扩大而无先天性心脏病、风湿病、原发性高压、冠状动脉粥样硬化及肺部疾患等已知病因时,应考虑心肌病,进一步做心电图、X 线检查等可得出诊断。

5.病程经过　围生期心肌病第 1 次心力衰竭发作,对常规治疗反应很快,但不能预测以后恢复情况,保持心脏增大状态的患者预后不良,心力衰竭反复发作,最后在几年内日益恶化而死亡。死亡最常见的原因是再次妊娠,复发充血性心力衰竭、肺栓塞或室上性心律失常。因此,这类心脏持续增大的患者应避免再次妊娠。

约有一半患者治疗后增大的心脏很快缩小,并恢复至接近正常状态,可是其中有些患者心脏大小虽恢复正常,但仍有一些其他心脏病体征,如心电图不正常,有心律失常倾向,活动后血流动力学有异常反应。

6.治疗　针对充血性心力衰竭,与一般心力衰竭常规治疗无区别。

(四)原发性心肌病

合并妊娠虽不多见,可是与上述围生期心肌病的鉴别极为重要,本病患者在非孕期已出现心脏肥大及心力衰竭,死亡率可达 75%,而围生期心肌病患者虽在围生期出现心力衰竭,一旦应用呋塞米等利尿药及一般抗心力衰竭治疗和处理伴随的产科并发症后,可迅速把逆势扭转过来,几天内扩大的心脏即可恢复至正常大小。

1.临床症状　根据病变的病理类型不同而有较大差异。

(1)肥厚型(肥大梗阻型)心肌病:多为常染色体显性遗传病,特点是特发性左心室肌壁肥大,通过超声心动图检查才能确诊。轻症者多无症状,但活动后可出现呼吸困难,心绞痛或非典型胸痛及心律失常,偶可发生复杂心律失常而致猝死。出现症状可用 β 受体阻滞药普萘洛尔(心得安)以减弱心肌收缩,减轻流出道受阻;严重者则室间隔及左心室壁肌肉明显肥厚增生,影响主动脉瓣开启,导致左心室流出道狭窄,故称特发性肥大性主动脉下狭窄,安静时可感心悸、胸闷、气短;轻度活动后可出现头晕、四肢无力、眼前发黑,甚至晕厥。妊娠后心脏负担加重,症状越到妊娠晚期越明显,有时可因交感神经兴奋,心肌收缩加强,心室流出道狭窄加重,梗阻加剧,导致心排血量骤减而引起重要器官缺血,出现晕厥,甚至猝死。一般根据临床症状、心电图检查(左心室肥厚,出现病理性 Q 波,ST 段压低,T 波平坦或倒置等心肌损害表现)及超声心动检查即可诊断。易发生心力衰竭,在按一般心力衰竭原则处理同时,不宜应用洋地黄、毒毛旋花素等正性心力药物,避免加重血液流出道梗阻。

(2)扩张型心肌病:由于心肌病变导致进行性心肌变性、萎缩、纤维化,心室的心肌收缩力减弱。体力活动时,心率不能随代谢增加而加快,因此也可发生头晕、无力等缺血、缺氧症状,甚至晕厥和猝死。且常并发各种心律失常,房室传导阻滞。严重Ⅲ度房室传导阻滞、结性心律者必须安装起搏器,使心率维持在能从事日常生活水平,以保证患者安全度过妊娠及分娩期。由于心脏扩大,可出现二、三尖瓣关闭不全及充血性心力衰竭,处理心力衰竭时,因心肌损害广泛,对洋地黄的耐受力差,易出现中毒反应,须掌握好用量,加强监测。并要注意附壁血栓及栓子脱落的危险。

2.分娩方式　与一般心脏病孕妇的处理原则相同,以选择剖宫产为宜。对肥厚型者在采用硬膜外麻醉时,必须采取防止麻醉中血压骤降措施,否则左室心搏量减少有发生猝死的可能。产后也禁用麦角胺等子宫收缩药物,以免引起选择性血管强烈收缩,导致心搏量减少而发生意外。

(五)感染性心内膜炎

妊娠期及产褥期发生急性或亚急性细菌性心内膜炎者并不多见,但现今吸毒者日益增多,孕妇在静脉注射毒品时常因消毒不严而发生心内膜炎者在国外已时有报道,且因并发瓣膜关闭不全或脑栓塞而致死者。Seaworth(1986)曾报道一组病死率达 33％的妊娠合并心内膜炎病例。近年对严重妊娠合并心内膜炎孕妇采用心脏瓣膜置换术以人工瓣膜替代已破损的病变瓣膜,同时应用大剂量抗生素及合理细致的支持疗法可挽救患者生命。现今仍建议心脏病孕妇临产或剖宫产术时预防性给予抗生素以降低发生细菌性心内膜炎及感染性关节炎的危险;尤其是人工瓣膜置换术后、二尖瓣脱垂或有主动脉畸形,如动脉导管未闭、主动脉缩窄等。可是,却很少有充分证据说明通过抗生素预防性给药防止了多少细菌性心内膜炎的发生。

二尖瓣脱垂综合征系指在左心室收缩、二尖瓣关闭时,二尖瓣的一叶或两叶向左心房脱垂伴有或不伴有二尖瓣反流,临床可无症状或活动后有心悸、气短、胸部不适等症状。目前此症尚不为人所重视,据国外,调查,育龄妇女中患有这种病变者高达 12％～15％。一般认为只有二尖瓣脱垂的叶片冗长,才导致猝死、感染性心内膜炎及脑栓塞的危险性增加。Artal(1988)报道一例此类孕妇常发生一过性脑缺血症状。

(六)驼背性心脏病

严重的驼背(脊柱后凸)常可引起严重的心肺功能障碍,即所谓驼背性心脏病。由于胸廓的严重畸形,以致肺的某些部位形成气肿,而在另一些部位发生肺不张,致使通气量不足,往往形成肺心病。妊娠及分娩促使氧需要量及心脏工作量加重。因此,对这类孕妇必须及早明确是否可以继续妊娠,或必须进行疗病流产。如肺功能测定,肺活量减少不明显,则妊娠预后比较好,如脊柱后凸程度严重及肺功能损害较大者,则应进行疗病流产,以免到妊娠后期发生呼吸、循环衰竭。

这类孕妇分娩时取仰卧位常可引起严重低血压;临产过程中,镇痛药如哌替啶(杜冷丁)等麻醉药应慎用,因可抑制呼吸而使孕妇不能耐受。由于骨盆可能有严重畸变而须剖宫产者,术中更需要密切注视心脏功能情况。分娩时及分娩后要重视预防肺不张的进一步发展,因可由此发生严重缺氧导致迅速死亡。间断性、含适量氧浓度的正压呼吸的应用,有助于避免上述并发症的发生。顺利通过孕产期后,应建议患者做绝育手术,不宜再次妊娠。

(七)心律失常

在妊娠期、临产阶段、分娩过程及产褥期间常可出现心律失常。正常妊娠所发生的轻度低钾血症及临产、分娩过程中精神过度紧张、体力活动加剧都可能是诱发心律失常的原因;由于孕产妇处于严密监护下而得以及时发现。心动过缓,包括传导阻滞,一般都可使妊娠顺利结束。安装起搏器的孕妇,心率尽管固定,通过心搏量增大,心排血量也可明显增高,一般可以平安地通过妊娠,结束分娩。心动过速则更为常见,室上性心动过速及纤颤可应用地高辛,β受体阻滞药如普萘洛尔或钙通道阻滞药治疗,虽然这些药物都可越过胎盘屏障,但对胎儿的影响不大。

四、妊娠合并心脏病的预后

心脏病孕妇和胎儿预后的好坏与下列因素有关。

(一)心脏代偿功能

心脏病患者孕产期的临床过程与心脏代偿功能状态有密切关系。心功能Ⅰ、Ⅱ级者大多无并发症,病死率极低;心功能Ⅲ、Ⅳ级者并发症增多,病死率也升高。因此,必须注意心脏病孕妇的心脏功能状态,根据具体情况,制订具体医疗措施。产前检查频率应根据妊娠进展及心功能状态而不同,分别为1周到1个月。每次复诊均应仔细检查心功能情况,包括心率、心律及心电图与产科情况。胎儿生长发育情况则依据孕妇腹围、宫底高度及B超扫描进行估计。孕34周后,每2周行胎心心电监护1次;36周后每周1次。

心功能状态可因生活与工作安排不好、精神紧张、发生其他并发症及孕产期处理不当等而发生变化,Ⅰ、Ⅱ级者可发展为Ⅲ、Ⅳ级,甚至死亡;反之,心功能Ⅲ、Ⅳ级者,如能与医务人员密切配合,严格遵照生活及医疗规定,精神愉快,常可顺利度过孕产期。

(二)孕妇年龄、胎次及心力衰竭史

风心病为进行性,与年龄成正比,年龄越大,心力衰竭机会越多。因此,年龄是促使心力衰竭的重要因素之一,年龄在35岁以上者发生心力衰竭较多。

因多次妊娠,心脏代偿功能渐趋恶化,容易发生心力衰竭,但就其危险性,初产妇要大于经产妇,病死率初产妇相对高于经产妇。有过心力衰竭史者(不包括急性风湿病时发生的心力衰竭),再次妊娠多半再发生心力衰竭,且一次比一次提前和严重。心功能越坏,心力衰竭及死亡机会越大。

总之,先心病妇女能否妊娠取决于先心病的类型、有否进行过矫正手术及术后心功能分级。目前育龄妇女先心病未经手术治疗者多为轻度畸形或无法矫正的重度畸形,后者显然不宜妊娠,一旦妊娠宜建议进行疗病流产。

(三)有无其他合并症或并发症

妊娠期合并其他疾病或出现并发症都可加重心脏负担,而促使心力衰竭发生,造成心脏病孕产妇的严重危害。因此,在妊娠期应重视合并症及并发症的防治。主要的合并症和并发症有。

1.贫血　动脉血含氧量减少,导致组织缺氧,组织内 CO_2、乳酸及其他酸性代谢物质积聚,引起血管扩张,血流量增加,心脏负担倍增,易诱发心力衰竭。一般血红蛋白下降至 70g/L 时,有器质性病变的心脏将难以代偿。因此,在妊娠期应积极治疗贫血,对防止心脏病孕妇并发心力衰竭有重要意义。

2.感染　急性感染,尤其上呼吸道感染,常可引起支气管炎及肺炎,而后者是孕期严重心力衰竭的最主要的促发因素。感染也可引起心瓣膜病患者并发细菌性心内膜炎,且常为致死原因。对心脏病孕妇,应特别强调无菌操作,严防感染的发生。有感染可疑时,应及早给予抗感染治疗。孕妇易发生泌尿道感染,对心脏病孕妇应做常规尿培养,以便及早发现无症状性细菌尿。

3.心律失常　凡有器质性心脏病存在,都有发生心律失常的倾向,在妊娠期更易发生心房纤颤、心房扑动及阵发性心动过速,尤其二尖瓣狭窄孕妇易发生慢性心房纤颤,在临产期强烈的应激状态下,还可发生急性心房纤颤。由于心房活动的不协调,辅助心室充盈作用降低,心排血量下降,造成循环障碍,易致心力衰竭形成,预后不良。国外有人报道 117 例并发心房纤颤的产妇病例中,有 52 例诱发心力衰竭,产妇死亡率达 17%。因此,应及早发现心房纤颤的存在和及时给予疗病流产。

4.子痫前期　心脏病孕妇有发生妊娠高血压综合征的倾向,发生率约为 20%,即使轻度高血压或病理性水、钠潴留,为维持心排血量,必须加强心脏工作,以克服增加的后负荷,由于心脏负担加重,易诱发心力衰竭。这类患者应及时住院,控制血压及体重增加。

5.低血压　低血压可导致房、室间隔缺损或动脉导管未闭的先心病孕妇血液自右向左分流或自肺动脉向主动脉分流而加重心脏的负荷,故必须尽可能防止低血压的发生,一旦出现,则必须进行强有力的治疗,才能予以纠正。

五、妊娠合并心脏病的治疗

心脏病孕妇的处理与非孕妇无区别,但妊娠加重了心脏负担,致使心脏病病情有恶化趋势,为此须在整个孕产阶段加强宣传教育工作,取得患者的密切配合,接受医疗监护,这对预后有重要影响。

治疗措施根据心脏功能状态而不同,首先必须明确是否能继续妊娠,这一决定越早越好,一般应在孕 12 周前根据病史、体检及其他具体情况决定处理方案,妊娠早期应 2 周做检查一次,孕 20 周后血流动力学改变急剧,应每周检查 1 次,直至住院。

心脏病孕妇分娩方式的选择则与以往的处理原则大不相同。回顾 1978 年前,普遍认为妊娠合并心脏病进行剖宫产较阴道分娩并无优越性,且危险性超过阴道产。因此,凡心脏病孕妇不论心功能如何,一律经阴道分娩,无产科指征不做剖宫产。近年由于手术技术及心脏监护、处理水平的提高,加上抗生素应用及输血等,剖宫产的安全性大大提高。尤其国内通过超声心动图,观察阴道分娩和剖宫产时心功能变化,提示剖宫产对产妇心功能干扰较阴道分娩者少。

因此,剖宫产对妊娠合并心脏病患者,尤其对心功能较差者是比较安全的分娩方式。目前国内已普遍采用这一原则:心功能Ⅲ、Ⅳ级心脏病孕妇在药物治疗,心功能获得改善情况下,选择适当时间以剖宫产结束分娩;心功能Ⅰ、Ⅱ级但有产科指征或复杂心脏畸形矫正术后,也以择期剖宫产为宜。自从实行上述处理原则后,心脏病孕产妇的病死率从以前的1.96%,下降为0.61%,有明显差异。

(一)心功能Ⅰ、Ⅱ级孕妇的治疗

对这一组患者的治疗重点是:①防止充血性心力衰竭的发生。②及早发现心力衰竭的早期体征,及时进行处理。③防治心内膜炎。

1. 预防充血性心力衰竭的发生 加强孕期保健是防止心力衰竭发生的关键。孕妇应按期做产前检查,保证有适当休息,夜间要有充足的睡眠,中午至少要有 2h,早、晚餐后 30min的休息,保证每日有 10h 左右的卧床时间并取侧卧位。根据具体情况进行体力活动,如做点轻度家务劳动及散步,但不应承担全部家务工作及上街购物。如活动后有呼吸困难,即应停止,进一步观察。须防止体重过快增长,总体重增长不宜超过 11kg,否则会加重心脏负担,故饮食应富于蛋白质及摄取为胎儿生长所必需的热量、维生素及铁质,要限制盐的摄入量(每日2~3g),减少水、钠的潴留。近年孕妇应用利尿药较多,对食盐摄入的限制就不需那样严格,如每日或隔日服用利尿药,则可不限制食盐。长期应用利尿药一般无致畸作用,但应注意防治体内酸碱及电解质失衡的发生。

妊娠期诱发心力衰竭的常见原因是贫血及上呼吸道感染,因此服用铁剂、叶酸、纠正贫血,极为重要。要避免接触有呼吸道感染患者。孕妇出现感冒早期症状时,即应卧床休息,请医师检查治疗;发热及持续咳嗽,即应住院。

每次产前检查,除做一般孕妇的常规检查外,均应测脉搏、呼吸,详细检查有无水肿。水肿范围超越踝部即应予以重视。肺底部有无啰音存在也是发现早期心力衰竭的重要体征,有时在正常孕妇的肺底部也可能听到啰音,但一般在深呼吸 2~3 次后即消失。如有条件可测定肺活量。如肺活量突然下降,表示心力衰竭先兆。虽然心功能Ⅰ、Ⅱ级孕妇很少发生心力衰竭,但也常使人低估其严重性,应该认到妊娠合并心脏病孕妇即使无任何症状仍有发生心力衰竭的危险性。如出现早期心力衰竭或心律失常应及时请心脏科医师会诊及治疗。

心功能Ⅱ级孕妇至少应在预产期前 2 周住院,因即将临产,宜卧床休息,使产妇心脏有更好代偿能力以应付即将分娩时所担负的重工作量。近年提出预防性应用洋地黄,在妊娠晚期口服地高辛 0.125~0.25mg,1/d,预防心力衰竭有一定效果。长期应用洋地黄类药物无致畸作用,也不影响授乳,但有可能生产低体重新生儿。

2. 早期发现及及时处理心力衰竭 心力衰竭的开始是渐进性的,如能很好监护,一般可以早期发现。下面几项可以考虑为心力衰竭的先兆。

(1)脉搏:孕妇休息期间出现窦性心动过速(大于 100/min),应探索其发生原因,可能是感染、早期心力衰竭或栓塞。如怀疑早期心力衰竭,胸片有肺充血,应卧床休息,给服氢氯噻嗪(双氢克尿塞)50mg,2/d,并密切观察。如窦性心动过速或其他心律失常,可试服普拉洛尔(心得宁),它是 β_1 心肌受体阻滞药,不像普萘洛尔(心得安),对 β_2 受体作用小,15~30mg,每日 2~3 次。急性心律失常则可静脉注射 5mg,2~3min 内可重复应用,直至出现疗效,一般用量为 10mg。

(2)呼吸:静息期呼吸大于 20~24/min,或家务劳动能力突然减退,稍劳累后即感呼吸困难,应询问孕妇有无气急、端坐呼吸、咳嗽,肺部听诊有无啰音,如均为阳性,胸片有肺充血,而又无其他原因可解释时,应考虑为心力衰竭征象,可给毛花苷 C(西地兰)0.2~0.4mg,稀释后缓慢静脉注射,或用多巴酚丁胺 250mg 加入 5％葡萄糖溶液 250mL 静脉滴注[5～10μg/(min·kg)]。

(3)无原因咳嗽:应考虑是否充血性心力衰竭、心律失常、肺部感染及(或)肺梗死并做相应检查,X 线检查正常,可在家卧床休息,继续观察;如胸片有心力衰竭情况,立即住院按心力衰竭治疗。

(4)凡有下列症状则可诊断为心力衰竭,立即住院治疗:孕妇气急、端坐呼吸程度加剧;颈静脉怒张,当孕妇仰卧 45°时,颈静脉扩张高达胸骨角上 5cm;咯血(可能是肺动脉高压或栓塞合并肺梗死所引起),肺部听到啰音等早期心力衰竭体征,须立即住院,卧床休息,吸氧,毛花苷 C 0.4mg＋25％葡萄糖液 20mL 缓慢静脉注射,及应用利尿药,静脉注射呋塞米(速尿)40mg;为保持孕妇能安静休息,可给地西泮(安定)10mg 肌内注射。一般经上述处理及支持疗法,临床症状可望好转。与此同时,可给氨苄西林 2g 静脉滴注或肌内注射,8h 后给第 2 次剂量,以预防感染。

3.临产及产褥期处理

(1)临产前:应对孕妇做细致的思想解释工作,消除顾虑,增加信心,求得密切配合,共同完成这一任务。孕妇精神紧张,顾虑重重,不能很好合作,则必然增加耗氧量,加重心脏负担。在临产处理中,重点是尽量减少孕妇的心脏工作量,避免血流动力学方面发生剧烈变动。心脏病孕妇的产程比较短,可能是因水肿,宫颈软而容易扩张之故。

(2)临产过程:取半坐位,第一产程时,每小时测脉搏、呼吸 3～4 次,在第二产程每 10min 测 1 次。每 1～2h 进行胸部听诊,有无啰音及心律失常;每小时测尿量。出现上述体征及尿量减少,均为心力衰竭先兆,也应经常听取胎心音。心脏病孕妇如无发绀,心脏代偿功能良好,对胎儿影响不大。可适当应用吗啡、镇静药或各种止痛药以减轻产痛,保证产妇休息,减轻心脏负荷;但又不能过度,否则对心脏病孕妇不利。临产开始即给患者输液,应用 5％葡萄糖液,禁用含盐液体,严格控制输液量,每小时维持 50mL,便于随时给予药物。

宫颈开全后,尽可能避免产妇用力,等胎头下降至骨盆出口时,可通过低位产钳或胎头负压吸引术结束分娩。如胎头 30min 无进展,则应根据胎头高低、产妇、胎儿情况,决定施行产钳手术或剖宫产。整个产程及分娩阶段均予以面罩吸氧。

第三产程血流动力学发生突然变动,腹压降低,横膈下移,心脏轴突然改变是发生心力衰竭的原因。因而心脏病孕妇的第三产程处理就显得更为重要。为了防止心脏轴的突然改变和腹压降低,胎儿正将娩出时,可于产妇腹部放置几只沙袋加压,并用多头腹带包扎,防止大量血液向腹腔内脏血管倾注;同时可置下肢于略低位置,以防下肢静脉血大量回到右心。应避免静注未稀释的缩宫素(催产素),尤其对二尖瓣狭窄及血液自左向右分流的先心病孕妇,因缩宫素快速静脉滴注 5～10U,可使子宫血液突然涌入右心,使心排血量增加大于 50％,而使心脏负担过重;未稀释缩宫素又可直接作用于心肌,引起明显的低血压或心律失常。由于麦角新碱有升压作用不宜使用。须用缩宫素时,应稀释后静脉滴注,不超过 5mU/min(5～10U 溶于 500mL 液体),未见不良反应。心功能超过Ⅱ级,产后不可快速、大量静脉滴注缩宫素,以免发生危险。

产后出血虽可减轻静脉系统的过度负担,但仍应与健康产妇一样重视产后出血并积极治疗之,对有些先心病产妇,产后出可能较正常产妇还要危险。

(3)产褥期处理:在孕产期未发生心功能障碍者,产褥期(产后 1～3d)仍有可能出现心力衰竭。有学者报道 62 例妊娠合并心脏病患者中，有 6 例发生充血性心力衰竭，其中仅 2 例发生于产前，其余 4 例均发生在产后 24h 之内，因此不能只注意患者分娩前易发生心力衰竭，而忽略了产后患者(2～3d 内)仍然有巨大血流动力学方面的改变，尤其在 24h 之内，必须同样地予以严密监护。此外还需要重视产褥感染及产褥期血栓形成。一般对心功能Ⅰ级产妇，产褥期除应用抗生素预防感染外，与正常产褥妇无大区别；心功能Ⅱ级则应卧床 5～10d，但须经常活动下肢，注意下肢静脉回流，以后在监护下逐渐增加运动量，出院后加强随访及给予必要的生活指导。如孕产妇最近无心力衰竭出现，仍可哺乳。回奶一般可用维生素 B$_6$ 200mg/d，局部可用皮硝贴敷。

4. 孕、产期及产褥期充血性心力衰竭及肺水肿的处理　在临产过程中，如脉搏大于 100～110/min 或呼吸大于 26/min，尤其有呼吸困难，均系心脏功能障碍征象，可能发展成心力衰竭，应立即正压给氧，吸氧浓度应大于 60%，增加血氧饱和度。肌内注射吗啡 10～15mg，消除精神紧张，降低呼吸频率。应用快速利尿药，如呋塞米(速尿)40～80mg，稀释后静脉注射，除加速利尿外，尚可舒缓血管容量系统，通过静脉血回流量下降，可减轻心脏前负荷(指心脏舒张末期的容量负荷)，使肺内及左心房血压下降，减轻肺充血。此外，快速洋地黄化，加强心肌功能，常用毛花苷 C 0.4～0.8mg，两者均稀释于 20% 葡萄糖液 20～40mL 静脉注射，必要时 2～6h 后再注射毛花苷 C 0.2～0.4mg，总量为 1.2～1.4mg。如宫口已开全，胎头位置较低，则可在局部麻醉下进行低位产钳结束分娩。一般经上述处理后，心率可逐渐变慢，呼吸困难明显减轻，尿量增加，能安静入睡。

孕产期发生肺水肿虽较罕见，但为极严重的并发症，好发于二尖瓣狭窄孕妇，尤其在孕妇体力劳累、脉搏加速后，易发急性肺水肿，可于第一产程结束时静脉注射呋塞米 40mg 以减少血容量，能预防急性肺水肿发生。产妇突然出现呼吸困难、咳嗽并有泡沫痰，常混有血液，满肺充满湿性啰音，为肺水肿的临床表现，应给予上述治疗；为舒张支气管平滑肌、减轻呼吸困难，可静脉注射氨茶碱 500mg，用 10% 葡萄糖液 20mL，稀释后缓慢注入；给氧时，氧气管宜通过装有 95% 乙醇瓶，有消除肺泡中泡沫作用，可与普通氧气交换使用，每 15～30min 交换 1 次，持续吸入 15～30min。如效果不明显，可用血压表袖带缚在四肢之近侧部，充气压力维持在收缩压与舒张压之间，以阻断静脉回流，每 15min 轮流放松 3～5min。

经上述治疗心力衰竭仍危重，可应用以下几种方法。

血管扩张药：酚妥拉明(苄胺唑啉)，或硝普钠，以减轻心脏后负荷(指心脏收缩过程中承受的负荷，即心脏克服射血过程的阻力)，降低心脏排血阻力，减轻左心舒张压及减少心室耗氧量。酚妥拉明是短效 α-受体阻滞药，将 5～10mg 加入 25% 葡萄糖液 40mL 缓慢静脉滴注，有效量 0.1～0.3mg/min，应用时须注意血压变化，根据血压情况调整剂量。曾有一些病例两肺布满啰音、四肢明显发绀的危重心力衰竭孕产妇，虽经多巴胺(20～40mg 加入 10% 葡萄糖液 250mL 缓慢静脉滴注)的强心利尿作用，血压仍不能测得，一经应用酚妥拉明(苄胺唑啉)，在数分钟后，血压上升，发绀好转，30min 后肺水肿现象明显减轻，心力衰竭危象得到缓解。

硝普钠对小动、静脉具有同等程度的扩张作用，故可同时降低心脏的前、后负荷，一般常将 25mg 加入 5% 葡萄糖液 500mL 中静脉滴注，开始剂量宜小，15μg/min(约 5 滴)，3～5min 逐渐增加滴速，最大量为 200～400μg/min，须密切注意血压变化，调整剂量。该药对光敏感须新鲜配制并包以黑纸避光。近年有人报道，硝普钠与多巴胺同时应用，可减轻血压下降程度,增加心排血指数。

氢化可的松 100~200mg 或地塞米松 5~10mg 稀释后静脉滴注,以降低周围血管阻力,改善微循环及增强心肌收缩能力。

(二)心功能Ⅲ、Ⅳ级孕妇的治疗

在孕早期即应做疗病流产,勉强继续妊娠,可发生胎儿生长迟缓,且有早产可能,产妇危险极大。为此,在非孕期间宜根据心脏病类型进行二尖瓣球囊扩张术、心脏瓣膜置换术或畸形矫正手术,术后妊娠心功能可明显改善。据国内一组报道,Ⅲ~Ⅳ级心功能患者从手术前占总病例 26.2% 下降到术后仅占 1.6%,Ⅱ级自 39.9% 下降到 26.8%,Ⅰ级自 33.9% 上升到 71.7%,大多数产例在整个妊娠期及分娩过程均顺利。如孕妇已达晚期妊娠,应在整个妊娠期间住院治疗,严格接受医疗监护,在药物治疗改善心功能情况下选择适当时间以剖宫产结束分娩。

(三)临产过程中的镇痛及麻醉

产时无痛可减轻病变心脏的工作量,对心脏病孕妇有很大帮助,但如止痛或麻醉方法不当,可增加母婴双方的危害。早期临产阶段应用冬眠药物,如异丙嗪或其他镇静药,如地西泮(安定)、氯氮䓬(利眠宁)等,可消除或减轻精神紧张,起到安静作用,从而减轻心脏负荷量。常与镇痛药物合用,可减少后者之剂量,应用于心脏病孕妇有较大优越性。缺点是能引起直立性低血压,加重或增加仰卧位低血压的影响,但只要细致监护,这一缺点可以克服。

镇痛药应用中等剂量,如哌替啶 50~100mg,除止痛外,还能引起欣快感,减轻恐惧,有利于心脏病孕妇。但哌替啶可引起心动过速,对严重二尖瓣狭窄患者最好不用。大剂量应用有抑制呼吸作用,对较重的心脏患者可加重缺氧及引起高碳酸血症,故不宜应用;吸入止痛及巴比妥类药物、东莨菪碱均不宜应用于心脏病孕妇。心脏病孕妇需要麻醉止痛时,最好选用硬膜外麻醉(但不宜加麻黄碱),较局麻便于手术操作,而局麻还可引起心排血量增加,增加心脏负担;而硬膜外麻醉却可引起外周血管扩张,降低静脉血回流,心排血量下降,减轻心脏负担。但应避免麻醉时发生严重低血压,尤其对血液自左向右分流的先心病患者,更应警惕严重低血压的发生,后者引起血液分流、倒流后促发心衰。

六、妊娠期心脏手术

(一)二尖瓣球囊扩张术(PTMC)

风心病二尖瓣狭窄孕妇常难以承受孕期高动力循环的超负荷改变,多在妊娠晚期和分娩前后出现严重左心功能不全。早在 1952 年国外已有人在孕期进行二尖瓣狭窄分离术,近年又提供了一项经皮二尖瓣球囊扩张术,方法简单,经皮做股动脉穿刺,插入猪尾型导管至左心室,通过球囊扩张狭窄的二尖瓣口。这一介入性疗法无须全身麻醉,不需体外循环,手术简便安全,手术中出血量极少,对患者及胎儿没有像心脏手术那样有血流动力学波动或不稳定的干扰;放射线对胎儿的致畸作用仅发生于妊娠 20 周之内胎儿器官形成阶段,且多发生于接受较大放射线剂量者(大于 0.1Gy)。手术理想时间为孕 20~26 周。手术过程中,在孕妇的横膈至耻骨间并无采用铅衣遮挡,尽量减少透视时间。国内曾有多例手术报道,手术时间在 22~32 周,术前心功能均在Ⅲ~Ⅳ级,术后均改善为Ⅰ~Ⅱ级(其中 4 例Ⅲ级改善为Ⅰ级),安全度过分娩期,随访婴儿,生长发育良好,未发现任何因接触放射线而引起的异常病症。随着介入治疗学的迅速发展,对于患病孕妇的介入治疗技术已日臻成熟,其安全有效,大大改善了母婴的预后。

（二）心脏瓣膜置换术

尽管为挽救孕妇生命有人建议在妊娠后仍可进行心脏直视手术或心脏瓣膜置换术（CVR），可是 Bernal（1986）回顾分析自 1965 年开始，对 21 例孕妇应用心肺分流体外循环进行心脏直视手术，其中有一半为二尖瓣或主动脉瓣置换人工瓣膜，孕妇均能耐受这一复杂手术，但发生 1 例早产及 1 例死产；胎儿受心肺分流术影响，常发生心动过缓，有建议应用高流速常温灌注，可避免发生胎儿缺氧的任何危险。由于手术后胎儿死亡率仍然较高，Oskley（1989）报道胎儿死亡率仍有 20%，故大多数术者愿选择在非孕期间进行手术。我国尚无在孕期进行这类手术的报道。Bhada N 等（2003）报道在孕前已行外科手术或介入矫正手术者 111 例，妊娠结局满意。而孕期接受介入矫正手术者 10 例（7 例二尖瓣球囊扩张术；1 例二尖瓣分离术；2 例瓣膜置换术），仅有 1 例在分娩时发生心力衰竭。说明只要有指征，孕期应可以进行此类心脏手术的，心脏矫正手术治疗可显著的改善患者的妊娠耐受能力促成理想的妊娠结局。当然，其总体风险度尚须更多病例积累的评价。

七、心脏瓣膜置换术后的妊娠及分娩

已接受瓣膜置换术的妇女，其妊娠结局主要与瓣膜的种类和所应用药物、时间有关。

（一）CVR 后能否耐受妊娠的依据

1. 心脏功能改善程度　PTMC 及 CVR 后能否妊娠及分娩的关键还在于术后心功能改善情况，一般认为术后心功能良好（Ⅰ～Ⅱ级），都能安全渡过孕产期，与心脏手术类型无明显关系。有学者报道有 2 例口服地高辛维持心功能Ⅱ～Ⅲ级，还有 2 例合并心房纤颤（心率大于 100/min）未做特殊处理，也平安分娩；但是另一组有一例孕前心功能Ⅲ级，孕 8 个月时心力衰竭死亡。因而换瓣妇女术后仍应局限在心功能Ⅰ～Ⅱ级者可以妊娠。

2. CVR 术后有无并发症　如换瓣术后发生过并发症，如血栓栓塞、心功能不全、出血、感染性心内膜炎等的妇女不能承受妊娠和分娩的负担，妊娠有危险，不宜怀孕。

3. 心脏大小　术前心脏明显增大，心胸比例在 0.65 以上，而术后不见减小的妇女，在妊娠后容易发生流产。

综上所述，CVR 术后妇女能否耐受妊娠和分娩，必须具体情况具体等待，一般说来，CVR 术后怀孕，对母体和胎儿都有较大危险性，原则上应该坚持避孕或在早孕期间行疗病流产；但对无子女而又迫切希望生育的妇女，可根据心功能和其他因素，在适合的条件下，允许怀孕，并在妊娠过程中密切监护，一旦出现并发症预兆时，再考虑是否终止妊娠。

（二）术后妊娠时机

术后最佳时机与手术类型有关。生物瓣耐久性有限，10 年内再手术率可达 30%，而机械瓣膜置换者又需要受长期抗凝治疗的困扰，因而使用生物瓣者最好在换瓣后经过 2 年，机械瓣者则最好经过 2 年以上时间才可妊娠。二尖瓣置换者的适宜妊娠时间要比主动脉瓣置换者更晚些，因前者心功能恢复需要较长时间。PTMC 手术损伤小，也不存在抗凝问题，由于术后症状好转持续多长时间还是疑问，因此，其妊娠时间是否可以适当提前还有待进一步探索。

（三）妊娠期可能发生的并发症

一切换瓣术后的远期并发症都可能在妊娠期发生，为了给予这类孕产妇必要的监护，妇产科医师应对这些并发症有所认识和了解，以便能积极地预防和处理这些并发症。

1.血栓栓塞

(1)人造心脏瓣膜引起血栓的机制:①人造心脏瓣膜不是正常人体心血管内膜组织,血液流经其表面时,引起凝血反应,形成纤维蛋白网和血小板凝块。②邻近瓣膜缝环区,血流减慢或形成再循环,或产生涡流,血液停留在人造瓣膜表面的时间延长,激活凝血因子,使局部的前凝血质集聚,最终形成血浆凝块。

(2)影响血栓栓塞发生率的因素:①人造瓣膜的类型。血流通过机械瓣的阻力大,前后有湍流,易形成血栓,生物瓣血栓栓塞发生率较低。②置瓣的位置。一般三尖瓣区置瓣血栓栓塞发生率最高,二尖瓣次之,主动脉瓣区最少。③抗凝治疗不当。置换机械瓣后需终生抗凝,抗凝不足,血栓栓塞的发生率可增加2～3倍以上。生物瓣血栓栓塞大多发生在换瓣后的最初3个月,因此这类患者需要抗凝3～6个月。据统计,血栓栓塞均发生于由口服抗凝药改为肝素注射的过程中,因此,血栓栓塞并发症的发生与抗凝治疗不当有关。④心律失常。心房纤颤使收缩功能受到严重损害,心房内血液淤滞,容易发生血栓。

(3)血栓栓塞的诊断:原来心脏瓣膜功能良好,出现血流动力学改变的症状和体征,或突然发生充血性心力衰竭、肺水肿,甚至心源性休克时,应立即考虑可能发生血栓栓塞并发症。

(4)血栓栓塞并发症的治疗:①人造瓣膜血栓。如发病急骤,出现严重心力衰竭,或出现肺水肿,即使在孕期亦应紧急手术,切除血栓,或重新置换瓣膜。②动脉栓塞。根据栓塞的不同部位,给予及时治疗。

2.瓣周漏　置换瓣膜时,缝合不当,或瓣膜感染,或瓣膜发生退行性变而引起瓣周漏。孕期发生轻度瓣周漏、无心力衰竭表现,可暂不手术;中度或重度者,发生显著的瓣膜关闭不全的血流动力学改变,出现临床症状和体征,发生血红蛋白尿、溶血性贫血等表现,应及早修补或做二次换瓣术治疗,不能考虑胎儿安危。

3.人造瓣膜感染性心内膜炎　是严重威胁孕妇生命的并发症,病死率极高,要力求防止。对孕妇的一切外科技术操作,应严格执行无菌技术,并应用广谱抗生素。一旦发生心内膜炎,须立即静脉给予大剂量有效抗生素。

4.出血　因抗凝过量而致自发性出血,或由于外伤、手术、流产、分娩等原因而致身体各部出血。应根据凝血酶原时间的监测,适当调整抗凝治疗的用量,必要时应用止血药进行治疗。

5.溶血与溶血性贫血　妊娠期血液生理性稀释、血液黏稠度下降、心排血量增加,相应地加速了血液通过瓣口的湍流,从而红细胞破坏情况大大加剧,溶血程度加重,可引起血红蛋白尿及溶血性贫血要尽快设法去除诱因,辅以静卧严重者只能考虑二次换瓣,以消除破坏红细胞的原发因素。

(四)孕期监护及分娩方式

不论风心病还是先心病,凡经 CVR、PTMC 及心脏畸形矫正手术后妊娠者均属高危妊娠。妊娠期、尤其妊娠晚期,孕妇血液处于高凝状态,机械瓣膜置换者血栓栓塞发生率较高,需长期抗凝治疗,孕期需重点监护;生物瓣膜置换术及其他心脏畸形矫正手术后不需抗凝治疗,故其妊娠及分娩,可按一般妊娠合并心脏病孕妇的心功能分级进行孕期监护及相应处理;除按要求进行产前检查及对胎儿的生长发育情况和安危密切监测,注意防治早产、妊娠高血压综合征、IUGR 外,整个孕期均需要与有经验的心脏科医师密切协作,对心功能及心律情况严密监护并作出必要的诊治。妊娠后期必须适当休息,预产期前 2 周住院待产。CVR 置换机械瓣者一律行剖宫产,因等待自然分娩,使用的抗凝剂、华法林和肝素的交替时间不易掌握,择期剖宫产便于华法林及肝素的交替使用。置换生物瓣膜者,分娩前心功能Ⅰ级,则可考虑经阴道分娩,合并有产科情况,则仍以剖宫产为宜。PTMC 对孕妇损伤小,如心功能良好,Ⅰ～Ⅱ级,则可选择阴道分娩,但应掌握产程时间,产程延长势必加重心脏负担,易引起其他并发症。

(五)妊娠与抗凝治疗

机械瓣膜置换者,妊娠期间均应按手术后常规方法服用华法林,剖宫产手术前 3d 停用,改用肝素。因抗凝剂的用量个体差异极大,须根据凝血酶原时间(PT)增减用量。可是华法林可通过胎盘,以往认为有可能引起胎儿畸形,出现华法林综合征,表现为:鼻发育不全、小头畸形、骨结构缺陷、视神经萎缩、智力迟钝、肌张力过低或痉挛状态;而肝素分子大,不能通过胎盘,对胎儿无大损害,因此有主张孕早期(孕 12 周前)及妊娠最后 3d 至 3 周(孕 37 周前)用肝素代替。但有学者认为:肝素具有螯合作用,可能引起胚胎及胎儿钙离子缺乏,对胎儿产生损害。因而提出:在妊娠最初 3 个月服用阿司匹林及双嘧达莫(潘生丁),以后再改服华法林。确实长期使用肝素还可能引起母体骨质疏松,且只能供注射,很不方便,不宜长时间使用。

目前通用的具体用药方案如下:华法林首次剂量 6～20mg,后再调整剂量,PT 控制在对照组的 1.5～2.5 倍,以后每周查一次 PT,以此调整剂量;在预定剖宫产手术前 72h,停服华法林,改用肝素,首次剂量,50mg 加入 5%葡萄糖液缓缓静脉滴注或 0.6mg/kg,皮下注射,每 4h 1 次,以后每 8h 做试管法凝血时间(CT),使 CT 在正常值在 1.5～2.5 倍。剖宫产术前 8～12h 停用肝素。术后 12～24h 恢复华法林口服。

近年通过临床实践,早孕期服用华法林抗凝药者未发现有畸胎,故在整个妊娠期间服用华法林,手术前 72h 改用肝素,手术前停用抗凝药。产后 1～2d 再恢复口服华法林,这一抗凝方案现已为临床普遍采用。目前已普遍应用生物瓣膜作为人工心脏瓣膜替换材料,因而孕期抗凝治疗也将随之废弃。

八、妊娠合并心脏病的疗病流产及计划生育

心脏病育龄妇女有下列情况之一者不宜妊娠:心功能Ⅲ级以上、有心力衰竭史、伴有心房纤颤者、心脏明显扩大者、严重先心病而又不能手术者、高血压心脏病患者、年龄大于 35 岁初产者。

如已妊娠,具有下列情况之一者应终止妊娠进行疗病流产:上次妊娠曾有严重心力衰竭史再次妊娠、急性风湿活动、二尖瓣狭窄合并主动脉瓣膜病、先心病(法洛四联症、艾森门格综合征)而又不能手术者、风心病有心力衰竭及(或)心房纤颤者、高血压大于 26.7kPa(200mmHg)、心脏扩大者。孕早期即出现心力衰竭,心力衰竭控制后终止妊娠。孕 3 个月以内人工流产,孕 12～20 周中期妊娠引产,以羊膜腔注射依沙吖啶(雷夫奴尔)引产较为安全,可避免感染。引产过程中应与足月分娩同样处理。

经阴道分娩者的输卵管绝育手术最好延迟至孕妇肯定无感染、无其他症状及能稍活动后进行,一般在产后 1 周为妥。也有人提出推迟到产后 2 个月进行,因手术可加重产褥期妇女一系列负担。

口服避孕片有可能引起血栓栓塞、高血压、液体潴留及血清脂类增加等危险,故心脏病患者不宜选用;最好采用宫腔节育器避孕。

(秦利)

第十五章 胎儿附属器异常

胎儿附属物(胎盘、胎膜、脐带、羊水)与胎儿是一个有机的整体,在胎儿生长发育过程中起重要作用,若发生异常,可对母体和胎儿造成危害,导致不良妊娠结局。

第一节 前置胎盘

胎盘正常附着部位为子宫体部的后壁、前壁或侧壁。若妊娠 28 周后,胎盘附着于子宫下段,下缘达到或覆盖宫颈内口,位置低于胎先露部,称为前置胎盘(placenta previa)。前置胎盘是妊娠期的严重并发症之一,也是妊娠晚期阴道流血最常见的原因,发病率国内报道为 $0.24\%\sim1.57\%$,国外报道为 $0.3\%\sim0.5\%$。

一、病因

尚不清楚,可能与下述因素有关:

1.子宫内膜损伤或病变 受精卵植入受损的子宫内膜,子宫蜕膜血管形成不良、胎盘供血不足,为摄取足够的营养而增大胎盘面积,伸展到子宫下段,形成前置胎盘。高龄、多产、多次刮宫、产褥感染、瘢痕子宫等是常见因素。有 2 次刮宫史者发生前置胎盘的风险增加 1 倍;子宫下段切口瘢痕妨碍胎盘随子宫峡部的伸展而向上"迁移",增加前置胎盘的发生率,瘢痕子宫再次妊娠发生前置胎盘的危险性升高 5 倍。

2.胎盘异常 胎盘面积过大而延伸至子宫下段,如多胎妊娠、副胎盘、膜状胎盘等,双胎妊娠前置胎盘的发生率较单胎妊娠高 1 倍。

3.受精卵滋养层发育迟缓 受精卵到达宫腔时,滋养层尚未发育到能着床的阶段,继续下移,着床于子宫下段而形成前置胎盘。

4.辅助生殖技术 辅助生殖技术受孕者,由于受精卵的体外培养和人工植入,受精卵可能与子宫内膜发育不同步,并且人工植入时可诱发宫缩,导致其着床于子宫下段,增加前置胎盘发生的风险。

二、分类

根据胎盘下缘与宫颈内口的关系,分为 4 种类型(图 15—1):

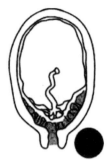 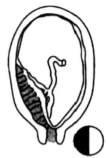 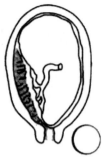 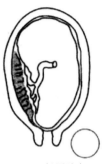

（1）完全性前置胎盘　　（2）部分性前置胎盘　　（3）边缘性前置胎盘　　　（4）低置胎盘

图 15—1　前置胎盘的类型

1.完全性前置胎盘（complete placenta previa）或称为中央性前置胎盘（central placenta previa）　胎盘组织覆盖整个宫颈内口。

2.部分性前置胎盘（partial placenta previa）　胎盘组织覆盖部分宫颈内口。

3.边缘性前置胎盘（marginal placenta previa）　胎盘附着于子宫下段，下缘达到宫颈内口，但未覆盖宫颈内口。

4.低置胎盘（low lying placenta）　胎盘附着于子宫下段，边缘距宫颈内口＜20mm，但未达到宫颈内口。

胎盘下缘与宫颈内口的关系可随子宫下段逐渐伸展、宫颈管逐渐消失、宫颈口逐渐扩张而改变。因此，前置胎盘的类型可因诊断时期不同而不同，通常以处理前最后一次检查来确定其分类。

既往有剖宫产史，此次妊娠为前置胎盘，且胎盘附着于原手术瘢痕部位，其胎盘粘连、植入发生率高，可引起致命性的大出血，因此也有人称之为"凶险性"前置胎盘（pernicious placenta previa）。

三、临床表现

1.症状　妊娠晚期或临产时，突发无诱因、无痛性阴道流血是前置胎盘的典型症状。妊娠晚期子宫峡部逐渐拉长形成子宫下段，子宫下段伸展牵拉宫颈内口，宫颈管逐渐缩短，临产后的宫缩使宫颈管消失成为软产道的一部分。附着于子宫下段及宫颈内口的胎盘不能相应的伸展，与其附着处的子宫壁错位剥离，血窦破裂出血。前置胎盘可反复出血，出血时间、出血频率、出血量与前置胎盘类型有关。初次出血量一般不多，但也有初次即发生大出血而导致休克者。完全性前置胎盘初次出血时间较早，多发生在妊娠 28 周左右，出血频繁，出血量较多；边缘性前置胎盘初次出血时间较晚，多发生在妊娠末期或临产后，出血量较少；部分性前置胎盘的初次出血时间及出血量介于以上两者之间。

2.体征　患者一般情况取决于出血量和出血速度。反复出血呈现贫血貌，急性大量出血可致面色苍白、四肢湿冷、脉搏细弱、血压下降等休克表现。腹部检查子宫软、无压痛，大小与妊娠周数相符。由于胎盘占据子宫下段，故常见先露高浮，约 1/3 患者胎位异常，臀先露居多。胎盘附着子宫前壁时，耻骨联合上方可闻及胎盘血流杂音。临产时检查，宫缩为阵发性，间歇期能完全松弛。反复出血或一次大量出血可出现胎心异常，甚至胎心消失。

四、诊断

1. 病史及临床表现　既往有多次分娩、刮宫史,子宫手术史,或有不良生活习惯、辅助生殖技术受孕、双胎等病史,出现上述症状和体征,应考虑前置胎盘的诊断。

2. 辅助检查

(1)超声检查:超声可清楚显示胎盘、子宫壁、胎先露和宫颈的位置,根据胎盘下缘与宫颈内口的关系,确定前置胎盘的类型。超声检查包括经腹部超声和经阴道超声,由于经腹部超声容易漏诊附着于子宫后壁的前置胎盘,膀胱的充盈程度也影响其对胎盘位置的判断,故经阴道超声更准确,是评估胎盘状况的“标准”,而且目前认为不会增加出血的危险。不过超声无法判断是否合并胎盘粘连,出现以下超声声像则提示可能存在不同程度胎盘植入胎盘内多个不规:则的无回声区伴丰富血流信号;胎盘后方低回声带消失;子宫与膀胱壁的强回声线变薄、中断,以及膀胱子宫浆膜交界面血管分布增多且粗而不规则等。

妊娠中期胎盘约占据宫壁一半面积,邻近或覆盖宫颈内口的机会较多,妊娠晚期胎盘占据:宫壁面积减少到 1/3 或 1/4,子宫下段的形成及伸展会增加胎盘下缘与宫颈内口的距离,因此超声检查描述胎盘位置时,应考虑妊娠周数,妊娠中期发现胎盘位置低,不宜诊断为前置胎盘,可称为“胎盘前置状态”。

(2)磁共振检查(MRI):怀疑合并胎盘粘连、植入者,可采用 MRI 辅助检查,超声结合 MRI 可提高诊断的准确率。怀疑“凶险性”前置胎盘者,MRI 有助于了解胎盘侵入子宫肌层的深度、局部吻合血管分布情况,及是否侵犯膀胱等宫旁组织。动态观察 MRI 图像可见有“沸水症”。

3. 产后检查胎盘和胎膜　阴道分娩后应仔细检查胎盘胎儿面边缘有无血管断裂,有无副胎盘。胎膜破口距胎盘边缘在 7cm 以内,可作为诊断部分性、边缘性前置胎盘或低置胎盘的佐证。

前置胎盘最有效的辅助诊断方法是超声检查,诊断明确者不必再行阴道检查。若需要排除宫颈、阴道疾病,必要时可在具备输液、输血及立即手术的条件下进行阴道窥诊,不做阴道检查,禁止肛查。

五、鉴别诊断

应与胎盘早剥、脐带帆状附着前置血管破裂、胎盘边缘血窦破裂鉴别。诊断时,应排除阴道壁病变、宫颈癌、宫颈糜烂及息肉等引起的出血。

六、对母儿的影响

1. 产时、产后出血　附着于子宫前壁的前置胎盘行剖宫产时,如子宫切口无法避开胎盘,则出血明显增多。胎儿分娩后,子宫下段收缩力较差,附着的胎盘不易剥离,剥离后因开放的血窦不易关闭而常发生产后出血。

2. 植入性胎盘　由于子宫下段蜕膜发育不良,前置胎盘绒毛可植入子宫下段肌层,分娩时易导致难以控制的大出血。1%~5% 前置胎盘合并胎盘植入,但“凶险性”前置胎盘合并胎盘植入的几率明显增高。

3. 产褥感染　前置胎盘的胎盘剥离面接近宫颈外口,细菌易经阴道上行侵入胎盘剥离面,加之多数产妇因反复失血而致贫血,机体抵抗力下降,产褥期容易发生感染。

4.围生儿预后不良 出血量多可致胎儿窘迫,甚至缺氧死亡。有时为挽救孕妇或胎儿生命需提前终止妊娠,早产率增加,低出生体重发生率及围生儿死亡率亦明显增加。

七、处理

原则是抑制宫缩、止血、纠正贫血和预防感染。根据阴道流血量、有无休克、妊娠周数、胎儿是否存活、是否临产及前置胎盘类型等进行相应的处理。

1.期待疗法 适用于妊娠<34 周,无症状或阴道流血量少、一般情况良好、胎儿存活、胎肺未成熟的孕妇。目的是在母儿安全的前提下延长孕周,提高围生儿存活率。尽管国外有资料证明,住院与门诊治疗前置胎盘孕妇的妊娠结局并无明显差异,但对于有阴道流血的患者,我国仍强调住院期待治疗,并且应在有母儿抢救条件的医院进行。

(1)一般处理:卧床休息,取侧卧位,血止后再适当活动。每日间断吸氧 3 次,每次 20~30 分钟,以提高胎儿血氧供应。严密观察阴道流血量,禁止性生活及其他刺激,便秘者可适当给予润肠通便,避免用力屏气。常规备血,做好急诊手术准备。

(2)纠正贫血:补充铁剂,维持血红蛋白含量在 110/L 以上,血细胞比容在 0.30 以上。血红蛋白低于 70g/L,可输血治疗。

(3)抑制宫缩:为赢得促胎肺成熟的时间,可酌情选用宫缩抑制剂。

(4)促胎肺成熟:妊娠<34^{+6}周,给予促胎肺成熟治疗。

(5)预防感染:反复阴道流血者需预防宫内感染的发生。

(6)监测胎儿宫内情况和胎盘位置变化:期待过程中应加强对胎儿的监护,评估胎儿成熟程度,超声随访胎盘位置是否迁移。

2.终止妊娠

(1)终止妊娠的时机

1)紧急终止妊娠:阴道大出血危及孕妇生命安全时,不论胎龄大小均应立即剖宫产;阴道流血量较多,胎肺不成熟者,可经短时间促肺成熟后终止妊娠;期待治疗过程中出现胎儿窘迫,胎儿已能存活,可急诊剖宫产终止妊娠。

2)择期终止妊娠:无产前出血或出血少者,完全性前置胎盘在妊娠达 36 周,部分性及边缘性前置胎盘在妊娠满 37 周后终止妊娠。

(2)终止妊娠的方法

1)剖宫产:择期剖宫产是处理前置胎盘的首选。

剖宫产指征:①完全性前置胎盘。②部分性及边缘性前置胎盘出血量较多,先露高浮,短时间内不能结束分娩者。③胎心、胎位异常者。

术前应积极纠正休克、备血、输液,做好处理产后出血及抢救新生儿的准备。子宫切口的选择原则上应避开胎盘,以免增加孕妇和胎儿的失血。对于前壁胎盘,可参考产前超声定位及术中探查所见,遵循个体化原则灵活选择子宫切口。胎儿娩出后,立即子宫肌壁内注射宫缩剂,待子宫收缩后剥离胎盘,如果剥离过程中发现合并胎盘植入,不可强行剥离,应根据植入面积大小给予相应处理。若胎盘剥离后,子宫下段胎盘剥离面出血多,可参考"产后出血"的处理采取相应措施。若各项措施均无效,尤其合并胎盘大部分植入者,应向家属交代病情,果断切除子宫。

2)阴道分娩:适用于边缘性前置胎盘和低置胎盘,出血不多、枕先露、无头盆不称及胎位异常,估计短时间内能分娩者。在有条件的医院,备足血源的情况下,可在严密监测下进行阴道试产。宫颈口扩张后,人工破膜,加强宫缩促使胎头下降压迫胎盘,减少出血并加速产程进展。一旦产程停滞或阴道流血增多,应立即剖宫产结束分娩。

3.紧急转运 若反复出血或阴道流血多,而当地医院无条件处理,应在充分评估母儿情况,建立静脉通道,在输血输液、止血、抑制宫缩的条件下,由医务人员护送,迅速转诊至上级医院。

4."凶险性"前置胎盘的处理 "凶险性"前置胎盘的处理需多科协作,必须在有良好医疗条件的医院内进行,因此应当尽早明确诊断,及时转诊,平衡母体及胎儿两方面的利益,合理期待,尽量择期剖宫产终止妊娠。必须重视围术期处理,做好产后出血抢救的准备,由技术熟练、急救经验丰富的医生实施手术。

八、预防

采取有效的避孕措施,避免多次人工流产及刮宫损伤,预防感染。发生妊娠期出血时,应及时就医,尽早作出诊断和处理。

前置胎盘是妊娠晚期可危及母儿生命的严重并发症之一。妊娠晚期突发无痛性阴道流血,应考虑前置胎盘。阴道流血时间、频率、出血量与前置胎盘类型有关。超声检查为目前诊断前置胎盘最有效的方法。根据阴道流血量、有无休克、妊娠周数、胎儿是否存活、是否临产及前置胎盘类型等可采取期待疗法或终止妊娠。如果前置胎盘发生严重出血而危及孕妇生命安全时,不论胎龄大小均应立即终止妊娠。剖宫产是处理前置胎盘的主要手段。"凶险性"前置胎盘合并胎盘植入的几率高,分娩时易导致难以控制的大出血,严重危及母儿生命,强调早期明确诊断,无救治条件应及时转诊。重视围术期处理及产后出血的抢救。

(潘耀平)

第二节 胎盘早剥

妊娠 20 周后或分娩期,正常位置的胎盘于胎儿娩出前,全部或部分从子宫壁剥离,称为胎盘早剥(placental abruption),是妊娠晚期的严重并发症之一。由于起病急、发展快,处理不当可威胁母儿生命。国内报道发生率为 0.46%~2.1%,国外为 1%~2%。发生率的高低与产后是否仔细检查胎盘有关,有些轻型胎盘早剥症状不明显,易被忽略。

一、病因

发病机制尚不完全清楚,可能与以下因素有关:

1.子宫胎盘血管病变 胎盘早剥多发生于子痫前期、慢性高血压及慢性肾脏疾病的孕妇。这些疾病引起全身血管痉挛、硬化,子宫底蜕膜也可发生螺旋小动脉痉挛或硬化,引起远端毛细血管缺血坏死而破裂出血,在底蜕膜层与胎盘之间形成血肿,导致胎盘从子宫壁剥离。

2.机械因素 外伤如腹部直接被撞击或挤压、性交、外倒转术等均可诱发胎盘早剥。脐带过短或脐带缠绕相对过短,临产后胎儿下降,脐带牵拉使胎盘自子宫壁剥离。羊水过多突然破膜时,羊水流出过快或双胎分娩时第一胎儿娩出过快,使宫内压骤减,子宫突然收缩而导致胎盘早剥。

3.子宫静脉压升高 妊娠晚期或临产后,若孕妇长时间处于仰卧位,妊娠子宫可压迫下腔静脉使回心血量减少,血压下降(仰卧位低血压综合征),子宫静脉淤血,静脉压升高,致使蜕膜静脉床淤血、破裂,引起胎盘剥离。

4.其他 高龄孕妇、经产妇易发生胎盘早剥;不良生活习惯如吸烟、酗酒及吸食可卡因等是国外发生率增高的原因;胎盘位于子宫肌瘤部位易发生胎盘早剥;宫内感染、有血栓形成倾向的孕妇胎盘早剥发生率增高;有胎盘早剥史的孕妇再次妊娠发生胎盘早剥的风险明显增高。

二、病理及病理生理

胎盘早剥的主要病理变化是底蜕膜出血,形成血肿,使该处胎盘自子宫壁剥离。如剥离面小,血液很快凝固而出血停止,临床可无症状或症状轻微。如继续出血,胎盘剥离面也随之扩大,形成较大的胎盘后血肿,血液可冲开胎盘边缘及胎膜经宫颈管流出,表现为外出血,称为显性剥离(revealed abruption)。如胎盘边缘或胎膜与子宫壁未剥离,或胎头进入骨盆入口压迫胎盘下缘,使血液积聚于胎盘与宫壁之间不能外流而致无阴道流血,称为隐性剥离(concealed abruption)。由于血液不能外流,胎盘后出血越积越多,子宫底升高,当出血达到一定程度,压力增大,血液冲开胎盘边缘和胎膜经宫颈管流出,即为混合性出血(mixed type)(图15—2)。有时胎盘后血液可穿破羊膜而溢入羊膜腔,形成血性羊水。

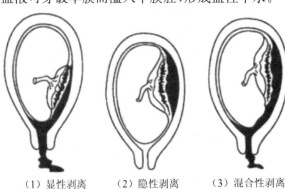

(1)显性剥离　　(2)隐性剥离　　(3)混合性剥离

图15—2 胎盘早剥的类型

胎盘早剥尤其是隐性剥离时,胎盘后血肿增大及压力增加,使血液浸入子宫肌层,引起肌纤维分离、断裂及变性,当血液经肌层浸入浆膜层时,子宫表面可见蓝紫色淤斑,尤以胎盘附着处明显,称为子宫胎盘卒中(uteroplacental apoplexy),有时血液可进一步渗入阔韧带、输卵管系膜,或经输卵管流入腹腔。卒中后的子宫收缩力减弱,可造成产后出血。

剥离处的胎盘绒毛及蜕膜可释放大量组织凝血活酶,进入母体血液循环后激活凝血系统,导致弥散性血管内凝血(DIC),在肺、肾等器官内形成微血栓,引起器官缺氧及功能障碍。DIC继续发展可激活纤维蛋白溶解系统,产生大量纤维蛋白原降解产物(FDP),引起继发性纤溶亢进。由于凝血因子的大量消耗及高浓度FDP的生成,最终导致严重的凝血功能障碍。

三、临床表现及分类

根据病情严重程度,将胎盘早剥分为3度:

1. Ⅰ度　以显性出血为主,多见于分娩期,胎盘剥离面积小,常无腹痛或腹痛轻微。腹部检查体征不明显,子宫无压痛或胎盘剥离处轻微压痛,宫缩有间歇,胎位清楚,胎心率多正常。常常靠产后检查胎盘,发现胎盘母体面有陈旧凝血块及压迹才得以确诊。

2. Ⅱ度　以隐性出血为主,亦可为混合性出血,胎盘剥离面约为胎盘面积的1/3,多见于子痫前期、慢性高血压等有血管病变的孕妇。主要症状为突发的持续性腹痛,腰酸及腰背痛,疼痛程度与胎盘后积血多少呈正相关。常无阴道流血或流血不多,贫血程度与阴道流血量不相符。腹部检查:子宫往往大于妊娠月份,宫底随胎盘后血肿的增大而增高,子宫多处于高张状态,压痛,尤以胎盘剥离处最明显,但子宫后壁胎盘早剥时压痛可不明显。胎位可扪及,胎儿多存活。

3. Ⅲ度　胎盘剥离面一般超过胎盘面积的1/2,临床表现较Ⅱ度加重,出现面色苍白、四肢湿冷、脉搏细弱、血压下降等休克征象,且休克的严重程度与阴道流血量不相符。腹部检查:子宫硬如板状,宫缩间歇期不能放松,胎位扪不清,胎心消失。若无凝血功能障碍为Ⅲa,有凝血功能障碍为Ⅲb。

四、辅助检查

1. 超声检查　可协助了解胎盘附着部位及胎盘早剥的程度,明确胎儿大小及存活情况。提示胎盘早剥的超声声像图有胎盘与子宫壁之间边缘不清楚的液性暗区、胎盘增厚、胎盘绒毛膜板凸入羊膜腔、羊水内出现流动的点状回声等。不过仅25%的胎盘早剥能经超声检查证实,即使阴性也不能排除胎盘早剥,但可与前置胎盘鉴别。

2. 实验室检查　了解贫血程度及凝血功能。可行血常规、尿常规、二氧化碳结合力及肝、肾功能等检查。Ⅱ、Ⅲ度患者应做以下试验:①DIC筛选试验:包括血小板计数、血浆凝血酶原时间、血浆纤维蛋白原定量。②纤溶确诊试验:包括凝血酶时间、副凝试验和优球蛋白溶解时间。③情况紧急时,可行血小板计数,并用全血凝块试验监测凝血功能,粗略估计血纤维蛋白原含量。

3. 胎儿监护　胎心监护出现基线变异消失、正弦波形、变异减速、晚期减速及胎心率缓慢等,应警惕胎盘早剥的发生。

五、诊断与鉴别诊断

依据病史、临床症状及体症,可作出临床诊断。Ⅱ、Ⅲ度患者出现典型临床表现时诊断较容易,主要与先兆子宫破裂相鉴别。Ⅰ度患者临床表现不典型,可结合超声检查判断,并与前置胎盘相鉴别,超声有误诊可能,应重视临床症状及凝血象的变化。

六、并发症

1. 弥散性血管内凝血(DIC)　胎盘剥离面积大,尤其是胎死宫内的患者,可能发生DIC。临床表现为阴道流血不凝或血凝块较软,皮肤、黏膜出血,甚至咯血、呕血及血尿。

2. 产后出血　子宫胎盘卒中者子宫肌层发生病理改变而影响收缩,可致严重的产后出血;并发凝血功能障碍,产后出血更难避免且不易纠正,是导致出血性休克的重要原因。

3. 羊水栓塞　胎盘早剥时,剥离面子宫血管并放,破膜后羊水可沿开放的血管进入母血液循环,导致羊水栓塞。

4.急性肾衰竭　胎盘早剥出血、休克及 DIC 等,导致肾血流量严重减少,尤其Ⅱ、Ⅲ度胎盘早剥常由子痫前期等引起,存在肾内小动脉痉挛、肾小球前小动脉狭窄、肾脏缺血等基础病变,易发生肾皮质或肾小管缺血坏死,出现急性肾衰竭。

5.胎儿宫内死亡　胎盘早剥出血引起胎儿急性缺氧,围生儿窒息率、死亡率、早产率均升高,胎盘早剥面积超过 50%,胎儿宫内死亡的风险显著增加。

七、处理

胎盘早剥的治疗原则为早期识别,积极纠正休克,及时终止妊娠,控制 DIC,减少并发症。处理是否及时与恰当将决定母儿的预后。

1.纠正休克　建立静脉通道,输注红细胞、血浆、冷沉淀等,迅速补充血容量及凝血因子,以纠正休克,改善全身状况。应保持血细胞比容不小于 0.30,尿量 $>30ml/h$。

2.及时终止妊娠　胎盘早剥一旦发生,胎儿娩出前剥离面可能继续扩大,持续时间越长,病情越重,出现并发症的风险越高,因此原则上胎盘早剥一旦确诊,必须及时终止妊娠,控制子宫出血。终止妊娠的方式取决于胎盘剥离的严重程度、孕妇生命体征、孕周、胎儿宫内状况、胎方位、能否短期内分娩等。

(1)剖宫产:适用于:①Ⅱ、Ⅲ度胎盘早剥,估计不可能短期内分娩者。②Ⅰ度胎盘早剥,出现胎儿窘迫,需抢救胎儿者。③有产科剖宫产指征者。④病情急剧加重,危及孕妇生命时,不论胎儿存活与否,均应立即剖宫产。术前常规检查凝血功能,并备足新鲜血、血浆和血小板等。术中娩出胎儿和胎盘后,立即注射宫缩剂、人工剥离胎盘、按摩子宫,发生子宫胎盘卒中者,给予热盐水湿敷,多数可使子宫收缩良好而控制出血。若发生难以控制的出血,或发生DIC,应快速输入新鲜血及凝血因子,及时行子宫切除术。

(2)阴道分娩:①Ⅰ度胎盘早剥,全身情况良好,病情较轻,以显性出血为主,宫口已开大,估计短时间内能结束分娩者,可经阴道分娩,先行人工破膜使羊水缓慢流出,减少子宫容积,以腹带紧裹腹部加压,使胎盘不再继续剥离。如子宫收缩乏力,可滴注缩宫素缩短产程。产程中应密切观察心率、血压、宫底高度、阴道流血量及胎儿宫内情况;一旦发现病情加重或出现胎儿窘迫征象,或破膜后产程进展缓慢,应剖宫产结束分娩。②胎儿死亡者,若孕妇生命体征平稳,病情无明显加重的趋势,且产程已发动,首选经阴道分娩。但出血过多或存在其他产科指征,仍以剖宫产终止妊娠为上策。

目前认为,对于妊娠 32~34 周Ⅰ度胎盘早剥者,可给予非手术治疗以延长孕周、促胎肺成熟。32 周以前者,如为显性出血,子宫松弛,孕妇及胎儿状况稳定,亦可考虑非手术治疗同时促胎肺成熟。非手术治疗过程中应密切监测胎盘早剥的情况,一旦出现阴道流血增加、子宫张力增高或胎儿窘迫等,应立即终止妊娠。

3.并发症的处理

(1)产后出血:胎盘早剥患者易发生产后出血,产后应密切观察子宫收缩、宫底高度、阴道流血量及全身情况。分娩后及时应用宫缩剂,按摩子宫,警惕 DIC 的发生。

(2)凝血功能障碍和急性肾衰:在迅速终止妊娠,阻止促凝物质继续进入孕妇血液循环的基础上纠正凝血功能障碍:①按比例及时补充足量的红细胞悬液、新鲜冷冻血浆、血小板,酌情输入冷沉淀,纤维蛋白原 3~6g。②在 DIC 高凝阶段及早应用肝素,阻断 DIC 的发展。③纤溶亢进阶段,出血不止,可在肝素化和补充凝血因子的基础上应用抗纤溶药物以抑制纤维蛋白原的激活因子。患者出现少尿(尿量<17ml/h)或无尿(尿量<100ml/24h)应考虑肾衰竭可能,在补足血容量的基础上给予呋塞米40mg静脉推注,可重复使用。必要时行血液透析治疗。

八、预防

对妊娠期高血压疾病及慢性肾炎孕妇,应加强孕期管理,并积极治疗。防止外伤、避免不良生活习惯、预防宫内感染等。对高危患者不主张行胎儿倒转术,妊娠晚期和分娩期,应避免长时间仰卧,人工破膜应在宫缩间歇期进行等。

胎盘早剥是妊娠20周后或分娩期发生的妊娠严重并发症。主要病理变化是底蜕膜出血,形成血肿,使正常位置的胎盘在胎儿娩出前自子宫壁剥离,可严重危及母儿生命。根据胎盘剥离面积的大小及病情严重程度,分为3度,Ⅰ度胎盘剥离以外出血为主,Ⅱ、Ⅲ度常为内出血或混合性出血。临床表现为突发的持续性腹痛,检查子宫呈高张状态,压痛。超声检查可排除前置胎盘。Ⅱ、Ⅲ度患者可出现严重并发症,确诊后应立即终止妊娠。胎盘早剥危及孕妇生命时,不管胎儿存活与否,均应立即剖宫产。

(潘耀平)

第三节 胎盘植入异常

妊娠时,原发性蜕膜发育不全或创伤性内膜缺陷,致使底蜕膜完全性或部分性缺失,胎盘与子宫壁异常附着,绒毛植入有缺陷的蜕膜基底层甚至子宫肌层,可引起产时产后出血等严重并发症。其发生与下列因素有关:①子宫内膜损伤如多产、多次人工流产、宫腔感染等。②胎盘附着部位异常如附着于子宫下段、子宫颈部及子宫角部。③子宫手术史如剖宫产术、子宫肌瘤剔除术、子宫整形术等。孕囊若种植于手术瘢痕部位,发生胎盘植入的风险极大,是导致"凶险性"产后出血的主要原因子宫病变如子宫肌瘤、子宫腺肌病、子宫畸形等。

根据胎盘植入的面积分为部分性或完全性,根据胎盘植入的深度分为胎盘粘连、胎盘植入、穿透性胎盘。

1. 粘连性胎盘(placenta accrete) 系胎盘绒毛附着于子宫肌层表面。临床可见胎盘完全性粘连或部分性粘连,常与前置胎盘并存。胎盘完全粘连一般不出血;若部分粘连,则部分胎盘剥离,血窦开放,同时胎盘滞留影响子宫收缩,可引起产后出血。处理一般为人工剥离胎盘。

2. 植入性胎盘(placenta increta) 系胎盘绒毛植入到子宫肌层内。前置胎盘合并胎盘植入的发生率为1%~5%,并随着剖宫产次数增加而明显增高。胎盘植入若临床诊断困难,需病理诊断,即显微镜下见到子宫肌层中含有绒毛组织。疑胎盘植入者,胎儿娩出后切忌用力牵拉脐带,以免导致子宫内翻。胎盘植入易引起难以控制的产后出血,可能需切除子宫。

3. 穿透性胎盘植入(placenta percreta) 系胎盘绒毛植入肌层并穿透肌壁到达或超过子宫浆膜面。穿透性胎盘可侵袭膀胱等其他盆腔组织,造成损伤。

(潘耀平)

第四节　胎盘形态异常

正常胎盘为盘状,呈圆形或卵圆形。胎盘形态异常的病因尚未充分了解,可能与受精卵和子宫环境两方面因素有关。如囊胚在子宫内膜种植过深或过浅,使平滑绒毛膜未及时萎缩,或真蜕膜与包蜕膜过早融合,使平滑绒毛膜有较丰富的血供而未萎缩,形成膜状胎盘、环状胎盘;胎盘在发育阶段,由于蜕膜发育不良,囊胚附着处血供不足,导致胎盘迁徙,形成副胎盘、多叶胎盘、帆状胎盘等。胎盘形态异常的种类很多,其中很多并无特殊临床意义。现将部分较有临床意义的异常形态胎盘介绍如下:

1. 多叶胎盘(placenta multilobate)　系一个胎盘分成两叶、三叶或更多,但有一共同的部分互相连在一起。孕卵着床后,底蜕膜血管供应障碍,呈局灶状分布,仅血管丰富的底蜕膜处才有叶状绒毛膜发育,形成多叶状胎盘。这类胎盘在剥离、娩出时易造成胎盘残留,引起产后出血及感染。

2. 副胎盘(placenta succenturiate)和假叶胎盘(placenta spuria)　副胎盘系一个或多个胎盘叶,与主胎盘分开有一定的距离(至少2cm),借胎膜、血管与主胎盘相连。如果其间无血管相连,即为假叶胎盘。副胎盘具有重要的临床意义:①连接主、副胎盘的血管可在胎先露部前方横越宫颈内口,形成前置血管,在妊娠期或分娩期发生破裂或断裂,引起产前或产时出血,导致胎儿窘迫或死亡。②偶可见副胎盘附着于子宫下段,临床表现似前置胎盘,检查发现正常位置也有胎盘。③主胎盘娩出后,副胎盘可残留于宫腔内,导致产后出血及感染。假叶胎盘由于无血管与主胎盘相连,更易造成胎盘残留。胎盘娩出后应详细检查,注意胎膜上有无大块绒毛膜缺损区,胎盘、胎膜边缘有无断裂的血管。

3. 轮廓胎盘(placenta circumvallate)和有缘胎盘(placenta circummarginata)　轮廓胎盘和有缘胎盘均系绒毛膜外胎盘,即胎儿面的绒毛板小于母体面的基底板。若胎儿面中央凹陷,周围环绕白色、不透明的厚膜环(由双层返折的绒毛膜及羊膜组成,其间含有变性的蜕膜与纤维素),称为轮廓胎盘或轮状胎盘,可分为完全性和部分性;若此环紧靠胎盘边缘,则称为有缘胎盘。环内胎儿面的大血管自脐血管分支向四周延伸至环的边缘终止,改在胎膜下胎盘的深部走行。形成原因可能是由于孕卵的植入能力较弱,发育早期绒毛膜板形成过小,边缘的绒毛组织斜向外侧生长,累及周围的蜕膜而形成。轮廓胎盘和有缘胎盘的临床意义:①产前出血:由于胎盘边缘血窦壁薄弱,易破裂出血,多发生在孕晚期,表现为多次无痛性少量阴道流血,与前置胎盘不同的是其出血量不随孕期延伸而增加。②晚期流产及早产:多由其边缘血窦破裂、胎盘功能不全所致。③产后出血:常因第三产程胎盘剥离不全、胎膜残留或宫缩乏力等引起。因此无痛性阴道流血的孕妇,在排除前置胎盘后,应考虑轮廓胎盘的可能,处理以保胎及防止早产为主。产时注意胎儿窘迫,产后仔细检查胎盘,警惕胎盘、胎膜残留,避免产后出血及感染。

(潘耀平)

第五节　胎膜早破

胎膜破裂发生在临产前称胎膜早破(premature rupture of membrane,PROM)。发生在

妊娠满 37 周后，称足月胎膜早破，发生率 8%～10%；发生在 37 周前者，称未足月胎膜早破（preterm premature rupture of membrane，PPROM），单胎妊娠 PPROM 发生率为 2%～4%，双胎妊娠 PPROM 发生率为 7%～20%，是早产的主要原因。胎膜早破的妊娠结局与破膜时孕周有关，孕周越小，围生儿预后越差。

一、病因

导致胎膜早破的因素很多，往往是多因素相互作用的结果。

1. 生殖道感染　感染是引起胎膜早破的主要原因，70%胎膜早破有绒毛膜羊膜炎的组织学证据，30%～40%羊水细菌培养呈阳性。微生物附着于胎膜，趋化中性粒细胞，激活细胞因子，产生大量蛋白水解酶、弹性蛋白酶及基质金属蛋白酶等，降解胎膜细胞外基质和各类胶原，以及宫颈局部的胶原蛋白，使胎膜抗张能力下降和宫颈软化扩张，导致胎膜破裂。

2. 羊膜腔压力增高　覆盖宫颈局部的胎膜在妊娠晚期存在形态、生化及组织学改变，是其薄弱区，当宫腔内压力过高如双胎妊娠、羊水过多等，可使薄弱的胎膜破裂。

3. 胎膜受力不均　胎位异常、头盆不称等可使胎儿先露部不能与骨盆入口衔接，盆腔空虚致使前羊膜囊所受压力不均，引起胎膜早破。先天性宫颈局部组织结构薄弱或因手术、创伤等使宫颈内口括约功能破坏，宫颈内口松弛，前羊膜囊楔入，受压不均，加之此处胎膜最接近阴道，缺乏宫颈黏液保护，易受病原微生物感染，导致胎膜早破。

4. 营养素缺乏　维生素 C、锌、铜缺乏，影响胎膜的胶原纤维、弹力纤维合成，使胎膜抗张能力下降，易引起胎膜早破。

5. 创伤　羊膜腔穿刺不当、人工剥膜、妊娠晚期性生活频繁等均有可能引起胎膜早破。

二、临床表现

90%患者突感较多液体从阴道流出，无腹痛等其他产兆。肛门检查上推胎儿先露部时，阴道流液增加，有时液体中混有胎脂或胎粪。阴道窥器检查见液体自宫颈口内流出或后穹窿有液池形成，可诊断胎膜早破。少量间断阴道流液应进一步检查，与尿失禁、阴道炎进行鉴别。

胎膜早破潜伏期是指胎膜破裂到分娩启动的时间，潜伏期越长，感染的发生率越高。当出现阴道流出液有臭味、子宫激惹、发热等应考虑绒毛膜羊膜炎。由于多数绒毛膜羊膜炎症状不典型，具有隐匿性，对出现母胎心率增快者应高度重视。

三、诊断

1. 临床表现　孕妇主诉阴道流液，或外阴湿润等。

2. 辅助检查

(1)胎膜早破的诊断：

1)阴道液 pH 值测定：正常阴道液 pH 值为 4.5～5.5，羊水 PH 值为 7.0～7.5，如阴道液 PH 值>6.5，提示胎膜早破可能性大。但阴道液被血、尿、精液及细菌性阴道病所致的大量白带污染，可产生假阳性，因此不能作为确诊依据。

2)阴道液涂片检查：取阴道后穹窿积液置于干净玻片上，干燥后镜检，显微镜下出现羊齿植物叶状结晶可诊断为羊水，但精液和宫颈黏液可造成假阳性。阴道液涂片用 0.5%硫酸尼罗蓝染色,镜下见到橘黄色胎儿上皮细胞,或用苏丹Ⅲ染色,见到黄色脂肪小粒,均有助于诊断。

3)生化检查:①胰岛素样生长因子结合蛋白-1(insulin like growth factor binding protein-1,IGFBP-1):检测阴道液中 1GFBP-1 诊断胎膜早破特异性强,不受血液、精液、尿液和宫颈黏液的影响。②可溶性细胞间黏附分子-1(soluble intercellular adhesion molecule-1,sICAM-1):羊水中 sICAM-1 浓度高,胎膜破裂时阴道液中 sICAM-1 的浓度显著增加。③胎盘 α 微球蛋白-1(placenuil alpha microglobulin-1,PAMG-1):PAMG-1 是胎盘分泌的糖蛋白,羊水中含量丰富,检测宫颈阴道分泌物中的 PAMG-1,能快速诊断 PROM,较 IGFBP-1 具有更高的敏感性及特异性,且不受精液、尿素、血液或阴道感染的影响。

4)羊膜镜检查:可以直视胎儿先露部,看见头发或其他胎儿部分,却看不到前羊膜囊即可诊断胎膜早破。

5)超声检查:羊水量急剧减少可协助诊断。

(2)绒毛膜羊膜炎的诊断:

1)血常规及生化检查:血常规白细胞计数、中性粒细胞增高,C-反应蛋白>8mg/L,降钙素原≥0.5ng/ml 提示感染的可能。

结合临床表现及血常规检查,具有以下任何一项应考虑绒毛膜羊膜炎:①阴道流出液有臭味。②母体体温≥38℃。③母体心率增快≥100 次/分,胎心率≥160 次/分。④子宫激惹,张力增大。⑤母体白细胞计数≥15×10⁹/L,中性粒细胞≥90%。

2)经腹羊膜腔穿刺检查:超声引导下羊膜腔穿刺抽取羊水检查是产前辅助诊断绒毛膜羊膜炎的常用方法,临床检查指标包括:①羊水细菌培养:是诊断绒毛膜羊膜炎的标准,但费时,难以快速诊断。②羊水涂片革兰染色检查:找到细菌可诊断绒毛膜羊膜炎,该法特异性较高,但敏感性较差。③羊水涂片计数白细胞:≥30 个白细胞/μl,提示绒毛膜羊膜炎。如羊水涂片革兰染色未找到细菌,而涂片白细胞计数增高,应警惕支原体、衣原体感染。④羊水白介素 6(interleukin-6,IL-6)检测:羊水中 IL-6≥7.9ng/ml,提示急性线毛膜羊膜炎。该方法诊断敏感性较高,且对预测新生儿并发症如肺炎、败血症等有帮助。⑤羊水葡萄糖定量检测:羊水葡萄糖<10mg/dl,提示绒毛膜羊膜炎。该方法常与上述其他指标同时检测,综合评价绒毛膜羊膜炎的可能性。

四、对母儿影响

1. 对母体影响

(1)感染:胎膜破裂后,随着潜伏期延长,羊水细菌培养阳性率增高,破膜超过 24 小时,感染率增加 5~10 倍。另外,破膜后剩余羊水越少,抗感染能力越低,绒毛膜羊膜炎发生率越高。

(2)胎盘早剥:发生率 4%~7%,突然发生胎膜破裂应注意腹部张力、阴道流血及胎儿宫内情况。

(3)剖宫产率增高:羊水减少致使不协调宫缩以及脐带受压、胎心监护异常的发生率增高,导致剖宫产率随之增高。

2. 对胎儿影响

(1)早产:30%~40%早产与胎膜早破有关。早产儿的预后与胎膜早破发生及分娩的孕周密切相关,孕周越小,预后越差。

(2)感染:胎膜早破并发绒毛膜羊膜炎时,新生儿败血症的发病率及围生儿死亡率增高。胎盘感染所致的胎儿炎性反应综合征(felal inflammatory response syndrome,FIRS)是导致围生儿不良结局的重要原因,可引起胎儿脑室出血、脑白质受损,羊水和脐血内 IL-6、TNF-α 等的浓度越高,围生儿预后越差。

(3)脐带脱垂或受压:胎先露未衔接者破膜后脐带脱垂的危险性增加;因破膜继发羊水减少,脐带受压,可致胎儿窘迫。

(4)胎肺发育不良及胎儿受压综合征:破膜时孕周越小、引发羊水过少越早,胎肺发育不良的发生率越高。如破膜潜伏期长于4周,严重羊水过少,可表现出明显胎儿宫内受压,出现胎儿骨骼发育异常、胎体粘连等。

五、处理

1. 足月胎膜早破 足月胎膜早破通常是即将临产的征兆。因破膜时间越长,感染的风险越高,故足月胎膜早破患者,需预防和监测绒毛膜羊膜炎,尽早终止妊娠。无剖宫产指征者,应积极引产,尽量避免频繁阴道检查,以免增加细菌上行感染的风险。

2. 未足月胎膜早破 处理的总体原则是一旦感染的风险超过早产并发症的风险,立即终止妊娠。孕周大小是决定 PPROM 处理方案的关键因素。<24 周的 PPROM 多主张引产,不宜继续妊娠;妊娠 $24 \sim 33^{+6}$ 周的 PPROM,若无母胎禁忌证,可给予促胎肺成熟治疗,期待至34周以后;而妊娠34周以后属于近足月的 PPROM,无充分证据证明继续期待治疗能改善母儿结局,而潜伏期延长可增加母儿感染的风险,应考虑终止妊娠。

(1)期待疗法:适用于胎肺未成熟,没有羊膜腔感染者。

1)一般处理:卧床,保持外阴清洁,密切观察孕妇体温、宫缩、母胎心率、阴道流液性状,定期复查血常规、C-反应蛋白、胎心监护、剩余羊水量等,避免不必要的阴道检查。

2)预防感染:PPROM 预防性应用抗生素,能有效延长潜伏期,减少绒毛膜羊膜炎的发生率,降低围生儿病率和死亡率。抗生素的选择和疗程,应依据细菌培养药敏结果,遵循个体化原则。通常 B 族链球菌感染选择青霉素;支原体或衣原体感染,选择红霉素或罗红霉素;如感染的微生物不明确,可选用广谱抗生素。

3)抑制宫缩:对于孕周小的 PPROM,若无延长妊娠的禁忌,可应用宫缩抑制剂,争取促胎肺成熟的时间。

4)促胎肺成熟:<34 周推荐给予促胎肺成熟治疗。

(2)终止妊娠:PPROM 终止妊娠的时机和方式的选择,需综合孕周、早产儿存活率、是否存在羊水过少或绒毛膜羊膜炎、胎儿能否耐受宫缩等因素。

1)阴道分娩:≥34 周,胎肺成熟,无剖宫产指征,宫颈成熟者,可引产。产程中进行持续胎心监护,预防产后出血及产褥感染,做好新生儿复苏准备,有异常情况时放宽剖宫产指征。

2)剖宫产:胎肺已成熟,但胎位异常、胎头高浮,或有明显羊膜腔感染,伴有胎儿窘迫者,剖宫产终止妊娠,同时抗感染治疗。

六、预防

1. 尽早治疗下生殖道感染 妊娠期及时治疗滴虫阴道炎、淋病奈氏菌感染、宫颈沙眼衣原体感染、细菌性阴道病等。泌尿系感染包括无症状菌尿症应积极治疗。

2.注意营养平衡 适量补充铜、锌或维生素 C。

3.避免腹压突然增加 特别对先露部高浮、子宫膨胀过度者,应予以足够休息,避免腹压突然增加。

4.治疗宫颈内口松弛 可于妊娠 14～16 周行宫颈环扎术。

临产前胎膜破裂为胎膜早破,主要由生殖道病原微生物上行性感染所致。主要症状为突感较多液体从阴道流出,无腹痛等其他产兆。检查可见阴道排液,可混有胎脂或胎粪。如并发羊膜腔感染,则表现为阴道流出液体有臭味,伴发热、母儿心率增快、子宫激惹、白细胞计数增高等。隐匿性羊膜腔感染时,虽无明显发热,但常出现母胎心率增快。胎膜早破的处理原则:①若胎肺不成熟,无明显临床感染征象,无胎儿窘迫,可期待治疗。②若胎肺成熟或有明显临床感染征象,立即终止妊娠。

(潘耀平)

第六节 脐带异常

脐带是胎儿与母体进行物质和气体交换的唯一通道,是胎儿生命的桥梁。若脐带发生异常,造成胎儿血供受限或受阻,将导致胎儿窘迫、发育异常,甚至胎儿死亡。

一、脐带先露和脐带脱垂

胎膜未破时脐带位于胎先露部前方或一侧称为脐带先露(presenlalion of umbilical cord),也称隐性脐带脱垂。胎膜破裂后,脐带脱出于宫颈口外,降至阴道内甚至露于外阴,称为脐带脱垂(prolapse of umbilical cord)(图 15－3)。

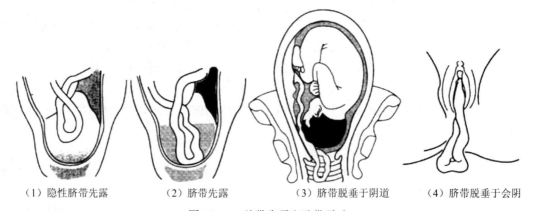

(1)隐性脐带先露　(2)脐带先露　(3)脐带脱垂于阴道　(4)脐带脱垂于会阴

图 15－3　脐带先露和脐带脱垂

(一)病因

脐带脱垂多发生在胎先露部不能衔接时,常见原因有:①胎位异常:因胎先露部与骨盆入口之间有间隙使脐带滑落,多见于足先露或肩先露。②胎头高浮或头盆不称,使胎头与骨盆入口间存在较大间隙。③胎儿过小或双胎妊娠分娩第二胎儿时。④羊水过多、羊膜腔内压力过高,破膜时脐带随羊水流出。⑤球拍状胎盘、低置胎盘。⑥脐带过长。

(二)对母儿的影响

1.对母体影响 增加剖宫产率及手术助产率。

2. 对胎儿影响　胎先露部尚未衔接、胎膜未破者,宫缩时胎先露部下降,一过性压迫脐带导致胎心率异常;胎先露衔接、胎膜已破者,脐带受压在胎先露与骨盆之间时,可致胎儿缺氧、胎心消失,脐带血液循环阻断超过 7~8 分钟,即可胎死宫内。以头先露最严重,足先露、肩先露较轻。

（三）诊断

若有脐带脱垂的危险因素存在,须警惕其发生。胎膜未破,胎动或宫缩后胎心率突然变慢,改变体位、上推胎先露及抬高臀部后迅速恢复者,应考虑脐带先露的可能,可行胎心监护,超声及彩色多普勒超声检查有助于明确诊断。胎膜已破,胎心率异常,或胎心监护出现胎心基线慢、平直等,应立即进行阴道检查,在胎先露旁或前方及阴道内触及有搏动的条索状物,或脐带脱出于外阴,即可确诊。

（四）治疗

1. 脐带先露　经产妇,头先露、胎膜未破、宫缩良好者,可取头低臀高位,密切观察胎心率,等待胎头衔接,若宫口逐渐扩张,胎心持续良好,可经阴道分娩;初产妇,足先露或肩先露者,应行剖宫产术。

2. 脐带脱垂　胎心正常、胎儿存活者,应争取尽快娩出胎儿。宫口开全,胎先露在＋2 及以下者,行产钳术,臀先露行臀牵引术;宫口未开全,产妇立即取头低臀高位,将胎先露部上推,同时使用宫缩抑制剂,以缓解脐带受压,严密监测胎心的同时,尽快行剖宫产术。

（五）预防

妊娠晚期或临产后,超声检查有助于尽早发现脐带先露。对有脐带脱垂危险因素者,尽量不作或少作肛查或阴道检查。人工破膜应避免在宫缩时进行,羊水过多者应在有准备的情况下采取高位破膜,使羊水缓慢流出。

二、脐带长度异常

脐带正常长度为 30~100cm,平均长度 55cm。脐带短于 30cm 称为脐带过短(excessive short cords)。妊娠期间脐带过短常无临床征象,临产后由于胎先露部下降,脐带被牵拉过紧,使胎儿血液循环受阻,胎儿缺氧,严重者可导致胎盘早剥。脐带过短还可使胎先露下降受阻,引起产程延长,尤其是第二产程。若临产后胎心率异常,疑有脐带过短,经吸氧、改变体位,胎心率仍无改善者,应尽快行剖宫产术结束分娩。

脐带长度超过 100cm 者,称为脐带过长(excessive long cords)。过长的脐带易造成脐带缠绕、打结、扭转等,导致胎儿宫内缺氧、生长受限等;分娩时影响产程,易发生脐带脱垂,导致死胎、死产等。

三、脐带缠绕

脐带围绕胎儿颈部、四肢或躯干者称为脐带缠绕(cord entanglement)。约 90％为脐带绕颈,又以绕颈 1 周者居多,占分娩总数的 20％左右。其发生原因和脐带过长、胎儿过小、羊水过多及胎动过频等有关。对胎儿的影响与脐带缠绕松紧、缠绕周数及脐带长短有关。

临床特点:①胎先露部下降受阻:脐带缠绕使脐带相对变短,影响胎先露部入盆,可使产程延长或停滞。②胎儿窘迫:当缠绕周数过多、过紧使脐带受到牵拉,或宫缩时脐带受压,致使胎儿血液循环受阻,胎儿缺氧。③胎心率变异:胎心监护可见频繁的变异减速。④脐带血流异常;彩色超声多普勒检查可在胎儿颈部周围显示环形脐带血流信号。⑤胎儿皮肤压迹:超声检查可见脐带缠绕处的皮肤有明显的压迹,脐带缠绕1周者为U形压迹,其上方有短条样的脐血管横断面回声,其中可见小短光条。脐带缠绕2周者,皮肤压迹为W形,其上方有等号样的脐血管横断面回声。脐缠绕3周或3周以上,皮肤压迹为锯齿状,其上为一条衰减带状回声。当出现上述情况时,应高度警惕脐带缠绕,尤其当胎心监护出现异常,经吸氧、改变体位不能缓解时,应及时终止妊娠。若临产前超声已诊断脐带缠绕,在分娩过程中应加强监护,一旦出现胎儿窘迫,及时处理。

四、脐带打结

脐带打结分为假结(false knot)和真结(true knot)两种。脐带假结是指因脐血管较脐带长,血管卷曲似结,或脐静脉较脐动脉长,形成迂曲似结。假结一般不影响胎儿血液循环,对胎儿危害不大。脐带真结是由于脐带缠绕胎体,随后胎儿又穿过脐带套环而成真结。脐带真结较少见,未拉紧则无症状,拉紧后胎儿血液循环受阻,可引起胎儿宫内生长受限,过紧可致胎死宫内。多数在分娩后确诊。

五、脐带扭转

胎儿活动可使脐带顺其纵轴扭转呈螺旋状,生理性扭转可达6～11周。若脐带过度扭转呈绳索样,使胎儿血液循环缓慢,导致胎儿宫内缺氧。严重者脐带近胎儿脐轮部变细坏死,引起血管闭塞或血栓形成,胎儿因血液循环中断而致死亡。

六、脐带附着异常

脐带附着在胎盘边缘者,称为球拍状胎盘(battledore placenta),一般不影响母体和胎儿,多在产后检查胎盘时发现;脐带附着在胎膜上,脐带血管如船帆的缆绳通过羊膜与绒毛膜之间进入胎盘,称为脐带帆状附着(cord velamentous insertion)。胎膜上的血管跨过宫颈内口位于胎先露部前方,称为前置血管(vasa previa),阴道检查可触及有搏动的血管。脐血管裸露于宫腔内,如受到胎先露部压迫,易发生血运阻断,胎儿窘迫或死亡。胎膜破裂时,若前置血管发生破裂,胎儿血液外流,出血量达200～300ml,可导致胎儿死亡。临床表现为胎膜破裂时发生无痛性阴道流血,伴胎心率异常或消失,取流出的血液涂片检查,查到有核红细胞或幼红细胞并有胎儿血红蛋白,即可确诊。脐带帆状附着常伴有单脐动脉。

七、单脐动脉

正常脐带有两条脐动脉,一条脐静脉。如只有一条脐动脉,称为单脐动脉(single umbilical artery)。单脐动脉不伴其他结构异常,胎儿预后良好。但单脐动脉的胎儿发生非整倍体及其他先天畸形的风险增高,如心血管畸形、中枢神经系统缺陷或泌尿生殖系统发育畸形等,产前诊断需排除。

脐带异常包括脐带过短、过长、缠绕、打结、扭转、脐带附着异常等。脐带过短易引起胎儿窘迫,甚至造成胎盘早剥;过长的脐带易造成脐带缠绕、打结及脱垂等。脐带真结及脐带过度扭转可影响胎儿血供致胎死宫内。超声检查可协助诊断脐带缠绕,同时应注意脐带和胎盘附着的关系,脐带帆状附着应警惕前置血管。脐带帆状附着常伴有单脐动脉,单脐动脉的胎儿常伴有先天畸形。

（潘耀平）

第七节 羊水量异常

羊水在妊娠过程中具有重要作用,为胎儿正常生长发育提供充足的空间,并且防止脐带受压。正常妊娠时羊水的产生与吸收处于动态平衡中,任何引起羊水产生与吸收失衡的因素均可造成羊水量异常。

一、羊水过多

妊娠期间,羊水量超过 2000ml 称为羊水过多(polyhydramnios)。发生率为 0.5%～1%。如羊水量增加缓慢,称慢性羊水过多;若羊水在数日内迅速增多,压迫症状明显,称为急性羊水过多。

(一)病因

约 1/3 羊水过多病因不明,称为特发性羊水过多。但多数重度羊水过多可能与胎儿畸形及妊娠合并症等因素有关。

1.胎儿疾病 包括胎儿畸形、染色体或基因异常、胎儿肿瘤、胎儿代谢性疾病等18%～40%羊水过多合并胎儿畸形,以神经管缺陷性疾病最常见,约占50%,其中又以开放性神经管畸形多见。由于脑脊膜膨出裸露,脉络膜组织增生,渗出液增加,而中枢性吞咽障碍加上抗利尿激素缺乏等,致使羊水形成过多,回流减少,羊水过多;消化道畸形约占25%,主要是胎儿食管、十二指肠闭锁等,由于胎儿吞咽羊水障碍,导致羊水积聚而引起羊水过多。其他还有腹壁缺陷、膈疝、先天性醛固酮增多症、遗传性假性低醛固酮症、胎儿纵隔肿瘤、胎儿脊柱畸胎瘤、先天性多囊肾等,均可造成羊水过多。18－三体、21－三体、13－三体胎儿可出现胎儿吞咽羊水障碍,引起羊水过多。

2.多胎妊娠 双胎妊娠合并羊水过多的发生率约为10%,是单胎妊娠的10倍,以单绒毛膜双胎居多。单绒毛膜双羊膜囊双胎胎盘之间血管吻合率高达85%～100%,易并发双胎输血综合征,受血儿循环血量增多、胎儿尿量增加,引起羊水过多。

3.妊娠期合并症 10%～25%羊水过多与孕妇血糖代谢异常有关,母体高血糖致胎儿血糖增高,产生渗透性利尿,并使胎盘胎膜渗出增加,导致羊水过多。母儿血型不合,可存在胎儿贫血、水肿、胶体渗透压降低,胎儿尿量增加,加之胎盘增大,导致羊水增多。

4.胎盘脐带病变 巨大胎盘、脐带帆状附着可导致羊水过多。当胎盘绒毛血管瘤直径大于1cm时,15%～30%合并羊水过多。

(二)对母儿影响

1.对母体的影响 羊水过多子宫张力增高,并发妊娠期高血压疾病的风险增加,是正常妊娠的3倍。由于子宫肌纤维伸展过度,宫缩乏力、产程延长及产后出血的发生率增加;并发胎膜早破、早产的可能性增加,突然破膜可使宫腔内压力骤然降低,导致胎盘早剥、休克。

2.对胎儿的影响 胎位异常、脐带脱垂、胎儿窘迫及早产增多,加上羊水过多常合并胎儿畸形,故羊水过多者围生儿病死率明显增高。

（三）诊断

1.临床表现

（1）急性羊水过多:较少见。多在妊娠20~24周发病,羊水骤然增多,数日内子宫明显增大。患者自觉腹部胀痛、腰酸、行动不便,因横膈抬高引起呼吸困难,甚至发绀,不能平卧。检查可见腹部高度膨隆、皮肤张力大、变薄,皮下静脉清晰可见。巨大子宫压迫下腔静脉,静脉回流受阻,出现下肢和外阴部静脉曲张及水肿,压迫双侧输尿管,孕妇尿量减少,甚至无尿;子宫大于妊娠月份,张力大,胎位检查不清、胎心音遥远或不清。

（2）慢性羊水过多:较多见。常发生在妊娠晚期。羊水在数周内缓慢增多,压迫症状较轻,孕妇无明显不适,仅感腹部增大较快。检查见子宫大小超过妊娠月份,腹壁皮肤发亮,触诊时感觉子宫张力大,液体震颤感明显,胎位不清、胎心音遥远。

2.辅助检查

（1）超声检查:重要的辅助检查方法。超声不但可以诊断羊水过多,还可以了解胎儿情况,发现胎儿畸形。超声诊断羊水过多的标准,目前在临床应用的有两种:①羊水指数(amniotic fluid index,AFI):以脐为中心分为四个象限,各象限最大羊水暗区垂直径之和为羊水指数。AFI≥25cm诊断为羊水过多。②最大羊水暗区的垂直深度(maximum vertical pockel,MVP 或 amniotic fluid volume,AFV):MVP≥8cm 诊断为羊水过多。

（2）胎儿疾病检查:可行羊水细胞培养或采集胎儿血细胞培养作染色体核型分析,排除胎儿染色体异常;羊膜腔穿刺行羊水生化检查,若为胎儿开放性神经管畸形及消化道畸形,羊水中:AFP 明显增高,超过同期正常妊娠平均值加 3 个标准差以上有助于诊断;同时可行 PCR检查了解是否感染细小病毒、巨细胞病毒、弓形虫、梅毒等。

（3）其他检查:羊水过多尤其慢性羊水过多者,应行糖耐量试验排除糖尿病;怀疑血型不合;者可检测母体抗体滴度。

（四）处理

主要根据胎儿有无畸形、孕周、羊水过多的严重程度而定。

1.羊水过多合并胎儿畸形　一旦确诊胎儿畸形、染色体异常,应及时终止妊娠。终止妊娠的方法根据具体情况选择:

（1）人工破膜引产:宫颈评分大于 7 分者,破膜后多能自然临产。若12 小时后仍未临产,可静脉滴注缩宫素诱发宫缩。破膜时需注意:①高位破膜:自宫口沿颈管与胎膜之间向上15cm 刺破胎膜,让羊水缓慢流出,避免宫腔内压力突然降低而引起胎盘早剥。②羊水流出后腹部置沙袋维持腹压,以防休克。③严密监测孕妇血压、心率,注意阴道流血及宫高变化。

（2）经腹羊膜腔穿刺放出适量羊水后,注入依沙吖啶引产。

2.羊水过多合并正常胎儿　尽可能寻找病因,积极针对病因治疗,如糖尿病、妊娠期高血压疾病等母体疾病。

（1）期待疗法:羊水量多而自觉症状轻微,胎肺不成熟者,可严密观察,适当减少孕妇饮水量,注意休息,侧卧位以改善子宫胎盘循环,尽量延长孕周。每周复查超声了解羊水指数及胎儿生长情况。

（2）前列腺素合成酶抑制剂治疗:常用吲哚美辛,2.2~2.4mg(kg·d),分 3 次口服。其作用机制是通过增加近曲小管的重吸收而减少胎儿尿液生成,进而使羊水减少。吲哚美辛可使动脉导管提前关闭,限于 32 周以前,且不宜长时间应用。用药 24 小时后即行胎儿超声心动图检查,此后每周 1 次,同时超声密切随访羊水量,每周 2 次,发现羊水量明显减少或动脉导管狭窄,立即停药。

(3)羊膜穿刺:压迫症状严重而胎肺不成熟者,可考虑经腹羊膜穿刺放液,以缓解症状,延长孕周。放液时需注意:①超声监测下避开胎盘部位穿刺。②放羊水速度不宜过快,每小时约 500ml,一次放液总量不超过 1500ml,以孕妇症状缓解为度。③密切注意孕妇血压、心率、呼吸变化,监测胎心,警惕胎盘早剥,预防早产。④严格消毒,防止感染。⑤必要时 3～4 周后重复放液以降低宫腔内压力。

(4)分娩期处理:羊水量反复增长,压迫症状严重,胎肺已成熟者,可终止妊娠;胎肺未成熟者,促胎肺成熟后引产。人工破膜除前述注意事项外,还应注意防止脐带脱垂。若破膜后宫缩乏力,可静脉滴注缩宫素加强宫缩,密切观察产程进展。胎儿娩出后应及时应用宫缩剂,预防产后出血。

二、羊水过少

妊娠晚期羊水量少于 300ml 称为羊水过少(oligohydramnios)。发生率为 0.4%～4%。羊水过少与不良围生儿结局存在密切的相关性,严重羊水过少者围生儿死亡率高达 133‰。

(一)病因

主要与羊水产生减少或外漏增加有关,部分羊水过少原因不明。常见原因如下:

1.胎儿畸形　以胎儿泌尿系统畸形为主,如先天性肾缺如、肾小管发育不全、尿路梗阻等,因胎儿无尿液生成或生成的尿液不能排入羊膜腔而致羊水过少。另外,染色体异常、法洛四联症、水囊状淋巴管瘤、小头畸形、甲状腺功能减退等也可引起羊水过少。

2.胎盘功能不良　过期妊娠、胎儿生长受限、妊娠期高血压疾病等均存在胎盘功能减退,胎儿宫内缺氧,血液重新分布,肾动脉血流量减少,胎儿尿生成减少,导致羊水过少。

3.胎膜病变　胎膜早破,羊水外漏速度大于再产生速度,导致继发性羊水过少。宫内感染、炎症等引起羊膜通透性改变,与某些原因不明的羊水过少有关。

4.母体因素　孕妇脱水、血容量不足、血浆渗透压增高等,可使胎儿血浆渗透压相应增高,胎盘吸收羊水增加,同时胎儿肾小管重吸收水分增加,尿形成减少。此外孕妇应用某些药物如吲哚美辛、血管紧张素转换酶抑制剂等亦可引起羊水过少。

(二)对母儿影响

1.对胎儿的影响　羊水过少是胎儿危险的重要信号,围生儿发病率和死亡率明显增高。与正常妊娠相比,羊水过少围生儿死亡率增高 13～47 倍。妊娠早中期发生的羊水过少与胎儿畸形常互为因果。Potter 综合征(胎肺发育不良、扁平鼻、耳大位置低、肾及输尿管不发育以及铲形手、弓形腿等)可致羊水过少,而羊水过少又可导致胎体粘连、骨骼发育畸形、肺发育不全等,围生儿预后差。妊娠晚期羊水过少,常为胎盘功能不良及慢性胎儿宫内缺氧所致,羊水过少又可引起脐带受压,加重胎儿缺氧。

2.对孕妇的影响　手术分娩率和引产率均增加。

(三)诊断

1.临床表现　羊水过少的临床表现多不典型。胎盘功能不良者常有胎动减少;胎膜早破者有阴道流液。腹部检查:宫高、腹围较同期孕周小,尤以胎儿宫内生长受限者明显,有子宫紧裹胎儿感。子宫敏感,易激惹,临产后易发生宫缩不协调,阴道检查时发现前羊膜囊不明显,胎膜与胎儿先露部紧贴,人工破膜时羊水流出少。

2.辅助检查

(1)超声检查:是羊水过少的主要辅助诊断方法。妊娠晚期最大羊水暗区的垂直深度(MVP)≤2cm 为羊水过少,MVP≤1cm 为严重羊水过少;或羊水指数(AFI)≤5cm 诊断为羊水过少。超声发现羊水过少时,应排除胎儿畸形。超声检查对先天性肾缺如、尿路梗阻、胎儿生长受限等有较高的诊断价值。

(2)羊水直接测量:破膜时以容器置于外阴收集羊水,或剖宫产时收集羊水直接测量。

(3)胎儿染色体检查:需排除胎儿染色体异常时可做羊水细胞培养,或采集胎儿血细胞培养,作染色体核型分析,荧光定量 PCR 快速诊断等。

(4)其他检查:妊娠晚期发现羊水过少,应结合胎儿生物物理评分、胎心监护等,评价胎儿宫内状况,及早发现胎儿宫内缺氧。

(四)处理

根据胎儿有无畸形和孕周大小选择治疗方案。

1.羊水过少合并胎儿畸形　已确诊胎儿畸形者尽早引产。

2.羊水过少合并正常胎儿

(1)妊娠期羊水过少

1)一般处理:寻找与去除病因。嘱孕妇计数胎动,增加补液,每天 2～4 小时饮水 2～4L。

2)增加羊水量期待治疗:孕周小,胎肺不成熟,可行经腹羊膜腔内灌注增加羊水量,延长孕周。妊娠期经腹羊膜腔灌注的主要目的:①改善母儿预后,预防胎肺发育不良。②提高超声扫描清晰度,有利于胎儿畸形的诊断。术后应用宫缩抑制剂预防流产或早产。羊膜腔内灌注并不能治疗羊水过少本身,且存在一定的风险,不推荐作为常规治疗方法。

3)加强监护:羊水过少期待治疗过程中对胎儿宫内情况的评估和监护是关键。超声随访每周 2 次,动态监测羊水量及脐动脉血流 S/D 值,每周 1 次评估胎儿生长发育情况。28 周以后,每周至少进行 2 次胎心监护。

(2)分娩期羊水过少:对妊娠已达 36 周,胎肺已成熟者,应终止妊娠。分娩方式根据胎儿宫内状况而定。对胎儿贮备力尚好,宫颈成熟者,可在密切监护下行缩宫素滴注引产,临产后连续监测胎心变化,尽早行人工破膜以观察羊水性状及量,一旦出现胎儿窘迫征象,及时剖宫产。

分娩时羊水过少易发生脐带受压,美国妇产科学会指出分娩期可选择羊膜腔内灌注治疗反复出现的变异减速及延迟减速,包括经腹和经阴道羊膜腔灌注术。

适当的羊水量具有保护胎儿和母体的作用,羊水量异常,可影响母儿安危。羊水量异常包括羊水过多和羊水过少,与胎儿畸形及妊娠合并症或并发症有关。羊水过多,母儿并发症明显增加;羊水过少是胎儿危险的重要信号。超声检查是诊断羊水量异常及排除胎儿畸形的主要辅助检查方法,羊水 AFP 的测定可协助诊断开放性神经管畸形。羊水量异常的处理主要根据胎儿有无畸形、孕周、胎盘功能及孕妇的状况而定。

(潘耀平)

第十六章 胎儿异常与多胎妊娠

第一节 巨大儿

巨大胎儿(macrosomia)的诊断标准并没有在国际上获得统一的共识,欧美国家的定义为胎儿体重达到或超过 4500g,我国定义为胎儿体重达到或超过 4000g。近年因营养过剩而致巨大胎儿的发生率明显上升,20 世纪 90 年代巨大胎儿的发生率比 20 世纪 70 年代增加一倍。国内发生率约 7%,国外发生率为 15.1%,男胎多于女胎。巨大胎儿手术产率及死亡率均较正常胎儿明显增高,当产力、产道、胎位均正常时,常因胎儿过大导致头盆不称而发生分娩困难,如肩难产

一、高危因素

①糖尿病。②营养与孕妇体重。③过期妊娠。④经产妇。⑤父母身材高大。⑥高龄产妇。⑦有巨大胎儿分娩史。⑧种族的不同。

二、对母儿影响

1. 对母体的影响

(1)难产:①巨大儿头盆不称发生率明显增加,临产后胎头不易入盆,往往阻隔在骨盆入口之上,可致第一产程延长。胎头下降缓慢,易造成第二产程延长。②巨大儿双肩径大于双顶径,若经阴道分娩,主要危险是肩难产,其发生率与胎儿体重成正比。肩难产处理不当可发生严重的阴道损伤和会阴裂伤甚至子宫破裂;产后可因分娩时盆底组织过度伸长或裂伤,发生子宫脱垂及阴道前后壁膨出。胎先露长时间压迫产道,容易发生尿瘘或粪瘘。手术产增加。

(2)产后出血及感染:子宫过度扩张、子宫收缩乏力、产程延长,易导致产后出血。

2. 对胎儿的影响 巨大胎儿难以通过正常产道,手术助产机会增加,可引起颅内出血、锁骨骨折、臂丛神经损伤及麻痹,严重时甚至死亡。

新生儿并发症增加,新生儿低血糖、新生儿窒息发生率增加。

三、诊断

目前尚没有方法准确预测胎儿体重,通过病史、临床表现及辅助检查可以初步判断,但巨大胎儿待出生后方能确诊。

1. 病史及临床表现 孕妇多存在高危因素,如孕妇肥胖或身材高大,合并糖尿病,有巨大胎儿分娩史或为过期妊娠。孕期体重增加迅速,常在孕晚期出现呼吸困难,腹部沉重及两肋部胀痛等症状。

2. 腹部检查 腹部明显膨隆,宫高>35cm。触诊胎体大,先露部高浮,若为头先露,多数胎头跨耻征为阳性。听诊时胎心清晰,但位置较高。若宫高(cm)+腹围(cm)≥14(km,巨大儿的可能性较大。

3.超声检查 利用超声测量胎儿双顶径、股骨长、腹围及头围等各项生物指标,可监测胎儿的生长发育情况。超声预测胎儿体重(estimated felal weighl,EFW),对较小的胎儿和早产儿有一定的准确性,但对于巨大胎儿的预测有一定的难度,目前没有证据支持哪种预测方法更有效。巨大胎儿的胎头双顶径往往会大于 10cm,此时需进一步测量胎儿腹围,若介于 35～40cm 间,是非常有意义用来预测巨大儿的单项超声指标,其次需要测量胎儿肩径及胸径,当肩径及胸径大于头径者,需警惕肩难产的发生。

四、处理

1.妊娠期 详细询问病史,定期作孕期检查及营养指导,对既往有巨大胎儿分娩史或妊娠期疑为巨大胎儿者,应监测血糖,排除糖尿病。若确诊为糖尿病,则应积极治疗,控制血糖。并于足月后,根据胎盘功能及糖尿病控制情况等综合评估,决定终止妊娠时机。

2.分娩期 根据宫高、腹围、超声检查,尽可能准确推算胎儿体重,并结合骨盆测量决定分娩方式。

(1)剖宫产:非糖尿病孕妇的胎儿估计体重≥4500g,糖尿病孕妇的胎儿估计体重≥4000g,建议剖宫产终止妊娠。

(2)经阴道分娩:对于估计胎儿体重≥4000g,<4500g 而无糖尿病者,可阴道试产,但需放宽剖宫产指征。产时应充分评估,必要时产钳助产,同时做好处理肩难产的准备工作。分娩后应行宫颈及阴道检查,了解有无软产道损伤,并预防产后出血。

3.预防性引产 对妊娠期发现巨大胎儿可疑者,目前的证据并不支持进行预防性引产。因为预防性引产并不能改善围生儿结局,不能降低肩难产率,且反而可能增加剖宫产率。

4.新生儿处理 预防新生儿低血糖,应在生后 30 分钟监测血糖。于出生后 1～2 小时开始喂糖水,早开奶。轻度低血糖者口服葡萄糖纠正,严重者静脉输注。新生儿易发生低钙血症,应补充钙剂,多用 10%葡萄糖酸钙 1ml/kg 加入葡萄糖液中静脉滴注。

附:肩难产

凡胎头娩出后,胎儿前肩被嵌顿在耻骨联合上方,用常规助产方法不能娩出胎儿双肩,称为肩难产(shoulder dystocia)。其发生率因胎儿体重而异,胎儿体重 2500～4000g 时发生率为 0.3%～1%,4000～4500g 时发生率为 3%～12%,≥4500g 为 8.4%～14.6%。超过 50%的肩难产发生于正常体重的新生儿,且事先无法预测。

(一)高危因素

产前高危因素:①巨大胎儿。②既往肩难产病史。③妊娠糖尿病。④过期妊娠。⑤孕妇骨盆解剖结构异常。产时需要警惕的因素有:①第一产程活跃期延长。②第二产程延长伴"乌龟征"(胎头娩出后未发生外旋转而又回缩至阴道)。③使用胎头吸引器或产钳助产。

(二)对母儿影响

1.对母体影响 ①产后出血和会阴裂伤最常见,会阴裂伤主要指切开延裂或会阴Ⅲ度及Ⅳ度裂伤。②其他并发症包括阴道裂伤、宫颈裂伤、膀胱麻痹、子宫破裂、生殖道瘘和产褥感染等严重并发症。

2.对胎儿及新生儿的影响 ①臂丛神经损伤最常见,发生率为 7%～20%,其中 2/3 为 Ducherme－Erb 麻痹,由第 5、6 颈神经根受损引起。多数为一过性损伤,88%的患儿于 12 个月内痊愈,永久性损伤仅占 1%～2%。目前的证据支持:大多数臂丛神经损伤并不是由于助产士造成的,肩难产时产妇的内在力量对胎儿不均称的推力可能是造成损伤的原因,胎儿在宫内的体位也可能是原因之一。②其他并发症还包括锁骨骨折、股骨骨折、胎儿窘迫、新生儿窒息,严重时可导致颅内出血、神经系统异常,甚至死亡。

（三）诊断

当较大胎头娩出后,胎颈回缩,使胎儿颏部紧压会阴,胎肩娩出受阻,除外胎儿畸形,即可诊断为肩难产。

（四）处理

一旦诊断肩难产,立即请求援助,指导产妇暂时停止屏气用力,进行会阴侧切或加大切口,做好新生儿复苏抢救准备。缩短胎头胎肩娩出的间隔,是新生儿能否存活的关键。

1.请求援助和会阴切开　立即召集有经验的产科医生、麻醉师、助产士和儿科医师到场援助。进行会阴切开或加大切口,为助产士或医生的手在阴道内操作提供空间。

2.屈大腿法（McRoberts 法）　让产妇双腿极度屈曲贴近腹部,双手抱膝,减小骨盆倾斜度,使腰骶部前凹变直,骶骨位置相对后移,骶尾关节稍增宽,使嵌顿在耻骨联合上方的前肩自然松解,同时适当用力向下牵引胎头而娩出前肩。

3.压前肩法（suprapubic pressure）　助手在产妇耻骨联合上方触到胎儿前肩部位并向后下加压,使双肩径缩小,同时助产者牵拉胎头,两者相互配合持续加压与牵引,注意不能用暴力。

经过以上操作方法,超过 50% 的肩难产得以成功解决。

4.旋肩法（Woods 法）　助产者以示、中指伸入阴道紧贴胎儿后肩的背面,将后肩向侧上旋转,助手协将胎头同方向旋转,当后肩逐渐旋转至前肩位置时娩出。操作时胎背在母体右侧用左手,胎背在母体左侧用右手。

5.牵后臂娩后肩法　助产者的手沿骶骨伸入阴道,握住胎儿后上肢,使其肘关节屈曲于胸前,以洗脸的方式娩出后臂,从而协助后肩娩出。切忌抓胎儿的上臂,以免肱骨骨折。

6.四肢着地　法在使用以上操作方法时,也可考虑使用此方法,患者翻转至双手和双膝着地,重力作用或这种方法产生的骨盆径线的改变可能会解除胎肩嵌塞状态。

当以上方法均无效时,最后才可以使用对母亲和胎儿创伤性比较大的一些方法包括胎头复位法（Zavanelli 法）、耻骨联合切开、断锁骨法。

（五）预测及预防

由于肩难产对母婴危害较大,故预测及预防极为重要。

1.临产前应根据宫高、腹围、先露高低,腹壁脂肪厚薄、羊水多少等正确推算胎儿体重。估计胎儿体重≥4500g,骨盆测量为中等大小,发生肩难产的可能性大,应行剖宫产结束分娩。

2.超声正确测量胎头双顶径、胸径及双肩径,胎儿胸径大于胎头双顶径 1.6cm 者有发生肩难产的可能。超声检查还应注意胎儿有无畸形,如联体双胎,胎儿颈部有无肿瘤等。

3.凡产程延长,尤其是活跃期及第二产程延长者,应警惕发生肩难产,必要时行剖宫产。

4.骨盆狭窄、扁平骨盆应警惕肩难产的发生,适时剖宫产终止妊娠。骨盆倾斜度过大及耻骨弓过低的高危产妇,分娩时应让其采用屈曲大腿或垫高臀部的姿势,以预防肩难产的发生。

5.常规助产时胎头娩出后,切勿急于协助进行复位和外旋转,应让胎头自然复位及外旋转,并继续指导产妇屏气,使胎肩同时自然下降。当胎头完成外旋转后,胎儿双肩径应与骨盆出口前后径相一致,此时方可轻轻按压胎头协助胎儿前肩娩出,后肩进入骶凹处,顺利娩出双肩。

巨大儿的发生率逐年增加,原因主要为营养过剩、合并糖尿病及遗传因素。对母体和胎儿的影响主要为:难产、产后出血及感染;胎儿颅内出血、锁骨骨折、臂丛神经损伤。治疗包括营养指导、及早发现并治疗糖尿病,并根据胎儿成熟度、胎盘情况及血糖控制情况,适时终止妊娠。对非糖尿病孕妇胎儿体重估计≥4500g或糖尿病孕妇胎儿体重估计>4000g,即使骨盆正常,也建议剖宫产终止妊娠。应预防肩难产、产后出血以及新生儿低血糖。

(潘耀平)

第二节　胎儿生长受限

胎儿生长发育是指细胞、组织、器官分化完善与功能成熟的连续过程。小于孕龄儿(small for gestation age,SGA)指出生体重低于同胎龄应有体重第10百分位数以下或低于其平均体重2个标准差的新生儿。该类胎儿的新生儿病死率增高,故引起了产科和儿科医生的高度重视。但并非所有的出生体重小于同孕龄体重第10百分位数者均为病理性的生长受限,25%～60%的SGA是因为种族、产次或父母身高体重等因素而造成的"健康小样儿"。这部分胎儿除了体重及体格发育较小外,各器官无功能障碍,无宫内缺氧表现。

可将SGA分为三种情况:①正常的SGA(normal SGA):即胎儿结构及多普勒血流评估均未发现异常。②异常的SGA(abnormal SGA):存在结构异常或者遗传性疾病的胎儿。③胎儿生长受限(fetal growth restriction,FGR):指无法达到其应有生长潜力的SGA。严重的FGR被定义为胎儿的体重小于第3百分位数,同时伴有多普勒血流的异常。低出生体重儿被定义为胎儿分娩时的体重小于2500克。

一、病因

影响胎儿生长的因素复杂,约40%患者病因尚不明确。主要危险因素有以下几种:

1. 母体因素　最常见,占50%～60%。

(1)营养因素:孕妇偏食、妊娠剧吐以及摄入蛋白质、维生素及微量元素不足,胎儿出生体重与母体血糖水平呈正相关。

(2)妊娠并发症与合并症:并发症如妊娠期高血压疾病、多胎妊娠、妊娠期肝内胆汁淤积症等,合并症如心脏病、慢性高血压、肾炎、贫血、抗磷脂抗体综合征等,均可使胎盘血流量减少,灌注下降。

(3)其他:孕妇年龄、地区、体重、身高、经济状况、子宫发育畸形、吸烟、吸毒、酗酒、宫内感染、母体接触放射线或有毒物质等。

2. 胎儿因素　研究证实,生长激素、胰岛素样生长因子、瘦素等调节胎儿生长的物质在脐血中降低,可能会影响胎儿内分泌和代谢。胎儿基因或染色体异常、先天发育异常时,也常伴有胎儿生长受限。

3. 胎盘及脐带因素　胎盘各种病变导致子宫胎盘血流量减少,胎儿血供不足。脐带因素脐带过长、脐带过细(尤其近脐带根部过细)、脐带扭转、脐带打结、脐带边缘或帆状插入等。

二、分类及临床表现

胎儿发育分三阶段。第一阶段(妊娠 17 周之前):主要是细胞增殖,所有器官的细胞数目均增加。第二阶段(妊娠 17～32 周):细胞继续增殖但速率下降,细胞体积开始增大。第三阶段(妊娠 32 周之后):细胞增生肥大为其主要特征,胎儿突出表现为糖原和脂肪沉积。胎儿生长受限根据其发生时间、胎儿体重以及病因分为 3 类:

1.内因性均称型 FGR 属于原发性胎儿生长受限 一般发生在胎儿发育的第一阶段,因胎儿在体重、头围和身长三方面均受限,头围与腹围均小,故称均称型。其病因包括基因或染色体异常、病毒感染、接触放射性物质及其他有毒物质。

特点:体重、身长、头径相称,但均小于该孕龄正常值。外表无营养不良表现'器官分化或成熟度与孕龄相符,但各器官的细胞数量均减少,脑重量轻,神经元功能不全和髓鞘形成迟缓;胎盘小,但组织无异常。胎儿无缺氧表现。胎儿出生缺陷发生率高,围生儿病死率高,预后不良。产后新生儿脑神经发育障碍,智力障碍的发生率比较高。

2.外因性不均称型 FGR 属于继发性胎儿生长受限 胚胎早期发育正常,至孕中晚期才受到有害因素影响,如合并妊娠期高血压疾病等所致的慢性胎盘功能不全。

特点:新生儿外表呈营养不良或过熟儿状态,发育不均称,身长、头径与孕龄相符而体重偏低。胎儿常有宫内慢性缺氧及代谢障碍,各器官细胞数量正常,但细胞体积缩小,以肝脏为著。胎盘体积正常,但功能下降,伴有缺血缺氧的病理改变,常有梗死、钙化、胎膜黄染等,加重胎儿宫内缺氧,使胎儿在分娩期对缺氧的耐受力下降,导致新生儿脑神经受损。新生儿在出生后躯体发育正常,容易发生低血糖。

3.外因性均称型 FGR 为上述两型的混合型 其病因有母儿双方因素,多系缺乏重要生长因素,如叶酸、氨基酸、微量元素或有害药物影响所致。在整个妊娠期间均产生影响。

特点:新生儿身长、体重、头径均小于该孕龄正常值,外表有营养不良表现。各器官细胞数目减少,导致器官体积均缩小,肝脾严重受累,脑细胞数也明显减少。胎盘小,外观正常。胎儿少有宫内缺氧,但存在代谢不良。新生儿的生长与智力发育常常受到影响。

上述的分类方法有助于病因学的诊断,但对于胎儿预后结局的改善和临床治疗的评估并无明显帮助,许多的 FGR 胎儿并不适合这种分类而且难以划分。不均称型 FGR 可表现为胎儿的腹围相对于其他生长测量指标更为落后,通常情况下与胎盘疾病,母体疾病相关。均称型 FGR 的胎儿生长测量的各条径线均落后于正常值,需要考虑的病因有,孕龄的评估是否正确,非整倍体,遗传方面的疾病,药物毒物的接触史。这种均称型 FGR 的胎儿有时很难和健康的 SGA 区别。

三、诊断

孕期准确诊断 FGR 并不容易,往往需要在分娩后才能确诊。密切关注胎儿发育情况是提高 FGR 诊断率及准确率的关键。没有高危因素的孕妇应在孕早期明确孕周,准确的判断胎龄,并通过孕妇体重和宫高的变化,初步筛查出 FGR,进一步经超声检查确诊。有高危因素的孕妇还需从孕早期开始定期行超声检查,根据各项衡量胎儿生长发育指标及其动态情况,结合子宫胎盘的灌注情况及孕妇的产前检查表现,尽早诊断 FGR。

1.临床指标 测量子宫长度、腹围、体重,推测胎儿大小,简单易行,用于低危人群的筛查。

(1)宫高、腹围值连续3周测量均在第10百分位数以下者,为筛选FGR指标,预测准确率达85%以上。

(2)计算胎儿发育指数:胎儿发育指数=宫高(cm)−3×(月份+1),指数在−3和+3之间为正常,小于−3提示可能为FGR;

(3)在孕晚期,孕妇每周增加体重0.5kg,若体重增长停滞或增长缓慢时,可能为FGR。

2.辅助检查

(1)超声胎儿生长测量:①测头围与腹围比值(HC/AC):胎儿头围在孕28周后生长减慢,而胎儿体重仍按原速度增长,故只测头围不能准确反映胎儿生长发育的动态变化,应同时测量胎儿腹围和头围(HC/AC),比值小于正常同孕周平均值的第10百分位数,即应考虑可能为FGR,有助于估算不均称型FGR。②测量胎儿双顶径(BPD):正常孕妇孕早期每周平均增长3.6~4.0mm,孕中期2.4~2.8mm,孕晚期2.0mm。如超声动态监测双顶径时发现每周增长<2.0mm,或每3周增长<4.0mm,或每4周增长<6.0mm,于妊娠晚期双顶径每周增长<1.7mm,均应考虑有FGR的可能。

③羊水量与胎盘成熟度:多数FGR出现羊水偏少、胎盘老化的超声图像。

(2)彩色多普勒超声检查:脐动脉舒张期血流缺失或倒置对诊断FGR意义大。妊娠晚期脐动脉S/D比值通常≤3为正常值,脐血S/D比值升高时,也应考虑有FGR的可能。测量子宫动脉的血流(PI及是否存在切迹)可以评估是否存在胎盘灌注不良可能,从而预测FGR的发生。

(3)抗心磷脂抗体(ACA)的测定:近年来,有关自身抗体与不良妊娠的关系已越来越多被人们所关注,研究表明,抗心磷脂抗体(ACA)与FGR的发生有关。

四、处理

1.寻找病因 临床怀疑FGR的孕妇,应尽可能找出可能的致病原因,如极早发现妊娠期高血压疾病,行TORCH感染检查、抗磷脂抗体测定,超声检查排除胎儿先天畸形,必要时行胎儿染色体检查。

2.妊娠期治疗 治疗越早,效果越好,孕32周前开始疗效佳,孕36周后疗效差。FGR的治疗原则是:积极寻找病因、补充营养、改善胎盘循环,加强胎儿监测、适时终止妊娠。常见的改善胎盘循环及补充营养的方法有静脉营养等,但治疗效果欠佳。

(1)一般治疗:均衡膳食,吸氧,这种方法在均称性FGR妊娠孕妇中未得到证实。尽管如此,许多医生建议一种改良式的休息方式即左侧卧位,增加母体心排出量的同时可能会使胎盘血流达到最大量。

(2)母体静脉营养:氨基酸是胎儿蛋白质合成的主要来源,为胎儿生长发育的物质基础,以主动运输方式通过胎盘到达胎儿;能量合剂有助于氨基酸的主动转运;葡萄糖是胎儿热能的来源。故理论上给予母体补充氨基酸,能量合剂及葡萄糖有利于胎儿生长。但临床单纯应用母体静脉营养的治疗效果并不理想。可能的原因是:①真正营养缺乏造成的FGR很少。②在胎儿生长受限时,胎盘功能减退,胎盘绒毛内血管床减少,间质纤维增加,出现绒毛间血栓,胎盘梗死等一系列胎盘老化现象,子宫−胎盘供血不足,导致物质转换能力下降。

(3)药物治疗:β−肾上腺素激动剂能舒张血管、松弛子宫,改善子宫胎盘血流,促进胎儿生长发育,硫酸镁能恢复胎盘正常的血流灌注。丹参能促进细胞代谢、改善微循环、降低毛细血管通透性,有利于维持胎盘功能。低分子肝素、阿司匹林用于抗磷脂抗体综合征引起 FGR 者有效。预计 34 周前分娩的生长受限胎儿应该注射糖皮质激素,以促胎肺成熟。

3. 胎儿健康情况(fetal well－being)监测　可以进行无应激试验(NST)、胎儿生物物理评分、胎儿血流监测如脐动脉彩色多普勒,大脑中动脉血流,静脉导管血流等。脐血流的舒张期缺失、倒置和静脉导管的反向 A 波提示了较高的围生儿发病率与死亡率。胎儿的多普勒血流改变往往早于胎心电子监护或生物物理评分。

4. 产科处理

(1)继续妊娠指征:胎儿状况良好,胎盘功能正常,妊娠未足月、孕妇无合并症及并发症者,可以在密切监护下妊娠至足月,但不应超过预产期。

(2)终止妊娠指征:①治疗后 FGR 无改善,胎儿停止生长 3 周以上。②胎盘提前老化,伴有羊水过少等胎盘功能低下表现。③NST、胎儿生物物理评分及胎儿血流测定等提示胎儿缺氧。④妊娠合并症、并发症病情加重,妊娠继续将危害母婴健康或生命者,均应尽快终止妊娠,一般在孕 34 周左右考虑终止妊娠,如孕周未达 34 周者,应促胎肺成熟后再终止妊娠。

(3)分娩方式选择:FGR 胎儿对缺氧耐受力差,胎儿胎盘贮备不足,难以耐受分娩过程中子宫收缩时的缺氧状态,应适当放宽剖宫产指征。①阴道产:胎儿情况良好,胎盘功能正常,胎儿成熟,Bishop 宫颈成熟度评分≥7 分,羊水量及胎位正常,无其他禁忌者,可经阴道分娩;若胎儿难以存活,无剖宫产指征时予以引产。②剖宫产:胎儿病情危重,产道条件欠佳,阴道分娩对胎儿不利,应行剖宫产结束分娩。

五、预后

FGR 的近期及远期并发症发病率均较高。近期并发症主要有新生儿窒息、低体温、低血糖、红细胞增多症等;远期并发症主要有脑瘫,智力障碍、行为异常、神经系统障碍;成年后高血压、冠心病、糖尿病等心血管疾病及代谢性疾病的发病率较高,约为正常儿的 2 倍。

小于孕龄儿(SGA)指出生体重低于同胎龄应有体重第 10 百分位数以下或低于其平均体重 2 个标准差的新生儿。胎儿生长受限(FGR)指无法达到其应有生长潜力的 SGA。胎儿生长发育受限病因复杂。治疗的关键取决于病因,鉴别潜在的疾病是进行适当处理的必要步骤。由非整倍体、遗传综合征、病毒感染等原因导致的生长受限的结局无法通过产科治疗而改变。另外,子宫胎盘功能不良也是胎儿生长受限的潜在病因,常规宫内治疗效果并不确切。

(潘耀平)

第三节　胎儿畸形

胎儿先天畸形是指由于内在的异常发育而引起的器官或身体某部位的形态学缺陷,又称为出生缺陷。人类具有较高的出生缺陷率,国外报道的发病率约 15‰,国内报道的发病率约为 13.7‰,出生缺陷发生顺序依次为:无脑儿(anencephalus)、脑积水(hydrocephalus)、开放性脊柱裂(bifid spine)、脑脊膜膨出(meningocele)、唇裂(cleft lip)、腭裂(cleft palate)、先天性心脏病(congenital heart disease)、21 三体综合征(trisomy 21 syndrome)、腹裂(celoschisis)及脑膨出(encephalocele)。

一、病因

导致胎儿畸形的因素主要有 3 类：

1. 遗传因素　染色体数目或结构异常均可导致胎儿畸形。

2. 环境因素　包括感染、药物、化学物质、毒品等环境中可接触的物质。环境因素致畸与其剂量－效应、临界作用以及个体敏感性、吸收、代谢、胎盘转运、接触程度等有关。

3. 综合因素　多基因遗传加之环境因素常可导致先天性心脏病、神经管缺陷、唇裂、腭裂及幽门梗阻等胎儿畸形。

在环境因素导致的胎儿畸形中，不同时期暴露结局不尽相同。这是因为胎儿发育分为胚细胞阶段、胚胎阶段及胎儿阶段，而各阶段对环境致畸因素作用的敏感性不同。胚细胞阶段相对不敏感，致畸因素作用后可致胚细胞死亡、流产；胚胎阶段最敏感，致畸因素作用后可导致胎儿结构发育异常；胎儿阶段致畸因素作用后仅表现为细胞生长异常或死亡，极少发生胎儿结构畸形（表 16－1）。

表 16－1　不同胎儿畸形易发生期

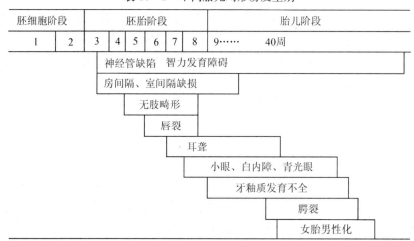

二、常见胎儿畸形

1. 开放性神经管缺陷（open neural tube defects）　由综合因素所致，致畸因素作用于胚胎阶段早期，导致神经管关闭缺陷。各地区的发病率差异较大，我国北方地区可高达 6‰～7‰，占胎儿畸形总数的 40%～50%，而南方地区的发病率仅为 1‰左右。神经管缺陷中最为常见的是无脑儿、脊椎裂、露脑和颅脊椎裂。孕前补充叶酸后可明显降低发病率，宜孕前 3 月开始干预。

（1）无脑儿：颅骨与脑组织缺失，偶见脑组织残基，常伴肾上腺发育不良及羊水过多。约 75% 在产程中死亡，其他则于产后数小时或数日死亡。腹部检查胎儿多为臀位或颜面位，胎头偏小。若为头先露时，阴道检查可能触及凹凸不平的颅底部，切勿误为正常胎儿的臀部。超声检查颅骨不显像，孕中期血清甲胎蛋白（AFP）升高。无脑儿外观颅骨缺失、双眼暴突、颈短。

无脑儿为致死性畸形，无论在妊娠的哪个时期，一经确诊，应尽早引产。阴道分娩多无困难，必要时可行毁胎术。

(2)脊柱裂:部分椎管未完全闭合,其缺损多在后侧。隐性脊柱裂即腰骶部脊椎管缺损,表面有皮肤覆盖,脊髓和脊神经正常,无神经症状;如有椎骨缺损致脊髓、脊膜突出,表面皮肤包裹呈囊状,称脊髓脊膜膨出,常有神经症状。中孕期间孕妇 AFP 检测有助于筛查发现高危人群,超声检查可发现部分脊柱两行强回声的间距变宽、脊柱短小、不连续、不规则或有不规则囊性物膨出。脊柱裂的预后变化很大,应根据发现孕周、严重程度、孕妇和家属的意愿决定是否继续妊娠。严重者应终止妊娠。

2.脑积水 大脑导水管不通致脑脊液回流受阻,在脑室内外大量蓄积脑脊液,引起颅压升高、脑室扩张、颅腔体积增大、颅缝变宽、囟门增大。腹部触诊可发现胎头宽大。如为头先露,产前检查胎头跨耻征阳性,阴道检查先露高、颅缝宽、囟门大且张力高、骨质薄软有弹性。超声检查有助于诊断。产后分流术可改善脑积水患儿的预后。应根据脑积水出现的孕周、严重程度、是否合并其他畸形及孕妇和家属的意愿决定是否继续妊娠。

3.唇裂和唇腭裂(cleft lip and cleft palate) 发病率为1‰,再发危险为4%。父为患者,后代发生率3%;母为患者,后代发生率14%。唇裂时腭板完整,唇腭裂时有鼻翼、牙齿生长不全。严重腭裂可通至咽部,严重影响喂养。产前诊断较困难,超声只能发现明显的唇裂,腭裂较难在产前发现。在新生儿期整形矫治疗效较好。

4.联体双胎 为单卵双胎所特有的畸形。超声检查有助于诊断。早中孕期确诊后应尽早终止妊娠,引产时可经阴道毁胎。足月妊娠时应剖宫产。

三、辅助检查

对于有不良环境接触史或畸形家族史的高危孕妇应重视产前筛查,结合实验室检查及各种影像学检查进行诊断。近年新的诊断技术和方法具有早期、快速、准确以及无创伤等优点。

1.影像学检查 超声技术因其应用方便、可重复性好、具有无创伤性,一直应用于临床诊断。常见的胎儿结构畸形如无脑儿、脑积水、开放性脊柱裂、腹壁裂、严重的唇腭裂、单心房单心室等均可以通过详细的超声检查得以诊断。近年来,高分辨三维超声技术的出现,可以帮助更早期、准确地诊断胎儿畸形。MRI 对于胎儿颅脑部病变的诊断价值较高。

2.生化检查 孕早期或中期检测孕妇的 $\beta-hCG$、AFP 等,除了可以筛查胎儿染色体异常外,还可以帮助判断是否存在胎儿神经管缺陷。神经管缺陷筛查高风险孕妇需进行详细的超声检查,以判断是否存在相应的胎儿结构缺陷。TORCH 等病原微生物感染的血清学检测可筛查某些先天畸形儿。

3.染色体核型分析或基因检测 通过传统的侵入性产前诊断途径如羊膜腔穿刺、脐静脉穿刺、绒毛活检获得胎儿组织细胞可进行染色体核型分析或基因检测。近年来,通过采取孕妇外周血中游离胎儿 DNA 的无创性途径也可以用于胎儿 13、18、21 等染色体非整倍体的检测。

4.胎儿镜、胚胎镜 胎儿镜及胚胎镜虽属于有创伤性诊断技术,但能更直观、准确地观察胎儿或胚胎情况,且可进行宫腔内容物取样诊断,甚至可进行宫内治疗。但一般胎儿结构缺陷不需要进行胎儿镜检查,影像学检查基本可以确诊。

四、预防和治疗

预防出生缺陷应实施三级预防原则,即去除病因、早期诊断、延长生命。建立、健全围生期保健网,向社会广泛宣传优生知识,避免近亲婚配或严重的遗传病患者婚配,同时提倡适龄生育,加强遗传咨询和产前诊断,注意环境保护,减少各种环境致畸因素的危害,可有效地降低各种先天畸形儿的出生率。对于无存活可能的先天畸形,如无脑儿、严重脑积水等,一经确诊应行引产术终止妊娠,以母亲免受损害为原则,分娩若有困难,必要时可行毁胎术;对于有存活机会且能通过手术矫正的先天畸形,尽可能经阴道分娩。

胎儿畸形可能由遗传因素、环境因素或综合因素等多种原因造成。常见的胎儿畸形包括无脑儿、脊柱裂、脑积水、唇裂和唇腭裂等。产科处理需结合发现的孕周、畸形的严重程度、预后情况、有无合并的其他结构异常和染色体异常,以及孕妇和家属的意愿综合决定。通过建立三级预防措施可以有效地降低畸形儿的发生率和致残率。

(潘耀平)

第四节　多胎妊娠

一次妊娠宫腔内同时有两个或两个以上胎儿时称多胎妊娠(multiple pregnancy)。近年辅助生殖技术广泛开展,多胎妊娠发生率明显增高。世界各地单卵双胎的发生率比较一致,为3.5‰;而双卵双胎和多胎妊娠的发生率变化较大,受到年龄、孕产次、种族、促排卵药物和辅助生育技术等多种因素的影响。本节主要讨论双胎妊娠(twin pregnancy)。

一、双胎的类型及特点

1. 双卵双胎(dizygotic twin)　由两个卵子分别受精形成两个受精卵,约占双胎妊娠的70%。由于双胎的遗传基因不完全相同,所以与两次单胎妊娠形成兄弟姐妹一样,双卵双胎的两个胎儿的性别、血型可以相同或不同,而外貌、指纹等表型不同。胎盘多为分离的两个,也可融合成一个,但胎盘内血液循环各自独立。胎盘胎儿面见两个羊膜腔,中间隔有两层羊膜、两层绒毛膜。

同期复孕(superfecundation)两个卵子在短时期内不同时间受精而形成的双卵双胎。检测HLA型别可识别精子的来源。

2. 单卵双胎(monozygotic twin)　一个卵子受精后分裂形成两个胎儿,约占双胎妊娠的30%,形成原因不明。单卵双胎的遗传基因完全相同,故两个胎儿性别、血型及其他各种表型完全相同。由于受精卵在早期发育阶段发生分裂的时间不同,可形成以下4种类型。

(1)双羊膜囊双绒毛膜单卵双胎:在受精后72小时内分裂,形成两个独立的受精卵、两个羊膜囊,羊膜囊间隔有两层绒毛膜、两层羊膜,胎盘为两个或一个。此种类型占单卵双胎的30%左右。

(2)双羊膜囊单绒毛膜单卵双胎:受精卵在受精72小时后至8日内分裂,胚胎发育处于囊胚期,即已分化出滋养细胞,羊膜囊尚未形成。胎盘为一个,两个羊膜囊间仅隔有两层羊膜。此种类型约占单卵双胎的68%。

(3)单羊膜囊单绒毛膜单卵双胎:受精卵在受精后9～13日内分裂,此时羊膜囊已形成,故两个胎儿共存于一个羊膜腔内,共有一个胎盘。此类型占单卵双胎的1%～2%。

(4)联体双胎:受精卵在受精13日后分裂,此时原始胚盘已形成,机体不能完全分裂成两部分,导致不同形式的联体双胎,如两个胎儿共有一个胸腔或共有一个头部等。寄生胎(fetus in fetus)也是联体双胎的一种形式,发育差的内细胞团被包人正常发育的胚胎体内,常位于胎儿的上腹部腹膜后,胎体的发育不完整。联体双胎的发生率为单卵双胎的1/1500。

二、诊断

1. 病史及临床表现　双卵双胎多有家族史,孕前曾用过促排卵药或体外受精多个胚胎移植。要注意的是,试管婴儿受孕成功的双胎并非完全为双卵双胎,亦可能为单卵双胎。双胎妊娠恶心、呕吐等早孕反应重。中期妊娠后体重增加迅速,腹部增大明显,下肢水肿、静脉曲张等压迫症状出现早而明显。妊娠晚期常有呼吸困难,活动不便。

2. 产科检查　子宫大于停经月份,妊娠中晚期腹部可触及多个小肢体;胎头较小,与子宫大小不成比例;不同部位可听到两个胎心,其间有无音区,或同时听诊,1分钟两个胎心率相差10次以上。产后检查胎盘和胎膜的病理学检查有助于判断双胎类型。

3. 超声检查　超声检查对诊断及监护双胎有较大帮助,还可筛查胎儿结构畸形,如联体双胎、开放性神经管畸形等。

4. 绒毛膜性判断　双胎的预后取决于绒毛膜性,而并非合子性。由于单绒毛膜性双胎的特有的双胎并发症较多,因此在孕早期进行绒毛膜性判断非常重要。在孕6至10周之间,可通过宫腔内孕囊数目进行绒毛膜性判断,如宫腔内为两个孕囊,为双减毛膜双胎,如仅见一个孕囊,则单绒毛膜性双胎可能性较大。孕11周至13^{+6}周之间,可以通过判断胎膜与胎盘插入点呈"双胎峰"或者"T"字征来判断双胎的绒毛膜性。前者为双绒毛膜性双胎,后者为单绒毛膜性双胎。此时,还可以检测双胎的颈项透明层厚度来预测唐氏综合征发生的概率。早孕期之后,绒毛膜性的检测难度增加,此时可以通过胎儿性别、两个羊膜囊间隔厚度、胎盘是否独立做综合判断。

三、双胎并发症

1. 孕产妇的并发症

(1)贫血:双胎并发贫血是单胎的2～3倍,与铁及叶酸缺乏有关。

(2)妊娠期高血压疾病:双胎并发妊娠期高血压疾病可高达40%,比单胎多3～4倍,且一般发病早、程度重,容易出现心肺并发症。

(3)羊水过多及胎膜早破:双胎羊水过多发生率约12%,单卵双胎发生急性羊水过多应警惕双胎输血综合征的发生。约14%双胎并发胎膜早破,可能与宫腔压力增高有关。

(4)胎盘早剥:双胎妊娠发生胎盘早剥的风险为单胎妊娠的3倍,可能与妊娠期高血压疾病发病率增加有关;双胎第一胎儿娩出后宫腔容积骤然缩小,是胎盘早剥的另一常见原因。

(5)宫缩乏力:双胎子宫肌纤维伸展过度,常并发原发性宫缩乏力,致产程延长。

(6)产后出血:经阴道分娩的双胎,其平均产后出血量≥500ml。这与子宫过度膨胀导致宫缩乏力以及胎盘附着面积增大有关。

2. 围生儿并发症围生儿病率和死亡率增高,其主要原因有:

(1)早产:双胎妊娠的早产风险大约为单胎妊娠的7～10倍,多因胎膜早破或宫腔内压力过高及严重母儿并发症所致。

(2)脐带异常:单绒毛膜单羊膜囊双胎为极高危的双胎妊娠,脐带缠绕和打结而发生宫内意外可能性较大。脐带脱垂也是双胎常见并发症,多发生在双胎胎位异常或胎先露未衔接出现胎膜早破时,以及第一胎儿娩出后,第二胎儿娩出前,是胎儿急性缺氧死亡的主要原因。

(3)胎头交锁及胎头碰撞:前者多发生在第一胎儿为臀先露、第二胎儿为头先露者。分娩时第一胎儿头部尚未娩出,而第二胎儿头部已入盆,两个胎头颈部交锁,造成难产;后者两个胎儿均为头先露,同时入盆,胎头碰撞引起难产。

(4)胎儿畸形:双卵双胎和单卵双胎妊娠胎儿畸形的发生率分别为单胎妊娠的 2 倍和 3 倍。有些畸形为单卵双胎特有,如联体双胎、一胎无心畸形(即动脉反向灌注序列,twin reversed arterial perfusion sequence,TRAPS)等。

(5)胎儿生长发育不一致:双绒毛膜双胎如两胎儿体重差异在 25% 以上,可考虑双胎生长发育不一致,其原因不明,可能与胎儿拥挤、胎盘占蜕膜面积相对较小或一胎畸形有关。单绒毛膜双胎发生生长发育不一致的概率增加,亦称为选择性生长受限(selective FGR,SFGR),诊断依据主要是小胎儿体重估测位于该孕周第 10 百分位以下。其发病原因主要为胎盘分配不均,FGR 胎儿通常存在脐带边缘附着或帆状插入。可通过小胎儿脐动脉多普勒血流是否存在异常对 sIUGR 进行分型。

(6)双胎输血综合征(twin to twin transfusion syndrome,TTTS):是单线毛膜双羊膜囊双胎的严重并发症(通过胎盘间的动-静脉吻合支,血液从动脉向静脉单向分流,使一个胎儿成为供血儿,另一个胎儿成为受血儿,造成供血儿贫血、血容量减少,致使生长受限、肾灌注不足、羊水过少,甚至因营养不良而死亡;受血儿血容量增多、动脉压增高、各器官体积增大、胎儿体重增加,可发生充血性心力衰竭、胎儿水肿、羊水过多。TTTS 的诊断主要依据为产前超声诊断:①单绒毛膜性双胎。②双胎出现羊水量改变,一胎羊水池最大深度大于 8cm 并且另一胎小于 2cm 即可诊断。有时供血儿出现羊水严重过少,被挤压到子宫的一侧,成为"贴附儿"(stuck-twin)。双胎输血综合征如果不经治疗,胎儿的死亡率高达 90% 以上。

四、处理

1.妊娠期处理及监护

(1)补充足够营养:进食高热卡、高蛋白质、高维生素以及必需脂肪酸的食物,注意补充铁、叶酸及钙剂,预防贫血及妊娠期高血压疾病。

(2)防治早产:是双胎产前监护的重点。双胎孕妇应增加休息时间,减少活动量。产兆若发生在 34 周以前,应给予宫缩抑制剂。一旦出现宫缩或阴道流水,应住院治疗。孕期经阴道超声宫颈长度测定来预测早产的发生。双胎妊娠的糖皮质激素促胎肺成熟方案与单胎妊娠相同。

(3)及时防治妊娠期并发症:妊娠期应注意血压及尿蛋白变化,发现妊娠期高血压疾病及时治疗。妊娠期间,应注意孕妇瘙痒主诉,动态观察血胆酸及肝功能变化,发现妊娠肝内胆汁淤积症应极早治疗。

(4)监护胎儿生长发育情况及胎位变化:对于双绒毛膜性双胎,定期(每 4 周一次)超声监测胎儿生长情况。对于单绒毛膜性双胎,应该每 2 周超声监测胎儿生长发育以期早期发现 TTTS 或 SFGR。超声发现双胎胎位异常,一般不予纠正。妊娠晚期确定胎位对于选择分娩方式有帮助。

2.单绒毛膜双胎及其特有并发症的处理　如果在妊娠 26 周之前确诊为 TTTS,可在胎儿镜下用激光凝固胎盘表面可见的血管吻合支,胎儿存活率可以得到大大提高。对于较晚发现的双胎输血综合征合并羊水过多,可采取快速羊水减量术。对于严重的 SFGR 或者单绒毛膜双胎一胎合并畸形或 TRAPS,可采用选择性减胎术(射频消融术或脐带电凝术),减去 FGR 胎儿或畸形胎儿。

3.终止妊娠指征 ①单绒毛膜双胎出现严重的特殊并发症,如 TTTS 或 SFGR,为防止一胎死亡对另一胎儿产生影响。②母亲有严重并发症,如子痫前期或子痫,不能继续妊娠时。③预产期已到但尚未临产,胎盘功能减退者。

4.终止妊娠时机 对于双胎终止妊娠时机选择,目前仍有不同观点。多数专家认为,双绒毛膜双胎分娩孕周可在 38~39 周左右。如果不合并并发症,单绒毛膜性双胎的分娩孕周一般为 35~37 周,一般不超过 37 周。严重 SFGR 和 TTTS 围生儿发病率和死亡率均增高,在严密监护下可期待至 32~34 周分娩。单绒毛膜单羊膜囊双胎发生脐带缠绕打结的概率较高,分娩孕周亦为 32~34 周。

5.分娩期处理 多数双胎能经阴道分娩。产程中应注意:①产妇需有良好的体力精力分娩,故保证产妇足够的摄入量及睡眠十分重要。②严密观察胎心变化,有条件的情况下每个胎儿都接受连续胎心监护。③注意宫缩及产程进展,如宫缩仍乏力,可在严密监护下,给予低浓度缩宫素静脉滴注。④第二产程必要时行会阴后一侧切开,减轻胎头受压。第一胎儿娩出后,胎盘侧脐带必须立即夹紧,以防第二胎儿失血。助手应在腹部固定第二胎儿为纵产式,并密切观察胎心、宫缩,及时阴道检查了解胎位及排除脐带脱垂,极早发现胎盘早剥。如无异常,等待自然分娩;若等待 15 分钟仍无宫缩,可行人工破膜并静脉滴注低浓度缩宫素,促进子宫收缩。若发现脐带脱垂、胎盘早剥、第二胎横位,立即产钳助产、内倒转术、臀牵引术等阴道助产术,甚至是剖宫产术,迅速娩出胎儿。

双胎如有下列情况之一,应考虑剖宫产:①第一胎儿为肩先露、臀先露。②联体双胎孕周>26 周。③单胎妊娠的所有剖宫产指征,如短期不能分娩的胎儿窘迫、严重妊娠并发症等。④单绒毛膜单羊膜囊双胎。

无论阴道分娩还是剖宫产,均需积极防治产后出血:①临产时应备血。②胎儿娩出前需建立静脉通路。③在第二胎儿娩出后立即使用宫缩剂,并使其作用维持到产后 2 小时。

较单胎妊娠而言,双胎妊娠在孕期易发生贫血、妊娠期高血压疾病、早产、胎儿生长受限等,孕产妇和胎儿并发症增加。双胎妊娠分为双卵双胎和单卵双胎。相比合子性,绒毛膜性对双胎的预后起着更重要的作用。应该在孕早期对双胎妊娠进行绒毛膜性的判断和颈项透明层厚度的测量。应加强对双胎妊娠特别是单绒毛膜性双胎的孕期管理。产程中应注意监测,及时发现脐带脱垂、第二胎胎位异常、胎盘早剥、产后出血等在双胎妊娠中发生率较高的母儿并发症。

(潘耀平)

第十七章　产科急症

第一节　胎膜早破

胎膜破裂发生在产程正式开始前成为胎膜早破(premature rupture of membrane，PROM)，发生率约10%。未足月胎膜早破(preterm premature rupture of the membranes，PPROM)是指发生在妊娠20周以后，未满37周胎膜在临产前破裂。发生率国外报道为5%~15%，国内为2.7%~17%，30%~40%的早产与PPROM有关，其中25%出现在妊娠26周前。

长期以来，胎膜早破的处理是产科临床中较为棘手的问题，若处理不当，可能并发羊膜腔感染、胎盘早剥、羊水过少、早产、胎儿窘迫和新生儿呼吸窘迫综合征等，从而导致孕产妇感染率和围生儿病死率及死亡率显著升高。

一、诊断与鉴别诊断

大部分胎膜早破症状明显，根据孕妇病史和临床检查容易诊断，但少数患者症状不明显，需辅助检查配合诊断。

1.患者病史和体检　妊娠20周后孕妇主诉在宫缩发动前出现阴道流液，窥阴器检查见羊水自宫颈口流出，后穹隆有较多的液体，混有胎脂、胎粪及毳毛。对于未足月胎膜早破患者，应避免阴道指检时上顶胎头来诊断，这种操作可能促使孕妇临产。高位破膜仅有少量液体间断自阴道流出，应与浆液性分泌物增多的阴道炎相鉴别。

2.辅助检查

(1)石蕊试纸测试：正常阴道分泌液pH为4.5~5.5，羊水pH为7.0~7.5，若石蕊试纸测定阴道流出液pH>6.5时多考虑为羊水。精液、碱性尿液、滑石粉等可影响其准确性。

(2)阴道液涂片：干燥后镜检见羊齿状结晶，阴道液涂片于玻璃片上，酒精灯加热10min变为白色为羊水，变为褐色为宫颈黏液。

(3)生化标志物：进行生化标志物检查时要考虑其实用性及费用，一般仅用于高度怀疑PPROM，而简单的检查并不能确定诊断的孕妇。这些标志物包括：胎儿纤维结合素(fFN)、甲胎蛋白(AFP)、人绒毛膜促性腺激素(hCG)、二胺氧化酶(DAO)和胰岛素样生长因子结合蛋白1(IGFBP-1)等，其中，fFN是诊断价值最高的标志物，当宫颈及阴道分泌物内fFN>0.05mg/L时，易发生胎膜早破。

(4)超声：超声可动态观察羊水量变化，当出现前羊膜囊消失、羊水量持续减少、羊水池<3cm均提示胎膜破例。

二、治疗方案及选择

(一)足月妊娠胎膜早破

一般在破膜后24h内自行临产者达90%。对于无宫内感染，无合并产科手术指征的头显露的孕妇，在破膜12h后预防性使用广谱抗生素，破膜后12~24h仍未发动宫缩的孕妇，根据孕妇宫颈成熟度,选择前列腺素或缩宫素进行引产,以减少宫内感染的机会。对胎位异常(臀位、横位)或合并产科手术指征尽快剖宫产终止妊娠。在孕妇期待治疗期间,观察体温、羊水性状、血常规及 CRP 变化,如有宫腔感染提示需尽快终止妊娠,以避免对母胎的不利影响。

(二)未足月胎膜早破

对于未足月胎膜早破患者,临床处理依据孕周、胎儿成熟度及无羊膜腔感染决定。依据孕周将胎儿分为无生机的 PPROM(<24 孕周)、远离足月的 PPROM(24～31 孕周)和接近足月的 PPROM(32～36 孕周)。孕妇入院时需仔细核对孕周,对于月经周期不规则孕妇结合早孕 B 超检查数据核对孕周。

1. 无生机的 PPROM 目前治疗条件不足,花费巨大,且需数周或更长时间才能获得生存的可能,母儿感染风险极大,故不宜继续妊娠,以引产为宜。

2. 远离足月的 PPROM 连续监测羊膜腔感染情况、宫缩情况、有无胎盘早剥、羊水量、胎儿宫内生长发育情况,需卧床休息,联合应用糖皮质激素、宫缩抑制药及抗生素,出现羊膜腔感染、胎儿窘迫、胎盘早剥或宫缩不能抑制时,则终止妊娠。情况稳定可等到妊娠 34 周后分娩。

3. 接近足月的 PPROM 孕 34～36 周的 PPROM,延长孕周并不能明显减少围生儿病率,期待治疗可能增加母、儿感染的发生,短期内未临产应引产。32～33 孕周,如胎肺没有成熟,应用宫缩抑制药联合糖皮质激素和抗生素治疗,48h 后分娩或 34 周后终止妊娠,如证实胎肺已成熟,处理上同孕 34～36 周的 PPROM 相同。

(三)期待治疗

目前认为,孕周≥34 周、胎肺基本成熟、胎儿具有生存能力,应考虑尽快终止妊娠以避免并发症的出现。而孕周<34 周者,由于胎龄小,易发生新生儿呼吸窘迫综合征,延长孕周的重要性大于发生羊膜腔感染的可能性,因此宜采取期待疗法。

1. 适应证 对药物无禁忌;无延长妊娠的禁忌;胎儿健康并可继续妊娠;孕周应在 24～34 周。

2. 禁忌证 胎死宫内,严重的胎儿生长受限,胎儿窘迫,绒毛膜羊膜炎,严重的产前出血,合并重度子痫前期或子痫。

3. 药物治疗 促胎肺成熟药物、抗生素及宫缩抑制药是期待治疗的三个法宝。促胎肺成熟的作用机制为:与肺泡 II 型细胞的特异性受体结合,产生多种糖皮质激素相关蛋白,然后作用于肺泡 II 型细胞,促进肺表面活性物质的合成和释放,从而降低肺内毛细血管渗透压,减轻肺水肿,降低新生儿呼吸窘迫综合征的发生,糖皮质激素还能增加肺的依从性,加速肺抗氧化酶系统的发育成熟,改善肺泡功能能减少坏死性小肠炎、脑室内出血的发生,且不增加母-胎感染的风险。其最佳作用时间是分娩前 24h 至 7d。若用药后不到 24h 即分娩,仍可减少新生儿呼吸窘迫综合征的发生。

常用的糖皮质激素类型有倍他米松和地塞米松,两者是同分异构体,生物学活性类似,均能通过胎盘屏障,且免疫抑制作用相对较弱。倍他米松血浆峰值低,半衰期长,有充分时间与受体结合,需要注射之次数少且对新生儿肾上腺抑制作用小。对比两种药物的效果和不良反应,倍他米松更显著地降低早产儿并发症的发生率,但可引起暂时性胎动减少、胎心率变异下降和胎儿呼吸减慢,易导致错误的临床干预。

给药途径通常选择肌内注射,由于静脉注射药物排泄快故不作为首选,而口服给药药物吸收缓慢、起效时间较长也不作为常规给药途径。妊娠合并糖尿病之孕妇采用羊膜腔内注射给药，可减少糖皮质激素对血糖的影响。地塞米松 6mg，每 12 小时肌内注射一次，共 4 次；或倍他米松 12mg，肌内注射，每日一次，共 2 次。紧急时可经羊膜腔或静脉注射地塞米松 10mg。28 周前已经用了 1 个疗程糖皮质激素的 PPROM 患者，28 周后可考虑再用 1 个疗程。

PPROM 患者预防性应用抗生素的价值是肯定的，PPROM 孕妇常规应用抗生素能够通过以下两个方面改善母儿的预后：应用抗生素治疗能够降低孕妇或新生儿的感染率；应用抗生素治疗可以有效延长孕龄，降低新生儿呼吸窘迫综合征、脑室内出血、坏死性小肠结肠炎的发生率，最终达到改善新生儿结局的目的。

抗生素种类的选择及用法：临床上应重视病原学检查，根据阴道培养结果来选择抗生素的种类，B 族链球菌感染，给予 3d 或 7d 氨苄西林；淋球菌感染，使用头孢曲松 250mg，肌内注射；衣原体或支原体感染，选用红霉素 1g，顿服；对于感染的微生物不明确的患者，目前主张给予预防性应用广谱抗生素，常用的抗生素有青霉素类、β 内酰胺类抗生素、红霉素等，一般选择静脉给药，疗程 3~7d。

宫缩抑制药：使用宫缩抑制药的最大益处可能在于能延长妊娠时间 48~72h，应抓紧利用这一时间，及时给予糖皮质激素促胎儿肺成熟，减少新生儿呼吸窘迫综合征的发生，从而降低新生儿发病率和死亡。因此促胎肺成熟治疗是改善 PPROM 围生儿预后的关键，而宫缩抑制药的应用则是为这种治疗提供时间。使用宫缩抑制药过分延长孕周会增加母—胎并发症，因此应根据具体情况来决定宫缩抑制药的疗程，包括有无感染征象、胎儿宫内安危情况、胎儿发育及胎儿存活的可能性等。

宫缩抑制药种类及用药注意事项：由于 PPROM 发生后，早产常不可避免，应立即使用而不应等到出现宫缩后才使用。目前通常把宫缩抑制药分为六大类：β 受体兴奋药，利托君；硫酸镁；缩宫素受体拮抗药，阿托西班；钙离子通道阻滞药，硝苯地平；前列腺素合成酶抑制药，吲哚美辛；一氧化氮供体，硝酸甘油。

前三者为常用药物，在使用 β 受体兴奋药和硫酸镁时需注意药物使用禁忌证，密切观察母胎状况，避免出现肺水肿、电解质紊乱、糖代谢紊乱等严重并发症。缩宫素受体拮抗药疗效抑制宫缩效果较好，但由于价格高昂，一般用在 β 受体兴奋药和硫酸镁治疗失败患者。

4. 期待治疗的监测内容　每天测孕妇体温、心率，检查子宫是否有压痛，观察羊水性状、有无异味；注意胎动及胎心变化；血常规及 C 反应蛋白每 2~3 天一次；每周 1~2 次超声检查。连续监测中出现临产、绒毛膜羊膜炎、胎盘早剥、胎儿窘迫的征象，无论孕周大小，均应终止妊娠。

5. 胎儿状况评估　胎膜破裂后，因感染和羊水过少，可能使胎儿受累，宫内感染时胎儿行为的改变被认为是因为前列腺素浓度升高引起，感染可引起绒毛膜或脐血管收缩使胎盘血管阻力增高，胎盘循环的这些变化可以影响胎儿的氧合作用，导致胎儿循环、心率和行为的改变。胎儿生物物理相（fetal biophysical profile scoring，BPS）包括胎动（FM）、胎儿呼吸运动（FBM）、非激惹试验（NST）、胎儿肌张力（FT）、羊水量（AFV）、胎盘分级（P）。BPS≥8 和≤7 分时感染率分别为 2.7% 和 93.7%，NST 无反应型和 FBM 缺如是胎儿隐性感染的主要表现，而 FM 和 FT 减少是感染晚期征象。对 PPROM 患者每天测脐动脉逐渐的 S/D，如果 S/D 比值逐渐升高至超过正常的 15%，则对组织学绒毛膜羊膜炎的诊断价值大大提高。宫内感染与 NST 无反应或胎儿心动过速是密切相关的，建议对 PPROM 患者每天做 NST 检查。

6.绒毛膜羊膜炎的监测　绒毛膜羊膜炎实际上是一个病理学诊断名词,指绒毛、羊膜有大量炎性细胞浸润,提示微生物浸入该部发生炎症,其实宫腔内均已被累及。因此又称为宫内感染。其诊断标准为:发热,体温≥37.5℃,间隔4h;白细胞计数>16×10^9;CRP高于正常的30%以上;红细胞沉降率升高>60mm/h;子宫易激惹或压痛;心动过速,母心率>100次/分,或胎心率>160次/分;羊水有臭味;羊水细菌培养阳性。

三、病情与疗效评价

分娩不可避免时,应协助孕妇做出分娩方式的抉择。选择何种分娩方式应结合临床综合考虑。不能一味强调阴道分娩,也不能过早选择剖宫产。在无明确的剖宫产指征时应选择阴道试产,产程中进行电子胎心监护,有异常情况放宽剖宫产指征。阴道分娩过程中,全程胎心监护,应常规做会阴切开,以缩短第二产程和胎头受压时间,减少颅内出血的发生,但不主张预防性产钳助产。避免阴道助产,早产儿颅内出血的危险性较足月儿明显增加,而阴道助产手术更是增加颅内出血的可能,应尽可能避免,及早选择剖宫产为宜。

剖宫产麻醉一般选择硬膜外麻醉。硬膜外麻醉镇痛效果好,腹壁肌肉松弛,血压及麻醉平面容易控制。但缺点是从麻醉操作开始到出现良好的镇痛效果需要时间较长。而腰硬联合麻醉镇痛效果好,发挥作用快,肌松充分,缺点是易发生仰卧位低血压,造成胎儿缺血缺氧,影响出生后的复苏和抢救。术式一般选择子宫下段剖宫产术。但如破膜时间长,尤其是存在宫内感染时,可选择腹膜外剖宫产术,以避免腹腔内污染,减少术后母体并发症。尽量避免采用古典式剖宫产术。手术切口必须保证手术切口足够大,使胎头娩出顺利,尽量减少挤压胎头。吸净羊水,防止羊水进入盆腹腔增加感染,同时减少羊水栓塞和减少新生儿吸入的机会。彻底清理盆腹腔内的羊水和积血,冲洗宫腔、盆腹腔和腹壁切口,如怀疑有宫内感染时,应取宫腔羊水或血液进行细菌培养和药敏,以指导术后用药。

早产儿分娩时的处理:早产儿对缺氧的耐受性差,产程中应注意吸氧。慎用抑制胎儿呼吸中枢的药物,同时避免创伤性分娩。应配备一支有产科、新生儿科和麻醉科医生组成的抢救小组,分娩时均要在场,通力合作,有助于提高早产儿的成活率,减少新生儿病死率。

(潘耀平)

第二节　羊水栓塞

羊水栓塞分娩过程中由于羊水及其内有形物质进入母体血液循环引起的肺栓塞、休克、弥散性血管内凝血、肾衰竭等一系列病理改变,是产科的一种少见而危险的并发症。为产科严重并发症,是孕产妇死亡的重要原因之一,是羊水进入母体循环后引起的一系列过敏反应,病因多为子宫收缩过强或呈强直性,宫内压力高,在胎膜破裂后,羊水由裂伤的子宫颈内膜进入母血循环所致。剖宫产或羊膜腔穿刺时,羊水可从手术切口或穿刺处进入母血循环。

一、诊断与鉴别诊断

(一)临床依据

临床表现:突发寒战、烦躁不安、咳嗽、气急、发绀、呕吐等症。如羊水侵入量极少,则症状较轻,有时可自行恢复。如羊水浑浊或入量较多时相继出现典型的临床表现。

1.呼吸循环衰竭　根据病情分为暴发型和缓慢型两种。暴发型为前驱症状之后,很快出现呼吸困难、发绀。急性肺水肿时咳嗽、吐粉红色泡沫痰、心率快、血压下降甚至消失。少数病例仅尖叫一声后,心跳呼吸骤停而死亡。缓慢型的呼吸循环系统症状较轻,甚至无明显症状,待至产后出现流血不止、血液不凝时才被发现。

2.全身出血倾向　部分羊水栓塞患者经抢救渡过了呼吸循环衰竭时期,继而出现 DIC。呈现以大量阴道流血为主的全身出血倾向,如黏膜、皮肤、针眼出血及血尿等,且血液不凝。

3.多系统脏器损伤　本病全身脏器均受损害,除心脏外肾是最常受损害的器官。由于肾缺氧,出现尿少、尿闭、血尿、氮质血症,可因肾衰竭而死亡;脑缺氧时患者可发生烦躁、抽搐、昏迷。

(二)检查项目及意义

1.X 线摄片　典型者可见双侧弥漫性点片状浸润阴影,沿肺门周围分布伴右心扩大及轻度肺不张。

2.肺动脉或下腔静脉中取血而找到羊水成分可确诊。

3.DIC 实验室检查的依据　①血小板$<100\times10^9$/L 或进行性下降。②纤维蛋白原$<$1.5g/L。③凝血酶原时间$>$15s 或超过对照组 3s 以上。④鱼精蛋白副凝(三 P)试验阳性。⑤试管法凝血时间$>$30min(正常 8~12min)。⑥血涂片可见破碎的红细胞。以上检查中有 3项阳性方能诊断 DIC。

4.骤死病例唯有经过尸体解剖检查(尸检)方可确诊。肺组织切片检查可在微动脉及毛细血管内发现羊水内容物。如不能进行尸检,死后立即抽取右心血液,如能找到羊水内容物或用苏丹Ⅲ染色见红色脂肪球也可确诊。

(三)诊断思路和原则

1.重视病史　高龄产妇、经产妇、子宫收缩过强、急产、胎膜早破、前置胎盘、子宫破裂、剖宫产等是羊水栓塞的诱发因素。

2.根据典型的临床表现,迅速作出初步诊断并立即组织抢救。在抢救的同时进行必要的辅助检查,但决不能等待检查结果再进行处理以错过抢救时机。

3.值得注意的是,部分羊水栓塞病例缺少呼吸循环系统症状,起病即以产后不易控制的阴道流血为主要表现,切不要单纯误认为子宫收缩乏力引起产后出血。

二、治疗方案及选择

羊水栓塞治疗关键在于早诊断、早处理。主要原则:改善低氧血症,抗过敏,抗休克;防止DIC 和肾衰竭;预防感染。

1.抗过敏及早使用大剂量糖皮质激素　给予地塞米松 20~40mg 或甲基泼尼松龙 40~80mg。

2.纠正缺氧　高流量面罩给氧,必要时气管插管加压给氧。

3.解除肺动脉高压　罂粟碱 30~90mg 加入 50％葡萄糖 20ml 缓慢静脉注射,每日用量最大不超过 300mg;阿托品 1mg,每 15~30 分钟静脉注入 1 次,至症状好转终止,主要适用于心率慢者;氨茶碱 250mg 加入 25％葡萄糖液 10ml 缓慢静脉注射,可重复应用。

4.抗休克

(1)补充血容量:可选用低分子右旋糖酐 500~1000ml,静脉滴注,伴失血者应补充新鲜血及平衡液溶液扩容,有条件者行静脉插管,既可了解中心静脉压指导补液量,又可采集血标本,检测凝血功能及查找羊水有形成分。

(2)升压药:休克症状急剧而严重者,如血容量已补足而血压仍不稳定者应使用升压药,多巴胺 10～20mg 加于 5%～10%葡萄糖液 250ml 中静脉滴注,开始滴速为 20 滴/分钟(每分钟滴入 75～100μg),如血压仍不能维持,可加适量间羟胺静脉滴注,间羟胺 20～80mg 加于 5%～10%葡萄糖液 250～500ml 中静脉滴注,滴速为 20～30 滴/分钟。

(3)纠正酸中毒:查血气分析及电解质,首次静脉滴注 5%碳酸氢钠 200～300ml,最好能根据血气检查结果补碱。

5. 预防 DIC

(1)尽早使用肝素抑制血管内凝血:出现症状 10min 内用最好。肝素 25～50mg 加入 100ml 0.9%生理盐水中,静脉滴注 1h。然后,25～50mg5%葡萄糖液 200ml 缓慢滴注,肝素一次用量 0.5～1mg/kg,24h 总量＜100mg。

(2)胎儿娩出后应警惕产后出血,尽可能用新鲜血、血小板、冻干血浆、补充纤维蛋白原等,以补充凝血因子,预防产后出血。如出血量较多,在输血的同时给止血药,如氨基己酸 4～6g 加入 5%葡萄糖液 100ml 中,15～30min 滴完,维持量每小时 1g。

6. 防治心功能衰竭　注意控制输液量,必要时,毛花苷 C 0.2~0.4mg 加 10%葡萄糖注射液 20ml 静脉注射(时间不少于 15min),必要时 4～6h 可重复 1 次。

7. 防治肾衰竭　在血容量补足及血压回升后,如每小时尿量仍＜17ml,则可选用以下方法:①呋塞米 20～40mg 静脉注射。②20%甘露醇 250ml30min 内静脉滴注;如仍无改善,常属高危性肾衰竭,应尽早开始血液透析。

8. 预防感染　静脉给予对肾毒性小的广谱抗生素。

9. 产科处理　羊水栓塞发生在胎儿娩出前,应积极维护孕妇呼吸、循环功能,防治 DIC 及抢救休克,迅速终止妊娠。宫口开而未开全者行剖宫产终止妊娠。宫口开全者行产钳或胎头吸引助产。产后严密观察子宫出血情况。对凝血功能不良致大出血者,在纠正凝血功能的同时,必要时行次全子宫切除术。

三、病情与疗效评价

监测生命体征,必要时置放中心静脉压导管,可取腔静脉血查找羊水有形成分,获取直接证据。动态复查血常规、凝血功能、3P 试验,评估失血程度,了解凝血功能;监测血气分析、肝肾功能、电解质,对症处理。

(潘耀平)

第三节　子宫破裂

子宫体部或子宫下段于分娩期或妊娠期发生的破裂。为产科严重并发症,威胁母儿生命,主要死于出血、感染休克。绝大多数发生于妊娠 28 周之后,分娩期最多见。加强产前检查、提高产科质量可使发生率明显下降,是衡量产科质量的标准之一,目前发生率控制在 1%。以下。可分为先兆子宫破裂和子宫破裂两个阶段。根据发生原因分为自发性破裂和损伤性破裂;根据发生部位分为子宫体部破裂和子宫下段破裂。根据破裂程度分为完全性和不完全性破裂。

一、诊断与鉴别诊断

(一)临床依据

1.先兆子宫破裂 临产后,胎先露下降受阻时,强有力的宫缩使子宫下段逐渐变薄,而子宫上段更加增厚变短,在子宫体部与子宫下段之间形成明显的环状凹陷,此凹陷可逐渐上升至脐平甚至脐上,即病理性缩复环。先兆子宫破裂时,孕妇子宫下段膨隆,压痛明显,可见病理性缩复环,孕妇烦躁不安,呼吸、心率增快,膀胱受压充血,出现排尿困难、血尿。由于宫缩过频过强,胎儿血供受阻,胎心率改变或听不清。继续发展,子宫将很快在病理缩复环处及其下方发生破裂。

2.子宫破裂 根据破裂程度,可分为完全性子宫破裂与不完全性子宫破裂两种。

(1)完全性子宫破裂:宫壁全层破裂,使宫腔与腹腔相通。常发生于瞬间,孕妇突感腹部撕裂样剧痛,随之宫缩消失,疼痛暂时缓解,但随着血液、羊水及胎儿进入腹腔,很快又感到全腹疼痛,并出现脉搏细快、呼吸急促、面色苍白、血压下降等休克征象。在腹壁下可清楚扪及胎体,子宫缩小位于胎儿侧方,检查时有全腹压痛及反跳痛。胎心消失,阴道可能有鲜血流出,量可多可少。拨露或下降中的胎先露部消失(胎儿进入腹腔内),曾扩张的宫口可回缩,若破口位置较低,阴道检查可扪及破口。子宫体部瘢痕破裂时,孕妇不一定出现典型的撕裂样剧痛。

(2)不完全性子宫破裂:子宫肌层全部或部分断裂,浆膜层尚未穿破,宫腔与腹腔未相通,胎儿及其附属物仍在宫腔内。多见于子宫下段剖宫产瘢痕部位。不完全破裂时,腹痛等症状及体征不明显,仅在子宫不全破裂处有压痛。若破裂发生在子宫侧壁阔韧带两叶之间,可形成阔韧带内血肿,此时在宫体一侧可触及逐渐增大且有压痛的包块。胎心音多不规则。如破裂累计子宫动脉,可致急性大出血。

(二)检查项目及意义

1.血常规 观察血红蛋白下降情况判断病情及出血情况。

2.凝血功能检查及 3P 试验 了解凝血功能,为麻醉方式选择及评估病情提供参考。

3.血型、血交叉 做好输血准备,补充红细胞及凝血物质。

4.B超 可显示胎儿与子宫破裂的关系,确定破裂的部位。尤其前次妊娠为剖宫产终止妊娠时,孕晚期定期检测子宫下段肌层厚度与连续性可及时发现不完全性子宫破裂,预防自发性破裂发生。

(三)诊断思路和原则

1.重视病史 有无子宫破裂的诱因和高危因素存在,包括

(1)子宫手术史:如剖宫产或肌瘤切除史、刮宫、通液、造影等宫腔操作穿孔史。

(2)子宫畸形和子宫壁发育不良:最常见的是双角子宫或单角子宫。

(3)既往妊娠史:多产妇多次刮宫史、感染性流产史宫腔感染史、人工剥离胎盘史、葡萄胎史等,由于上述因素导致子宫内膜乃至肌壁受损,妊娠后胎盘植入或穿透,可致子宫破裂。

(4)分娩期注意产程经过,有无头盆不称,胎位不正,胎先露下降停滞,第二产程延长等梗阻性难产表现。是否规范应用宫缩药,有无宫缩过频、过强。是否进行过阴道宫腔操作,如内倒转术和不正规的徒手剥离胎盘术可致子宫破裂。宫口未开全,强行产钳术或臀牵引术可致

子宫颈严重裂伤并上延到子宫下段。

2.典型的子宫破裂根据病史、症状和体征通常可作出临床诊断,不完全性子宫破裂只有在严密观察下方能发现。个别晚期妊娠破裂者,只有出现子宫破裂的症状和体征时方能确诊。必要时可通过 B 超检查子宫肌层连续性和浆膜连续性协助诊断。

二、治疗方案及选择

1.先兆子宫破裂　应用镇静药抑制宫缩后尽快剖宫产。孕妇可给予吸入或静脉麻醉,肌内注射盐酸哌替啶 100mg 缓解宫缩,吸氧,开通静脉通道,监测生命体征,备血,术前准备。

2.子宫破裂　在纠正休克、防治感染的同时行剖宫探查手术,根据子宫破裂的程度与部位,手术距离发生破裂的时间长短,以及有无严重感染而定不同的手术方式。

(1)子宫破裂时间在 12h 以内裂口边缘整齐,无明显感染,需保留生育功能者,可考虑修补缝合破口。

(2)破裂口较大或撕裂不整齐且有感染可能者,考虑行子宫次全切除术。

(3)子宫裂口不仅在下段,且自下段延及宫颈口考虑行子宫全切术。

(4)前次剖宫产瘢痕裂开,包括子宫体或子宫下段的,如产妇已有活婴应行裂口缝合术,同时行双侧输卵管结扎术。

(5)在阔韧带内有巨大血肿存在时为避免损伤周围脏器,必须打开阔韧带,游离子宫动脉的上行支及其伴随静脉,将输尿管与膀胱从将要钳扎的组织推开,以避免损伤输尿管或膀胱。如术时仍有活跃出血,可先行同侧髂内动脉结扎术以控制出血。

(6)开腹探查时注意子宫破裂的部位外,应仔细检查膀胱、输尿管、宫颈和阴道,如发现有损伤,应同时行这些脏器的修补术。

(7)个别被忽略的、产程长、感染严重的病例,为抢救产妇生命应尽量缩短手术时间,手术宜尽量简单、迅速达到止血目的。能否做全子宫切除或次全切除术或仅裂口缝合术加双侧输卵管结扎术,须视具体情况而定术前后应用大剂量有效抗生素防治感染。

(8)子宫破裂已发生休克者,尽可能就地抢救,以避免因搬运而加重休克与出血。但如限于当地条件必须转院时,也应在大量输液输血抗休克条件下以及腹部包扎后再行转运。

三、病情与疗效评价

临产后,在子宫体部与子宫下段之间出现病理性缩复环,为先兆子宫破裂,若立即剖宫产终止妊娠,母婴预后一般良好,若未能及时发现并处理,子宫很快在病理缩复环处及其下方发生破裂。

随着子宫破裂,胎儿排出至宫腔外,则胎儿存活率很小,病死率为 50%～70%。

一旦子宫破裂,监测生命体征,必要时置放中心静脉压,联合尿量监测,评估孕妇是否存在低血容量性休克,急诊查血常规、凝血功能、3P 试验,评估失血程度及凝血功能,根据目前的医疗水平,子宫破裂的预后已大大改善,若未及时治疗,大多数死于出血和继发感染。

(潘耀平)

第四节 晚期产后出血

晚期产后出血指在分娩 24h 以后,在产褥期内发生阴道大量出血,或长期持续或间断出血,出血量超过 500ml,多发生在产后 1~2 周,或剖宫产术后 2~3 周,也有发生在产后 6~8 周者,也称之为产褥期出血,也有学者将晚期产后出血定义在产后 24h 至 12 周。

晚期产后出血发生率的高低与各地产前保健及产科质量水平密切相关,有关文献报道其发生率为 0.28%,占产后出血的 3%~4%。因其大出血可导致产妇发生失血性休克,为产褥期常见的急症。晚期产后出血的病因主要为部分胎盘或胎膜残留、宫腔感染、胎盘原附着部位子宫复旧不全,近年来由于妊娠病理情况及社会因素的增加,对胎儿重视程度高及产妇惧痛等因素的影响剖宫产率逐步上升,剖宫产术后子宫切口感染、裂开逐渐成为晚期产后出血的主要原因。此外,尚有宫腔血块残留、产道血肿、子宫内膜炎、产伤缝合破裂、子宫黏膜下肌瘤、子宫滋养细胞肿瘤、雌激素抑乳时发生的撤退性出血及产褥早期性交引起阴道壁特别是后穹窿裂伤而发生的大量出血。

一、诊断与鉴别诊断

(一)临床依据

1.病史

(1)病史特点:多发生在产后 1~2 周,亦可延迟至产后 2 个月左右发生。

(2)症状:常表现为腰痛伴下腹坠胀不适,或伴有发热;恶露持续时间延长,量增多,血性恶露时间长,或有组织样碎块排出,有时可伴有大量出血;伴有感染时,恶露有臭味或为脓性;可有肛门坠胀感及会阴部的疼痛;大出血者可有面色苍白、出冷汗、恶心、心慌等休克症状。

2.体征 妇科检查阴道及宫颈口可见少量血液,宫颈口多未闭合、松弛,子宫大而软,伴有炎症时可有压痛和体温增高;可并有脉搏细弱、血压下降等休克体征。

(二)检查项目及意义

1.血常规 血色素低、白细胞升高、中性粒细胞升高,提示存在贫血和感染情况。

2.宫颈分泌物培养往往细菌培养阳性。

3.血中绒毛膜促性腺激素(hCG)测定 往往与同期正常产后水平相比明显增高,提示胎盘残留或滋养细胞肿瘤;部分可为正常水平。

4.B 超检查 可见子宫增大,宫腔内膜线不清,内有强光团回声,有时可见暗区夹杂。超声检查不但能及时、较准确、无损伤地做出病因诊断,还能及时对疗效做出评价。

5.胸片、头颅 CT 检查 滋养细胞肿瘤患者可能在胸片及头颅 CT 中有转移灶。

6.宫腔刮出物病理检查

(三)诊断思路和原则

1.病史 阴道流血量及时间,腹痛部位及性状,有无组织物排出,阴道分泌物有无异味,有无发热、晕厥等表现,有无发生晚期产后出血的高危因素:子宫下段剖宫产,尤其是试产后的剖宫产;剖宫产术中存在切口延裂及反复缝合止血处理;产褥感染;有多次宫腔操作如分娩过程中手剥胎盘或刮宫史,或疑有胎盘残留者;多次阴道操作、产道损伤者;产后应用过大量雌激素回奶者;产妇有慢性疾病或贫血等。

2.体格检查　生命体征,有无贫血和急性感染征象,妇科检查。

3.辅助检查　血尿常规了解感染与贫血情况;宫颈或宫腔分泌物培养;B超检查子宫大小,宫腔内有无残留物,子宫复旧情况,有无宫腔积血,剖宫产切口愈合情况等。

二、治疗方案及选择

1.预防为主

(1)加强孕前、孕期检查,强化健康意识。医务人员对于孕产妇加强监护管理,特别是高危产妇、多次流产。

(2)加强心理疏导,产妇入院后的过度焦虑使产妇大脑皮质功能紊乱,引发子宫收缩乏力,产程延长导致产后出血。

(3)做好分娩期的处理,第三产程避免强牵拉脐带,胎盘胎膜娩出后需仔细检查,注意其完整性,疑有胎盘残留需及时刮宫。

(4)降低剖宫产率,是当今妇产科医护人员共同关注的问题。剖宫产后的患者除子宫出血外尚有伤口感染出血,发生产后出血的危险性更大,止血困难,因此,必须掌握剖宫产适应证,做好剖宫产患者的术前、术中、术后的观察,严格无菌操作,观察伤口愈合情况,遵医嘱给予抗生素预防感染,尽可能地降低剖宫产率,预防晚期产后出血的发生。

(5)积极治疗产后出血,对于出现的产后出血,协助医师边抢救边查明原因,及时查找出血的原因,采取相应的治疗措施,以防晚期产后出血的发生。

(6)产褥期鼓励患者尽早下床活动,有利恶露的排出,坚持母乳喂养,这些有利于降低晚期产后出血的发生率。

(7)产褥期禁止性生活。

2.治疗　对症处理。

(1)药物治疗:少量或中量阴道流血,应给予足量的广谱抗生素和子宫收缩药(用法同早期产后出血);大量阴道流血者,则需积极抗休克治疗。

(2)刮宫术:疑有胎盘、胎膜及蜕膜残留、宫腔积血或胎盘附着部位子宫复旧不良者,需在抗感染、抗休克治疗同时进行刮宫处理。术前做好备血、建立静脉通路及开腹手术准备,术中动作要轻柔,减少对子宫的损伤,刮出物送病理检查,以明确诊断,刮宫后继续使用抗生素和子宫收缩药。

(3)髂内动脉结扎术:是一种安全有效的妇产科大出血的急救止血方法,在无法控制的严重盆腔出血时能迅速有效地止血。

(4)经皮髂内动脉栓塞术或选择性子宫动脉栓塞术:必须在有条件的医院进行,该方法安全、可靠、损伤小,可通过造影准确了解盆腔出血部位和出血情况,应用生物海绵选择性地进行栓塞治疗,止血迅速,但治疗前提需患者生命体征平稳,血流动力学稳定。尤其适用于因子宫切口愈合不良引起的晚期产后出血保守治疗无效者。

(5)子宫切除术:目前应用较少,往往是经过上述非手术治疗无效的,再次发生大出血者,应行子宫切除术,尤其是剖宫产术后晚期产后出血者,若为子宫切口裂开应行子宫次切术(手术切缘应在剖宫产切口下方)或子宫全切术。而保留子宫,清创缝合术仅适于有生育要求,子宫切口周围组织坏死范围小、炎症反应轻者。

(6)若为肿瘤引起的阴道流血,应做相应的处理。

三、病情与疗效评价

1. 患者生命体征,判断血流动力学是否稳定,有无休克。

2. B超判断宫腔内是否有残留物及剖宫产切口愈合情况。

3. 血常规、血凝、CRP、血生化等实验室检查。

治愈指标:各项生命体征正常,贫血基本纠正;阴道流血停止,子宫收缩好。

(潘耀平)

第五节　产科休克

产科休克是指机体受到与妊娠或分娩等有关病理因素的侵袭后产生全身有效循环血量锐减,导致心、脑、肝、肺、肾等重要器官组织灌流不足,引起严重功能障碍,临床表现以急性微循环衰竭为主的一种综合征,是产科领域中一种急性而严重的并发症,是威胁孕产妇和围生儿生命的主要因素。

产科休克以失血性休克为主,其次为感染性休克或其他特殊原因所致的休克。因此人们通常把产科休克分为失血性休克和非失血性休克。前者包括了妊娠期失血性休克、分娩期失血性休克和产后失血性休克;后者则指感染性休克、创伤性休克、阻塞性休克、仰卧位低血压综合征、过敏性休克、心源性休克和神经源性休克。

一、诊断与鉴别诊断

(一)临床依据

1. 病史　根据病史,了解引起休克的病因。

2. 症状及体征

(1)休克早期:意识清楚,自觉口渴,皮肤黏膜开始苍白,皮肤温度正常,发凉。脉搏<100次/分钟,收缩压正常或稍高,舒张压增高,脉压缩小,周围循环基本正常,尿量无明显异常。此期循环血量减少<20%。

(2)休克期:意识尚清楚,意识淡漠,反应迟钝,感到口渴,皮肤黏膜苍白,皮肤发冷,脉搏100~120次/分,脉搏细弱,收缩压下降至70~90mmHg(1mmHg=0.133kPa),脉压小,表浅静脉塌陷,毛细血管充盈迟缓,尿少(小于每小时30ml),此时休克已进入失代偿期。此期循环血量减少在20%~40%。

(3)休克晚期:意识模糊甚至昏迷,非常口渴,但可能无主诉,皮肤黏膜明显苍白,肢端发绀,皮肤冰冷,肢端为著,收缩压<70mmHg或测不到,表浅静脉塌陷,毛细血管充盈非常迟缓,少尿甚至无尿。休克晚期可能发生循环系统、消化系统、呼吸系统、泌尿系统等多系统功能障碍,诱发多系统、多器官衰竭,甚至出现心脏停搏,此期循环血量减少>40%。

产科休克与各科的休克历程大体相似,但又有其特殊性,无论何种原因引起的休克均容易诱发DIC,因其具有下列特殊因素:①晚期妊娠子宫压迫下腔静脉,回心血量减少,下腔静脉淤血,血液流速缓慢易诱发血栓。②子宫静脉系统扩张,血窦开放易发生羊水栓塞和空气栓塞。③妊娠期子宫压迫输尿管,输尿管扩张,尿潴留容易发生泌尿系统感染。产后或流产后胎盘剥离面,因血是细菌最好的培养基易患子宫内膜炎,宫内感染。④胎儿及其附属物因病理情况,坏死退行性变,可产生外源性凝血质,激活凝血系统。⑤正常孕妇为适应分娩期出血、生理的需要,Ⅰ、Ⅶ、Ⅷ、Ⅸ、Ⅹ凝血因子增加,血凝亢进。

(二)检查项目及意义

1. 血常规 红细胞计数、血红蛋白量和血细胞比容测定,如超过正常值时,提示血容量不足及血液浓缩;如数值减少,则提示出血或血液稀释。而感染性休克时,白细胞大多升高,中性粒细胞增多,有中毒颗粒及核左移。

2. 溶酶及细胞内功能酶的活性测定 血液中的酸性磷酸酶、β葡萄糖醛酸酶和组织蛋白酶等溶酶的水平可反映溶酶体裂解情况;乳酸脱氢酶与其同工酶等细胞内功能酶反映细胞坏死程度。酶活性水平高,说明病情恶化。

3. 血乳酸含量测定 常用来反映组织无氧代谢的程度,正常值为 $0.6\sim1.8\text{mmol/L}$,其值越高提示组织缺氧越严重。

4. 动脉血气分析和酸碱平衡检查 血气监测是加强呼吸管理以维持呼吸功能稳定的重要措施。监测参数包括:①氧分压。正常人 PO_2 为 $80\sim100\text{mmHg}$,当 $PO_2<20\text{mmHg}$,组织就失去了从血液中摄取氧的能力。②血氧饱和度、肺泡-动脉血氧分压差和二氧化碳分压:是反映肺通气、换气功能以及氧弥散能力的指标。③pH 是反映体液氢离子活性的指标,正常为 $7.35\sim7.45$。④碳酸氢盐浓度,以标准碳酸氢盐(SB)和实际碳酸氢盐(AB)表示,当 AB<SB 时,说明有呼吸性碱中毒的存在,当 AB>SB 时,说明有呼吸性酸中毒的存在。⑤PCO_2,即二氧化碳分压或二氧化碳张力,是反映呼吸性酸碱平衡的重要指标,正常人动脉血中二氧化碳分压为 40mmHg 左右,静脉血中为 $46\sim50\text{mmHg}$。⑥BB,即缓冲碱,主要包括碳酸氢根和血浆蛋白两部分,正常值为 41mmol/L。⑦BE,即碱剩余,正常值$\pm3\text{mmol/L}$,在临床上,代谢性酸中毒时其负值增加,代谢性碱中毒时其正值增加。

5. 血电解质和肝肾功能测定。

6. 中心静脉压(CVP)测定 可鉴别心功能不全,或血容量不足所引起的休克,并可作为输液量及是否应用强心药、利尿药等的指导。正常值 $5\sim10\text{cmH}_2\text{O}$,低血压情况下 $CVP<5\text{cmH}_2\text{O}$ 者表示血容量不足,$CVP>15\text{cmH}_2\text{O}$ 者提示心功能不全,若 $CVP>20\text{cmH}_2\text{O}$,则需考虑存在心力衰竭。

7. 休克指数(SI) 利用休克指数(SI)估计出血量简便易行。休克指数=脉率/收缩压。正常时 SI=0.5,SI=1 时血容量减少 $20\%\sim30\%$,失血量 $1000\sim1200\text{ml}$,SI=1.5 时,血容量减少 $30\%\sim50\%$,失血量 $1800\sim2000\text{ml}$。SI=2 时,血容量减少 $50\%\sim70\%$。

8. 尿量检查 尿量是判断休克程度轻重的重要指标,如果每小时尿量超过 30ml 以上说明休克有所缓解。反之则说明休克加重。

9. 甲皱微循环观察 是四肢末端毛细血管再充盈时间的观察,也是对微循环的直接观察。检查者用手指轻压患者指甲的远端,随即松开,若甲床迅速由苍白转红,说明甲皱循环良好,若转变缓慢则提示甲皱循环充盈不足,反之,甲床转红由慢变快,说明休克有所好转。

10. 弥散性血管内凝血的检查 血小板计数减少并持续下降,凝血酶原时间延长,3P试验阳性。

(三)诊断思路和原则

大多数产科休克来势凶猛,短时间内可能危及生命。因此,产科休克的诊断贵在早期诊断,休克早期诊断有赖于临床表现和实验室检查,对于疑为休克的患者,首要任务是判断患者是否处于休克状态,进而判断目前休克的程度,在积极抢救休克的同时查找引起休克的病因。而休克的监测方法包括临床表现的监测、生命体征的监测(脉搏和心率是监测休克最简单易行的方法)、出血量的监测(利用 SI 估计出血量简便易行)、中心静脉压监测(CVP 反应血容量,回心血量与心脏排出功能关系的动态指标,也可指导临床扩容治疗)、血流动力学监测及实验室监测。

二、治疗方案及选择

1. 休克的预防　首先在于消除引起休克的病因,在产科应重点预防和及时治疗大出血和感染。

(1)预防产科出血:包括及时纠正妊娠期贫血,积极治疗孕期和产时出血,高度重视和治疗妊娠期并发症,如妊娠期高血压疾病、前置胎盘和胎盘早剥等,对胎死宫内时间较长者,应做凝血功能检查,若发现高凝状态,可先用少量肝素后再处理胎儿。及时正确掌握手术指征,预防产后出血等。对于已经发生出血者,应积极治疗,及时补充血容量,预防休克的发生。

(2)预防感染的发生:不论是经阴道分娩,还是经腹手术,均应严格无菌操作,对于有可能造成宫腔感染者应及时使用抗生素抑制感染,预防败血症的发生,有时在经充分准备后,手术切除感染灶常是消除引起休克的病因,阻止病情继续恶化的必要手段之一。

2. 休克的治疗　首先组织好抢救队伍,统一指挥,团队配合,才能及时而迅速地进行工作。

(1)一般性治疗:稳定情绪,减少不良外界刺激,当患者出现烦躁不安时可肌内注射哌替啶 50～100mg 或地西泮 10mg 以减少耗氧量;采取头低位,增加心脏和大脑的血供;保持呼吸道通畅,面罩给氧,速度要达到 8L/min;注意保暖;及时开放两路静脉,要有 14G 针头,便于补充血制品。

(2)补充血容量:临床补充血容量的液体有三类,即全血、胶体液、晶体液。生理盐水及林格液仍是产科休克急救常用药物,大量使用可导致肺水肿发生。成分输血是产科失血性休克救治的主要方法,当纤维蛋白原<100mg/L,血小板<30×10^9/L 时应考虑补充凝血因子。补充血容量的原则是:患者要达到 2 个 100,2 个 30,即收缩压>100mmHg,心率小于每分钟 100次,尿量>每小时 30ml,血细胞比容>0.3(30%),这说明患者的血容量已经得到充分的恢复。

(3)血管活性药物应用:休克早期血容量不能及时补充时可用血管收缩药,如多巴胺、去甲肾上腺素等,但时间不宜过长,剂量不宜过大;休克期要选用血管扩张药,如硝酸甘油、酚妥拉明等;休克晚期患者选用药物复杂,但原则上要保证维持重要脏器的血流量。

(4)纠正酸中毒:轻度代谢性酸中毒不需给予碱性药物,纠正休克补充足够血容量,改善组织缺血和缺氧状况,维持良好的肾功能,代谢性酸中毒即可被纠正;常用的碱性药物为 5%碳酸氢钠;补充原则是按血中二氧化碳结合力和碳酸氢根或碱过剩的下降值和临床表现而定,不要过量。

(5)肾上腺皮质激素的应用:大量短期应用,不超过 48h。可能出现高血糖、消化道溃疡、抑制发热反应及钾的丢失,并应同时使用大剂量和有效的抗生素治疗。

(6)积极去除休克的病因:产科休克在进行综合治疗的同时,对病因的积极治疗也是根本性的。如产前、产后出血引起的失血性休克,应及时控制和消除产科因素的出血和及时补充血容量;在常规止血方法不奏效时,果断选择适当时机切除子宫是抢救患者生命的重要一环;子宫破裂和其他软产道损伤引起的创伤性休克,在补充血容量的同时积极手术治疗;感染性休克使用大量有效抗生素控制感染,及时清除感染灶或引流;心源性休克及时给予强心药;产后急性循环衰竭,补充血容量的同时酌情使用升压药;羊水栓塞引起的过敏性休克,应大量使用激素、升压药、利尿药和改善肺循环的药物。

三、病情判定及疗效评价

产科休克患者经抢救复苏后,应该留于重症监护病房(ICU)内作严密观察。定时进行血压、脉搏、中心静脉压测定,在进行补液期间要做尿量记录,必要时测定肺毛细血管楔压。应使用心脏监护仪持续监测心率,宜用持续血氧饱和度监测来了解肺功能。定时做动脉血氧分析,并对血浆和尿中的尿素、肌酐和电解质适时测定。

(潘耀平)

第六节　产科栓塞性疾病

产科栓塞性疾病主要是指静脉血栓栓塞性疾病,指由血栓形成和血栓栓塞两种病理过程所引起的疾病,包括深静脉血栓(deep venous thrombosis,DVT)、肺栓塞(pulmonary thromboembolism,PTE)和血栓后综合征(post－thrombosis syndrome,PTS)等,是一组系列病症。早年就有 Virchow 提出血液高凝、血流缓慢和血管内皮损伤为其三大致病因素,后者对血栓形成具有初始和持续作用。

血栓栓塞性疾病在发达国家是产妇死亡的首要原因,发生率为 1/2000～1/1000 次妊娠。孕妇发生血栓栓塞性疾病的危险相当年龄非孕妇的 5 倍,其主要危险因素包括:年龄>35 岁;妊娠后血液呈高凝状态;长期卧床;体重>80kg;多产;感染/败血症;先兆子痫;严重的内科疾患等。静脉血栓形成是导致孕产妇死亡的妊娠并发症之一,肺栓塞是一种罕见的妊娠合并症,但是随着其他妊娠期死亡原因下降,它已成为妊娠期相关死亡率的重要原因,有报道孕期静脉血栓形成的总发病率为 0.09%,产前浅部血栓性静脉炎发病率为 0.15%,深部血栓性静脉炎发病率为 0.36%,产褥期发病率可高达 3%,孕期静脉血栓栓塞的诊断可能比较困难。

一、深静脉血栓形成

深静脉血栓(DVT)较肺栓塞更为常见,通过严格的诊断标准进行的研究显示,大多数DVT 是发生于产前而不是产后,在迄今为止最大的一项研究显示,75% 的 DVT 发生于产前,且 51% 在妊娠 15 周时已经出现。

(一)诊断与鉴别诊断

1.临床依据

(1)病史

1)病史特点:在妊娠期,静脉血栓多始于腓肠静脉或髂股段的深静脉系统,而且多见于左下肢,约占 80%。这是因为右侧的髂总动脉横跨左侧的髂总静脉,使左下肢的静脉回流通路在盆腔中较为曲折,这可能是左下肢更易发生 DVT 的原因。

2)症状:大约有 80% 的 DVT 患者可无临床症状,而易被忽略。部分患者可主要表现为患肢肿胀、周径增粗、疼痛或压痛、浅静脉扩张、皮肤色素沉着、行走后患肢易疲劳或肿胀加重,其程度取决于血管阻塞程度、是否存在侧支循环以及相关的炎症反应等因素。

(2)体征:同样大部分 DVT 患者可无典型体征,少数患者可有检查下肢发现患侧较对侧相应部位增粗、皮肤发白、局部温度升高,栓塞部位静脉有压痛,有时可触及静脉栓塞炎症所致的硬索条物及压痛。小腿深部静脉栓塞时可出现腓肠肌及足底压痛,Homans 征阳性。

2.检查项目及意义

(1)血常规:白细胞升高、中性粒细胞升高,提示可能存在感染。

(2)D-二聚体测定:D-二聚体是纤维蛋白单体经活化因子 XIII 交联后,再经纤溶酶水解所产生的一种特异性降解产物,是一个特异性的纤溶过程标记物。D-二聚体主要反映纤维蛋白溶解功能。只要机体血管内有活化的血栓形成及纤维溶解活动,D-二聚体就会升高。血浆 D-二聚体含量检测是 DVT 筛查的有效手段。用经典的 ELISA 方法,发现 DVT 的患者 D-二聚体水平均升高,并且敏感性和特异性分别是 100%、52%。所以临床上怀疑为 DVT 的患者,如果 D-二聚体检测结果正常,就可排除 DVT 的诊断。正常值:阴性;< $200\mu g/L$,而 DVT 时 D-二聚体多>$500\mu g/L$。

(3)测下肢静脉压:站立时正常下肢静脉压一般为 $130cmH_2O$,踝关节伸屈活动时,压力下降为 $60cmH_2O$,停止活动后压力回升,回升时间超过 20s;若存在下肢主干 DVT,无论静息还是活动状态,压力明显升高,回升时间增速,一般 10s 左右。

(4)血管彩色多普勒检查:是一种无创伤性检查方法,既可了解深静脉血栓形成的范围和程度,又可测定静脉系统血流速度的变化。对于有症状的患者,诊断近端 DVT 敏感性及特异性均较高,分别为 95% 和 98%。

(5)螺旋 CT:DVT 在 CT 横断位表现为静脉腔内条状、椭圆形或不规则低密度充盈缺损;可呈特征性的"靶征",在 MIP、CPR 及 VR 重建图像上 DVT 表现为典型的"轨道征",即静脉管腔中心为低密度血栓,周围绕以高密度对比剂。

(6)磁共振(MRI):对有症状的急性 DVT 诊断的敏感性和特异性可达 90%～100%。部分研究提示 MRI 可用于检测无症状的下肢 DVT。

(7)静脉造影:是诊断 DVT 的"金标准",可显示静脉堵塞的部位、范围、程度及侧支循环和静脉功能状态,其诊断敏感性和特异性接近 100%。但其却是一创伤性检查,有一定并发症,可能导致血栓形成。

3.诊断思路和原则　病史:注意是否存在高危因素是诊断的第一步。

因 DVT 的临床症状和体征均是非特异性的,不能作为诊断依据,这就为诊断增加了难度。有研究发现,在具有能强烈提示 DVT 诊断的症状和体征的患者中,仅有不足一半的患者通过客观检查确诊为 DVT,妊娠期诊断尤为困难的原因是该时期下肢生理性水肿和不适很常见。

由此可见,辅助检查是诊断关键。D-二聚体测定是 DVT 筛查的有效手段,阴性可排除诊断,而阳性则需进一步检查,可通过血管多普勒检查了解静脉血流是否通畅,以证明是否有血栓形成,为简单有效的诊断方法,虽然静脉造影是诊断金标准,但是其有创伤性和血栓形成的危险性,使得其逐步被超声、CT 和 MRI 所替代。

(二)治疗方案及选择

1.预防　栓塞性疾病一旦发生,后果严重,VTE 的干预策略应该重在预防,而有效的预防依赖于医生对疾病的高度认知,对危险人群的识别和预防性抗凝治疗。

产科栓塞性疾病预防适应人群:心脏病病史的孕妇;第三胎或多胎孕妇;高龄或肥胖孕妇;妊娠或产褥期卧床时间明显延长者;行急诊剖宫产,尤其合并其他危险因素的孕妇。

预防的方法

(1)机械性方法:机械性预防主要用于高出血危险的患者和抗凝为基础的预防治疗的辅助。使用逐级加压弹力袜(GCS)、间断气囊压迫(IPC)装置和下肢静脉泵(VFP)等这些机械方法可减少部分患者发生 DVT 的危险,但其疗效逊于抗凝药物。

(2)药物抗凝。抗凝治疗的主要药物包括:①抑制凝血过程的药物:肝素类(普通肝素、低分子肝素、达纳肝素、伟素等)。②抗维生素 K 药物:双香豆素、华法林等。③抗血小板药物:阿司匹林、双嘧达莫(潘生丁)、前列环素、氯吡格雷等。④降低血黏稠度的药物:低分子右旋糖酐等。结合孕产妇特点,目前常用的预防性抗凝药物是低分子肝素和阿司匹林。

血栓危险因素持续存在的患者,建议产后继续进行血栓预防 4~6 周(2C 级);存在血栓危险因素但是无静脉栓塞病史的患者,不推荐产前常规应用抗凝药物预防血栓,而应个体化评估血栓的风险(1C 级);无血栓危险因素而既往曾发生过特发性 VTE、推荐预防剂量的低分子肝素(LMWH)/普通肝素(UFH),或怀孕期间进行密切监测,同时产后抗凝(1C 级);抗心磷脂抗体阳性,反复流产或晚期流产,没有静脉或动脉血栓栓塞病史的女性,建议产前应用预防剂量的 UFH 或 LMWH,同时联合应用阿司匹林(1B 级)。

2.治疗

(1)抗凝治疗:DVT 的主要治疗是抗凝,一旦客观检查确定 DVT 诊断应立即开始抗凝治疗,以防血栓延展(发生率为 15%~50%)和静脉血栓栓塞复发。

肝素(UFH):首次剂量 5000U 或 80U/kg 静脉注射,继以 18U/kg 静脉滴注,维持浓度 40U/min。肝素使用最初 24h,每 4~6 小时行部分凝血活酶(APTT)检查,根据 APTT 调整用量,使 APTT 达到并维持于正常值的 1.5~2.5 倍,情况稳定者持续用药 7~10d,总剂量每天 36000~42000U。

低分子肝素(LMWH):是一种新型抗凝药物,可避免一些肝素引起的并发症,如出血、血小板减少、骨质疏松等,不影响出凝血时间。开始剂量 1mg/kg 每 12 小时 1 次,分娩时减量至 40mg,每 12 小时 1 次,产后 4~6h 恢复同前剂。

华法林:一般用于产后。使用肝素的第 1 天即可开始,每天口服 5~10mg。以控制 APTT 为正常的 1.5~2.5 倍。

(2)制动:传统上 DVT 患者在抗凝治疗同时建议卧床休息几天,以避免栓子脱落造成 PE。但接受 LMWH 治疗和处于活动状态的患者,可能无需制动。早期活动可使得下肢压迫患者的疼痛和肿胀缓解更快,复发性和致命性 PE 发生率较低,所以建议患者在能耐受的情况下离床活动。

(3)溶栓治疗:自 1970 年以来,溶栓和抗凝治疗在近端 DVT 的意义一直存在争论。新发生的大面积髂股血管 DVT 患者,经足量肝素治疗仍存在因静脉闭塞继发肢体坏疽危险的患者,可能是进行溶栓治疗的指征。目前还没有证据支持对于绝大多数 DVT 患者进行溶栓治疗,也不推荐常规使用导管溶栓治疗。

(4)非药物治疗

外科血栓切除术:常并发血栓复发,很多患者需要二次扩张和(或)再次介入治疗和长期抗凝。对绝大多数近端DVT患者不推荐静脉血栓切除术(证据级别1C)。外科血栓切除术适应证为术后或产后血栓形成的近端DVT患者,并且年龄<40岁。

放置下腔静脉滤器:对绝大多数近端DVT患者不推荐静脉血栓切除术,近端静脉血栓形成患者存在抗凝禁忌或并发症时,为放置下腔静脉滤器的指征。单用滤器不能有效治疗DVT,滤器置入后应恢复抗凝治疗。

(三)病情与疗效评价

1.患者的不适主诉是否缓解。

2.动态监测D-二聚体,帮助判断病情变化;影像学的变化可能不能短期内见效。

3.动态监测血凝功能,调整用药类型及剂量。

DVT长期治疗的最佳疗程是近年来临床研究热点,大体上,每类患者抗凝治疗的最佳疗程倾向于更长。与3个月治疗间期比较,缩短治疗间期4~6周可导致临床主要血栓栓塞复发率增加。近年来大量的临床研究证据为DVT长期治疗存在的问题提供了证据。首次发生特发性DVT(无已知或可识别的危险因素)患者至少治疗6~12个月;首次发生DVT与致血栓形成的基因型有关,或与血栓栓塞复发风险增加的预后标志有关(亚组包括抗凝血酶Ⅲ、蛋白C、蛋白S等缺乏的患者;致血栓形成的基因突变,如因子V Leiden或促凝血酶20210,或存在抗磷脂抗体的患者、同型半胱胺酸血症或Ⅷ因子水平超过正常第90百分位数,或反复超声检查发现持久存在残余血栓)建议至少治疗6~12个月;对DVT复发(发作两次或以上VTE)甚至建议无限期抗凝。在长期治疗中反复应用加压超声检测有无残留血栓并反复监测二聚体水平,评价抗凝的获益和风险。

二、肺栓塞

欧美国家孕产妇肺栓塞(PE)的发生率为0.01%~0.04%;是同龄非妊娠妇女的5倍,产后2个月之内发生率高于产前2~3倍;孕产妇因肺栓塞造成猝死的有34%发生在1h内,39%在24h内,27%在3~5d。

(一)诊断与鉴别诊断

1.临床依据

(1)病史

1)病史特点:与DVT不同,PE常于产后发生,尤其是剖宫产后。90%的PE患者因为栓子小而无症状或症状轻微,约10%的患者由于引起栓塞的栓子较大,而阻塞了肺动脉主干或大的分支,从而引起大面积肺梗死,80%发生猝死。它的临床表现多种多样,所以对其诊断也就相应困难。

2)症状。突发原因不明的呼吸困难:呼吸频率浅而快,占90%;与体位变化有关。胸痛:胸骨前似心绞痛或心肌梗死样占70%~80%。咯血,咳嗽:阵发性咳嗽,50%。惊恐和濒死感,晕厥:20%~30%。其他:胸闷、气短、恶心、呕吐、腹痛等。

(2)体征:呼吸加快,心率增加:次数>100次/分钟。发绀:约20%病例伴有发绀。周围循环衰竭:血压下降或休克及组织灌注不良所致。急性肺动脉高压和右心功能不全表现:约20%患者有这些体征。患侧肺部可闻及湿啰音,有时还可闻及胸膜摩擦音及心包摩擦音。

2.检查项目及意义

(1)D-二聚体测定:明显增高,敏感性为98%,特异性为30%。D-二聚体对急性PE有较大的排除诊断价值,若其含量低于 $500\mu g/L$,可基本排除急性 PE。

(2)动脉血气:主要表现为低氧血症,由于心肺血管床受阻,氧分压(PaO_2)降低,而肺泡无效腔增大,出现过度通气,导致二氧化碳分压($PaCO_2$)降低。

(3)心电图检查:最常见而且最早出现的是窦性心动过速,各种房性快速心律失常,如房颤。

(4)胸部 X 线检查:其特异性差。①肺动脉阻塞征。②肺动脉高压症及右心扩大征。③肺组织继发改变:肺不张,胸腔积液等。

(5)超声心动图检查:①二尖瓣开放度减小;三尖瓣和肺动脉瓣开放度降低等。②右心室扩大;右心室收缩、舒张幅度减弱。③室间隔偏移或矛盾运动。④左、右心室内径比例减小。⑤肺动脉扩张。

(6)放射性核素肺通气/灌注扫描(ventilation/qer. fusion,V/Q):V/Q 是目前国际上公认的诊断肺栓塞最敏感而无创伤的检查方法,能反映肺栓塞的特征性改变。①肺通气扫描正常,而灌注扫描呈典型肺段分布的灌注缺损,则高度怀疑 PE。②病变部位既无通气也无血流灌注,可能为肺实质病变,不能诊断 PE(肺梗死除外)。③肺通气扫描异常,灌注无缺损,为肺实质性疾病。④肺通气和灌注扫描均正常,可除外 PE。

(7)螺旋 CT:采用特殊技术进行 CT 肺动脉造影(CT-PA),对肺栓塞的诊断有决定性意义,其最大优点为无创、诊断率高。主要显像有:充盈缺损、肺动脉截断及血流不对称等表现。阳性率高达 $80\%\sim90\%$。

(8)磁共振显像(MRI):此种方法曾被视为 PE 诊断的金标准,可检测到直径小至 0.5cm 的血管,对段以上肺动脉内血栓的诊断敏感性和特异性均较高。肺动脉造影可见:血管腔内充盈缺损、肺动脉截断现象、某一肺区域血流减少。

3.诊断思路和原则　因其常见症状无特异性,所以容易误诊、漏诊,故死亡率高。故对突发原因不明的呼吸困难、胸骨前酷似心肌梗死样疼痛以及不明原因的心肺功能减退需高度重视。而烦躁不安、惊恐、濒死感、出冷汗、血压下降、休克、晕厥往往已是急性肺栓塞发作的特征,是急救的关键信号。

临床可能性评估结合 D-二聚体检测能切实减少对于影像学检查的需要。所有怀疑 PE 患者都应该做临床可能性评估,D-二聚体(ELISA)检测阴性能可靠排除 PE。如果设备条件准许,X 线胸片正常,没有严重的有症状的心肺疾患并存,使用标准的报告原则,当得到一个不能诊断的结果时能进行进一步的影像学检查时,肺核素扫描可以被考虑为最初的影像学检查,当肺核素扫描正常时,能可靠地排除 PE。肺动脉造影被认为是诊断 PE 的金标准。CT-PA 带来了一次在诊断方法上的革命,已经日益被作为一种辅助检查手段,最近被用来替代其他影像学检查方法,并且 CTPA 在特异性方面明显优于肺通气/灌注扫描。通过 CTPA 还可以做定量分析,分析结果与临床严重程度有很好的相关性。当 PE 被排除时,可能做出另一正确诊断。

(二)治疗方案及选择

1.治疗原则　一旦高度怀疑肺栓塞(PE),在等待诊断性检查结果的同时,即开始抗凝治疗。对于诊断明确的非大面积 PE,急性期使用皮下注射低分子肝素或静脉注射普通肝素治疗(证据级别 1A);不推荐使用全身性溶栓药物治疗 PE(证据级别 1A)。非大块肺栓塞患者建议长期抗凝治疗,多数不适于溶栓治疗(证据级别 2B),而血流动力学不稳定者可溶栓(证据级别 2B),即使溶栓也应短期用药(证据级别 2C);导管抽吸、碎栓术及血栓切除术仅适用于某些病情危重不能接受溶栓治疗或没有充分的时间进行静脉溶栓的患者(证据级别 2C)。腔静脉滤器的适应证为存在抗凝治疗禁忌证或并发症的患者,以及尽管充分抗凝治疗血栓仍然再发的患者(证据级别 2C)。

2.治疗方案

(1)对症治疗:绝对卧床休息;吸氧:氧浓度以维持 PaO_2 在 70~100mmHg 为宜;镇痛:吗啡 5~10mg 皮下注射,或盐酸哌替啶 50~100mg 肌内注射;解痉:阿托品 0.5~1mg 静脉注射或 654-2 10~20mg 肌内注射,以减低迷走神经张力,防止肺动脉和冠状动脉反射性痉挛。必要时可 1~4h 注射 1 次;心力衰竭治疗:毛花苷 C 0.2~0.4mg 加入 50％葡萄糖溶液 40ml 内静脉注射,必要时于 4~6h 重复用药;抗休克:留置中心静脉导管,监测心排血量、肺动脉压。方法:多巴胺 5~10μg(kg·min)、多巴酚丁胺 3.5~10.0μg/(kg·min)或去甲肾上腺素 0.2~2.0μg(kg·min),维持平均动脉压＞80mmHg,心脏指数＞2.5L/(min·m²)及尿量＞50ml/h;支气管痉挛:氨茶碱 0.25g 加入 50％葡萄糖液 40ml 内静脉注射,必要时可用地塞米松 10mg 静脉注射;控制心律失常:快速室性心律失常,利多卡因 50~100mg 静脉注射,继以 12mg/min 静脉滴注;快速房性心律失常,毛花苷 C 0.2~0.4mg 加入 50％葡萄糖液 20~40ml 静脉注射或维拉帕米(异搏定)5mg 加入 50％葡萄糖液 20~40ml 静脉注射。

(2)抗凝治疗:治疗同 DVT。

(3)溶栓治疗:溶解血栓,恢复肺组织再灌注,逆转右心衰竭,增加肺毛细血管血容量及降低病死率和复发率。

①链激酶(SK)负荷量 25 万 U/30min,继 10 万 U/h,维持 72h 静脉滴注。链激酶分子量高而不通过胎盘,是常用的溶栓剂。

②尿激酶(UK)负荷量 25 万 U/10~20min,继 20 万 U/h,维持 24h 静脉滴注。以上两种药应用之前用异丙嗪 25mg,地塞米松 5mg 滴注预防不良反应。

(4)手术治疗:在内科治疗无效或肺栓塞＞50％,有明显肺动脉高压和心排血量减少者,采用栓塞切除术可能及时挽救母儿生命。下肢深静脉栓塞切除可有效阻断复发性肺栓塞的发展。

(5)介入治疗:方法主要包括抽吸式取栓术、手动搅拌式碎栓术、机械旋转式碎栓术、肺动脉内激光碎栓术、肺动脉内支架安置术、腔静脉内滤网安置术等。

(四)病情与疗效评价

1.患者的不适主诉是否缓解。

2.动态监测 D-二聚体,帮助判断病情变化;影像学的变化可能不能短期内见效。

3.动态监测血凝功能,调整用药类型及剂量。

(潘耀平)

第七节　子宫内翻

子宫内翻是指子宫底部向宫腔内陷入,甚至自宫颈翻出的病变,多数发生在第三产程。子宫内翻根据程度可以分为:①不完全子宫内翻。子宫底向下凹陷,可接近宫颈口,但仍存在部分宫腔。②完全子宫内翻。子宫底部下降至宫颈口外,但还在阴道内。③子宫内翻脱垂:

整个内翻子宫暴露于阴道口外。子宫内翻按发病时间可分为:①急性子宫内翻。子宫翻出后宫颈尚未缩紧占75%左右。②亚急性子宫内翻。子宫翻出后宫颈已缩紧,占15%左右。③慢性子宫内翻:子宫翻出宫颈回缩已超过4周,子宫在内翻位置已经缩复但仍停留在阴道内,占10%左右。

一、诊断与鉴别诊断

(一)临床依据

1. 病史 既往有子宫内翻病史;胎盘植入病史;子宫发育不良,畸形;双胎,羊水过多,急产;暴力按压宫底或牵引脐带;多次流产。

2. 临床表现

(1)疼痛:疼痛的程度不一,轻者可以仅表现为产后下腹坠痛或阴道坠胀感,重者可引起疼痛性休克。典型的子宫内翻的疼痛是第3产程,牵拉脐带或按压宫底后突然出现剧烈的下腹痛,注意这种疼痛为持续性,以便与子宫收缩痛区别。

(2)出血:子宫内翻后所表现的出血特点不一。慢性子宫内翻患者仅表现为不规则阴道出血或月经过多;急性子宫内翻出血与胎盘剥离有关,胎盘未剥离者可以不出血,胎盘部分剥离和胎盘完全剥离者均可以表现为大出血。

(3)局部压迫症状:除下腹部憋坠感外,患者可以出现排便和排尿困难。

(4)休克:可能发生疼痛性休克、失血性休克及感染性休克。

3. 检查

(1)腹部检查:急性子宫内翻腹部通常触及不到规则的子宫轮廓,子宫明显变低变宽,子宫底部呈杯口状或阶梯状;慢性子宫内翻可以仅表现为腹膜炎的体征。

(2)阴道检查:急性子宫内翻阴道出血多少不一;胎盘可能剥离也可能未剥离,胎盘未剥离者更容易诊断;胎盘剥离者可以触到或见到柔软球形物塞满产道或脱出阴道口仔细检查球形物上有宫颈环绕或发现输卵管开口可以明确诊断。慢性子宫内翻者除急性子宫内翻的表现外还有慢性炎症的表现,炎性阴道分泌物,肿物表面溃疡、出血、糜烂等。

(二)检查项目及意义

B超。注意胎盘附着部位、辅助胎盘植入的诊断及明确子宫畸形的存在。发生子宫内翻时进一步评估内翻程度。

(三)诊断思路及原则

1. 评估产前高危因素 ①多次流产病史。②B超提示有胎盘植入可能,或双胎、羊水过多。③子宫畸形或发育不良。④产妇一般情况不良,如营养不良,体质衰弱、上感咳嗽等。⑤宫底肌瘤或腺肌病。⑥长期使用宫缩抑制药如硫酸镁、盐酸利托君片等。

2. 把握产时高危因素及临床表现 助产者手法粗暴,强力牵拉脐带;脐带绕颈或脐带过短;操作不符合规范,如宫底不正当加压;突发疼痛,局部压痛,休克;腹部检查及阴道检查体征。

3. 排除鉴别诊断

(1)子宫脱垂:子宫脱垂患者一般情况良好,妇科检查可见包块下方有子宫颈口,向下屏气时子宫脱垂更加明显,盆腔检查时可摸到子宫体。

(2)子宫黏膜下肌瘤突出宫腔:一般产前B超可以鉴别。产时宫底仍可按及完整宫体。

二、治疗方案及选择

采用何种措施主要根据患者的全身状况、翻出时间、感染程度、有无生育要求，是否合并其他生殖系统肿瘤等选择。

1.保留子宫

(1)经阴道徒手复位：适合急性子宫内翻，宫颈口未回缩。取膀胱截石位，导尿；宫颈过紧者，可以使用镇静药或宫缩抑制药，如硫酸镁、地西泮、哌替啶等，或肌内注射阿托品针；必要时全身麻醉；用拳头法轻柔复位；复位后使用宫缩药加强宫缩，必要时宫腔填塞；术后注意预防出血及产褥感染。

(2)经腹手术复位：包括经腹组织钳牵拉子宫复位术(Huntington 术)、经腹子宫后壁子宫切开复位术(Haultain 术)、经腹子宫前壁子宫切开复位术(Dobin 术)。全身麻醉；以经腹组织钳牵拉子宫复位术为基础，松解、扩大子宫翻出后形成的"杯口"狭窄环，松解方法包括全身麻醉、子宫松弛药物和手法松解，松解后采用两把组织钳由"杯口"下 2cm 处逐渐上提翻出至子宫壁直到完全复位。Haultain 和 Dobin 术式分别切开子宫前或后壁，以扩大或松解"杯口"的狭窄环，切口要求位于"杯口"上，纵形切口，复位后缝合切口。

2.子宫切除手术　经腹或经阴道行部分或全子宫切除术。

三、病情与疗效评价

急性完全性子宫内翻，一般在发病后患者立即陷于严重休克状态。若未及时发现并抢救，往往在发病 3～4h 死亡，病死率为 15％～16％，最高病死率可达 43％。常见死亡原因是休克、出血和感染。子宫内翻的并发症常见于严重的疼痛、出血、感染和休克。

加强助产接生人员的培训、做好第三产程的正规处理是预防子宫内翻的重要措施。及时发现及诊断子宫内翻是治疗关键，积极缓解疼痛、控制出血、感染和休克是治疗子宫内翻的前提。子宫内翻发生后尽量避免并发症的出现，争取保留子宫完整性、保留产妇生育功能。

(潘耀平)

第十八章　妇产科护理

第一节　生殖系统炎症的护理

一、外阴炎

外阴部皮肤或前庭部黏膜发炎,称为外阴炎。外阴炎较常见,可发生于任何年龄的女性。外阴炎主要有非特异性外阴炎(单纯性外阴炎)、霉菌性外阴炎、婴幼儿外阴炎等,其中以非特异性外阴炎为多见。

（一）常见病因

1阴道分泌物过多或长期尿液、粪便的刺激。

2.糖尿病患者尿糖刺激。

3.外阴皮肤卫生不洁。

4.会阴垫、化学纤维内裤、健美裤及紧身牛仔裤等对外阴的刺激均可引起外阴炎。

5.营养不良可使皮肤抵抗力低下,易受细菌的侵袭,也可发生本病。

（二）临床表现

外阴皮肤瘙痒、疼痛及烧灼感,活动、性交及排尿时加重。局部充血、肿胀,常有抓痕,有时形成溃疡或成片的湿疹,长期慢性炎症可使皮肤增厚或可发生皲裂。严重时腹股沟淋巴结肿大且有压痛,体温升高,白细胞增多。糖尿病性外阴炎常表现为皮肤变厚,色红或呈棕色,有抓痕,因为尿糖是良好培养基而常并发白色念珠菌感染。幼儿性外阴炎还可发生两侧小阴唇粘连,覆盖阴道口甚至尿道口。

（三）护理

1.护理措施

（1）注意个人卫生,保持外阴部清洁干燥,不宜穿用化纤及过紧内裤。

（2）做好经期、孕期、分娩期及产褥期卫生。

（3）勿饮酒或吃辛辣食物,局部严禁搔抓,勿用刺激性药物或肥皂擦洗。

（4）应积极寻找病因,包括检查阴道分泌物及尿糖。

（5）针对病因进行治疗,如治疗阴道炎、子宫颈炎、糖尿病或施行阴道修补术等,以消除刺激来源。

（6）若有外阴粘连则需分离之。粘连时间短者,可用手分离;粘连时间长者,因粘连牢固需手术分离。

2.用药及注意事项

（1）局部用 1∶5000 高锰酸钾溶液坐浴,每日 2 次,或用中药苦参、蛇床子、白藓皮、土茯苓、黄柏各 15g,川椒 6g,水煎洗外阴部,每日 1～2 次;若有破溃可涂抗生素软膏,或局部涂擦 40% 紫草油。

（2）对体温升高,腹股沟淋巴结肿大且有压痛者,可按医嘱加用抗生素。

3.健康指导　指导患者养成良好的卫生习惯,穿宽松舒适的衣服;若有白带增多或多饮、多食、多尿等糖尿病症状,应及时就诊治疗。

二、滴虫性阴道炎

滴虫性阴道炎是常见的阴道炎,由阴道毛滴虫感染所引起。

(一)常见病因

隐藏在腺体及阴道皱襞中的滴虫于月经前、后常得以繁殖,引起炎症的发作。滴虫不仅寄存于阴道,还常侵入尿道或尿道旁腺,甚至膀胱、肾盂以及男性的包皮、尿道或前列腺中。其传染途径有:

1.直接传染　经性交传播。

2.间接传染　经公共浴池、浴盆、浴巾、游泳池、厕所、衣物、器械及敷料等途径传播。

(二)临床表现

1.症状　主要症状是稀薄的泡沫状白带增多及外阴瘙痒,若有其他细菌混合感染则排出物呈脓性,可有臭味,瘙痒部位主要为阴道口及外阴,间或有灼热、疼痛、性交痛等。若尿道口有感染,可有尿频、尿痛,有时可见血尿。

2.体征　检查时可见阴道黏膜充血,严重者有散在的出血斑点,后穹窿有多量白带,呈灰黄色、黄白色稀薄液体或为黄绿色脓性分泌物,常呈泡沫状。

(三)护理

1.护理措施

(1)杀灭毛滴虫,恢复阴道正常 pH 值,保持阴道自净状态。

(2)积极开展普查普治工作,消灭传染源,切断传染途径,公共场所应严格卫生管理制度,改善卫生条件,做好卫生宣传。

2.用药及注意事项

(1)全身用药:甲硝唑 200mg,每日 3 次,7d 为一疗程。对初期患者也可用 2g,1 次给药。口服吸收好,疗效高,毒性小,应用方便,男女双方均能应用。未婚妇女阴道局部上药困难,采用全身用药比较方便。偶有服药后出现食欲减退、恶心呕吐等不良反应。用甲硝唑可通过胎盘进入胎体,在孕 12 周前口服可能致胎儿畸形,亦可由乳汁排泄,故孕早期和哺乳期均不宜使用。

(2)局部用药:增强阴道的防御机能。常先用 1% 乳酸、0.5% 醋酸溶液或 10% 洁尔阴、1：5000 高锰酸钾溶液冲洗阴道或坐浴。然后用甲硝唑 200mg,每晚 1 次,阴道上药。10 次为一疗程。

(3)治愈标准:因滴虫阴道炎易于月经后复发,故治疗后应在每次月经干净后复查白带,如连续 3 个月检查均为阴性者,即为治愈。

(4)治疗中注意事项:①治疗后滴虫检查转为阴性后,仍应在下次月经后继续治疗一疗程以巩固疗效。②治疗期间禁止性交,而男方检查若有滴虫应同时治疗。③每次治疗后更换内裤,并应煮沸消毒 5～10min,以消灭病原体。

3.健康指导

(1)指导患者养成良好的卫生习惯,保持外阴部的清洁,尤其是在经期、孕期、产后以及性交时。

(2)患者常因害羞而怕到医院就诊,这将造成更严重的后果,要解除影响治疗效果的心理压力和反复发作造成的苦恼,提高家属对患者的理解与配合。

三、念珠菌性阴道炎

念珠菌性阴道炎是一种常见的阴道炎,习称霉菌性阴道炎,发病率仅次于滴虫性阴道炎。由念珠菌中的白色念珠菌感染所致。念珠菌对热的抵抗力不强,加热至 60℃ 1h 即可死亡;但对干燥、日光、紫外线及化学制剂等抵抗力较强。据统计,约 10%非孕妇女及 30%孕妇阴道中有此菌寄生,但无明显症状。

(一)常见病因

1.阴道内糖原增多 阴道内糖原增多,酸度增高时,最适合于念珠菌繁殖,从而引起炎症,故霉菌性阴道炎多见于孕妇、糖尿病患者及接受大量雌激素治疗者。

2.长期应用抗生素 既改变了阴道内微生物之间相互制约的关系,也易使念珠菌得以繁殖而引起感染。

3.念珠菌 可存在人的口腔、肠道与阴道黏膜上而不引起症状,这三个部位的念珠菌可相互传染。当局部环境条件适合时易发病。

(二)临床表现

1.症状 主要为外阴奇痒、灼痛,症状严重时坐卧不安,痛苦异常。还可有尿频、尿痛及性交痛。典型白带呈豆渣样或凝乳块状,急性期白带增多。

2.体征 检查时可见小阴唇内侧及阴道黏膜上附有白色膜状物,擦除后露出红肿黏膜面。急性期还可能见到白色膜状物覆盖下有受损的糜烂面及浅溃疡。

(三)护理

1.护理措施

(1)加强卫生宣教,讲解霉菌的生理特性以及易感因素,强调注意外阴清洁的重要性,勤换内裤,坚持将清洗外阴用的盆、毛巾,以及内裤煮沸消毒。

(2)消除诱因,合理使用抗生素和雌激素,有糖尿病者,应及时治疗。

2.用药及注意事项

(1)局部用药以降低阴道酸度,抑制病菌生长。先用 2%～4%碳酸氢钠溶液或 10%洁尔阴冲洗阴道或坐浴。拭干后选用制霉菌素片剂或栓剂 10 万 U 或达克宁 1 枚,阴道上药,每晚 1 次,连用 7～10d。

(2)若久治不愈应注意:①本病常与糖尿病并发,若久治不愈应查尿糖。②有时与滴虫阴道炎并发,故应检查有无滴虫感染。③为防止肠道念珠菌的互相感染,可口服制霉菌素 50 万～100 万 U,每日 3 次,7～10d 为一疗程,以消灭肠道念珠菌。④对局部治疗无效或复发者,可服用里素劳(酮康唑),每日 400mg,顿服(餐前),5d 为一疗程。急慢性肝炎禁用,孕妇忌用。

(3)孕妇患念珠菌阴道炎时,应进行局部治疗,可持续至妊娠 8 个月,以避免感染新生儿。

(4)鼓励患者坚持用药,不宜随意中断。

3.健康指导 同滴虫性阴道炎,需停用抗生素或激素药物的患者可能产生一定的顾虑,要注意解释、开导。

四、老年性阴道炎

老年性阴道炎常见于绝经后的老年妇女,因卵巢功能衰退,雌激素水平降低,阴道壁萎缩,黏膜变薄,上皮细胞内糖原含量减少,阴道内 pH 值上升,局部抵抗力降低,致病菌容易入侵繁殖引起炎症。

(一)临床表现

1.症状　主要症状为阴道分泌物增多,呈淡黄色,严重者可有血样脓性白带。外阴有瘙痒或烧灼感。

2.体征　检查时见阴道呈老年性改变,上皮萎缩、皱襞消失,上皮变平滑、菲薄,阴道黏膜充血,有小出血点,有时有表浅溃疡。若溃疡面与对侧粘连,阴道检查时粘连可被分开而引起出血,粘连严重时可造成阴道闭锁,炎症分泌物引流不畅可形成阴道或宫腔积脓。

(二)护理

1.护理措施

(1)讲解老年性阴道炎的发病机制,加强卫生宣教。

(2)注意保持外阴清洁,勤换内裤。

2.用药及注意事项　为增强阴道上皮的抵抗力和抑制细菌生长,可用 0.5％醋酸或 1％乳酸,阴道冲洗或坐浴。然后选用己烯雌酚 0.125～0.25mg,每晚 1 次,阴道上药,7～10d 为一疗程。顽固病例,可口服倍美力 0.625mg,每日 1 次,维持 2～3 个月,每月后 14d 加服安宫黄体酮 4mg,每日 2 次。对乳癌或子宫内膜癌患者禁用雌激素。

3.健康指导　针对老年妇女思想较保守,不愿到医院做妇科检查的特点,宣传老年期卫生保健常识,嘱其家属多予关心,尽量满足患者治疗上的要求,鼓励坚持治疗。

五、子宫颈炎

子宫颈炎多见于生育年龄妇女,分急性与慢性两种。急性子宫颈炎常与急性子宫内膜炎、产褥感染、感染性流产或急性阴道炎同时发生。临床以慢性子宫颈炎为多见。在此仅叙述慢性子宫颈炎。

慢性子宫颈炎多在分娩、流产或手术损伤宫颈后发生,病原体侵入引起炎症。临床多有急性过程的表现。主要病原体为葡萄球菌、链球菌、大肠杆菌及厌氧菌。宫颈阴道部的鳞状上皮层较厚,对炎症的抵抗力强,而宫颈管内膜的柱状上皮较薄,抵抗力弱。病原体主要侵入宫颈内膜,宫颈内膜皱襞多,病原体潜藏此处,感染不易彻底清除,往往形成慢性子宫颈炎。

(一)病理变化

1.宫颈糜烂　宫颈糜烂指宫颈外口处宫颈阴道部的鳞状上皮因炎症刺激而脱落,外观呈细颗粒状的红色区,称为宫颈糜烂。根据糜烂程度分为三型。

(1)单纯型糜烂:炎症初期,糜烂面仅为单层柱状上皮所覆盖,表面平坦。

(2)颗粒型糜烂:炎症继续发展,柱状上皮过度增生,并伴有间质增生,糜烂面凹凸不平,呈颗粒状。

(3)乳突型糜烂:间质增生明显,表面凹凸不平现象更加明显而呈乳突状突起。

2.子宫颈息肉　慢性炎症的长期刺激可使宫颈管局部黏膜增生,子宫有排出异物的倾向,使增生的黏膜逐渐自基底部向宫颈外口突出而形成息肉。一个或多个,大小不等,表面光滑,色红,舌形,质软而脆,易出血,蒂细长。

3.宫颈肥大　由于慢性炎症的长期刺激,子宫颈组织充血,水肿,腺体和间质增生,使子宫颈呈不同程度的肥大,宫颈表面光滑。最后由于纤维结缔组织的增生,使宫颈变硬。

4.宫颈腺体囊肿(纳氏囊肿) 宫颈糜烂愈合过程中,新生的鳞状上皮覆盖子宫颈腺管口或深入腺管,将腺管口堵塞,腺体分泌物引流受阻、潴留,形成大小不等的腺体囊肿,表面光滑,呈白色或淡黄色。

5.子宫颈管炎 病变局限于子宫颈管内的黏膜及黏膜下组织,宫颈表面光滑。仅见子宫颈口有脓性分泌物,有时子宫颈管黏膜增生,可向外突出,宫颈口发红充血。

(二)临床表现

慢性子宫颈炎的主要症状是白带增多。由于病原菌、炎症的范围及程度不同,白带的量、性质、颜色及气味也不同,可呈乳白色黏液状,有时呈淡黄色脓性,伴有息肉形成时常伴有血性白带或性交后出血。当炎症沿子宫骶韧带扩散到盆腔时,可有腰骶部疼痛、盆腔部下坠痛及痛经等,每于月经、排便或性交时加重。黏稠性白带不利于精子传过,可造成不孕。

宫颈糜烂是子宫颈炎最常见的病变。根据糜烂面积的大小可分为三度。

轻度:指糜烂面小于整个宫颈面积的1/3。

中度:指糜烂面占整个宫颈面积的1/3～2/3。

重度:指糜烂面占整个宫颈面积的2/3以上。

(三)护理

慢性子宫颈炎治疗前应先做宫颈刮片,排除早期了宫颈癌。以局部治疗为主,使糜烂面柱状上皮坏死,脱落,由新生的鳞状上皮覆盖宫颈表面而达到愈合。可采用物理治疗、药物治疗及手术治疗。

1.物理疗法 物理疗法是目前治疗子宫颈糜烂疗效较好、疗程最短的方法。一般是只需治疗一次即可治愈。常采用的方法有:激光治疗、冷冻疗法、微波疗法、电烙及电熨术等。适用于糜烂面积较大或炎症浸润较深及宫颈腺体囊肿病例。治疗时间宜选择在月经干净后3～7d内进行。有急性生殖器炎症者禁用。各种物理疗法术后均有阴道分泌物增多,甚至有大量水样排液,在术后1～2周脱痂时可有少许出血。术后4～8周在创面尚未完全愈合期间禁止盆浴、性交和阴道冲洗,以免发生大出血和感染。术后2个月月经干净后复查。在阴道排液期间应使用卫生垫,保持外阴清洁,以防发生感染。若已发生感染,应及时应用药物治疗。

2.药物治疗 适用于糜烂面积小和炎症浸润较浅的病例。既往应用局部涂硝酸银或铬酸腐蚀,现已少用。应用中药子宫颈粉亦有一定疗效,在无物理疗法情况下可应用,内含黄矾、金银花各9g,五倍子30g,甘草6g。将药粉撒于棉球上,覆盖子宫颈,24h后取出。月经后上药,每周2次,4次为一疗程。

3.手术治疗 子宫颈息肉可用血管钳钳住蒂部扭转摘除,局部压迫止血;对糜烂面深广且累及宫颈管者,可考虑行宫颈锥切术,但一般经过上述方法均可以治愈,因此,现已很少采用宫颈锥形切除术。

4.健康指导 指导妇女定期做妇科检查,发现宫颈炎症予以积极治疗,慢性宫颈炎一般药物治疗效果欠佳,且有可能癌变,因此患者的思想压力大,易造成患者和家属的顾虑和不安,要注意解除患者的思想顾虑,树立战胜疾病的信心,积极配合治疗。

六、盆腔炎

女性内生殖器及其周围的结缔组织、盆腔腹膜发生炎症时,称为盆腔炎。盆腔炎是妇科常见病。炎症可局限于一个部位,也可几个部位同时发病。按其发病过程、临床表现,可分为急性与慢性两种。急性炎症可能引起弥漫性腹膜炎、败血症以致感染性休克等严重后果;慢性炎症由于久治不愈,反复发作,可影响妇女身心健康,给患者造成痛苦。引起盆腔炎的主要病原体为葡萄球菌、链球菌、大肠杆菌、厌氧菌。

(一)急性盆腔炎

1.常见病因　急性盆腔炎主要是由于分娩过程中软产道损伤或胎盘、胎膜残留,流产过程中流血时间长、或有组织残留宫腔,宫腔内手术(上环、取环等)时无菌操作不严格或术前已有感染未经治疗,经期卫生不洁,或经期性交所致。此外,邻近器官的炎症,如阑尾炎、腹膜炎等可直接蔓延引起急性盆腔炎,当机体抵抗力低下时,也可使原有慢性盆腔炎急性发作。盆腔生殖器炎症的病变过程与侵入细菌种类、毒性程度以及机体的抵抗力等有关。其主要病理表现为急性子宫内膜炎、急性输卵管炎、输卵管积脓、输卵管卵巢脓肿、急性盆腔结缔组织炎、急性盆腔腹膜炎、败血症及脓毒血症。

2.临床表现　可因炎症的轻重及范围大小而有不同。起病时下腹疼痛,伴发热,如病情严重可有高热、寒战、头痛、食欲不振。如有腹膜炎则出现消化系统症状如恶心、呕吐、腹胀、腹泻等。如有脓肿形成,可有下腹包块及局部压迫症状,包块位于前方可有膀胱刺激症状,包块位于后方可有直肠刺激症状。

患者呈急性病容,体温高,心率快,腹胀,下腹部有肌紧张,压痛及反跳痛,肠鸣音减弱或消失。妇科检查:阴道可能充血,并有大量脓性分泌物,穹窿有明显触痛。子宫颈充血,水肿,举痛明显。子宫体略大,有压痛,活动受限。子宫的两侧压痛明显,有时可扪及肿块。子宫旁结缔组织炎时,可扪及下腹一侧或两侧有片状增厚。有脓肿形成且位置较低时,可扪及后穹窿或侧穹窿有肿块且有波动感。

3.护理

(1)护理措施:取半卧位,卧床休息,有利于脓液积聚于子宫直肠陷凹促使炎症局限。给予充分营养及液体摄入,纠正电解质紊乱及酸碱平衡,病重者应考虑少量输血,以增加身体抵抗力。避免不必要的妇科检查,禁用阴道灌洗,防止炎症扩散。应每4h测体温、脉搏、呼吸1次,体温超过39℃时应首先进行物理降温。根据患者全身状况,给予酒精或温水擦浴,亦可用冰袋降温;若体温下降不明显,可按医嘱给药物降温。在降温过程中,患者大量出汗,可出现血压下降、脉快、四肢厥冷等虚脱症状,故应密切观察体温、脉搏、呼吸、血压,每0.5~1h测量1次,同时应及时为患者更换衣服,鼓励喝水,预防因衣被潮湿再次引起寒战。腹痛时可按医嘱给予止痛剂与镇静剂;腹胀时可行胃肠减压或肛管排气。

(2)用药及注意事项:根据细菌培养及药物敏感试验选用合理的抗生素治疗。一般选用广谱抗生素联合用药,疗效好。给药途径以静脉滴注收效大。抗生素的应用必须达到足量,在症状消失后继续用药2周以巩固疗效,力求彻底治愈,以避免形成慢性盆腔炎。在使用抗生素期间,应观察患者有无过敏性皮疹及药物毒性反应,注意体温、食欲、意识等有无变化,用药间隔时间必须均匀,以维持药物在体内的有效浓度而保证疗效。

凡有脓肿形成,经药物治疗48~72h,体温持续不下降,患者中毒症状加重或肿块增大者;或输卵管积脓或输卵管卵巢脓肿,经药物控制炎症数日后;或有脓肿破裂,均应行手术治疗。具体术式可根据脓肿部位,经腹或经阴道后穹窿切开排脓或行输卵管卵巢脓肿切除。术前及术后护理按妇科手术护理进行。

(3)健康指导:做好经期、孕期及产褥期的卫生宣教,指导性生活卫生,减少性传播疾病,经期禁止性交,注意疏导因症状而造成的焦虑、烦躁情绪。

（二）慢性盆腔炎

慢性盆腔炎常为急性盆腔炎治疗不及时,不彻底或因患者体质较差,病程迁延所致。少数患者亦可无急性炎症病史。病情较顽固,当机体抵抗力较差时,可有急性发作。其主要病理改变为结缔组织增生及粘连,可表现为慢性输卵管炎与输卵管积水、输卵管卵巢炎与输卵管卵巢囊肿及慢性结缔组织炎。

1.临床表现　全身症状多不明显,有时可有低热,易感疲乏。病程时间较长者,部分患者可有神经衰弱症状,如精神不振、失眠等。因局部组织粘连牵拉及盆腔充血,可引起下腹坠胀、疼痛及腰骶部酸痛,常在劳累、性交后及月经前后加剧。由于盆腔瘀血,患者可有月经增多,卵巢功能损害时可有月经失调,输卵管粘连阻塞时可致不孕。

妇科检查:子宫常呈后位,活动受限或粘连固定。若为输卵管炎,则在子宫一侧或两侧触到增粗的输卵管,呈条索状,并有轻度压痛,若为输卵管积水或输卵管卵巢囊肿,则在盆腔一侧或两侧触到囊性肿物,活动多受限。若为盆腔结缔组织炎时,子宫一侧或两侧有片状增厚,压痛,宫骶韧带增粗、变硬、有压痛。

2.护理

（1）护理措施:因长期炎症,患者多精神不振或抑郁。应解除患者思想顾虑,增强治疗信心。增加营养,锻炼身体,以提高机体抵抗力,防止急性发作。物理疗法如短波、超短波、离子透入、蜡疗等可促进盆腔局部血液循环,改善组织的营养状态,以利炎症的吸收和消退。每一疗程 10～20 次,间隔 1～2 周后可重复进行。如输卵管积水或输卵管卵巢囊肿或存在小的感染灶,反复引起炎症发作者,可行手术治疗。手术以彻底治愈为原则,可行单侧附件切除术或子宫全切术加双附件切除术,对年轻妇女应尽量保留卵巢功能。护理按妇科术前术后护理进行。

（2）用药及注意事项:在应用抗生素的同时,可采用 α－糜蛋白酶 5mg 或透明质酸酶 1500U,肌内注射,隔日一次,5～10 次为一疗程,以利粘连和炎症的吸收。也可同时口服地塞米松 0.75mg,每日 3 次,也有助于粘连和炎症的吸收。中药治疗慢性盆腔炎以湿热型为多见,宜以清热利湿,活血化淤为主,方药可用丹参、赤芍、木香、桃仁、金银花、蒲公英、茯苓、丹皮、生地。气虚者加党参、白术、黄芪。痛重者加延胡索。

（3）健康指导:指导患者保持良好的个人卫生习惯,增加营养,积极锻炼身体,注意劳逸结合,遵医嘱执行治疗方案。因病程长,治疗效果不明显而引起的焦虑、精神不振的神经衰弱症状,严重者可影响正常的工作,甚至影响夫妻关系,应注意疏导。

（韩瑞芬）

第二节　月经不调的护理

月经失调为妇科常见病,是由于神经内分泌调节紊乱引起的异常子宫出血,而全身及内外生殖器官无器质性病变存在。往往由于精神紧张、过度劳累、环境和气候的改变、营养缺乏、代谢紊乱等诱因,通过大脑皮层的神经介质干扰下丘脑－垂体－卵巢轴的调节和制约机制,以致卵巢功能失调,性激素分泌失常,子宫内膜失去周期性改变,出现了一系列月经紊乱的表现。

一、功能失调性子宫出血

功能失调性子宫出血(简称功血),主要表现为反复的不正常的子宫出血,为妇科的常见病。它是由于调节生殖的神经内分泌机制紊乱引起的,而不是全身及内外生殖器官有器质性病变。功血可发生于月经初潮至绝经期的任何年龄,50%的患者发生于绝经前期,30%发生于育龄期,20%发生于青春期。常表现为月经周期长短不一、经期延长、经量过多,甚至不规则阴道流血。功血可分为排卵性和无排卵性两类。

(一)常见病因

体内外任何因素都可影响下丘脑—垂体—卵巢轴的调节功能,常见的因素有精神紧张、恐惧、气候和环境骤变、过度劳累、营养不良及全身性疾病的影响,使卵巢功能失调、性激素分泌失常,致使子宫内膜失去正常的周期性变化,出现一系列月经紊乱的现象。

在整个月经周期中,上述任何干扰因素阻碍下丘脑对垂体 GnRH 的控制,在月经中期不能形成 FSH 与 LH 的峰状分泌,致使卵巢不能排卵,出现无排卵性功血。有时虽有排卵,但早期的 FSH 水平不高,卵泡发育延迟,致使黄体期的 LH 水平相对不足,出现黄体功能不足的有排卵性功血;也有 FSH 水平正常,但 LH 水平相对不足或持久分泌,出现内膜脱落不全的有排卵性功血。

(二)临床分类及表现

1.无排卵性功血 约有 85% 是无排卵性功血。多见于青春期与更年期,由于下丘脑—垂体—卵巢轴尚未发育成熟或衰退,卵巢虽能分泌雌激素,卵泡亦发育,但因不能形成正常月经周期时的 FSH 和 LH 高峰,使卵泡不能继续发育成熟,没有排卵,卵巢不能分泌孕激素,没有黄体形成,以致月经紊乱。

主要表现为月经周期或经期长短不一,出血量异常。有时先有数周或数月停经,然后有大量阴道流血,持续 2~3 周或更长时间,不易自止。也有长时间少量出血,但淋漓不净。经期无下腹痛,常伴有贫血,妇科检异常。

2.有排卵性功血 较无排卵性功血少见。多见于生育期,都有排卵功能,但黄体功能异常。常见的有两种类型。一种是黄体功能不足,因为黄体期孕激素分泌不足,或黄体过早衰退,使子宫内膜分泌反应不良;另一种是子宫内膜不规则脱落,虽然黄体发育良好,但萎缩过程延长,使子宫内膜脱落不全。

一般表现为月经周期正常或缩短,但经期延长。黄体功能不足时,月经周期可缩短至 3周,且经期前点滴出血。子宫内膜不规则脱落时,月经周期正常,但经期延长达 9~10d,且出血量较多。

(三)治疗

1.无排卵性功血 青春期患者以止血、调整月经周期、促进排卵为主;更年期患者以止血和调整月经周期为主。

2.有排卵性功血以调整黄体功能为主

(1)药物止血:①孕激素内膜脱落法:即药物刮宫法。适用于有一定雌激素水平而孕激素不足时。给足量的孕激素,常用黄体酮 10~20mg,每日肌注,连续 5d,用药后使增生过长的子宫内膜转化为分泌期,停药后内膜脱落出现撤药性出血。因撤药性出血时,出血量很多,故只适用于血红蛋白大于 60~70g/L 的患者。②雌激素内膜生长法:适用于无排卵性的青春期或未婚者的功血,大剂量雌激素能快速升高体内雌激素水平,使子宫内膜生长,达到短期内修复创面、止血的目的。③雄激素:适用于更年期的功血,有拮抗雌激素的作用,能增强子宫平滑肌及子宫血管的张力,减轻盆腔充血,从而减少出血量。因雄激素不能立即改变子宫内膜脱落的过程,也不能迅速修复内膜,故单独应用效果不佳。

(2)诊断性刮宫:更年期功血的患者在用激素治疗前宜常规行诊刮术,以排除宫腔内器质性病变。刮出的子宫内膜送病理检查,可协助明确诊断和指导用药。但对未婚者不宜选用。

(3)调整月经周期:使用性激素人为地控制出血量,并形成有规律的月经周期,是治疗功血的一项过渡性措施,其目的为暂时抑制患者自身的下丘脑-垂体-卵巢轴,借以恢复正常月经的内分泌调节,另外,直接作用于生殖器官,使子宫内膜发生周期性变化,能按预期时间脱落且出血量不多。在调整阶段,患者能摆脱因大出血而带来的精神上的忧虑或恐惧,同时有机会改善患者的机体状况。一般连续用药 3 个周期,常用的调整月经周期的方法有:雌、孕激素序贯法(人工周期):模拟自然月经周期中卵巢的内分泌变化,使子宫内膜发生相应变化,引起周期性脱落。适用于青春期功血的患者。一般连续使用 2～3 个周期后,即能自发排卵。雌、孕激素合并应用:雌激素使子宫内膜再生修复,孕激素可限制雌激素引起的内膜增生过长。适用于育龄期(计划生育者)与更年期功血的患者。孕、雄激素合并法:适用于更年期功血的患者。

(4)促进排卵:氯底酚胺(克罗米芬):通过抑制内源性雌激素对下丘脑的负反馈,诱导促性腺激素释放激素的释放而诱发排卵。此药有较高的促排卵作用,适用于体内有一定雌激素水平的患者。一般连续用药 3～4 个周期。不宜长期连续用药,避免对垂体产生过度刺激,导致卵巢过度刺激综合征,或多发排卵引起多胎妊娠。人绒毛膜促性腺激素(HCG):具有类似 LH 的作用而诱发排卵。适用于体内有一定水平 FSH,并有中等水平雌激素的患者。用 B 型超声波监测卵泡发育到接近成熟时,或于月经周期第 9～10d,HCG 1000U 肌注,次日 2000U,第 3d 5000U,可引起排卵。雌激素:适用于月经稀少,且雌激素水平低下的患者,以小剂量雌激素作周期疗法。于月经第 6 天起,每晚口服己烯雌酚 0.125～0.25mg,连续 20d 为一周期。连续用 3～6 个周期。

(5)有排卵性功血的治疗:黄体功能不足。促进卵泡发育:针对发生的原因,调整性腺轴功能,促使卵泡发育和排卵,以利形成正常的黄体。首选氯底酚胺,适用于黄体功能不足的卵泡期过长的患者。黄体功能刺激疗法:常用 HCG 以促进和支持黄体功能。于基础体温上升后开始,HCG 2000～3000U 隔天肌注,共 5 次。黄体功能替代疗法:于排卵后开始用黄体酮 10mg,每日肌注 1 次,共 10～14d。以补充黄体分泌的孕酮不足,用药后月经周期正常,出血量减少。

(6)子宫内膜不规则脱落:孕激素:调节下丘脑-垂体-卵巢轴的反馈功能,使黄体及时萎缩,内膜较完整脱落。于下次月经前第 8～10d 起,黄体酮 20mg,每日肌注,或醋酸甲羟孕酮(安宫黄体酮)10～12mg,共 5d。HCG:HCG 有促进黄体功能的作用,用法同黄体功能不全。

(四)护理

1.护理目标

(1)经过有关本病的医学知识和健康教育后,患者摆脱了精神困扰,愿意参与治疗。

(2)与患者及家属共同商量,在住院期间依靠社会支持系统暂时照顾其家庭事务,患者和家属乐意接受援助的方式,能安心住院治疗。

(3)再次向患者讲解本病的诊断依据及经过,患者能接受目前的疾病诊断。

(4)经过积极的治疗,和保证营养的摄入,未发生体液不足的现象。

(5)加强会阴护理,和教会患者自我清洁卫生技能,未发生生殖道感染。

2.护理措施

(1)针对不同年龄期的患者讲解其发病的机制,国内外对此病的最新研究信息,正规治疗的整体方案,疗程的时间,写出书面的用药方法及时间表。尤其强调擅自停药,或不正规用药的不良反应。

(2)针对主动限制摄入量、正在减肥的患者,让其明白短期性激素治疗不同于长期。肾上腺皮质激素治疗,不会引起发胖,以及接受正规治疗与健康的辩证关系。并纠正有些人因偏食习惯而造成的营养不良,让其懂得长期营养不良是诱发本病的因素之一。

(3)针对角色转变障碍的患者,让其懂得住院能得到最快最好的治疗,因而能最有效地治愈功血,才能早日恢复健康。说服患者和家属主动寻找能帮助患者照顾家务的社会支持系统人员(亲朋好友、街坊邻居、领导同事、子女的教师等)。

(4)针对害怕误诊的患者,详细了解发病经过及症状,让其阅读实验室报告,讲解报告的临床意义,并帮助其排除恶变的症状,甚至可将有关书籍借给其仔细阅读理解,或请主治医生再次与患者讲解病情及诊断依据。

(5)记录出血量,嘱患者保留卫生巾、尿垫及内裤等便于准确估计失血量,为及时补充体液和血液提供依据。对严重出血的患者需按时观察血压、脉搏、呼吸、尿量,并督促其卧床休息和不单独起床,以防发生晕倒受伤。如给予静脉输液时,做好配血、输血的准备。如发生出血性休克时,积极配合医生抗休克治疗。

(6)正确给药,严格执行性激素给药的护理措施:①重点交班,治疗盘醒目标记。②按量按时给药,不得随意停药或漏药,让患者懂得维持血液内药物浓度的恒定,可避免造成意外的阴道出血。③必须按规定在血止后开始减量,每3d减去原剂量的1/3量。④让患者懂得药物维持量是以停药后3～5d发生撤药性出血,和上一次月经时间为参考依据而制定的,要坚持服完维持量。⑤告之患者及家属,若治疗期间有不规则阴道出血,应及时汇报值班护士或医生,必须立即做出处理。

(7)预防感染做好会阴护理,并教会患者使用消毒的卫生巾或会阴垫,保持内裤和床单的清洁,每晚用PP液(1:5000高锰酸钾)清洁外阴,以防逆行感染。观察与生殖器感染有关的体征,如宫体压痛,卫生巾、外阴有臭味,及体温、脉搏、白细胞计数和分类的报告,一旦有感染症状,及时与医生联系,加用抗生素治疗。

(8)补充营养,成人体内大约每100mL血液含铁50mg。因此每天应从食物中吸收0.7～2.0mg铁,功血患者更应增加铁剂的摄入量。根据患者喜爱的食品,推荐富含铁剂的食谱,如青春期患者可多食猪肝、禽蛋类食品,更年期患者则可多食鱼虾、新鲜水果和蔬菜类等低胆固醇高铁剂的食品。下列食品中含铁剂量为:0.7～2.0mg:牛奶700～2000g,瘦猪肉29～83g,猪肝3～8g,鸭蛋22～63g,带鱼63～182g,鲤鱼44～125g,苋菜15～42g,黄豆6～18g,榨菜10～30g,土豆77～222g,黄瓜或西红柿175～500g,同时再注意添加大量的维生素,补充锌剂,以促进患者尽可能地在短期内纠正贫血。

3.健康指导 针对不同年龄期的患者讲解各期发病机制,国内外对此病的最新研究信息,正规治疗的整体方案,疗程的时间,写出书面的用药方法及时间表。尤其强调擅自停药或不正规用药的不良反应。

二、闭经

月经停止 6 个月称闭经,它是妇科疾病的一种常见症状,而不是疾病,通常把闭经分为原发性和继发性两类,前者是指女性年满 18 岁或第二性发育成熟 2 年以上,仍无月经来潮者;后者是指曾有规律的月经周期,后因某种病理性原因而月经停止 6 个月以上者。根据发生的原因,闭经又可分为生理性和病理性两类,凡青春期前、妊娠期、哺乳期和绝经期后的停经,均属生理性闭经。因下丘脑-垂体-卵巢性腺和靶器官子宫,任何一个环节发生问题,导致的闭经为病理性闭经。

(一)病因

正常月经周期的建立与维持依赖于下丘脑-垂体-卵巢轴的神经内分泌调节,和靶器官子宫内膜对卵巢性激素的周期性反应,如果其中一个环节的功能失调就会导致月经紊乱,严重时发生闭经。根据闭经的常见原因,按病变部位分为:影响下丘脑合成和分泌 GnRH 及生长激素,进而抑制促性腺激素、性腺功能下降所致的原发性或继发性的闭经;下丘脑的生乳素抑制因子或多巴胺减少,和 GnRH 分泌不足所致的闭经溢乳综合征;下丘脑-垂体-卵巢轴的功能紊乱,LH/FSH 比率偏高,卵巢产生的雄激素太多,而雌激素相对较少所致的无排卵性多囊卵巢综合征的闭经;剧烈运动后 GnRH 分泌减少,其次运动员的肌肉/脂肪比率增加或总体脂肪减少使月经异常,进而导致闭经;甲状腺功能减退,肾上腺皮质功能亢进,肾上腺皮质肿瘤等其他内分泌功能异常所致的闭经。

(二)闭经的分类

1.子宫性闭经 闭经的原因在子宫,即月经调节功能正常,卵巢亦正常,但子宫内膜对卵巢性激素不能产生正常的反应,也称子宫性闭经。因子宫发育不全或缺如,子宫内膜炎,子宫内膜损伤或粘连,和子宫切除后或宫腔内放射治疗后等所致的闭经。

2.卵巢性闭经 闭经的原因在卵巢,因卵巢发育异常,或卵巢功能异常使卵巢的性激素水平低下,不能作用于子宫内膜发生周期性变化所致的闭经。如先天性卵巢未发育或仅呈条索状无功能的实体,卵巢功能早衰,卵巢切除后或放射治疗后组织破坏和卵巢功能性肿瘤等所致的闭经。

3.垂体性闭经 病变主要在垂体,垂体前叶器质性病变或功能失调都会影响促性腺激素的分泌,继而导致卵巢性闭经。如垂体梗死的席汉综合征、原发性垂体促性腺功能低下和垂体肿瘤等所致的闭经。

4.下丘脑性闭经 是最常见的一类闭经,因中枢神经系统——下丘脑功能失调而影响垂体,继而引起卵巢性闭经。如环境骤变、精神创伤等外界不良的精神或神经刺激因素,作用于下丘脑-垂体-卵巢轴,影响卵泡成熟导致闭经,神经性厌食和长期消耗性疾病的严重营养不良。

(三)临床表现

虽然闭经患者常无不适的症状,但精神压力却较大,生殖器发育不良的青春期女性,忧虑今后不能成婚,或不能生育的自卑感;已婚育的妇女因发病而致的性欲下降,影响正常的性生活,害怕破坏夫妻感情而内疚;大多数患者都因病程较长或反复治疗效果不佳,甚至得不到亲人的理解而感到悲哀、沮丧,因而对治疗失去信心。严重的患者可影响食欲,睡眠等,诸多的不良心情反过来更加重了病情。

(四)护理

1.护理措施

(1)建立护患关系:表现出医护人员应有的同情心,取得患者的信赖,鼓励患者逐渐地表露心声,如对治疗的看法,对自我的评价,对生活的期望,面临的困难等。

(2)查找外界因素:引导患者回忆发病前不良因素的刺激,指导患者调整工作、生活节奏,建立患者认可的锻炼计划,增强适应环境改变的体质,学会自我排泄心理抑郁和协调人际关系的方法。

(3)讲解医学知识:耐心讲述闭经发病原因的复杂性,诊断步骤的科学性,实施检查的阶段性,才能取得准确的检查效果,对查明病因是有利的。对有接受能力的患者,可用简图表示下丘脑-垂体-卵巢性腺轴产生月经的原理,用示意图说明诊断步骤、诊断意义和实验所需的时间,使患者理解诊治的全过程,能耐心地按时、按需接受有关的检查。

(4)指导合理用药:患者领到药后,说明每种药物的作用、服法、可能出现的不良反应等,并具体写清服药的时间、剂量和起始日期,最后评价患者的掌握程度,直到完全明白为止。

(5)关注全身健康状况:积极治疗慢性病。

2.用药及注意事项

(1)小剂量雌激素周期治疗:促进垂体功能,分泌黄体生成素,使雌激素升高,促进排卵。

(2)雌、孕激素序贯疗法:抑制下丘脑-垂体轴的作用,停药后可能恢复月经并出现排卵。

(3)雌、孕激素合并治疗:抑制垂体分泌促性腺激素,停药后出现反跳作用,使月经恢复及排卵。

(4)诱发排卵:卵巢功能未衰竭,又希望生育的患者,可根据临床情况选用促排卵的药物。

(5)溴隐亭的应用:适用于溢乳闭经综合征。其作用是抑制促催乳激素以减少催乳激素。

3.健康指导

(1)让患者懂得闭经的发生、治疗效果与本人的精神状态有较密切的关系,逐渐克服自卑感,最终能战胜自我、重塑自我。

(2)让患者家属理解闭经治疗的复杂性和患者的心情变化,学会更细微地体贴关心患者。

(3)让患者懂得营养不良与闭经的关系,放弃不合理的饮食,配合诊治方案。

三、更年期综合征

更年期是女性从性成熟期逐渐进入老年期的过渡阶段,包括绝经前期、绝经期和绝经后期。绝经是指月经完全停止1年以上。据统计,目前我国的平均绝经年龄,城市妇女为49.5岁,乡村妇女为47.5岁。约1/3的更年期妇女能以神经内分泌的自我调节适应新的生理状态,一般无特殊症状,2/3的妇女会出现一系列性激素减少引起的自主神经功能失调和精神神经等症状,称为更年期综合征。

(一)临床表现

更年期综合征一般历时2~5年,甚者10余年。

1.月经紊乱及闭经 绝经前70%妇女出现月经紊乱,从月经周期缩短或延长,经量增多或减少,逐渐演变为周期延长,经量减少至闭经。少数人直接转为闭经。

2.血管舒缩症状　常见为阵发性潮热、出汗、心悸、眩晕，是卵巢功能减退的信号。典型的表现为无诱因、不自主的、阵发性的潮热、出汗，起自胸部皮肤阵阵发红，继而涌向头颈部，伴烘热感，随之出汗。持续时间为几秒至数分钟不等，而后自行消退。

3.精神、神经症状　常表现为情绪不稳定，挑剔寻衅，抑郁多疑，注意力不集中，记忆力衰退，失眠，头痛等。少数人有精神病症状，不能自控，这种变化不能完全用雌激素水平下降来解释。

4.泌尿、生殖道的变化　外阴萎缩，阴道变短、干燥、弹性减弱、黏膜变薄，致性交疼痛，甚者见点状出血，易发生感染，出现白带黄色或带血丝，外阴烧灼样痛；宫颈萎缩变平，宫体缩小，盆底松弛；尿道缩短，黏膜变薄，尿道括约肌松弛，常有尿失禁；膀胱黏膜变薄，易反复发作膀胱炎；乳房萎缩、下垂。

5.心血管系统的变化　绝经后冠心病发生率增高，多认为与雌激素下降致血胆固醇、低密度脂蛋白、甘油三酯上升，高密度脂蛋白下降有关。也有出现心悸、心前区疼痛，但无器质性病变，称为"假性心绞痛"。

6.骨质疏松　绝经后妇女骨质丢失变为疏松，骨小梁减少，最后可引起骨骼压缩，体格变小，甚者导致骨折，常发生于桡骨远端、股骨颈、椎体等部位。骨质疏松与雌激素分泌减少有关。因为雌激素可促进甲状腺分泌降钙素，它是一种强有力的骨质吸收抑制剂。一旦雌激素水平下降，致使骨质吸收增加。此外，甲状旁腺激素是刺激骨质吸收的主要激素，绝经后甲状旁腺功能亢进，或由于雌激素下降使骨骼对甲状旁腺激素的敏感性增强，也促使骨吸收加剧。

更年期综合征患者常因一系列不自主的血管舒缩症状和神经功能紊乱症状，而影响日常工作和生活，可用改良的 kupperman 的更年期综合征评分法评价其症状的程度。某些家庭、社会环境变化构成对围绝经期妇女心身的不良刺激，如丈夫工作变迁，自己工作负担加重或在竞争中力不从心，甚至下岗，自己容貌或健康的改变，家庭主要成员重病或遭遇天灾人祸等。这些都导致了患者情绪低落，抑郁多疑。少数患者曾有过精神状态不稳定史，在围绝经期更易激动、多虑、失眠等，甚至表现为喜怒无常，被周围的人们误认为精神病，更加重了患者的心理压力，因而也就更渴望得到理解和帮助。

（二）护理

1.护理目标

（1）患者能识别精神困扰的起因，学会自我调节不稳定情绪。

（2）患者能掌握性激素替代治疗的具体方法，并懂得寻求性保健咨询。

（3）患者能再树老有所乐的生活观。

2.护理措施

（1）自我调节：向患者介绍有关更年期综合征的医学常识，让患者了解这一生理过程，解除不必要的猜疑和烦恼。争取家庭成员和同事们的关心爱护，给患者创造一个良好的生活和工作的环境。同患者商讨调节有规律的生活和工作日程，保证充足的休息和睡眠。劝阻患者不要观看情节激动、刺激性强或忧伤的影视片。

（2）潮热的护理：记录发生潮热的情形，借以找出引发潮热的因素加以避免。尽量采用多件式纽扣的穿着方式，当潮热时可以脱下，即使没有隐蔽处也可解开纽扣散热，当感到冷时又能方便地再穿上。避免过于激动而引发潮热。少食调味重、辛辣食品，兴奋性食品，以免发生潮热。用电扇、空调、冷毛巾擦拭等方法，借以缓解潮热。

（3）指导用药：使患者懂得补充性激素的目的、用药后效果及可能出现少量阴道出血、乳房胀、恶心等症状，多能自行消失。一旦未见好转，到医院就诊，排除其他原因后，调整剂量。以解除更年期综合征，用药症状消失后即可停药；为防治骨质疏松，则需长期用药。对长期用药的患者商讨定期随访的计划，并具体书写药名、服用剂量、服用次数和日期确认患者能掌握用法。

（4）预防阴道干燥：维持性生活或手淫的方式，有助于加强阴道的血液循环，并可维持组织的伸缩性。也可使用水溶性的润滑剂，以润滑阴道壁，必要时亦可试用雌激素软膏。

（5）预防骨质疏松：鼓励患者参加适量的户外活动，如去环境安静、空气新鲜的场地散步和锻炼，阳光直接照射皮肤；增加钙质食品（鱼虾、牛奶、深绿色和白色蔬菜、豆制品、坚果类等），最好每天喝牛奶 500mL，或服用保健钙。专家建议，围绝经期妇女每天从食品中摄取钙量应是 800～1000mg，保健钙应在饭后 1h 或睡前服用；若饮用牛奶有腹胀、腹泻等不适的患者，可改饮酸奶；必要时服用降钙素，有助于防止骨质丢失和预防自主神经功能紊乱的症状。

3. 用药及注意事项

（1）一般治疗：更年期综合征可因精神、神经不稳定而加剧症状，故应先进行心理治疗。甚者必要时选用适量的镇静剂以利睡眠，如夜晚口服阿普唑仑（佳静安定）1mg，和调节自主神经功能的谷维素每天 30～60mg。

（2）雌、孕激素替代治疗：适用于因雌激素缺乏引起的老年性阴道炎、泌尿道感染、精神神经症状及骨质疏松的变化。治疗时以剂量个体化，取最小有效量为佳。

如大剂量单用雌激素 5 年，增加子宫内膜癌的发病率。但小剂量雌激素配伍孕激素，则能降低子宫内膜癌的发生。如有严重肝胆疾病，深静脉血栓性疾病和雌激素依赖性肿瘤的患者禁用。

①常用雌激素制剂：尼尔雌醇每次 1～2mg，半月 1 次；或戊酸雌二醇每天 1～4mg；或利维爱每天 1.25～2.5mg；或炔雌醇每天 5～25mg，以上各均为口服给药。近年流行经皮给药，如皮肤贴剂，每天释放 $E_2$0.05～0.1mg，每周更换 1～2 次；或爱斯妥霜剂，每天涂腹部 2.5mg；皮下埋植 E_2 胶丸 25～100mg，半年 1 次。结合雌激素、戊酸雌二醇、己烯雌酚均可阴道给药。②配伍孕激素：有子宫的妇女必须配伍孕激素，以减少子宫内膜癌的发病危险。常用安宫黄体酮。服用尼尔雌醇时，每 3～6 个月加服安宫黄体酮 7～10d，每天 6～10mg。配伍方案有三种。周期序贯治疗：每月服雌激素 23～26 天，在第 11～14d 起加用孕激素，共 10～14d，两者同时停药 1 周，再开始下一周期的治疗。连续序贯治疗：连续每天服雌激素不停，每月周期性加用孕激素 14d。连续联合治疗：每天同时服雌、孕激素连续不断，安宫黄体酮每天 2～2.5mg。③单纯孕激素：有雌激素禁忌证的患者，可单独用孕激素。已证实，孕激素可缓解血管舒缩症状，延缓骨质丢失。如甲孕酮150mg肌注，可减轻潮热出汗，能维持 2～3 个月。

4. 健康指导

（1）向围绝经期妇女及其家属介绍绝经是一个生理过程，绝经发生的原因及绝经前后身体将发生的变化，帮助患者消除绝经变化产生的恐惧心理，并对将发生的变化做好心理准备。

（2）介绍绝经前后减轻症状的方法，以及预防围绝经期综合征的措施。如适当地摄入钙质和维生素 D，将减少因雌激素降低使得骨质疏松；有规律地运动，如散步、骑自行车等可以促进血液循环，维持肌肉良好的张力，延缓老化的速度，还可以刺激骨细胞的活动，延缓骨质疏松症的发生；正确对待性生活等。

（韩瑞芬）

第三节 妇科肿瘤的护理

一、子宫肌瘤

子宫肌瘤是女性生殖器官最常见良性肿瘤,多见于 30～50 岁妇女。本病确切的发病因素尚不清楚,一般认为其发生和生长与雌激素长期刺激有关。

子宫肌瘤按肌瘤所在部位分为子宫体部肌瘤和子宫颈部肌瘤。前者最为常见,约占95%。根据肌瘤生长过程中与子宫肌壁的关系,可分为以下三类:①肌壁间肌瘤:肌瘤位于子宫肌层内,周围均为肌层包围,此外最常见的类型,占总数的 60%～70%。②浆膜下肌瘤。③黏膜下肌瘤。

(一)临床表现

子宫肌瘤典型的临床表现为月经量过多,继发性贫血。症状的出现与肌瘤的生长部位、大小、数目及有无并发症有关,其中以肌瘤与子宫壁的关系更为重要。浆膜下肌瘤及肌壁间小肌瘤常无明显月经改变;大的肌壁间肌瘤可致子宫腔增大、内膜面积增加、子宫收缩不良或内膜增长时间过长等,以致月经周期缩短、经期延长、经量增多、不规则流血。黏膜下肌瘤常表现为月经量过多,经期延长等。

(二)处理原则

根据患者年龄、临床症状、肌瘤大小、数目、生长部位,以及对生育功能的要求等情况进行全面分析后选择处理方案。

1.保守治疗

(1)肌瘤小,症状不明显或已近绝经期的妇女,可每 3～6 个月复查 1 次,加强定期随访,必要时再考虑进一步治疗。

(2)肌瘤小于 2 个月妊娠子宫大小,症状不明显或较轻者,尤其近绝经期或全身情况不能承受手术者,在排除子宫内膜癌的情况下,可采用药物治疗。常用雄激素以对抗雌激素,促使子宫内膜萎缩,直接作用于平滑肌,使其收缩而减少出血,如甲睾酮(甲基睾丸素)5mg。舌下含服,每天 2 次,每月用药 20d;或丙酸睾酮注射液 25mg 肌注,每 5d 1 次,每月总量不宜超过300mg,以免男性化。也可用抗雌激素制剂三苯氧胺治疗月经明显增多者,每次 10mg,每日口服 2 次,连服 3～6 个月,用药后月经量明显减少,肌瘤也能缩小,但停药后又可逐渐增大。三苯氧胺的不良反应为出现潮热、急躁、出汗、阴道干燥等更年期综合征症状。

2.手术治疗

(1)年轻又希望生育的患者,术前排除子宫及宫颈的癌前病变后可考虑经腹切除肌瘤,保留子宫。

(2)肌瘤大于 2.5 个月妊娠子宫大小,或临床症状明显者,或经保守治疗效果不佳,又无需保留生育功能的患者可行子宫切除术,年龄 50 岁以下,卵巢外观正常者可考虑保留。

(三)护理

1.提供信息,增强信心 详细评估护理对象所具备的有关子宫肌瘤的相关知识及错误概念,通过连续性护理活动与患者建立良好的护患关系,讲解有关疾病知识,纠正其错误认识。为护理对象提供表达内心情感和期望的机会,减轻其无助感。消除其不必要的顾虑,增强康复的信心。

2.加强护理,促进康复　出血多需住院治疗者,应严密观察并记录其生命体征的变化情况。除协助医师完成血常规及凝血功能检查外,需测血型、交叉配血以备急用。注意收集会阴垫,评估实际出血量。按医嘱给予止血药和子宫收缩剂,必要时输血、补液、抗感染或采用刮宫术止血,维持患者的正常血压并纠正其贫血状态。巨大肌瘤患者出现局部压迫,致使尿、便不畅时,应予导尿或用缓泻剂软化大便,或番泻叶 2～4g 冲饮。需接受手术治疗者,按腹部及阴道手术护理。肌瘤脱出阴道内者,应保持局部清洁,防止感染。合并妊娠者多能自然分娩,不必急于干预但要预防产后出血;若肌瘤阻碍胎先露下降,或致产程异常发生难产时按医嘱做好剖宫产术准备及术后护理。

3.鼓励患者参与决策过程　根据患者的能力,提供相关疾病的治疗信息,允许并鼓励患者参与决定自己的治疗和护理方案,帮助患者接受现实的健康状况,充分利用既往解决问题的有效方法,由患者评价自己的行为,认识自己的能力。

4.做好随访及出院指导工作　护士要努力使接受保守治疗方案者明确随访的时间、目的及联系方式,按时接受随访指导,根据病情需要修正治疗方案。向接受药物治疗者讲明药物名称、用药剂量、用药方法、可能出现的副反应及应对措施。选用雄激素治疗者,每月总剂量应控制在 300mg 以内。应该使术后患者了解,术后 1 个月返院检查的内容、具体时间、地点及联系人等。患者的性生活、日常活动的恢复均需通过术后复查全面评估身心状况后确定。要使患者了解:任何时候出现不适或异常症状,均需及时就诊。

二、子宫颈癌

子宫颈癌是女性生殖器官最常见的恶性肿瘤之一。子宫颈的病因尚不清楚。国内外大量临床和流行病学资料表明,早婚、早育、多产、宫颈慢性炎症以及有性乱史者,宫颈癌的发病率明显增高。此外,宫颈癌的发病率还与经济状况、种族和地理因素等有关。近年来还发现,通过性交而传播的某些病毒如人类乳头瘤病毒、人类巨细胞病毒等也可能与宫颈癌的发病有关。

(一)临床表现

1.症状　早期患者一般无自觉症状,多是在普查中发现异常的子宫颈刮片报告。接触性出血及白带增多常为宫颈癌的最早症状。随病程进展逐渐出现典型的临床表现。

(1)点滴样出血或因性交、阴道灌洗、妇科检查而引起接触性出血,出血量多或出血时间久可致贫血。

(2)恶臭的阴道排液使患者难以忍受。

(3)晚期患者出现消瘦、发热等全身衰竭状况。

2.体征　早期可见宫颈上皮瘤样病变和早期浸润癌,宫颈外观可正常,或类似一般宫颈糜烂,触之易出血。随着病程的发展,宫颈浸润常表现为 4 种类型。

(1)外生型:又称菜花型,是最常见的一种。

(2)内生型:癌组织向宫颈深部组织浸润,宫颈肥大,质硬,宫颈表面光滑或仅有表浅溃疡。

(3)溃疡型:无论外生型或内生型病变进一步发展时,癌组织坏死脱落,可形成凹陷性溃疡。严重者宫颈为空洞所代替,形如火山口。

（4）颈管型：癌灶发生在子宫颈外口内，隐蔽于宫颈管，侵入宫颈及子宫下段供血层，并转移到盆壁的淋巴结。

（二）护理

一般认为，子宫颈癌在发生浸润之前几乎都可以全部治愈，因此在全面评估基础上，力争早期发现、早期诊断、早期治疗是提高患者 5 年生存率的关键。护理措施。

1. 协助护理对象接受各诊治方案。

2. 鼓励摄入足够的营养。

3. 指导患者保持个人卫生。

4. 以最佳身心状态接受手术治疗。

5. 促进术后康复。

6. 提供预防保健知识。

三、子宫内膜癌

子宫内膜癌发生于子宫体的内膜层，以腺癌为主，又称子宫体癌。该病是女性生殖器官常见的三大恶性肿瘤之一，多见于老年妇女。随着妇女寿命的延长，在欧美某些国家，子宫内膜癌的发生率已跃居女性生殖器官恶性肿瘤的第一位，近年来在我国该病例的发生率也呈明显上升趋势。

（一）常见病因

子宫内膜癌的确切病因仍不清楚。可能与子宫内膜增生时间过长有关，尤其是缺乏孕激素对抗而长期接受雌激素刺激的情况下，可导致子宫内膜癌的发生。实验研究及临床观察结果提示，未婚、少育、未育或家族中有癌症史的妇女，绝经延迟、肥胖、患高血压、糖尿病及其他心血管疾病的妇女发生子宫内膜癌的机会增多。

（二）临床表现

早期无明显症状。不规则阴道流血则为最常见的症状，量不多，常断续不止，其中绝经后阴道出血为最典型的症状。少数患者在病变早期有水样或血性白带增多，晚期合并感染时则出现恶臭脓性或脓血性排液。晚期患者因癌组织扩散侵犯周围组织或压迫神经出现下腹及腰骶部疼痛，并向下肢及足部放射。当宫颈管被癌组织堵塞致宫腔积脓时，可表现为下腹部胀痛及痉挛性子宫收缩痛。

（三）处理原则

目前多主张尽早手术切除病灶，尤其是早期病例。按具体情况在手术前或手术后进行放疗、以提高疗效。凡不耐受手术或晚期转移病例无法手术切除，或癌症复发者，则选用单纯放疗、激素治疗或三者配合治疗的方案；也可采用抗肿瘤化学药物治疗，如单药应用、联合化疗或与孕激素等合用的方案。

（四）护理

子宫内膜癌是一种生长缓慢、发生转移也较晚的恶性肿瘤。其中期病变局限于子宫内膜，由于肿瘤生长缓慢，有时 1~2 年内病变仍局限于子宫腔内。早期病例的疗效好。护士在全面评估的基础上，有责任加强对高危人群的指导管理，力争及早发现，增加患者的生存机会护理措施。

1. 普及防癌知识　积极宣传定期进行防癌检查的重要性，中年妇女每年接受一次妇科检查,加强子宫内膜癌高危因素人群的管理。例如,严格掌握雌激素的用药指征,加强用药人群的监护和随访制度,重视更年期月经紊乱及绝经后出现不规则阴道流血者的诊治。

2.提供疾病相关知识　评估患者对疾病及有关诊治过程的认知程度,鼓励患者及其家属说出有关疾病及治疗的疑虑。采用有效形式,向护理对象介绍住院环境、诊断性检查、治疗过程、可能出现的不适等,有助于缓解护理对象的焦虑状态。注意为患者提供安静、舒适的睡眠环境,减少夜间不必要的治疗程序;指导患者应用放松等技巧促进睡眠;必要时按医嘱使用镇静剂,以保证患者夜间连续睡眠7～8h。努力使护理对象确信子宫内膜癌的病程发展缓慢,是女性生殖器官恶性肿瘤中预后较好的一种,鼓励她主动配合治疗过程,增强治病信心。

3.帮助患者配合治疗　需要手术治疗者,严格按腹部及阴道手术护理进行术前准备,并为其提供高质量的术后护理。术后6～7d阴道残端羊肠线吸收或发生感染时可致残端出血,需密切观察并记录出血情况此期间患者应减少活动。常用各种人工合成的孕激素制剂(醋酸甲孕酮、己酸孕酮、安宫黄体酮等)配合治疗,通常用药剂量大,至少10～12周才能评价疗效,因此患者需要具备配合治疗的耐心。药的不良反应为水钠潴留、药物性肝炎等,但停药后即好转。三苯氧胺(TMX)或称他莫昔芬,是一种非甾体类抗雌激素药物,用以治疗内膜癌。用药后的副反应为类似更年期综合征的表现,轻度的白细胞、血小板计数下降骨髓抑制表现,还可有头晕、恶心、呕吐、不规则少量阴道流血、闭经等。晚期病例及考虑化疗者,按化疗患者护理内容提供护理活动。接受盆腔内放疗者,事先灌肠并留置导尿管,以保证直肠、膀胱空虚状态,避免放射性损伤。在腔内置入放射源期间,需保证患者绝对卧床,但应学会在床上运动肢体的方法,以免出现长期卧床的并发症。取出放射源后,鼓励渐进性下床活动及进行生活自理项目,具体内容见放疗患者的护理。

4.做好出院指导　患者出院2个月后,需返院鉴定恢复性生活及体力活动的程度;术后半年再度随访,注意有无复发病灶,并根据患者康复情况调整随访间期。子宫根治术后、药物或放疗后,患者可能出现阴道分泌物减少、性交痛等症状,提供局部水溶性润滑剂可促进性活动的舒适度。

四、卵巢肿瘤

卵巢肿瘤是妇科常见的肿瘤,可发生于任何年龄。卵巢肿瘤可以有各种不同的性质和形态,单一型或混合型、一侧或双侧性、囊性或实质性、良性或恶性。近40年来,卵巢恶性肿瘤的发病率增加了2～3倍,并有逐渐上升趋势,是女性生殖器官三大恶性肿瘤之一。由于卵巢位于盆腔内,无法直接窥视,而且早期无明显症状,又缺乏完善的早期发现和诊断方法,晚期病例疗效又不佳,故其死亡率高居妇科恶性肿瘤之首。随着子宫颈癌和子宫内膜癌诊断和治疗的进展,卵巢癌已成为当前妇科肿瘤中对生命威胁最大的疾病。

(一)卵巢肿瘤类型

1.卵巢上皮性肿瘤

(1)浆液性囊腺瘤:约占卵巢良性肿瘤的25%。多为单侧,圆球形,大小不等,表面光滑,囊内充满淡黄清澈浆液。分为单纯性及乳头状两类,前者囊壁光滑,多为单房;后者有乳头状物向囊内突起,常为多房性,偶尔向囊壁上生长。

(2)浆液性囊腺癌:是最常见的卵巢恶性肿瘤,约占40%～50%。多为双侧,体积较大,半实质性,囊壁有乳头生长,囊液混浊,有时呈血性。肿瘤生长速度快,预后差,5年生存率仅

20%～30%。

(3)黏液性囊腺瘤:约占卵巢良性肿瘤20%,是人体中生长最大的一种肿瘤。多为单侧多房性,肿瘤表面光滑,灰白色,囊液呈胶冻样。瘤壁破裂,黏液性上皮种植在腹膜上继续生长并分泌黏液,可形成腹膜黏液瘤,外观极像卵巢癌转移。

(4)黏液性囊腺癌:约占卵巢恶性肿瘤的10%,多为单侧。瘤体较大,囊壁可见乳头或实质区,囊液混浊或为血性。预后较浆液性囊腺癌好,5年生存率为40%～50%。

2.卵巢生殖细胞肿瘤　好发于儿童及青少年。生殖细胞肿瘤中仅成熟畸胎瘤为良性,其他类型均属恶性。

(1)畸胎瘤:由多胚层组织构成,偶见含一个胚层成分。肿瘤组织多数成熟,少数不成熟。肿瘤的恶性程度取决于组织分化程度。①成熟畸胎瘤:又称皮样囊肿,是最常见的卵巢良性肿瘤。多为单侧、单房、中等大小,表面光滑,壁厚,腔内充满油脂和毛发,有时可见牙齿或骨质。任何一种组织成分均可恶变形成各种恶性肿瘤,成熟囊性畸胎瘤恶变率为2%～4%,多发生于绝经后妇女。②未成熟畸胎瘤:属于恶性肿瘤。常为单侧实性瘤,多发生于青少年,体积较大,其转移及复发率均高,5年生活率约20%。

(2)无性细胞瘤:属中等恶性的实性肿瘤,主要发生在青春期及生育期妇女。多为单侧,右侧多于左侧,中等大小,包膜光滑。此肿瘤对放疗特别敏感,5年生存率可达90%。

(3)内胚窦瘤:属高度恶性肿瘤,多见于儿童及青年。多数为单侧,体积较大,易发生破裂。瘤细胞产生甲胎蛋白(AFP),故测定患者血清中的AFP浓度,可作为诊断和治疗监护时的重要指标。内胚窦瘤生长迅速,易早期转移。既往平均生存时间仅12～18个月,现经手术及联合化疗,预后有所改善。

3.卵巢线索间质肿瘤

(1)颗粒细胞瘤:是最常见的功能性卵巢肿瘤,属于低度恶性肿瘤。肿瘤表面光滑,圆形或卵圆形,多为单侧性,大小不一。肿瘤能分泌雌激素,故有女性化作用,青春期前的患者可出现假性早熟,生育年龄的患者可引起月经紊乱,老年妇女可发生绝经后阴道流血。一般预后良好,5年生存率达80%左右。

(2)卵泡膜细胞瘤:属良性肿瘤,多为单侧,大小不一,质硬,表面光滑。由于可分泌雌激素,故有女性化作用,常与颗粒细胞瘤合并存在。恶性卵泡膜细胞瘤较少见,可直接浸润邻近组织,并发生远处转移,但预后较一般卵巢癌为佳。

(3)纤维瘤:为常见的卵巢良性肿瘤,多见于中年妇女。肿瘤多为单侧性,中等大小,表面光滑或结节状,切面灰白色、实性、坚硬。偶见纤维瘤患者伴有腹水和胸水,称梅格斯综合征。术切除肿瘤后,胸腹水自行消失。

(4)支持细胞－间质细胞瘤:也称睾丸母细胞瘤,多发生于40岁以下妇女,罕见,多为良性。肿瘤具有男性化作用,10%～30%呈恶性,5年生存率为70%～90%。

4.卵巢转移性肿瘤　卵巢是恶性肿瘤常见的转移部位,约10%的卵巢肿瘤是由身体其他部位的肿瘤转移而来。转移癌常侵犯双侧卵巢,仅10%侵犯单侧卵巢。库肯勃瘤是种特殊类型的转移性腺癌,其原发部位是胃肠道。肿瘤为双侧性、中等大小,一般保持卵巢原状,恶性程度高,预后极差。

(二)临床表现

卵巢良性肿瘤发展缓慢,初期肿瘤较小,多无症状,腹部无法扪及,较少影响月经,当肿瘤增至中等大小时,常感腹胀,或扪及肿块。较大的肿瘤可以占满盆腔并出现压迫症状,如尿频、便秘、气急、心悸等。

卵巢恶性肿瘤患者早期多无自觉症状,出现症状时往往病情已属晚期,由于肿瘤生长迅速,短期内可有腹胀,腹部出现肿块及腹水。患者症状的轻重取决于肿瘤的大小、位置,侵犯邻近的器官程度、有无并发症及其组织学类型。若肿瘤向周围组织浸润,或压迫神经,则可引起腹痛、腰痛或下腹疼痛;或压迫盆腔静脉,可出现浮肿,晚期患者呈明显消瘦、贫血等恶病质现象。

卵巢肿瘤常见的并发症有蒂扭转、破裂、感染。

1.蒂扭转 为妇科常见的急腹症。蒂扭转好发于瘤蒂长、活动度大、中等大小、重心偏于一侧的肿瘤,如皮样囊肿,患者体位突然改变或向同一方向连续转动。或因妊娠期或产褥期子宫位置的改变均易促发蒂扭转,卵巢肿瘤的蒂由骨盆漏斗韧带、卵巢固有韧带和输卵管组成。急性扭转的典型症状为突然发生一侧下腹剧痛,常伴恶心,呕吐甚至休克。盆腔检查可触及张力较大的肿块,压痛以瘤蒂处最甚,并有肌紧张。一经确诊,应立即手术。

2.破裂 有外伤性和自发性破裂两种。外伤性破裂可以由于挤压、性交、穿刺、盆腔检查等所致。自发生性破裂则因肿瘤生长过速所致,多数为恶性肿瘤浸润性生长穿破囊壁引起,症状的轻重取决于囊肿的性质及流入腹腔的囊液量,轻者仅感轻度腹痛,重者有剧烈腹痛、恶心、呕吐,以及休克和腹膜炎等症状,凡疑有肿块破裂,应立即剖腹探查,切除肿瘤,并彻底清洗腹腔。

3.感染 较少见,多因肿瘤扭转或破裂后与肠管粘连引起,也可来源于邻近器官感染的扩散,临床表现为急性腹膜炎征象,可触及有压痛的肿块。患者宜适当控制感染后手术切除肿瘤。短期内不能控制感染者,宜即刻手术。

(三)处理原则

怀疑卵巢瘤样病变者,如囊肿直径小于5cm,可进行随访观察,原则上卵巢肿瘤一经确定,应及早手术治疗,术中需区分卵巢肿瘤的良、恶性,必要时做冷冻切片组织学检查,以确定手术范围。恶性肿瘤还需辅以化疗、放疗等综合治疗方案,卵巢肿瘤并发症属急腹症,一旦确诊应立即手术。

(四)护理措施

1.提供支持,协助患者应对压力 为护理对象提供表达的机会和环境。经常巡视患者,花费时间(至少10min)陪伴患者,详细了解患者的疑虑和需要。评估患者焦虑的程度以及应对压力的惯用技巧,耐心讲解病情并解答患者的提问。安排访问已康复的病友,分享感受,增强治病信心。鼓励患者尽可能参与护理活动,接受患者破坏性的应对压力方式,以维持其独立性和生活自控能力,鼓励家属参与照顾患者的活动,为他们提供单独相处的时间及场所,增进家庭成员间互动作用。

2.协助患者完成各种检查和治疗 向护理对象介绍将经历的手术经过、可能施行的各种检查,以取得主动配合。协助医师完成各种诊断性检查。如为需放腹水者,备好腹腔穿刺用物,协助医师完成操作过程。在放腹水过程中严密观察患者的反应、生命体征变化及腹水性质,并记录。一次放腹水3000mL左右,不宜过多,以免腹压骤降发生虚脱,放腹水速度宜缓慢,抽毕后用腹带包扎腹部。如发现不良反应,及时报告医师。努力使者理解手术是治疗卵巢瘤最主要的方法,解除其对手术的种种顾虑。认真按腹部手术护理内容做好术前准备和术后护理,包括与病理科联系快速切片组织学检查事项,以助术中识别肿瘤的性质,确定手术范围;术前准备还应包括必要时扩大手术范围的需要。巨大肿瘤患者,需准备沙袋,术后加压腹部,以防腹压骤然下降出现休克。为需化疗、放疗者,提供相应的帮助。

3.做好随访工作 卵巢非赘生性肿瘤直径<5cm 者,应督促其定期(3~6 个月)接受复查,并详细记录相关资料。手术后患者,根据病理报告结果,做好随访,良性者术后 1 个月常规复查;恶性肿瘤患者术后常需辅以化疗,但尚无统一的化疗方案,多按组织类型定不同化疗方案,疗程的长短因个案情况而异,晚期病例需用药 10~12 个疗程。护士需督促、协助患者克服实际困难,努力完成治疗计划,以提高疗效。

4.加强预防保健指导 大力宣传卵巢癌的高危因素,鼓励摄取高蛋白、富含维生素 A 的饮食,避免高胆固醇饮食,高危妇女口服避孕药有利于预防卵巢癌的发生。30 岁以上妇女,每年进行一次妇科检查。高危人群不论年龄大小最好每半年接受一次检查,以排除卵巢肿瘤;如能配合应用辅助检查方法将提高阳性检出率。卵巢实性肿瘤或肿瘤直径>5cm 者,应及时手术切除。诊断不清或治疗无效的盆腔肿块者,宜及早行腹腔镜检查或剖腹探查。凡乳腺癌、子宫内膜癌、胃肠癌等患者,术后随访常规接受妇科检查。

(韩瑞芬)

第四节 流产的护理

流产是指妊娠不足 28 孕周,胎儿体重不足 1000g 即终止者。流产分人工流产与自然流产。人工流产是指应用人工方法使妊娠终止者。自然流产:发生于妊娠 12 周以前者为早期流产,发生于妊娠 12 周至 27 孕周末者为晚期流产。

一、病因

(一)胚胎因素
由于卵子和精子本身的缺陷,胚胎染色体结构或数目异常,引起受精卵和胚胎发育异常或绒毛变性,是早期自然流产的最常见原因。

(二)母体因素
1.内分泌失调 妊娠早期卵巢黄体功能不全,致孕激素产生不足;甲状腺功能异常、糖尿病等均可影响胚胎的正常发育,导致流产。

2.全身性疾病 急性传染病、高热;孕早期病毒感染;慢性疾病如严重贫血、心力衰竭。

3.子宫病变 子宫畸形、子宫发育不良、子宫肌瘤等可影响胚胎、胎盘生长发育导致流产;宫颈重度裂伤或宫颈内口松弛易致晚期流产。

4.创伤及其他 外伤、妊娠早期腹部手术等易刺激子宫收缩而引起流产。免疫因素如母儿血型不合也可导致流产。

二、临床表现及各类型流产的鉴别诊断

流产的主要症状是停经后阴道流血和下腹痛。按流产发展过程分下列几种类型:

(一)先兆流产
停经后有少量阴道流血,伴轻微下腹胀痛、腰酸。妇科检查宫口未开,子宫大小与停经周

数相符;尿妊娠试验阳性;B 型超声见胚囊大小、胎心、胎动情况与孕周相符。经保胎治疗后部分可继续妊娠。

（二）难免流产

由先兆流产发展而来,流产已不可避免。阴道流血量增多,常超过月经量,下腹痛呈阵发性加剧。妇科检查宫口已开大,有时可见胎膜或胚胎组织堵塞;子宫大小与妊娠周数相符或略小;尿妊娠试验阳性或阴性。

（三）不全流产

不全流产指妊娠产物已部分排出体外,尚有部分残留在宫腔内。多发生于妊娠 8～12 周间。残留组织影响宫缩血窦不能关闭,可致持续性流血,甚至休克,若不及时处理可危及生命。妇科检查宫口开大或有胎盘组织堵塞;子宫较停经月份小。尿妊娠试验阴性。反复出血易发生感染。

（四）完全流产

妊娠产物已全部排出。多发生于孕 8 周之前或孕 12 周以后。阴道流血逐渐停止,腹痛逐渐消失,妇科检查宫口已关闭,子宫接近正常大小。

（五）稽留流产

指胚胎或胎儿在子宫内已死亡,尚未自然排出者。多数患者有过先兆流产症状,此后子宫不再增大反而缩小,可有少量咖啡色分泌物;妊娠试验阴性;妇科检查宫口闭,子宫明显小于停经周数;B 型超声提示无胎心。若胚胎死亡日久,胎盘组织机化与子宫粘连不易剥离,易感染;同时胎盘在自溶退变过程中,释放凝血活酶,消耗大量纤维蛋白原致凝血功能障碍,导致弥散性血管内凝血(DIC)的发生。

（六）习惯性流产

指自然流产连续发生 3 次或 3 次以上者。常发生在妊娠的同一时期,发展过程与一般流产相同。习惯性流产的诊断并不困难,难的是明确病因,才能防治。

几种流产的鉴别诊断要点见表 18—1。

表 18—1 各种类型流产的鉴别诊断要点

流产类型	病史			妇科检查		辅助检查	
	出血量	下腹痛	组织物排出	子宫颈口	子宫大小	妊娠试验	超声检查
先兆流产	少量	轻或无	无	闭	与孕周相符	阳性	有妊娠囊或胎心
难免流产	增多	加剧	无	扩张	与孕周相符或略小	阳性或阴性	有或无妊娠征象
不全流产	少量持续或大量甚至休克	减轻	部分排出	有扩张或有组织堵塞小于孕周	阴性	无胎心	
完全流产	少量或已停止	消失	全部排出	闭	正常或略大于孕周	阴性	无胎心
稽留流产	少量色暗	轻或无	无	闭	明显小于孕周	阴性	无胎心

三、处理

（一）先兆流产

保胎治疗。若经 2 周治疗症状未见改善,或辅助检查提示胚胎已死亡,应及时终止妊娠。

保胎期间应卧床休息,禁性生活,保持会阴清洁,避免不必要的阴道检查。黄体功能不全者黄体酮20mg肌注,每日1次,至阴道流血停止,再减半量继续用药1~2周停药。维生素E30~50mg,每日3次,促进胚胎发育。甲状腺功能低下者每日口服甲状腺粉0.03~0.06g。解除孕妇思想负担,给予精神安慰,加强营养等。

（二）难免流产

应尽快清除宫腔内容物。早期流产时应行吸宫术,失血多时应输血,并肌注缩宫素5~10U;晚期流产时缩宫素5U每半小时肌注1次,共6次,或缩宫素5~10U加入5%葡萄糖液500mL内静脉滴注。

（三）不全流产

确诊后立即清宫。必要时补液、输血,术后给抗生素预防感染。刮出物送病理检查。

（四）完全流产

如无感染征象,一般不需特殊处理。

（五）稽留流产

确诊后尽早排空子宫,同时警惕可能发生的凝血功能障碍。子宫小于妊娠12周者,行吸宫或钳刮术,术前应先作凝血功能检查,无异常时,可口服己烯雌酚5~10mg,每天3次,共5d,以提高子宫对缩宫素的敏感性,术时配血备用,并肌注缩宫素。子宫大于妊娠12周者,可用缩宫素10~20U加于5%葡萄糖液500mL静脉滴注引产,逐渐增加缩宫素剂量,直至出现宫缩。也可用前列腺素或用乳酸依沙吖啶(利凡诺)等引产。

（六）习惯性流产

针对病因进行治疗。

四、护理评估

（一）健康史

有无停经史、早孕反应、阴道流血、阴道的排出物、腹痛,既往有无流产史等,以此来判断是否流产以及识别流产的类型。

（二）身心状况

1.躯体状况

(1)阴道流血:先兆流产出血量少,血液可呈鲜红色,粉红色或深褐色;难免流产出血量多,超过月经量,色鲜红;不全流产阴道流血伴有胚胎组织的排出;完全流产阴道流血伴有胚胎组织的全部排出。

(2)腹痛:先兆流产轻微下腹痛,伴有腰酸及下坠感;难免流产或不全流产时腹痛加剧;完全流产时腹痛减轻或消失。

(3)体检:观察全身情况,检测有无贫血,出血多时可表现为血压下降,脉率加速等休克症状,有感染可能时体温升高。

2.心理状况 被诊断为先兆流产的患者可能会为妊娠能否继续而焦虑、恐惧;妊娠无法进行者,可因阴道出血、腹痛等症状及失去胎儿的现实而愤怒、沮丧、悲伤。评估家属对事件的看法、心理感受以及情绪反应,评估家庭成员对孕妇的心理支持是否有利。

3.实验室及其他检查 妇科检查重点检查宫口有无扩张、有无组织物堵塞,子宫大小是否与停经月份相符,有无压痛,双侧附件有无块状物。

(1)人绒毛膜促性腺激素(HCG):测定若 HCG 低于正常值,提示将要流产。

(2)B超检测:可显示有无胎囊、胎动、胎心,从而可诊断并鉴别流产及其类型。

五、护理诊断

(一)预感性悲哀

与即将失去胎儿有关。

(二)舒适改变

与腹胀痛、腰酸、下坠感有关。

(三)有组织灌注量不足的危险

与阴道流血造成失血性休克有关。

(四)潜在并发症

感染。

六、预期目标

1.患者能维持稳定的心态,配合治疗。

2.缓解不适症状。

3.出血得到控制,生命体征能维持正常。

4.出院时患者无感染症状发生。

七、护理措施

(一)心理疏导

引导患者说出焦虑和心理感受,鼓励患者提出有关疾病及胎儿安危问题。让患者情绪稳定,告知其治愈可能性,应以良好的心态面对下一次妊娠,并建议患者作相关的检查,尽可能查明流产的原因,以便在下次妊娠前或妊娠时及时采取处理、护理措施。

(二)严密观察出血量和休克的早期征象

1.对难免流产、不全流产的患者应积极采取措施及时做好终止妊娠的术前准备,术中的积极配合,促使胚胎组织及早完全排出,同时开放静脉,做好输液、输血的准备。

2.对稽留流产者应重视和协助做好有关凝血功能的检查,遵医嘱按时按量地应用己烯雌酚,以增加子宫肌对缩宫素的敏感性,并做好手术前的一切准备工作。

(三)缓解不适,做好保胎的护理

先兆流产与习惯性流产患者,应绝对卧床休息,保持足够的营养。按医嘱给予适量对胎儿无害的镇静剂和黄体酮等。保持粪便通畅,防止腹胀与便秘的产生。严密观察病情,尤应注意腹痛、阴道流血及有无妊娠物的排出。协助做好辅助检查的测定,对于习惯性流产者,保胎时间应持续到超过每次流产的妊娠周数之后。

(四)预防感染

手术时应严格执行无菌操作规程,指导患者保持外阴清洁,并用消毒溶液擦洗外阴每天 2 次,使用消毒的卫生垫,对出血时间长者,按医嘱给予抗生素。对流产合并感染者,先给予足量的抗生素,感染控制后再行手术"刮宫"。并嘱半卧位,严密观察患者体温、血象及阴道分泌物。

八、健康教育

1. 先兆流产患者主要是卧床休息,减少对妊娠子宫的刺激,禁止性生活,注意营养。
2. 手术后患者如有阴道流血,腹痛应及时到医院就诊。
3. 有习惯性流产者,应在早期采取积极措施进行干预。
4. 保持外阴清洁,禁止盆浴 2 周,禁止性生活 1 个月,以防感染。
5. 指导避孕方法的实施,应告知若需再次妊娠者至少在流产 6 个月以后。

(徐艳)

第五节　早产的护理

早产指妊娠在 28 孕周末至不足 37 周(196~258d)期间终止妊娠者。此时娩出的新生儿,出生体重多在 2500g 以下。早产占分娩总数的 5%~15%。围产儿死亡中约有 75% 与早产有关,故如何防治早产,对降低围产儿死亡率有重要临床意义。

一、原因

(一)孕妇因素

1. 生殖器官异常　如子宫畸形鞍状子宫、双角子宫,宫颈内口松弛,子宫肌瘤等。
2. 感染　绒毛膜羊膜感染是早产的重要原因。感染的来源是宫颈及阴道的微生物(需氧菌、厌氧菌、沙眼衣原体、支原体等),部分来自宫内感染。有些学者认为早产是细菌内毒作用的结果。由于细菌炎症的作用,使前列腺素分泌增加而导致早产。
3. 孕妇合并急性或慢性疾病　如肝炎、急性肾盂肾炎、急性阑尾炎,有时医生根据以下疾病情况计划提早分娩,如妊娠高血压综合征、慢性肾炎、心脏病、母儿血型不合、妊娠期肝内胆汁淤积症等。
4. 其他　如外伤,长途旅行,盆腔肿瘤等。

(二)胎儿、胎盘因素

常见的有双胎、羊水过多、胎膜早破、胎儿畸形、前置胎盘及胎盘早剥,胎盘功能不全等。

二、临床表现及诊断

早产的临床表现主要是子宫收缩,最初是不规则宫缩,伴少量阴道血性分泌物,渐转变为规则宫缩,间隔 5~6min,持续 30s 以上,伴宫颈管消退≥75% 及宫颈口扩张 2cm 以上可诊断为早产临产。胎膜早破的发生较足月临产多。诊断早产应与生理性子宫收缩相区别,后者一般为不规则,无痛感,且不伴宫颈管消失等改变。

三、治疗

根据不同情况,采取不同措施。

(一)以下情况不宜继续维持妊娠

1. 严重的母亲疾病　子痫或先兆子痫的持续性高血压,严重的心血管疾病,中央性前置胎盘大出血,重型胎盘早剥,DIC 等危重情况。

2.胎儿疾病 如胎儿窘迫、胎儿溶血症及严重的胎儿宫内发育迟缓等。

3.胎膜已破或胎膜已向阴道膨出或宫口扩张 3cm 以上。

(二)如果没上述禁忌,治疗原则是设法抑制宫缩,尽可能使妊娠继续维持

如早产已不能避免,则应尽力提高早产儿的存活率。

1.卧床休息 一般取左侧卧位,必要时给予适量的镇静剂,如安定 2.5mg,每日 2～3 次,共 3～7d。

2.抑制宫缩药物

(1)β肾上腺素受体激动剂:这类药物可激动子宫平滑肌的受体,抑制子宫平滑肌收缩,使妊娠延续。但其有以下反应:心跳加快,血压下降,血糖增高,恶心,出汗,头痛等。故有糖尿病,心血管器质性病变,心动过速者禁用或慎用。目前临床常用药物有:利君沙(安宝),150mg 加于 5％葡萄糖液 500mL 静脉滴注,保持在 0.15～0.35g/min 滴速,待宫缩抑制后至少滴注 12h,再改为口服 10mg,每日 4 次。沙丁胺醇(舒喘灵),2.4～4.8mg 口服,每 4～6h 1 次,直至宫缩消失后,继续 2～3d 药。

(2)硫酸镁:镁离子直接作用于子宫肌细胞,拮抗钙离子对子宫收缩的活性,从而抑制子宫收缩。25％硫酸镁 16mL 加于 5％葡萄糖液 100～250mL 中,30～60min 内缓慢静脉滴注,然后用 25％硫酸镁 20～40mL 加于 5％葡萄糖液 500mL 中,以每小时 1～2g 速度静脉滴注,直至宫缩停止。用药中应注意呼吸(每分钟不少于 16 次),膝反射存在及尿量(每小时不少于 25mL)等。有条件者可作血镁浓度的快速测定监护。

(3)前列腺素合成酶抑制剂:前列腺素合成酶抑制剂可抑制前列腺素合成酶,减少前列腺素的合成或抑制前列腺素的释放以抑制宫缩。常用有消炎痛、阿司匹林等。由于药物通过胎盘抑制胎儿前列腺素的合成和释放,使胎儿体内前列腺素减少,缺乏前列腺素可能使胎儿动脉导管过早关闭而致胎儿血循环障碍。另外消炎痛有减少胎儿尿量而使羊水减少的作用。所以必要时仅短期(不超过 1 周)服用,并以 B 超监测羊水量是否减少。

3.钙拮抗剂 抑制钙离子进入子宫细胞膜,抑制缩宫素及前列腺素的释放,达到治疗效果。硝苯地平(心痛定)10mg 舌下含服,每日 3～4 次。

4.镇静剂 仅在孕妇精神紧张时作为辅助用药。常用的有苯巴比妥及地西泮(安定),苯巴比妥有降低新生儿颅内出血的作用。因镇静剂能抑制新生儿呼吸,故临产后忌用。

5.预防新生儿呼吸窘迫综合征 分娩前给孕妇地塞米松 5mg 肌肉注射,每日 3 次,连用 3d。时间紧迫时也可用静脉注射或羊膜腔内注入地塞米松 10mg。

6.其他 产前给孕妇维生素 $K_1$10mg 肌注,每日 1 次,连用 3d,减少新生儿颅内出血。产程中应给孕妇氧气吸入,慎用吗啡和哌替啶(杜冷丁)。产时适时作会阴切开,缩短第二产程。早产原因中感染已日渐受到重视,有主张早产前给孕妇加以抗生素,以期改善产妇及新生儿的预后。

四、护理措施

1.卧床休息,观察宫缩、胎心等情况,避免滥用镇静药物。

2.预防早产儿颅内出血,尽量避免手术助产(胎头吸引器、产钳),第二产程必要时行会阴切开术。

3.为预防早产儿颅内出血,可在产前给产妇肌肉注射维生素 K 34mg。

4.胎儿娩出后,要等脐带搏动停止后再断脐。也可由助产者,用左手握住脐带近母体端,

右手握住脐带,从胎盘端向婴儿端挤压,然后将左手松开后再握紧,右手再次将充血的脐带血推向婴儿体内,反复数次,可使早产儿多得些血液。

5.早产儿应注意保暖、静卧,用抗感染药物,预防颅内出血。

6.早产儿送入病房时,严格交班,避免发生意外。

(徐艳)

第六节　妊娠晚期出血的护理

一、前置胎盘

(一)常见病因

1.子宫内膜病变与损伤　如产褥感染、多产、剖宫产或多次刮宫等因素引起的子宫内膜炎或子宫内膜损伤,使子宫蜕膜血管生长不全,当受精卵植入时,致使胎盘为摄取足够的营养而扩大面积,伸展到子宫下段,形成前置胎盘。

2.胎盘面积过大　多胎妊娠形成过大面积的胎盘,伸展到子宫下段或遮盖于子宫颈内口。双胎的前置胎盘发生率较单胎高一倍。

3.胎盘异常

(1)副胎盘。

(2)膜状胎盘大而薄,直径达 30cm。

4.受精卵滋养层发育迟缓　受精卵滋养层发育迟缓,使到达宫腔的受精卵尚未发育到能着床的阶段而继续下移,至子宫下段方具备植入能力,并在该处生长发育而形成前置胎盘。

(二)临床表现及分类

1.分类　按胎盘边缘与宫颈内口的关系,将前置胎盘分 3 种类型。

(1)完全性前置胎盘或中央性前置胎盘:宫颈内口全部被胎盘组织所覆盖。

(2)部分性前置胎盘:宫颈内口的一部分被胎盘组织所覆盖。

(3)边缘性前置胎盘:(低置性)胎盘边缘附着于子宫下段甚至达宫颈内口,但不超越宫颈内口。

2.症状

(1)阴道流血:妊娠晚期或临产时发生无诱因、无痛性、反复性阴道流血是前置胎盘的主要症状。

(2)贫血:与外出血成正比。

(3)休克:严重大出血所致。

3.体征

(1)面色苍白、大汗淋漓、血压下降等休克表现。

(2)贫血貌。

(3)腹部检查,子宫大小符合停经月份,胎先露高浮,胎位多异常,耻骨联合上方可听到胎盘杂音。

(4)临产时宫缩为阵发性,间歇期放松。

(三)治疗

原则是止血补血,适时终止妊娠。

1.药物治疗

(1)纠正贫血。

(2)迅速补充血容量,防治休克。

(3)短期应用激素以促进胎儿肺成熟。

2.终止妊娠

(1)终止妊娠指征:①孕妇反复多量出血致贫血者。②胎龄达36周以后。③胎儿肺成熟。

(2)终止妊娠的方式:①剖宫产:适用于完全性和部分性前置胎盘。②阴道分娩:适用于边缘性前置胎盘。

(四)护理

1.保证休息,减少刺激 绝对卧床休息(提前准备外阴皮肤以备检查),以左侧卧位为佳,吸氧每天3次,每次20~30min,禁止肛诊、阴道检查及灌肠,产科检查应轻柔。

2.纠正贫血 除口服硫酸亚铁、输血等措施外,还应加强饮食营养指导,建议多食高蛋白以及含铁丰富的食物。一方面纠正贫血,另一方面增强机体抵抗力,同时促进胎儿发育。

3.监测生命体征,及时发现病情变化 流血过多及血压下降者,观察病员症状,如恶心、呕吐、出冷汗、面色苍白,应按休克处理,并做好输血、输液准备。

4.注意外阴清洁,预防产后出血和感染

(1)产后回病房休息时严密观察阴道流血及子宫收缩情况。

(2)及时更换会阴垫以保持会阴清洁干燥。

(3)胎儿娩出后,及早使用宫缩剂,以预防产后大出血。

5.需做剖宫产者 按腹部手术做好术前准备。

6.前置胎盘者 怀疑前置胎盘者住院后不再有阴道流血,可继续妊娠,出院观察时告诉病员注意事项,如有阴道流血,及时来院检查处理。

二、胎盘早剥

(一)病因

1.血管病变 如慢性高血压、妊娠期高血压疾病、肾脏疾病或血管病变,底蜕膜螺旋小动脉痉挛或硬化而引起远端毛细血管缺血、坏死以致破裂出血,血液流至底蜕膜层与胎盘之间形成血肿,导致胎盘自子宫壁剥离。

2.机械性因素 腹部突然受到撞击,外倒转术不当,脐带过短或脐带绕颈,在分娩过程中牵拉胎盘,均可导致胎盘创伤而从子宫壁剥离。

3.子宫体积骤然缩小 双胎的第一胎娩出过快、羊水过多与破膜时羊水流出过快,使子宫内压骤然降低,子宫突然收缩,导致胎盘自子宫壁剥离。

4.子宫静脉压突然升高 妊娠晚期或临产后,由于孕产妇长时间取仰卧位,增大的妊娠子宫压迫下腔静脉,回心血量减少,血压下降,而子宫静脉淤血,静脉压升高,引起蜕膜静脉床淤血或破裂,可致部分或全部胎盘自子宫壁剥离。

(二)临床表现及类型

妊娠晚期突然发生腹部持续性疼痛,伴有或不伴有阴道流血为其临床表现特点。

1.类型

(1)显性剥离:即外出血型。

(2)隐性剥离:即内出血型。

（3）混合性剥离：开始内出血继之外出血。

2.临床表现

（1）轻型：以外出血为主，胎盘剥离面通常不超过胎盘面积的1/3，分娩期多见。

①阴道流血，量较多、色暗红。②腹痛：较轻。③贫血：与外出血成正比，一般贫血不显著。子宫较软，宫缩有间歇，子宫大小与妊娠周数相符，胎位清楚，胎心正常，腹部压痛不明显或仅有轻压痛。胎盘母体面有凝血块及压迹。

（2）重型：以内出血和混合性出血为主，胎盘剥离面超过胎盘面积的1/3有较大的胎盘后血肿，多见于重度妊娠期高血压疾病。

①腹痛：持续性腹痛，腰酸、疼痛程度与胎盘后积血多少呈正相关。②休克：严重者出现休克表现。③阴道流血：可无或可有少量阴道流血。④羊水性质：血性羊水。⑤贫血：与外出血量不符。⑥并发症：严重者并发DIC、急性肾衰、产后出血、胎死宫内。子宫硬如板状，有压痛，以胎盘附着处最显著，子宫大于妊娠月份，子宫壁高张状态，间歇不能放松，胎位触不清，胎心听不清。

（三）治疗

1.纠正休克　补充血容量。

2.为终止妊娠做好准备

（1）经阴分娩指征：一般情况良好，胎盘剥离面小，程度轻，以显性出血为主，估计能在短时间内分娩。

（2）剖宫产：重型胎盘早剥，尤其是初产妇。

3.预防产后出血　产后及时应用宫缩剂，并配合按摩子宫，必要时切除子宫。大量出血无凝血块时，考虑凝血功能障碍，需查3P试验。

（四）护理

1.纠正休克　改善患者一般情况。护士应迅速开放静脉，积极补充血流量。及时输入新鲜血液，既能补充血容量，又可补充凝血因子。同时密切监测胎儿状态。

2.严密观察病情变化　及时发现并发症。

3.预防感染　保持外阴清洁，适时应用抗生素。

4.提供心理支持　维持自尊，护理到位，对于失去孩子的子宫切除者，应将其安排单间或没有婴儿的病房，由丈夫及家人陪伴。

5.产褥期护理　加强营养，纠正贫血，保持会阴清洁，胎儿死亡者及时退奶。

（徐艳）

第七节　异位妊娠的护理

凡受精卵在子宫腔以外着床发育称异位妊娠，习惯称为宫外孕；包括输卵管妊娠、卵巢妊娠、腹腔妊娠及宫颈妊娠等。输卵管妊娠最多见，占95%～98%，是妇产科常见急腹症，起病急、病情重、引起腹腔内严重出血，如诊断抢救不及时，可危及生命。

一、病因和病理

（一）病因

慢性输卵管炎是输卵管妊娠最常见的原因。淋菌性输卵管炎更易引起输卵管妊娠。结核性输卵管炎也较常见。其次输卵管发育或功能异常，如过长、黏膜纤毛缺如、蠕动减慢等；输卵管手术后，如结扎、粘堵等；盆腔子宫内膜异位输卵管粘连；肿瘤压迫；内分泌失调等。

（二）病理

受精卵在输卵管内着床后，由于输卵管腔狭窄，管壁肌肉薄，不能适应胚胎的生长发育，当输卵管膨大到一定程度，可能发生的后果是：

1. 输卵管妊娠流产　多发生在壶腹部或伞部。若胚囊与管壁完全分离落入管腔，经输卵管逆蠕动排至腹腔，形成输卵管完全流产，腹腔内出血不多；若胚囊剥离不完整，则为输卵管不全流产，反复出血，可形成盆腔血肿。

2. 输卵管妊娠破裂　胚囊生长时绒毛向输卵管壁侵蚀，最终将肌层、浆膜层穿破，由于肌层血管丰富，常发生大出血，严重者发生休克，若抢救不及时危及生命。

3. 继发性腹腔妊娠　极少数输卵管妊娠破裂或流产后，胚囊进入腹腔，绒毛组织仍附着于原来着床处或重新种植于附近脏器（如肠系膜、大网膜等）继续发育，形成继发性腹腔妊娠。

4. 陈旧性宫外孕　胚胎已死亡，内出血渐停止，盆腔积血由于时间长形成机化变硬的包块与周围器官粘连，称陈旧性宫外孕。

此外，子宫受内分泌激素的影响，内膜呈蜕膜样变，若子宫内膜呈现过度分泌反应，称 A－S 反应，对诊断有一定意义。当胚胎死亡时，子宫蜕膜发生退行性变，有时于碎片状剥脱，而致阴道流血；有时整块剥离排出，形似三角形蜕膜管型。如将排出的蜕膜置于清水中，肉眼见不到漂浮的绒毛，镜检也无滋养细胞，可与流产相鉴别。

二、临床表现

输卵管妊娠流产或破裂前，症状和体征均不明显，除短期停经及妊娠表现外，有时可出现下腹胀痛。当输卵管妊娠破裂或流产时，可出现下列临床表现：

（一）停经

一般停经 6～8 周，少数可无明显停经史。间质部妊娠停经时间较长。

（二）不规则阴道流血

胚胎死亡后，常有不规则阴道流血，色深褐，量少，可淋漓不断，可随阴道流血排出蜕膜管型或碎片，需待病灶清除后，流血方能完全停止。

（三）腹痛

为患者就诊时最主要的症状。腹痛系因输卵管膨大、破裂及血液刺激腹膜等多因素所致。破裂时患者突然下腹一侧撕裂样疼痛，常伴恶心呕吐，出血多时刺激腹膜可致全腹剧痛；血液积聚直肠子宫陷凹，出现肛门坠胀感。

（四）晕厥与休克

由于腹腔急性内出血，血容量减少及剧烈腹痛，患者出现面色苍白、出冷汗、四肢冰冷、血压下降等。其严重程度与腹腔内出血速度及出血量呈正比。

（五）腹部检查

下腹部有明显压痛、反跳痛，尤以患侧为甚。出血多时叩诊有移动性浊音。若病程较长形成血凝块，下腹部可触及软性包块并有触痛。

（六）妇科检查

阴道后穹窿饱满、触痛；宫颈呈紫蓝色，抬举痛明显；子宫稍大而软，内出血多时，子宫有漂浮感，患侧附件压痛明显，有时可在子宫一侧或后方触及边界不清的肿块。

三、诊断与鉴别诊断

（一）诊断

典型病例根据病史、临床表现，诊断并不困难，但未破裂前或症状不典型者不易确诊，应作下列辅助检查：

1.阴道后穹窿穿刺 适用于疑有腹腔内出血患者。抽出暗红色不凝固血液，便可确诊为腹腔内出血。若穿刺时误入静脉，则血色鲜红，滴在纱布上有一圈红晕，放置10min凝结。出血多时，也可行腹腔穿刺。

2.妊娠试验 由于HCG测定技术的改进，目前已成为早期诊断异位妊娠的重要方法。选择血β—HCG放免法测定，灵敏度高，阳性率达99％，故可用以早期诊断宫外孕，若β—HCG阴性可排除异位妊娠。

3.超声检查 早期输卵管妊娠时，B型超声显像可见子宫增大，但宫腔空虚，宫旁有一低回声区。若妊娠囊和胎心搏动位于宫外，则可确诊宫外妊娠，但需到停经7周时B型超声方能显示胎心搏动。

4.腹腔镜检查 适用于期未破裂病例或诊断有困难者。

5.子宫内膜病理检查 诊断性刮宫仅适用于阴道流血较多的患者，目的是排除宫内妊娠流产。

（二）鉴别诊断

输卵管妊娠需与流产、黄体破裂、急性阑尾炎、急性盆腔及卵巢囊肿蒂扭转鉴别（表18-2）。

表18-2 输卵管妊娠的鉴别诊断表

	输卵管妊娠	流产	黄体破裂	急性阑尾炎	急性盆腔炎	卵巢囊肿蒂扭转
停经史	多有	有	多无	无	无	无
腹痛	突然撕裂样剧痛，下腹一侧至全腹	下腹阵发性坠痛	下腹一侧突发性疼痛	持续痛，转移性左下腹痛	两下腹持续性钝痛	突然一侧下腹绞痛
阴道流血	量少，暗红色，可见蜕膜管型	量由少到多，鲜红，有血块或绒毛	无或少量	无	无	无
休克	程度与外出血量不成正比	程度与外出血量呈正比	无或有轻度休克	无	无	无
体温	正常，有时稍高	正常	正常	升高	升高	升高
腹部检查	轻度腹肌紧张，深压痛及反跳痛	无异常	一侧压痛	腹肌紧张，麦氏点压痛及反跳痛	腹肌紧张，下腹两侧压痛、反跳痛	患侧触及包块、压痛
妇科检查	后穹窿饱满触痛、宫颈举痛、宫旁包块压痛	宫口稍开，子宫增大变软	一侧附件压痛，无肿块	子宫及附件正常，右侧压痛部位较高	双侧附件增厚，压痛	宫旁角及包块蒂部触痛明显
阴道后穹窿穿刺	可抽出陈旧不凝血液	无	可抽出血液	无	可抽出渗液或脓液	无
妊娠试验	多阳性	阳性或阴性	阴性	阴性	阴性	阴性
血象	红细胞和血红蛋白进行性下降	正常	正常	白细胞增多	白细胞增多	白细胞增多

四、治疗

输卵管妊娠的治疗原则是以手术为主,酌情应用保守治疗。

（一）手术治疗

如有休克,应在积极抢救休克的同时进行急症手术。休克患者,应取平卧位,及时输液、输血、吸氧、保暖等急救措施,做好手术前准备工作。开腹后迅速夹住出血部位止血,行患侧输卵管切除术。若腹腔内出血多、破裂不超过 24h、停经少于 12 周、胎膜未破且无感染者,可行自体输血。方法:每回收 100mL 血液加 3.8％枸橼酸钠 10mL 抗凝,最好经 6～8 层纱布过滤,立即输回体内。若为间质部妊娠可行患侧子宫角切除术或子宫次全切除术。腹腔镜治疗输卵管妊娠,适用于输卵管壶腹部妊娠尚未破裂者。

（二）药物治疗

适用于年轻患者要求保留生育能力、无内出血、输卵管妊娠直径＜3cm,血 $\beta-HCG<$ 3000U/L。常用甲氨蝶呤 20mg,连用 5d,肌注。

五、护理

（一）护理诊断

1.潜在并发症 出血性休克、切口感染等。

2.恐惧 与担心生命安危有关。

3.疼痛 与疾病本身或手术创伤有关。

4.自尊紊乱 与担心未来受孕能力有关。

（二）护理措施

1.做好心理护理及入院宣教。主动热情服务于患者,允许家属陪伴,提供心理安慰。

2.对尚未确诊的患者,应配合做阴道后穹窿穿刺、尿妊娠试验及 B 超检查,以协助诊断。

3.保守治疗

（1）嘱患者绝对卧床休息,避免腹部压力增大,从而减少异位妊娠破裂的机会。协助患者完成日常生活护理,减少其活动。

（2）密切观察患者的生命体征和一般情况,并重视患者的主诉,若腹痛突然加重.或出现面色苍白、脉搏加快等变化应立即通知医生,做好抢救准备。

（3）指导患者摄取足够的营养物质,尤其是富含铁蛋白的食物,如动物肝脏、豆类、绿色蔬菜等,增强患者的抵抗力。

（4）协助医生正确留取血标本,以监测治疗效果。

4.急性内出血患者的护理

（1）严密观察生命体征,每 10～15min 测量 1 次血压、脉搏、呼吸并记录。

（2）合血,做好输血准备。

（3）保持静脉通畅,按医嘱输液、输血、补充血容量。

（4）吸氧。

（5）按医嘱准确及时给药。

（6）注意记录尿量,以协助判断组织灌注量。

（7）复查血常规,观察血红蛋白及红细胞计数,判断贫血有无改善。

(8)一旦决定手术,应在短时间内完成常规术前准备工作,如备皮、皮试、合血、留置尿管、更换病员服等。

5.手术后护理

(1)体位:患者返回病室后,硬膜外麻醉者应去枕平卧 6～8h,头偏向一侧,防止唾液及呕吐物吸入气管造成吸入性肺炎或窒息,术后第二天可采取半卧位。

(2)生命体征的观察:手术后 24h 内病情变化快,也极易出现紧急情况,护理人员要密切观察生命体征的变化,及时测量生命体征并准确记录。若 24h 内血压持续下降、脉搏快、患者躁动等情况出现,考虑为有内出血的可能,及时通知医生处理。每日测体温 4 次,直至正常后 3d。

(3)尿管的观察:保持尿管通畅,勿折、勿压,注意观察尿色及尿量。

(4)饮食护理:未排气前禁食奶制品及甜食,排气后进半流食,排便后进普食(增加蛋白质和维生素的摄入)。

(5)伤口敷料的观察:保持伤口敷料干燥、整洁,有渗血、渗液及时更换。

(6)疼痛:术后 24h 内疼痛最为明显,48h 后疼痛逐渐缓解,根据具体情况遵医嘱适当应用止痛药,间隔 4～6h 可重复使用。

(三)应急措施

急性大量内出血及剧烈腹痛可引起患者晕厥和休克,患者表现为面色苍白、痛苦面容、出汗、脉细数、血压降低或测不到,伴恶心、呕吐和肛门坠胀。护士应立即将患者取去枕平卧位,保暖、吸氧;迅速建立有效的静脉通道(快速静点乳酸林格液),补充血容量,纠正休克;交叉配血,做好输血准备;快速做好术前准备、心理护理,严密观察病情,做到"迅速、准确、及时、严密、严格",这是取得抢救成功的关键所在。

(四)健康教育

1.注意休息,可从事日常活动,注意劳逸结合,适当锻炼。

2.加强营养,尤其是富含铁蛋白的食物,如动物肝脏、豆类、绿色蔬菜、木耳等,积极纠正贫血,提高机体抵抗力。忌食辛辣煎炸之品。

3.注意保持外阴清洁,勤换清洁内衣裤,注意个人卫生。术后禁止性生活 1 个月,以免引起盆腔炎。

4.生育过的患者,应采取避孕措施,防止再次发生宫外孕。

5.未生育过的患者,避孕 6 个月,同时保持乐观情绪,不背思想包袱,有利于再次受孕。

6.再次妊娠后,孕早期及时到医院检查,判断妊娠正常与否。

(徐艳)

第八节　分娩期并发症的护理

一、子宫破裂

子宫体部或子宫下段在妊娠期或分娩期发生破裂,称为子宫破裂。

(一)病因与诱发因素

1.瘢痕子宫,如剖宫产、子宫肌瘤挖除术等原瘢痕处承受不了宫内压力而发生破裂。

2.胎先露部下降受阻,如骨盆狭窄、胎位异常、胎体异常等未能及时恰当的处理,致使子宫下段过度延伸终致破裂。

3.子宫收缩剂使用不当。

4.手术创伤,多发生于不适当或粗暴的阴道助产手术。

(二)临床表现

子宫破裂多数可分为先兆子宫破裂及子宫破裂两个阶段。先兆子宫破裂指在临产过程中,产妇平脐或脐部以上可出现一病理缩复环,此环下段膨隆,压痛明显。产妇自诉下腹疼痛难忍,烦躁不安、呼叫、脉搏及呼吸加快,可出现血尿,如不及时处理,子宫将发生破裂。子宫破裂时,产妇常感撕裂状剧烈腹痛,随之子宫阵缩消失,疼痛缓解,但随着血液、羊水及胎儿进入腹腔,很快又感到全腹疼痛、脉搏加快、微弱、呼吸急促、血压下降。检查时,有全腹压痛及反跳痛,在腹壁下可扪及胎体,子宫缩小于胎儿侧方,胎心消失,阴道可能有鲜血流出,量可多可少。

(三)护理

1.护理常规

(1)子宫破裂以预防为主,详细询问病史,及时发现引起子宫破裂的因素。

(2)严密观察产程,注意子宫破裂的先兆;如发现先兆子宫破裂者,立即给镇痛、镇静剂,同时做好手术准备,尽快行剖宫产手术。

(3)严格掌握催产素使用指征,胎儿娩出前禁止肌内注射催产素。

(4)严格遵守阴道助产手术的适应证及手术条件,严禁粗暴助产。

(5)经检查子宫已破裂者,立即进行抗休克治疗,尽快做术前准备,争取时间尽早手术。

(6)术后按腹部手术及产后护理常规护理。

2.护理措施　正确处理三产程,严格执行阴道助产的指征及操作程序,禁止滥用催产素,密切观察产程进展,发现强直性宫缩及病理缩复环应立即通知医生处理,并立即做手术准备,术后注意阴道出血情况,保持外阴清洁,防止感染。

二、产后出血

胎儿娩出后24h内阴道出血量超过500mL者,称为产后出血。

(一)病因与诱发因素

1.子宫收缩乏力。

2.软产道裂伤。

3.胎盘因素。

4.凝血功能障碍。

(二)临床表现

主要临床表现为阴道流血过多,产后24h内流血量超过500mL,继发失血性休克、贫血及易于发生感染。

(三)护理

1.护理常规

(1)去枕平卧位,头偏向一侧。

(2)正确处理第三产程,防止产后出血。

（3）仔细检查软产道有无损伤，如有损伤及时缝合。

（4）观察子宫收缩情况，酌情应用宫缩剂。

（5）观察阴道出血量、颜色、性状。产后出血量多，或产后出血量不多、色淡、宫底上升、考虑有宫腔积血的可能或阴道出血不凝等，均应立即通知医生，并配合医生做好清宫、宫腔填塞纱布，甚至做子宫切除术前准备等抢救工作。

（6）建立静脉通道，注射止血剂，必要时输血。

（7）给予氧气吸入，随时测量血压、脉搏及呼吸。

（8）加强产褥期护理，保持外阴清洁，预防感染。

（9）加强营养，给予高蛋白、高维生素饮食。

（10）加强母乳喂养，帮助子宫复旧。

2.护理措施

（1）做好产前宣传教育，使产妇正确对待分娩过程，避免过度紧张和兴奋，以利于顺利分娩。

（2）产后注意阴道出血情况，保留会阴垫以备医生查看，出血多时及时通知医生处理。

（3）避免膀胱充盈，产后 6h 内要解小便，以免影响子宫收缩。

（4）早期哺乳，刺激子宫收缩，减少阴道出血。

（5）进食高蛋白、高维生素、富含铁元素、易消化的饮食，以加强营养。

（6）注意休息，可适当活动。若活动后出现头晕、心慌等症状时，应停止活动并卧床休息，同时通知医生。

（7）保持外阴清洁，防止感染。

三、胎膜早破

在临产前胎膜破裂者，称为胎膜早破。

（一）病因与诱发因素

创伤、宫颈内口松弛；妊娠后期性交产生机械刺激或引起胎膜炎；下生殖道感染，可由细菌、病毒或弓形体等引起。羊膜腔内压力升高，或胎先露与骨盆入口未能很好衔接，或胎膜发育不良致菲薄、脆弱等，均可造成胎膜破裂。

（二）临床表现

孕妇突感有较多液体自阴道流出，继而少量间断性排出。腹压增加如咳嗽、打喷嚏、负重时，羊水即流出。

（三）护理

1.护理常规

（1）胎膜早破先露未衔接者，应绝对卧床休息，并抬高床尾 15°～30°。

（2）注意胎心观察。未临产时每小时听胎心 1 次，进入产程后，15～30min 听胎心 1 次，有异常者增加听胎心次数或做胎儿监护，给予氧气吸入，并通知医生。

（3）观察羊水流出量、颜色、性状。如果为头先露、羊水Ⅱ°～Ⅲ°污染，应及时通知医生处理。

（4）注意会阴部的清洁护理，避免细菌自阴道逆行感染。

（5）破膜时间＞12h 者，给予抗生素预防感染。

(6)做胎心监护观察胎儿宫内储备能力。

2.护理措施

(1)绝对卧床休息,抬高床尾,防止脐带脱垂。

(2)观察羊水的量、颜色及性状。

(3)注意胎心及胎动情况。

(4)保持外阴清洁。

四、脐带异常

脐带异常,包括脐带先露与脱垂、脐带缠绕、脐带过长、脐带过短、脐带打结和脐带帆状附着。

(一)病因与诱发因素

脐带脱垂与脐带先露易发生在胎先露部不能衔接时。

1.胎头入盆困难如骨盆狭窄、头盆不称等。

2.胎位异常如臀先露、肩先露、枕后位等。

3.脐带过长。

4.羊水过多 脐带缠绕与脐带过长、胎动过频有关。

(二)临床表现

主要表现为胎心音的改变。若胎膜未破,于胎动、宫缩后胎心率突然变慢,改变体位、上推胎先露部及抬高臀部后迅速恢复者,可能为脐带先露。若破水后胎心突然变慢甚至消失,应考虑脐带脱垂。

(三)护理

1.护理常规

(1)胎头高浮,胎膜早破者,绝对卧床休息,并抬高床尾 15°～30°,以防脐带脱垂。

(2)严密观察胎心变化,必要时做胎儿监护;如有脐绕颈及脐带受压的特异曲线,应通知医生处理。

(3)一旦发现脐带先露或脱垂,立即采取头低脚高位,避免脐带受压。胎心尚存在或有变异而未完全消失,表示胎儿尚存活,应在数分钟内娩出胎儿,并做好新生儿复苏的准备,同时将情况通知医生。

(4)胎膜破裂时,出现无痛性阴道出血,同时胎心有变化,应通知医生处理。

2.护理措施 取头低脚高位,减轻先露部对脐带压迫。产妇应保持情绪稳定,避免紧张。有手术指征者,立即做术前准备。给予氧气吸入,改善胎儿缺氧。

（徐艳）

第九节 前置胎盘的护理

胎盘附着于子宫下段,部分或全部覆盖在子宫颈内口处,其位置低于胎儿先露部,称前置胎盘。为妊娠晚期严重的并发症之一。

一、分类与临床表现

（一）分类

根据胎盘边缘与子宫颈内口的关系,将前置胎盘分为3种类型:

1.完全性前置胎盘 又称中央性前置胎盘,即胎盘组织完全覆盖子宫颈内口。

2.部分性前置胎盘 为子宫颈内口部分被胎盘组织所覆盖。

3.边缘性前置胎盘 又称低置胎盘,胎盘附着于子宫下段,边缘不超越子宫颈内口。

（二）临床表现

1.症状 典型的临床症状是,妊娠晚期或临产时反复发生的无痛性阴道流血。出血是由于前置的胎盘不能随子宫下段的形成而相应伸展,两者发生错位,血窦开放所致。初次出血通常不多,剥离处血流凝固后出血停止,随着子宫下段不断伸展,出血次数及量均可增多。完全性前置胎盘往往初次出血时间早,约在妊娠28周即可发生,量多,间隔短,亦可一次大量失血而进入休克状态。边缘性前置胎盘初次出血发生较晚,多在妊娠37~40周或临产后,量也较少;破膜后,胎先露部如能迅速下降,直接压迫胎盘,流血可以停止。部分性前置胎盘出血量及发生时间介于两者之间。

由于反复多次或大量阴道流血,产妇可以出现贫血,其贫血的程度与出血量成正比,出血严重者可休克,胎儿可发生缺氧、窘迫,以致死亡。

2.体征 出血多时可有面色苍白、脉搏细弱及血压下降等休克体征。腹部检查:腹软,子宫大小与妊娠月份相符,胎先露部常离浮,易发生胎位异常如臀位。有时可在耻骨联合上方听到胎盘杂音。

二、诊断、鉴别诊断

（一）诊断

妊娠晚期突然发生无痛性阴道流血,且反复发生,应首先考虑为前置胎盘;结合腹部检查、B型超声胎盘定位,一般诊断不困难。

1.阴道检查 如流血过多或诊断已明,则无需行阴道检查。阴道检查有扩大胎盘剥离面而引起大出血的危险。除确有必要(如终止妊娠前为进一步明确诊断并决定分娩方式时),但必须在有输液、输血及手术的条件下方可进行。

2.超声检查 B型超声胎盘定位准确、安全、迅速,并可定期随访,现普遍使用。

3.产后检查胎盘及胎膜 对产前有异常出血患者,产后详细检查胎盘,若胎盘上附有黑紫色陈旧性血块,可证实前置胎盘的诊断;若经阴道分娩者还需测量胎膜破口与胎盘边缘的距离,小于7cm者有诊断意义。

（二）鉴别诊断

需与子宫颈糜烂、子宫颈息肉、子宫颈癌鉴别;尚应与胎盘早期剥离相鉴别。

三、对母儿的影响

（一）产后出血

分娩时胎盘附着处的子宫下段及子宫颈内口血管丰富,组织脆弱,肌组织菲薄,收缩差,故常发生产后出血。

（二）产褥感染

出血处距阴道近；反复出血导致贫血；机体抵抗力下降易发生感染。

（三）植入性胎盘

偶见。胎盘绒毛植入子宫肌层，使胎盘剥离不全而发生大出血。

（四）早产及围生儿死亡率高

前置胎盘出血大多数发生在妊娠晚期，容易引起早产；因胎盘与子宫壁分离，胎儿缺血缺氧，易致胎儿宫内窘迫、胎死宫内或早产生活能力差等，使围生儿死亡率高。

四、处理

处理原则是制止出血、纠正贫血和预防感染。应根据出血量多少、有无休克、孕产次及产科情况综合考虑。

（一）期待疗法

目的是在保证孕妇安全的前提下让胎儿能达到或接近足月，以提高胎儿的成活率。适用于产妇一般情况良好、阴道流血不多、妊娠 37 周之前、胎儿体重估计小于 2300g 者。住院观察，绝对卧床休息，可给镇静剂如利眠宁 10mg，每天 3 次，纠正贫血，用硫酸亚铁 0.3g，每天 3次。有不规则宫缩，给舒喘灵 2.4～4.8mg，每天 3 次。严密观察，避免阴道检查，做好输血及手术准备，等待胎儿成熟或再次大出血时及时处理。

（二）终止妊娠

对大出血休克、反复多次出血、期待疗法中再次大出血者，应终止妊娠。

1.剖宫产术　适用于完全性前置胎盘、部分性前置胎盘及阴道出血较多、短时间内不能从阴道分娩者。休克患者术前应积极纠正休克，输液、输血，能改善胎儿宫内缺氧状态。手术切口尽量避开胎盘。做好新生儿复苏的准备。

2.阴道分娩　仅适用于边缘性前置胎盘且胎儿为头位者，利用胎先露部压迫胎盘达到止血的目的。决定阴道分娩后，行手术破膜，胎头下降，压迫胎盘而止血，并可促进子宫收缩，加速分娩。对可疑前置胎盘患者，如因当地条件所限，估计不能就地处理，应做阴道填塞，操作轻柔，并及时护送转院治疗。严禁作肛门检查和阴道检查。产褥期应注意纠正贫血，预防感染。

五、评估要点

（一）一般情况

详细询问有无剖宫产手术史、人工流产术及子宫内膜炎等病史，此次妊娠经过，特别是孕28 周后，是否出现无痛性、无诱因的反复阴道流血。

（二）专科情况

1.评估出血量　患者一般情况与出血量有关，大量出血时出现贫血，甚至休克症状。

2.评估胎儿情况　可有胎动、胎心消失或胎动频繁。

（三）辅助检查

1.B 型超声检查可确诊并明确类型。

2.阴道检查用于明确诊断。

3.产后检查可见胎膜破口距胎盘边缘＜7cm。

六、护理诊断

（一）自理能力缺陷

与患疾病需绝对卧床休息有关。

（二）有大出血危险

与完全性前置胎盘或部分性前置胎盘有关。

（三）有胎儿受伤的危险

与大出血时胎儿窘迫以致死亡有关。

（四）有感染的危险

与反复出血、贫血、抵抗力低、有伤口存在有关。

（五）焦虑、恐惧

与反复阴道出血，担心自身及胎儿安危有关。

七、护理措施

（一）期待疗法

1. 做好心理护理。

2. 保证休息，减少刺激 孕妇需住院观察，绝对卧床休息，尤以左侧卧位为佳，并定时间断吸氧，以提高胎儿供氧供应。避免各种刺激，减少出血机会。医护人员进行腹部检查时动作要轻柔，禁做阴道检查及肛查。

3. 纠正贫血 除采取口服硫酸亚铁、输血等措施外，还应加强饮食营养指导，建议孕妇多食高蛋白以及含铁丰富的食物，如动物肝脏、绿叶蔬菜以及豆类等。一方面有助于纠正贫血，另一方面还可增强机体抵抗力，同时也促进胎儿发育。

4. 监测生命体征，及时发现病情变化 严密观察并记录孕妇生命体征，阴道流血的量、色、流血时间及一般状况，监测胎儿宫内状态，并按医嘱及时完成实验室检查项目，查血型，交叉配血备用。发现异常及时报告医生并配合处理。

5. 预防产后出血和感染 注意观察 T、P、R、BP、宫缩及阴道出血情况。及时更换会阴垫，以保持会阴部清洁、干燥。胎儿娩出后，及早使用宫缩剂以防止或减少产后出血。

（二）终止妊娠

根据病情需要立即终止妊娠的孕妇，安排去枕侧卧位，开放静脉，合血，做好输血准备。在抢救休克的同时，按腹部手术患者的护理进行术前准备，并做好母儿生命体征及抢救准备工作。

八、健康教育

1. 嘱患者绝对卧床休息，以左侧卧位为佳，保证睡眠 8～9h/d，精神放松，减少紧张。

2. 多食粗纤维食物，保证大便通畅；进食高蛋白、高维生素、富含铁的食物，如动物肝脏、绿叶蔬菜以及豆类等，纠正贫血。

3. 嘱孕妇有宫缩、阴道流水、阴道出血时及时汇报以便及时处理。

4. 嘱孕妇勿揉搓乳房或腹部，以免诱发宫缩。

5. 保持会阴清洁，勤换卫生巾及内衣裤。

6. 产褥期如有体温升高、腹痛、阴道淋漓出血不止或突然大出血及时就诊。

（徐艳）

参考文献

[1]冯文,何浩明.妇产科疾病的检验诊断与临床[M].上海:上海交通大学出版社,2012.

[2]张颖.子宫动脉栓塞术治疗子宫腺肌病 51 例临床分析[J].国际妇产科学杂志,2014
  (02):178—179.

[3]石一复.实用妇产科诊断和治疗技术 第 2 版[M].北京:人民卫生出版社,2013.

[4]李锦,吴瑞瑾.子宫内膜腺肌瘤样息肉 91 例临床分析[J].实用妇产科杂志,2014
  (05):358—361.

[5]沈方,陈奇,肖建平.脱落滋养细胞在子痫前期发病机制中的作用[J].国际妇产科学
  杂志,2014(04):443—447.

[6]余艳红,钟梅.临床妇产科急诊学[M].北京:科学技术文献出版社,2010.

[7]田秀兰,翟建军,冯碧波,王慧香.紫杉醇联合奥沙利铂治疗复发性或晚期宫颈癌临床
  疗效分析[J].国际妇产科学杂志,2014(03):304—306.

[8]邹积艳.妇产科经典病例分析[M].北京:人民军医出版社,2012.

[9]伍思玲,邵勇,何芳.妊娠期肝内胆汁淤积症对母儿的影响及其机制[J].国际妇产科
  学杂志,2014(02):154—157.

[10]郭艳巍,朱艳菊.14 例妊娠期急性胰腺炎回顾性分析[J].国际妇产科学杂志,2014
  (03):272—273.

[11]马丁.妇产科疾病诊疗指南[M].北京:科学出版社,2013.

[12]马小萍,杨永秀,葛艳.热放化疗治疗晚期宫颈癌有效性和安全性的 Meta 分析[J].
  国际妇产科学杂志,2014(03):298—303.

[13]顾美娇.临床妇产科学[M].北京:人民卫生出版社,2011.

[14]王丹丹,毕芳芳,杨清.腹腔镜在诊断和治疗盆腔炎症性疾病方面的应用[J].国际妇
  产科学杂志,2014(05):555—557.

[15]孙建衡.妇科肿瘤学[M].北京:北京大学医学出版社,2011.

[16]李爱华,张争,张学红.盆腔炎性疾病与胰岛素抵抗[J].实用妇产科杂志,2013(10):
  742—744.

[17]许兰芬.妇科炎症[M].北京:中国医药科技出版社,2014.

[18]甄鑫,孙海翔.子宫内膜异位症与不孕症[J].国际妇产科学杂志,2014(01):18—21.

[19]凌玲,苏晓萍,钮彬,史佃云.新编妇产科常见病防治学[M].郑州:郑州大学出版
  社,2012.

[20]王玉东,程蔚蔚.妇产科应用解剖与手术技巧[M].上海:上海科学技术文献出版
  社,2014.

[21]贺国丽,王雪,杨舒盈.子宫颈癌术前和术后诊断结果的临床对比分析[J].国际妇产
  科学杂志,2014(01):82—83.

[22]王宏丽,李丽琼,李玉兰.妇产科学[M].武汉:华中科技大学出版社,2011.

[23]闻强,方素华.宫颈腺癌治疗进展[J].国际妇产科学杂志,2014(03):247—251.

［24］吴晓华.产前检查在妊娠晚期胎盘早剥诊断中的临床应用［J］.中国妇幼保健,2014 (12):1838－1839.

［25］万福英,邹忠香,崔爱香,陈云荣.临床实用妇产科学［M］.上海:第二军医大学出版社,2010.

［26］程蔚蔚,黄勇.妇科炎症［M］.北京:中国医药科技出版社,2013.

［27］张慧英,薛凤霞.子宫肌瘤药物治疗进展［J］.国际妇产科学杂志,2013(04):339 －342.

［28］刘悦新,忻丹帼.妇产科护理指南［M］.北京:人民军医出版社,2011.